Medizinische Fachangestellte

1. Ausbildungsjahr

von

Heide-Rose Gönner

Dr. Uta Groger

Albert Mergelsberg

In Zusammenarbeit mit der Verlagsredaktion

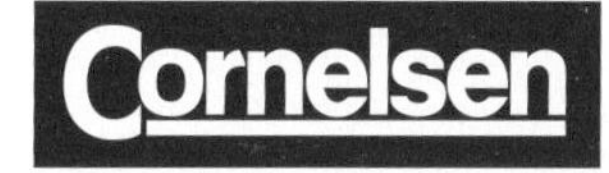

Zu diesem Buch finden Sie die Lösungen zu den Aufgaben auf den Internetseiten des Cornelsen Verlages unter folgender URL: www.cornelsen.de/cbb/medizinische-fachangestellte

Erarbeitung
Leistungsabrechnung: Silke Telschow-Malz
Berater
Leistungsabrechnung: Dr. Axel Mosler
Verlagsredaktion: Dr. Franz Schaller
Außenredaktion: Silke Telschow-Malz, Berlin; Lars Wilker, Wittmoldt
Bildredaktion: Stefan Schiefer, Berlin; Gertha Maly
Layout und
technische Umsetzung: vitaledesign, Berlin
Umschlaggestaltung: vitaledesign, Berlin

www.cornelsen.de

1. Auflage, 3., aktualisierter Druck 2015

Alle Drucke dieser Auflage können im Unterricht nebeneinander verwendet werden.

Druck: Mohn Media Mohndruck, Gütersloh

ISBN 978-3-06-450753-1

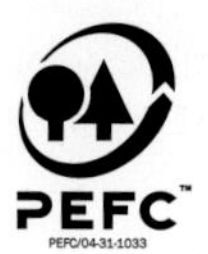

PEFC zertifiziert
Dieses Produkt stammt aus nachhaltig bewirtschafteten Wäldern und kontrollierten Quellen.

www.pefc.de

Vorwort

Liebe Leserin, lieber Leser,

die Berufsbezeichnung „Medizinische Fachangestellte" drückt treffend aus, welchen umfassenden Aufgaben und Neuerungen die frühere Arzthelferin gegenübersteht:

Die MFA repräsentiert und organisiert die Praxis. Sie ist mit der Praxissoftware vertraut, führt diagnostische und therapeutische Maßnahmen durch, plant und dokumentiert medizinische Leistungen. Die MFA bildet sich fort und leitet Auszubildende an. Sie verfügt über ein solides Fachwissen und kommunikative Kompetenz, sodass sie die tägliche Praxisroutine ebenso beherrscht wie unvorhersehbare Notfallsituationen.

Dabei ist sie für die Patienten die erste Ansprechpartnerin – und dabei auch Ratgeberin für ihre Fragen, Sorgen und Nöte. Der Patient muss durchaus kein Kranker sein – zunehmend gewinnt die Prävention, auch in Form Individueller Gesundheitsleistungen, an Bedeutung.

Mit Inkrafttreten des neuen Rahmenlehrplans, dessen Zeil es war, die Ausbildung an die aktuellen Anforderungen anzupassen, fand eine grundlegende Neukonzeption der Ausbildung und der Unterrichtsmaterialien statt. Auf Grund umfassender Erfahrungen mit der veränderten Situation in Ausbildung, Unterricht und Prüfungen liegt nun die Neubearbeitung der Lehrbuchreihe „Medizinische Fachangestellte" vor. Die Lehrbücher bereiten auf die vielfältigen Anforderungen in Alltag, Berufschule und Prüfungen vor. Sie berücksichtigen zudem Ihre zahlreichen konstruktiven Hinweise und Wünsche, für die wir an dieser Stelle herzlich danken.

Solides Grundwissen und vor allem Verständnis für den Aufbau, die Funktion und die krankhafte Fehlfunktion des Körpers sollen vermittelt werden – in der Gewissheit, dass Verstehen nachhaltiger und besser auf „jede" Situation anwendbar ist als auswendig gelernte Einzelheiten. Situationsgerechtes Mitdenken und vorausschauendes, verantwortliches Handeln sollen geübt werden.

Dies betrifft nicht nur den medizinisch-fachlichen Bereich. Die Abrechnung der erbrachten diagnostischen und therapeutischen Leistungen ist im Praxisalltag ebenso wichtig wie die gute, professionelle und nachhaltige Praxisorganisation.

Lernen und Lehren ist effektiver, wenn es Spaß macht. Daher werden die Fakten und Zusammenhänge anschaulich dargestellt, reich illustriert und mit treffenden Karikaturen im wahrsten Sinne des Wortes untermalt.

Danken möchte ich – im Namen aller Autoren der Lehrbuchreihe „Medizinische Fachangestellte" – dem Team des Cornelsen-Verlags und den freien Mitarbeitern für die stets professionelle, immer angenehme und äußerst motivierende Zusammenarbeit.

Unseren Familien, Freunden sowie unseren Schülerinnen, Mitarbeiterinnen, Kolleginnen und Kollegen danken wir von Herzen für die vielfältige Unterstützung bei der Entstehung der neu bearbeiteten Lehrbuchreihe.

Ihnen als Schülerin, Lehrkraft und ausbildendem Arzt wünschen wir viel Freude beim Lernen und Arbeiten mit dem vorliegenden Buch.

Bielefeld, im April 2015

U. Groger

Dr. med. Uta Groger

Hinweis: Im Buch werden zugunsten sprachlicher Klarheit geschlechtsneutrale Pluralformen verwendet. Finden Sie im Text eine geschlechtsspezifische Form (z. B. die Medizinische Fachangestellte, der Arzt, der Patient), so ist stets auch das andere Geschlecht gemeint.

Arbeiten mit diesem Fachbuch

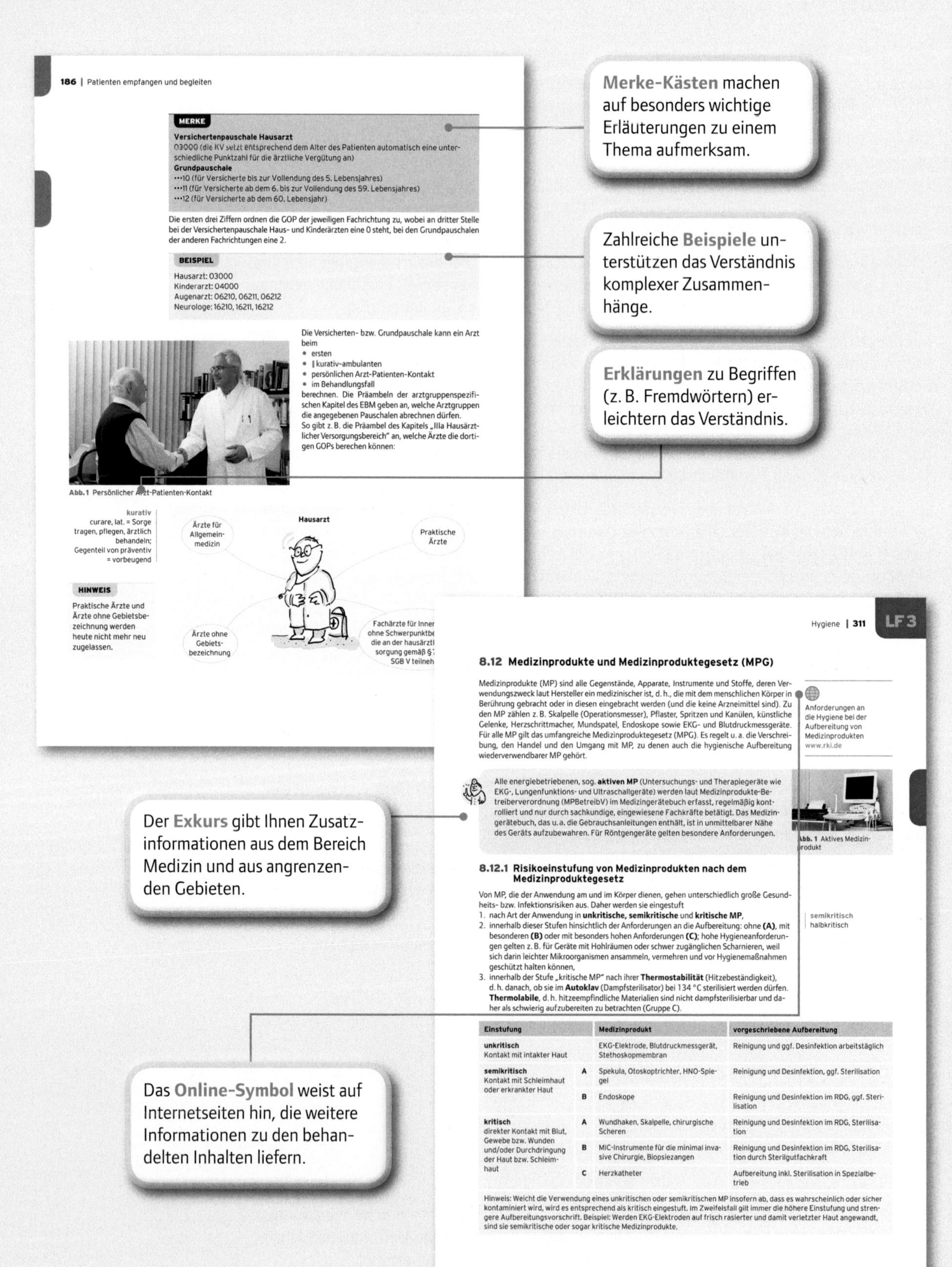

In der **Terminologie** finden Sie präzise Erklärungen wichtiger Fachbegriffe, die im vorangegangenen Kapitel benutzt wurden.

Aufgaben bieten die Möglichkeit, erarbeitete Kenntnisse zu wiederholen und anzuwenden.

Seitenverweise zu den einzelnen Begriffen ermöglichen einen schnellen Zugriff auf weitere Informationen im Buch (LF = Lernfeld)

Die Zehenknochen ähneln denen der Finger, sie sind jedoch kürzer. Wie der Daumen hat auch die Großzehe nur zwei Endglieder. Die übrigen Finger und Zehen besitzen jeweils drei Endglieder. Bewegungen des Fußes ermöglicht die Wadenmuskulatur, deren Sehnen sich bis zu den Zehen erstrecken. Dorsal verläuft die Wadenmuskulatur, die in die kräftige Achillessehne mündet. Ventral und lateral befindet sich die Fußheber-Muskulatur.

a)

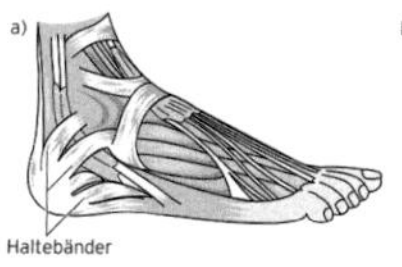

b)

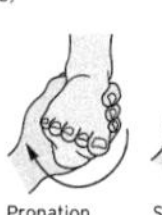

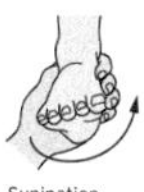

Abb. 1
a) Sehnen- und Sehnenhaltebänder der am Fuß ansetzenden Muskeln
b) Aus- und Einwärtsdrehung des Fußes (Pronation und Supination)

Terminologie: Thorax, Rumpf, Bauchwand und Extremitäten

Abdomen	Bauchraum
Hernie	Bruch (Hervorquellen von Bauchorganen durch eine Gewebelücke), z. B. Leistenhernie
Iliosakralgelenk (ISG)	Kreuz-Darmbein-Gelenk
Interkostalraum (ICR)	Zwischenrippenraum
Luxation	Ausrenkung; Verrenkung (Trennung der Gelenkpartner)
Meniskus (Mz. **Menisken**)	halbmondförmige Faserknorpelscheibe im Kniegelenk
Os coxae	Hüftbein
Os ilium	Darmbein; Teil des Hüftbeins
Os ischii	Sitzbein; Teil des Hüftbeins
Os pubis	Schambein; Teil des Hüftbeins
reponieren (Subst. **Reposition**)	einen ausgerenkten Gelenkteil oder durch Knochenbruch verschobene Knochenanteile wieder einrichten
Symphyse	Schambeinfuge

AUFGABEN

1 Welche Aufgabe erfüllen die Interkostalmuskeln?

Beschreiben Sie die Muskelschichten der Bauchwand von außen nach innen.

Aus welchen Knochen besteht der Schultergürtel?

Welche Knochen sind am Ellenbogen an den beiden Gelenken beteiligt?

Nennen Sie die Fachausdrücke für die Armbeuger und -strecker.

Aus welchen Knochen bestehen die Hüftbeine?

Was versteht man unter dem Oberschenkelhals?

Welche Knochen bilden das obere Sprunggelenk?

HWS- und LWS-Syndrom

Die beschriebenen Funktionsstörungen in bestimmten Abschnitten der Wirbelsäule kommen im Praxisalltag oft vor. Auf Grund der hohen Beweglichkeit und Beanspruchung der HWS und LWS sind Beschwerden in diesen Bereichen besonders häufig. Sofern nicht klar erkennbar ist, welche anatomischen Strukturen die Schmerzen verursachen, spricht man vereinfachend vom HWS- oder LWS-„Syndrom". Ursächlich sind oft eine Schwäche (sog. Dysbalance) der Muskulatur, eine Fehlhaltung oder Fehlstellung der Wirbelsäule oder auch sog. Wirbelblockaden. Unter Blockaden werden Funktionsstörungen der kleinen Wirbelgelenke verstanden. Entsprechend ausgebildete Physiotherapeuten oder Ärzte können durch manuelle Therapie bzw. Chirotherapie, z. B. das sog. Einrenken, die Beweglichkeit wiederherstellen und helfen, Schmerzen und Verspannungen zu lindern.

manuelle Therapie
→ LF 4, S. 379
Chirotherapie
→ LF 4, S. 379

Lumbago, Lumbalgie und Lumboischialgie

Definition: Als **Lumbago** bezeichnet man einen akuten Kreuzschmerz, als **Lumbalgie** einen chronischen. Bei der **Lumboischialgie** strahlt der Schmerz bis ins Bein aus, d. h., er folgt dem Verlauf des sog. Ischiasnervs, der von der LWS ins Bein zieht.
Pathogenese: Ein Rückenmarknerv wird in lokal verspannter Muskulatur eingeengt und reagiert auf den Druck mit Schmerz. Dieser löst reflexartig eine Muskelverspannung aus, die den Schmerz wiederum verstärkt. Oft löst eine ruckartige Bewegung die Lumbago aus.
Symptome: Der Patient nimmt auf Grund des plötzlich einschießenden Schmerzes und der Verspannung sogleich eine Fehlhaltung ein. Die Fehlhaltung verstärkt die Beschwerden bzw. erzeugt weitere. Daher nehmen der LWS-Schmerz und die Bewegungsstörung über einige Tage zu, bis sie sich langsam wieder lösen.
Diagnostik: Der betroffene Patient berichtet von einer ungewohnten Belastung, z. B. Gartenarbeit, oder einer plötzlichen „falschen" Bewegung in Kälte oder Zugluft, die seine Beschwerden ausgelöst hat. Die klinische Untersuchung wird durch die typische Fehlhaltung und Schmerzen erschwert, jedoch muss eine orientierende **neurologische Untersuchung** durchgeführt werden. **Motorik, Sensibilität** und **Reflexe** werden geprüft, um die Schädigung eines Rückenmarknervs erkennen zu können. Sind diese Funktionen gestört, besteht nicht nur eine Lumbago, sondern z. B. Verdacht auf einen Bandscheibenvorfall. Eine Röntgenuntersuchung ist bei einfacher Lumbago oder Lumboischialgie nicht indiziert.
Therapie: Alles, was den Schmerz lindert und die Verspannungen lockert, beschleunigt die Selbstheilung. Schmerzmittel, Wärmeanwendung, Stufenlagerung (→ Abb. 2) und ggf. Massagen sind hilfreich. Sofern der Schmerz es zulässt, soll der Patient sich weiter bewegen und seiner normalen Tätigkeit nachgehen. Be-

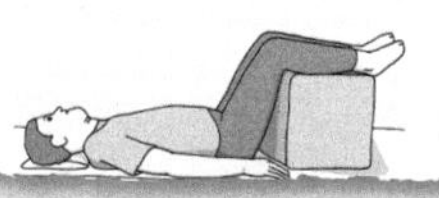

Abb. 1 Kräftigungsübung der Bauchmuskulatur

HINWEIS

Die nationale Versorgungsleitlinie Kreuzschmerz (von mehreren medizinischen Fachgesellschaften erstellt) sieht keine Spritzen zur Schmerzlinderung vor. Injektionen in den Gesäßmuskel, die früher üblich waren, bergen zahlreiche Risiken, sind aber nicht wirksamer als eingenomme-

Hinweise heben relevante Sachverhalte und medizinische Besonderheiten hervor.

PROJEKTAUFGABEN

1 Arzt Dr. F. und Auszubildende Monika P. (geb. am 03.07.96) vereinbarten am 10.08.2012 einen Ausbildungsvertrag zur Medizinischen Fachangestellten. Der Vertrag liegt nicht in Schriftform vor, weil man sich von Anfang an über die Tarifvertragsunterwerfung uneins war. Unstrittig ist, dass die Erziehungsberechtigten Walter P. und Petra P. dem Vertrag zugestimmt haben und eine Probezeit von drei Monaten vereinbart war. Die Ausbildungsvergütung beträgt laut Vertrag 450,00 €.
Am 10.12.2012 erhielt der Arzt Dr. F. das unten abgebildete Kündigungsschreiben der Auszubildenden Monika P. Auf Grund des Nichterscheinens von Monika P. in der Vorweihnachtszeit gab es organisatorische Probleme in der Praxis und es musste kurzfristig eine MFA als rascher Ersatz eingestellt werden, damit der Praxisablauf nicht erheblich beeinträchtigt war. Hierfür verlangt Dr. F. Schadenersatz in Höhe von 300,00 € von den Erziehungsberechtigten. Diese verlangen im Auftrag ihrer Tochter vom Arzt die zu wenig bezahlte Vergütung einschließlich der vorenthaltenen Zuschüsse für vermögenswirksame Leistungen für die vier Monate.

Monika P. Mülheim, 10.12.2012

Dr. F.

Kündigung

Da ich mich mit der Verlängerung der Probezeit mündlich und schriftlich einverstanden erklärt habe, kündige ich den Ausbildungsvertrag zur MFA in Ihrer Praxis mit sofortiger Wirkung.
Den mir vorenthaltenen Tariflohn sowie die vermögenswirksamen Leistungen bitte ich, mir zu überweisen.
Da ich in Ihrer Praxis nichts lerne, habe ich in der Arztpraxis Dr. K. zum 15.12.12 ein neues Ausbildungsverhältnis zur MFA begonnen.

Mit freundlichen Grüßen

Überprüfen Sie die vertraglichen und rechtlichen Bestimmungen und diskutieren Sie folgende Fragestellungen:
a Ist ein Ausbildungsvertrag zu Stande gekommen?
b Welche Bestimmungen gelten für den Ausbildungsvertrag?
c Was bedeutet „Tarifvertragsunterwerfung"?

Die **Projektaufgaben** am Ende jedes Lernfelds zur Organisation und Verwaltung fordern den Transfer und die handlungsorientierte Umsetzung der Inhalte des betreffenden Lernfelds.

LF 1

Im Beruf und Gesundheitswesen orientieren

Traumberuf....

Warte-
zimmer
Röntgen
Labor
Behand-
lung
Anzeigen
158492
Medizinische Fachangestellte
• für den Bereich der assistierten Reproduktion gesucht
• Neben der medizinischen hochwertigen Betreuung wird viel Wert auf eine verständnisvolle Begleitung der Paare gelegt.

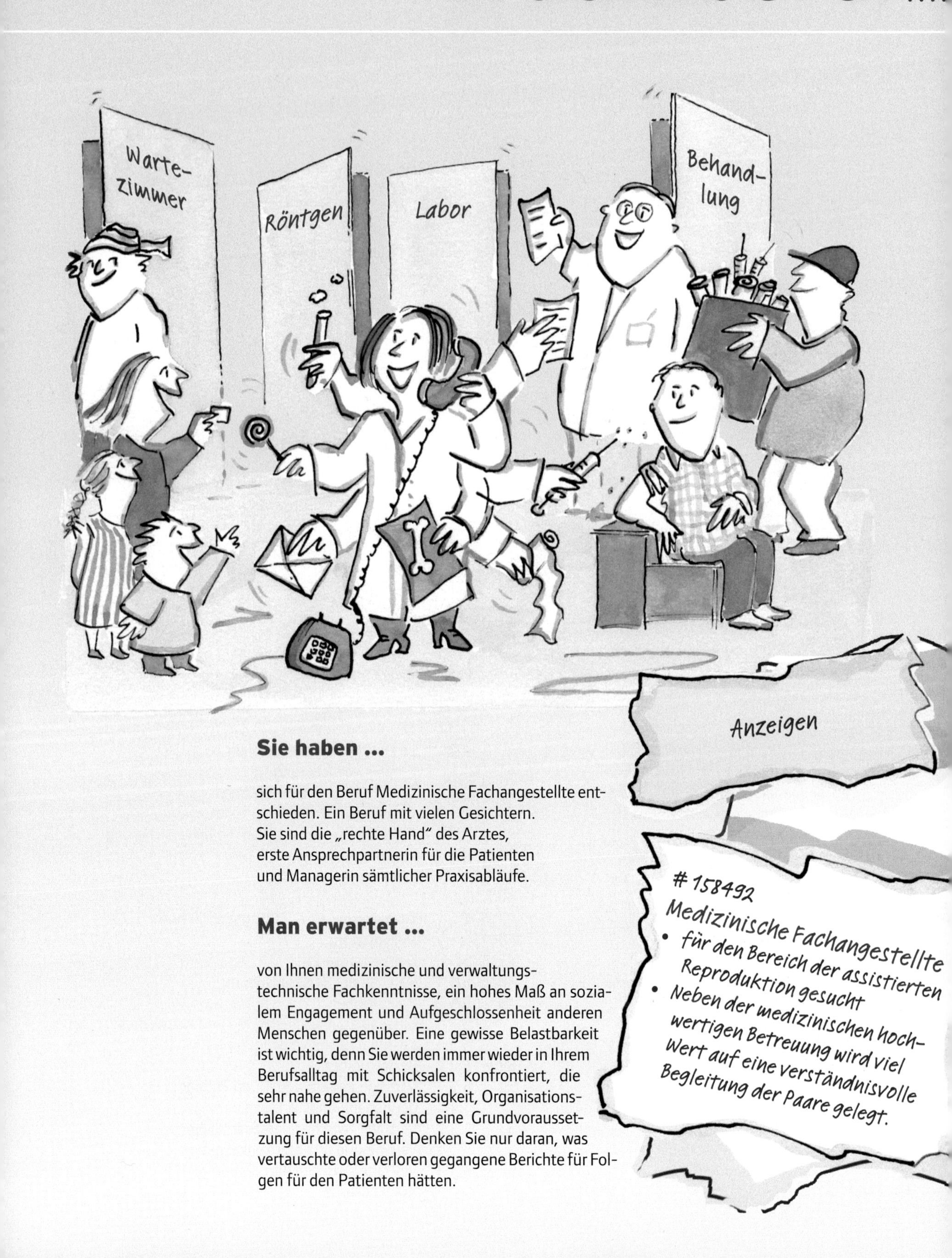

Sie haben ...

sich für den Beruf Medizinische Fachangestellte entschieden. Ein Beruf mit vielen Gesichtern.
Sie sind die „rechte Hand" des Arztes,
erste Ansprechpartnerin für die Patienten
und Managerin sämtlicher Praxisabläufe.

Man erwartet ...

von Ihnen medizinische und verwaltungstechnische Fachkenntnisse, ein hohes Maß an sozialem Engagement und Aufgeschlossenheit anderen Menschen gegenüber. Eine gewisse Belastbarkeit ist wichtig, denn Sie werden immer wieder in Ihrem Berufsalltag mit Schicksalen konfrontiert, die sehr nahe gehen. Zuverlässigkeit, Organisationstalent und Sorgfalt sind eine Grundvoraussetzung für diesen Beruf. Denken Sie nur daran, was vertauschte oder verloren gegangene Berichte für Folgen für den Patienten hätten.

...Medizinische Fachangestellte!

Der medizinische Fortschritt ...

ermöglicht, immer mehr Krankheiten zu heilen oder zumindest die Lebensqualität der Betroffenen zu verbessern. Dies macht Ihren Arbeitsplatz als Medizinische Fachangestellte zukunftssicher. Gleichzeitig steht das Gesundheitswesen vor großen Veränderungen. Das zunehmende Wissen und Können der modernen Medizin hat die Lebenserwartung der Menschen erhöht, aber enorme Kostensteigerungen erzeugt. Dies führte bereits in den letzten Jahren zu erheblichen Sparmaßnahmen, die sich auf die finanzielle Situation und den Arbeitsalltag in den Praxen auswirken.

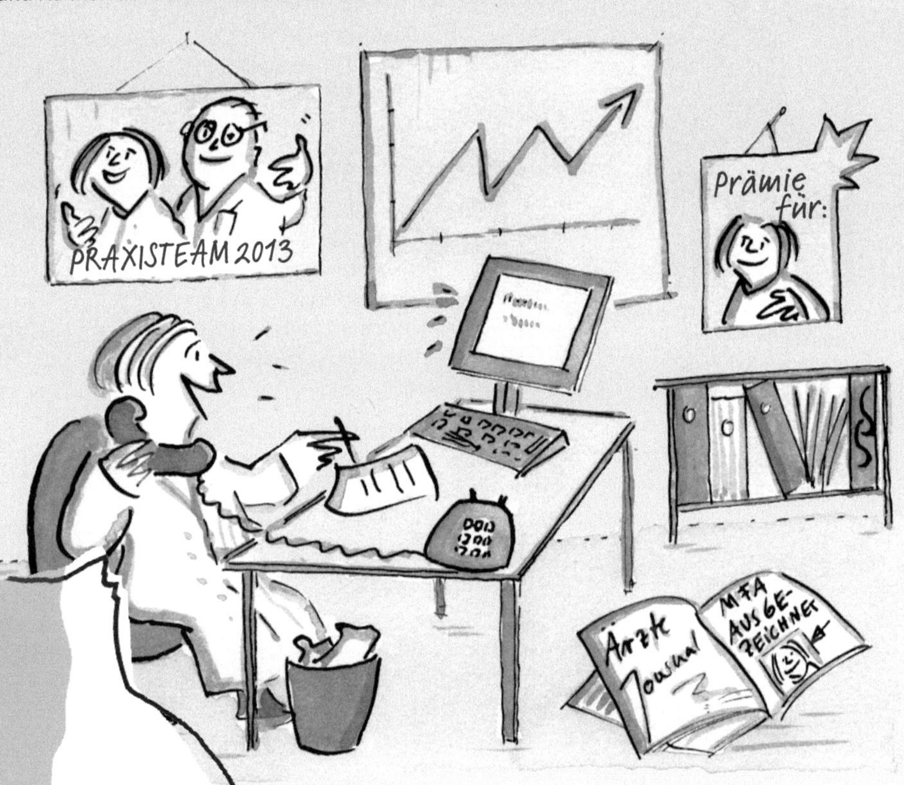

Entsprechend ...

wird auch von Ihnen ein Denken in wirtschaftlichen Zusammenhängen erwartet. Dazu zählt u. a. ein bewusstes Kosten- und Zeitmanagement, denn Ihr Arbeitsplatz hängt vom wirtschaftlichen Erfolg der Praxis ab.

1 Ausbildung zur Medizinischen Fachangestellten

1.1 Entstehung des Berufs

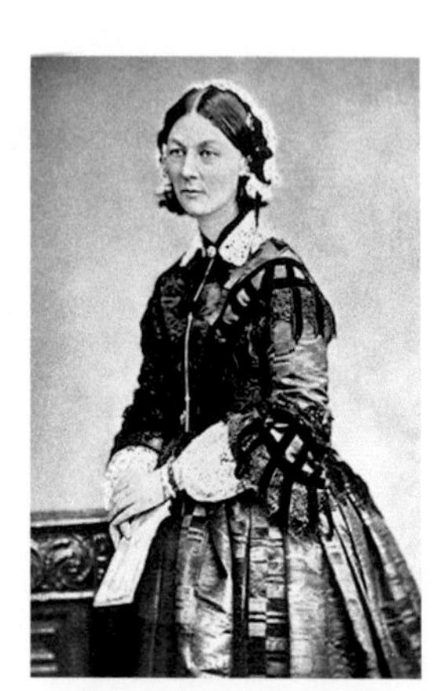

Abb.1 Der Beginn der professionellen Pflege wird häufig mit Florence Nightingale (1820–1910) in Verbindung gebracht.

Bis Anfang der 1950er Jahre arbeiteten in der Arztpraxis medizinisch-technische Assistentinnen (MTA), Krankenschwestern und Sekretärinnen. Die Ärzte wünschten sich jedoch eine Fachkraft, die sich sowohl in medizinischen als auch in verwaltungstechnischen Bereichen auskennt, und so entwickelte sich der Beruf der Arzthelferin.

Bis Mitte der 1960er Jahre war die Ausbildung zur Arzthelferin ungeregelt und erfolgte in Privatschulen oder direkt durch den Arzt.

Seit 1965 ist der Beruf anerkannt.

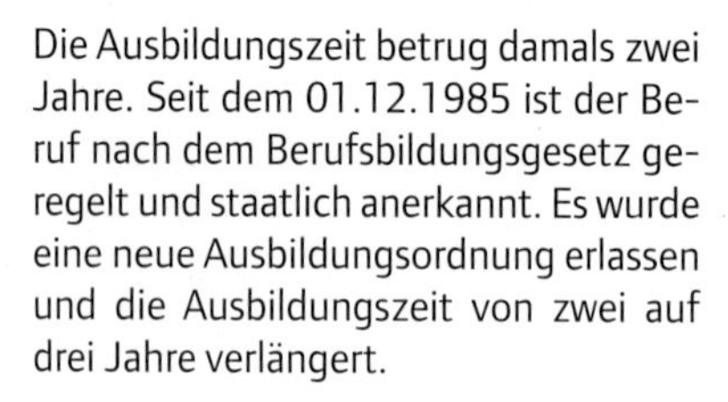

Die Ausbildungszeit betrug damals zwei Jahre. Seit dem 01.12.1985 ist der Beruf nach dem Berufsbildungsgesetz geregelt und staatlich anerkannt. Es wurde eine neue Ausbildungsordnung erlassen und die Ausbildungszeit von zwei auf drei Jahre verlängert.

So erfolgte eine wichtige Anpassung der Ausbildungsinhalte an die Entwicklung der modernen Medizin, der Praxisführung sowie der Sozialgesetzgebung.

Seit dem 01.08.2006 ist die Ausbildung der Arzthelferin neu geregelt. Der Name des Ausbildungsberufs wurde in Medizinische Fachangestellte geändert und neue Schwerpunkte wurden in der Ausbildung gesetzt (z. B. Betriebsorganisation und Verwaltung, Qualitätsmanagement, Kommunikation und die Arbeit mit dem PC). Der Unterricht in der Berufsschule wird in Lernfeldern und nicht mehr in Fächern durchgeführt.

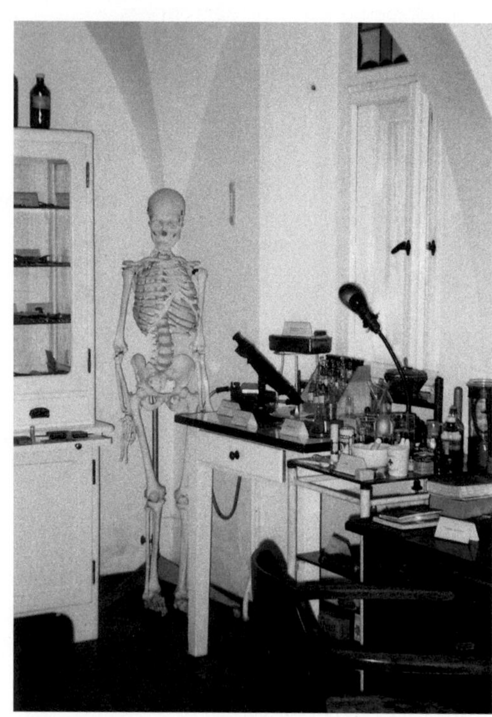

Abb. 2 Historische Arztpraxis

Entwicklung des Berufs Medizinische Fachangestellte

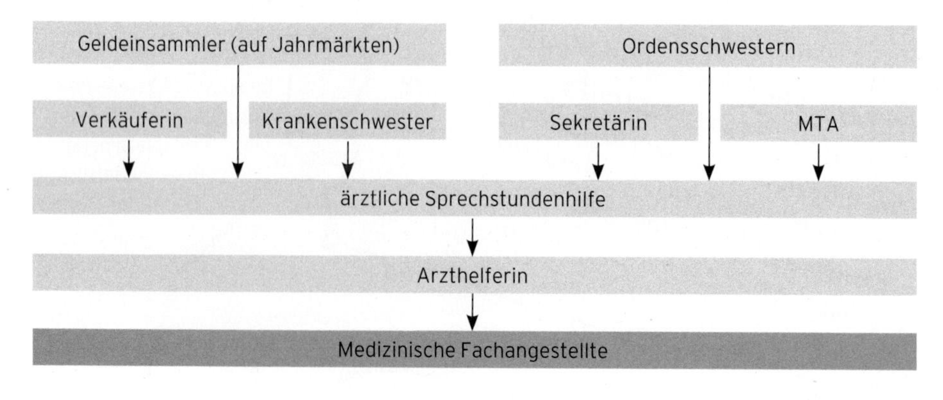

1.2 Heutige Situation

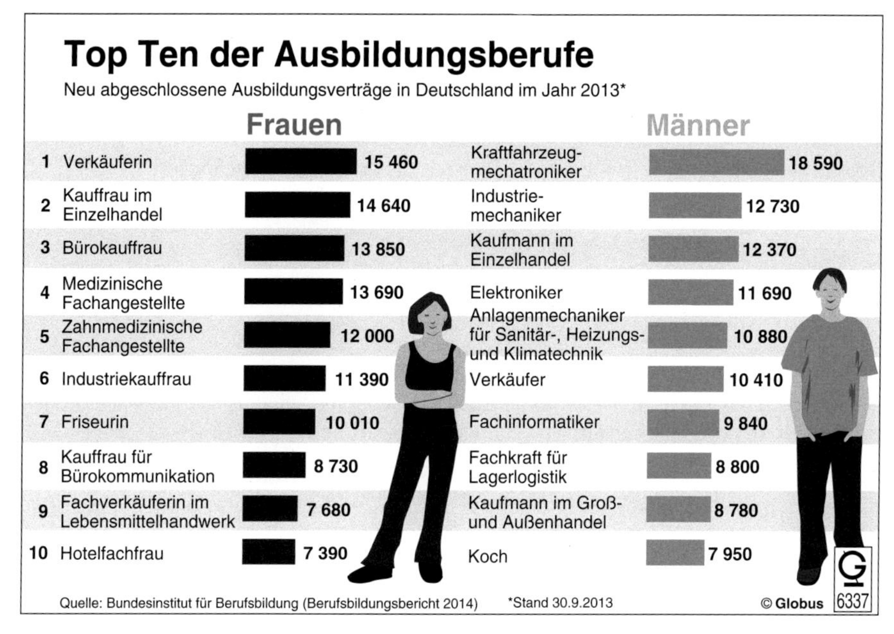

Der Beruf der Medizinischen Fachangestellten zählt bis heute zu den beliebtesten Ausbildungsberufen junger Frauen und ist ein Beruf mit Zukunft, der aus dem „Team Arztpraxis" nicht mehr wegzudenken ist.

Medizinische Fachangestellte sind grundsätzlich nicht selbstständig, sondern arbeiten unter Anleitung und Verantwortung des Arztes.

1975 hat der Bundesgerichtshof bereits festgestellt, dass nichtärztliche Hilfspersonen in der modernen Medizin eine wichtige Stelle einnehmen.

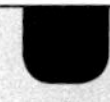

Über 2.000 neue Ausbildungsverträge

Düsseldorf, 2.12.2011. Die Zahl der neuen Ausbildungsverträge zur Medizinischen Fachangestellten (MFA) ist auch im Bewerberjahr 2010/2011 über der Marke von 2.000 geblieben: Von Oktober 2010 bis Oktober 2011 schlossen die niedergelassene Ärztinnen und Ärzte an Rhein und Ruhr 2.057 Ausbildungsverträge, davon 26 mit jungen Männern. Im Bewerberjahr 2009/2010 konnten 2.116 junge Frauen und Männer eine Ausbildung zur/m MFA antreten. Etwa jede neunte Auszubildende hat ausländische Wurzeln.

Quelle: Rheinisches Ärzteblatt 1/2012, S.8

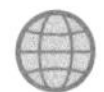

Informationen zum Ausbildungsberuf „Medizinische Fachangestellte" finden Sie unter
www.berufenet.arbeitsagentur.de
www.aekno.de
→ MFA

AUFGABEN

1 Schildern Sie: Wie einfach war es für Sie, einen Ausbildungsvertrag zu bekommen?

2 Bitte besorgen Sie sich die aktuellen Ausbildungszahlen Ihrer Berufsgruppe.
 a Wie haben sich die Ausbildungszahlen entwickelt?
 b Welche Gründe könnte es dafür geben?

3 Warum wird die Berufsausbildung zur Medizinischen Fachangestellten in der ganzen Bundesrepublik anerkannt? Gilt dies auch für Europa?

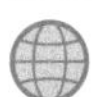

www.bundesaerztekammer.de
→ Medizinische Fachangestellte
→ Ausbildungszahlen

1.3 Tätigkeitsfelder

Auszubildende Medizinische Fachangestellte können nur entsprechend ihrem Ausbildungsstand eingesetzt werden (s. auch Ausbildungsordnung, Ausbildungsrahmenplan, Ausbildungsplan und Ausbildungsnachweis). Ebenso dürfen Medizinische Fachangestellte nur für Aufgaben eingesetzt werden, die ihren in der Ausbildung erworbenen Kenntnissen, die durch ein Prüfungszeugnis nachgewiesen werden, entsprechen. Hier wird insbesondere auf die Ausbildungsordnung verwiesen. In § 4 wird in 16 Punkten die Ausbildung beschrieben.

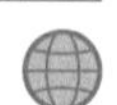

Die Verordnung über die Berufsausbildung zur Medizinischen Fachangestellten finden Sie unter www.ärztekammer-bw.de → MeFa → Dokumente

Die dort aufgeführten Tätigkeiten von Medizinischen Fachangestellten lassen sich in die folgenden drei **großen Tätigkeitsfelder** einordnen:

- Patientenbetreuung
- Patientenmanagement und Praxisverwaltung
- Assistenz

Die Übertragung von **Hilfstätigkeiten** im Bereich der Arztpraxis ist auch in Gesetzen (Sozialgesetzbuch Band V: Krankenversicherungsgesetz, Gebührenordnung für Ärzte) und in den Verträgen mit den gesetzlichen Kassen (Bundesmantelvertrag – Ärzte/EBM) vorgesehen.

Sozialgesetzbuch Band V (SGB V) enthält die Sozialgesetze zur Krankenversicherung

Medizinische Fachangestellte können bei bestimmten Tätigkeiten zur Entlastung von Ärzten beitragen, z. B. Blutentnahme bei immobilen Patienten zu Hause, Motivation der Patienten, sich impfen zu lassen. Sie helfen so, die Versorgung und damit die Zufriedenheit der Patienten zu steigern.

Arzt-/Ersatzkassen-Vertrag (EKV)
§ 14 (1) (...) Persönliche Leistungen sind ferner Hilfeleistungen nichtärztlicher Mitarbeiter, die der an der vertragsärztlichen Versorgung teilnehmende Arzt, ein angestellter Arzt oder ein genehmigter Assistent anordnet und fachlich überwacht, wenn der nichtärztliche Mitarbeiter zur Erbringung der jeweiligen Hilfeleistung qualifiziert ist. (...)

Die Hilfstätigkeit darf nur unter Anweisung und Aufsicht des Arztes geschehen.
Dies bedeutet:

- Die Hilfstätigkeit muss vom Arzt genau beschrieben werden.
- Die ärztliche Hilfskraft muss die erforderliche Qualifikation besitzen (s. auch Abschlusszeugnis, Ausbildungsordnung).
- Die Tätigkeit muss vom Arzt überwacht werden:
  - persönlich (z. B. der Arzt behandelt und gibt der Hilfskraft den Auftrag, seine Behandlung durch gleichzeitig stattfindende Maßnahmen zu unterstützen)
    oder
  - direkt (z. B. der Arzt beschreibt die Aufgabe und lässt sie von der Hilfskraft ausführen; während der Ausführung muss er erreichbar sein, um korrigierend eingreifen zu können, anschließend muss er die Ausführung kontrollieren): Die jeweilige Intensität der Überwachung muss sich dabei nach dem Schwierigkeitsgrad der auszuführenden Arbeit richten.

Folgen bei einem Verstoß:

- Mit Freiheitsstrafe bis zu einem Jahr oder mit Geldstrafe wird bestraft, wer die ärztliche Heilkunde ausübt, ohne die Approbation als Arzt zu besitzen.
- Beim Verstoß gegen die Berufsordnung kommt auf den Arzt ein Berufsgerichtsverfahren zu.
- Wird eine Leistung, die nicht delegierbar war, mit den Kostenträgern abgerechnet, müssen bewirkte Leistungen zurückerstattet werden. Gleichzeitig kann der Tatbestand des Betrugs nach § 263 StGB (Strafgesetzbuch) vorliegen (wird von der Staatsanwaltschaft überprüft).
- Privatpatienten können bezahlte Rechnungsbeträge zurückfordern.

Approbation Genehmigung zum Ausüben der medizinischen Heilkunde

1.3.1 Arbeitstag einer Medizinischen Fachangestellten

Silke Ziegler ist Medizinische Fachangestellte. Die 25-Jährige arbeitet in einer hausärztlichen Praxis. Das Praxisteam besteht aus einem Facharzt für Allgemeinmedizin, einer Auszubildenden und zwei Medizinischen Fachangestellten.
Weil in der Praxis zusätzlich Patienten mit Diabetes betreut werden, schulen zwei Helferinnen, die sich zu Diabetesberaterinnen weitergebildet haben, die Patienten im Umgang mit der Krankheit. Jede MFA hat jeweils einen halben Tag lang einen festen Aufgabenbereich in der Praxis. An der Theke empfangen Silke und ihre Kolleginnen die Patienten und sorgen für einen reibungslosen Praxisablauf. Im Sekretariat übernehmen sie den Telefondienst und vereinbaren Termine. Auch für die Blutentnahme ist jeden Vormittag eine der MFA zuständig. Und schließlich hilft an den Tagen in der Woche, an denen besonders viele Patienten in die Praxis kommen, eine „Springerin" überall aus, wo gerade viel zu tun ist. Silke schildert, wie für sie ein Tag in der Praxis aussieht, an dem sie vormittags als „Springerin" und nachmittags an der Theke arbeitet.

Quelle: www.was-werden.de; © BfA Nürnberg, Promotion Software Tübingen

Tagesablauf

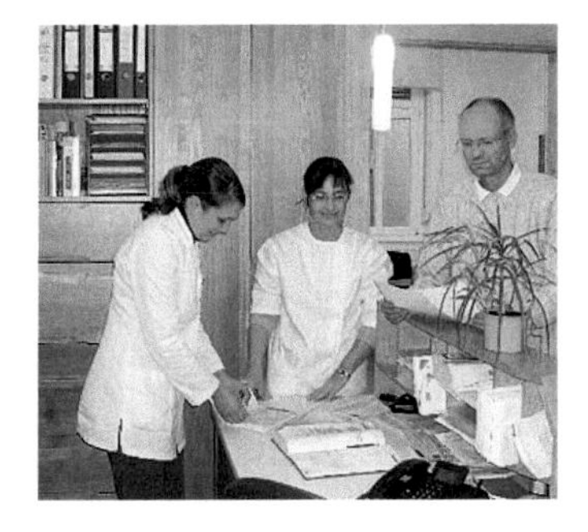

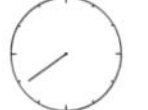

Arbeitsbeginn

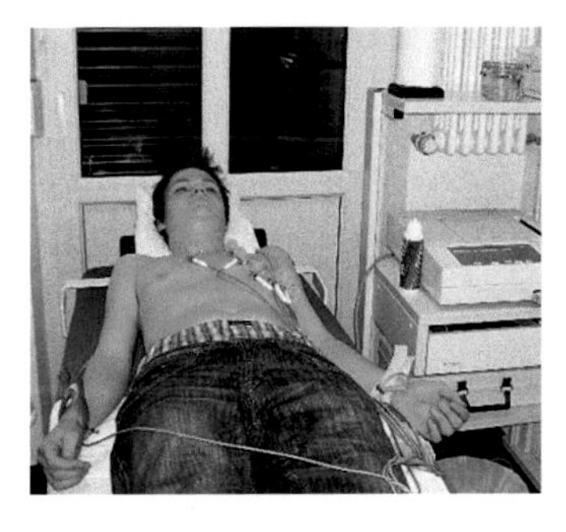

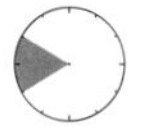

EKG und Lungenfunktion schreiben

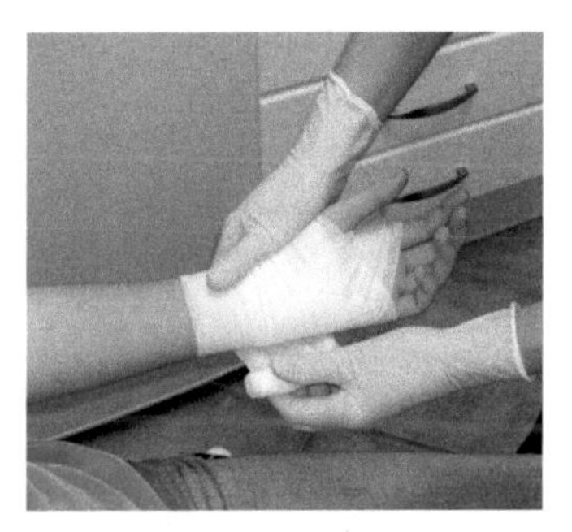

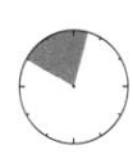

Verbände anlegen, Kollegin im Sekretariat vertreten

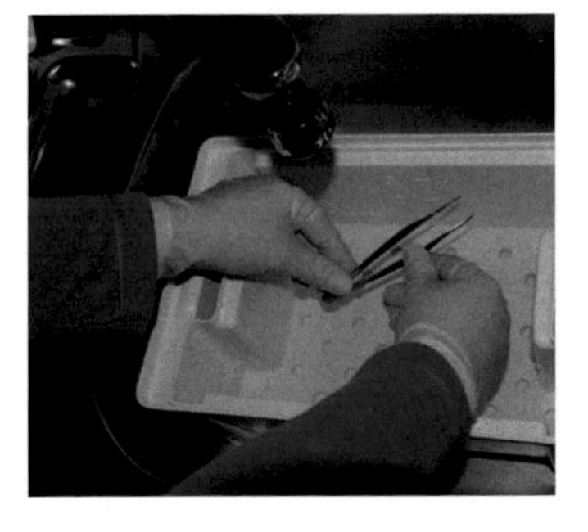

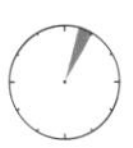

Instrumente desinfizieren und reinigen

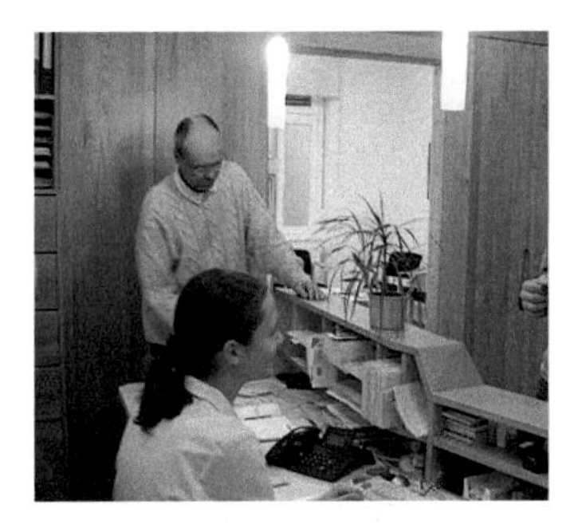

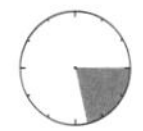

An der Empfangstheke arbeiten

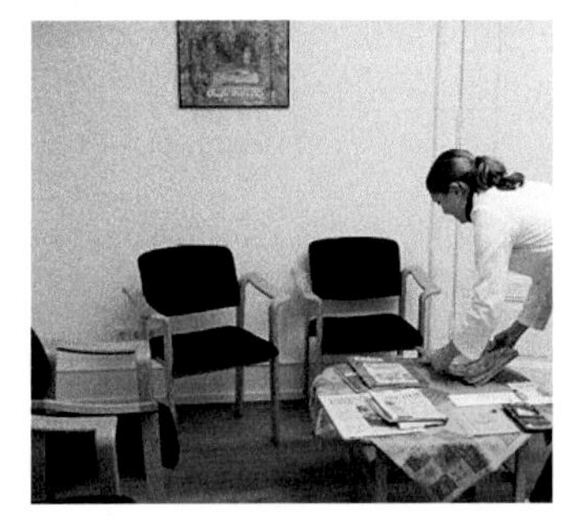

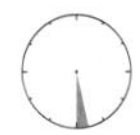

Praxis für den nächsten Tag vorbereiten, Arbeitsende

1.3.2 Berufsqualifikationen

Medizinische Fachangestellte sind das Aushängeschild und die Sympathieträger der Praxis. Der erste Eindruck, den sie bei den Patienten hinterlassen, ist prägend und entscheidet wesentlich über das Image der Praxis.

Die Hauptaufgaben der MFA liegen in der Beratung, Versorgung und Betreuung der Patienten.

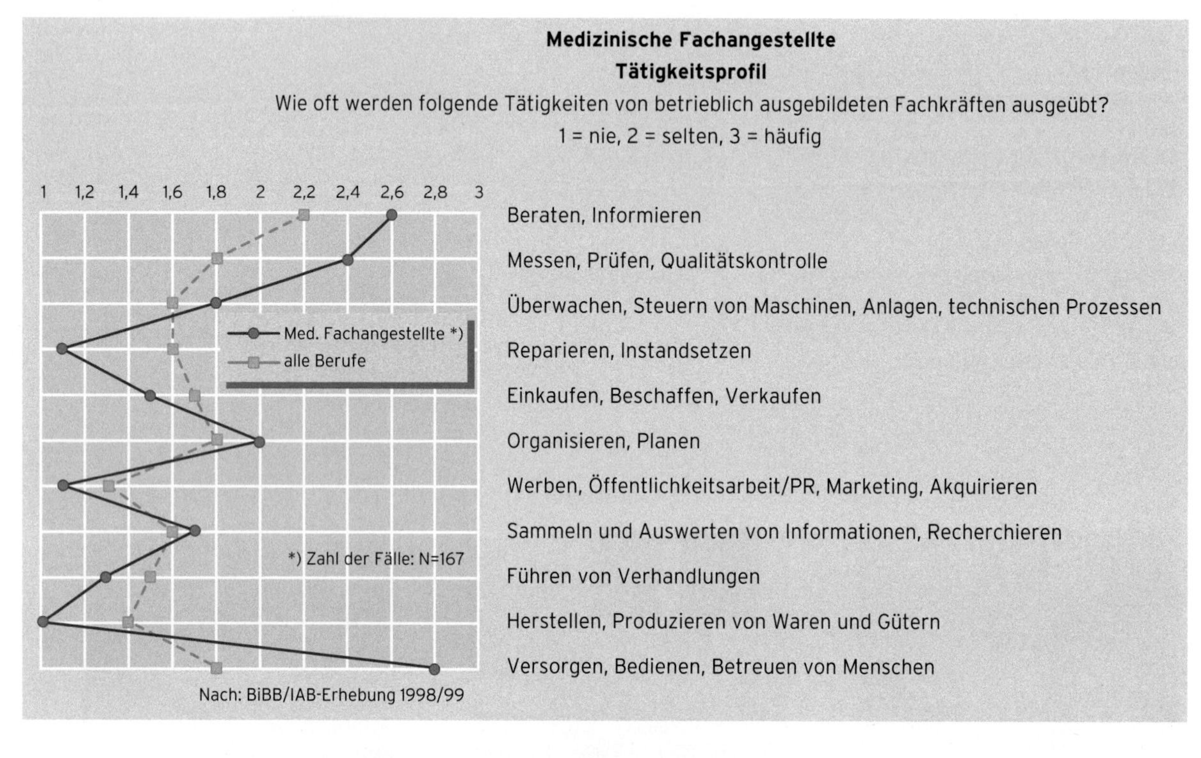

Jede Arztpraxis ist ein Dienstleistungsunternehmen. Die Art und Weise, wie eine Medizinische Fachangestellte mit den Patienten und ihren Teamkolleginnen umgeht, ist entscheidend für den Erfolg der Praxis.

Persönliche Qualifikationen, die eine Medizinische Fachangestellte haben sollte:					
Zielbereich	**Arbeitsplanung und -ausführung, Ergebniskontrolle**	**Sozialkompetenz, Kommunikation, Teamarbeit**	**Methodenkompetenz, Lernverhalten**	**Handlungskompetenz, Selbstständigkeit und Verantwortung**	**Psychische und physische Beanspruchung**
Wesentliche Einzelqualifikationen	Organisationsfähigkeit; Koordinationsfähigkeit; systematisches Vorgehen; vorausschauendes Denken; prozessorientiertes Denken; Genauigkeit	Soziale Verantwortung; Einfühlungsvermögen; patientengerechtes Verhalten; schriftliche und mündliche Ausdrucksfähigkeit; Kooperationsfähigkeit; Teamfähigkeit; Integrationsfähigkeit	Umsetzen von theoretischen Grundlagen in praktisches Handeln; rationelles Arbeiten; Einsatz von Lerntechniken; Weiterbildungsbereitschaft	Zuverlässigkeit; Entscheidungsfähigkeit; Qualitätsbewusstsein; Denken in Zusammenhängen; Erkennen eigener Grenzen und Defizite; Mitdenken; Transferfähigkeit	Konzentrationsfähigkeit; Aufmerksamkeit; Umstellungsfähigkeit

Nach: praxisnah, Magazin des Berufsverbandes der Arzt-, Zahnarzt- und Tierarzthelferinnen; Heft 9, 2001

1.3.3 Arbeitsgebiet

Medizinische Fachangestellte sind in Hausarzt- und Facharztpraxen, Krankenhäusern sowie anderen medizinischen Versorgungseinrichtungen tätig. Sie werden auch in medizinischen Laboratorien, in betriebsärztlichen Abteilungen von Unternehmen und im öffentlichen Gesundheitsdienst eingesetzt. Darüber hinaus sind sie in Institutionen und Organisationen des Gesundheitswesens beschäftigt.

1.4 Duales Ausbildungssystem

Die Ausbildung zur Medizinischen Fachangestellten dauert drei Jahre und erfolgt im dualen Ausbildungssystem. In der Arztpraxis findet überwiegend die praktische Ausbildung statt. In der Berufsschule werden die berufsbezogene theoretische Ausbildung und die Allgemeinbildung geleistet.

Bundeseinheitlich legt eine **Ausbildungsordnung** fest, was in der Arztpraxis gelernt werden muss. Ein **Rahmenlehrplan** nennt die Ziele und Inhalte des Unterrichts in der Berufsschule.

Duales Ausbildungssystem

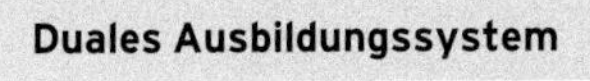

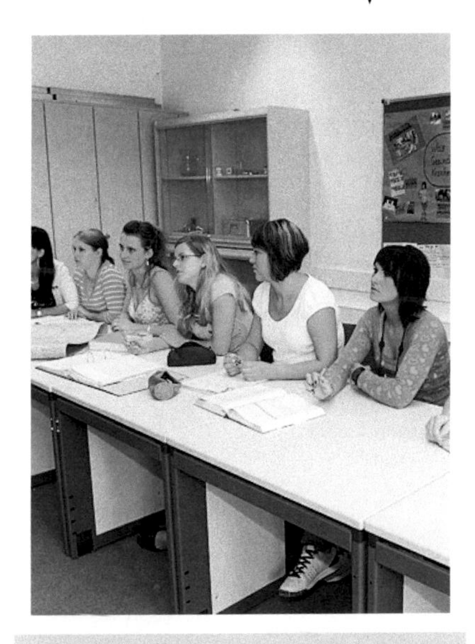

Berufsschule

Im **Rahmenlehrplan** sind für jedes Ausbildungsjahr Lernfelder mit Zeitvorgaben, Zielen und Inhalten festgelegt. Besonderer Wert wird auf den integrativen Umgang mit aktuellen Medien, mit moderner Bürotechnik und ärztlicher Software zur Informationsbeschaffung und zur Informationsbearbeitung gelegt. In Hessen werden auch überbetriebliche Ausbildungswochen durch die Landesärztekammer durchgeführt. Hier werden theoretische Inhalte, die nicht alle Praxen in der Ausbildung anbieten können, praktisch geübt, z. B. die Anwendung von EKG oder Sonografie.

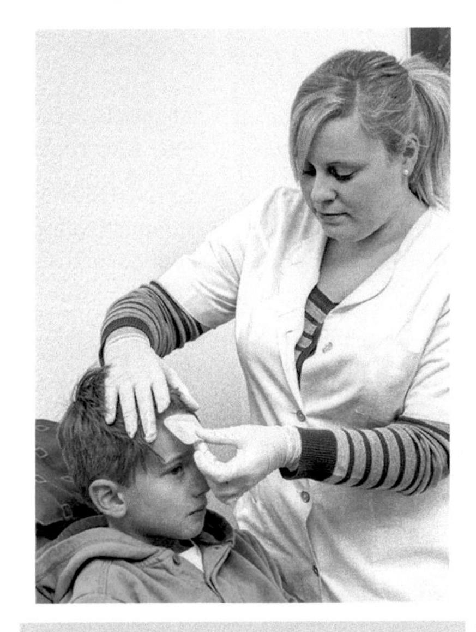

Arztpraxis

In jeder **Ausbildungsordnung** ist festgelegt:
- die Bezeichnung des Ausbildungsberufes
- die Ausbildungsdauer
- die zu erwerbenden Fertigkeiten und Kenntnisse (Ausbildungsberufsbild)
- eine Anleitung zur sachlichen und zeitlichen Gliederung der Ausbildung (Ausbildungsrahmenplan)
- die Prüfungsordnung

1.5 Berufsausbildungsvertrag

1.5.1 Rechtliche Grundlagen

Zum Schutz des Auszubildenden wurden in den letzten Jahrzehnten immer mehr arbeits- und sozialrechtliche Vorschriften erlassen, die beim Abschluss eines Ausbildungsverhältnisses zu beachten sind.

Wichtige Vorschriften für Berufsausbildungsverträge

Bürgerliches Gesetzbuch	Berufsbildungsgesetz	Ausbildungsordnung
z. B. Bestimmungen bei Kündigungen	z. B. Rechte und Pflichten während der Ausbildung	z. B. zeitliche Gliederung der Ausbildung

Vorschriften der Landesärztekammern	Arbeitsrechtliche Vorschriften
z. B. Zustimmung bei Verkürzung der Ausbildungszeit	z. B. – Arbeitszeitgesetz – Kündigungsschutzgesetz – Bundesurlaubsgesetz

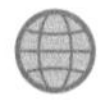

Berufsbildungsgesetz können Sie nachlesen unter www.bmbf.de → Gesetze

Die bundeseinheitlichen gesetzlichen Regelungen bezüglich Fragen der Berufsausbildung sind dem Berufsbildungsgesetz (BBiG) zu entnehmen. Zum Thema „Abschluss eines Berufsausbildungsvertrags" ist im § 3, Absatz 1 festgelegt:

» Wer einen anderen zur Berufsausbildung einstellt (Ausbildender), hat mit dem Auszubildenden einen Berufsausbildungsvertrag zu schließen. «

Der Vertrag muss vor Beginn der Berufsausbildung schriftlich abgefasst werden. Bei minderjährigen Auszubildenden muss der gesetzliche Vertreter zustimmen (Unterschrift eines Erziehungsberechtigten).

Auszubildende einstellen darf nur, wer **persönlich geeignet** ist.

Persönlich nicht geeignet ist, wer
- Kinder und Jugendliche nicht beschäftigen darf (z. B. Personen, die die bürgerlichen Ehrenrechte nicht besitzen, weil sie zu einer Freiheitsstrafe von über einem Jahr verurteilt wurden),
- wiederholt oder schwer gegen die Ausbildungsvorschriften verstoßen hat.

Auszubildende ausbilden darf nur, wer **persönlich und fachlich geeignet** ist. Fachlich geeignet ist, wer
- die erforderlichen beruflichen Fertigkeiten und Kenntnisse und
- die erforderlichen berufs- und arbeitspädagogischen Kenntnisse besitzt.

Ärztinnen und Ärzte besitzen diese Eignung nach der Approbation.

Die Ausbildungsstätte muss nach Art und Einrichtung für die Berufsausbildung geeignet sein. Außerdem hat die Zahl der Auszubildenden in einem angemessenen Verhältnis zur Zahl der Ausbildungsplätze oder zur Zahl der beschäftigten Fachkräfte zu stehen. Für Arztpraxen bestehen hier Empfehlungen der Ärztekammern.

Bei Fehlen einer gesetzlichen Voraussetzung kann die zuständige Behörde das Einstellen und Ausbilden untersagen.

Ein **Berufsausbildungsvertrag** muss mindestens folgende Punkte enthalten:

1. Gliederung sowie das Ziel der Berufsausbildung
Die Art, sachliche und zeitliche Gliederung sowie das Ziel der Berufsausbildung gehen aus der Ausbildungsordnung hervor. Diese muss der Ausbildende dem Auszubildenden aushändigen. Sie ist Bestandteil des Ausbildungsvertrags.

2. Beginn und Dauer der Ausbildung
Der Beginn der Ausbildung wird im Vertrag festgelegt. Die Ausbildungsdauer legt der zuständige Bundesminister fest. Sie kann im Einzelfall mit Zustimmung der Kammer verkürzt werden.

3. Ausbildungsmaßnahmen außerhalb der Ausbildungsstätte
Ausbildungsmaßnahmen außerhalb der Betriebsstätte müssen besonders vereinbart werden. Es handelt sich z. B. um die überbetriebliche Ausbildung oder zentrale betriebliche Fortbildungen.

4. Dauer der regelmäßigen täglichen Arbeitszeit
Die Dauer der regelmäßigen täglichen oder wöchentlichen Arbeitszeit wird meist in Tarifverträgen geregelt. Ansonsten gilt das Jugendarbeitsschutzgesetz oder die Arbeitszeitordnung. Jugendliche dürfen nach dem Jugendarbeitsschutzgesetz keine Überstunden leisten. Die Überstundenzuschlagssätze für volljährige Auszubildende ergeben sich in der Regel aus dem Tarifvertrag oder einer Empfehlung der Ärztekammer.

Jugendarbeitsschutzgesetz
→ LF 1, S. 28

5. Dauer der Probezeit
Die Probezeit ist in die Ausbildungszeit einzurechnen. Sie muss mindestens einen Monat dauern und darf vier Monate nicht überschreiten. Innerhalb der Probezeit kann das Ausbildungsverhältnis von den Partnern fristlos und ohne Grund gekündigt werden.

6. Zahlung und Höhe der Vergütung
Die Zahlung der Vergütung erfolgt üblicherweise in Geld (700,00 € im ersten Ausbildungsjahr bei Medizinischen Fachangestellten). Die Höhe der monatlichen Vergütung muss „angemessen" sein. Sie richtet sich in der Regel nach dem Tarifvertrag oder Empfehlungen der Ärztekammer. Die Vergütung muss jährlich ansteigen. Die auszubildenden MFAs erhalten laut Tarifvertrag anteilig Weihnachtsgeld. Bei Krankheit wird die Vergütung sechs Wochen weiterbezahlt. Auch während des Urlaubs erhalten die Auszubildenden ihre Vergütung. Der Beitragsanteil zur Sozialversicherung wird vom Arbeitgeber einbehalten und an die Sozialversicherungsträger abgeführt. Eine Reduzierung der Sozialabgaben wie bei den Geringbeschäftigten (450-Euro-Job) ist bei Auszubildenden nicht möglich.

7. Dauer des Urlaubs
Urlaub ist nach den geltenden Bestimmungen (Jugendarbeitsschutzgesetz, Bundesurlaubsgesetz, Tarifvertrag, Betriebsvereinbarung) zu gewähren. Er dient der Erholung und soll daher zusammenhängend in die Zeit der Berufsschulferien gelegt werden.

Bundesurlaubsgesetz
→ LF 1, S. 30

8. Voraussetzungen für die Kündigung
Für eine Kündigung müssen bestimmte Voraussetzungen erfüllt sein.
Sind die zu Grunde liegenden Bestimmungen in der Kündigung nicht aufgenommen, gelten die entsprechenden Gesetze (Berufsbildungsgesetz, Bürgerliches Gesetzbuch, Kündigungsschutzgesetz).

Kündigungsschutzgesetz
→ LF 1, S. 30

Zur Beilegung von Streitigkeiten aus einem Berufsausbildungsverhältnis haben die verschiedenen Landesärztekammern sogenannte Schlichtungsausschüsse gebildet, denen Arbeitgeber und Arbeitnehmer in gleicher Zahl angehören müssen. Führt eine solche Schlichtung zu keinem Erfolg, ist Klage beim Arbeitsgericht möglich.

Arbeitsgericht
→ Bd. 3, LF 12, S.277

Die zuständige Stelle für alle Angelegenheiten der Berufsbildung (nach Berufsbildungsgesetz: Ausbildung, Fortbildung und Umschulung) ist ebenfalls im Berufsbildungsgesetz festgelegt. Für die Berufsausbildung zur Medizinischen Fachangestellten sind die Ärztekammern der Länder zuständig.

Ärztekammern
→ LF 1, S.43

1.5.2 Tarifvertragliche Regelungen

Der Tarifvertrag ist ein schriftliches Abkommen zwischen den Sozialpartnern, d. h. den Tarifvertragsparteien. Dabei handelt es sich um Verbände und Organisationen zur Wahrung der Arbeitnehmer- bzw. der Arbeitgeberinteressen.

Auszug aus dem Tarifvertragsgesetz §1 Abs. 1
Der Tarifvertrag regelt die Rechte und Pflichten der Tarifvertragsparteien und enthält Rechtsnormen, die den Inhalt, den Abschluss und die Beendigung von Arbeitsverhältnissen sowie betriebliche und betriebsverfassungsrechtliche Fragen ordnen können.

Was Azubis verdienen
Durchschnittliche tarifliche Ausbildungsvergütungen* pro Monat in Euro

Beruf	West	Ost
Maurer	1 030 €	834 €
Mechatroniker	964	943
Kaufmann f. Versicherungen u. Finanzen	961	961
Industriemechaniker	959	916
Medientechnologe Druck	933	933
Industriekaufmann	931	865
Verwaltungsfachangestellter	873	873
Einzelhandelskaufmann	807	723
Dachdecker	783	783
Gebäudereiniger	747	657
Gärtner	716	554
Medizin. Fachangestellter	713	713
Kfz-Mechatroniker	712	588
Koch	705	581
Kaufmann Büromanagement	695	636
Metallbauer	686	519
Maler und Lackierer	583	583
Florist	572	312
Bäcker	570	570
Friseur	474	269

*Durchschnitt aller Ausbildungsjahre in ausgewählten Berufen
Stand 2014 Quelle: BIBB
© Globus 10047

Die Medizinischen Fachangestellten/Arzthelferinnen (Arbeitnehmerseite) werden vom
- Verband medizinischer Fachberufe e. V. (VmF, früher BdA), Gesundheitscampus 33, 44801 Bochum und der
- Vereinigten Dienstleistungsgewerkschaft (Verdi), Potsdamer Platz 10, 10758 Berlin

auf Bundes- und/oder Landesebene vertreten.

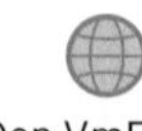

Den VmF finden Sie unter www.vmf-online.de

Verdi finden Sie unter www.verdi.de

Die Interessen der selbstständigen Ärzte gegenüber ihren Angestellten (Arbeitgeberseite) werden auf Bundesebene durch die
- Arbeitsgemeinschaft zur Regelung der Arbeitsbedingungen für Arzthelferinnen/Medizinische Fachangestellte (AAA), Herbert-Levin-Platz 1, 10623 Berlin

wahrgenommen. Diese Arbeitsgemeinschaft beschließt mit den Verbänden der Arbeitnehmerseite die Vergütungs- und Manteltarifverträge für Medizinische Fachangestellte und die verschiedenen weiterqualifizierten Berufe in der Arztpraxis.

Der **Manteltarifvertrag** enthält den „Mantel" der Arbeit, d. h. die sonstigen Arbeitsbedingungen. Hierin ist beispielsweise geregelt:
- Arbeitszeit
- Mehr-, Sonntags- und Nachtarbeit
- 13. Monatsgehalt
- Fortzahlung der Vergütung bei persönlicher Arbeitsverhinderung
- Beendigung des Arbeitsverhältnisses
- Urlaub
- Zeugniserstellung

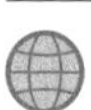

Mantelvertrag finden Sie unter www.aerztekammer-bw.de
→ MeFa
→ Tarifverträge

Der **Gehaltstarifvertrag** enthält alle Bestimmungen, die mit der Bezahlung der Arbeitskraft zusammenhängen, z. B. die Ausbildungsvergütung, die Überstundenzuschläge für Mehrarbeit, Sonntagsarbeit und Nachtarbeit, das Gehalt nach Berufsjahren und Gehaltsgruppen (Tätigkeitsbereiche I–IV; IV = Personal- und Weisungsbefugnis).
Die Tarifverträge können auf Bundesebene oder auf regionaler Ebene, z. B. für Baden-Württemberg, geschlossen sein.

Gehaltstarifvertrag finden Sie unter www.aerztekammer-bw.de
→ MeFa
→ Tarifverträge

AUFGABEN

1 Wo ist geregelt, für welche Tätigkeiten eine Medizinische Fachangestellte herangezogen werden kann?

2 Die Ausbildungsordnung ist Bestandteil des Berufsausbildungsvertrags. Ordnen Sie die zehn in der Ausbildungsordnung genannten Tätigkeitsbereiche den drei großen Tätigkeitsfeldern Assistenz - Betreuung - Verwaltung zu.

3 Was muss der Arzt beachten, wenn er Hilfstätigkeiten in der Behandlung auf eine Medizinische Fachangestellte bzw. Arzthelferin überträgt?

4 Nennen Sie Gesetze und Vorschriften, die die rechtliche Grundlage des Berufsausbildungsvertrags bilden.

5 Wer darf Medizinische Fachangestellte ausbilden?

6 Wie sind die Art sowie die sachliche und zeitliche Gliederung der Berufsausbildung im Ausbildungsvertrag geregelt?

7 Was versteht man unter einer „angemessenen" Vergütung?

8 Überprüfen Sie Ihren Ausbildungsvertrag, ob alle auf S.17 aufgeführten Punkte enthalten sind.

9 Welche Gesetze gelten, wenn in der Kündigung die entsprechenden rechtlichen Bestimmungen fehlen?

10 Welche Organisationen vertreten die Interessen der Medizinischen Fachangestellten (Arzthelferinnen)? Nennen Sie Gründe, warum der Organisationsgrad von Medizinischen Fachangestellten in Berufsverbänden so gering ist.

11 Besorgen Sie sich die aktuellen Tarifverträge und klären Sie:
a Haben Sie Anspruch auf einen Zuschuss zu den vermögensbildenden Leistungen?
b Haben Sie Anspruch auf ein 13. Monatsgehalt?
c Sie müssen am Sonntag acht Stunden Notdienst leisten. Wie ist die Bezahlung geregelt?

1.5.3 Pflichten während der Ausbildung

Dem Ausbildenden und dem Auszubildenden kommen während der Berufsausbildung nach §§ 14 bis 19 bzw. § 13 BBiG verschiedene Pflichten zu.

Pflichten des Ausbildenden

- **Ausbildungspflicht:** Während der Ausbildungszeit müssen planmäßig die Kenntnisse und Fertigkeiten vermittelt werden, die zum Erreichen des Ausbildungszieles erforderlich sind. Der Ausbildende muss selbst ausbilden oder einen Ausbilder ausdrücklich damit beauftragen. In manchen Praxen übernimmt die Erstkraft diese Aufgabe.
- **Bereitstellung von Arbeitsmitteln:** Ausbildungsmittel (Materialien, Geräte, Arbeitskleidung) werden kostenlos zur Verfügung gestellt.
- **Freistellung für den Berufsschulunterricht:** Der Auszubildende muss zum Besuch der Berufsschule und anderer Ausbildungsmaßnahmen angehalten und dafür freigestellt werden.
- **Berichtsheftpflicht:** Der Ausbildende hat das Führen des schriftlichen Ausbildungsnachweises zu überwachen und diesen durchzusehen.
- **Fürsorgepflicht:** Der Auszubildende soll charakterlich gefördert und darf sittlich sowie körperlich nicht gefährdet werden. Dem Auszubildenden werden nur Verrichtungen übertragen, die dem Ausbildungszweck dienen und seinen körperlichen Kräften angemessen sind.
- **Zeugnispflicht:** Bei Beendigung der Berufsausbildung ist ein Zeugnis auszustellen. Ein sogenanntes einfaches Zeugnis muss Angaben enthalten über Art, Dauer und Ziel der Berufsausbildung sowie über die erworbenen Fertigkeiten und Kenntnisse. Auf Wunsch des Auszubildenden müssen auch Aussagen über Führung, Leistung und besondere fachliche Fähigkeiten aufgenommen werden.
- **Vergütungspflicht:** Die Ausbildung muss angemessen vergütet werden.

Arbeitszeugnis
→ Bd. 3, LF 12, S. 300

Pflichten des Auszubildenden

- **Lernpflicht:** Der Auszubildende bemüht sich, die Fertigkeiten und Kenntnisse zu erwerben, die erforderlich sind, um das Ausbildungsziel zu erreichen.
- **Sorgfaltspflicht:** Die ihm im Rahmen der Berufsausbildung übertragenen Verpflichtungen werden sorgfältig ausgeführt. Geräte, Materialien und sonstige Einrichtungen werden pfleglich behandelt.
- **Besuch der Berufsschule:** Der Auszubildende ist verpflichtet, an Ausbildungsmaßnahmen teilzunehmen, für die er freigestellt ist (Besuch der Berufsschule).
- **Befolgen von Anweisungen:** Weisungen, die der Ausbildende, der Ausbilder oder andere weisungsberechtigte Personen im Rahmen der Berufsausbildung erteilen, müssen befolgt werden.
- **Berichtsheftpflicht:** Der schriftliche Ausbildungsnachweis muss gewissenhaft geführt und dem Ausbildenden zur Einsicht vorgelegt werden.
- **Einhaltung der Betriebsordnung:** Der Auszubildende beachtet die für die Ausbildungsstätte geltende Ordnung.
- **Schweigepflicht:** Über Betriebs- und Geschäftsgeheimnisse wird Stillschweigen bewahrt.

Die Pflichten des einen sind gleichzeitig die Rechte des anderen.

1.5.4 Beendigung der Berufsausbildung

Das Berufsausbildungsverhältnis kann nach der Probezeit auf vielfältige Weise beendet werden:

Regelfall
Entweder mit Ablauf der Ausbildungszeit oder mit Bestehen der Abschlussprüfung (auch wenn der Vertrag noch länger läuft). Bei Nichtbestehen der Abschlussprüfung muss das Ausbildungsverhältnis auf Antrag des Auszubildenden bis zur nächsten Wiederholungsprüfung verlängert werden.

Sonderfälle

a) Aus wichtigem Grund ist eine fristlose schriftliche Kündigung von beiden Seiten immer möglich (z. B. Diebstahl, schwerer Betrug, Körperverletzung). Dies ist nicht mehr möglich, wenn der Grund länger als zwei Wochen bekannt ist.
b) Bei Aufgabe oder Wechsel der Berufsausbildung durch den Auszubildenden durch schriftliche Kündigung mit einer Frist von vier Wochen.
c) Bei Auflösung der Praxis.
d) Bei Tod des Auszubildenden.

Einvernehmliche Regelung

Ausbildungsbetrieb und Auszubildender kommen gemeinsam überein, das Ausbildungsverhältnis zu lösen (Aufhebungsvertrag, möglichst schriftlich).

Entschädigungspflicht

Wenn das Berufsausbildungsverhältnis durch Verschulden des Auszubildenden oder des Ausbildenden vorzeitig aufgelöst wird, ist der nicht schuldige Vertragspartner berechtigt, von dem anderen Entschädigung zu verlangen. Es ist nicht möglich, im Ausbildungsvertrag hierauf zu verzichten oder die Höhe der Entschädigung festzulegen.

Konflikte mit Ausbilder, Meister, Chef 60
mangelnde Vermittlung von Ausbildungsinhalten 43
andere betriebliche Gründe 34
ungünstige Überstunden-/Urlaubsregelungen 31
ausbildungsfremde Tätigkeit 26
Konflikte mit Facharbeitern, Gesellen 22
Überforderung 20
Unterforderung 19
schwere körperliche Arbeit 15
Betriebsbezogene Gründe für eine Vertragslösung
Angaben in %
Mehrfachnennungen möglich
Nach: BIBB (2003)

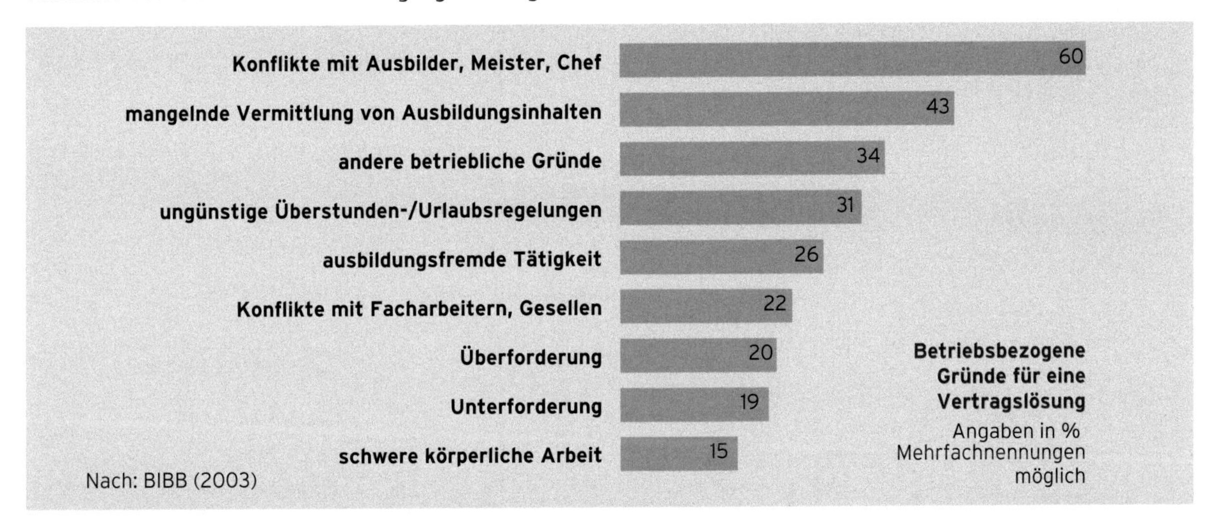

Abb. 1 Die steigende Zahl von Vertragsauflösungen bzw. Ausbildungsabbrüchen war Anlass zu einer Befragung der betroffenen Jugendlichen. 70 % der Jugendlichen gaben betriebsbezogene Gründe für den Ausbildungsabbruch an.

AUFGABEN

1 Gegen welche Bestimmungen wird durch wen im folgenden Fall verstoßen?
Die 16-jährige Petra Fuchs schließt mit dem Arzt Dr. Andreas Gesund einen Ausbildungsvertrag per Handschlag. Herr Dr. Gesund meint, dass Petra am besten nicht zur Berufsschule gehe und besser in der Praxis arbeiten solle. Petra willigt gegen doppelte Bezahlung ein. Am Nachmittag hat sie frei und plaudert mit einem Bekannten über die Praxisumsätze, die sie beim Spielen mit dem Praxiscomputer entdeckt hat. Die benötigten sterilen Handschuhe und die weißen Kittel muss sich Petra selbst kaufen. Zum Ende der Ausbildung wird Petra mit guten Worten, aber ohne Zeugnis von Herrn Dr. Gesund entlassen.

2 Wann ist die Ausbildung im folgenden Fall beendet? Ende laut Ausbildungsvertrag: 01.08.16, Abschlussprüfung bestanden: 30.07.16.

3 Ist eine Kündigung des Ausbildungsverhältnisses im folgenden Fall möglich? Die Auszubildende hat den Ausbildenden vor drei Wochen bestohlen. Dafür hat der Ausbildende der Auszubildenden „eine geknallt".

4 Kann die Auszubildende das Ausbildungsverhältnis kündigen, wenn sie sich einen anderen Ausbildungsbetrieb der gleichen Branche sucht? Begründen Sie Ihre Antwort.

1.6 Aufstiegsmöglichkeiten

Fortbildung
→ Bd. 3, LF 12, S. 305
Weiterbildung
→ Bd. 3, LF 12, S. 306

Durch Fort- und Weiterbildung bestehen verschiedene Aufstiegsmöglichkeiten, z. B.:

- **Fachwirtin für ambulante medizinische Versorgung:** Nach einjähriger Berufstätigkeit im Anschluss an die abgeschlossene Berufsausbildung als Medizinische Fachangestellte/Arzthelferin besteht die Möglichkeit der Aufstiegsfortbildung zur Fachwirtin für ambulante medizinische Versorgung bei den Landesarztekammern. Sie dient der Höherqualifizierung und ist mit einem beruflichen Aufstieg verbunden. Die Aufstiegsfortbildung umfasst einen Pflichtteil von 300 Stunden und einen Wahlteil von mindestens 120 Stunden, z. B. Onkologie.
- **Betriebswirtin für Management im Gesundheitswesen:** Nach mindestens zwei Jahren Berufserfahrung kann eine Medizinische Fachangestellte an der Weiterbildung zur Betriebswirtin für Management im Gesundheitswesen teilnehmen. Diese Aufstiegsfortbildung dauert bis zu zwei Jahre und wird von den Ärztekammern Schleswig-Holstein, Hamburg sowie der Zahnärztekammer Westfalen-Lippe angeboten. Die Aufstiegsfortbildung dauert 800 Stunden und wird durch eine Abschlussprüfung beendet.

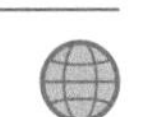

Weitere Informationen finden Sie unter www.bundesaerztekammer.de
→ Ärzte
→ Ambulante Versorgung
→ Medizinische Fachangestellte/Arzthelferinnen
→ Fortbildung

Eine Fortbildung kann aber auch arztgruppenspezifisch durch den Besuch bestimmter Fortbildungsmaßnahmen bei den Ärztekammern erfolgen.

Beispiele:

- Fortbildungscurriculum „Dialyse“
- Fortbildungscurriculum „Ambulantes Operieren“
- Fortbildungscurriculum „Gastroenterologische Endoskopie“
- Fortbildungscurriculum „Strahlenschutz“
- Fortbildungscurriculum „Impfassistentin“

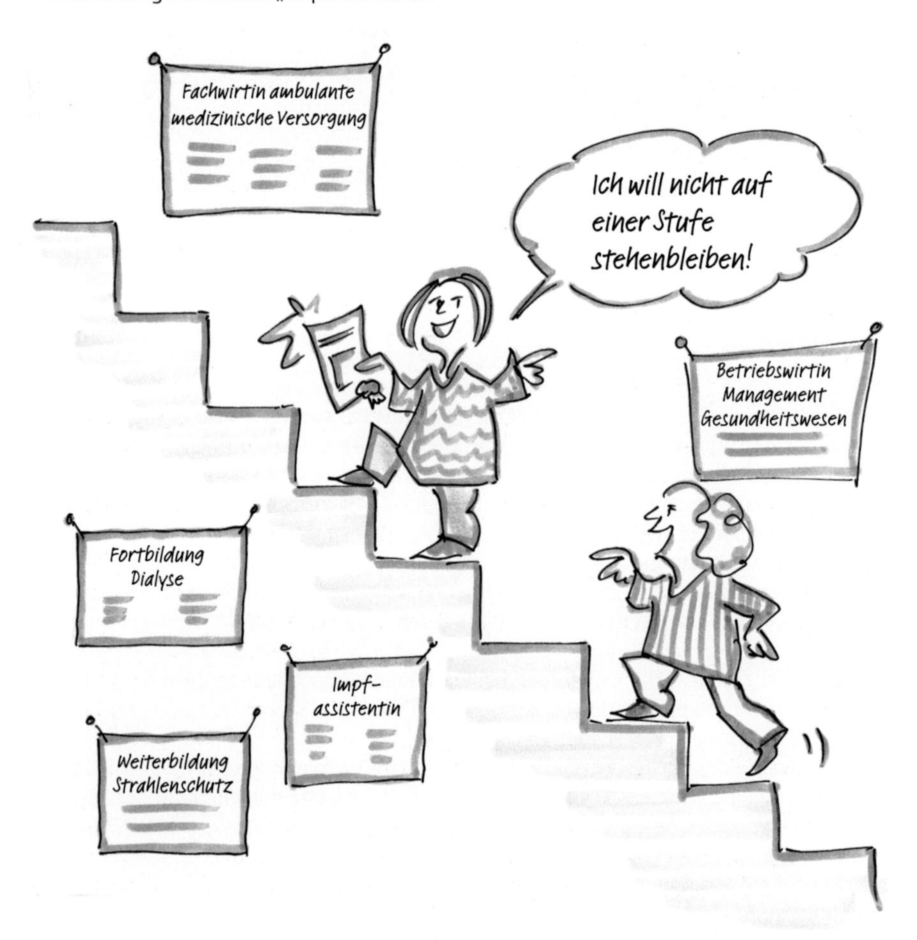

2 Arbeitsschutzgesetze und Arbeitssicherheit

2.1 Rechtliche Rahmenbedingungen und Überwachung der Schutzvorschriften

Das Arbeitsrecht besteht nicht aus einem Gesetz oder Gesetzeswerk (z. B. Sozialgesetzbuch), sondern aus einer Vielzahl von Gesetzen und Verordnungen. Dazu zählen z. B.:

- Internationales Recht
- Grundgesetz
- Länderverfassungen
- Bürgerliches Gesetzbuch
- Arbeitsschutzgesetz
- Arbeitssicherheitsgesetz
- Arbeitszeitgesetz
- Bundesurlaubsgesetz
- Tarifvertragsgesetz
- Pflegestärkungsgesetz
- Nachweisgesetz
- Mindestlohngesetz
- Betriebsverfassungsgesetz
- Kündigungsschutzgesetz
- Jugendarbeitsschutzgesetz
- Beschäftigungsförderungsgesetz
- Mutterschutzgesetz
- Schwerbehindertengesetz
- Arbeitsgerichtsgesetz
- Teilzeitarbeitsgesetz

Die wichtigsten Gesetze zum Schutz von Arbeitnehmern sollen im Folgenden besprochen werden. Dies gilt insbesondere für besonders schützenswerte Personengruppen wie Jugendliche, Frauen und werdende Mütter.

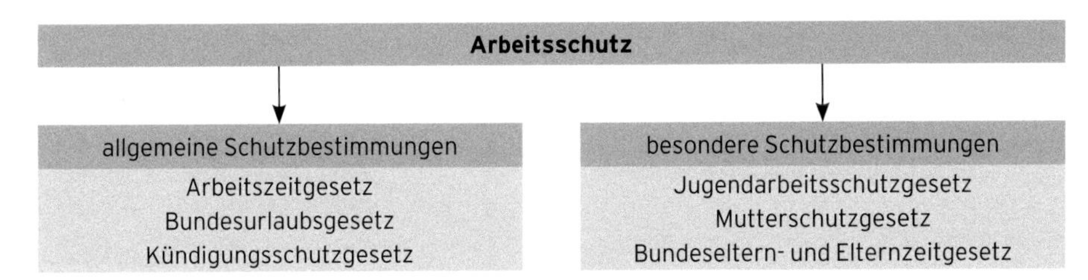

Gesetzliche Arbeitsschutzbestimmungen sind unabdingbar, d. h., sie dürfen durch Vertrag (z. B. Arbeits-, Tarifvertrag) nur zugunsten des Arbeitnehmers verändert werden.

§

§ 1

(1) Frau ______________________ wird mit Wirkung vom __________ in der Praxis des Arbeitgebers als MFA eingestellt.

(2) Der Arbeitsvertrag wird auf unbestimmte Zeit abgeschlossen.*
Der Arbeitsvertrag wird bis zum __________ befristet abgeschlossen.*

(3) Die ersten drei Monate der Tätigkeit gelten als Probezeit.*
Eine Probezeit wird im Hinblick auf die in dieser Praxis vorangegangene Ausbildung zur MFA nicht vereinbart.*

§ 2

Die zu leistende Tätigkeit richtet sich nach dem geltenden Ausbildungsberufsbild zur MFA.

§ 3

(1) Die MFA hat die übertragenen Obliegenheiten gewissenhaft wahrzunehmen und ihr Verhalten den besonderen Aufgaben der ärztlichen Praxis anzupassen. Die MFA ist verpflichtet, alle Anordnungen des Arbeitgebers und die gesetzlichen Vorschriften, insbesondere der Berufsgenossenschaft, zur Verhütung von Arbeitsunfällen und Berufskrankheiten gewissenhaft zu befolgen.

(2) Die MFA ist insbesondere verpflichtet,
- alle Praxisvorgänge sowie den Personenkreis der Patienten geheimzuhalten (§ 203 StGB), und zwar auch nach Beendigung des Arbeitsverhältnisses,
- die festgesetzte Arbeitszeit einzuhalten,

2.2 Arbeitsschutzgesetz

Die Sicherheit und der Gesundheitsschutz der Medizinischen Fachangestellten werden durch den Arbeitsschutz gesichert und verbessert. Der Arzt ist verpflichtet, den aktuellen Stand der Technik, der Arbeitsmedizin und der Hygiene zu beachten.

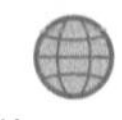

Weitere Informationen finden Sie unter www.bgw-online.de

Gefährdungsbeurteilung § 5

Ein Arzt, der mindestens eine Medizinische Fachangestellte beschäftigt, muss nach dem Arbeitsschutzgesetz eine Gefährdungsbeurteilung in seiner Praxis durchführen.

Vorgehen

Bei der Gefährdungsbeurteilung wird in sieben Schritten vorgegangen:
- Arbeitsbereiche und Tätigkeiten festlegen
- Gefährdungen ermitteln
- Gefährdungen beurteilen
- Maßnahmen festlegen
- Maßnahmen durchführen
- Wirksamkeit überprüfen
- Gefährdungsbeurteilung anpassen

Die Gefährdungsbeurteilung kann anhand von Formularen der Berufsgenossenschaft vorgenommen und dokumentiert werden (→ Abb. 1).

Arbeitsblatt 3

bGw Berufsgenossenschaft für Gesundheitsdienst und Wohlfahrtspflege

Datum:

Arbeitsbereich: Labor; Aufarbeitung von Medizinprodukten **Tätigkeit:** alle Tätigkeiten, bei denen zum Schutz vor Infektionen und Gefahrstoffen Handschuhe getragen werden müssen **Einzeltätigkeit:** Desinfektion und Reinigung von Instrumenten für kleine chirurgische Eingriffe **Seite:** 1

Gefährdungen	Risikomaßzahl (1–7)	Schutzziele	Maßnahmen	Durchführung		Überprüfung	
				Wer?	Bis wann?	Wann?	Ziel erreicht?
1. Durch häufiges oder langandauerndes Tragen flüssigkeitsdichter Handschuhe quillt die Haut auf. Dadurch verliert sie ihren Schutzfilm und ihre Barrierefunktion.	4	zu 1. Arbeitsabläufe sind möglichst so organisiert, dass Handschuhe nicht länger als zwei Stunden am Tag getragen werden müssen.	Technisch: - maschinelle Aufarbeitungsverfahren bevorzugen	Praxisinhaber	31.12.14	31.01.15	
2. Naturlatexproteine und andere Handschuhinhaltsstoffe* können Allergien auslösen.	4	zu 2. Latexhandschuhe sind puderfrei. Möglichst allergenarme Handschuhe sind ausgewählt (bei Latexhandschuhen niedriger Proteingehalt).	Organisatorisch: - Desinfektionsmittel auf Gefährdungen prüfen und ins Gefahrstoffverzeichnis aufnehmen	Praxisinhaber/ Arzthelferin	31.12.14	31.03.15	
			- wenn möglich Produkte mit geringer Gefährdung verwenden		30.06.15	30.09.15	
			- Hautschutz- und Handschuhplan erstellen		30.06.15	30.09.15	
3. Hautreizungen und Allergien können durch Kontakt mit Reinigungs- und Desinfektionsmitteln entstehen.	3	zu 3. Handschuhe sind beständig gegen Reinigungs- und Desinfektionsmittel. Sie haben lange Stulpen.	- Handschuhtragezeiten durch den Wechsel von Tätigkeiten verkürzen		30.06.15	30.09.15	
		Alle Mitarbeiterinnen und Mitarbeiter kennen und benutzen die jeweils geeigneten Handschuhe.	Personenbezogen: - geeignete Handschuhe und Hautpflegemittel stehen zur Verfügung	Praxisinhaber/ Arzthelferin	31.12.14	31.03.15	
		TRGS 401 – Gefährdung durch Hautkontakt BGR 206 – Desinfektionsarbeiten im Gesundheitsdienst M 621 – Achtung Allergiegefahr	- Praxismitglieder werden in deren Anwendung unterwiesen		31.03.15	30.06.15	
			- die Anwendung wird überprüft		30.09.15	31.12.15	

* Auch Thiurame, Dithiocarbamate oder Mercaptobenzothiazole können im Handschuh vorhanden sein.

Abb. 1 Formular zur Gefährdungsbeurteilung

Bildschirmarbeitsverordnung

Auch am Bildschirmarbeitsplatz ist eine optimale Arbeitshaltung Voraussetzung für effektives Arbeiten.

Die Verordnung über Sicherheit und Gesundheitsschutz bei der Arbeit an Bildschirmgeräten (Bildschirmarbeitsverordnung von 1996) legt Standards über die Gestaltung von Bildschirmarbeitsplätzen fest (Abb. 1).

Dazu gehören auch die folgenden Forderungen:
- Die verwendeten Geräte tragen das GS-Zeichen (technische Sicherheit).
- Die oberste Bildschirmzeile liegt höchstens in Augenhöhe, der Bildschirm ist dreh- und neigbar.
- Der Bildschirm ist vom Hersteller als strahlungsarm angegeben.
- Der Arbeitsbereich hat folgende Mindestmaße: 160 cm breit, 80 cm tief.
- Der Drehstuhl steht auf einem 5-Rollen-Untergestell mit gebremsten Rollen, ist höhenverstellbar mit abgerundeter Vorderkante und gepolsterter Sitzfläche.
- Die Beleuchtung hat den Stärkewert von mindestens 500 Lux.
- Die Lärmwerte betragen maximal 55 dB(A).
- Bildschirmarbeit soll durch Tätigkeitswechsel oder Kurzpausen unterbrochen werden.

Weitere Verordnungen geben zusätzliche Empfehlungen:
- Der Raum, in dem der Computer steht, sollte eine gewisse Mindestgröße haben (ca. 8 m²) und ein gutes Raumklima aufweisen.
- Empfohlene Temperatur zwischen 21 und 23 °C, relative Luftfeuchtigkeit 40–60 %.
- Zugluft, Wärmestrahlung und Wärmestaus sollten vermieden werden.
- Kurzes und kräftiges Lüften kann hier manchmal „Wunder" bewirken.
- Ausreichender Raum für wechselnde Arbeitshaltungen sollte vorhanden sein.
- Ab und zu sollten Entspannungsübungen mit Augen und Körper durchgeführt werden.

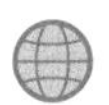

Bildschirmarbeitsverordnung finden Sie unter www.gesetze-im-internet.de/bildscharbv

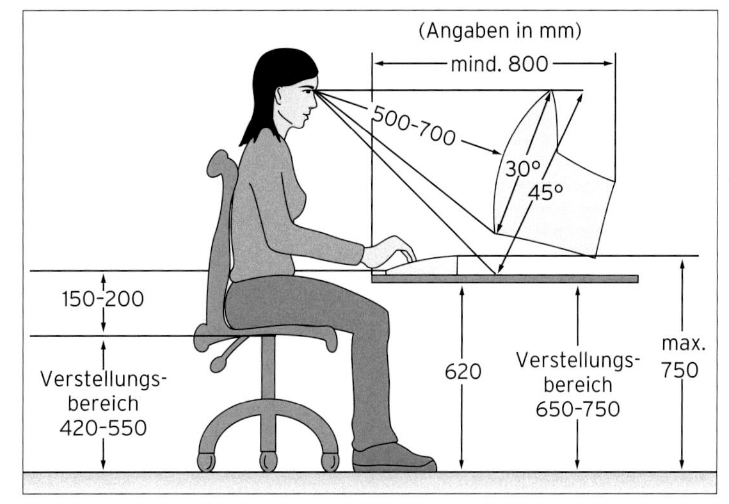

Abb. 1 Empfohlene Maße für einen Bildschirmarbeitsplatz

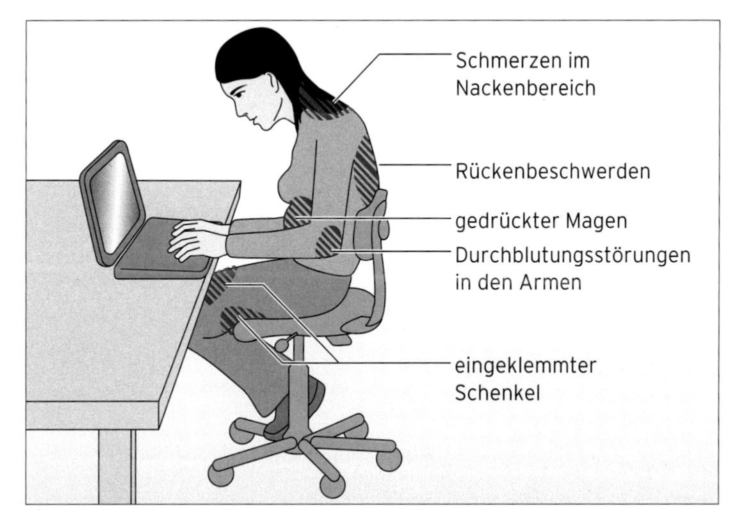

Abb. 2 Folgen physischer Beanspruchung durch Fehlhaltung

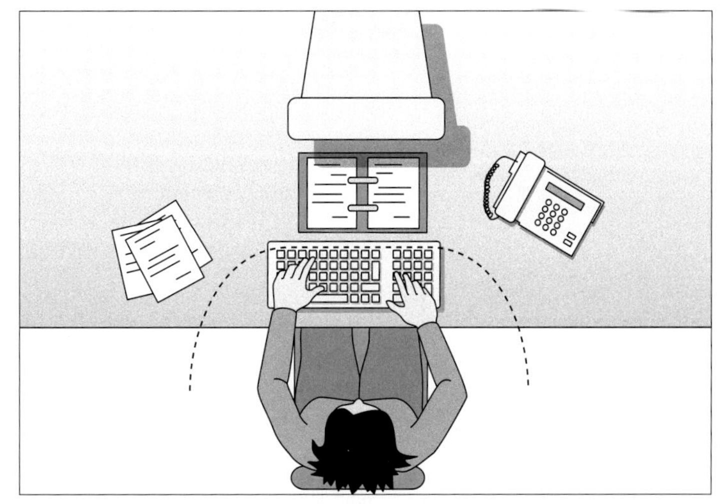

Abb. 3 Anordnung von Arbeitsmitteln, wenn vor allem Tastatur, Vorlage und Bildschirm benötigt werden

2.3 Arbeitssicherheitsgesetz

www.dguv.de
→ Prävention
→ Vorschriften, Regeln und Information
→ DGUV Vorschrift 2
Auf der Website der Deutschen Gesetzlichen Unfallversicherung finden Sie zahlreiche Informationen zur Vorschrift 2 und im Text einen Link zu einer Online-Handlungshilfe für die Betreuungszeiten.

Die staatlichen Gewerbeaufsichtsbehörden, Gesundheitsämter und die Aufsichtsdienste der Berufsgenossenschaften überwachen die Arbeitssicherheit in den Arztpraxen, die durch verschiedene gesetzliche Bestimmungen geregelt ist.

Nach dem Arbeitssicherheitsgesetz müssen alle Arbeitnehmer (AN) betriebsärztlich und sicherheitstechnisch betreut werden.

Der Praxisinhaber kann folgende **Betreuungsmodelle** frei wählen:
- freiberufliche Betriebsärzte und Fachkräfte für Arbeitssicherheit (AS)
- überbetriebliche arbeitsmedizinische und sicherheitstechnische Dienste
- fest angestellte Betriebsärzte und Fachkräfte für Arbeitssicherheit

Seit dem 01.01.2011 gilt die neue Unfallverhütungsvorschrift DGUV Vorschrift 2 für die betriebsärztliche und sicherheitstechnische Betreuung in Praxen und Betrieben.

In Betrieben mit mehr als zehn Beschäftigten muss der Arzt unter Mitwirkung der MFAs die Aufgaben des Betriebsarztes ermitteln, aufteilen und vereinbaren.

Die Verordnung besteht aus der Grundbetreuung, z. B. Durchführung und Auswertung der Gefährdungsbeurteilung, und dem betriebsspezifischen Teil der Betreuung, z. B. physische und psychische Fehlbeanspruchungen. Zusammen bilden sie die Gesamtbetreuung (→ Abb. 1).

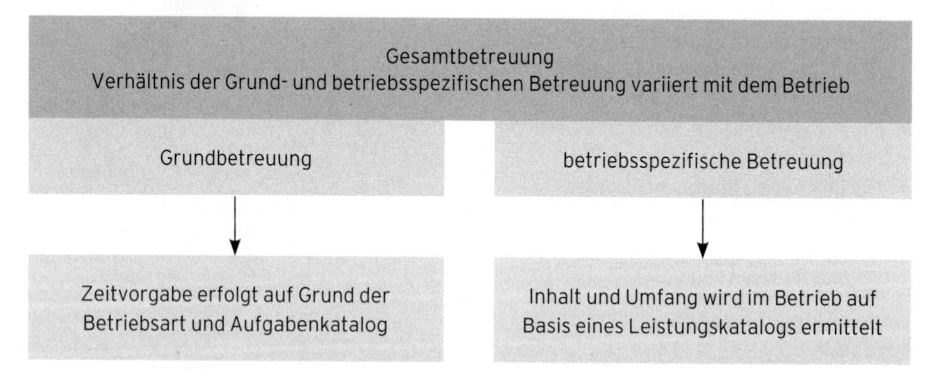

Abb. 1 Elemente der neuen Regelbetreuung bei Betrieben mit mehr als zehn Mitarbeitern

Sie finden Gefahrenquellen, z. B. Stolperfallen durch Kabelsalat bei Geräten, instabile Drehstühle, Infektionsgefahr durch unsterile Arbeitsflächen, Nutzung der Kühlschränke für Lebensmittel.

Auch das Praxispersonal ist in der Arztpraxis Gefahrstoffen, wie z. B. Desinfektionsmitteln und Chemikalien im Labor, ausgesetzt und davor zu schützen.

Deshalb ist entsprechend der **Gefahrstoffverordnung** ein Gefahrstoffverzeichnis mit folgenden Angaben anzulegen:
- Bezeichnung des Gefahrstoffs
- Einstufung des Gefahrstoffs
- Mengen des Gefahrstoffs in der Praxis
- Arbeitsbereich, in denen mit dem Gefahrstoff gearbeitet wird

In Arztpraxen mit wenig Personal reicht es zu Dokumentationszwecken aus, Herstellerinformationen der Produkte, z. B. Sicherheitsdatenblätter, in einem Ordner abzulegen und die verbrauchte Menge zu dokumentieren.
Bei der Berufsgenossenschaft (BGW) sind Schriften und Empfehlungen für die Handhabung von Gefahrstoffen erhältlich (→ S. 27, Abb. 1).

Nr.: 1 Ersteller: Frau Meyer Stand: 17.12.2015	**BETRIEBSANWEISUNG** gemäß § 14 GefStoffV **Tätigkeit: Scheuer-/Wischdesinfektion**	**Arbeitsbereich:** Arztpraxis Dr. Glücklich **Arbeitsplatz:** Reinigung und Desinfektion

GEFAHRSTOFFBEZEICHNUNG

Flächendesinfektionsmittel: Desinfiziens 300
Wässrige Lösung: enthält die Aldehyde Glyoxal und Glutaraldehyd sowie Tenside
Konzentration der Gebrauchslösung: 0,5 %

GEFAHREN FÜR MENSCH UND UMWELT

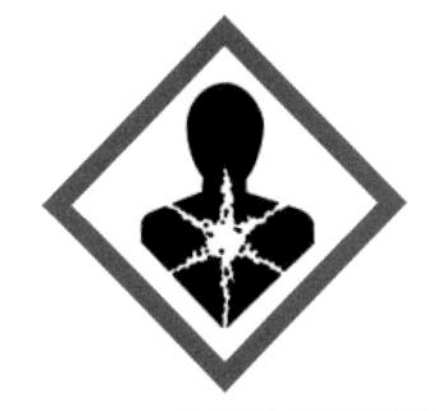

Beim Umgang mit dem Flächendesinfektionsmittel besteht die Gefahr von allergischen bzw. irritativen und toxischen Haut- und Atemwegserkrankungen. Beim Einatmen der Dämpfe des Konzentrats sind Reizungen der Atemwege und der Augen möglich. Glutaraldehyd kann zusätzlich Allergien der Atemwege hervorrufen. Bei direktem Hautkontakt mit dem Konzentrat sind Reizungen möglich. Die Inhaltsstoffe Glyoxal und Glutardialdehyd wirken allergisierend durch Hautkontakt. Der Inhaltsstoff Glyoxal steht im Verdacht, das Erbgut zu verändern. Das Konzentrat ist schwach wassergefährdend.

SCHUTZMASSNAHMEN UND VERHALTENSREGELN

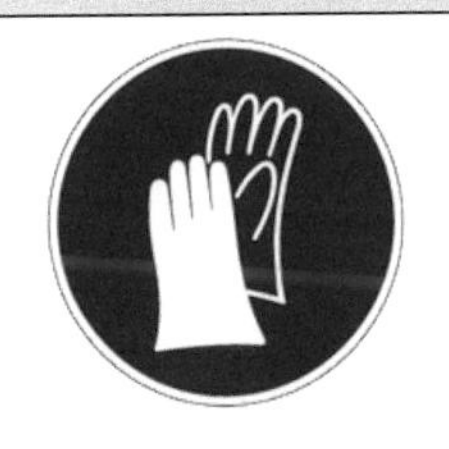

Handschutz: Die blauen Schutzhandschuhe mit Stulpen tragen und diese im Bereich des Unterarmes umkrempeln.
Allgemein: Dosierhilfe zur Herstellung der Gebrauchslösung verwenden. Nicht mit heißem Wasser ansetzen. Das Mittel dem Wasser zusetzen und nicht umgekehrt. Nicht mit anderen Produkten kombinieren. Behältnisse nach Gebrauch sofort schließen. Keine Sprühdesinfektion durchführen, auch nicht bei kleinen Flächen.
Bei der Desinfektion von Fußböden Feuchtwischmopp und Auswringer verwenden. Pfützenbildung vermeiden. Türen geöffnet halten und Fenster in Kippstellung bringen. Verschüttetes Konzentrat mit Wischtuch und viel Wasser entfernen.

VERHALTEN IM GEFAHRFALL

Notruf: 112
Bei Brand: Es sind keine besonderen gefahrstoffspezifischen Maßnahmen erforderlich.

ERSTE HILFE

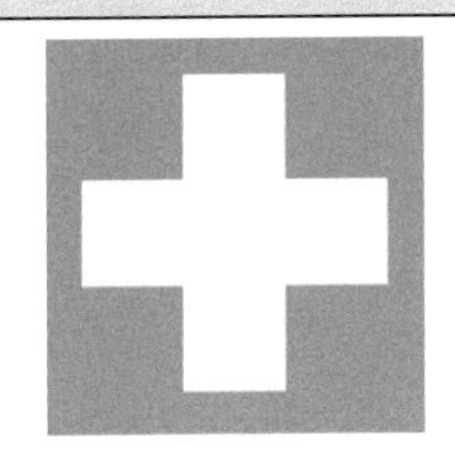

Nach Augenkontakt: 10 Minuten unter fließendem Wasser bei geöffnetem Lidspalt spülen, ggf. Augenarzt aufsuchen.
Nach Hautkontakt: Verunreinigte Kleidung ausziehen. Haut mit viel Wasser spülen, ggf. Hautarzt aufsuchen.
Nach unfallbedingtem Einatmen großer Mengen: Frischluft zuführen, ggf. Arzt aufsuchen.
Nach Verschlucken des Konzentrats oder großer Mengen der Gebrauchslösung: In kleinen Schlucken viel Wasser trinken lassen. Arzt aufsuchen. Ggf. durch die regionalen Informationszentren für Vergiftungsfälle beraten lassen. Giftnotruf: 089 19240
Allgemein: Als Helfer bei jeder Erste-Hilfe-Maßnahme auf den eigenen Schutz achten.

SACHGERECHTE ENTSORGUNG

Verbrauchte Anwendungslösung in den Ausguss geben. Verfallene Produkte und entleerte Kanister zur Entsorgung sammeln in Kellerraum Nummer 1.

Abb. 1 Beispiel einer Betriebsanweisung

2.4 Jugendarbeitsschutzgesetz

Schon in den mittelalterlichen Zunftordnungen und im damaligen Stadtrecht gab es Bestimmungen zum Schutz jugendlicher Arbeiter. Das heutige Gesetz stammt aus dem Jahre 1960 und wurde 1976, 1984, 1997/98 und 2000 in wesentlichen Bestimmungen geändert und ergänzt.
Manche Bestimmungen gelten auch noch, wenn der auszubildende Jugendliche während der Ausbildungszeit 18 Jahre alt wird (z. B. die Freistellung für den Berufsschulbesuch).
Das Gewerbeaufsichtsamt überwacht die Einhaltung der Bestimmungen. Bei Verstößen droht ein Bußgeld bis 15 000,00 €.

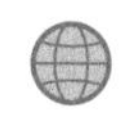

Das Jugendarbeitsschutzgesetz finden Sie unter www.gesetze-im-internet.de/bundesrecht/jarbschg/gesamt.pdf

Das Jugendarbeitsschutzgesetz gilt für Jugendliche, die 15, aber noch nicht 18 Jahre alt und in einem Betrieb oder beim Staat beschäftigt sind. Dies kann als Auszubildender, Arbeitnehmer, Heimarbeiter oder Beamtenanwärter sein. Kinderarbeit (bis 15 Jahre) ist nach diesem Gesetz grundsätzlich verboten.

Arbeitsbedingungen	Bestimmungen für jugendliche Arbeitnehmer
Arbeitszeit	täglich 8 Stunden (in Ausnahmefällen 8,5 Stunden), wöchentlich 40 Stunden
Schichtzeit	Anwesenheitszeit in der Praxis (Arbeitszeit + Ruhepausen) darf nicht länger als 10 Stunden betragen.
Berufsschulbesuch	Freistellung zum Berufsschulbesuch; dieser wird auf die Arbeitszeit angerechnet und vergütet.
Beschäftigungsverbote	Beträgt die Unterrichtszeit mehr als 5 Stunden zu je 45 Minuten, ist der Jugendliche an einem Berufsschultag in der Woche von der Arbeit freizustellen. Hier wird der Berufsschultag dann mit maximal 8 Stunden auf die Arbeitszeit angerechnet. Bei Unterricht an einem weiteren Tag in der Woche wird die tatsächlich in der Schule verbrachte Unterrichtszeit auf die Arbeitszeit angerechnet. Bei Unterrichtsbeginn vor 9 Uhr darf der Jugendliche vorher nicht im Betrieb beschäftigt werden. An dem Arbeitstag, der der schriftlichen Abschlussprüfung unmittelbar vorausgeht, ist der Jugendliche freizustellen.
Ruhepausen	Bei 4,5 bis 6 Arbeitsstunden mindestens 30 Minuten, bei mehr als 6 Arbeitsstunden mindestens 60 Minuten; länger als 4,5 Stunden hintereinander dürfen Jugendliche nicht beschäftigt werden. Eine Arbeitsunterbrechung muss mindestens 15 Minuten betragen.
Freizeit	täglich mindestens 12 Stunden ununterbrochen (inklusive Schlaf natürlich!)
Nachtruhe	Beschäftigungsverbot von 20 Uhr bis 6 Uhr Ausnahmen: Jugendliche über 16 Jahren • in Bäckereien (ab 5 Uhr, über 17 Jahre ab 4 Uhr), • in Gaststätten (bis 22 bzw. 23 Uhr), • in der Landwirtschaft, • in Molkereien, • MFA im Notdienst usw.
Fünftagewoche	An Samstagen ist die Beschäftigung verboten; Ausnahmen: z. B. Bäckereien, Gaststätten, Verkaufsstellen, Friseurhandwerk, MFA im Notdienst. Ausgleich dafür an einem anderen berufsschulfreien Arbeitstag.

Sonn- und Feiertagsruhe	Beschäftigungsverbot; Ausnahmen: z. B. Landwirtschaft, Familienhaushalte, Gaststätten, Gesundheitswesen; ausgleich dafür an einem anderen berufsschulfreien Arbeitstag
Urlaub	Jugendlicher ist am 1. Januar des Jahres noch nicht 16 → 30 Werktage Urlaubsanspruch, noch nicht 17 → 27 Werktage Urlaubsanspruch, noch nicht 18 → 25 Werktage Urlaubsanspruch. Der Urlaub ist zusammenhängend in den Berufsschulferien zu gewähren.
Beschäftigungsverbot	Arbeiten, die die Leistungsfähigkeit übersteigen (Akkord- und Fließbandarbeiten) sowie gefährliche Arbeiten (ausgenommen bei Arbeiten zu Ausbildungszwecken, z. B. Röntgen)
Ärztliche Untersuchungen	Erstuntersuchung vor Beschäftigungsbeginn (frühestens 14 Monate), erste Nachuntersuchung spätestens 14 Monate nach Ausbildungsbeginn

2.5 Arbeitszeitregelung für Erwachsene

Die für Erwachsene (Personen ab 18 Jahre) geltenden Höchstarbeitszeiten hat man in der EU vereinheitlicht und im Arbeitszeitgesetz geregelt. Dieses Gesetz gilt nach Wegfall des Bäckereiarbeitszeitgesetzes auch in Bäckereien und Konditoreien. Dennoch bestehen einige Ausnahmen.

Arbeitszeitregelung	Bestimmungen in allen Betrieben für Arbeitnehmer über 18 Jahre
Arbeitszeit	reine Arbeitszeit, ohne Ruhepausen
Normalarbeitszeit	8 Stunden täglich (an sechs Werktagen), die Arbeitszeit kann bis 10 Stunden verlängert werden, d. h. wöchentlich höchstens 60 Stunden, innerhalb von 6 Monaten muss der Schnitt von 8 Stunden/Werktag jedoch gewahrt werden. Hierdurch können Praxen flexibler auf Arbeitsanfall reagieren.
Ruhezeit	mindestens 11 Stunden täglich; Ausnahme: 10 Stunden mit Ausgleich innerhalb von 4 Wochen, z. B. in der Landwirtschaft, möglich
Ruhepausen	Arbeitszeit von mehr als 6 bis 9 Stunden: mindestens 30 Minuten; Arbeitszeit von mehr als 9 Stunden: mindestens 45 Minuten
Sonn- und Feiertagsruhe	keine Beschäftigung; Ausnahmen: Gastgewerbe, Notdienste usw. Es müssen jedoch 15 Sonntage im Jahr beschäftigungsfrei bleiben. Ersatzruhetage müssen gewährt werden.

In Tarifverträgen und Betriebsvereinbarungen können andere Regelungen für die Arbeitnehmer eines Betriebs bzw. einer Branche vorgesehen sein.

2.6 Bundesurlaubsgesetz

Dieses Gesetz wurde den EU-Regelungen angepasst und regelt die grundlegende Jahresarbeitszeit für Arbeitnehmer. Es gilt für alle Arbeitnehmer (auch Teilzeitbeschäftigte) über 18 Jahre, die seit über 6 Monaten in der Praxis tätig sind.
Die wichtigsten Bestimmungen im Einzelnen:

- Der Mindesturlaub beträgt **24 Werktage** (der Samstag ist ein Werktag, in den Arztpraxen aber kein Arbeitstag). Umrechnungsformel: $\frac{\text{Werktage}}{6} \cdot$ wöchentliche Arbeitstage
- Der Urlaubsanspruch beträgt 1/12 des Jahresurlaubs für jeden beschäftigten Monat. Der volle Urlaubsanspruch entsteht für den Arbeitnehmer bei einer Beschäftigung über den 30.06. eines Jahres hinaus.
- Der Urlaub muss zusammenhängend gewährt werden (mindestens 12 Werktage).
- Die Barabgeltung ist grundsätzlich verboten.
- Der Urlaub muss in dem Jahr genommen werden, in dem der Anspruch entstanden ist (Ausnahme bei Vereinbarung bis zum 31.03. des Folgejahres).

2.7 Kündigungsschutzgesetz

Allgemeiner Kündigungsschutz
Für Arbeitnehmer, die über 18 Jahre alt und **seit 6 Monaten** in einer Praxis mit **mehr als zehn Arbeitnehmern** (ausschließlich der Auszubildenden; Teilzeitkräfte werden prozentual angerechnet) arbeiten, gilt bei Neueinstellung das Kündigungsschutzgesetz. Es gelten noch Übergangsregelungen.

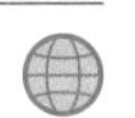

Informationen zu Kündigungsschutz und Kündigungsfristen finden Sie unter www.gesetze-im-internet.de → Gesetze/Verordnungen → Kündigungsschutzgesetze

Die Hauptbestimmung besagt, dass eine Kündigung durch den Arbeitgeber nur erfolgen kann, wenn sie **sozial gerechtfertigt** ist. Das bedeutet, die Kündigungsgründe müssen entweder

- **in der Person oder dem Verhalten des Arbeitnehmers liegen** (z. B. Schlechterbringung der Arbeit, Streitereien, häufiges Fehlen durch Krankheit, unentschuldigtes Fehlen, Nichteinhalten der Arbeitszeit, Ausüben von Nebentätigkeiten). In diesen Fällen muss der Arbeitnehmer mindestens einige Male **abgemahnt** werden, d. h., es muss ihm mitgeteilt werden (möglichst schriftlich), dass er etwas getan hat, was der Arbeitgeber nicht duldet, und dass dies seine Kündigung zur Folge haben kann. Liegt der Kündigungsgrund in der Person, zum Beispiel der Arbeitnehmer ist gesundheitlich nicht mehr in der Lage, den Beruf auszuüben, braucht keine Abmahnung zu erfolgen.

  oder

- **durch dringende betriebliche Erfordernisse begründet sein** (z. B. Praxisumsatzrückgang, Praxisgewinnrückgang, Arbeitsmangel). Dies muss vom Arbeitgeber bewiesen werden. Dabei muss der Arbeitgeber eine **soziale Auswahl** durchführen. Das bedeutet, er muss bestimmte soziale Grunddaten berücksichtigen:
  1. Dauer der Praxiszugehörigkeit
  2. Lebensalter des Arbeitnehmers
  3. Unterhaltspflichten des Arbeitnehmers

Mitarbeiter, deren Beschäftigung in einem dringenden betrieblichen Interesse liegt (z. B. wegen besonderer Fähigkeiten bzw. Kenntnisse), können aus der Sozialauswahl herausgenommen werden.

Die oben angeführten Bestimmungen gelten auch für die sogenannte **Änderungskündigung**. Hierbei wird dem Arbeitnehmer die alte Arbeitstätigkeit in der Praxis gekündigt und gleichzeitig eine neue Arbeitstätigkeit in der Praxis angeboten.
Bei jeder Kündigung muss zudem der Betriebs- oder Personalrat (falls vorhanden, z. B. in Kliniken) informiert und gehört werden. Wird er nicht informiert, ist die Kündigung unwirksam. Seine Beschwerde oder der Widerspruch gegen die Kündigung hat Auswirkung auf die Weiterbeschäftigung bis zur endgültigen Klärung.

Besonderer Kündigungsschutz
Folgende Personengruppen genießen einen besonderen Kündigungsschutz:

Geschützter Personenkreis (Gesetz)	Kündigung ist unzulässig
Schwangere Arbeitnehmerinnen und Mütter nach der Entbindung (Mutterschutzgesetz)	während der Schwangerschaft bis vier Monate nach Geburt
Erziehende Mütter oder Väter, bis das Kind drei Jahre alt ist (Bundeselterngeldgesetz)	während der Elternzeit
Auszubildende (Berufsbildungsgesetz)	nach der Probezeit
Betriebsräte und Jugendvertreter	während ihrer Amtszeit
Arbeitnehmer in Pflegezeit	während der Pflegezeit

Kündigungsschutz

Allgemeiner Kündigungsschutz	Besonderer Kündigungsschutz
1. Kündigungsschutzgesetz: Schutz vor sozial ungerechtfertigter Kündigung 2. Betriebsrat: Bei jeder Kündigung Mitwirkungsrecht und Widerspruchsrecht	1. Schwangere, Mütter nach Entbindung 2. Erziehende während der Elternzeit 3. Auszubildende nach der Probezeit 4. Betriebsräte und Jugendvertreterin

2.8 Mutterschutz, Elternzeit, Elterngeld und Teilzeitarbeit

Nach dem Grundgesetz hat die Mutter den Anspruch auf den Schutz und die Fürsorge durch die Gemeinschaft. Hieraus leitet sich der Anspruch des Mutterschutzgesetzes ab. Dieses gilt seit 1951, wurde 1968 verbessert und um das Bundeselterngeld- und das Elternzeitgesetz erweitert:

- Alle Arbeiten, die das Leben von Mutter und Kind gefährden, sind verboten (z. B. Akkord, Fließbandarbeit, Einwirkung gesundheitsschädigender Stoffe).
- Sechs Wochen vor und acht Wochen nach Entbindung (14 Wochen) besteht ein absolutes Beschäftigungsverbot (Schutzfrist, bei Frühgeburten wird die Frist nach Geburt bis auf 14 Wochen verlängert).
- Sobald die Schwangerschaft dem Arbeitgeber angezeigt wird, besteht absoluter Kündigungsschutz bis 4 Monate nach Entbindung.
- Die Mutter erhält Mutterschaftsgeld über die Lohnfortzahlung durch den Arbeitgeber und die Krankenkasse.

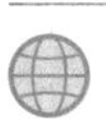

Mutterschutzgesetz finden Sie unter www.bmfsfj.de → Gesetze

Gegen diesen Anspruch der werdenden Mütter auf Mutterschaftsgeld müssen sich alle Arbeitgeber (auch Arztpraxen) durch die Umlage U 2 „versichern". Die Umlagekasse erstattet den Anteil des Arztes am Mutterschaftsgeld. Umlagekassen können alle Krankenkassen sein.

Für alle Kinder, die ab dem 01.01.2007 geboren sind, erhalten die Eltern unabhängig von ihrem Status (z. B. Hausmann, -frau, ALG-II-Bezieher, Auszubildende) 300,00 € monatlich für zunächst 12 Monate. Wird eine Berufstätigkeit aufgegeben, beträgt das Elterngeld 67 % des Einkommens, maximal aber 1800,00 €. Die Bezugsdauer wird um zwei weitere Monate verlängert, wenn auch der Partner (oft der Vater) in dieser Zeit auf die Beschäftigung verzichtet.

Eltern, die erwerbstätig sind, steht nach diesem Gesetz die Elternzeit bis zu 36 Monate zu. Diese können sie sich auch teilen oder eventuell gemeinsam nehmen. Während der Elternzeit gilt ein absoluter Kündigungsschutz.

Zudem haben Eltern das Recht auf Teilzeitbeschäftigung, wenn sie in einem Betrieb arbeiten, der mindestens 15 Arbeitnehmer beschäftigt. Nach Vereinbarung mit dem Arbeitgeber kann ein Jahr der Elternzeit auch auf die Zeit zwischen dem dritten und achten Lebensjahr des Kindes verlegt werden.

AUFGABEN

1 Klären Sie folgende Fälle unter Einbeziehung der rechtlichen Rahmenbedingungen und Schutzvorschriften:

a Wegen dringender Arbeiten bittet der Ausbilder die Auszubildende, an zwei Tagen in der Woche 8,5 Stunden zu arbeiten.

b Am Freitag erstreckt sich die Arbeitszeit von 8 bis 13 Uhr. Wie viel(e) Ruhepause(n) steht bzw. stehen den Auszubildenden zu?

c Carola hat folgende Berufsschultage in einer Woche:
1. Tag: Unterricht von 8 bis 13 Uhr (sechs Unterrichtsstunden)
2. Tag: Unterricht von 8 bis 16 Uhr (neun Unterrichtsstunden)
Muss sie nach der Berufsschule noch in der Praxis arbeiten?

d Wie viele Urlaubstage stehen Martina im Jahre 2016 zu, wenn sie 2016 18 Jahre alt wird?

e Miriam wird im zweiten Ausbildungsjahr 18 Jahre alt. Sie möchte die Berufsschule nicht mehr besuchen.

f Eine Medizinische Fachangestellte, 19 Jahre alt, wird in der Röntgenassistenz ausgebildet. Sie arbeitet am Röntgengerät (gefährliche Arbeit!).

g Petra, 17 Jahre alt, verweigert die Erstuntersuchung.

2 Eine Auszubildende wird im zweiten Ausbildungsjahr schwanger. Sie nimmt anschließend zwei Jahre Elternzeit in Anspruch. Hat sie anschließend das Recht, die Ausbildung zu beenden?

3 Einer Auszubildenden wird im dritten Ausbildungsjahr mit folgender Begründung gekündigt: „Sie hat ihre Sache nicht gut gemacht und eigentlich nie ordentlich mit Patienten reden gelernt." Nehmen Sie dazu unter Einbeziehung des Kündigungsschutzgesetzes Stellung.

4 In einer Praxis mit vier Medizinischen Fachangestellten, zwei Arzthelferinnen und drei Auszubildenden sowie einem Medizinisch-technischen Assistenten muss wegen eines drastischen Umsatzeinbruchs einem Arbeitnehmer gekündigt werden. Welche Überlegungen muss der Praxisinhaber anstellen?

5 Worin besteht der Unterschied zwischen dem Anspruch auf Mutterschaftsgeld und Elterngeld?

6 Eine werdende Mutter möchte während der Schutzfrist in der Praxis arbeiten. Ist das möglich?

7 Einer Medizinischen Fachangestellten wird gekündigt. Drei Tage später behauptet sie, dass sie schwanger sei. Nehmen Sie dazu unter Einbeziehung des Kündigungsschutzgesetzes und des Mutterschutzgesetzes Stellung.

8 Eine Arbeitnehmerin verheimlicht Schwangerschaft und Geburt. Hat sie dennoch Anspruch auf Elternzeit?

9 Wie kann sich die Praxis gegen die Kosten des Mutterschaftsgeldes versichern?

3 Gesundheitswesen

Unter dem Gesundheitswesen versteht man die gesundheitliche Versorgung aller Menschen eines Staatsgebietes durch Einrichtungen und Personen, die die Gesundheit fördern und erhalten.

Die Aufgaben des Gesundheitswesens im Einzelnen:

- **Gesundheitsschutz**
  - Schutz vor Erkrankung
  - allgemeine Hygiene
  - Arbeits- und Betriebsmedizin
  - Umweltschutz
  - Seuchenbekämpfung
  - Unfallverhütung
  - Überwachung der Arzneimittel und der Gesundheitseinrichtungen
- **Gesundheitspflege**
  - Bewahrung vor gesundheitsschädlichem Handeln
  - Aufklärung (primäre Prävention)
  - Prophylaxe (sekundäre Prävention)
  - z.B Infarktsportgruppe (tertiäre Prävention)
- **Kurative Medizin**
  - Maßnahmen zur Wiederherstellung der Gesundheit

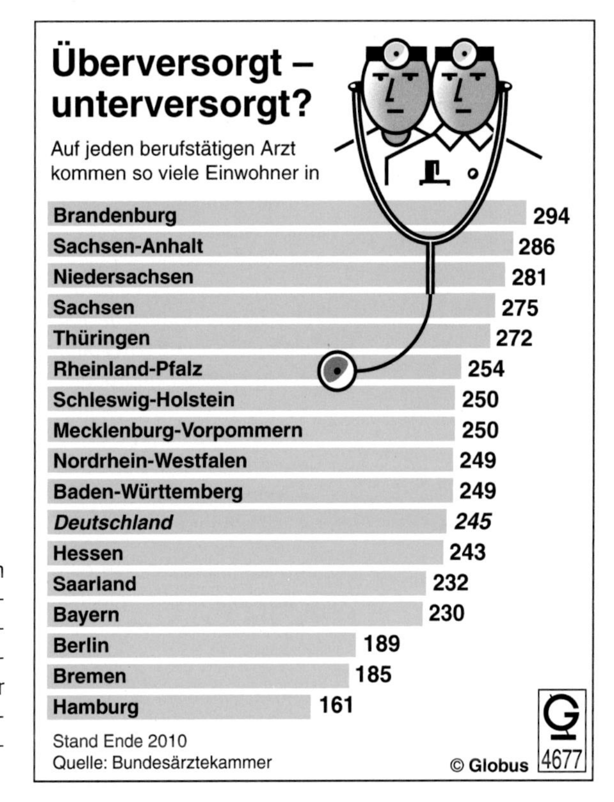

Das Gesundheitswesen in Deutschland besteht aus mehreren traditionell gewachsenen Bereichen: der ambulanten Versorgung, der stationären Versorgung, dem öffentlichen Gesundheitswesen – und einem wachsenden Anteil ergänzender Angebote (→ Abb. 1). Bei seinen Zielen, die Gesundheit der Bevölkerung zu schützen bzw. zu erhalten und wiederherzustellen, arbeiten die vier Bereiche teilweise miteinander vernetzt.

Die Befugnisse der einzelnen Anbieter medizinischer Leistungen sind gesetzlich geregelt, d. h., es wird eine bestimmte Ausbildung und ggf. ein Studium mit bestandener Abschlussprüfung und die Kenntnis grundlegender Gesetze verlangt, bevor sich jemand im Gesundheitswesen betätigen darf.

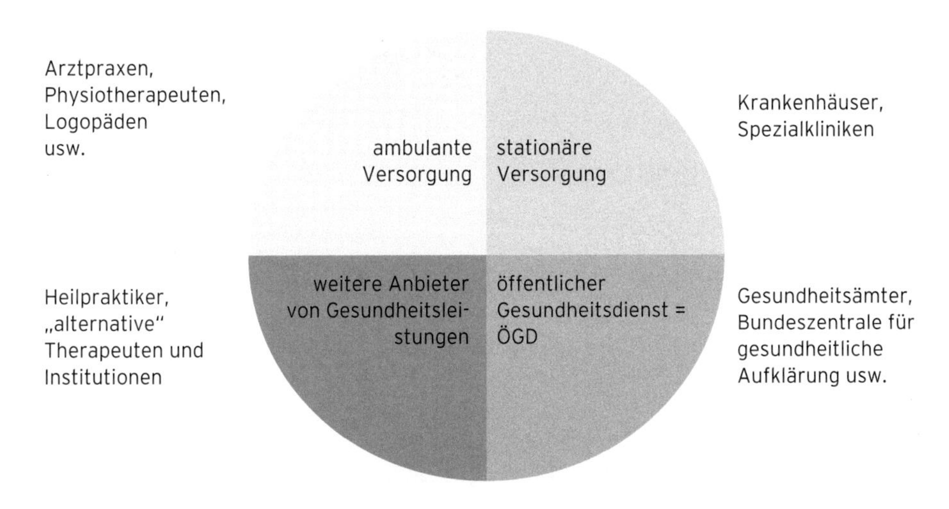

Abb.1 Gliederung des Gesundheitswesens

3.1 Öffentliches Gesundheitswesen

Das öffentliche Gesundheitswesen umfasst alle Einrichtungen des öffentlichen Dienstes, die dazu geeignet sind, den Gesundheitsstand der Bevölkerung

- zu ermitteln,
- laufend zu überwachen,
- zu fördern sowie
- drohende Gefahren festzustellen und zu beseitigen.

Dies geschieht durch verschiedene Einrichtungen national und international.

Nationale Einrichtungen	Internationale Einrichtungen
Einrichtungen • des Bundes • der Länder • der Kreise/Gemeinden	**WHO** (**W**orld **H**ealth **O**rganization) Circa 150 Länder der Erde sind Mitglied dieser Weltgesundheitsorganisation.

Die Hauptaufgaben der Weltgesundheitsorganisation (WHO), die eine Sonderbehörde der Vereinten Nationen (UN) darstellt, sind:

- Seuchenbekämpfung
- Kontrolle von Arzneimitteln
- Standardisierung von Heilmitteln
- Förderung der Aus- und Weiterbildung von Personal im Gesundheitswesen
- Forschung
- Gesundheitsstatistiken

Im Gesundheitswesen gilt das Subsidiaritätsprinzip, d. h., die staatlichen Aufgaben werden soweit wie möglich von der unteren Behörde wahrgenommen. Die Länder erfüllen die Aufgaben im Gesundheitswesen und sind verantwortlich für die Durchführung der Bundesgesetze (→ Abb. 1).

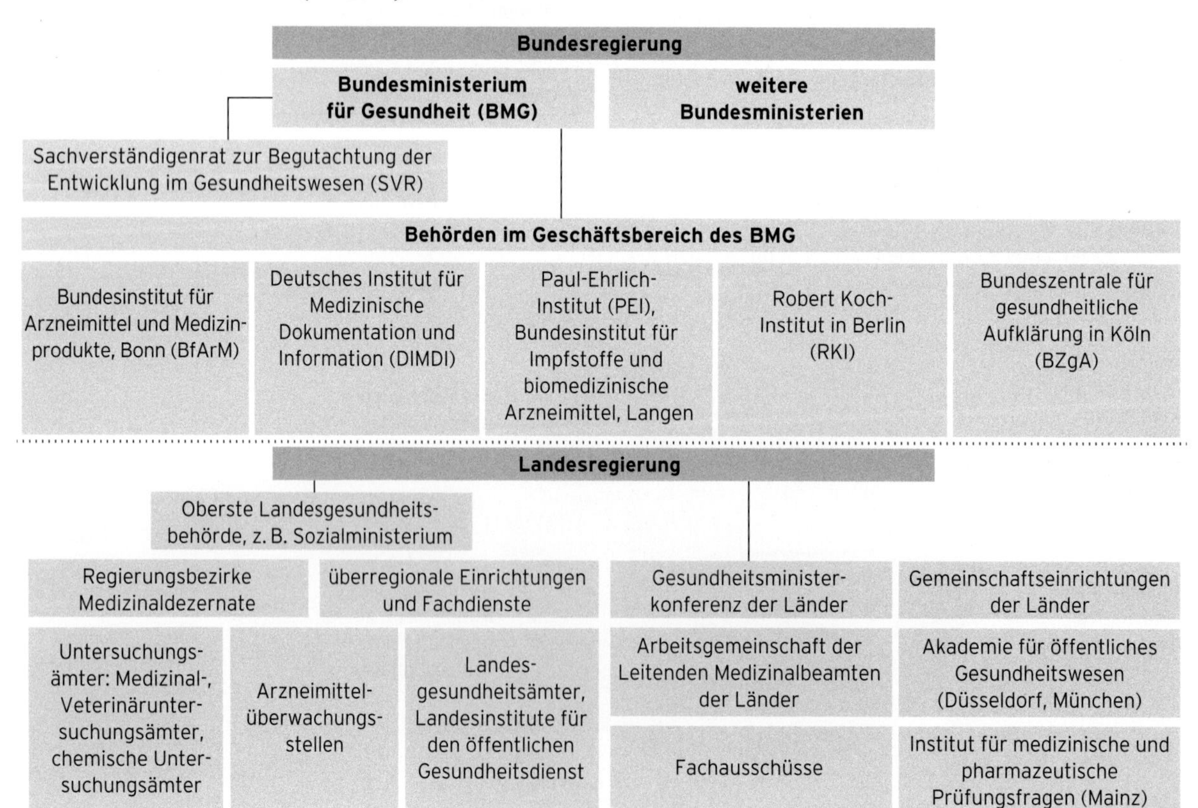

Abb.1 Einrichtungen des öffentlichen Gesundheitswesens in Deutschland

3.2 Krankenhauswesen

Patienten, die in einer Praxis nicht mehr ambulant versorgt werden können, werden in Krankenhäusern stationär aufgenommen. Bestimmte Untersuchungen (z. B. Biopsie), kleinere chirurgische Eingriffe und Geburtshilfe werden heute z. T. auch in Krankenhäusern ambulant durchgeführt.

In den **allgemeinen Krankenhäusern** (Krankenhäuser der Grund- und Regelversorgung) werden akut erkrankte Patienten untersucht, behandelt und gepflegt. In **Fachkrankenhäusern** werden Patienten in einer bestimmten medizinischen Fachrichtung versorgt (z. B. Kinderklinik, Hals-Nasen-Ohrenkliniken, Zahnklinik). Ähnlich den allgemeinen Krankenhäusern ist die Verweildauer hier relativ kurz. Müssen Patienten für längere Zeit im Krankenhaus aufgenommen werden oder sollen bestimmte Personengruppen betreut werden, stehen **Sonderkrankenhäuser** zur Verfügung (z. B. Psychiatrisches Landeskrankenhaus, Kurkliniken, Rehabilitationszentren, Bundeswehrkrankenhaus). Daneben unterscheidet man noch Krankenhäuser, die neben der Patientenversorgung auch Ärzte ausbilden und Forschung betreiben (z. B. die Universitätskliniken). Man spricht auch von **Krankenhäusern der Maximalversorgung**.

Krankenhausträger sind für die wirtschaftliche Führung des Krankenhauses verantwortlich. Träger können sein:

- öffentliche Träger (Land, Regierungsbezirk, Kreis, Stadt, Deutsche Rentenversicherung Bund oder Knappschaft-Bahn-See)
- freie, gemeinnützige Träger (Ordenskrankenhäuser, Kirchen, Caritas, Rote-Kreuz-Krankenhäuser)
- private Träger (z. B. Zusammenschluss von privaten Krankenversicherern)

Die **Krankenhausfinanzierung** geschieht durch eine Zweiteilung. Die Erstellung des Krankenhauses, das heißt die **Investitionskosten**, erfolgt bei öffentlichen Krankenhäusern z. B. durch das Land. Die **Betriebskosten** hingegen werden von den Krankenkassen und den Privatpatienten finanziert. Zwischen den Krankenhäusern und den Krankenkassen werden hierzu Pflegesätze vereinbart.

Pflegesatz
Betrag, den das Krankenhaus pauschal von der Krankenkasse für die Pflege (inkl. ärztliche Versorgung) erhält

Die Krankenhäuser haben bereits seit 2003 auf das neue Abrechnungssystem nach diagnoseorientierten Fallpauschalen (Diagnosis Related Groups = DRGs) umgestellt. Es besteht hier kein Anreiz mehr, die Patienten unnötig lange im Krankenhaus zu behalten.

Die Ärzte sind Angestellte des Krankenhauses, teilweise auch Beamte. Sie können zusätzlich eine Teilzulassung der Kassenärztlichen Vereinigung für ihre Fachrichtung beantragen. Damit können sie die Behandlung von Kassenpatienten mit den Krankenkassen abrechnen. Diese Ärzte haben keine eigene Praxis.

Patientenkosten
Stationäre Krankenhauskosten je Fall im Jahr 2012 in Euro

Hamburg	4 718 €
Bremen	4 550
Berlin	4 413
Baden-Württemberg	4 350
Saarland	4 257
Hessen	4 183
Bayern	4 140
Schleswig-Holstein	4 102
Deutschland	*4 060*
Nordrhein-Westfalen	3 979
Niedersachsen	3 947
Rheinland-Pfalz	3 917
Mecklenburg-Vorpomm.	3 767
Sachsen	3 751
Thüringen	3 714
Sachsen-Anhalt	3 689
Brandenburg	3 617

Quelle: Statistisches Bundesamt

€

6090 © Globus

In **Belegkrankenhäusern** sind sogenannte Belegärzte tätig. Ein Belegarzt ist ein in freier Praxis tätiger niedergelassener Arzt, der neben seiner ambulanten Tätigkeit noch Betten in einem Krankenhaus belegt. Seine persönliche Leistung rechnet er mit dem Privatpatienten oder der Krankenkasse ab. Das Krankenhaus rechnet den um die Arztkosten gekürzten Pflegesatz mit dem Privatpatienten oder der Krankenkasse ab. Die belegärztliche Tätigkeit muss von der KV genehmigt werden.

AUFGABEN

1 Nennen Sie die Hauptaufgaben des Bundesministeriums für Gesundheit.

2 Welche staatliche Behörde ist für folgende Fragen zuständig?

a Wo kann man einen anonymen Aidstest durchführen lassen?
b Wo kann man die Stuhlprobe eines Salmonellenausscheiders kontrollieren lassen?
c Wo erhält man kostenlos Beratung über Impfungen, die für bestimmte Länder notwendig bzw. empfohlen werden?
d Wo werden Blutalkoholuntersuchungen als Kontrolluntersuchungen durchgeführt?
e Wo werden tierische Lebensmittel kontrolliert?
f Wo werden die verarbeiteten Lebensmittel kontrolliert?
g Wo kann eine stillende Mutter die Unbedenklichkeit ihrer Muttermilch prüfen lassen?
h Wer prüft die Funktionstüchtigkeit der Sterilisations- und Desinfektionsapparate?
i Wo werden medizinische Messgeräte auf ihre Funktionstüchtigkeit geprüft?
j Wer führt die Untersuchungen verdorbener Lebensmittel in Geschäften und Gaststätten durch?
k Wer prüft in Arztpraxen die Einhaltung der Arbeitszeiten?
l Wer berät Krankenhäuser in hygienischen Fragen?
m Wer prüft, ob Menschen in der Umgebung eines Betriebes einer unzumutbaren Lärmbelästigung oder Strahlenbelastung ausgesetzt sind?

3 Nennen Sie unterschiedliche Krankenhaustypen.

4 Stellen Sie anhand des Telefonbuchs unterschiedliche Träger von Krankenhäusern in Ihrem Kreis bzw. in Ihrer Stadt fest.

5 Erklären Sie anhand der Abbildung die Entwicklung der Verweildauer in Zusammenhang mit der Einführung von Fallpauschalen.

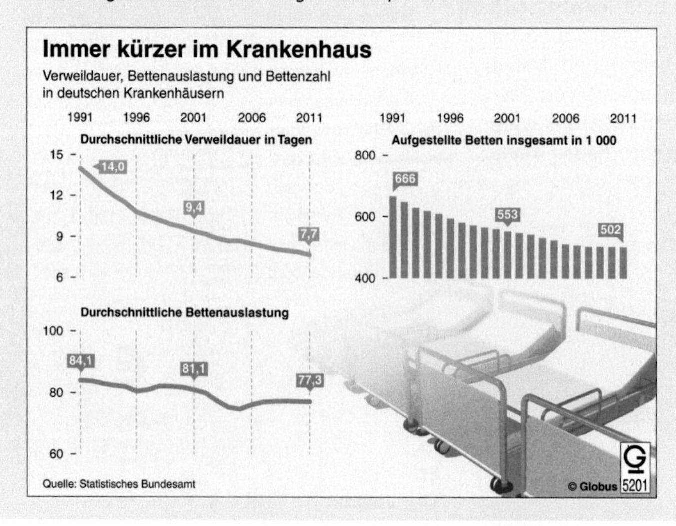

3.3 Berufe im Gesundheitswesen

Die Einrichtungen des Gesundheitswesens werden von Menschen aus unterschiedlichen Berufsgruppen betreut.

Die folgende Übersicht zeigt die wichtigsten Berufe im Gesundheitswesen.

Fort- und Weiterbildung der Medizinischen Fachangestellten
→ Bd. 3, LF 12, S. 305, 306

Heilberufe

- Arzt
- Apotheker
- Zahnarzt
- Tierarzt
- Heilpraktiker

Nichtärztliche Berufe

- Psychologe
- nichtärztlicher Psychotherapeut
- Psychagoge

Handwerkliche Berufe

- Augenoptiker
- Bandagist
- Orthopädiemechaniker
- Zahntechniker

Assistentenberufe

- Medizinische Fachangestellte
- Zahnmedizinische Fachangestellte
- Tiermedizinische Fachangestellte
- Pharmazeutisch-kaufmännische Angestellte (PKA)

Fortgebildete Assistentinnen
- Fachwirtin für ambulante medizinische Versorgung
- Fortgebildete Zahnmedizinische Fachangestellte (ZFA, Prophylaxe oder Verwaltung)
- Zahnmedizinische Prophylaxeassistentin (ZMP)
- Zahnmedizinische Fachassistentin (ZMF)
- Zahnmedizinische Verwaltungsassistentin (ZMV)
- Dentalhygienikerin

Das wird schon wieder!

Heilhilfsberufe

Berufe der Primärversorgung

- Hebamme
- Gesundheits- und Krankenpfleger/Gesundheits- und Kinderkrankenpfleger (früher Krankenschwester/pfleger)
- Entbindungspfleger
- Rettungsassistent

Diagnostisch-technische Berufe

- Medizinischer Radiologieassistent
- Medizinisch-technischer Laborassistent
- Veterinärmedizinisch-technischer Assistent
- Medizinisch-technischer Assistent
- Zytologisch-technischer Assistent
- Pharmazeutisch-technischer Assistent
- Operationstechnischer Assistent
- Assistent im Gesundheitswesen

Therapeutisch-rehabilitative Berufe

- Arbeitstherapeut
- Beschäftigungstherapeut (Ergotherapeut)
- Medizinischer Bademeister
- Diätassistent
- Physiotherapeut
- Logopäde (Sprachtherapeut)
- Masseur
- Orthoptist
- Erzieher
- Kinderpfleger

Pflegeberufe

- Gesundheits- und Krankenpfleger/Gesundheits- und Kinderkrankenpfleger (früher Krankenschwester/-pfleger)
- Altenpfleger
- Altenpflegehelfer

Daneben existieren noch zahlreiche Berufe im Gesundheitswesen, die nicht bundeseinheitlich geregelt sind, wie z. B. medizinischer Dokumentator, Chirurgiemechaniker. Zurzeit sind in Deutschland über vier Millionen Menschen im Gesundheitswesen beschäftigt. Wie sich diese Beschäftigten auf die einzelnen Berufsgruppen verteilen, zeigt die folgende Abbildung.

Arbeitgeber Gesundheitswesen
Zahl der Beschäftigten in 1 000
2000
2005
2010
4 115
4 420
4 829
darunter
Gesundheits-, Krankenpfleger 827
medizin. Fachangestellte 639
Altenpfleger 405
Ärzte 334
Gesundheits-, Krankenpflegehelfer 269
Physiotherapeuten, Masseure, Bademeister 202
andere therapeut. Berufe 108
med.-techn. Assistenten 98
Zahnärzte 68
Zahntechniker 67
pharm.-techn. Assistenten 65
Apotheker 60
Augenoptiker 47
psych. Psychotherapeuten 35
Heilpraktiker 32
Heilerziehungspfleger, Heilpädagogen 26
Gesundheitstechniker, -ingenieure 21
Hebammen 21
Diätassistenten 14
Orthopädiemechaniker 13
Quelle: Stat. Bundesamt
© Globus
4773

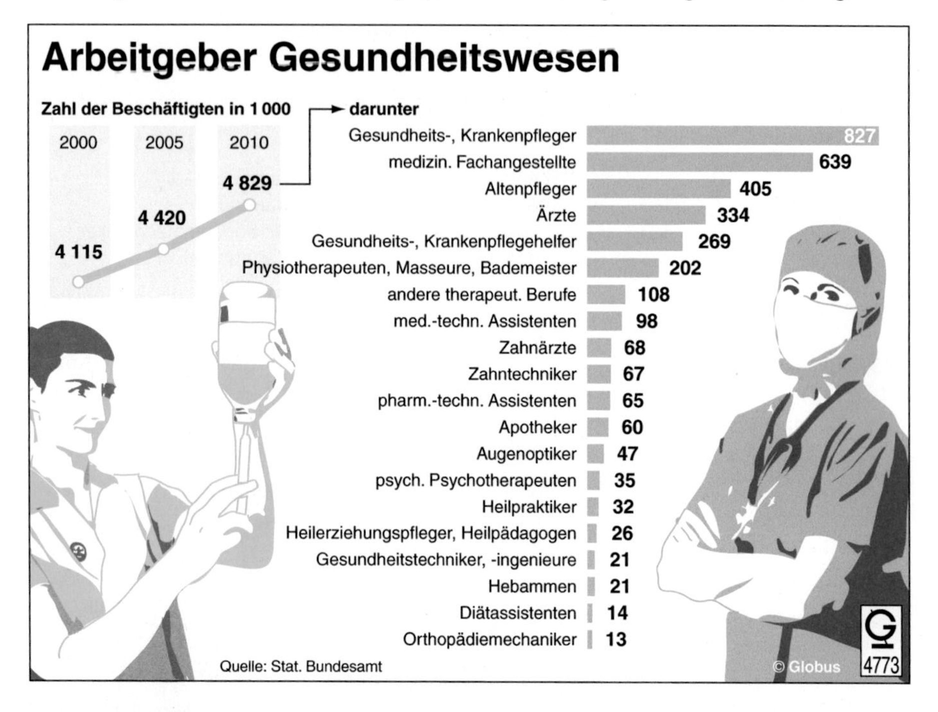

AUFGABEN

1 Informieren Sie sich über einen der oben genannten Berufe genauer (z. B. Berufsbild, Ausbildung). Wo können Sie diese Informationen erhalten?

2 Suchen Sie weitere, hier nicht aufgeführte Berufe im Gesundheitswesen.

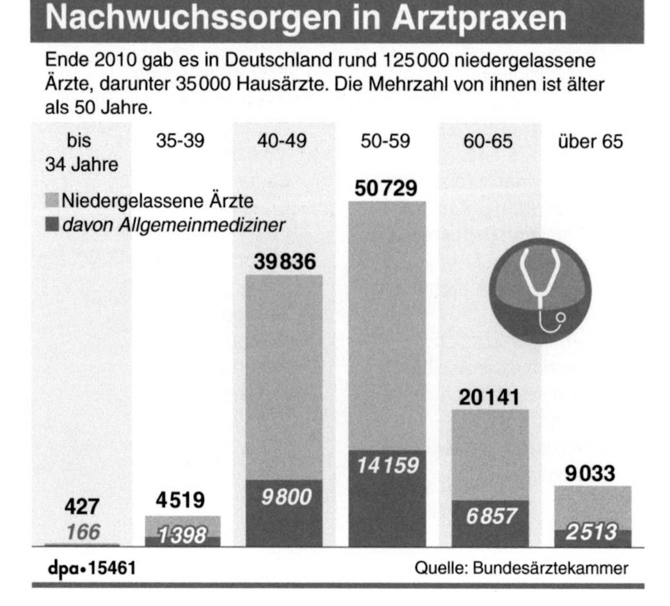

3.4 Arztpraxis

3.4.1 Voraussetzung zur Ausübung des Berufes „Arzt"

Die Aufgabe des Arztes ist die Erkennung, Behandlung und Verhütung von Krankheiten und Leiden des Menschen. Das Studium dauert zwölf Semester.

Nach bestandenem Staatsexamen erhält der Arzt die staatlich erteilte Approbation. Sie berechtigt ihn zur Ausübung seines Berufes. Eröffnet er eine Praxis, so kann er nur Privatpatienten behandeln und nur Privatleistungen abrechnen.

Approbation
staatliche Genehmigung zur Ausübung des Arztberufs

Um die Zulassung als Vertragsarzt (die Voraussetzung für die Behandlung von Kassenpatienten) zu erhalten, kann sich jeder Arzt bewerben, der sich ins Arztregister hat eintragen lassen.

Voraussetzung für die Eintragung ins Arztregister:
- Approbation
- erfolgreicher Abschluss einer allgemeinmedizinischen Weiterbildung (5 Jahre) oder eine Weiterbildung in einem anderen Fachgebiet

Voraussetzung für die **Zulassung zur Behandlung von Kassenpatienten** ist ein Nachweis über die
- Eintragung in ein Arztregister,
- Berechtigung zum Führen einer Facharztbezeichnung,
- Eignung zu Ausübung vertragsärztlicher Tätigkeit (z. B. Führungszeugnis).

Gründe, die einer Zulassung entgegenstehen:
- Vollendung des 55. Lebensjahres
- Anordnung von Zulassungsbeschränkungen aufgrund von Überversorgung

Die **Zulassung als Kassenarzt endet**
- mit dem Tod oder
- mit Rückgabe der Zulassung.

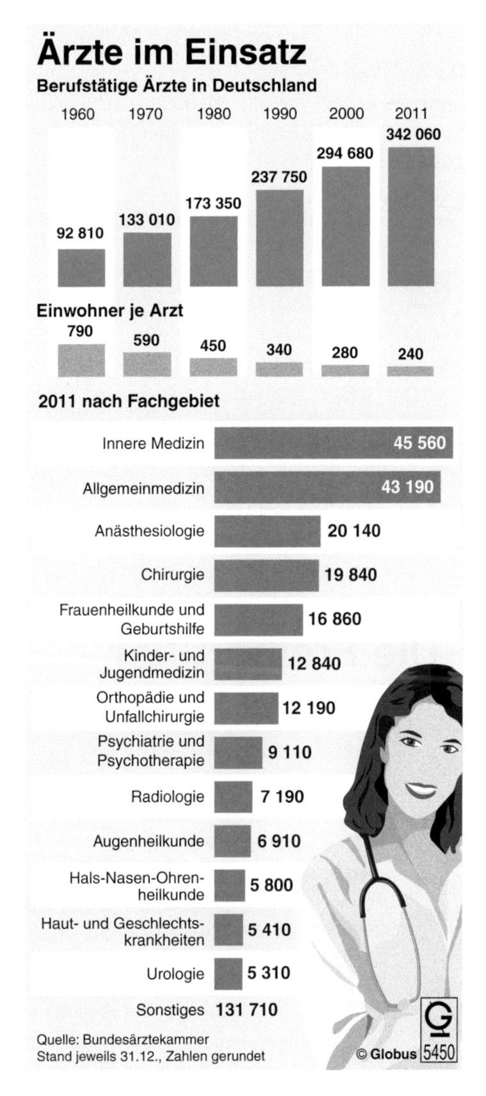

Bei „berufsbezogenen Verfehlungen“ kann die Zulassung zum Beruf entzogen oder versagt werden. Hierzu gehören beispielsweise:
- unbefugtes Führen eines akademischen Grades
- Urkundenfälschung
- Steuerhinterziehung
- unberechtigte Ausübung des Berufs

Promotion
lat. promotio = Beförderung (zur Doktorwürde)

Unabhängig von der Approbation ist die Promotion zum „Dr. med.“. Die Ernennung zum Doktor der Medizin erfolgt durch die medizinische Fakultät einer Universität. Um den akademischen Grad eines Doktors zu erlangen, muss der Doktorand eine bislang noch nicht geklärte wissenschaftliche Fragestellung bearbeiten.

Dissertation
lat. dissertatio = wissenschaftliche Abhandlung, Erörterung

Die erzielten Ergebnisse legt er in seiner Dissertation, seiner Doktorarbeit, schriftlich nieder. Wird die Arbeit von der medizinischen Fakultät einer Universität angenommen und positiv bewertet, erfolgt eine mündliche Prüfung. Mit Bestehen dieser Prüfung ist die Promotion abgeschlossen.

3.4.2 Unternehmen Arztpraxis

In der Bundesärzteordnung (BÄO) ist beschrieben:
§ 1 (1) Der Arzt dient der Gesundheit des einzelnen Menschen und des gesamten Volkes.
(2) Der ärztliche Beruf ist kein Gewerbe, er ist in seiner Natur ein freier Beruf.

Die Tätigkeit als niedergelassener Arzt ist also ein sogenannter „freier Beruf“.

Im Gegensatz zu anderen Unternehmern übt ein niedergelassener Arzt keine Tätigkeit aus, die auf wirtschaftliche Aktivitäten in einem Markt oder auf Gewinnerzielung ausgerichtet ist. Als Freiberufler unterliegt er dem ärztlichen Standesrecht.

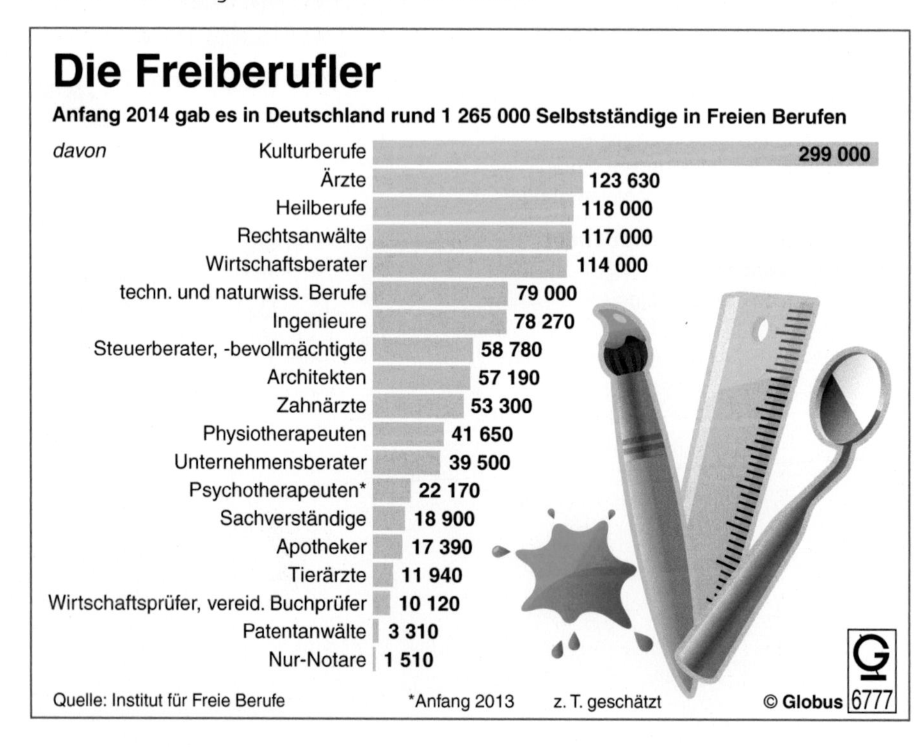

Berufliche Kommunikation und Corporate Identity

Konnten Ärzte früher nur zu bestimmten Anlässen öffentlich werben (Selbstanzeige, Urlaubsanzeige), können sie heute mit gewissen Einschränkungen genauso wie Gewerbetreibende für ihre Praxis Werbung betreiben.

Die Bundesärztekammer erlaubt und verbietet in § 27 der Berufsordnung folgende Werbemaßnahmen:

Erlaubt	Verboten
z. B. – Hinweise auf Ortstafeln, in kostenlos verteilten Stadtplänen und über Bürgerinformationsstellen – Wiedereinbestellungen auf Wunsch des Patienten – Tag der offenen Tür – Kultur-, Sport- und Sozialsponsoring – Geburtstagsglückwünsche an eigene Patienten ohne Hinweise auf das eigene Leistungsspektrum – Hinweis auf Zertifizierung der Praxis – nicht aufdringliches (Praxis-) Logo – sachliche Informationen in Medien	z. B. – Verbreiten von Flugblättern, Postwurfsendungen, Mailingaktionen – Plakatierung, z. B. in Supermärkten – Trikotwerbung, Bandenwerbung, Werbung auf Fahrzeugen – unaufgeforderte Wiedereinbestellungen ohne medizinische Indikation – Angabe von Referenzen – bildliche Darstellung in Berufskleidung bei der Berufsausübung, wenn ein medizinisches Verfahren oder eine ärztliche Behandlungsmaßnahme beworben wird

Berufsordnung unter www.bundesaerztekammer.de
→ Ärzte
→ Berufsordnung

In diesem Zusammenhang gewinnt die **Corporate Identity** in Arztpraxen zunehmend an Bedeutung. Den Begriff Corporate Identity kann man mit Firmenidentität übersetzen. Es ist der „Fingerabdruck" eines Unternehmens, etwas sehr Individuelles. Große Unternehmen (z. B. Opel, BMW) wenden dieses Marketingverständnis schon seit Jahrzehnten an. Corporate Identity setzt sich aus drei Elementen zusammen:

- Die **Unternehmenskultur** (Corporate Culture) definiert das Verhalten, das Denken, die Kompetenz, das Wertesystem und den Führungsstil eines Unternehmens. In der Arztpraxis stehen dabei folgende Fragestellungen im Vordergrund: Ziehen alle an einem Strang, um die Ziele der Praxis zu verwirklichen? Wie gehen die einzelnen Teammitglieder miteinander um? Wie gehen sie mit Patienten oder anderen Personen um? Welche Werte sind in der Zusammenarbeit wichtig? Wie ist das soziale Engagement?
- Das **Erscheinungsbild** (Corporate Design) visualisiert das Unternehmen mittels gestalterischer Signale, wie etwa Farben und Formen, Schrifttyp und Gestaltungsraster, Zeichen und Symbole. Die Gestaltung lässt sich flexibel auf alle Bereiche der Praxis umsetzen: etwa auf die Architektur im Innen- und Außenbereich, alle Informationsmittel (z. B. Broschüren) und auch das Aussehen des Teams (z. B. Kleidung). Eine konsequente Umsetzung des Erscheinungsbildes bietet den Patienten ein einheitliches und professionelles Bild der Praxis sowie eine emotionale Orientierung, was sie von der Praxis erwarten können.
- Die **Kommunikation** (Corporate Communication) umfasst die „gesprochene" Kommunikation zwischen Mitarbeitern, Patienten usw. sowie die „gelesene" Kommunikation, z. B. Broschüren, Praxiskompass, neue Medien, Veranstaltungen. Die Kommunikation dient dazu, Mitarbeiter (intern) und Patienten, Lieferanten usw. (extern) zu informieren, zu motivieren und zu binden.

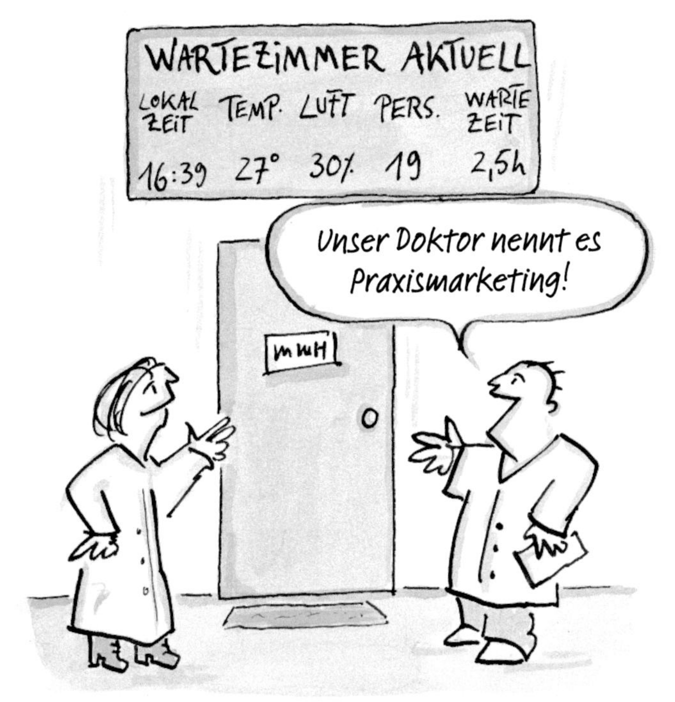

Zusammenarbeit von Ärzten

Eine Arztpraxis ist vergleichbar mit einem kleinen Unternehmen, das den Namen des Unternehmers trägt. Der Name der Praxis (die Firma) ist immer der Name des Arztes. Neben der klassischen Einzelpraxis gibt es auch verschiedene Kooperationsformen.

Bei einer **Organisationsgemeinschaft** besteht der Behandlungsvertrag zwischen dem Patienten und einem Arzt. Der Arzt nutzt bei dieser Praxisform Personal, Räumlichkeiten und Geräte gemeinsam mit anderen Ärzten. Es werden zwei Formen unterschieden:

- **Praxisgemeinschaft:** Mindestens zwei Ärzte schließen sich zusammen, um bestimmte Einrichtungen und Personal (z. B. Verwaltung, Röntgen) gemeinsam zu nutzen. Die Ärzte sind jedoch wirtschaftlich unabhängig, d. h., jeder Arzt arbeitet für sich und erhält seine Einnahmen. Auf dem Praxisschild (Firmenname) stehen mindestens zwei Namen (→ Abb. 1). Die Praxis besitzt mindestens zwei KV-Abrechnungsnummern.
- **Apparategemeinschaft:** Mehrere Ärzte gleicher oder verschiedener Fachrichtungen üben ihre Praxis getrennt aus und nutzen gemeinsam technische Einrichtungen zur Diagnostik und Therapie, z. B. medizinische Großgeräte wie MRT oder CT. Eine Unterform der Apparategemeinschaft ist die Laborgemeinschaft.

Bei einer **Berufsausübungsgemeinschaft** besteht der Behandlungsvertrag zwischen der Berufsausübungsgemeinschaft und dem Patienten. Der Patient hat keinen Anspruch, von einem bestimmten Arzt der Gemeinschaft behandelt zu werden. Die Berufsausübungsgemeinschaft erhält einen gemeinsamen Honorarbescheid der KV. Ärzte können Mitglied in verschiedenen Berufsausübungsgemeinschaften sein. Die Berufsausübungsgemeinschaft ist eine Gesellschaft des bürgerlichen Rechts. Sie kann von Vertragsärzten, Vertragspsychotherapeuten und Medizinischen Versorgungszentren gebildet werden. Diese Praxisform wurde früher auch als Gemeinschaftspraxis bezeichnet.

Die Berufsausübungsgemeinschaft kann sich auch nur auf einen Teil der medizinischen Leistungen beziehen. In diesem Fall spricht man von einer Teilberufsausübungsgemeinschaft.

In Europa hat man die Möglichkeit geschaffen, dass sich die „freien Berufe" in einer Partnerschaftsgesellschaft bzw. **Partnerschaft** zusammenschließen. Dies ist auch für Ärzte und Zahnärzte möglich. Den Partnerschaften ist gemein, dass sie einen besseren Personaleinsatz gewährleisten (z. B. Teilzeitarbeit, bessere Urlaubskoordination). Ebenso können Mitarbeiter besser entsprechend ihren individuellen Eigenschaften eingesetzt werden.

Unter **Medizinischen Versorgungszentren** (MVZ) sind fachübergreifende, ärztlich geleitete Einrichtungen zu verstehen, in denen Ärzte, die in das Arztregister eingetragen sind, als Angestellte oder Vertragsärzte tätig sind (→ Abb. 2).

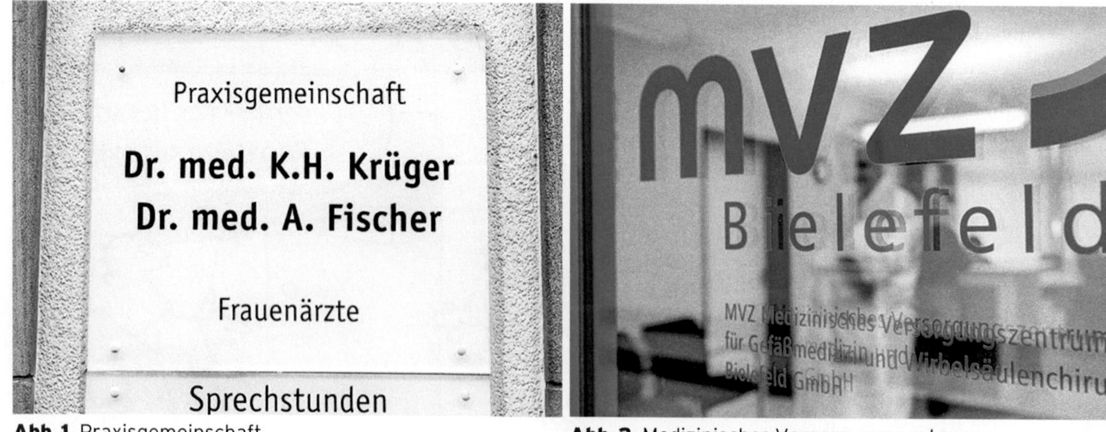

Abb. 1 Praxisgemeinschaft

Abb. 2 Medizinisches Versorgungszentrum

3.4.3 Ärztliche Organisationen

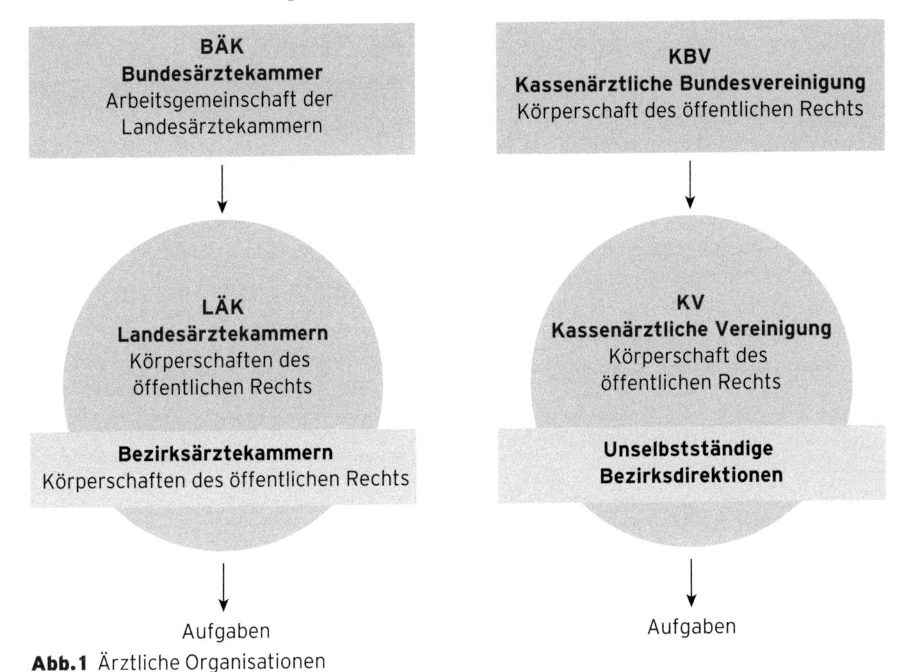

Abb. 1 Ärztliche Organisationen

Landesärztekammer

Jeder Arzt ist Pflichtmitglied in seiner jeweiligen Länderkammer. Sie ist eine Körperschaft des öffentlichen Rechts. Das heißt, dass sie durch Gesetz zur Durchführung ihrer Aufgaben bestimmt ist und dass sie dazu verpflichtet ist, diese Aufgaben dem Gesetz entsprechend wahrzunehmen. Die Landesärztekammern können in Bezirksärztekammern unterteilt sein. Zum Beispiel ist die Landesärztekammer Baden-Württemberg unterteilt in:

- Bezirksärztekammer Freiburg
- Bezirksärztekammer Karlsruhe
- Bezirksärztekammer Stuttgart
- Bezirksärztekammer Tübingen

Die **Aufgaben** der Landesärztekammern sind:

- die Berufsausbildung der Medizinischen Fachangestellten im Rahmen der gesetzlichen Bestimmungen zu regeln und die Durchführung der Berufsausbildung zu überwachen und durch Beratung zu fördern
  - die persönliche und fachliche Eignung der Ausbildenden und die Eignung der Ausbildungsstätte zu überwachen; hierfür ist ein Ausbildungsberater und Referent für das medizinische Personal (früher: Helferinnenreferent) bei der Kammer zuständig
  - das Verzeichnis der Berufsausbildungsverhältnisse zu führen (Lehrlingsrolle)
  - Prüfungsausschüsse für Zwischen- und Abschlussprüfungen zu errichten
  - Prüfungsordnungen für diese Prüfungen zu erlassen (z. B. die Regelung der Prüfungsfächer oder die Verkürzung oder Verlängerung der Ausbildungszeit)
  - einen Berufsbildungsausschuss zu errichten (je sechs Arbeitnehmer- und Arbeitgebervertreter sowie sechs Lehrer an beruflichen Schulen)
  - Abschlussprüfungen der Medizinischen Fachangestellten durchzuführen
- Fortbildung der Ärzte und der Medizinischen Fachangestellten durchzuführen
- Berufspflichten der Mitglieder festzulegen und zu überwachen (Überwachung der Berufsordnung)
- Facharztanerkennungen zu erteilen
- Aufklärung der Bevölkerung über medizinische Angelegenheiten
- Vertretung standespolitischer Interessen
- Schlichten zwischen Privatpatienten und Ärzten bei Liquidationsstreitigkeiten
- Unterstützung des öffentlichen Gesundheitsdienstes

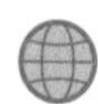

Informationen zur Bundesärztekammer finden Sie unter www.bundesaerztekammer.de

Die Landesärztekammern sind in der Bundesärztekammer zusammengeschlossen.
Die BÄK ist eine Arbeitsgemeinschaft der Ärztekammern.

Die Aufgabe des Verbandes ist die Förderung und Wahrung der beruflichen Interessen der deutschen Ärzte und die Förderung der Gesundheitspflege.

Das offizielle Mitteilungsorgan der BÄK und der Kassenärztlichen Bundesvereinigung (KBV) ist das „Deutsche Ärzteblatt", das wöchentlich erscheint (→ Abb. 1). In den Ländern existieren daneben meist noch andere Bekanntmachungen der LÄK.

Die regionalen Kammern versorgen ihre Mitglieder ebenfalls mit Rundschreiben.

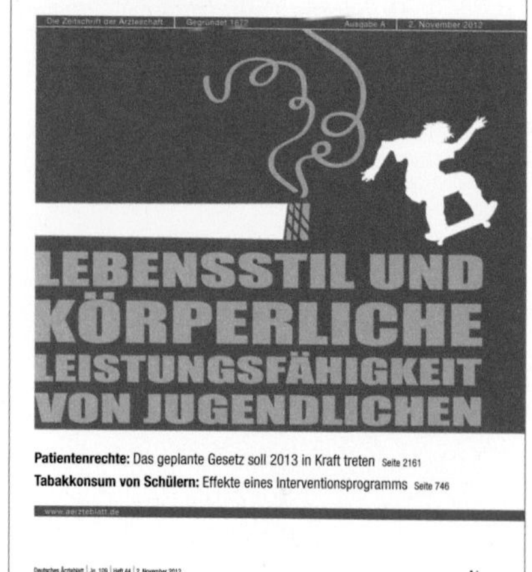

Abb. 1 Mitteilungsorgan der BÄK und der KBV

Kassenärztliche Vereinigung (KV)

Neben der Mitgliedschaft in der Kammer muss ein Arzt, der Kassenpatienten behandelt, auch Mitglied in der KV sein. Auch sie ist eine Körperschaft des öffentlichen Rechts. Die KV unterhält zur Durchführung ihrer Aufgaben unselbstständige Bezirksdirektionen.

Die **Aufgaben** der KV sind:
- Sicherstellung der vertragsärztlichen Versorgung der Versicherten
- Vertretung der Vertragsärzte gegenüber den Krankenkassen
- Kontrolle und Überwachung der vertragsärztlichen Pflichten und Tätigkeiten
- Abrechnung der vertragsärztlichen Leistungen der Ärzte mit den Krankenkassen
- Einsetzen eines Zulassungs- und Berufungsausschusses zum Vertragsarzt
- Unterstützung notleidender Mitglieder
- Fortbildung der Mitglieder der KV
- Führung des Vertragsarztregisters
- standespolitische Aufgaben
- Fragen und Probleme im Bereich der Qualitätssicherung

Alle KV sind in der Kassenärztlichen Bundesvereinigung (KBV) zusammengeschlossen. Sie ist ebenfalls eine Körperschaft des öffentlichen Rechts. Ihre Aufgaben sind u. a.:
- Vertretung der Belange der Kassenärzte beim Gesetzgebungsverfahren
- Abschluss von Verträgen mit den Krankenkassen
- Regelungen überbezirklicher Durchführungen der vertragsärztlichen Versorgung
- Zahlungsausgleich zwischen den KV
- statistische Aufgaben (Erfassung und Auswertung von Daten)

Bekanntmachungen der KBV und der KV erfolgen durch Rundschreiben an die Praxen. Diese erscheinen unregelmäßig, mindestens aber quartalsweise.

AUFGABE

Welche dieser Aufgaben gehört zu den Aufgaben der Ärztekammern, welche zu den Aufgaben der Kassenärztlichen Vereinigungen?
- Gutachterkommission
- Interessenvertretung gegenüber Krankenkassen
- Weiterbildung von Ärzten
- Ethikkommission
- Ausbildung von Medizinischen Fachangestellten
- Sicherstellungsauftrag

AUFGABEN

In einer Tageszeitung wurde folgende Anzeige veröffentlicht:

NEUERÖFFNUNG

Nur für Privatpatienten!

Preisgünstige Behandlung,
das heißt:

- hervorragende Qualität
- Kinderbetreuung
- schnelle Behandlungstermine
- Abendsprechstunde
- Internettermine buchbar
- keine Wartezeiten
- eigenes Labor
- Kindersprechstunde

WIR HABEN ZEIT FÜR IHRE GESUNDHEIT!

Praxisteam Dr. Rainer Müller
Kirchstraße 4 · 79100 Freiburg
www.drmuellerfreib.com
Tel. (kostenlos): 0800 45778883

1 a Welche Voraussetzungen musste der Arzt erfüllen, um diese neue Praxis eröffnen zu können? In welchem Gesetz ist das geregelt?
b Ist es zulässig, dass er nur Privatpatienten behandelt?
c In welcher ärztlichen Organisation muss er Mitglied sein?
d Weshalb könnte es für ihn von Interesse sein, nur Privatpatienten zu behandeln?

2 Von welcher Stelle erhalten Sie am Ende Ihrer Ausbildung das Kammerzertifikat (früher „Helferinnenbrief")?

3 Nennen Sie mindestens vier Aufgaben der KV.

4 Welche Stelle ist in den folgenden Fällen zuständig?
a Es gibt Streit im Ausbildungsverhältnis.
b Sie haben vergessen, einen Behandlungsfall abzurechnen.
c Ein Privatpatient möchte sich über die Höhe der Liquidation beschweren.
d Eine Fortbildung für Medizinische Fachangestellte und Ärzte im EDV-Bereich soll angeboten werden.
e Ein Arzt möchte die Kassenzulassung erhalten.
f Eine Fortbildung zu neuen Abrechnungsziffern der Primärkassen wird angeboten.
g Ein Arzt rechnet mit einer Ersatzkasse falsch ab.
h Die Praxis soll eine neue Abrechnungsnummer (Abrechnungsstempel) erhalten.

5 Wodurch unterscheiden sich BÄK und KBV?

3.5 Räume und Funktionsbereiche einer Arztpraxis

3.5.1 Räume

Für die Räume und Funktionsbereiche einer Arztpraxis gibt es keine spezifischen Gesetze. Beim Neubau einer Praxis sollten jedoch folgende Punkte beachtet werden (Hinweise und Empfehlungen der Ärztekammern):

- Die Raumhöhe sollte 2,50 m nicht unterschreiten.
- Zwei WCs jeweils mit Vorraum sind vorgeschrieben (Patienten- und Personal-WC).
- barrierefreier Zugang (Treppen sollten an beiden Seiten Handläufe haben; schwere Türen sollten automatisch zu öffnen sein; die lichte Durchgangsbreite der Türen sollte 95 cm betragen und die Flure eine Breite von 150 cm haben.)
- Sozialraum und Anmeldung mit Tageslicht, vgl. Arbeitsstättenverordnung: „Eine Anmeldung muss so geplant sein, dass sie mit natürlichem Tageslicht versorgt wird und die dort tätige Kraft aus dem Fenster hinausschauen kann."

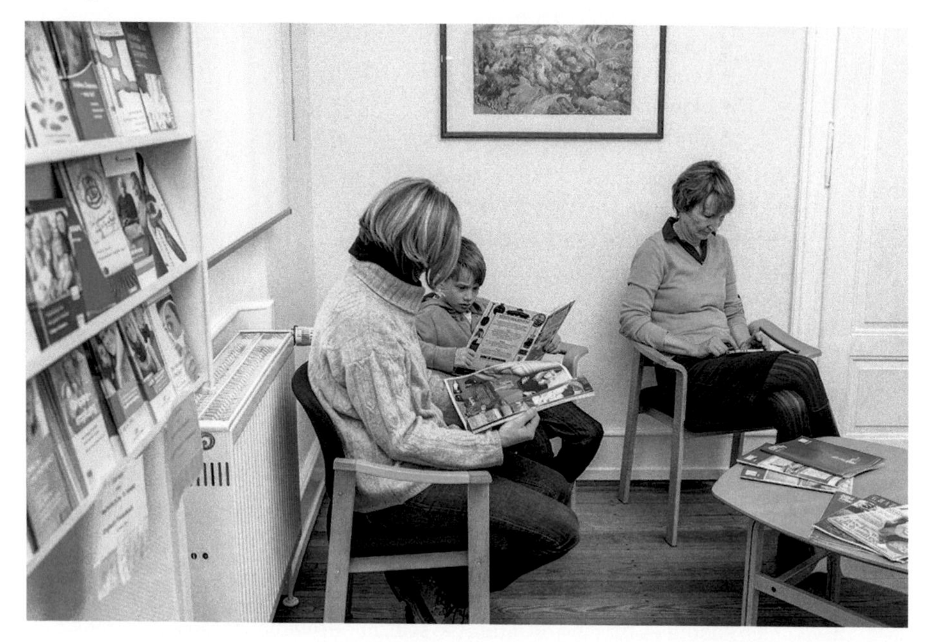

Abb.1 Wartezimmer

Die Anzahl und die Ausstattung der Räume sind abhängig von der jeweiligen Fachrichtung des Arztes. So ist der Raumbedarf einer chirurgischen Praxis weit höher als der einer Hausarztpraxis. Für den Praxisablauf spielt die Anordnung der Räume eine entscheidende Rolle. Täglich legen der Arzt, sein Team und die Patienten große Wege in der Praxis zurück.

AUFGABE

a Skizzieren Sie einen Plan mit den Räumen Ihrer Praxis.
b Zeichnen Sie anhand der folgenden Beschreibung die Wege der Patienten, des Arztes und des Personals in unterschiedlichen Farben in die Skizze ein.

Zwei Patienten sitzen bereits in den beiden Behandlungszimmern (ein Patient erhält eine Infusion, der zweite hat gerade eine Injektion zur Desensibilisierung erhalten, weil er Allergiker ist). Zwei Patienten sitzen im Wartezimmer. Ein Schmerzpatient erscheint mit Nierenschmerzen. Eine Medizinische Fachangestellte sitzt an der Rezeption, ihre Kollegin assistiert dem Arzt beim Verbandanlegen. Zwei Medizinische Fachangestellte machen gerade eine halbe Stunde Pause.
Wo erkennen Sie Probleme? Wie könnte man sie lösen?

3.5.2 Funktionsbereiche

Um
- die Wegzeiten in der Praxis zu verkürzen,
- die Wartezeiten für die Patienten zu verringern,
- ein Abschalten des Praxispersonals in Pausen zu ermöglichen,
- eine für den Patienten optimale Behandlung sicherzustellen und
- einen reibungslosen Praxisablauf zu gewährleisten,

sollte die Arztpraxis in sogenannte Funktionsbereiche aufgeteilt werden. Ein Funktionsbereich umfasst meist mehrere Räume, in denen bestimmte Aufgaben erledigt werden (Arbeitsplätze im engeren Sinne).

In der Abbildung ist die Aufteilung einer Arztpraxis in die Funktionsbereiche

interner Bereich (Personalbereich),

Kommunikationsbereich und

öffentlicher Bereich (Patientenbereich)

skizziert.

Wie Sie der Skizze entnehmen können, sollten die Bereiche möglichst getrennt liegen, um die Anforderungen an Funktionsbereiche zu erfüllen.

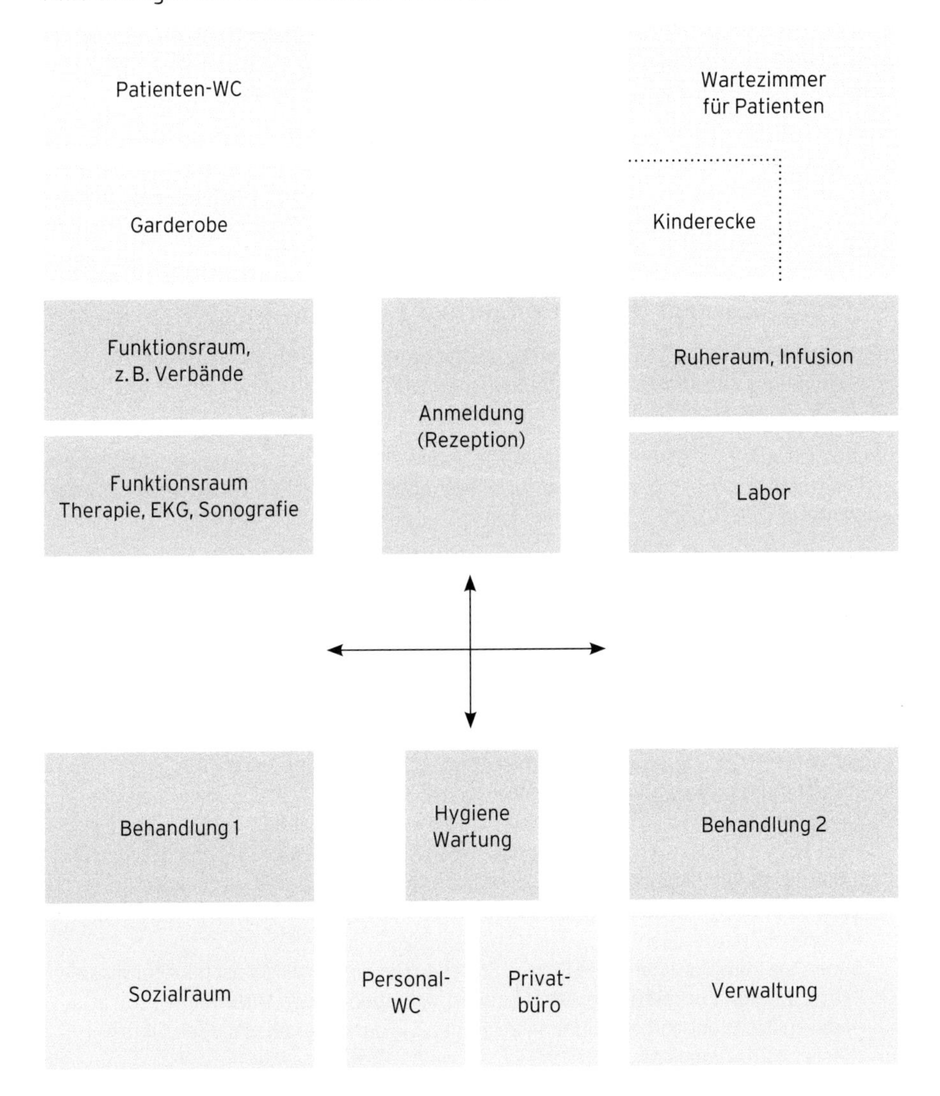

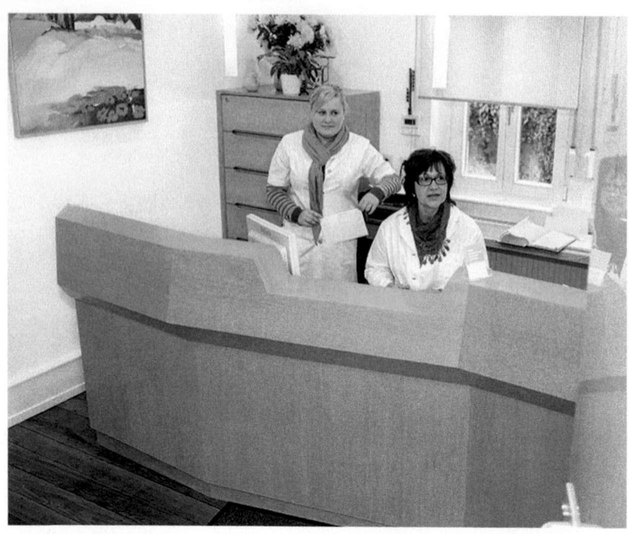

Abb.1 Anmeldung

Interner Bereich

Zum internen oder Personalbereich gehört ein Aufenthaltsraum für das Personal und ein zusätzlicher Raum für den Arzt, um Besuch empfangen zu können oder in entspannter Atmosphäre eine Beratung durchzuführen. Ebenso gehört in diesen Bereich das Praxisbüro, wo kleinere Verwaltungsarbeiten ohne die „Hektik der Praxis" erledigt werden können. Ein Personal-WC ist nach den gesetzlichen Bestimmungen vorgeschrieben.

Kommunikationsbereich

Die zentrale Kommunikationsstelle in jeder Arztpraxis ist die Anmeldung, vergleichbar mit der Rezeption in einem Hotel (→ Abb. 1). Eintretende Patienten werden hier begrüßt und bis zur weiteren Versorgung betreut. Gleichzeitig werden in diesem Bereich Telefongespräche geführt, Patientenkarteikarten vorbereitet, Abrechnungen durchgeführt sowie weitere Verwaltungsarbeiten erledigt. Die Patienten sollten sich hier jedoch nur kurz aufhalten.

Die ärztlichen Behandlungszimmer (mindestens zwei, um unnötige Wartezeiten für den Arzt zu vermeiden) sollten möglichst nahe beieinanderliegen, um lange Wege für den Arzt und die Medizinischen Fachangestellten zu vermeiden. Sie sollten jedoch optisch und akustisch voneinander abgeschirmt sein und für wartende Patienten keine Einsicht bieten.

Ein Vorratslager, das Labor sowie der Bereich der Hygienewartung und der Raum für die Sterilisation sollten nahe bei den Behandlungsräumen liegen. Auch die Funktionsräume z. B. für das EKG werden während der Behandlung gebraucht, sodass sie von den Behandlungszimmern aus leicht erreichbar liegen sollten. Das Büro des Arztes kann ebenfalls in diesem Bereich angeordnet werden.

Öffentlicher Bereich (Patientenbereich)

Zum Patientenbereich gehören Wartezimmer, Patienten-WC sowie die Garderobe.
Das Wartezimmer sollte ähnlich dem Aufenthaltsraum des Personals „abseits der Praxishektik" liegen. Auch auf die Ausstattung des Raumes sollte sich dies auswirken.

Unbedingt ist darauf zu achten, dass das Wartezimmer von den Behandlungszimmern abgeschirmt liegt. Ein spezielles Wartezimmer für Kinder oder zumindest eine Kinderecke ist empfehlenswert.

Alle Räume der Praxis sollten für den Patienten gut sichtbar mit Symbolen bzw. mit Schriftzeichen markiert sein, damit er sich in der Praxis „zurechtfindet".

AUFGABE

Verena arbeitet als neue Auszubildende seit dem 1. September 2014 bei Dr. Gesund in der Praxis. Sie ist sehr an allen Praxisabläufen interessiert und hat schon Einblicke in verschiedene Arbeitsabläufe der Praxis gewonnen.
Hätte es einen Praxisflyer mit den wichtigsten Informationen der Praxis gegeben, so glaubt Verena, wäre ihr der Arbeitsbeginn leichter gefallen.
Frau Ziegler ist für die Auszubildenden in der Praxis zuständig und von der Idee eines Praxisflyers begeistert. Verena soll in der nächsten Teamsitzung diese Anregung vortragen und dann gemeinsam mit ihren Kolleginnen eine Praxisinformationsbroschüre erstellen.
Bilden Sie immer zu viert eine Praxis. Erstellen Sie eine Praxisbroschüre für diese Praxis mit den Kontaktdaten, Sprechzeiten, Angaben zu den Mitarbeitern sowie anderen wichtigen Informationen und stellen Sie den Flyer anschließend Ihren Klassenkameraden vor.

3.6 Partner der Arztpraxis

Die Arztpraxis ist keine Insel in der Arbeitswelt, sondern auf vielfältige Weise mit ihr verknüpft, z. B. durch:

- KV (Kassenärztliche Vereinigung) als unmittelbare Abrechnungsstelle
- Laboratorien für Auftragsarbeiten
- andere Arzt- und Zahnarztpraxen bei Überweisungen und Beratungen
- gesetzliche Krankenversicherungen als „Bezahler" der ärztlichen Leistungen
- private Krankenversicherungen als „Bezahler" der ärztlichen Leistungen
- das öffentliche Gesundheitswesen (staatliches Gesundheitsamt usw.)
- Krankenhäuser, Kliniken bei Überweisungen, Nachbetreuungen von Patienten
- Fortbildungseinrichtungen für die Fortbildung der Mitarbeiter und der Ärzte
- Forschungseinrichtungen für aktuelle Informationen
- Apotheken für die Rezeptierung und Sprechstundenbedarfsartikel
- private Versicherungen der Arztpraxis
- Bürobedarfshandel, Druckereien
- Hard- und Softwareanbieter
- Internetberatungsfirmen für die Website-Gestaltung der Praxis
- andere freiberufliche Praxen (z. B. Steuerberater, Anlageberater, Rechtsanwalt)
- Schuluntersuchungen (z. B. Kindergärten und Schulen bei Patenschaften)
- andere Sozialversicherungen (z. B. Berufsgenossenschaft bei Arbeitsunfällen)
- ärztliche Interessenvertretungen (z. B. Hartmannbund und Marburger Bund)

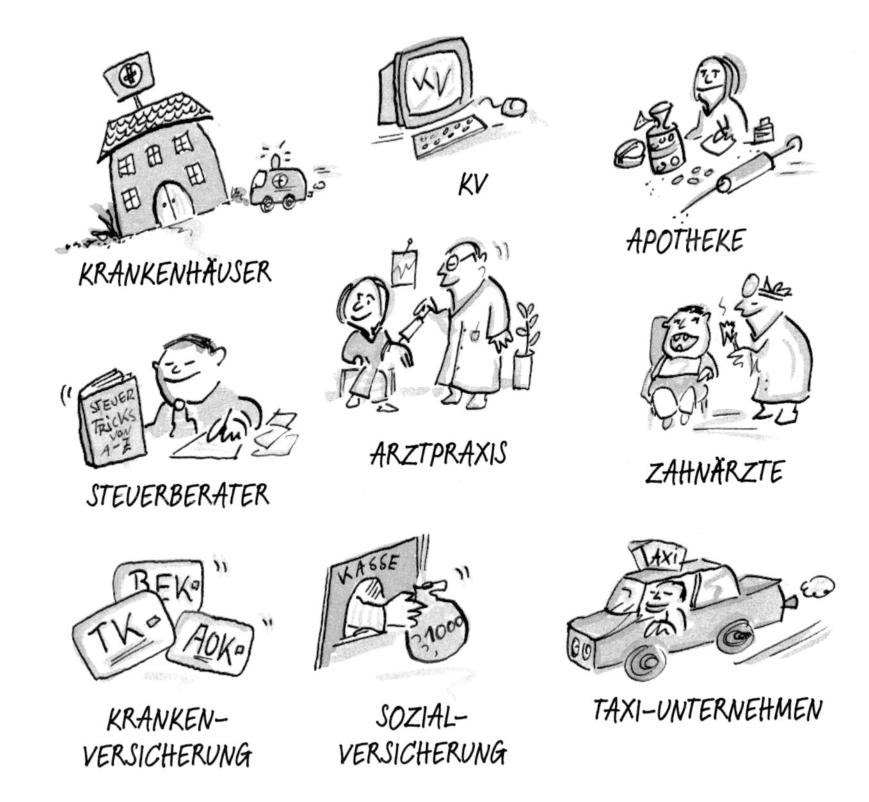

AUFGABE

Helfen Sie bei der Aufstellung wichtiger Partner der Arztpraxis.
Gehen Sie nach der Abc-Methode vor. Finden Sie Partner, die jeweils mit A, B, C, ... usw. beginnen.

PROJEKTAUFGABEN

1 Arzt Dr. F. und Auszubildende Monika P. (geb. am 03.02.98) vereinbarten am 10.03.2014 einen Ausbildungsvertrag zur Medizinischen Fachangestellten. Der Vertrag liegt nicht in Schriftform vor, weil man sich von Anfang an über die Tarifvertragsunterwerfung uneins war. Unstrittig ist, dass die Erziehungsberechtigten Walter P. und Petra P. dem Vertrag zugestimmt haben und eine Probezeit von drei Monaten vereinbart war. Die Ausbildungsvergütung beträgt nach dem Vertrag 670,00 €.
Am 10.07.2014 erhielt der Arzt Dr. F. das unten abgebildete Kündigungsschreiben der Auszubildenden Monika P. Auf Grund des Nichterscheinens von Monika P. in der Vorweihnachtszeit gab es organisatorische Probleme in der Praxis und es musste kurzfristig eine MFA als rascher Ersatz eingestellt werden, damit der Praxisablauf nicht erheblich beeinträchtigt war. Hierfür verlangt Dr. F. Schadensersatz in Höhe von 300,00 € von den Erziehungsberechtigten. Diese verlangen im Auftrag ihrer Tochter vom Arzt die zu wenig bezahlte Vergütung einschließlich der vorenthaltenen Zuschüsse für vermögenswirksame Leistungen für die vier Monate.

Monika P. Mülheim, 10.04.2014

Dr. F.

Kündigung

Da ich mich mit der Verlängerung der Probezeit mündlich und schriftlich einverstanden erklärt habe, kündige ich den Ausbildungsvertrag zur MFA in Ihrer Praxis mit sofortiger Wirkung.
Den mir vorenthaltenen Tariflohn sowie die vermögenswirksamen Leistungen bitte ich, mir zu überweisen.
Da ich in Ihrer Praxis nichts lerne, habe ich in der Arztpraxis Dr. K. zum 15.07.14 ein neues Ausbildungsverhältnis zur MFA begonnen.

Mit freundlichen Grüßen

Überprüfen Sie die vertraglichen und rechtlichen Bestimmungen und diskutieren Sie folgende Fragestellungen:
a Ist ein Ausbildungsvertrag zu Stande gekommen?
b Welche Bestimmungen gelten für den Ausbildungsvertrag?
c Was bedeutet „Tarifvertragsunterwerfung"?
d Gelten die tarifvertraglichen Bestimmungen für diesen Ausbildungsvertrag?
e Kann die Probezeit verlängert werden?
f Kann die Auszubildende wirksam kündigen?
g Hat der Arzt Anspruch auf Schadenersatz?
h Wie hoch ist die zu wenig bezahlte Vergütung nach Ihrer Berechnung?
Um die Frage zu beantworten, führen Sie die Lohnabrechnung für die betreffenden Monate unter folgenden Voraussetzungen durch: Es fällt keine Lohn- und Kirchensteuer an. Ebenso muss kein Solidaritätszuschlag geleistet werden. Danach entnehmen Sie dem gültigen Tarifvertrag die Ausbildungsvergütung für das erste Ausbildungsjahr sowie die Bestimmungen über vermögenswirksame Leistungen und führen Sie die Rechnung noch einmal aus.
i Welche Empfehlung geben Sie beiden Parteien für die Zukunft?

2 Ihre Schule plant einen Informationstag.

An diesem Tag stellen sich die einzelnen Berufsgruppen Ihrer Schule vor.

Ihr Thema lautet

„Die Medizinische Fachangestellte. Ein Beruf mit Zukunft".

Bereiten Sie diesen Tag vor.

- Bilden Sie verschiedene Praxisteams unterschiedlicher Facharztrichtungen, z. B. orthopädische Praxis, gynäkologische Praxis, Praxis für Allgemeinmedizin.
- Es sollen Plakate, Infobroschüren und kleine Präsentationen vorbereitet werden, z. B. Blutdruckmessungen, Blutzuckermessungen, Verbände anlegen.
- Stellen Sie Ihre Praxis mit Fotos und Lageplan dar.
- Beschreiben Sie Ihren Tagesablauf in dieser speziellen Praxis und die einzelnen Funktionsbereiche.

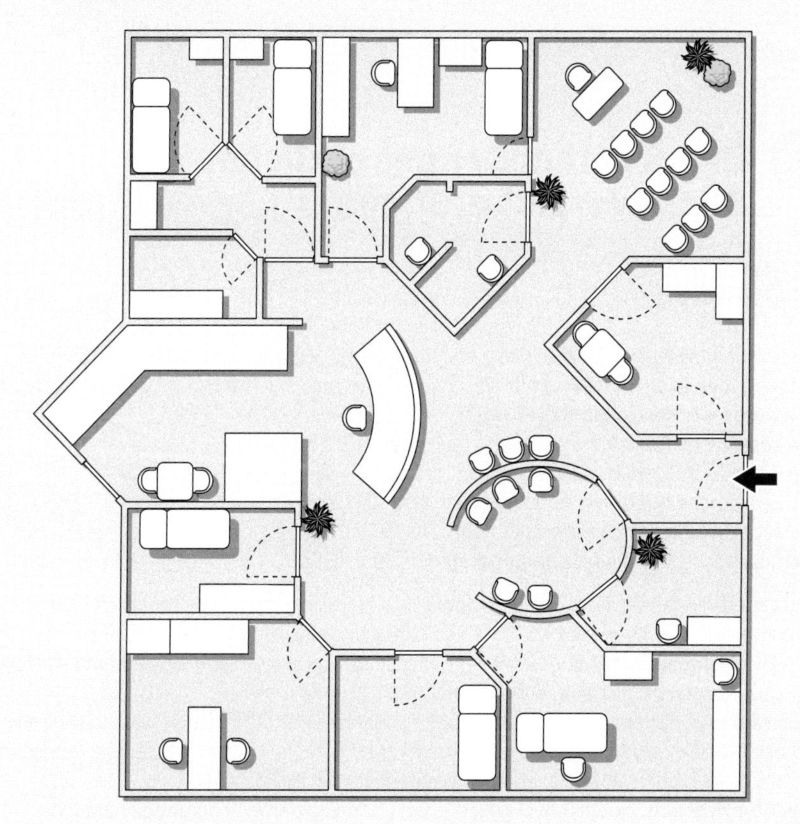

- Welche Anforderungen werden an den Beruf gestellt?
- Wie verläuft die Ausbildung an Ihrer Schule? Stellen Sie Ihre Fachräume vor.
- Wo erhält man zusätzliche Informationen zu Ihrem Beruf?

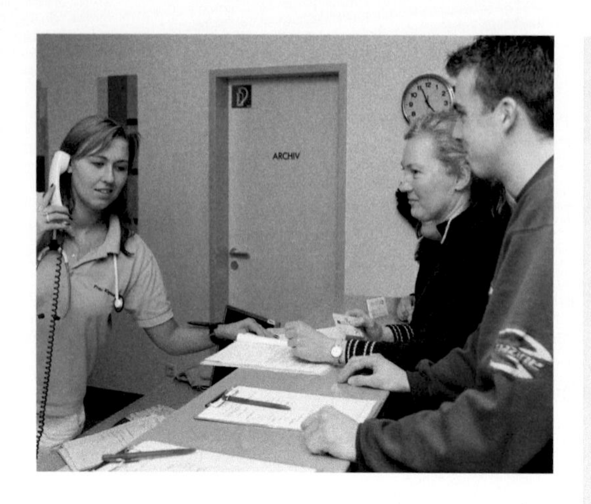

Die neue Auszubildende Serap Pala darf heute der MFA Stella Miller im Empfang über die Schulter schauen. Sie ist ganz verwirrt: Geben nicht alle Patienten beim Betreten der Praxis ihre Versichertenkarte zum Einlesen ab? Gerade musste ein anderer Patient etwas für seine Behandlung bezahlen. Stella Miller erklärt ihr, dass die gesetzliche Krankenversicherung zum System der gesetzlichen Sozialversicherungen gehört. Die Versichertenkarte, die Serap meint, weist dabei die Mitgliedschaft von Patienten zu einer bestimmten gesetzlichen Krankenkasse nach. Außerdem muss diese Karte in das Computersystem der Praxis eingelesen werden, damit die ärztlichen Leistungen später korrekt abgerechnet werden können. Das ist ganz schön kompliziert, denkt sich Serap. Und was versteht man überhaupt unter dem „System der gesetzlichen Sozialversicherungen"?

4 Das System der gesetzlichen Sozialversicherungen

4.1 Grundlagen

Das Gesundheitswesen in Deutschland, also die gesundheitliche Versorgung der Bevölkerung, ist eingebunden in ein System von inzwischen fünf Sozialversicherungen. Man nennt sie **„Die fünf Zweige der Sozialversicherung"**:

- die gesetzliche Krankenversicherung (seit dem Jahr 1883)
- die gesetzliche Unfallversicherung (seit dem Jahr 1884)
- die gesetzliche Rentenversicherung (seit dem Jahr 1889)
- die Arbeitslosenversicherung (seit dem Jahr 1927)
- die gesetzliche Pflegeversicherung (seit dem Jahr 1995)

Alle zu Grunde liegenden Sozialgesetze finden sich heute in den **Sozialgesetzbüchern (SGB)**. Den Sozialversicherungen sind wichtige Kennzeichen gemeinsam:

- **Versicherungspflicht:** Für die meisten Menschen in Deutschland besteht eine Versicherungspflicht in den Sozialversicherungen.
- **Beiträge:** Arbeitnehmer und Arbeitgeber bringen die Beiträge gemeinsam auf. Außerdem erhalten die Sozialversicherungen zusätzlich staatliche Zuschüsse. Ausnahme: Die Beiträge zur gesetzlichen Unfallversicherung trägt allein der Arbeitgeber.
- **Rechtsanspruch:** Durch ihre Mitgliedschaft in den Sozialversicherungen haben die Versicherten einen Rechtsanspruch auf die Versicherungsleistungen.

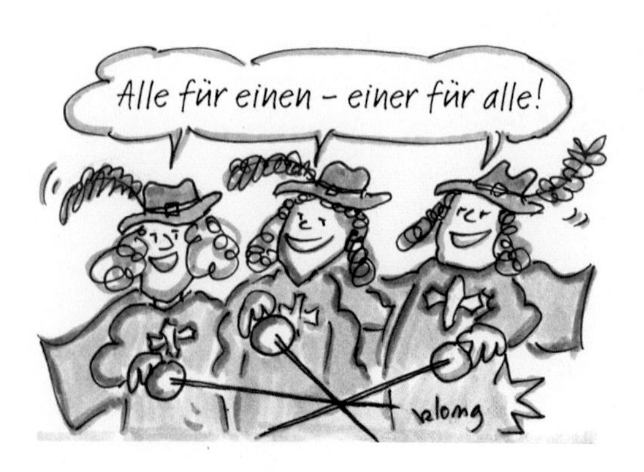

Die deutschen Sozialversicherungen beruhen alle auf dem Prinzip der Solidarität. Dieses **Solidaritätsprinzip** bedeutet, dass der Umfang des Leistungsanspruchs in der Regel nicht von der Höhe der geleisteten Beiträge oder dem individuellen Krankheitsrisiko abhängt, sondern von dem Bedarf des Versicherten. Charakteristisch ist hier der Grundsatz: „Einer für alle, alle für einen." Es findet also ein Ausgleich zwischen sozial schwächeren Versicherten und sozial stärkeren Versicherten statt. Da der Versicherungsbetrag aus einem festen Prozentsatz des beitragspflichtigen Einkommens berechnet wird, zahlen besser verdienende Angestellte zwar entsprechend ihrem Einkommen höhere Beiträge als z. B. Rentner und Auszubildende, erhalten aber die gleichen Leistungen wie die finanziell Schwächeren.

BEISPIEL

Die Angestellte Susanne Günther erhält ein monatliches Bruttogehalt von 2380,00 €. Ihr Krankenkassenbeitrag beträgt 15,5 %, wovon sie 8,2 % selbst trägt und somit 195,16 € von ihrem Gehalt abgezogen werden. Dagegen erhält der Auszubildende Mark Böhm 640,00 € Ausbildungsvergütung, von der ihm nur 52,48 € Krankenkassenbeitrag abgezogen werden. Beide haben jedoch Anspruch auf die gleichen ärztlichen Leistungen.

Da sie an die Sozialgesetze gebunden sind, sind die **Träger der Sozialversicherungen**, d. h. die Organisationen, die die Versicherungen verwalten, **öffentlich-rechtliche Körperschaften**. Sie stehen also unter Staatsaufsicht. Private Versicherungen sind dagegen hiervon unabhängig.
Für die Abrechnung von ärztlichen Leistung ist insbesondere die Zusammenarbeit der Ärzte mit den **Trägern der Krankenversicherung**, nämlich die Primär- und die Ersatzkassen, und den **Trägern der Unfallversicherung**, die Berufsgenossenschaften und die Unfallversicherungsträger der öffentlichen Hand, wichtig.

4.2 Gesetzliche Krankenversicherung als Teil der Sozialversicherung

4.2.1 Aufgaben der gesetzlichen Krankenversicherung (GKV)

Die wichtigen gesetzlichen Grundlagen der gesetzlichen Krankenversicherung finden sich im Fünften Buch Sozialgesetzbuch (SGB V). Daneben sind einzelne Rechtsgrundlagen über die Reichsversicherungsordnung (RVO) geregelt.
Der § 1 des SGB V legt dar, welche Aufgaben der Krankenversicherung zukommen:

§ 1 Solidarität und Eigenverantwortung
Die Krankenversicherung als Solidargemeinschaft hat die Aufgabe, die Gesundheit der Versicherten zu erhalten, wiederherzustellen oder ihren Gesundheitszustand zu bessern. Die Versicherten sind für ihre Gesundheit mitverantwortlich; sie sollen durch eine gesundheitsbewusste Lebensführung, durch frühzeitige Beteiligung an gesundheitlichen Vorsorgemaßnahmen sowie durch aktive Mitwirkung an Krankenbehandlung und Rehabilitation dazu beitragen, den Eintritt von Krankheit und Behinderung zu vermeiden oder ihre Folgen zu überwinden. Die Krankenkassen haben den Versicherten dabei durch Aufklärung, Beratung und Leistungen zu helfen und auf gesunde Lebensverhältnisse hinzuwirken. (§ 1 SGB V)

Das Sozialgesetz macht hier den solidarischen Charakter der Versicherung deutlich: Der Gesetzgeber nennt die Aufgaben der gesetzlichen Krankenversicherung – **Erhalt**, **Wiederherstellung** und **Verbesserung des Gesundheitszustands** durch Aufklärung, Beratung und Gesundheitsleistungen –, stellt aber gleichzeitig die Eigenverantwortung jedes Einzelnen zum Erhalt der eigenen Gesundheit in den Vordergrund.

4.2.2 Leistungen der gesetzlichen Krankenversicherung

Alle Versicherten haben grundsätzlich Anspruch auf Pflichtleistungen der gesetzlichen Krankenversicherung: auf **Leistungen zur Verhütung, Früherkennung und Behandlung von Krankheiten**.

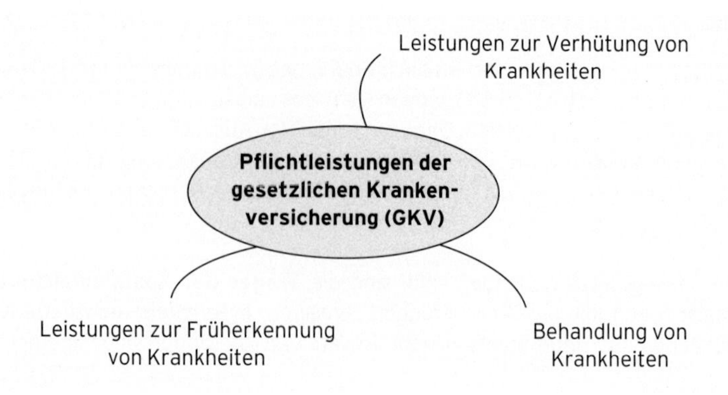

BEISPIEL

Familie Klein erhält in dieser Woche Leistungen aus der gesetzlichen Krankenversicherung: Die 6 Jahre alte Charlotte erhält beim Kinderarzt die erste Auffrischimpfung für Diphtherie, Tetanus und Pertussis (Leistung zur Verhütung von Krankheiten), ihre Mutter Sabine, 35 Jahre alt, nimmt die Möglichkeit zur Hautkrebsfrüherkennungsuntersuchung wahr (Leistung zur Früherkennung von Krankheiten) und ihr Vater Michael lässt sich von seinem Hausarzt wegen seiner Angina behandeln (Behandlung von Krankheiten).

Tetanus Wundstarrkrampf

Pertussis Keuchhusten

Angina Halsentzündung

Nach § 2 und § 12 des SGB V müssen diese Leistungen zweckmäßig und ausreichend sein, dürfen aber nicht mehr als (zur Heilung) notwendig erbracht werden **(Wirtschaftlichkeitsgebot)**. Hiervon ausgenommen sind Leistungen, die der Eigenverantwortung des Versicherten zugerechnet werden.
Vom Wirtschaftlichkeitsgebot z. T. nicht betroffen sind die Leistungen für Behinderte und chronisch Kranke (§ 2a SGB V).

MERKE

Wirtschaftlichkeitsgebot: Die Leistungen sind zweckmäßig und ausreichend, dürfen aber das Maß des Notwendigen nicht übersteigen.

In der Regel erhalten die Versicherten die Leistungen als Sachleistungen (z. B. Verordnung von Arzneimitteln) und Dienstleistungen (z. B. ärztliche Behandlungen). Durch dieses **Sachleistungsprinzip** muss der Versicherte die Behandlung durch den Arzt nicht durch Vorkasse bezahlen, sofern die genannten Grundsätze eingehalten sind. Beim **Kostenerstattungsprinzip** beteiligen sich im Gegensatz dazu die Krankenkassen an den Krankheitskosten, wie z. B. beim Zahnersatz, die zunächst aber vom Patienten selbst bezahlt werden müssen.
Neben den Sach- und Dienstleistungen erhalten die Versicherten in wenigen Fällen auch **Geldleistungen**. Dies betrifft das Mutterschaftsgeld und das Krankengeld.

Mutterschaftsgeld → LF 2, S. 163

Krankengeld → LF 2, S. 161

MERKE

Sachleistungsprinzip: Bereitstellung von Leistungen durch die gesetzliche Krankenkasse in Form von Dienstleistungen und Sachleistungen
Kostenerstattungsprinzip: Zahlung des ärztlichen Honorars durch den Patienten und Erstattung des erstattungsfähigen Anteils durch die Krankenkasse

Der § 11 SGB V gibt einen Überblick über die Leistungsarten der gesetzlichen Krankenversicherung, deren Inhalte in den folgenden Abschnitten des SGB V genauer aufgezählt werden.

Gesetzliche Leistungen der Krankenversicherung	
Leistungen zur Verhütung von Krankheiten	Aufklärung der Bevölkerung, Zusammenarbeit mit den Berufsgenossenschaften, Gruppenprophylaxe bei Zahnerkrankungen (Kindergärten und Schulen), Individualprophylaxe und Früherkennungsuntersuchungen bei Zahnerkrankungen, Kuren (unter Kostenbeteiligung der Versicherten)
Leistungen zur Früherkennung von Krankheiten	Vorsorgeuntersuchungen für Kinder bis zur Vollendung des sechsten Lebensjahres sowie nach Vollendung des zehnten Lebensjahres und für Jugendliche im Alter von 13 bis 14 Jahren, Krebsfrüherkennung bei Frauen ab dem vollendeten 20. und bei Männern ab dem vollendeten 35. Lebensjahr
Leistungen bei Krankheit	Ärztliche Behandlung einschließlich Psychotherapie, zahnärztliche Behandlung, Versorgung mit Zahnersatz einschließlich Zahnkronen und Suprakonstruktionen, Versorgung mit Arznei-, Verband-, Heil- und Hilfsmitteln, häusliche Krankenpflege und Haushaltshilfe, Krankenhausbehandlung, Leistungen zur medizinischen Rehabilitation und ergänzende Leistungen, Krankengeld
Sonstige Leistungen	Betreuung während der Schwangerschaft, Entbindungskosten, Mutterschaftshilfe und Mutterschaftsgeld, Mitversicherung von Familienangehörigen, Fahrtkosten

4.3 Grundlagen der gesetzlichen Unfallversicherung

4.3.1 Aufgaben der gesetzlichen Unfallversicherung

Die wichtigen gesetzlichen Grundlagen der gesetzlichen Unfallversicherung finden sich im Siebten Buch Sozialgesetzbuch (SGB VII). Aufgaben der gesetzlichen Unfallversicherung sind nach § 1 die **Prävention, Rehabilitation** und **Entschädigung**. Es sollen

- Arbeitsunfälle und Berufskrankheiten sowie durch die Arbeit verursachte Gesundheitsgefahren verhütet werden und
- die Gesundheit und Leistungsfähigkeit der Versicherten wiederhergestellt oder die Hinterbliebenen durch Geldleistungen entschädigt werden.

Die | Unfallversicherung regelt also die Versorgung nach | Arbeitsunfällen, | Wegeunfällen und | Berufskrankheiten. Hiervon zu unterscheiden sind Unfälle, die bei privaten Aktivitäten entstanden sind; für die Behandlung nach privaten Unfällen ist die private Unfallversicherung des Patienten zuständig.

Sonstige Kostenträger: Unfallversicherungsträger
→ LF 2, S. 177

Arbeitsunfall
→ LF 2, S. 177

Wegeunfall
→ LF 2, S. 177

Berufskrankheiten
→ LF 2, S. 178

4.3.2 Leistungen der gesetzlichen Unfallversicherung

Das dritte Kapitel des SGB VII gibt einen Überblick über die Leistungen nach Eintritt eines Versicherungsfalls. Hierzu gehören z. B. folgende Maßnahmen und Leistungen:

Gesetzliche Leistungen der Unfallversicherung	
Sach- und Dienstleistungen	
Ambulante und stationäre Heilbehandlung	Ärztliche und zahnärztliche Behandlung in ambulanten Praxen oder Krankenhäusern
Heil- und Hilfsmittel	Heilmittel sind ärztlich verordnete Dienstleistungen, die dem Heilzweck dienen oder einen Heilerfolg sichern; Hilfsmittel sind ärztlich verordneten Sachen, die den Erfolg der Heilbehandlung sichern oder die Folgen von Gesundheitsschäden mildern oder ausgleichen.
Häusliche Krankenpflege	Häusliche Krankenpflege kann verordnet werden, wenn Krankenhausbehandlung geboten, aber nicht ausführbar ist oder wenn sie durch die häusliche Krankenpflege vermieden wird.
Leistungen zur Teilhabe am Arbeitsleben	Es werden Hilfen zur Wiedereingliederung in das Arbeitsleben, z. B. durch Umschulung, gegeben.

Geldleistungen	
Verletztengeld	Das Verletztengeld stellt für die Zeit der Arbeitsunfähigkeit die Lohnfortzahlung sicher.
Verletztenrente	Ist die Erwerbsfähigkeit des Versicherten um wenigstens 20 Prozent gemindert, hat er Anspruch auf Verletztenrente.
Pflegegeld	Bei Hilfebedürftigkeit im Ablauf des täglichen Lebens wird Pflegegeld gezahlt, eine Pflegekraft gestellt oder Heimpflege gewährt.
Übergangsgeld	Das Übergangsgeld wird z. B. während der Umschulungsmaßnahmen gezahlt.
Hinterbliebenenrente	Stirbt der Versicherte an den Unfallfolgen, erhalten Witwen, Witwer und Waisen eine Hinterbliebenenrente.
Sterbegeld	Das Sterbegeld wird als Zuschuss zu den Beisetzungskosten gezahlt.

5 Grundlagen der vertragsärztlichen Versorgung

Mit der Einführung einer allgemeinen Krankenversicherungspflicht 1883 wandelte sich auch das System der gesundheitlichen Versorgung: Zuvor bestand eine unmittelbare Beziehung zwischen Arzt und Patient, in der der Arzt eine ärztliche Leistung erbrachte und der Patient das mit dem Arzt ausgehandelte Honorar direkt bezahlte. Eine vergleichbare Beziehung besteht noch heute zwischen dem Arzt und dem Privatpatienten.

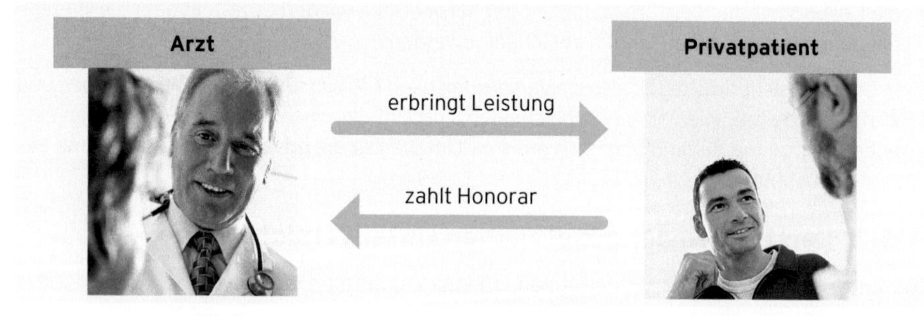

Mit der Krankenversicherungspflicht wurden gesetzliche **Krankenkassen** eingeführt, die das Honorar für ärztliche Behandlungen ihrer Krankenversicherten festlegten.

Demgegenüber ist heute die ärztliche Behandlung innerhalb der gesetzlichen Krankenversicherung eingebunden in ein **System der vertragsärztlichen Versorgung**.
Neben die gesetzliche Krankenkasse, die den Behandlungsanspruch des Patienten gewährt und das Behandlungshonorar an den Arzt zahlt, trat 1933 die **Kassenärztliche Vereinigung (KV)**.
Die Kassenärztliche Vereinigung ist eine Interessensorganisation der Ärzte, die als Körperschaft öffentlichen Rechts den gleichen Status und die gleichen Privilegien wie die gesetzlichen Krankenkassen besitzt. Über die KV rechnen die Ärzte die Behandlungskosten für gesetzlich Versicherte ab.

Die Kassenärztliche Vereinigung **gewährleistet** gegenüber den Krankenkassen unter Beachtung der gesetzlichen Vorgaben und Verträge die ordnungsgemäße Erbringung der ärztlichen Leistungen. Außerdem übernimmt sie die Verteilung der Honorare: Alle Beiträge, die die Krankenkassen für ihre Versicherten zahlen, gehen zuerst als **Gesamtvergütung** an die KV. Diese verteilt das Geld dann an ihre Mitglieder, die niedergelassenen Ärzte und Psychotherapeuten.
Alle Ärzte, die gesetzlich Krankenversicherte (also „Kassenpatienten") behandeln wollen, benötigen hierfür die Zulassung als Vertragsarzt durch die KV, in deren Zuständigkeitsbereich sie tätig sind.

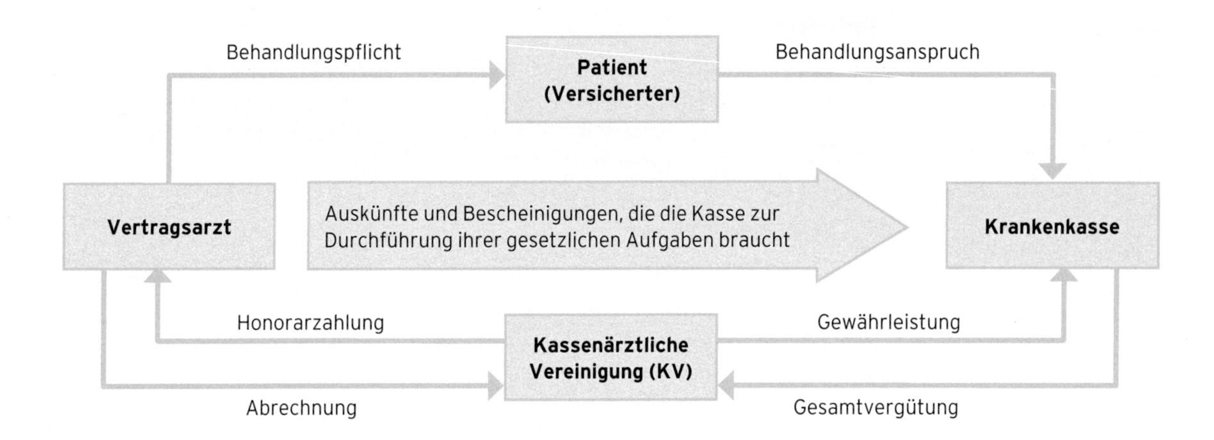

5.1 Der Vertragsarzt

Innerhalb des Gesundheitswesens in Deutschland wird die ambulante Versorgung in der Regel von **niedergelassenen Ärzten** geleistet: Hierbei handelt es sich um freiberuflich tätige Ärzte, die sich nach ihrer ärztlichen Ausbildung und Erteilung der | Approbation in einer Praxis niederlassen. Der Arzt darf nun privatärztlich tätig sein: Er ist **Privatarzt**, und behandelt nur Privatpatienten und rechnet seine Leistungen direkt mit diesen ab.

Approbation staatliche Erlaubnis, den Beruf als Arzt auszuüben

Für die Abrechnung von Leistungen bei gesetzlich Krankenversicherten ist die **Zulassung** als **Vertragsarzt** notwendig. Als Vertragsarzt darf der Arzt dann an der vertragsärztlichen Versorgung teilnehmen und die Behandlungskosten über die Kassenärztliche Vereinigung (KV) abrechnen. Er ist hierdurch Pflichtmitglied der zuständigen KV.
Über die Zulassung entscheidet der Zulassungsausschuss der jeweiligen KV. Die Zulassung ist an verschiedene Voraussetzungen gebunden:

- nach Approbation erfolgreiche Weiterbildung: Berechtigung zum Führen einer Facharztbezeichnung
- Eintrag in das Arztregister (eine Computerdatei der KV)
- eigene Praxis in einem offenen Planungsbereich der Bedarfsplanung (regionaler Bereich ohne Zulassungsbeschränkung für eine bestimmte Facharztgruppe)
- polizeiliches Führungszeugnis
- Antrag an den Zulassungsausschuss der KV

5.1.1 Rahmen der Berufsausübung

Die Praxis des nun zugelassenen Vertragsarztes bezeichnet man nach der Zulassung als **Vertragsarztsitz** oder auch als **Betriebsstätte**.
Jeder Vertragsarzt erhält wie jeder angestellte Arzt eine **lebenslange Arztnummer (LANR)**, ebenso wie auch seine Betriebsstätte eine **Betriebsstättennummer (BSNR)** erhält. Existiert noch eine Nebenbetriebsstätte, z. B. wenn seine Praxis eine Filiale in einem Nachbarort hat, so erhält auch diese eine eigene **Nebenbetriebsstättennummer (NBSNR)**. Alle diese Nummern sind neunstellig und werden immer im Personalienfeld von vertragsärztlichen Formularen eingetragen. Auch im **Vertragsarztstempel** des Arztes ist die lebenslange Arztnummer anzugeben.

Neben dem Vertragsarzt können in den Vertragsarztpraxen auch Ärzte als **angestellte Ärzte** arbeiten. Diese müssen keine eigene Zulassung besitzen.

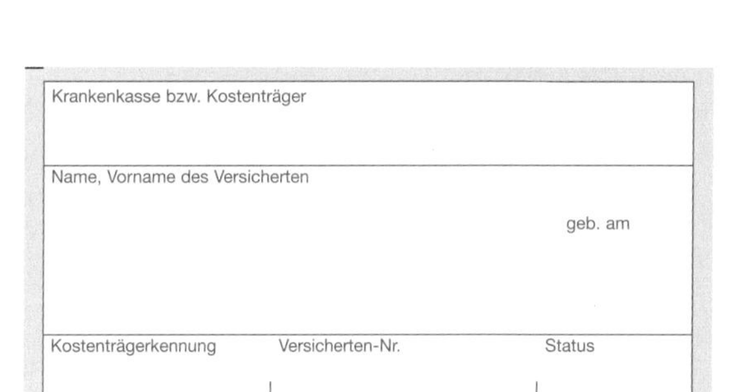
Krankenkasse bzw. Kostenträger

Name, Vorname des Versicherten

geb. am

Kostenträgerkennung	Versicherten-Nr.	Status
Betriebsstätten-Nr.	Arzt-Nr.	Datum

Abb. 1 In das Personalienfeld von vertragsärztlichen Formularen werden auch die lebenslange Arztnummer und die Betriebsstättennummer eingetragen.

BEISPIEL

Die Praxis Becker wird von Praxisinhaber Dr. Becker geführt. Er hat die lebenslange Arztnummer 974940801, während seine Praxis die Betriebsstättennummer 728402800 führt. Dr. Schel ist in der Praxis angestellt; er hat keine eigene Zulassung und daher auch keine eigene Arztnummer.

Eine **Ermächtigung** kann für bestimmte Leistungen auch in Gebieten ohne Unterversorgung ausgesprochen werden, wenn diese Leistungen im betreffenden Bereich nicht ausreichend erbracht werden.

In Regionen mit einer Unterversorgung mit Vertragsärzten kann es notwendig sein, dass Krankenhausärzte in einem begrenzten Umfang an der vertragsärztlichen Versorgung teilnehmen. Der Zulassungsausschuss der KV erteilt hierzu eine Ermächtigung, sodass der **ermächtigte Arzt** neben seiner Krankenhaustätigkeit ambulante Leistungen mit der KV abrechnen kann.

BEISPIEL

Der von der KV ermächtigte unfallchirugische Chefarzt einer Klinik kann mit seinen Assistenzärzten in seiner Poliklinik ambulant die Wunden gesetzlich Krankenversicherter behandeln und dies mit der KV abrechnen.

Eine weitere Ausnahme in der vertragsärztlichen Versorgung stellen die **Belegärzte** dar: Dies sind Vertragsärzte, die sowohl in der eigenen Praxis ambulant tätig sind als auch stationär-belegärztliche Behandlungen im Krankenhaus durchführen. Beide Leistungsarten rechnen sie über die KV ab.

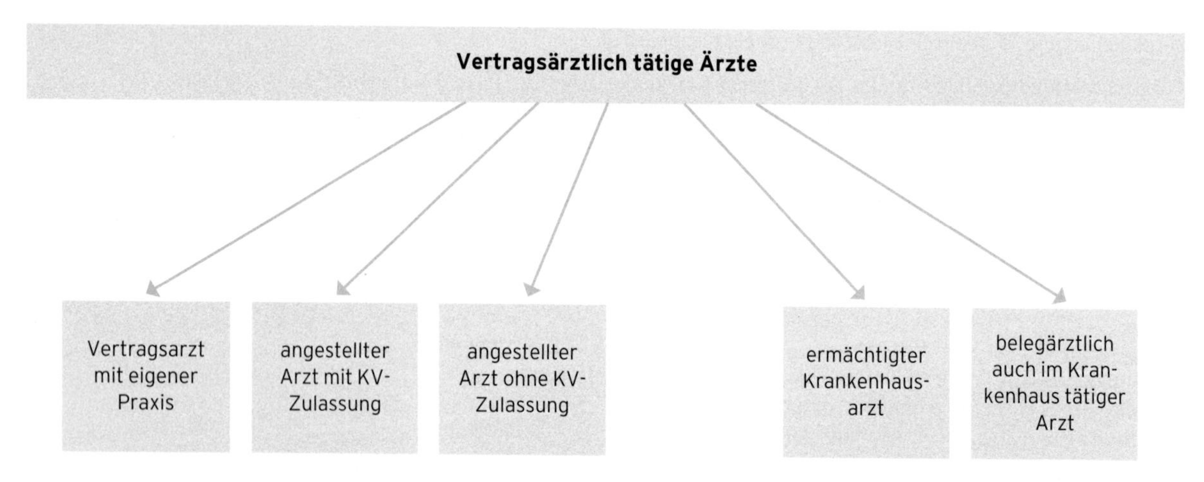

5.1.2 Praxisformen

Ein freiberuflich tätiger Arzt kann seine Praxis allein und eigenständig führen. Aus wirtschaftlichen Gründen oder Gründen der Optimierung der Patientenversorgung kann es aber auch günstig sein, mit anderen Ärzten gemeinsam zu arbeiten. Ein Vertragsarzt kann daher in verschiedenen Praxisformen tätig sein.

Einzelpraxis

Eine Einzelpraxis ist eine Arztpraxis, die nur von einem einzelnen Vertragsarzt betrieben wird, der allein über das medizinische Angebot der Praxis, ihre Ausstattung und ihre Organisation entscheidet. Er rechnet allein mit der KV ab und trägt finanzielle Risiken allein.

Praxisgemeinschaft

Bei einer Praxisgemeinschaft haben sich die teilnehmenden Ärzte zusammengeschlossen, um die Praxisräume, die Apparate und das Personal gemeinsam zu nutzen. Sie teilen also die Fixkosten der Praxis, rechnen aber unabhängig voneinander mit der KV ab. Sie führen daher jeweils eine eigene Patientenkartei.

Ist die Kooperation auf die gemeinsame Nutzung von technischen Einrichtungen begrenzt, nennt man dies Apparategemeinschaft. Laborgemeinschaften sind Gemeinschaften, in denen Ärzte aus wirtschaftlichen Gründen ein gemeinsames Labor betreiben. Das Labor rechnet direkt mit der KV ab.

Berufsausübungsgemeinschaft (bis 2006: Gemeinschaftspraxis)
Zwei oder mehr Ärzte können sich auch zur gemeinsamen Berufsausübung zusammenschließen. Sie stellen neben der gemeinsamen Nutzung der Praxisräume nicht nur eine organisatorische, sondern auch eine wirtschaftliche Gemeinschaft dar. Diese Ärzte haben deshalb eine gemeinsame Kartei und rechnen nur gemeinsam mit der KV ab. Die KV muss diese Praxisform über den Zulassungsausschuss genehmigen. Es ist auch möglich, dass die Berufsausübungsgemeinschaft zusätzlich Zweigpraxen (Nebenbetriebsstätten) betreibt. Ist der wirtschaftliche und organisatorische Zusammenschluss nur auf einen Teil der medizinischen Leistungen bezogen, spricht man von Teilberufsausübungsgemeinschaft.

Medizinisches Versorgungszentrum
Das medizinische Versorgungszentrum ist eine fachübergreifende, ärztlich geleitete Einrichtung mit mindestens zwei Ärzten unterschiedlicher Fachrichtungen sowie ggf. Psychologen, Physiotherapeuten, Krankenhäuser und Apotheker. Es darf nur von bereits tätigen Leistungserbringern gegründet werden. Hier können in das Arztregister eingetragene Ärzte als Angestellte oder Vertragsärzte tätig sein. Das MVZ hat einen gemeinsamen Praxissitz, ggf. mit Zweigstellen, und muss von der KV genehmigt werden. Daher rechnet das MVZ für alle dort tätigen Ärzte unter einer gemeinsamen Abrechnungsnummer ab.

Praxisformen

Eigenständige Berufsausübung		Gemeinsame Berufsausübung	
Einzelpraxis	Praxisgemeinschaft	Berufsausübungsgemeinschaft (Gemeinschaftspraxis)	MVZ
ein Arzt mit eigener Abrechnung	zwei oder mehr Ärzte mit jeweils eigener Abrechnung	zwei oder mehr Ärzte, gemeinsame Abrechnung	zwei oder mehr Ärzte und weitere Fachrichtungen, gemeinsame Abrechnung

5.2 Kassenärztliche Vereinigung und Ärztekammer

5.2.1 Kassenärztliche Vereinigung

Die Rechtsgrundlage für die **Kassenärztlichen Vereinigungen (KV)** findet sich im § 77 des Sozialgesetzbuchs V. Hier ist festgelegt, dass die Vertragsärzte zur Erfüllung der vertragsärztlichen Versorgung für den Bereich jedes Bundeslandes eine Kassenärztliche Vereinigung bilden (Ausnahme Nordrhein-Westfalen: Hier bestehen die KV Nordrhein und die KV Westfalen-Lippe).
Alle für diesen Bereich zugelassenen Vertragsärzte, Vertragspsychotherapeuten, ermächtigten Krankenhausärzte und angestellten Ärzte in medizinischen Versorgungszentren gelten jeweils als ordentliche Mitglieder des betreffenden KV-Bereichs.
Alle Kassenärztlichen Vereinigungen auf Landesebene bilden die **Kassenärztliche Bundesvereinigung (KBV)**, ihren Dachverband.
Innerhalb der Länder untergliedern sich die Kassenärztlichen Vereinigungen in Bezirks-, Verwaltungs- und Abrechnungsstellen. Sie arbeiten weisungsgebunden; das bedeutet, dass sie z. B. Vereinbarungen gegenüber Ärzten und Krankenkassen umsetzen müssen.
Sowohl die Kassenärztlichen Vereinigungen als auch die Kassenärztliche Bundesvereinigung sind Körperschaften öffentlichen Rechts.

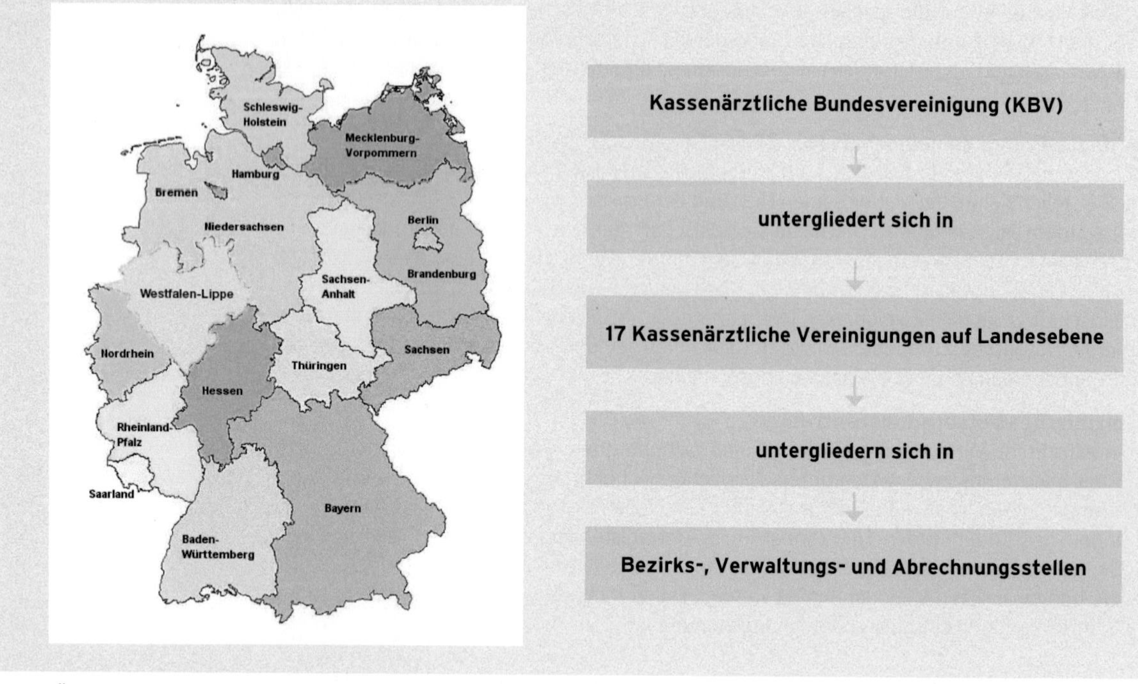

Abb. 1 Übersicht aller Kassenärztlichen Vereinigungen der Länder

BEISPIEL

Beispiele für Aufgaben der Kassenärztlichen Bundesvereinigung (KBV)

- Sie übernimmt die politische Vertretung auf Bundesebene, z. B. Vertretung der Belange der Vertragsärzte bei Gesetzgebungsverfahren.
- Sie schließt bundesweit geltende Verträge ab, z. B. **Bundesmantelverträge** für Primärkassen und Ersatzkassenverbände und Verträge mit besonderen Kostenträgern (Unfallversicherung, Bundeswehr, Postbeamte A).
  Darin enthalten sind der **Einheitliche Bewertungsmaßstab (EBM)** sowie die **Vordruckvereinbarungen**.
- Sie schließt bundeseinheitliche Vereinbarungen zur **Qualitätssicherung**, z. B. für röntgen- und nuklearmedizinische Leistungen, ab und erlässt bundeseinheitliche Richtlinien über Verfahren der Qualitätssicherung, z. B. die Organisation von Qualitätszirkeln.
- Sie wirkt mit im **Gemeinsamen Bundesausschuss (G-BA)** der Ärzte und Krankenkassen, z. B. bei der Bewertung von Nutzen, Notwendigkeit und Wirtschaftlichkeit medizinischer Leistungen.
- Sie führt das Bundesarztregister und speichert sämtliche Arztregistereinträge aller KVen.

MERKE

Eine wichtige Aufgabe der KBV ist die Entsendung von Mitgliedern in den **Gemeinsamen Bundesausschuss (G-BA)** der Ärzte und Krankenkassen. Der G-BA ist das zentrale Entscheidungsgremium der gemeinsamen Selbstverwaltung von Ärzten, Zahnärzten, Psychotherapeuten, Krankenhäusern und Krankenkassen in Deutschland.
Ausgehend von den gesetzlichen Vorgaben zur medizinischen Notwendigkeit und Wirtschaftlichkeit aus dem SGB V legt der Ausschuss fest, welche Leistungen der medizinischen Versorgung von der gesetzlichen Krankenversicherung übernommen werden. Die von ihm entwickelten Richtlinien werden dem Bundesministerium für Gesundheit zur Prüfung vorgelegt und sind im Gesundheitswesen für alle Beteiligten bindend.

Aufgaben der Kassenärztlichen Vereinigungen

- **Sicherstellungsauftrag:** Die KVen sind zur Sicherstellung der vertragsärztlichen Versorgung der Bevölkerung verpflichtet.
  - Die KV sorgt für ein ausreichendes ambulant-ärztliches Behandlungsangebot. Dazu werden **Bedarfsplanungen** durchgeführt, die feststellen, ob in einem regionalen Bereich eine Über- oder Unterversorgung mit niedergelassenen Vertragsärzten besteht, und entsprechend die Zulassung von Vertragsärzten gesteuert.
  - Die KV beschließt die **Zulassung** oder Ermächtigung von Ärzten und führt das **Arztregister**.
  - Ebenso sorgt die KV für einen ausreichenden **Notfalldienst** in sprechstundenfreien Zeiten.

- **Gewährleistungsauftrag:** Die KVen sorgen für die ordnungsgemäße Durchführung der vertragsärztlichen Tätigkeit.
  - **Kontrolle über die Beachtung der gesetzlichen und vertraglichen Regelungen:** Die KV kontrolliert die Abrechnung des Vertragsarztes auf Plausibilität (Passt die abgerechnete Leistung zur gestellten Diagnose?).
  - **Wirtschaftlichkeitsprüfung:** Die KV kontrolliert die Abrechnung des Vertragsarztes auf Wirtschaftlichkeit (Zum Beispiel: Ist die abgerechnete Leistung die kostengünstigste Maßnahme? Wird sie überdurchschnittlich häufig erbracht?).
  - **Genehmigung besonderer Tätigkeiten:** Die KV erteilt bei entsprechendem Qualifikationsnachweis die Erlaubnis, bestimmte Tätigkeiten, wie die Erbringung von Röntgenleistungen oder Ultraschalluntersuchungen, durchzuführen und diese abzurechnen.

- **Interessensvertretung:** Die KVen wahren die Interessen der Vertragsärzte gegenüber den Krankenkassen.
  - **Vertretung gegenüber Krankenkassen:** Es sollen Interessensgegensätze zwischen Krankenkassen, KV und niedergelassenen Ärzten ausgeglichen werden.
  - **Berufspolitische Vertretung:** Die KV setzt sich z. B. für die Wahrung der Freiberuflichkeit und der freien Arztwahl ein.
  - **Weiterentwicklung des Systems der sozialen Sicherung:** Die KV trägt dazu bei, dass die gesetzlichen Krankenkassen erhalten und finanzierbar bleiben.
  - **Weiterentwicklung der vertragsärztlichen Versorgung:** Die KV initiiert z. B. die Erprobung von Versorgungsmodellen und die Verbesserung der Gebührenordnungsstruktur.
  - **Wirtschaftliche Existenzsicherung:** Die KV sorgt z. B. für die Sicherung eines angemessenen Arzthonorars.
  - **Beratung und Information der Ärzte:** Die KV berät z. B. bei Fragen der Wirtschaftlichkeitsprüfung und informiert durch Veröffentlichungen im Deutschen Ärzteblatt.

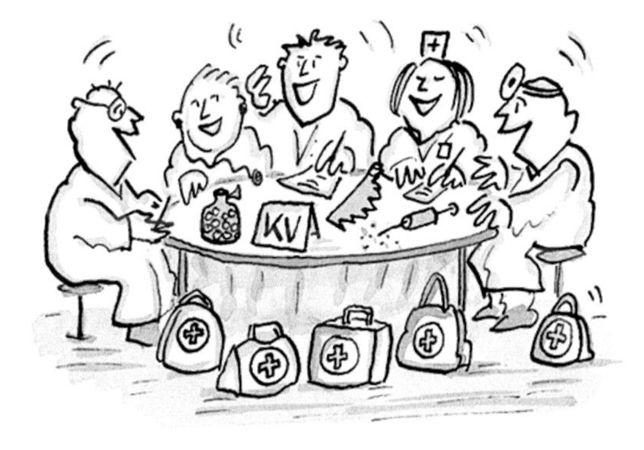

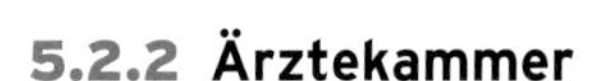

5.2.2 Ärztekammer

Neben die Kassenärztliche Vereinigung als ärztliche Organisation tritt die Ärztekammer. Jeder Arzt ist mit seiner Approbation Pflichtmitglied der Landesärztekammer seines Bundeslands. Es gibt 17 Landesärztekammern, die Körperschaften öffentlichen Rechts sind. Sie sind in der Bundesärztekammer zusammengeschlossen, die selbst jedoch kein rechtsfähiger Verein ist und als Arbeitsgemeinschaft nur Empfehlungen ausspricht.
Die Aufgaben der Landesärztekammern sind nach den Kammergesetzen der Länder z. B.:

- Entwicklung der Berufsordnung
- Abnahme von Prüfungen (beispielsweise Facharztprüfungen)
- Überwachung der ärztlichen Berufsausübung
- ärztliche Fort- und Weiterbildung
- Förderung von Qualitätssicherungsmaßnahmen
- Einrichtung von Ethikkommissionen

- Vertretung der Berufsinteressen der Ärzte, Mitwirkung im öffentlichen Gesundheitsdienst und bei der Gesetzgebung
- Gutachterkommission: Vermittlung bei Streitigkeiten unter Ärzten sowie zwischen Arzt und Patient
- Schlichtungskommission: Gutachter- und Schlichtungsstellen zur Klärung von Behandlungsfehlern im Bereich der Arzthaftung
- Organisation der MFA-Ausbildung
- Herausgabe eines offiziellen Mitteilungsorgans (Ärzteblatt)

In der Abrechnung von privatärztlichen Leistungen spielt die Ärztekammer vor allem bei der Schlichtung von Honorarstreitigkeiten zwischen Patient und Arzt eine Rolle: Hier kann sich der Patient an die zuständige Landesärztekammer wenden.

5.3 Rechtsbeziehungen in der vertragsärztlichen Versorgung

Kommt ein Patient zum Arzt und wird von diesem behandelt, dann basiert diese medizinische Behandlung und die Abrechnung der ärztlichen Leistungen auf verschiedenen Rechtsbeziehungen. Der vertragsärztlichen Versorgung liegen Rechtsbeziehungen zwischen
- Arzt und Patient,
- Kassenärztlichen Vereinigungen (KV) und Krankenkassen und zwischen
- Krankenkassen und Patienten (Mitgliedern)

zu Grunde, die im Sozialgesetzbuch SGB V festgelegt sind.

5.3.1 Verträge zwischen Arzt und Patient: der Behandlungsvertrag

Der Behandlungsvertrag stellt die Rechtsbeziehung zwischen Arzt und Patient dar.
Unabhängig davon, ob es sich um einen Kassen- oder Privatpatienten handelt, entsteht ein privatrechtlicher **Behandlungsvertrag**, sobald sich ein Patient in ärztliche, zahnärztliche, stationäre oder belegärztliche Behandlung begibt. Es handelt sich im juristischen Sinne um einen **Dienstvertrag**. Er legt auf Seiten des Arztes eine ordnungsgemäße medizinische Behandlung fest und verpflichtet den Patienten, dafür ein Entgelt zu leisten. Dieser Vertrag entsteht meist durch stillschweigendes Handeln.
Ein Behandlungsvertrag kommt erst dadurch zu Stande, dass der Patient das Behandlungszimmer betritt und seine Beschwerden schildert. Dagegen entsteht noch kein Behandlungsvertrag durch das Warten im Wartezimmer oder durch die Anmeldung und das Einlesen der Versichertenkarte oder die Abgabe eines gleichwertigen Behandlungsscheines. Zu diesem Zeitpunkt können die Patienten jederzeit die Arztpraxis wieder verlassen.
Als Antrag auf einen Behandlungsvertrag von Seiten des Patienten ist die Vereinbarung eines Termins (auch telefonisch) zu verstehen.
Im Fall von Kassenpatienten mit Wunsch nach privatärztlicher Behandlung müssen schriftliche Verträge abgeschlossen werden.

Ärztliche Pflichten
Durch das Eingehen eines Behandlungsvertrags entstehen Verpflichtungen auf beiden Seiten. Auf der Seite des Arztes handelt es sich hierbei z. B. um die Sorgfaltspflicht, Schweigepflicht, Meldepflicht, Dokumentationspflicht, Aufbewahrungspflicht, Aufklärungs- und Einwilligungspflicht, Haftpflicht, Pflichten zur persönlichen Leistungserbringung, Pflicht zum Aushang amtlicher Texte, Präsenz- und Residenzpflicht.

- **Sorgfaltspflicht**
  Der Arzt ist verpflichtet, alle seine ärztlichen Aufgaben entsprechend seiner Ausbildung sorgfältig zu erfüllen und sich darüber hinaus fortzubilden.

- **Aufklärungs- und Einwilligungspflicht**
  Alle Ärzte müssen ihre Patienten vor ärztlichen Maßnahmen, wie z. B. Operationen, darüber aufklären. Dazu gehören nicht nur die Beschreibung der geplanten Maßnahme und ihrer Erfolgsaussichten, sondern auch Informationen über die damit verbundenen Risiken. Erst nach der Einwilligung des Patienten darf die ärztliche Maßnahme durchgeführt werden.
- **Schweigepflicht**
  Nach verschiedenen Gesetzen und Verordnungen, wie der Berufsordnung, dem Strafgesetzbuch und den Datenschutzgesetzen, ist der Arzt zu Verschwiegenheit verpflichtet. Dies betrifft nicht nur ein Schweigen über die **medizinischen Diagnosen**, sondern z. B. auch über die **persönlichen Lebensumstände** des Patienten. Neben dem Arzt unterliegen auch **alle in seiner Praxis tätigen Mitarbeiter** der Schweigepflicht. Eine **Aufhebung der Schweigepflicht** ist z. B. möglich, wenn der Patient den Arzt ausdrücklich oder durch schlüssiges Handeln hiervon entbindet oder im Falle einer Gefährdung höherwertiger Rechtsgüter, d. h., wenn der Arzt hierdurch z. B. schwere Verbrechen verhindern kann. Die Schweigepflicht gilt auch über den Tod des Patienten hinaus.
- **Meldepflicht**
  Verschiedene ansteckende Erkrankungen, z. B. Masern, Virushepatitis und Salmonellose, unterliegen nach dem **Infektionsschutzgesetz** der Meldepflicht: Diagnostiziert der Arzt eine dieser Krankheiten, ist dies (je nach Erkrankung auch namentlich) an das Gesundheitsamt zu melden. Ebenso sind z. B. Geburten und Todesfälle an das Standesamt zu melden.
- **Dokumentationspflicht**
  Die Berufsordnung und der Behandlungsvertrag verpflichten den Arzt, alle **Behandlungsdaten** aufzuzeichnen. Dies ist nicht nur für die Abrechnung der ärztlichen Leistungen notwendig, sondern dient auch dem Nachweis über genaue Behandlungsmethoden und -verläufe.
- **Aufbewahrungspflicht**
  Die Berufsordnung sieht eine Aufbewahrungspflicht für ärztliche Aufzeichnungen von **zehn Jahren** nach Abschluss der Behandlung vor (→ S. 64, Tab.). Die Aufbewahrungspflicht besteht auch nach dem Tod oder der Praxisaufgabe des Praxisinhabers fort. Die Erben sind verpflichtet, die Krankenunterlagen aufzubewahren. Bei einer Praxisübernahme darf der Arzt alte Aufzeichnungen über Patienten nur mit deren Einwilligung einsehen oder weitergeben.

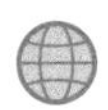

Infektionsschutzgesetz
www.gesetze-im-internet.de/bundesrecht/ifsg/gesamt.pdf

So, und in zehn Jahren holen wir dich hier wieder raus ...

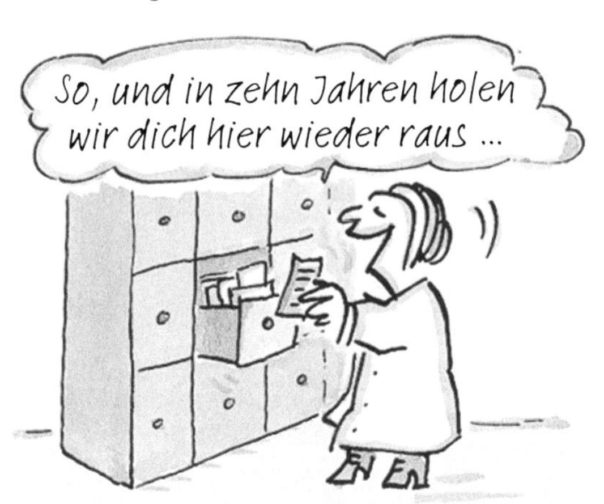

Abweichende Aufbewahrungsfristen gibt die folgende Tabelle wieder.

Aufbewahrungsfristen für ärztliche Unterlagen *	
Strahlentherapie – Aufzeichnungen, Berechnungen	30 Jahre
Aufzeichnungen über ein Durchgangsarztverfahren einschließlich Röntgenbilder	15 Jahre
Ambulante Operationen (Basisdokumentation)	10 Jahre
Arztbriefe (eigene und fremde)	10 Jahre
Befundmitteilungen	10 Jahre
DMP-Unterlagen	15 Jahre
EEG – Aufzeichnungen	10 Jahre
EKG-Streifen, auch Langzeit-EKG	10 Jahre
Heilmittelverordnungen	10 Jahre
Jugendarbeitsschutzuntersuchung – dreiteiliger Untersuchungsbogen	10 Jahre
Karteikarten und andere ärztliche Aufzeichnungen einschl. gesonderter Untersuchungsbefunde	10 Jahre
Kinderfrüherkennungsuntersuchungen – Durchschrift ärztlicher Aufzeichnungen	10 Jahre
Krankenkassenanfragen (Durchschläge)	10 Jahre
Krankenhausberichte	10 Jahre
Laborbefunde	10 Jahre
Langzeit-EKG – Computerauswertungen (keine Tapes)	10 Jahre
Notfall-/Vertretungsschein (Muster 19 c) – Durchschlag für vertretenden Arzt	10 Jahre
Sonografische Untersuchungen – Aufzeichnungen, Fotos oder Disketten, Tapes, Prints	10 Jahre
Strahlendiagnostik Erwachsene – Aufzeichnungen, Filme	10 Jahre
Zytologische Präparate und Befunde im Rahmen der Krebsfrüherkennung	10 Jahre
Früherkennungsuntersuchungen (Gesundheitsuntersuchung/Jugendgesundheitsuntersuchung/Krebsfrüherkennung) – Dokumentationsbogen	5 Jahre
Kontrollkarte – Laborqualitätssicherung	5 Jahre
Zertifikate – von Ringversuchen (externe Qualitätssicherung)	5 Jahre
Sicherungskopie der Abrechnungsdatei	2 oder 4 Jahre (regional unterschiedlich)
Betäubungsmittel – BtM-Rezeptdurchschrift und -Kartei	3 Jahre
Abrechnungs- und Überweisungsscheine auch Notfall-/Vertretungsscheine (Deckblatt 19 a)	1 Jahr
Arbeitsunfähigkeitsbescheinigungen – Durchschrift des gelben Dreifachsatzes	1 Jahr
Strahlendiagnostik Kinder/Jugendliche (bis zur Erreichung des 18. Lebensjahres)	bis zur Vollendung des 28. Lebensjahres

* Aufbewahrungsfristen der KV Westfalen-Lippe. Regionale Unterschiede sind möglich.

5.3.2 Verträge zwischen Kassenärztlicher Vereinigung und Krankenkassen

Die Durchführung der vertragsärztlichen Versorgung ist rechtlich durch verschiedene Verträge geregelt. Diese werden von
- der Kassenärztlichen Bundesvereinigung (KBV) und den Dachverbänden der gesetzlichen Krankenkassen auf Bundesebene oder
- den Kassenärztlichen Vereinigungen (KVen) und den Krankenkassenverbänden auf Landesebene abgeschlossen.

Darüber hinaus werden auch einzelne Verträge zwischen Ärzten und Krankenkassen geschlossen. Im Rahmen des Gesundheitssystemmodernisierungsgesetzes (GMG) sind das z. B. Verträge über die Hausarztmodelle der unterschiedlichen Krankenkassen.

Hausarztmodelle
→ LF 1, S. 66

Bundesmantelverträge
Mit den Bundesverbänden von Primär- und Ersatzkassen hat die KBV zwei Bundesmantelverträge abgeschlossen: den **Bundesmantelvertrag – Ärzte (BMV-Ä)** und den **Bundesmantelvertrag – Ärzte/Ersatzkassen (EKV)**.

Bundesverbände der Primärkassen
KBV
Bundesverbände der Ersatzkassen
Bundesmantelvertrag - Ärzte (BMV-Ä) für die Versorgung der Versicherten der Orts-, Innungs-, Betriebs- und Landwirtschaftlichen Krankenkassen und der Knappschaft-Bahn-See
Bundesmantelvertrag - Ärzte/Ersatzkassen (EKV) für die Versorgung der Versicherten der Ersatzkassen

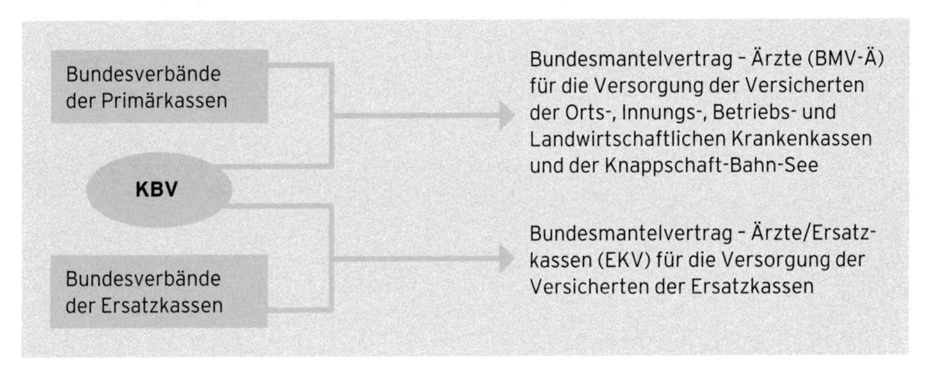

In den Bundesmantelverträgen sind die Art, der Umfang und die Abwicklung der vertragsärztlichen Versorgung geregelt. Beide Verträge sind inhaltlich ähnlich.
Den zentralen Bestandteil der Bundesmantelverträge stellen die **Gebührenordnung EBM** (Einheitlicher Bewertungsmaßstab) sowie die **Vordruckvereinbarungen** dar. Außerdem sind dort auch die Richtlinien des Gemeinsamen Bundesausschusses (G-BA) verankert.

MERKE

Bundesmantelverträge enthalten
- den Einheitlichen Bewertungsmaßstab (EBM) und
- die Vordruckvereinbarungen.

Eine genaue Aufgliederung des **Leistungsumfangs** der vertragsärztlichen Versorgung findet sich im § 2 des Bundesmantelvertrags – Ärzte:

§ 2 Bundesmantelvertrag – Ärzte: Umfang der vertragsärztlichen Versorgung
Die vertragsärztliche Versorgung umfasst
1. die ärztliche Versorgung,
2. die ärztliche Betreuung bei Schwangerschaft und Mutterschaft,
3. die ärztlichen Maßnahmen zur Früherkennung von Krankheiten,
4. die ärztlichen Maßnahmen zur Empfängnisregelung, Sterilisation und zum Schwangerschaftsabbruch,
5. die ärztlichen Leistungen zur Herstellung der Zeugungs- oder Empfängnisfähigkeit sowie die medizinischen Maßnahmen zur Herbeiführung einer Schwangerschaft,

§

6. die Verordnung von Arznei-, Verband-, Heil- und Hilfsmitteln, von Krankentransporten, von Krankenhausbehandlung, von Behandlung in Vorsorge- oder Rehabilitationseinrichtungen sowie die Veranlassung von ambulanten Operationen, auch soweit sie im Krankenhaus durchgeführt werden sollen,
7. die Beurteilung der Arbeitsunfähigkeit,
8. die ärztliche Verordnung von ambulanten Vorsorgeleistungen in anerkannten Kurorten,
9. die Ausstellung von Bescheinigungen und Erstellung von Berichten, welche die Krankenkassen oder der Medizinische Dienst zur Durchführung ihrer gesetzlichen Aufgaben oder welche die Versicherten für den Anspruch auf Fortzahlung des Arbeitsentgelts benötigen,
10. die Verordnung von häuslicher Krankenpflege,
11. die Verordnung von medizinischen Leistungen der Rehabilitation, Belastungserprobung und Arbeitstherapie,
12. die vom Arzt angeordneten und unter seiner Verantwortung erbrachten Hilfeleistungen anderer Personen,
13. die psychotherapeutische Behandlung einer Krankheit durch psychologische Psychotherapeuten und Kinder- und Jugendlichenpsychotherapeuten und Vertragsärzte im Rahmen des SGB V und der Richtlinien des Gemeinsamen Bundesausschusses der Ärzte und Krankenkassen,
14. die Verordnung von Soziotherapie.

Der Inhalt der vertragsärztlichen Behandlung erstreckt sich darüber hinaus auch auf die Bestimmungen zur Durchführung belegärztlicher Behandlung und die Leistungen im ärztlichen Notdienst. Die Leistungen im Notdienst können jedoch auch von Nichtvertragsärzten erbracht werden.

Der **Bundesmantelvertrag – Ärzte/Ersatzkassen (EKV)** enthält zusätzlich Abschnitte über
- Diabetes-Vereinbarungen,
- Schmerztherapievereinbarungen (ambulant) und die
- Vereinbarung zur Verbesserung der onkologischen Versorgung.

onkologische Versorgung Versorgung von Krebspatienten

Diese Aspekte sind bei den Primärkassen auf Landesebene vertraglich geregelt.

Wichtige Regelungen finden sich auch in den **Anlagen** der Bundesmantelverträge, z. B.:
- Vordruckvereinbarungen
- Versichertenkarte (elektronische Gesundheitskarte)
- hausärztliche Versorgung
- Vereinbarung zur Anwendung der europäischen Krankenversichertenkarte

Gesamtverträge
Die Landesverbände der Krankenkassen und Ersatzkassen schließen mit den Kassenärztlichen Vereinigungen und den Landeskrankenhausgesellschaften Gesamtverträge (auch **Kollektivverträge** genannt) ab, die über die dort enthaltenen Bestimmungen der Mantelverträge hinaus weitere Einzelheiten der vertragsärztlichen Versorgung auf Landesebene regeln. Bedeutsam ist hier vor allem die Vereinbarung zur **Gesamtvergütung**.

Gesamtvergütung → LF 2, S. 166

5.3.3 Verträge zwischen Arzt, Patient und Krankenkasse

Nach § 73b des SGB V sind die Krankenkassen verpflichtet, den Versicherten eine besondere hausärztliche Versorgung **(hausarztzentrierte Versorgung, HZV)** anzubieten. Hierbei verpflichten sich die Teilnehmer freiwillig, nur einen Hausarzt in Anspruch zu nehmen, der bestimmte Voraussetzungen erfüllt (z. B. Behandlung nach anerkannten Leitlinien, Teilnahme an Qualitätszirkeln zur Arzneimitteltherapie). Der Patient bindet sich hierbei für mindestens ein Jahr an die Behandlung durch den betreffenden Hausarzt, der für ihn stets die erste Anlaufstation darstellt. Weitere ambulante fachärztliche Leistungen können nur auf Überweisung durch den Hausarzt in Anspruch genommen werden.

Die Krankenkassen schließen für diese hausarztzentrierte Versorgung Direktverträge mit den Ärzten ab, wobei das ärztliche Honorar vom Modell der anbietenden Krankenkasse abhängig ist und entweder direkt mit der Krankenkasse oder mit der KV abgerechnet wird.

Chronisch kranke Patienten haben außerdem die Möglichkeit, an einem **Disease-Management-Programm (DMP)** teilzunehmen. Hierbei handelt es sich um ein systematisches Behandlungsprogramm, das es für verschiedene chronische Erkrankungen, wie z. B. Diabetes mellitus, Asthma oder KHK, gibt. Oftmals werden diese Programme auch als **strukturierte Behandlungsprogramme** oder **Chronikerprogramme** bezeichnet. Ziel der Programme ist die Verbesserung der Behandlung chronisch Kranker und die Vermeidung von Spätfolgen der Erkrankung. Möchte ein Arzt an einem DMP teilnehmen, muss er bestimmte Voraussetzungen erfüllen und von der KV hierfür zugelassen werden. Der Patient, der an einer der Krankheiten, für die ein DMP angeboten wird, erkrankt, kann sich freiwillig zur Teilnahme am DMP entscheiden; meist profitiert er durch Bonusmaßnahmen von seiner Teilnahme. Hierfür muss er zusammen mit seinem Arzt eine Teilnahmeerklärung und die Erstdokumentation ausfüllen, die an die zuständige KV geschickt werden.

Disease-Management-Programm
→ Bd. 3, LF 9, S. 95

Teilnahmeerklärung und Erstdokumentation
→ Bd. 3, LF 9, S. 95

In einem **Beziehungsfünfeck** lassen sich die rechtlichen Beziehungen zwischen Vertragsärzten, Kassenärztlichen Vereinigungen sowie Versicherten und Krankenkassen darstellen:

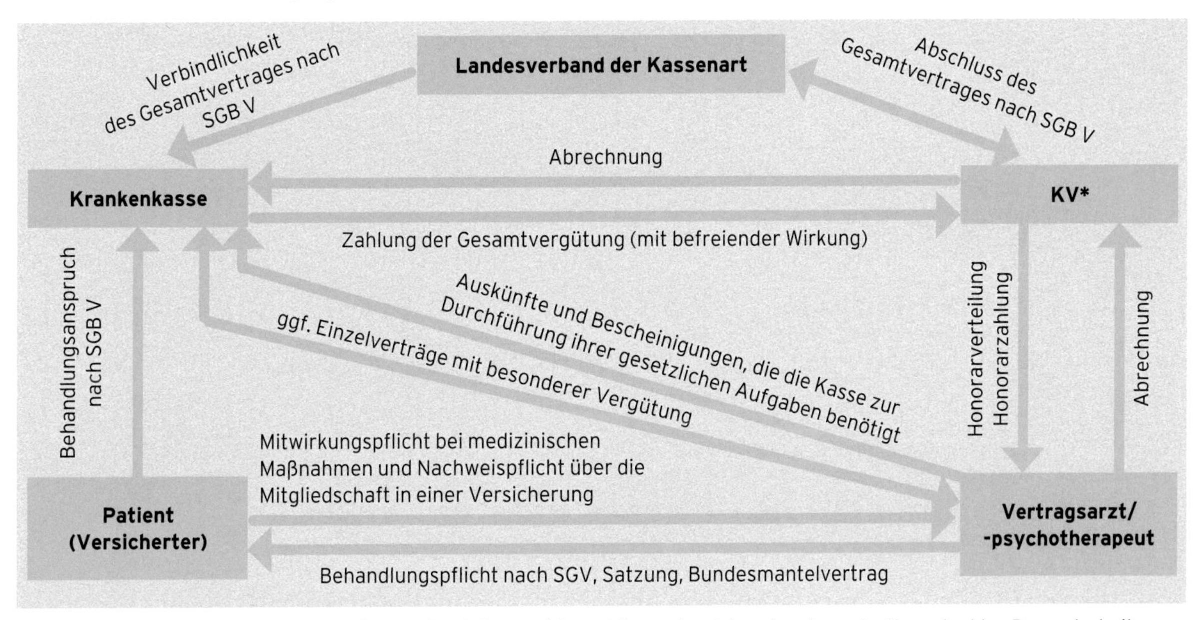

*Für einige überbereichliche Krankenkassen bestehen auf Grund ihrer abweichenden Organisationsstruktur Besonderheiten beim Abschluss der Gesamtverträge.

AUFGABEN

1 Nennen Sie den Sozialversicherungszweig, zu dem allein der Arbeitgeber Versicherungsbeiträge zahlt.

2 Welche Bedingungen muss eine ärztliche Leistung, wie z. B. die Verordnung von Massagen, erfüllen, damit sie dem Wirtschaftlichkeitsgebot entspricht?

3 Definieren Sie die Begriffe Praxisgemeinschaft, Berufsausübungsgemeinschaft und medizinisches Versorgungszentrum. Nennen Sie jeweils mindestens zwei Merkmale.

4 Nennen Sie sieben Aufgaben der KV.

5 Wodurch unterscheidet sich die hausarztzentrierte Versorgung (HZV) vom Disease-Management-Programm (DMP)?

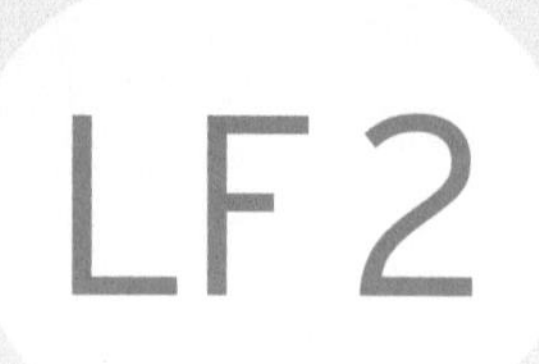

Patienten empfangen und begleiten

Der **Patient**....

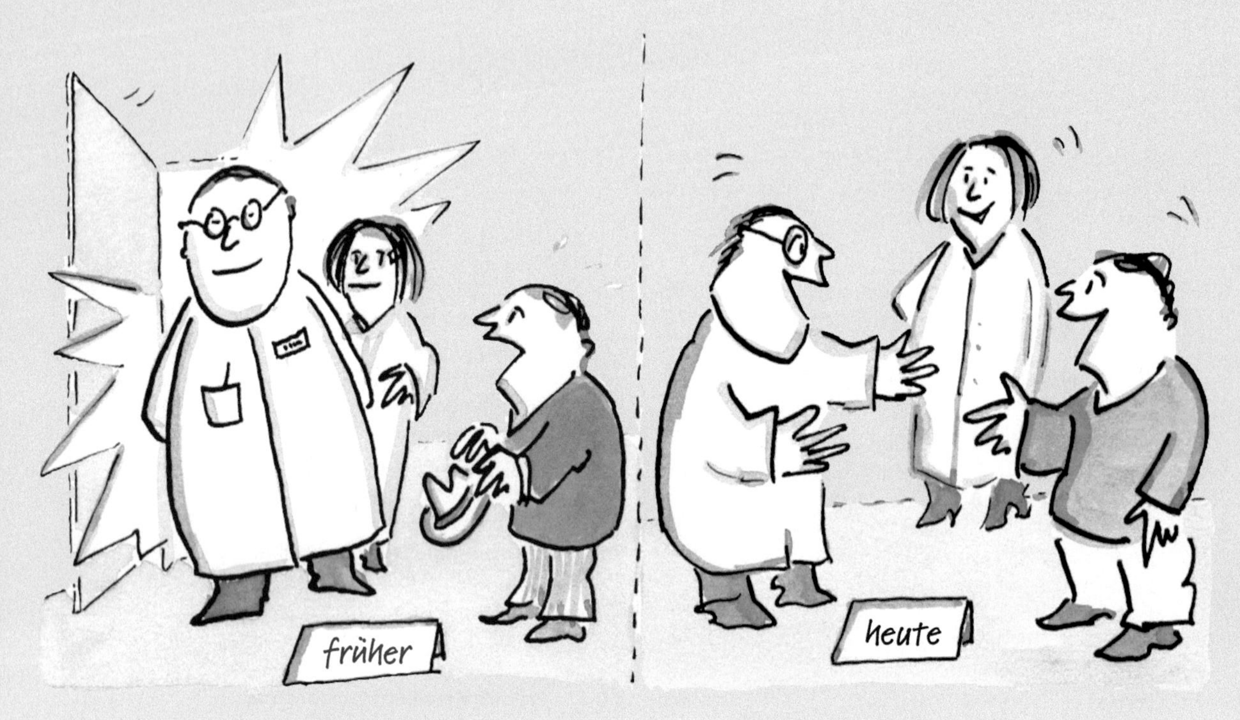

Der Patient ...

hat heute mehr Ansprüche an eine Arztpraxis als noch vor 20 Jahren.
Er sieht sich auch als Kunde und erwartet neben einer guten medizinischen Betreuung ein professionelles Praxisteam, das auf seine Bedürfnisse eingeht sowie seine Ängste und Sorgen wahrnimmt. Ist der Patient unzufrieden, besteht die Gefahr, dass er die Praxis wechselt. Der Patient ist unser eigentlicher „Arbeitgeber".
Für Sie als Medizinische Fachangestellte sind deshalb kundenorientiertes Verhalten und gute Gesprächsführung wichtig. Bedenken Sie, dass das Telefon häufig der erste Kontakt zum Patienten ist und damit der erste Eindruck vermittelt wird.

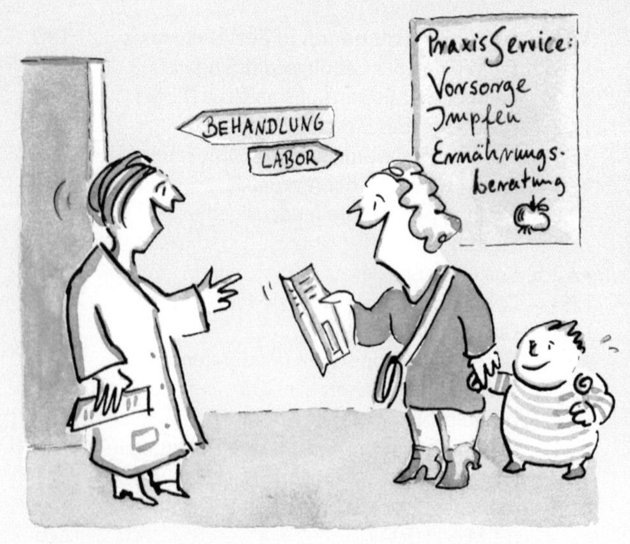

Die Praxiseinnahmen ...

setzen sich aus den Einnahmen der gesetzlichen Krankenversicherung und der Privatpatienten sowie der Selbstzahler zusammen. Nur eine ausreichende Anzahl an zufriedenen Patienten lässt eine Praxis wirtschaftlich arbeiten.
Sehen Sie sich als Beraterin der Patienten und weisen Sie auf Gesundheitsleistungen (z.B. bestimmte Vorsorgeuntersuchungen, Impfungen, Ernährungsberatung) hin, die ggf. vom Patienten selbst bezahlt werden müssen.
Der Patient will jedoch nicht nur als zahlender Kunde gesehen werden. Wichtig ist ein gutes Verhältnis und Vertrauen zum Praxisteam.
Vom ersten Arbeitstag an betrachten die Patienten Sie als Repräsentantin der Praxis und wenden sich mit vielfältigen Wünschen und Anliegen an Sie. Auch mit Beschwerden und Konflikten sicher und professionell umzugehen können Sie lernen.

...ein Kunde!

Fehler passieren! ...

Deshalb ist es wichtig, den rechtlichen Hintergrund für die Behandlung von Patienten „im Kopf zu haben". Und auch hier zeigt die Erfahrung, dass ein kompetenter und freundlicher Umgang mit Patienten schon manchen Gerichtsprozess verhindert hat.

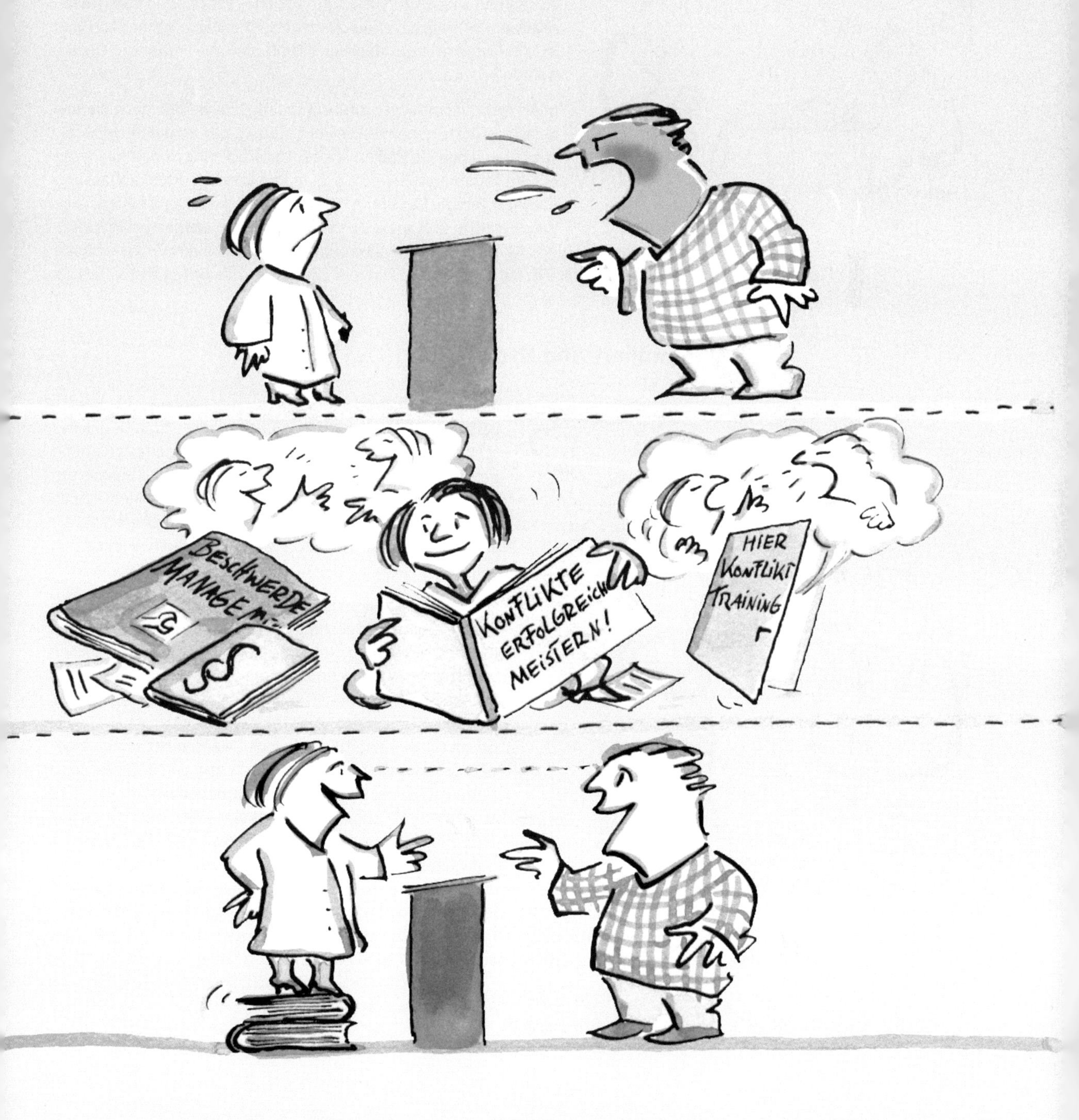

1 Der Arztbesuch: Einführung in die ambulante Medizin

Tja, ich sehe jede Woche „Emergency Room", „Dr. House" und „Grey's Anatomy" ...
Gott in Weiß
Mist!

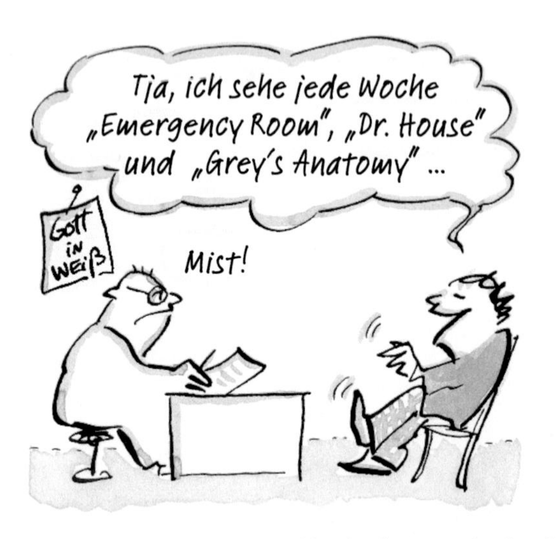

Die Menschen, die uns mit ihren Beschwerden, Sorgen und Nöten in der Praxis aufsuchen, nennen wir **Patienten** (lat. patiens = leidend). Nicht jeder Patient ist krank; auch vorbeugende Maßnahmen wie Impfungen und Früherkennungsuntersuchungen sind Gründe, einen Arzt aufzusuchen. Es ist wichtig, jede Person, die unsere Praxis in Anspruch nimmt, sowohl als leidenden Menschen als auch als Kunden unserer medizinischen Dienstleistungen ernst zu nehmen. An den zufriedenen und den Arzt weiterhin **konsultierenden** bzw. empfehlenden Patienten ist der Erfolg einer Arztpraxis als Unternehmen ablesbar. Damit sind die Patienten unsere wahren Arbeitgeber.

In Arztpraxen sind Ärzte **ambulant** tätig. Sie werden auch niedergelassene Ärzte genannt. Die Patienten werden ambulant versorgt, d. h., sie suchen die Praxen nur zur Untersuchung und Behandlung auf. Im stationären Bereich, d. h. in Kliniken bzw. Krankenhäusern, übernachten die Patienten. Besonders schwere Krankheiten, größere Eingriffe und spezielle Untersuchungen werden bevorzugt in Krankenhäusern durchgeführt. Manche Ärzte arbeiten überwiegend in ihren Praxen, führen aber für ihre Patienten z. B. Operationen in Kliniken aus. Man nennt sie **Belegärzte**, weil sie Klinikbetten mit ihren Patienten „belegen".

1.1 Gesundheit und Krankheit

... ich fühle mich zu dick!

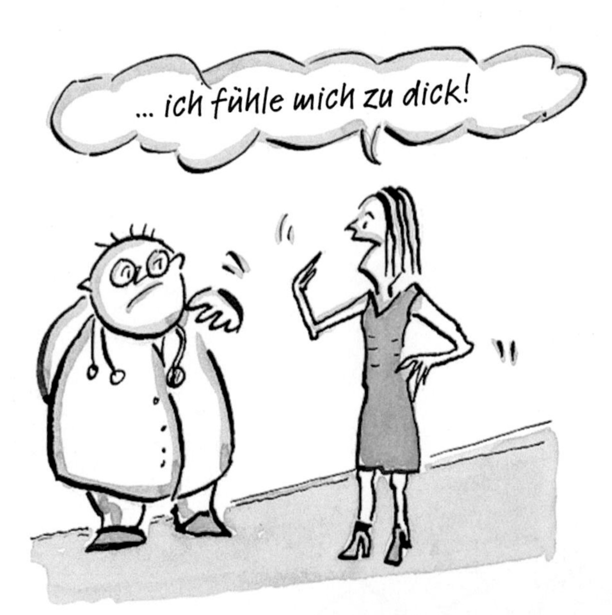

Jeder Mensch wird vielfach in seinem Leben krank. Krankheit ist die Abwesenheit von Gesundheit und geht mit Beschwerden einher. Sie ist eine normale Begleiterscheinung des Lebens. Schon Babys erleben Krankheit, Schmerzen und andere Einschränkungen ihres Wohlbefindens. Auch eine sehr gesunde Lebensweise kann nicht jede Krankheit verhindern. Niemand hat seine Gesundheit wirklich „im Griff".

Gesundheit ist nach der Definition der WHO (World Health Organization; Weltgesundheitsorganisation) von 1946 „ein Zustand vollkommenen körperlichen, geistig-seelischen und sozialen Wohlbefindens und nicht nur das Fehlen von Krankheit oder Behinderung". Gesundheit in diesem Sinne, wie sie kurz nach dem 2. Weltkrieg als Ideal formuliert wurde, ist schwer zu erreichen. Jeder Mensch hat seinen eigenen Gesundheitsbegriff, der durch sein persönliches Empfinden bestimmt wird. Dazu gehört neben der Abwesenheit von Leid und Schmerzen allgemeines Wohlbefinden sowie die Fähigkeit, das eigene Leben frei zu gestalten. Auch der individuelle Schönheitsbegriff spielt in das Gesundheitserleben hinein; der Wunsch nach plastischen Operationen u. Ä. führt viele „Patienten" zum Arzt. Ein junges Mädchen kann sich wegen einer leichten Akne durchaus schon krank und in ihrem Lebensgefühl eingeschränkt fühlen. Andererseits kann sich ein „Schwerkranker", der viele Medikamente und z. B. einen Rollstuhl benötigt, gesund und zufrieden fühlen.

1.2 Stadien der Hilfesuche

Spürt ein Mensch, dass er krank ist, greift er zunächst auf eigene Erfahrungen und Kenntnisse sowie die seines sozialen Umfeldes zurück. Erst wenn diese nicht hilfreich bzw. ausreichend wirksam sind, nimmt er professionelle, z. B. ärztliche Hilfe in Anspruch.

Wahrnehmung von Symptomen: „Ich bin krank!“,
z. B. Halsschmerzen, Schluckbeschwerden

Abwarten – Hoffnung auf Selbstheilung:
Falls die Symptome verschwinden, endet die Hilfesuche hier.

Versuch der Selbsthilfe durch **Selbstbehandlung** nach eigenen Erfahrungen von früheren Krankheiten, z. B. „Damals hat mir Gurgeln geholfen.“ Eventuell zieht der Kranke auch Gesundheitsratgeber, Buch oder Internet als Informationsquellen hinzu.
Falls dies erfolgreich ist und die Symptome verschwinden, endet die Selbsthilfe hier.

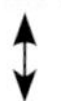

Falls die Selbstbehandlung nicht hilft, befragt der Kranke häufig Menschen aus seinem sozialen Umfeld, die er für erfahren hält (dies können Laien sein oder befreundete Menschen mit medizinischen Berufen), und setzt ggf. das um, was diese ihm raten.
Bei dieser **erweiterten Selbsthilfe** kann es sich um eine intensivere Selbstbehandlung, z. B. mit Halsschmerztabletten, speziellem Kräutertee, homöopathischen Mitteln und/oder Bettruhe, handeln.
Falls dies erfolgreich ist und die Symptome verschwinden, endet die Selbsthilfe hier.

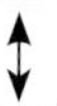

Falls diese „erweiterte Selbsthilfe“ nicht zum Erfolg führt, sucht sich der Kranke in der Regel **Hilfe im professionellen Bereich**. Möglicherweise hat ihm die „erfahrene Person“ seines Umfeldes dies auch schon geraten. Der Kranke geht also ggf. erst zur Apotheke. Bei starken Beschwerden und/oder der Notwendigkeit einer Krankmeldung sucht er den Hausarzt auf bzw. ruft den Hausarzt.

Der **Hausarzt** stellt eine Diagnose, z. B. Angina tonsillaris (bakterielle Mandelentzündung), und behandelt den Patienten mit einem Medikament (z. B. Penicillin).
Falls dies erfolgreich ist und die Symptome verschwinden, endet die Hilfesuche hier.

Werden die Beschwerden nicht weniger, sucht der Patient den Arzt erneut auf. Dieser behandelt weiter bzw. ändert die Therapie.
Falls dies erfolgreich ist und die Symptome verschwinden, endet die Hilfesuche hier.
Ansonsten schickt der Hausarzt ihn möglicherweise zum **Facharzt**.

Kann der Facharzt ihn erfolgreich behandeln, z. B. durch eine weitergehende Diagnostik (er diagnostiziert z. B. Pfeiffersches Drüsenfieber), so endet die professionelle Hilfe hier.
Ist dies nicht erfolgreich, so kann der Facharzt ihn ggf. ans **Krankenhaus** weiterleiten, beispielsweise zur operativen Entfernung der Mandeln.

Dass ein Kranker zum Arzt geht, bedeutet also, dass seine Selbsthilfe nicht ausreicht oder dass die Angst, die mit der Störung seiner Lebensfunktionen einhergeht, ihn dorthin führt. Art und Ausmaß der Beschwerden, aber auch seine bisherigen Erfahrungen, seine soziale und psychische Situation, sein kultureller Hintergrund sowie die Persönlichkeit jedes einzelnen Patienten beeinflussen die Entscheidung, ob und wann er einen Arzt konsultiert.

1.3 Anamnese

Der Arzt empfängt den Patienten im Sprechzimmer und fragt ihn nach dem Anlass seines Kommens. Er erhebt die Krankengeschichte, die **Anamnese**. Ein Anamnesebogen kann helfen, Zeit zu sparen und die Vollständigkeit der Angaben zu verbessern, ersetzt aber nicht das persönliche Gespräch.

Anamnesebogen			
Name:		Datum: 20	
Vorname:		Geburtsdatum:	
Jetzige Anamnese			
Frühere Anamnese			
Schwangerschaft/Kinderkrankheiten:	Operationen:		
Klinikaufenthalte:			
Blutdruck:	max. Wert: / mmHg		
Cholesterinwerte:	max. Wert: mg/dL		
Sonstige Erkrankungen:			
Bisherige Therapien:			
Impfungen			
Tdap:	Polio:	Hep. B:	
Influenza:	FSME:	Hep. A:	
Sonstige:			
Allergien			
Medikamente:	Sonstiges:		
Vegetative Anamnese			
Gewicht:	Schlaf:	Leistungsfähigkeit:	
Appetit:	Verdauung/Stuhlgang:	(ggf. Sexualfunktionen):	
Bei Auffälligkeiten: psychische Befindlichkeit (z. B. Depression)			
Alkohol: /Tag	Zigaretten: /Tag seit	Jahren	Drogen:
Medikamente			
Regelmäßig: (Medikamentennahme/Substanz) Einnahme (morgens•mittags•abends•nachts)			
Familienanamnese			
Diabetes mellitus Typ:	Allergien:		
Krebs:	Asthma bronchiale:		
Herz-Kreislauf-Krankheiten:	Bluthochdruck:		
Herzinfarkt:	Sonstiges:		
Soziale Anamnese			
Familienstand: verh./Partnerschaft/led.:	Kinder/Beruf:		
Dauernde/momentane Stressfaktoren:			

Abb. 1 Anamnesebogen

Sinn der Anamnese ist es, mit Hilfe der Angaben des Patienten die **Diagnose** zu stellen, d. h., die vorliegende Erkrankung erkennen und benennen zu können. Ohne Diagnose kann normalerweise keine **Therapie** (Behandlung) stattfinden. Mindestens 70 % der Diagnosen werden mit Hilfe der Anamnese gestellt. Damit sind Befragen und Zuhören die wichtigsten **diagnostischen** Mittel der Medizin. Oft findet im Anschluss eine weiterführende **Diagnostik** statt: Es werden verschiedene Untersuchungen durchgeführt, um die **Verdachtsdiagnose** zu bestätigen oder auszuschließen. Eine Verdachtsdiagnose ist die erste Idee des Arztes, welche Krankheit (Diagnose) bei einem Patienten vorliegt.

Der Patient schildert seine Beschwerden bzw. **Symptome** (Krankheitszeichen), z. B. Rückenschmerzen. Symptome können **subjektiv**, d. h. nur für den Patienten selbst wahrnehmbar sein, wie Schmerzen, Juckreiz oder Übelkeit. Sie können auch **objektiv**, also auch für andere feststellbar oder messbar sein, z. B. Hautausschlag oder Fieber.

Manche Symptome sind **spezifisch**, d. h. für eine bestimmte Erkrankung charakteristisch und kennzeichnend, z. B. der typische Hautausschlag einer Gürtelrose oder ein sichtbares Knochenstück bei einem offenen Knochenbruch. Die meisten Symptome sind jedoch **unspezifisch**. Sie können bei vielen Erkrankungen vorliegen, z. B. Kopfschmerzen. Diese können auf eine verspannte Nackenmuskulatur, eine Entzündung der Nasennebenhöhlen, eine beginnende Grippe oder auch auf einen Hirntumor hinweisen.

Der Arzt erfragt, ob die Beschwerden **akut** (heftig und plötzlich, aber kurz andauernd) oder ständig und langwierig, d. h. **chronisch**, bestehen. Auch der tageszeitliche Verlauf und die Beeinflussbarkeit der beklagten Beschwerden werden erfragt.

Anamnesearten und -anteile

Die Anamnese besteht aus mehreren Anteilen, die je nach Situation unterschiedlich wichtig und umfangreich sind. Die **jetzige Anamnese** beginnt mit „Was führt Sie zu uns?" und erfasst den Anlass des Arztbesuches bzw. die aktuellen Beschwerden.

Die **frühere Anamnese** umfasst zuvor aufgetretene Krankheiten, Operationen, Klinikaufenthalte, Therapien, Befunde, Impfungen, Allergien usw.

Bei der **Medikamentenanamnese** wird sowohl nach ärztlich verordneten Arzneimitteln als auch nach der **Selbstmedikation** gefragt; dies ist die Medikamenteneinnahme, die der Patient ohne ärztliches Rezept durchführt. Auch Genussmittel- und Drogenkonsum wird erfragt.

Die **vegetative Anamnese** betrifft die unwillkürlichen (automatischen) Körperfunktionen, wie Schlaf, Appetit, Veränderungen des Körpergewichts, Schwitzen, Blasen- und Darmfunktion sowie bei Frauen den Menstruationszyklus.

Die **Familienanamnese** liefert wichtige Hinweise auf erbliche Krankheitsneigungen, z. B. allergisches Asthma, Bluthochdruck, Darmkrebs und auch seelische Krankheiten wie Depressionen.

Die **soziale Anamnese** gibt Aufschluss über die persönliche Situation des Patienten einschließlich Partnerschaft, Familie und Beruf. Diese soziale Situation kann sich stark auf das Krankheitsgeschehen und -erleben auswirken.

Wenn es notwendig erscheint, wird auch die **psychische** bzw. **psychiatrische Anamnese** erhoben, um die seelische Befindlichkeit (Stimmung, Motivation usw.) und krankhafte Erscheinungen wie Selbsttötungsneigung oder wahnhaftes Erleben zu erkennen.

Kann der Patient selbst die anamnestischen Angaben machen, handelt es sich um eine **Eigenanamnese**. Dagegen muss z. B. bei Säuglingen, bewusstlosen, dementen oder in seelischen Ausnahmezuständen befindlichen Patienten eine **Fremdanamnese** erhoben werden. Bei der Fremdanamnese werden Personen des sozialen Umfeldes befragt, z. B. Eltern, Partner oder Pflegende.

Was führt Sie zu uns?
jetzige Anamnese
Eigen-anamnese
Bitte mal ausfüllen!
... reicht schon!!
... gelblich, mit grünen Bröckchen ...
vegetative Anamnese
Medikamenten-anamnese
Die Gelben mag ich am liebsten!!
Befinden?
Alles wurscht ...
psychische Anamnese
soziale Anamnese
Familien-stress?
... der Junge hatte schon immer ...
Fremd-anamnese

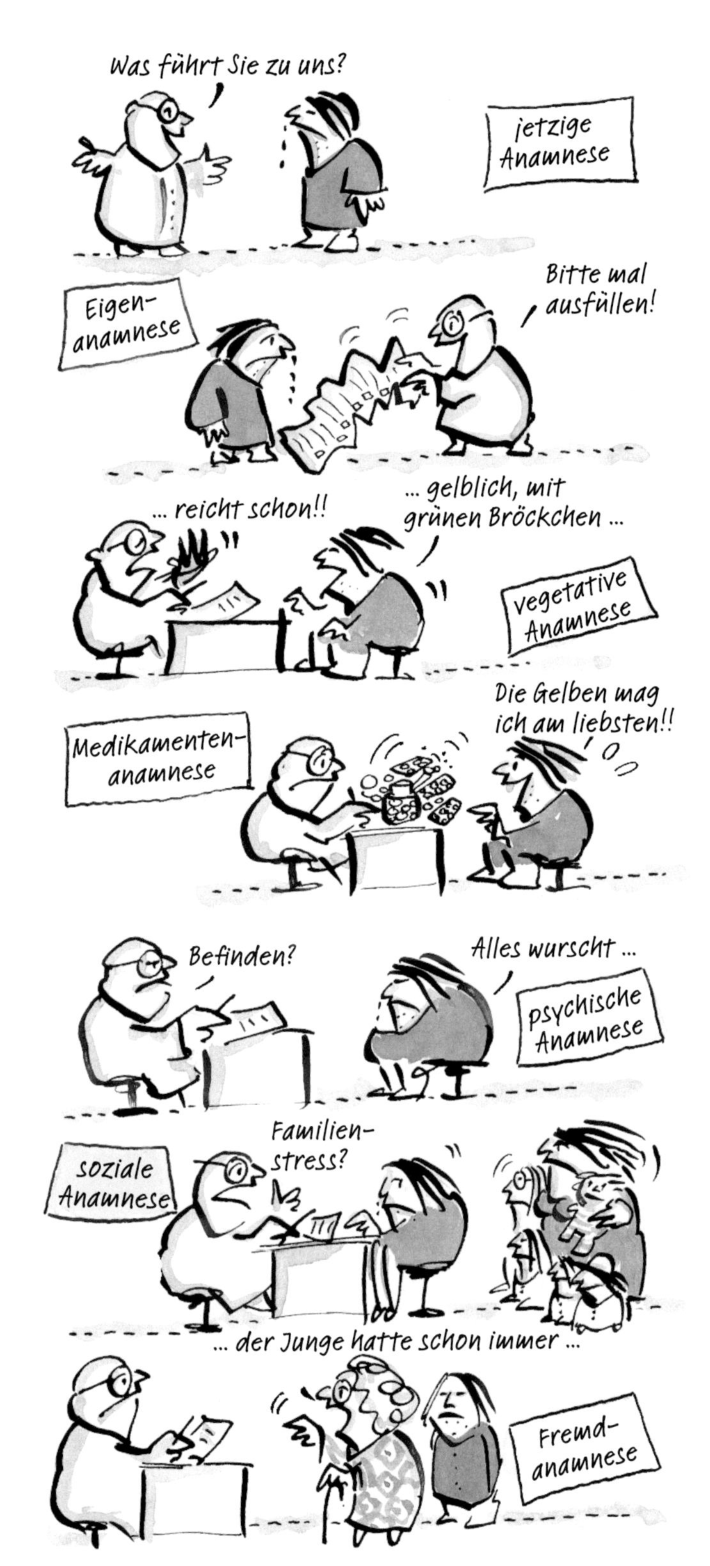

1.4 Untersuchung

Der Anamnese folgt in vielen Fällen eine körperliche Untersuchung, auch **klinische Untersuchung** genannt. Diese untergliedert sich in
- Inspektion,
- Palpation,
- Perkussion und
- Auskultation.

Die Untersuchung beginnt mit der Betrachtung, der **Inspektion**. Sie umfasst Gang, Haltung, Körperbau, Hautfarbe usw. Kleidung und Pflegezustand des Patienten können u. a. Aufschluss über seine seelische Lage geben.

Für die genauere Inspektion, z. B. der Mundhöhle, ist eine Untersuchungsleuchte und evtl. ein Holzspatel erforderlich. Reicht das bloße Auge nicht aus, werden weitere Hilfsmittel eingesetzt.

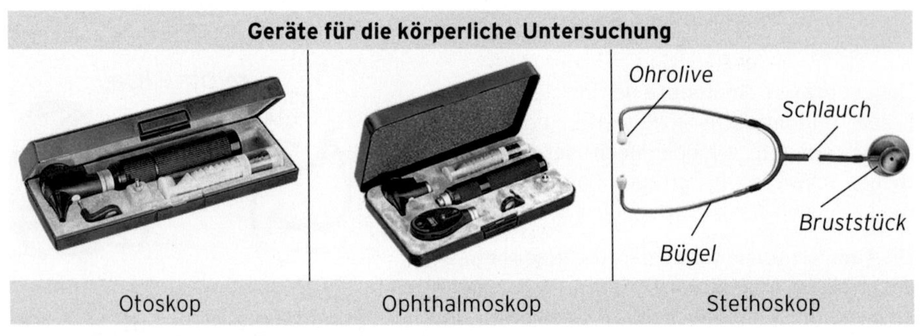

Abb. 1 Untersuchungsgeräte

HINWEIS

Die Begriffe Ohren- und Augen*spiegel* stammen aus der Zeit, als Ärzte das Licht einer Lampe noch mit Hilfe eines Stirnspiegels auf das zu inspizierende Organ umlenken mussten.

Der Untersuchung des äußeren Gehörgangs und des Trommelfells dient das **Otoskop**; es enthält eine Lichtquelle und eine Lupe und wird zusammen mit einem kleinen Ohrtrichter verwendet. Das **Ophthalmoskop** dient der Inspektion der Augen bzw. des Augenhintergrundes.

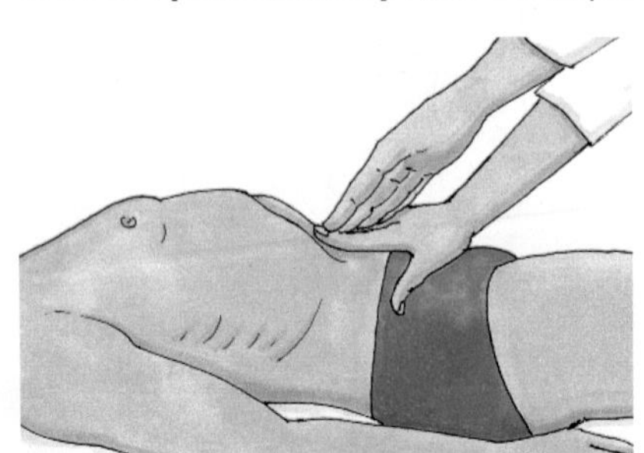

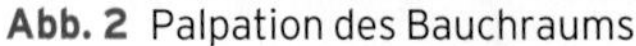

Abb. 2 Palpation des Bauchraums

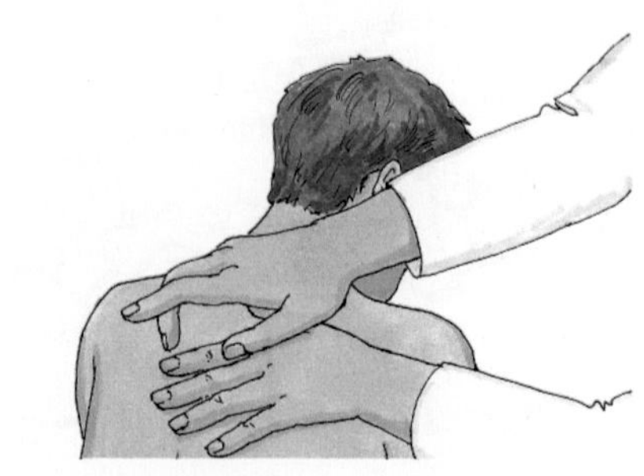

Abb. 3 Perkussion

Der Inspektion folgt die **Palpation**, das Betasten des Körpers. Dabei wird z. B. auf Schwellungen, Verhärtungen, Druckschmerz und ungewöhnliche Widerstände des **palpierten** Organs bzw. der Körperregion geachtet.

Ein weiterer Untersuchungsschritt ist die **Perkussion**, das Beklopfen. Dabei klopft der Untersucher auf seinen aufgelegten Mittelfinger. Das Klopfgeräusch unterscheidet sich, je nachdem, ob ein lufthaltiger oder solider Körperbereich **perkutiert** wird. Deshalb dient diese Methode z. B. zur Bestimmung der unteren Lungengrenzen. Geübte können u. a. Flüssigkeitsansammlungen im Brustraum durch Perkussion erkennen. Bauchraum, Lunge und manche Blutgefäße werden zusätzlich **auskultiert** (abgehört).

Das Hilfsmittel für die **Auskultation** ist das **Stethoskop**, das Hörrohr. Oft schließt sich an die klinische Untersuchung eine **apparative** Diagnostik an, z. B. um Bilder erkrankter Organe herzustellen und durch deren Beurteilung die Diagnose zu stellen und/oder therapeutische Schritte, z. B. eine **Operation**, zu planen.

Der kranke Mensch

2.1 Krankheitsursachen

Das geht so nicht weiter! Schick ihm eine Magen-Darm-Grippe ...

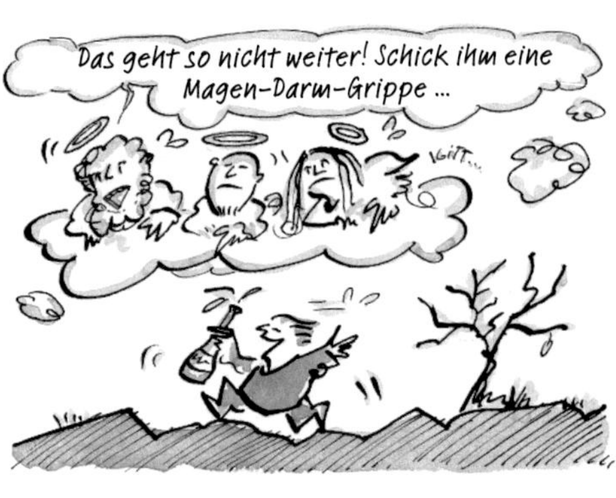

Kranksein begleitet die Menschheit schon immer; stets haben sich Kranke Gedanken über die Ursachen ihrer Leiden gemacht. Parasitenbefall, Splitter u. Ä. führten zu der Annahme, etwas Lebendes treibe in Wunden bzw. im Inneren des Kranken sein Unwesen. Nach anderen Vorstellungen verstand man Kranke als von Dämonen (bösen Geistern) befallen und religiöse Überzeugungen führten zu der Ansicht, Krankheit sei eine göttliche Strafe.

Heute kennen wir viele Krankheitserreger, Gifte und viele andere schädliche Einflüsse und sehen auch zu viel Stress als krank machend an. Die Überzeugung, dass die Lebensweise Einfluss auf die Gesundheit hat, war schon im antiken Griechenland verbreitet. Der daher stammende Begriff „Diät" bedeutet „richtige Lebensweise" und umfasste Sport, Ernährung und sinnvolle Betätigung einschließlich philosophischer Gespräche.

Krankheit - die Abwesenheit von Gesundheit - kann viele Ursachen haben

Chemisch: Säuren, Laugen, Gifte usw., *z. B. Verätzung, Vergiftung, Krebs*

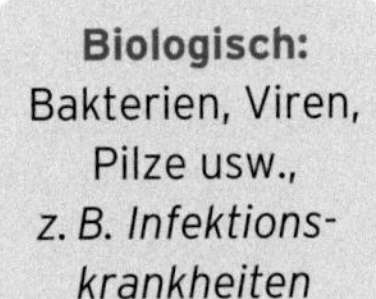

Biologisch: Bakterien, Viren, Pilze usw., *z. B. Infektionskrankheiten*

Physikalisch: Kälte, Hitze, Strahlen usw., *z. B. Erfrierung, Verbrennung, Hautkrebs*

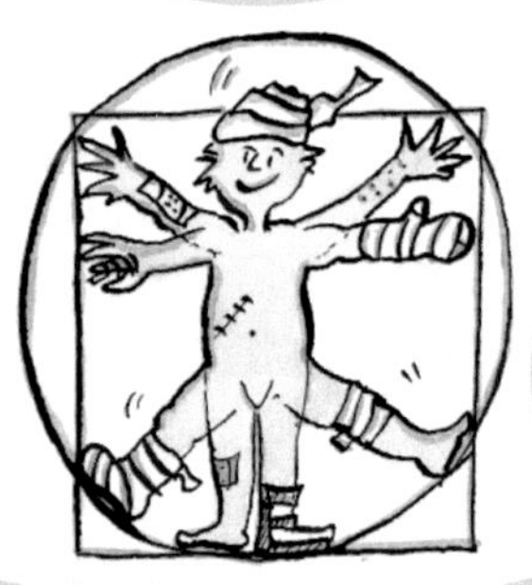

Psychisch: Stress, traumatische Erlebnisse usw., *z. B. psychosomatische Krankheiten, Depressionen*

Genetisch (= Vererbung): *z. B. Bluterkrankheit, Down-Syndrom*

Sozial: Arbeitslosigkeit, Einsamkeit usw., *z. B. psychosomatische Krankheiten, Depressionen*

Anfälligkeit (= Disposition): *z. B. Allergien, Herzinfarkte, Osteoporose*

2.2 Negative Krankheitsauswirkungen

Kranksein beeinträchtigt den Menschen in vielfacher Hinsicht. Körperlich und seelisch, indem er Schmerzen und Funktionseinschränkungen erleidet. Auch beruflich, finanziell und sozial wirkt sich Krankheit aus: Bestimmte Berufe können z. B. Epilepsiepatienten nicht ausüben. Selbstständige sind oft gezwungen, trotz Krankheit weiterzuarbeiten, da sie sonst kein Einkommen haben. Außerdem kann eine durch eine schwere Krankheit oder Behinderung gebremste oder verhinderte Karriere Lebensstandard und -qualität beeinträchtigen. Ebenso müssen manche Frauen wegen chronischer Krankheiten und/oder lebensnotwendiger Medikamente auf Schwangerschaft bzw. auf leibliche Kinder verzichten.

2.3 Krankheitsgewinn

Mit Krankheiten können auch positive Aspekte verbunden sein. Die Psychologie nennt diese Vorteile **Krankheitsgewinn**. Es wird zwischen primärem und sekundärem Krankheitsgewinn unterschieden.

Primärer Krankheitsgewinn bedeutet, dass ein Mensch, der unter seelischen Problemen leidet, z. B. einen unlösbar erscheinenden Konflikt erlebt, körperlich krank wird und sich dadurch seelisch entlastet fühlt. Es entweicht quasi psychischer Druck in den Körper. Vereinfacht ausgedrückt, ist dies der Entstehungsprozess **psychosomatischer** Krankheiten, d. h. der Erkrankungen, bei denen sich seelisches Leid körperlich ausdrückt.

Deutlicher erkennbar ist der sekundäre Krankheitsgewinn. Darunter versteht man praktische und finanzielle Vorteile durch Krankheit. Dazu gehört die Entlastung von Pflichten, sei es privat, in Beruf oder Schule. Auch Rentenbezüge können somit einen Krankheitsgewinn darstellen.

2.4 Compliance und Adhärenz

Doktorchen, ich sach Ihnen mal was:
Komplimente fördern die Compliance!!

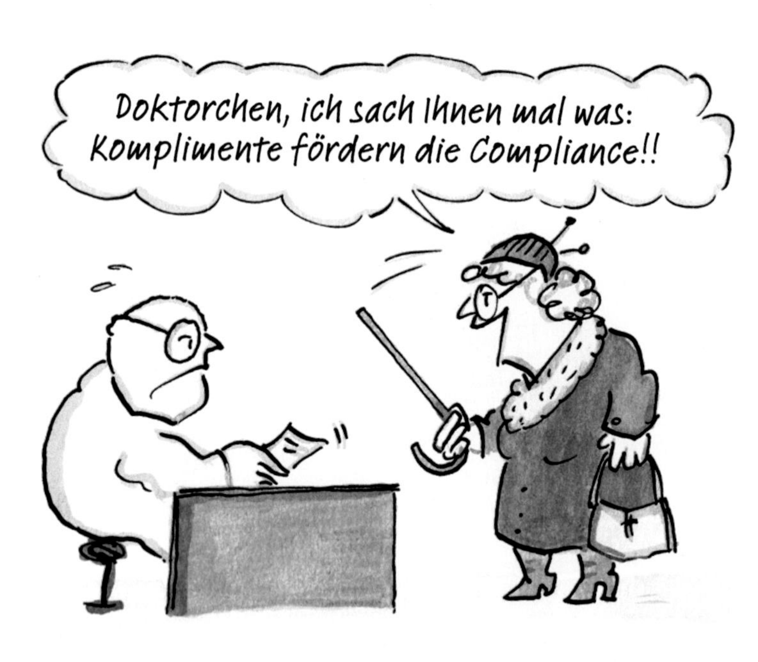

Von den Patienten erwarten Arzt und MFA ein bestimmtes (Rollen-)Verhalten: Sie sollen sich untersuchen lassen, auch wenn dies unangenehm, schmerzhaft oder mit Schamgefühl verbunden ist. Wir setzen voraus, dass unsere Patienten verordnete Medikamente einnehmen, obwohl deren Beipackzettel schwere Nebenwirkungen in Aussicht stellen. Arzttermine und Wartezeiten durchkreuzen ggf. Beruf, Familienleben und Freizeit.

Befolgt ein Patient die ärztlichen Vorgaben, bezeichnet man ihn als kooperativ oder **compliant** (sprich komplaient). **Compliance** bedeutet Therapietreue; das Gegenteil ist die **Non-Compliance**.

Neuerdings wird der Begriff **Adhärenz** bevorzugt: Er bezeichnet die Tendenz des Patienten, von Arzt und Patient gemeinsam erarbeitete Maßnahmen durchzuführen. Im Idealfall ziehen Arzt und Patient an einem Strang, indem sie gemeinsam medizinische Maßnahmen beschließen und konsequent an deren Umsetzung arbeiten.

2.5 Menschlichkeit und Professionalität

Im medizinischen Bereich stehen der Mensch und sein Wohlergehen im Mittelpunkt. Für eine gute therapeutische Beziehung sind Offenheit, Vertrauen und Wahrhaftigkeit auf beiden Seiten notwendig. Arzt und MFA müssen sich zugleich menschlich und professionell verhalten. Immer wieder kommen Grenzüberschreitungen vor. Es gibt z. B. Patienten, deren Leben aus ihren Krankheiten zu bestehen scheint. Sie sehen die MFAs als eine Art Familienersatz an und suchen in der Arzt-Patienten-Beziehung Zuwendung und Aufmerksamkeit.

Manche Patienten verhalten sich – ggf. krankheitsbedingt – aggressiv, unverschämt oder anzüglich. Solche Überschreitungen des professionellen Miteinanders gilt es bestimmt, aber freundlich abzuwehren bzw. in die richtigen Bahnen zu lenken. Dies gelingt, wenn das gesamte Praxisteam konstruktiv zusammenarbeitet.

Terminologie: Allgemeine Begriffe der ambulanten Medizin

Adhärenz	Therapietreue (bzgl. gemeinsam festgelegter Ziele)
akut	plötzlich, heftig
ambulant (Ggt. **stationär**)	im niedergelassenen Bereich der Medizin
Anamnese	Krankengeschichte
apparative Diagnostik	Untersuchung mit Geräten (Apparaten)
chronisch	lang anhaltend
Compliance (Ggt. **Non-Compliance**)	Therapietreue (im Sinne der Befolgung ärztlicher Vorgaben)
Diagnose	Krankheitsname
Diagnostik	Untersuchungen, die der Diagnosestellung dienen
diagnostisch	der Diagnosestellung dienend
Inspektion	Betrachtung; Teil der klinischen Untersuchung
klinisch	Krankheitsanzeichen betreffend
konsultieren	um Rat fragen
Krankheitsgewinn	positive Aspekte bzw. Vorteile des Krankseins
objektiv	messbar; von außen feststellbar
Ophthalmoskop	Augenspiegel; Untersuchungsgerät für die Augen
Otoskop	Ohrenspiegel; Untersuchungsgerät für die Ohren
Palpation (Verb **palpieren**)	Abtasten; Teil der klinischen Untersuchung
Perkussion	Abklopfen; Teil der klinischen Untersuchung
psychisch	seelisch
psychiatrisch	Seelenkrankheiten bzw. deren Therapie betreffend
Psychosomatik (Adj. **psychosomatisch**)	Lehre von der Wechselbeziehung von Körper und Seele bei Krankheit
Selbstmedikation	Einnahme nicht ärztlich verordneter Medikamente
spezifisch	kennzeichnend; typisch
stationär (Ggt. **ambulant**)	in einer Klinik; mit Übernachtung
subjektiv	nur selbst fühlbar; nicht messbar
Symptom	Krankheitszeichen
symptomatisch	mit Symptomen (Krankheitszeichen) einhergehend
Therapie	Behandlung
unspezifisch	allgemein; nicht etwas Bestimmtes kennzeichnend
Verdachtsdiagnose	wahrscheinliche, noch unbewiesene Diagnose
vegetativ	automatische Körperfunktionen betreffend

3 Grundlagen des Vertragsrechts

In einer Arztpraxis werden täglich Verträge abgeschlossen bzw. gelten „im Hintergrund". Dabei können sehr verschiedene **„Vertragsarten"** vorkommen. So werden mit Patienten Behandlungsverträge, mit Medizinischen Fachangestellten Arbeitsverträge und mit Auszubildenden Ausbildungsverträge geschlossen. Die Materialeinkäufe werden durch Kaufverträge und das Erstellen der Website über einen Werkvertrag geregelt. Gehören die Räumlichkeiten der Arztpraxis einem Dritten, wird ein Pachtvertrag abgeschlossen.

Um einen Vertrag abschließen zu können, sind aber gewisse Voraussetzungen nötig.

BEISPIEL

Juliane ist 6 Jahre alt und wohnt im Haus neben der Praxis von Dr. Moisa. Sie hat Husten und Schnupfen. Ihre Mutter macht telefonisch einen Termin mit der Praxis aus und schickt Juliane dann alleine in die Praxis. Neben der gründlichen Untersuchung entfernt Dr. Moisa auch noch eine Warze, die Juliane nach eigenen Angaben sehr stört.
Die Eltern wollen aber die Honorarforderungen in Bezug auf die Entfernung der Warze nicht begleichen, da ihrer Meinung nach hierfür kein Behandlungsauftrag und damit auch kein Vertrag bestand.
Um dies richtig beurteilen zu können, ist zu klären, wie Rechtsgeschäfte zu Stande kommen und wer Rechte und Pflichten hat.

3.1 Rechts- und Geschäftsfähigkeit

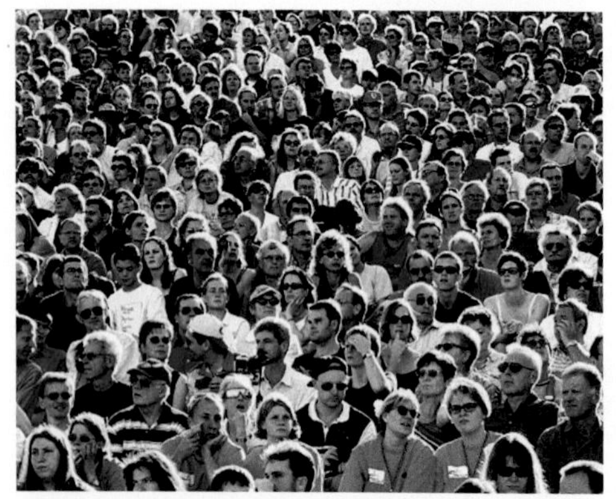

Abb. 1 Natürliche Personen

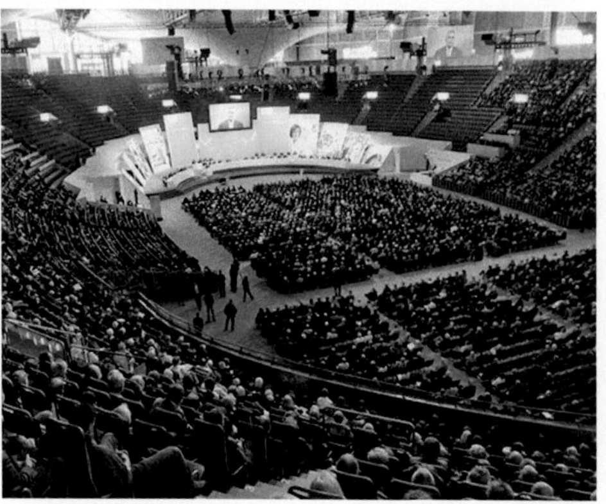

Abb. 2 Juristische Personen, z. B. Siemens AG

3.1.1 Rechtsfähigkeit

Nach § 1 des **Bürgerlichen Gesetzbuches (BGB)** ist jeder Mensch mit Vollendung der Geburt rechtsfähig, d. h., sie oder er hat Rechte und damit immer verbundene Pflichten.

Menschen werden im Gesetz als **natürliche Personen** bezeichnet (→ Abb. 1). Die Rechtsfähigkeit kann einem Menschen von niemandem genommen werden (nicht zu verwechseln mit dem Verlust der bürgerlichen Ehrenrechte!). Die Rechtsfähigkeit erlischt erst mit dem Tod.

Neben den natürlichen gibt es noch künstliche, vom Recht geschaffene Personen, die sogenannten **juristischen Personen** (→ Abb. 2). Dies sind rechtliche Gebilde, wie z. B. Aktiengesellschaften, Gesellschaften mit beschränkter Haftung (GmbH), aber auch Vereinigungen des öffentlichen Rechts (Bund, Länder, Gemeinden), die ebenfalls die Rechtsfähigkeit besitzen.

Eine Arztpraxis ist keine juristische Person, auch wenn sie in der Form einer Gemeinschaftspraxis oder Partnerschaft geführt ist. Der Arzt handelt für die Arztpraxis (manches kann er delegieren). Er ist, bis auf wenige Ausnahmen, immer haftbar und nur er kann für Schäden verklagt werden, die die „Praxis" verursacht hat.

Dass das Kind in dem Eingangsfall das Recht auf Behandlung hat, geht aus der Rechtsfähigkeit hervor. Kann es aber auch ein Einverständnis zu einer Warzenentfernung geben bzw. einen Kauf tätigen? Kann es also Rechtsgeschäfte selbstständig und voll wirksam abschließen? Dies ist die Frage nach der Geschäftsfähigkeit.

3.1.2 Geschäftsfähigkeit

Im BGB hat man die Geschäftsfähigkeit in drei Stufen eingeteilt:

Geschäftsfähigkeit
Fähigkeit, Rechtsgeschäfte selbstständig und rechtswirksam abzuschließen

Geschäftsunfähigkeit	Beschränkte Geschäftsfähigkeit	Unbeschränkte Geschäftsfähigkeit
- Kinder bis 6 Jahre - andauernd Geisteskranke *Rechtsfolgen* - Willenserklärung ist nichtig (Risiko trägt der Käufer) - kann Bote sein - gesetzlicher Vertreter oder Vormund handelt	- 7 bis 18 Jahre *Rechtsfolgen* - Zustimmung des gesetzlichen Vertreters notwendig - Verträge sind schwebend unwirksam *Ausnahmen* - Taschengeld - wenn kein rechtlicher Nachteil entsteht - Arbeitsverhältnis	- über 18 Jahre *Rechtsfolgen* - alle Rechtsgeschäfte sind gültig - Person handelt selbst

Geschäftsunfähigkeit (§ 104 BGB)

- Kinder bis zum vollendeten siebten Lebensjahr
- dauernd Geisteskranke

BEISPIEL

a Eine Vierjährige kauft sich eine Tafel Schokolade und isst sie auf. Der Kaufvertrag über die Schokolade ist ungültig. Der Kaufmann muss den Eltern den Kaufpreis rückerstatten. Dass die Schokolade nicht mehr zurückerstattet werden kann, geht zulasten des Kaufmanns.

b Ein Vierjähriger wird von seinen Eltern mit einem Zettel zum Einkaufen geschickt. Die Geldbörse mit Einkaufszettel und abgezähltem Betrag übergibt er dem Verkäufer. Dieser packt ihm die Sachen ein und nimmt das Geld an sich.
Der Kaufvertrag ist gültig. Der Vierjährige ist als Bote seiner Eltern unterwegs. Er überbringt die Willenserklärung seiner Eltern, nicht seine eigene.

Die sechsjährige Juliane kann also kein Rechtsgeschäft (Behandlungsvertrag) abschließen. Daraus folgt, dass das Rechtsgeschäft (Entfernung der Warze) ungültig ist und folglich der Arzt keinen Honoraranspruch hat.

Erscheint ein Elternteil mit zur Behandlung, gilt dies grundsätzlich als Einwilligung zur Behandlung. Erscheint ein Kind unter sieben Jahren und übermittelt mündlich die Einwilligung seiner Eltern zur Behandlung (als Bote), sollte dies durch einen Anruf bei den Eltern überprüft werden. Empfehlenswert ist in jedem Fall die schriftliche Einwilligung der Eltern. Bei größeren ärztlichen Eingriffen ist es ratsam, die Einwilligung beider Elternteile zu verlangen. Dies gilt insbesondere, wenn die Eltern getrennt leben. Eine nachträgliche Genehmigung ist in jedem Fall ausgeschlossen. Der Behandlungsvertrag kommt zwischen Eltern und Arzt zu Stande.

Beschränkte Geschäftsfähigkeit (§ 106 BGB)

- Personen von 7 bis 18 Jahren
- Unter Umständen sind hiermit auch Personen vergleichbar, die unter Betreuung gestellt sind (siehe § 1903 BGB).

Tätigen beschränkt Geschäftsfähige ein Rechtsgeschäft ohne vorherige Zustimmung, ist dieses schwebend unwirksam. Das bedeutet, dass der gesetzliche Vertreter dem Rechtsgeschäft auch nachträglich zustimmen kann. Verweigert er die nachträgliche Zustimmung, ist das Rechtsgeschäft von Anfang an nichtig (§ 107 BGB). Fordert der Arzt vom gesetzlichen Vertreter die nachträgliche Zustimmung, dieser lässt jedoch 14 Tage nichts von sich hören, gilt die Zustimmung als verweigert.

BEISPIEL

Ein 16-Jähriger kauft sich ein gebrauchtes Mofa. Das Rechtsgeschäft ist schwebend unwirksam, da die Zustimmung des gesetzlichen Vertreters nicht vorliegt. Der Händler fordert den Vater des 16-Jährigen auf, die Zustimmung zu erteilen. Da er aber nicht reagiert, gilt die Zustimmung als verweigert. Der Kauf ist somit ungültig. Das Mofa und der Kaufpreis müssen zurückerstattet werden. Wenn der Verkäufer den Vater nicht zur Zustimmung aufgefordert und der Vater den Kauf stillschweigend geduldet hätte, wäre der Kauf gültig.

Wäre Juliane bereits 12 Jahre alt gewesen, so wäre auch hier kein Behandlungsvertrag zu Stande gekommen, da die Eltern die nachträgliche Zustimmung verweigern.

Für die Arztpraxis empfiehlt sich bei der Behandlung beschränkt Geschäftsfähiger folgende Vorgehensweise:

Nach der Untersuchung sollte ein Schreiben an den gesetzlichen Vertreter geschickt werden mit der Bitte um Genehmigung der aufgeführten Behandlung. Erfolgt hierauf innerhalb von 14 Tagen keine Antwort, gilt die Zustimmung als verweigert.

Ab dem 14. Lebensjahr kann auch ein Jugendlicher einen Behandlungsvertrag abschließen, wenn er die nötige **Einwilligungsfähigkeit** besitzt.

Der Bundesgerichtshof (BGHZ 920, 33, 36) hat entschieden, dass es darauf ankommt, ob der Jugendliche „nach seiner geistigen und seelischen Reife die Bedeutung und Tragweite des Eingriffs und seiner Gestaltung zu ermessen vermag". Es ist also von großer Bedeutung, dass der Jugendliche das Aufklärungsgespräch versteht. Er muss in der Lage sein, weiterführende Fragen zu stellen und den Arzt auf Besonderheiten seines Lebensumstandes (z. B. Vorerkrankungen) hinzuweisen. Ebenso ist es wichtig, dass der Jugendliche die Information verarbeiten kann und bei seiner Entscheidung berücksichtigt.

BEISPIEL

Juliane ist mittlerweile 16 Jahre alt und bittet ihren Gynäkologen um die Pille (Kontrazeptivum), ohne die Eltern davon zu informieren. Dies ist bei ausreichender Aufklärung und Einsicht über die Risiken möglich.

Bestimmte Rechtsgeschäfte kann auch der beschränkt Geschäftsfähige tätigen, ohne dass er den gesetzlichen Vertreter benötigt.

Dazu zählen:

- **Taschengeldparagraf**
  Für alle Geschäfte, die ein beschränkt Geschäftsfähiger mit Mitteln bewirkt, die ihm zur freien Verfügung stehen, ist er voll geschäftsfähig (z. B. Taschengeld, Ausbildungsvergütung).
  Hierunter fallen auch Arztbesuche von Auszubildenden und Arbeitnehmern, wenn es um die Wiederherstellung ihrer Arbeitsfähigkeit geht. Ebenso sind damit unaufschiebbare Behandlungsmaßnahmen (Schmerzpatienten) gedeckt. Hier besteht eine Pflicht des gesetzlichen Vertreters zur nachträglichen (stillschweigenden) Genehmigung.
- **Rechtliche Vorteilsgeschäfte**
  Für alle Geschäfte, die dem beschränkt Geschäftsfähigen nur einen rechtlichen Vorteil bringen, ist er voll geschäftsfähig.

BEISPIEL

Die Enkelin, 17 Jahre alt, erhält von ihrer Großmutter 1000,00 € geschenkt. Diese Schenkung kann sie ohne Zustimmung ihrer Eltern annehmen, weil diese ihr nur einen rechtlichen Vorteil bringt.

- **Geschäfte im Rahmen eines Arbeits- oder Dienstverhältnisses**
  Geht ein beschränkt Geschäftsfähiger ein Arbeits- oder Dienstverhältnis mit Zustimmung seines gesetzlichen Vertreters ein, so ist er für alle Rechtsgeschäfte, die normalerweise damit zusammenhängen, voll geschäftsfähig. Beim Arbeitsverhältnis umfasst dies sogar die selbstständige Kündigung. Das gilt nicht für Ausbildungsverhältnisse.

BEISPIEL

Ein 17-jähriger Praxishelfer (für Botengänge, kleine Putzarbeiten) kündigt selbstständig seine Stelle in der Praxis.

- **Geschäfte im Rahmen eines selbstständigen Betriebs**
  Wird ein beschränkt Geschäftsfähiger von seinen gesetzlichen Vertretern und dem Vormundschaftsgericht ermächtigt, selbstständig einen Betrieb zu führen, ist er für alle Rechtsgeschäfte voll geschäftsfähig, die der Betrieb normalerweise mit sich bringt.

Volle (unbeschränkte) Geschäftsfähigkeit

Mit Vollendung des 18. Lebensjahres ist man voll geschäftsfähig. Das bedeutet, alle Rechtsgeschäfte sind voll wirksam.
Müssen Menschen betreut werden (z. B. ältere Menschen in Pflegeeinrichtungen), hat dies keine automatische Auswirkung auf die Geschäftsfähigkeit. Die Betreuung soll stärker als bisher auf das individuelle Betreuungsbedürfnis eingehen und die verbliebenen Fähigkeiten des Betroffenen berücksichtigen. Soweit die Teilnahme am Rechtsverkehr im Einzelfall eingeschränkt werden muss, kann das Gericht dies anordnen. Dann kann der Betreute nur mit Einwilligung eines Betreuers rechtswirksame Willenserklärungen abgeben.

3.2 Delikts- und Schuldfähigkeit

3.2.1 Deliktsfähigkeit

Die Deliktsfähigkeit legt fest, wer aus unerlaubten Handlungen zivilrechtlich den Schaden zu tragen hat. Die Schuldfähigkeit legt fest, wer aus unerlaubten Handlungen strafrechtlich zur Verantwortung gezogen werden kann.

Zivilrecht
regelt Ansprüche der Bürger untereinander

Strafrecht
regelt Ansprüche des Staates gegenüber Bürgern

BEISPIEL

Ein Sechsjähriger fährt mit dem Auto seines Vaters gegen ein anderes Auto. In dieser Situation stellen sich folgende juristische Fragen:
a Ist der Sechsjährige deliktsfähig, d. h., muss er für den Schaden haften (z. B. Reparatur bezahlen)?
b Ist der Sechsjährige schuldfähig, d. h., kann ein Gericht ihn zu einer Strafe verurteilen?

Bei der Deliktsfähigkeit unterscheidet man drei Stufen:
Deliktsunfähigkeit
- Personen bis zum vollendeten siebten Lebensjahr
- dauernd Geisteskranke

Deliktsunfähige haften nicht für Schäden, die sie anderen zufügen. Unter Umständen haftet der gesetzliche Vertreter, wenn er die Aufsichtspflicht verletzt.

Beschränkte Deliktsfähigkeit
- Personen von sieben bis 18 Jahren
- Taubstumme

Beschränkt Deliktsfähige haften für den verursachten Schaden nur, wenn sie bei der Begehung der unerlaubten Handlung die zur Erkenntnis ihrer Verantwortlichkeit erforderliche **Einsicht** hatten. Unter Umständen haftet der gesetzliche Vertreter für die Verletzung der Aufsichtspflicht.

Eine Besonderheit gilt im Straßenverkehr: Kinder bis unter zehn Jahren können für Verkehrsunfälle nicht haftbar gemacht werden, wenn sie sie nicht vorsätzlich verursacht haben.

Volle Deliktsfähigkeit

Ab dem 18. Lebensjahr ist jeder Mensch für seine (unerlaubten) Handlungen zivilrechtlich voll verantwortlich.

3.2.2 Schuldfähigkeit

Im Strafrecht können Personen bis zum 14. Lebensjahr nicht bestraft werden (strafrechtliche Schuldunfähigkeit des Kindes nach § 19 des Strafgesetzbuches). Ab dem 14. Lebensjahr überprüft das Gericht, ob der Jugendliche die Einsicht in die Verantwortlichkeit seiner unerlaubten Handlung hatte. Wird dies bejaht, wird der Jugendliche nach Jugendstrafrecht bestraft. Man spricht in diesem Fall von einer **bedingten Schuldfähigkeit.**

Bei unerlaubten Handlungen, die zwischen dem 18. und 21. Lebensjahr begangen werden, überprüft das Gericht, ob das Jugendstrafrecht oder das schwerwiegendere Erwachsenenstrafrecht angewendet werden muss. Auch dies richtet sich nach der Einsichtsfähigkeit des jungen Erwachsenen.

Der Sechsjährige aus dem Eingangsfall ist somit weder delikts- noch schuldfähig. Es ist zu prüfen, ob die Eltern ihre Aufsichtspflicht verletzt haben.

In der **Arztpraxis** spielt die Altersbegrenzung des Strafrechts u. U. eine wichtige Rolle. Haben die gesetzlichen Vertreter einer Behandlung zugestimmt, muss der Arzt den beschränkt Geschäftsfähigen auch über die Risiken des Eingriffs aufklären. Unter 14 Jahren muss diese Aufklärung gegenüber den gesetzlichen Vertretern erfolgen. Über 14 Jahren steht der Arzt vor der gleichen Entscheidung wie ein Richter im Strafrecht: Hat der Jugendliche das Verständnis und die Einsicht, um die Aufklärung über den ärztlichen Eingriff zu verstehen?

Hat der Jugendliche diese Einsicht nicht, muss die Aufklärung gegenüber den gesetzlichen Vertretern erfolgen, oder der Arzt begeht eine unerlaubte Handlung.

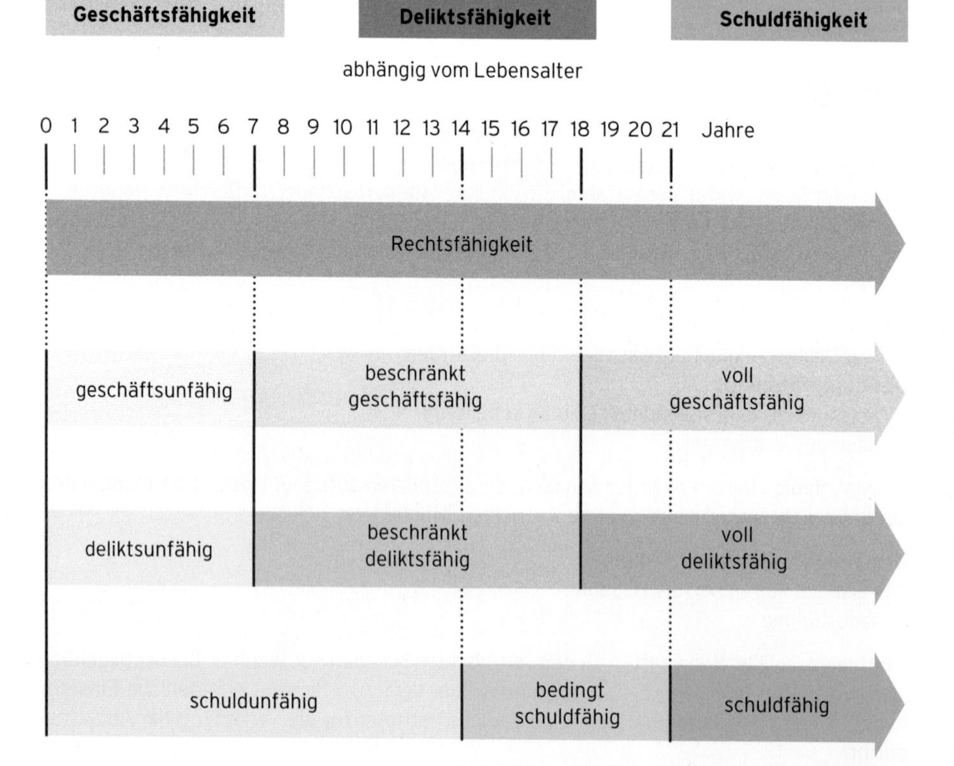

Abb. 1 Entwicklung der Geschäfts-, Delikts- und Schuldfähigkeit ab der Geburt

AUFGABEN

1 a Erklären Sie die Begriffe Rechtsfähigkeit und Geschäftsfähigkeit. Erläutern Sie anhand eines Beispiels die Unterschiede.
b Nennen Sie die Stufen der Geschäftsfähigkeit und ordnen Sie Ihren gesamten Bekannten- und Verwandtenkreis zu.

2 Beurteilen Sie folgende Fälle:
a Die auszubildende Medizinische Fachangestellte Verena Gundman (17 Jahre) ist bald seit einem Jahr mit ihrem Freund Florian (19 Jahre) zusammen. Zum Jubiläum hat sie sich etwas ganz Besonderes ausgedacht: eine Kreuzfahrt von Hamburg nach New York. Diese Reise kostet 6500,00€ für zwei Personen und Verena hat gleich für das nächste Wochenende gebucht. Sie kann es kaum erwarten, Florian das Geschenk zu überreichen. Dieser hatte jedoch dieselbe Idee und hat ebenfalls eine Wochenendreise gebucht. Vergeblich versucht Florian, die Reise zu stornieren, da hat Verena eine Idee: Sie will die Reise zurückgeben, da sie ja noch keine 18 Jahre alt und somit bedingt geschäftsfähig ist.
b Um den Abend schön feiern zu können, gibt Verena ihrer sechsjährigen Schwester 30,00€. Diese kauft sich davon ein Computerspiel und ist so die ganze Zeit beschäftigt. Als ihre Eltern am darauffolgenden Tag davon erfahren, sind sie wütend und verlangen, dass das Computerspiel zurückgegeben wird.
c Verenas Patentante ist von der Reise begeistert und schenkt Verena ein Prepaidhandy und eine Digitalkamera, damit sie sich im Notfall melden und schöne Erinnerungsfotos machen kann. Verenas Eltern finden das reichlich übertrieben und verlangen, dass sie alles wieder zurückgibt.
d Verena ist enttäuscht von der Reaktion ihrer Eltern. Damit sie trotzdem telefonieren kann, möchte sie einen Handyvertrag über 24 Monate abschließen.

3 a Nennen Sie die Ausnahmen von der Zustimmungspflicht bei beschränkt Geschäftsfähigen.
b Warum hat der Gesetzgeber die Möglichkeit geschaffen, als beschränkt Geschäftsfähiger seinen Ausbildungsvertrag nicht ohne Zustimmung der Eltern zu kündigen?

4 Erklären Sie die Begriffe Deliktsfähigkeit und Schuldfähigkeit. Erläutern Sie anhand eines Beispiels die Unterschiede.

5 Unter welchen Voraussetzungen kommt in den folgenden Fällen ein (ärztlicher Behandlungs-)Vertrag zu Stande?
a Der fünfjährige Fritz Walter erscheint in der Arztpraxis und bittet um eine Behandlung, weil er sich beim Fußballspielen das Knie aufgeschlagen hat.
b Der sechsjährige Karl erscheint mit seiner Mutter zur Vorsorgeuntersuchung.
c Die 17-jährige Auszubildende Petra kommt in Ihre Arztpraxis und bittet um einen Aidstest.
d Der 16-jährige Gymnasiast Mario erscheint mit seiner elektronischen Gesundheitskarte (er ist familienmitversichert) in der Arztpraxis und bittet um eine Behandlung.
e Der 17-jährige Manuel ist privat versichert. Er bittet in der Arztpraxis um eine Sportuntersuchung.
f Die 13-jährige Bettina wird schon seit Jahren in der Praxis behandelt. Heute ergibt die Untersuchung, dass eine größere Operation nötig ist.

3.3 Rechtsgeschäfte

Rechtsgeschäfte entstehen durch die Erklärung eines Willens. Um rechtswirksam zu werden, muss die Willenserklärung auf einen rechtlichen Erfolg gerichtet sein.

BEISPIEL

Wer einem Freund verspricht, aus dem Urlaubsort einen Brief zu schreiben, hat zwar eine Willenserklärung abgegeben, sie ist aber rechtlich ohne Bedeutung. Wenn aber ein Lieferer verspricht, die bestellte Sache zu einem bestimmten Termin zu liefern, so hat er sich verpflichtet, den Liefertermin einzuhalten.

Willenserklärungen können auf vielfältige Weise abgegeben werden:

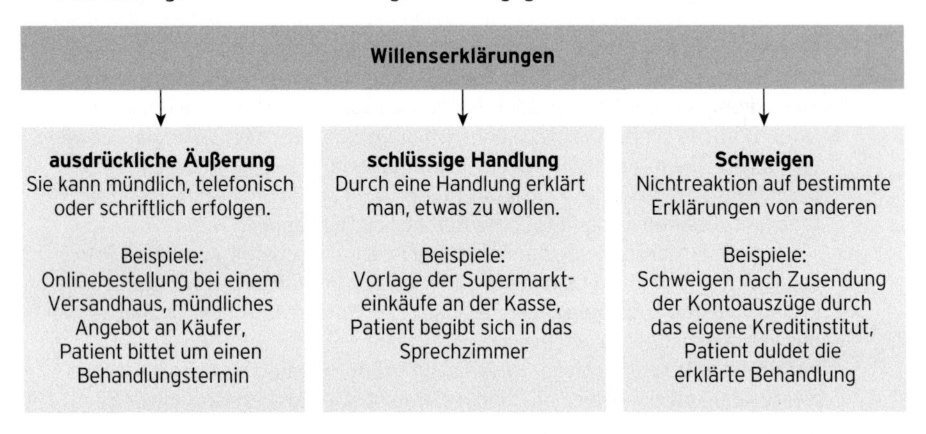

Normalerweise bedeutet Schweigen Ablehnung. Unter Kaufleuten kann es jedoch in bestimmten Fällen als Zustimmung gelten (z. B. Nichtreaktion auf eine abgeänderte Auftragsbestätigung). Schweigt man als Privatperson auf die Zusendung einer unbestellten Ware, bedeutet dies Ablehnung. Man hat lediglich die Pflicht, die Ware so aufzubewahren, wie man ähnliche Waren aufbewahrt.

Arbeitet eine Arztpraxis schon lange mit einem medizinischen Großhandel zusammen, kann dieser auch unbestellte Ware (zur Probe) zusenden. Schweigen bedeutet in diesem Fall Annahme und Pflicht zur Bezahlung.

Ein Rechtsgeschäft besteht aus mindestens einer Willenserklärung. Nach der Anzahl der Willenserklärungen unterscheidet man einseitige und mehrseitige Rechtsgeschäfte.

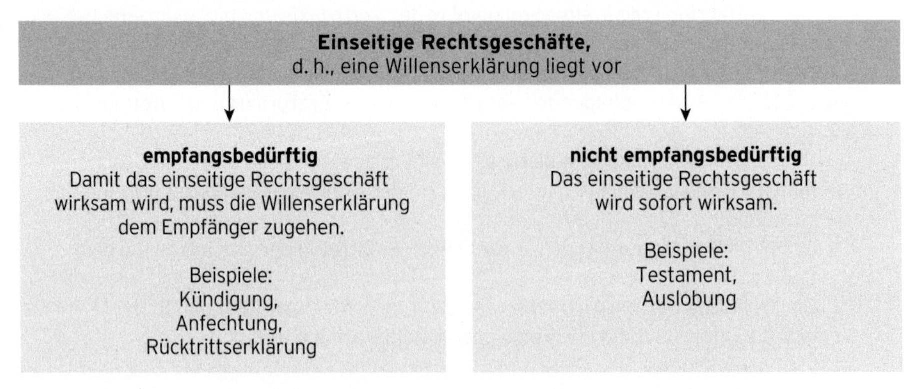

Es ist ohne Bedeutung, an wie viele Personen das einseitige Rechtsgeschäft geknüpft ist. Sind z. B. zwei Personen gleichzeitig Mieter einer Wohnung können sie nur gemeinsam kündigen.

Mehrseitige Rechtsgeschäfte,
d. h., mindestens **zwei** übereinstimmende Willenserklärungen liegen vor.

einseitig verpflichtend	**zweiseitig verpflichtend**
Die Verpflichtungen aus dem Rechtsgeschäft sind auf eine Seite beschränkt. Beispiele: Schenkung, Bürgschaft	Hier verpflichten sich beide Seiten. Beispiele: Kaufvertrag, Mietvertrag, Leihvertrag, Behandlungsvertrag, Berufsausbildungsvertrag, Arbeitsvertrag

Mehrseitige Rechtsgeschäfte bezeichnet man als **Verträge**. Sie kommen nur zu Stande, wenn die Willenserklärungen übereinstimmen, d. h., wenn sie sich „vertragen".

Eine Willenserklärung wird als **Antrag**, die andere Willenserklärung als **Annahme** bezeichnet.

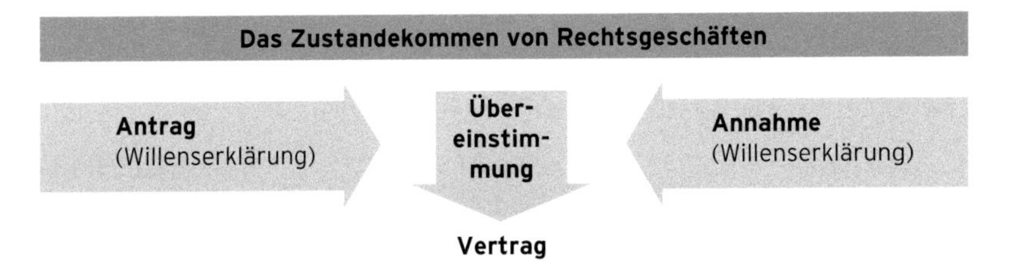

AUFGABEN

1 Handelt es sich im rechtlichen Sinne um eine Willenserklärung?
- a Ein Verliebter: „Dein ist mein ganzes Herz!"
- b Eine Klassenkameradin: „Mein Mofa bekommst du für 300,00 €."
- c Ein Politiker: „Wenn ich die Wahl gewinne, senke ich die Steuern."
- d Sie zu Ihrem Chef: „Hiermit kündige ich fristlos."
- e Ware, die im Regal des Supermarkts liegt
- f Speisen auf einer Speisekarte in einem Restaurant
- g Sie legen Waren aus dem Supermarkt auf die Kasse und wollen bezahlen.
- h Waren in Automaten am Straßenrand

2 Finden Sie Beispiele aus Ihrem Alltag, wo Sie Ihren Willen durch schlüssiges Handeln und Schweigen erklären.

3 Sie ahnen, dass Ihnen Ihr Chef schriftlich kündigen möchte. Das Einschreiben mit Rückschein nehmen Sie daraufhin vom Postboten nicht an. Gilt die Kündigung?

4 Die Äußerung unter 1 d haben Sie gemacht, weil Sie sehr wütend waren, die Kündigung aber eigentlich nicht wollten. Diskutieren Sie die Situation.

5 Einer Kassenpatientin wird erklärt, dass eine bestimmte Behandlung (Sonografie der Eierstöcke und Gebärmutter) nicht voll von der Kasse bezahlt wird. Sie stimmt dem zu. Beim Zugang der Rechnung erklärt sie, dass sie Kassenpatientin sei und dass sie durch die Vorlage der eGK alle Behandlungen bezahlt hätte.
- a Ist der Behandlungsvertrag zu Stande gekommen?
- b Ist die Patientin wirtschaftlich aufgeklärt worden?
- c Sind mit der Vorlage der eGK immer alle Behandlungen bezahlt?

3.4 Stellvertretung

Die Möglichkeit, dass man als Stellvertreter Willenserklärungen für einen anderen abgibt, d. h. für ihn handelt, ist in unserer arbeitsteiligen Wirtschaft nicht mehr wegzudenken.

Auch die Medizinische Fachangestellte gibt häufig Willenserklärungen für die Praxis (den Arzt) ab.

BEISPIEL

Eine Medizinische Fachangestellte wird gebeten, beim Bürohändler um die Ecke für die Arztpraxis Papier, Schreibmaterial und eine Schreibunterlage zu besorgen. Sie gibt eine Willenserklärung im Auftrag der Praxis (stellvertretend für die Praxis) gegenüber dem Bürohändler ab.

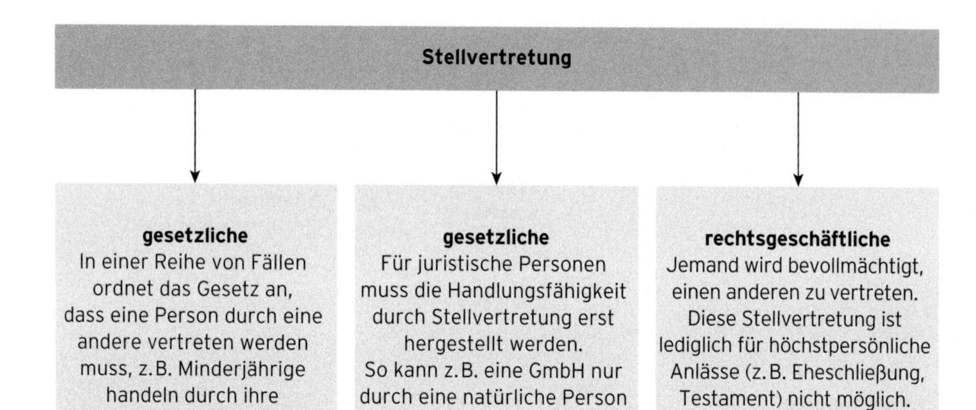

Für die Arztpraxis kommt hauptsächlich die rechtsgeschäftliche Stellvertretung in Frage. Dazu ist eine Erklärungsvollmacht oder eine Duldungsvollmacht erforderlich.

Erklärungsvollmacht
Der Arzt erklärt ausdrücklich, dass die Medizinischen Fachangestellten Rechtsgeschäfte für ihn tätigen dürfen.

Duldungsvollmacht
Der Arzt duldet, dass die Medizinischen Fachangestellten Rechtsgeschäfte für ihn tätigen.

Damit eine **wirksame** Stellvertretung stattfinden kann, sind drei Voraussetzungen notwendig:

- Die Medizinische Fachangestellte muss eine **eigene Willenserklärung** abgeben können. Sie bestimmt, welches Papier, welches Schreibmaterial und welche Art der Schreibunterlage sie einkauft. Ohne Spielraum für eine eigene Entscheidung handelt sie als Bote.
- Die Medizinische Fachangestellte muss im **Namen der Arztpraxis** (des Arztes) handeln und dies ausdrücklich zu erkennen geben. Dem Bürohändler muss klar sein, dass er es mit einem Stellvertreter der Arztpraxis zu tun hat.
- Die Medizinische Fachangestellte muss die **Vertretungsmacht** auch tatsächlich besitzen (Erklärungs- oder Duldungsvollmacht).

Wenn diese drei Voraussetzungen vorliegen, spricht man von einer wirksamen Stellvertretung, d. h., die Auswirkungen des von der Medizinischen Fachangestellten abgeschlossenen Rechtsgeschäfts gelten für und gegen die Arztpraxis (z. B. den Arzt).
Die Praxis muss die eingekauften Büromaterialien bezahlen, auch wenn sie dem Arzt nicht gefallen.

Erlöschen einer Vollmacht

Die Vollmacht erlischt
- durch Erledigung, wenn sie nur für ein bestimmtes Rechtsgeschäft erteilt worden war,
- durch Widerruf der Vollmacht,
- mit dem Erlöschen des Grundgeschäftes zwischen Arztpraxis und Medizinischer Fachangestellten, in der Regel der Beendigung des Arbeits- oder Ausbildungsvertrags.

Vertretung ohne Vertretungsmacht

Hierunter versteht man die Verletzung der dritten Voraussetzung für die wirksame Stellvertretung. Das heißt, eine Medizinische Fachangestellte handelt für die Arztpraxis, ohne dass sie eine Vollmacht besitzt.
Ein Vertrag, der im Namen eines anderen ohne Vollmacht geschlossen wird, ist schwebend unwirksam.

BEISPIEL

Die Auszubildende Petra bestellt für die Praxis im Versand einen Computer, der auch prompt geliefert wird.
Folgende Rechtsfolgen sind möglich:
- Der Arzt genehmigt das Rechtsgeschäft, indem er den Computer bezahlt.
- Der Arzt genehmigt das Rechtsgeschäft nicht. Folgen:
  - Wenn die Auszubildende wusste, dass sie nicht die Vollmacht der Praxis besaß, kann der Computerversand von ihr die Erfüllung des Vertrags (Annahme und Zahlung) oder Schadenersatz (Zu- und Rücksendung, entgangener Gewinn) verlangen.
  - Wenn die Auszubildende nicht wusste, dass sie keinen Computer für die Praxis kaufen durfte, haftet sie nur für den sogenannten Vertrauensschaden (die Kosten der Zu- und Rücksendung und die Kosten, die dem Computerversand dadurch entstanden sind, dass er darauf vertraute, dass es ein normales Rechtsgeschäft sei).
  - Die Haftung der Auszubildenden entfällt, wenn der Computerversand wusste, dass sie die Vollmacht nicht besaß.

Kaufvertrag
→ Bd. 2, LF 6, S.137

AUFGABEN

1 Welche drei Voraussetzungen sind notwendig, damit eine wirksame Stellvertretung stattfinden kann?

2 Liegt in folgenden Fällen eine wirksame Stellvertretung vor? Begründen Sie Ihre Antwort.

a Die Ärztin Dr. Christa Meyer beauftragt ihre Auszubildende Ayse, die bestellten Einwegspritzen und Kanülen abzuholen. Im Geschäft hat der Verkäufer der Auszubildenden noch zwei Pakete Einmalhandschuhe „aufgeschwatzt", wie sie später sagt.

b Die Medizinische Fachangestellte Sandra Hauser, die seit Jahren den Einkauf für die Praxis Dr. Michael Schumacher erledigt, kauft ein neues Blutzuckermessgerät. Ihr Chef, der gerade einen negativen Bericht über dieses Gerät gelesen hat, möchte dieses aber nicht verwenden und nicht bezahlen.

c Marina erhält von ihrer Ärztin Claudia Winkler den Auftrag, ein paar Blumen für das Wartezimmer zu besorgen. Marina erscheint mit einem 50,00 € teuren Strauß Schnittblumen. Die Ärztin hatte aber Topfblumen gemeint, die nicht so teuer sein sollten. Das Blumengeschäft weigert sich, die Blumen zurückzunehmen.

3.5 Form der Willenserklärungen (Rechtsgeschäfte)

Bei Willenserklärungen hat der Gesetzgeber grundsätzlich Formfreiheit vorgesehen. Nur für einige wichtige Willenserklärungen schreibt das Gesetz eine bestimmte Form bindend vor. Man unterscheidet Schriftform, öffentliche Beglaubigung und öffentliche Beurkundung. Bei Verstößen gegen die gesetzlichen Formvorschriften gelten die Willenserklärungen nicht.

- **Schriftform:**
  Sie ist vorgeschrieben bei Berufsausbildungsverträgen, Ratenkaufverträgen, Schuldversprechen, Schuldanerkenntnissen, Testamenten, Miet- und Pachtverträgen (wenn die Dauer von vornherein über ein Jahr betragen soll) und Bürgschaften. In der Arztpraxis ist die Schriftform bei Abdingungen erforderlich.
  Mindestens die Unterschriften unter den Erklärungen müssen handschriftlich geleistet werden.
  Durch das Signaturgesetz können auch über Computerverbindungen Unterschriften „geleistet" werden. Die Partner müssen hierbei an einen sogenannten Trustcenter angeschlossen sein (z. B. Deutsche Post Signtrust). Über Signaturkarte, Lesegerät und Software wird die „Echtheit" der Unterschrift der Erklärung beigefügt (sogenannte Authentifizierung). Seit November 2010 ist dies auch mit dem neuen Personalausweis möglich.

Abdingung
Vereinbarung über ein von der Gebührenordnung für Ärzte abweichendes Honorar.

- **Öffentliche Beglaubigung:**
  Diese kann nur von Notaren und Gerichten durchgeführt werden und ist u. a. erforderlich bei Antrag auf Eintrag in das Handelsregister, Vereinsregister usw., Antrag auf Eintrag in das Grundbuch sowie Ausschlagen einer Erbschaft.
  Beglaubigt wird vom Notar nur, dass die Unterschrift von der betreffenden Person geleistet wurde. Normale Beglaubigungen, z. B. von Zeugnissen, können Behörden durchführen, die ein Dienstsiegel führen (z. B. Schulen).
- **Öffentliche Beurkundung:**
  Diese „höchste Stufe der Form" ist erforderlich bei Haus- und Grundstücksverträgen, Schenkungsversprechen, Belastung von Grundstücken, Adoptionsanträgen und Erbverträgen (ähnlich: Ehevertrag).
  Der Notar fasst die Willenserklärung der Beteiligten schriftlich ab, nachdem er deren Willen erfasst hat, und bestätigt, dass die Willenserklärungen in seiner Gegenwart abgegeben und unterschrieben wurden.

Grundsätzlich ist man an eine abgegebene Willenserklärung gebunden, wenn man nichts anderes vereinbart hat. Natürlich gilt diese nur, solange man im Gespräch ist oder unter normalen Umständen mit einer Antwort (Annahme) rechnen kann.

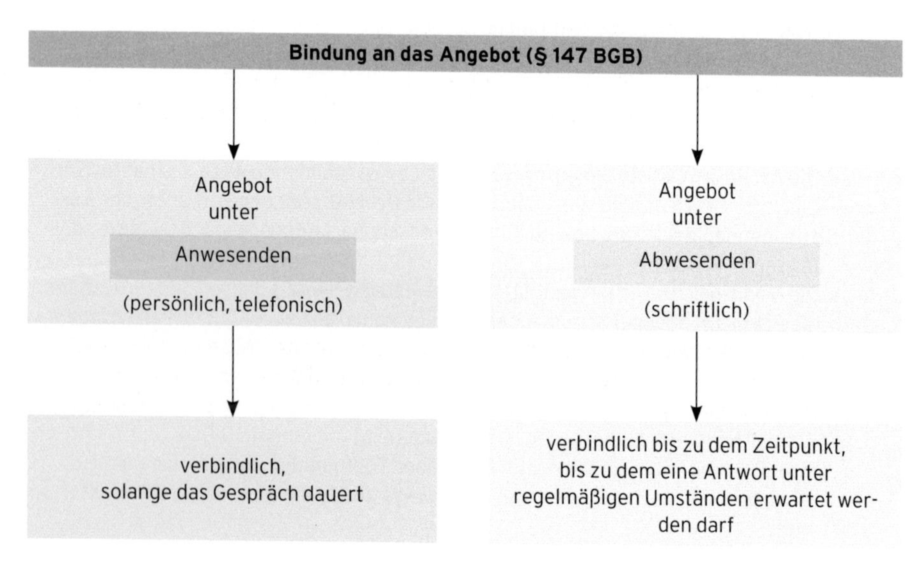

Es gibt jedoch Willenserklärungen, die mit einem solchen Mangel behaftet sind, dass der Gesetzgeber sie von Anfang an als ungültig erklärt hat. Bei manchen Willenserklärungen hat der Gesetzgeber einen „Mittelweg" eingeschlagen. Diese Willenserklärungen sollen gelten, können aber durch **Anfechtung** vernichtet werden. Das daraus folgende Rechtsgeschäft **gilt zunächst**, kann aber aus bestimmten Gründen **im Nachhinein für nichtig erklärt werden**.

Gründe für die Nichtigkeit eines Vertrags	Gründe für die Anfechtbarkeit eines Vertrags
– Mangel in der Geschäftsfähigkeit (Vertrag mit Geschäftsunfähigen) – Mangel im Willen, das Rechtsgeschäft abzuschließen (z. B. bei Bewusstlosigkeit oder vorübergehender Störung der Geistestätigkeit; beim Scheingeschäft z. B. wird im Grundstückskaufvertrag der Kaufpreis niedriger als tatsächlich vereinbart eingetragen, um Steuern und Gebühren zu sparen; beim Scherzgeschäft: ein Vertrag, bei dem eigentlich jeder sieht, dass er nicht ernst gemeint sein kann) – Der Inhalt des Vertrags verstößt gegen ein Gesetz (z. B. Drogenhandel) oder gegen die guten Sitten (z. B. Mietwucher). – Fehler in der Vertragsform (Verstoß gegen eine Formvorschrift, z. B. Kauf eines Hauses ohne Einschalten eines Notars) – Unmöglichkeit der Leistung (z. B. Grundstücksverkauf auf dem Mond)	– Erklärungsirrtum (ein Vertragspartner hat sich verschrieben oder versprochen); vom Erklärungsirrtum zu unterscheiden ist der Motivirrtum, der keinen Anfechtungsgrund hergibt (z. B. hofft der Käufer von Aktien, dass der Aktienkurs steigt; wenn der Aktienkurs tatsächlich sinkt, kann er den Vertrag nicht wegen dieses Motivirrtums anfechten) – arglistige Täuschung (der Verkäufer eines Kraftfahrzeugs kennt eine nicht unmittelbar sichtbare Beschädigung des Fahrzeugs und verschweigt diese) – widerrechtliche Drohung (unter Androhung körperlicher Gewalt wird eine Schülerin gezwungen, ihr Fahrrad zu 1/10 des Wertes zu verkaufen)

AUFGABEN

1 Weshalb gilt für die meisten Rechtsgeschäfte des täglichen Lebens keine Formvorschrift?

2 Für manche Rechtsgeschäfte ist die Schriftform verbindlich bzw. wird empfohlen. Nennen Sie Gründe für diese Regelung und finden Sie Beispiele.

3 Ein Arzt legt bei Anstellung einer Medizinischen Fachangestellten Wert auf einschlägige Berufserfahrungen in seinem Fachgebiet. Ausgewählt wird unter den Bewerberinnen eine aus einem anderen Bundesland, die erklärt, sie verfüge über langjährige einschlägige Erfahrungen. Nach der Einstellung stellt sich heraus, dass diese Angaben nicht stimmen. Ist der Vertrag nichtig, anfechtbar oder gültig? Begründen Sie Ihre Antwort.

4 Pia, 17 Jahre alt, hat eine Ausbildung als Medizinische Fachangestellte begonnen. Sie versteht sich nicht sehr gut mit ihren Kollegen. In der Praxis einer Freundin wird eine Auszubildende gesucht. Pia kündigt bei ihrem alten Ausbilder und unterschreibt den neuen Ausbildungsvertrag. Ihre Eltern sind dagegen. Können Pias Eltern den Wechsel rechtswirksam verhindern?

4 Behandlungsvertrag

Der Arzt muss bei der Behandlung von Patienten zahlreiche Gesetze bzw. Paragrafen berücksichtigen. Neben dem Arzt sollte auch die Medizinische Fachangestellte über die wichtigsten gesetzlichen Bestimmungen der ärztlichen Behandlung informiert sein.

Ein ärztlicher Behandlungsvertrag kommt durch zwei übereinstimmende Willenserklärungen (WE) zu Stande.

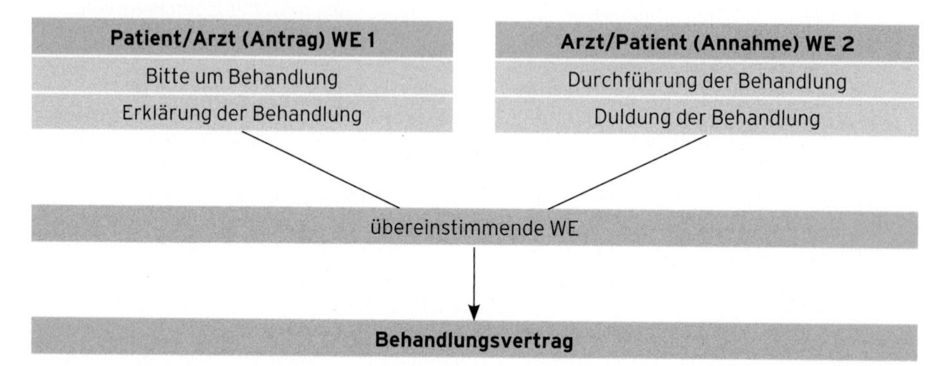

Vertragspartner sind beim Privatpatienten der Patient selbst, beim Kassenpatienten die Kassenärztliche Vereinigung (KV) und die gesetzlichen Krankenkassen.

4.1 Verträge zwischen Arzt und Patient

Die Vertragspartner sind der Patient und der Arzt. Bei einem Privatpatienten berührt der Vertrag des Privatpatienten mit seiner Privatkasse diesen Vertrag nicht. Bei einem Kassenpatienten wirken die Krankenkasse(n) und die Kassenärztliche Vereinigung über das SGB V in das Vertragsverhältnis Patient – Arzt hinein. Die Bestimmungen zum Behandlungsvertrag sind im Jahr 2013 neu in das Bürgerliche Gesetzbuch (BGB) in den §§ 630 a–h aufgenommen worden. Die bisher geltenden Bestimmungen sind dabei im Wesentlichen in einem Gesetz aufgenommen (kodifiziert) worden.

4.1.1 Der Behandlungsvertrag als Dienstvertrag (§§ 630 a und b)

In diesen neuen Paragrafen wird die Dienstleistung zwischen Arzt und Patient beschrieben. Diese Vertragsart kennt kein eigenes Gewährleistungsrecht, d. h., sie schuldet keinen Erfolg. Der zur Dienstleistung Verpflichtete (Arzt) muss seine Dienste nach „bestem Wissen und Gewissen" sowie nach den „Regeln der ärztlichen Kunst" (lege artis) erbringen.

lege artis
kunstgerecht

Der Erfolg hängt hierbei nicht nur von der ärztlichen Kunst ab, sondern auch von besonderen, vom Arzt nur beschränkt beeinflussbaren physischen und psychischen Faktoren beim Patienten.

AUFGABE

Listen Sie auf, welche Faktoren Einfluss auf den Behandlungserfolg haben könnten.

Zivilrechtlich kann der Arzt nur in Anspruch genommen werden, wenn ihn ein **Verschulden bei der Behandlung** im weitesten Sinne trifft. Er muss eine **positive Verletzung seines Vertrags** mit dem Patienten begangen haben.

positive Vertragsverletzung
Ein Schuldner verletzt durch aktives Handeln im Rahmen der Erfüllung seine vertraglichen Pflichten.

Bei einer Verletzung der Gesundheit gilt die 30-jährige Verjährungsfrist des BGB. Haftet der Arzt aus positiver Vertragsverletzung, muss er den Schaden durch Geldzahlung regulieren.

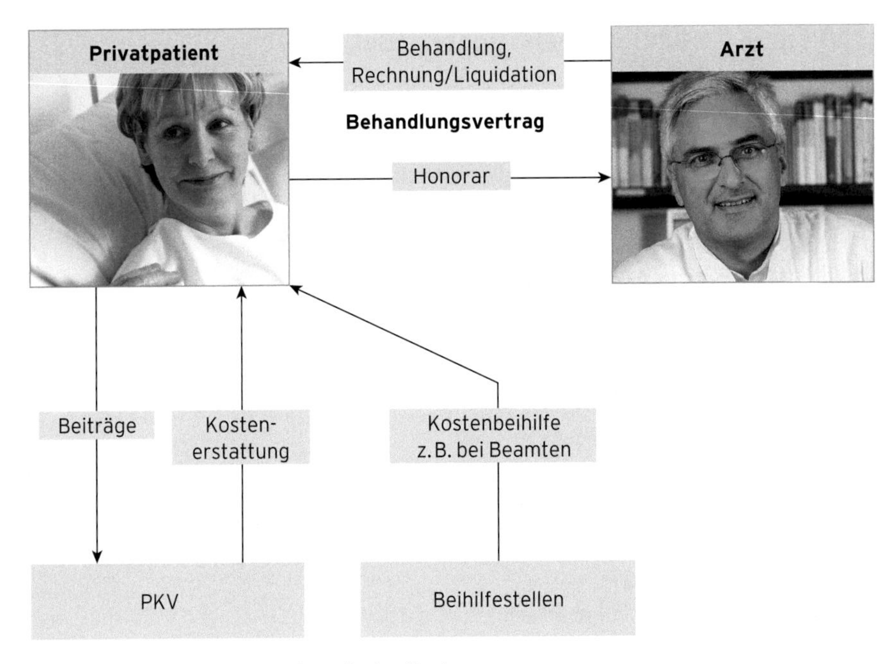

Abb. 1 Vertragsverhältnisse beim Privatpatienten

4.1.2 Sorgfaltspflichtverhältnis

Durch § 76 im SGB V wird das besondere Sorgfaltspflichtverhältnis aufgrund des Behandlungsvertrags mit einem Kassenpatienten auch durch die Krankenkassen unterstützt. Im § 66 SGB V werden die Krankenkassen sogar zur Unterstützung des Kassenpatienten gegenüber dem Arzt verpflichtet.

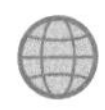

Sozialgesetzbuch, 5. Buch finden Sie unter www.gesetze-im-internet.de/sgb_5/

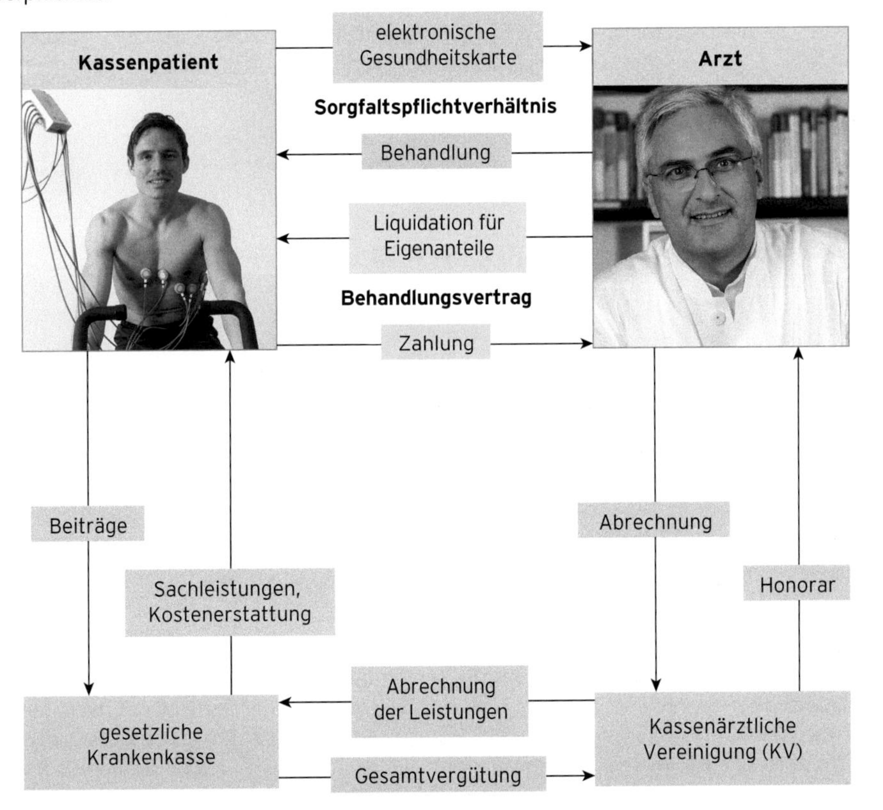

Abb. 2 Vertragsverhältnisse beim Kassenpatienten

Individuelle Gesundheitsleistungen (IGeL)

Jeder Patient wünscht sich eine optimale Gesundheitsversorgung. Die gesetzliche Krankenversicherung garantiert eine notwendige, zweckmäßige und ausreichende Behandlung. Individuelle Gesundheitsleistungen von Ärzten
- gehören nicht zum Leistungsumfang der gesetzlichen Krankenversicherungen,
- werden vom Patienten gewünscht (nachgefragt) und
- sind ärztlich empfehlenswert.

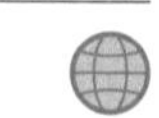

www.igel-check.de
Unter dieser Adresse finden Sie ausführliche Informationen zu IGeL.

Wünscht sich ein Patient Leistungen über das Maß der GKV hinaus, muss dies in einem separaten Behandlungsvertrag geregelt werden. Der Vertrag sollte, um die Ansprüche gerichtlich durchsetzen zu können, schriftlich abgeschlossen werden und vom Patienten und Arzt unterschrieben sein.

Mindestbestandteile eines Behandlungsvertrages über das Erbringen einer IGeL sind:
- Name und Vorname des Patienten, Anschrift
- Name und Anschrift des Arztes oder Arztstempel
- der Hinweis „Der Patient / die Patientin wünscht die Durchführung der folgenden Individuellen Gesundheitsleistungen durch den behandelnden Arzt."
- die im Rahmen der ärztlichen Beratung/Behandlung anfallenden Gebühren gemäß GOÄ (GOÄ-Ziffer, Gebührensatz)
- der Hinweis „Dem Patienten ist bekannt, dass die genannten Leistungen nicht zum Leistungskatalog der gesetzlichen Krankenversicherung gehören und daher der genannte Betrag selbst zu tragen ist."
- Unterschrift von Arzt und Patient
- der Hinweis „Ich bestätige mit meiner Unterschrift, dass ich vom Arzt umfassend über den Nutzen und die Risiken der Individuellen Gesundheitsleistung aufgeklärt worden bin."
- erneute Unterschrift mit Datum des Patienten

4.1.3 Werkvertrag (§§ 631 ff. BGB)

Unter bestimmten Umständen kommt es im Einzelfall auch zu einem Werkvertrag (z. B. Gutachter, kosmetische Behandlung). Hier wird ein bestimmtes Behandlungsergebnis versprochen, welches ohne Mängel sein muss. Verschuldensunabhängig gilt für Mängel eine Verjährungsfrist von zwei Jahren. Ansonsten gilt die allgemeine Verjährungsfrist von drei Jahren.

Der Arzt ist nach dem Werkvertragsrecht berechtigt, etwaige Fehlergebnisse seiner Behandlung selbst zu korrigieren. Ausnahmen sind möglich, z. B. bei einem gestörten Vertrauensverhältnis zwischen Patient und Arzt.

4.1.4 Geschäftsführung ohne Auftrag

Pflichten des Geschäftsführers (§ 677 BGB)
Wer ein Geschäft für einen anderen besorgt, ohne von ihm beauftragt oder ihm gegenüber sonst dazu berechtigt zu sein, hat das Geschäft so zu führen, wie das Interesse des Geschäftsherrn mit Rücksicht auf dessen wirklichen oder mutmaßlichen Willen es erfordert.

Der Geschäftsherr ist in diesem Fall der Patient. Der Arzt nimmt an, der Patient würde in die Behandlung einwilligen.

Beispiele für eine Geschäftsführung ohne Auftrag:
- Ein Arzt behandelt einen auf Grund eines Verkehrsunfalls ins Koma gefallenen Patienten an der Unfallstelle. Es kommt zwar kein Behandlungsvertrag zu Stande, doch der Arzt behandelt den Patienten trotzdem, da er davon ausgehen kann, im Interesse des Patienten zu handeln. Der Arzt hat einen Honoraranspruch und der Patient Schadenersatzanspruch, falls es zu einem Kunstfehler kommt.
- Behandlung durch den Arzt nach einem Suizidversuch.
- Behandlung eines bewusstlosen Kindes durch den Arzt.

4.2 Rechte und Pflichten aus dem Behandlungsvertrag

Aus dem Behandlungsvertrag oder aus dem „öffentlich-rechtlichen Sorgfaltspflichtverhältnis" ergeben sich sowohl für den Arzt als auch für den Patienten Rechte und Pflichten.

Behandlungsvertrag

Pflichten des Arztes = Rechte des Patienten	Pflichten des Patienten = Rechte des Arztes
- Behandlungspflicht - Informationspflicht (§ 630 c mit § 630 h BGB) - Aufklärungspflicht (§ 630 e mit § 630 h BGB) - Holen der Einwilligung (§ 630 d mit § 630 h BGB) - Dokumentationspflicht (§ 630 f mit § 630 h BGB) - Schweigepflicht	- Mitwirkungspflicht (§ 630 c BGB) - Pflicht zur Zahlung des Honorars (§ 630 a BGB)

4.2.1 Behandlungspflicht

Unter der Pflicht zur sorgfältigen Behandlung wird jene sachkundige Umsicht verstanden, die
- durch eine besondere berufliche Ausbildung erworben worden ist (Studium, Approbation),
- durch praktische Erfahrung ausgebaut ist (praktische Tätigkeit als Arzt) und
- am jeweiligen Stand der Erkenntnis und des ärztlichen Wissens orientiert ist (dauernde Fortbildung des Arztes).

Hieraus ersieht man, dass die Richtschnur der Behandlung „nach den allgemeinen anerkannten fachlichen Standards" (§ 630 a BGB) und „der im Verkehr erforderlichen Sorgfalt" (§ 276 BGB) für Ärzte und Zahnärzte sehr weit ausgelegt wird. Neben den „klassischen Kunstfehlern" gehören auch Fehler aus dem Behandlungsumfeld zu den Verletzungen des Behandlungsvertrags bzw. den **Sorgfaltspflichtverletzungen**.

Folgende Behandlungsfehler unterscheidet man im Einzelnen:
- **Diagnosebereich**
  Alle ärztlichen Maßnahmen (Behandlungen, Operationen) dürfen nur auf Grund einer Diagnose durchgeführt werden. Der Arzt muss alle ihm zur Verfügung stehenden Erkenntnisquellen nutzen, deren Anwendung unter Berücksichtigung des Standes der medizinischen Erkenntnis möglich ist. Er darf hierbei nicht von den anerkannten Regeln abweichen.
- **Einsatz technischer Mittel**
  Der Arzt muss modernste Geräte einsetzen, deren Funktionsweise er beherrscht und die er laufend kontrolliert und überwacht. Die Kontrolle und Wartung ist grundsätzlich delegierbar (auf andere Personen übertragbar). Je größer der potenzielle Schaden an der Gesundheit von Patienten ist, desto höher sind auch die Anforderungen an die Delegation.
- **Prüfungs-, Konsultations- und Belehrungspflichten**
  Auch die Vernachlässigung der unter den ersten beiden Punkten genannten Pflichten kann zu einem Behandlungsfehler des Arztes führen. So muss beispielsweise ein Arzt, der eine Diagnose auf Grund fehlender Fachkenntnisse nicht stellen kann, den Patienten an einen Spezialisten überweisen. Patienten müssen außerdem über bestimmte Verhaltensmaßnahmen vor, während und nach Behandlungen belehrt werden (s. Aufklärungsarten, S. 69).
- **Klassische Behandlungsfehler („Kunstfehler")**
  Hierbei wird unterschieden zwischen einem Abweichen von den Grundsätzen der medizinischen Erkenntnisse (z. B. Brustamputation ohne Gewebeentnahme, Verwechseln der Extremitäten bei Amputationen, vergessene Instrumente in der Operationswunde) und der Unterlassung einer sachgerechten Heilbehandlung (z. B. organisatorische Mängel in der Arztpraxis, Ablehnung eines Hausbesuchs). Zur Unterlassung einer sachgerechten Heilbehandlung zählt auch der Einsatz von Auszubildenden und Medizinischen Fachangestellten für nicht delegationsfähige Aufgaben. Unter Aufsicht und Anleitung des Arztes dürfen Hilfspersonen in der Arztpraxis beschäftigt werden. Ihr Einsatz erfolgt im Rahmen der jeweiligen Ausbildungs- und Fortbildungsordnung (MFA, Auszubildende).

4.2.2 Zusammenhang zwischen Behandlungsfehler und Behandlungsschaden (Beweisfragen)

Die Beweislast bei der Haftung für Behandlungs- und Aufklärungsfehler ist im § 630 h BGB geregelt worden. Die Haftung des Arztes tritt nur ein, wenn der Fehler ursächlich für den Schaden war. Der Patient muss nachweisen können, dass der Schaden ohne den Fehler des Arztes nicht eingetreten wäre. Jede Partei muss dabei die für sie günstigen Behauptungen beweisen.

Dies ist für Patienten in der Regel sehr schwierig bis unmöglich. Die Gerichte haben im Sinne der „Waffengleichheit vor Gericht" eine Reihe von Regeln erarbeitet, die dem Patienten Beweiserleichterungen bringen. Dies geht sogar bis zur Beweislastumkehr, d. h., der Arzt muss den Beweis für die korrekte Behandlung erbringen.

So ergeben sich **Beweiserleichterungen für den Patienten** in folgenden Fällen:

- **Nichterheben von Befunden**
  Bestimmte diagnostische Maßnahmen sind vom Arzt außer Acht gelassen oder nicht durchgeführt worden (z. B. eindeutiger Befund auf Röntgenbild wird falsch gedeutet; es erfolgen keine erforderlichen Maßnahmen).
- **Grobe Behandlungsfehler**
  Der Arzt hat gegen fundamentale Grundzüge der medizinischen Heilbehandlung verstoßen (z. B. während der OP werden Gegenstände im Körper zurückgelassen, → Abb. 1).

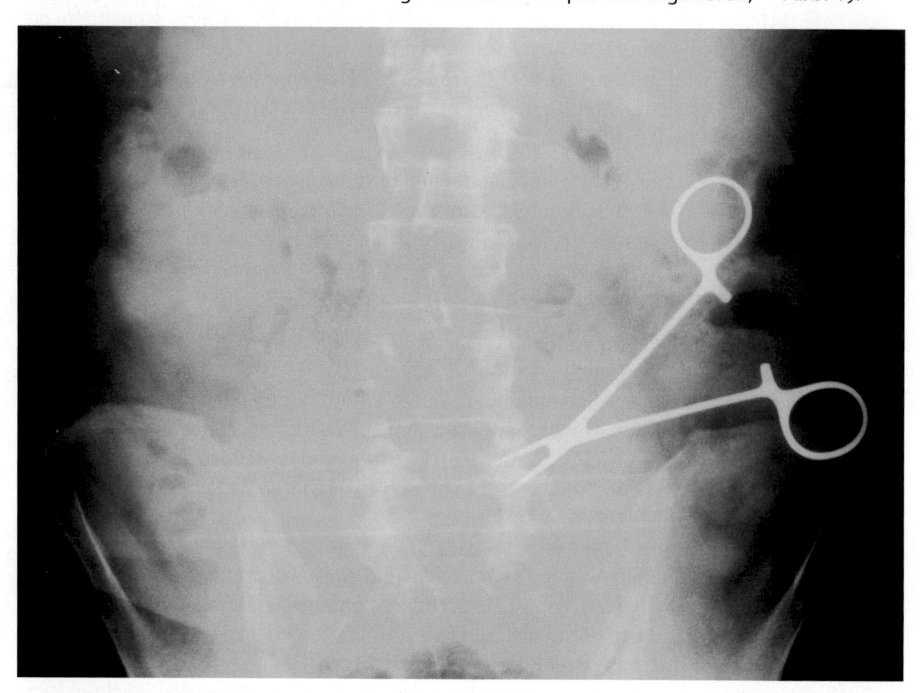

Abb. 1 Im Bauchraum eines Patienten vergessene OP-Klemme

- **Beherrschbare Risiken**
  Hier geht es insbesondere um die Bereiche Hygiene und technische Einrichtungen bei ärztlichen Behandlungen (z. B. Arbeiten ohne Handschutz, unsterile Injektionen).
- **Verletzung der Dokumentationspflicht**
  Hierunter versteht man jede Verfälschung in den Aufzeichnungen der Behandlung. Schon der Verdacht sollte vermieden werden, z. B. Vermeidung von Radierungen, Tipp-Ex, „Skalpell-Behandlung" in Karteikarten der Patienten (Wegkratzen der ursprünglichen Eintragung mit dem Skalpell).
- **Anscheinsbeweis**
  Bei typischen Geschehensabläufen kann der Anscheinsbeweis eingreifen, d. h., es kann ein ursächlicher Zusammenhang zwischen Behandlungsfehler und Behandlungsschaden typischerweise vermutet werden (Beispiel: Der Arzt wendet eine überholte Methode während der Behandlung an).

4.2.3 Informations- und Aufklärungspflicht

Ein ärztlicher und zahnärztlicher Heileingriff ist eine Körperverletzung im Sinne des Strafgesetzbuches (§ 223 StGB = aktive Körperverletzung, § 13 StGB = Unterlassung). Diese Körperverletzung kann nur durch die wirksame Einwilligung des Patienten „geheilt" werden, der vorher sachgerecht und individuell aufgeklärt wurde. Dies folgt aus dem Selbstbestimmungsrecht des Einzelnen gemäß Grundgesetz der Bundesrepublik Deutschland Artikel 1 und 2.

§ 630 c BGB Mitwirkung der Vertragsparteien; Informationspflichten
(1) ...
(2) Der Behandelnde ist verpflichtet, dem Patienten in verständlicher Weise zu Beginn der Behandlung und, soweit erforderlich, in deren Verlauf sämtliche für die Behandlung wesentlichen Umstände zu erläutern, insbesondere die Diagnose, die voraussichtliche gesundheitliche Entwicklung, die Therapie und die zu und nach der Therapie zu ergreifenden Maßnahmen. ....

§ 630 e BGB Aufklärungspflichten
(1) Der Behandelnde ist verpflichtet, den Patienten über sämtliche für die Einwilligung wesentlichen Umstände aufzuklären. Dazu gehören insbesondere Art, Umfang, Durchführung, zu erwartende Folgen und Risiken der Maßnahme sowie ihre Notwendigkeit, Eignung und Erfolgsaussichten im Hinblick auf die Diagnose oder die Therapie. Bei der Aufklärung ist auch auf Alternativen zur Maßnahme hinzuweisen, ...
(2) ...

Aufzuklärende Personen

Jede Person ist vor der Behandlung durch den Arzt aufzuklären. Bei Kindern müssen grundsätzlich beide Elternteile vor einem ärztlichen Eingriff zustimmen. Bei Routineeingriffen, wie dem Impfen des Kindes bei der Vorsorgeuntersuchung, reicht die Zustimmung eines Elternteils.

Form und Zeitpunkt der Aufklärung

Formulare ersetzen kein Aufklärungsgespräch. Der Arzt muss immer ein Aufklärungsgespräch führen und dies auch dokumentieren, z. B. die Wirkung und Nebenwirkung eines Medikaments. Hier reicht nicht der Hinweis auf den Beipackzettel. Eine Schriftform ist nicht vorgeschrieben, aber aus Beweispflicht empfohlen. Bei sprachlichen Verständigungsschwierigkeiten sollte ein Dolmetscher hinzugezogen werden.
Bei kleinen Eingriffen ist die Aufklärung am Tag des Eingriffs ausreichend, ansonsten ist eine angemessene Überlegungsfrist zu gewährleisten.

Art der Aufklärung

Es gibt verschiedene Arten der ärztlichen Aufklärung:

- **Verlaufsaufklärung**: Der Arzt erklärt dem Patienten im Große und Ganzen die Behandlung oder den geplanten Eingriff und erläutert, welchen Verlauf die Erkrankung nehmen wird, wenn er die Behandlung bzw. den Eingriff nicht durchführen lässt. Der Arzt klärt über die Heilungschancen und das Misserfolgsrisiko auf.
- **Risikoaufklärung**: Der Patient wird über die möglichen Komplikationen und Nebenwirkungen aufgeklärt, z. B. Stimmbandverletzung bei Schilddrüsenoperationen.
- **Diagnoseaufklärung**: Der Arzt teilt dem Patienten auf Nachfrage die vollständige und wahrheitsgemäße Diagnose mit. Eine Ausnahme besteht, wenn aufgrund der Diagnosemitteilung das Leben oder die Gesundheit des Patienten gefährdet ist.
- **Therapeutische Aufklärung (Sicherungsaufklärung)**: Der Arztes erklärt dem Patienten, wie er den Erfolg einer begonnenen oder durchgeführten Therapie sichert oder was er tun muss, um sich nicht zu gefährden z. B. Ratschläge in allgemeiner gesundheitlicher Hinsicht (nicht rauchen, kein Alkohol) und Hinweise zur Medikamenteneinnahme.
- **Sonderfälle**: Bei fremdsprachigen Patienten muss, z.B. durch einen Dolmetscher, sichergestellt werden, dass der Patient die Erklärung versteht. Steht kein Dolmetscher oder eine andere sprachkundige Person zur Verfügung, können im Notfall Zeichnungen oder Zeichensprache genügen.

AUFGABE

Entscheiden Sie in den folgenden Fällen, ob eine Aufklärung im Sinne des Gesetzgebers stattgefunden hat.

a Nachdem ein Patient schon prämediziert ist (Abend vor der OP), wird er noch kurz über die Risiken des Eingriffs aufgeklärt.
b Im Rahmen eines plastischen und chirurgischen Eingriffs wird der Patient über alle Risiken aufgeklärt. Bei der Bezahlung stellt sich heraus, dass die Höhe des Eigenanteils dem Patienten nicht klar war.
c Ein Patient möchte nicht aufgeklärt werden, weil er dann noch mehr Angst vor dem Eingriff bekommt.
d Um die Aufklärung zu rationalisieren, werden in einer Praxis nur noch Formulare verwendet, die der Patient jeweils unterschreiben muss.
e Eine Patientin (30 Jahre, Raucherin) erhält mit dem Hinweis auf die Packungsbeilage (erhöhtes Risiko bei Rauchern für Herzinfarkt und Schlaganfall) ein Medikament zur Regulierung ihrer Menstruationsbeschwerden (vgl. BGH Az. VIZR 289/03).

4.2.4 Pflicht zur Einwilligung

Diese Pflicht des Arztes ist in einem besonderen Paragrafen geregelt worden (§ 630 d BGB). Hierzu muss der Patient zunächst informiert und aufgeklärt worden sein. Bei nicht einwilligungsfähigen Personen (z. B. Kindern) muss die Einwilligung des Erziehungsberechtigten eingeholt werden. In Ausnahmefällen kann eine Maßnahme nur durchgeführt werden, wenn sie dem mutmaßlichen Willen des Patienten entspricht (z. B. bei Bewusstlosen). Der Patient kann die Einwilligung jederzeit widerrufen. Eine besondere Form ist nicht vorgeschrieben.

4.2.5 Schweigepflicht

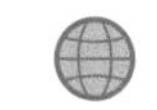

Merkblatt zur ärztlichen Schweigepflicht unter www.aerztekammer-bw.de → Ärzte → Merkblätter und Recht → Merkblätter

Die Schweigepflicht des Arztes findet sich in mehreren Gesetzen und Verordnungen:

- Berufsordnung der Landesärztekammern (§ 9 BOÄ)
- Strafgesetzbuch (§ 203 StGB)
- Zivilprozessordnung und Strafprozessordnung
- Abgabenordnung
- Datenschutzgesetze

Inhalt

Die Schweigepflicht folgt aus dem Prinzip der Achtung der menschlichen Würde im Grundgesetz der Bundesrepublik Deutschland. Von der ärztlichen Schweigepflicht werden alle Tatsachen erfasst, die einem Arzt in seiner Eigenschaft als Arzt anvertraut oder bekannt gegeben worden sind. Hierunter ist u. a. Folgendes zu verstehen:

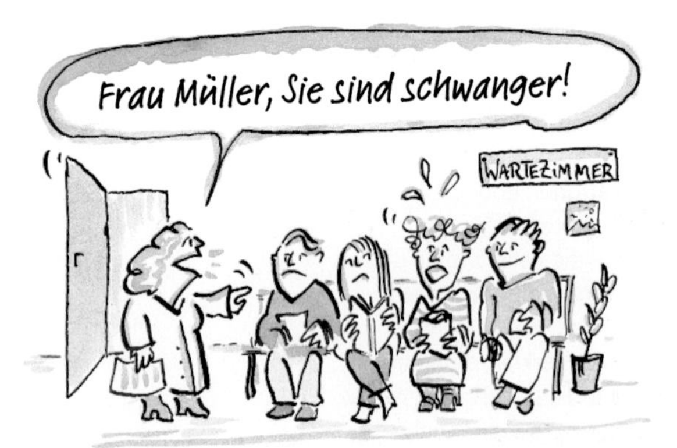

- medizinische Fakten (Diagnose)
- Art der Behandlung
- persönliche Mitteilungen (z. B. Urlaubsziele)
- persönliche Verhältnisse des Patienten (z. B. gesellschaftlich, wirtschaftlich)
- Besuch der Praxis überhaupt

Wer unterliegt der Schweigepflicht?

Der Schweigepflicht unterliegen neben dem Arzt folgende Personengruppen:

- Vertretung des Arztes, Assistent
- medizinisches Personal
- mithelfende Familienangehörige, Praktikanten
- Reinigungskräfte

Hierüber sind die Betroffenen schriftlich zu belehren. Die schriftliche Bestätigung darüber wird in der Praxis aufbewahrt. Die Schweigepflicht gilt über den Tod des Patienten hinaus. Sie gilt gegenüber jedermann, auch gegenüber dem Ehegatten, den Eltern erwachsener Kinder, dem Arbeitgeber des Patienten, den Behörden, den Körperschaften und den Gerichten.

Aufhebung der Schweigepflicht

Eine Aufhebung der Schweigepflicht kommt in verschiedenen Fällen in Betracht.

a) Entbindung durch den Patienten
Der Patient (auch Minderjähriger, der die Einsichtsfähigkeit einer solchen Erklärung hat) kann den Arzt ganz oder teilweise von der Schweigepflicht entbinden. Hier empfiehlt sich die Schriftform. Sie kann auch durch **„schlüssiges Handeln"** erfolgen (z. B. durch Aushändigen der eGK). Durch Vorlage der Gesundheitskarte ist der Arzt verpflichtet, den Krankenkassen Auskünfte zu erteilen. Gleiches gilt für die Pflicht des Arztes, Auskunft über den Patienten als Unfallversicherungspflichtigen zu geben. Selbst hier wird heute empfohlen, den Patienten um Entbindung von der Schweigepflicht zu bitten.
In jedem Fall muss bei Anfragen folgender Versicherungen um Entbindung von der Schweigepflicht nachgefragt werden:

- Lebensversicherung
- Haftpflichtversicherung
- private Unfallversicherung
- private Krankenversicherung u. Ä.

Dies gilt, obwohl der Patient bei Abschluss der Versicherungen diesen meist zugestanden hat, bei Ärzten Auskünfte einzuholen.

Entbindung von der Schweigepflicht
Entbindungen von der Schweigepflicht sind zweckmäßigerweise schriftlich einzuholen. Die folgenden Punkte müssen in jeder Erklärung zur Entbindung von der Schweigepflicht enthalten sein:

Wer erklärt die Entbindung?	→	Name, Anschrift und Geburtsdatum des Patienten
Wem wird die Entbindung erklärt?	→	Der Arzt ist namentlich zu nennen.
Was soll weitergegeben werden?	→	Soweit möglich sind die Daten konkret in der Erklärung anzugeben.
Wofür und an wen werden die Daten weitergegeben?	→	Geben Sie den Zweck und den Adressaten der Datenübermittlung an, z. B. „Zum Zwecke der Abrechnung", „Zur Nachbehandlung", „Zur Gutachtenerstellung".
Wie lange ist die Erklärung gültig?	→	Als Widerrufsklausel ist der folgende Satz aufzunehmen: „Mir ist bekannt, dass ich diese Erklärung über die Entbindung von der Schweigepflicht jederzeit mit Wirkung für die Zukunft widerrufen kann."
Datum und Unterschrift		

Nach: Ärzteblatt Rheinland-Pfalz Ausgabe 7/Juli 2004

b) Gesetzliches Gebot (Anzeige- und Meldepflicht)
In Sozialversicherungsgesetzen, z. B. § 294 Sozialgesetzbuch (SGB) Band V und darauf aufbauend § 36 Abs. 1 BMV-Ä und § 18 Ersatzkassenvertrag sowie in § 60 SGB Band I verzichtet der Patient auf die Schweigepflicht des Arztes gegenüber den Sozialversicherungsträgern. Der Arzt ist teilweise verpflichtet, Behandlungsdaten an die Sozialversicherungsträger weiterzugeben. Die Mitwirkungspflicht des Kassenpatienten ergibt sich auch aus den §§ 6 ff. SGB Band I. Nach § 30 Abs. 4 SGB Band V ergibt sich die Verpflichtung des Arztes, dem gewerblichen Labor mitzuteilen, ob es sich um eine Leistung für einen gesetzlich versicherten Patienten handelt. Die Entbindung von der Schweigepflicht wird trotzdem empfohlen.

c) Gefährdung höherwertiger Rechtsgüter
Es gelten hier die Kriterien des **rechtfertigenden Notstandes** nach § 34 StGB. Werden höherwertige Rechtsgüter gefährdet, darf der Arzt seine Schweigepflicht brechen. Zum Beispiel:
- Teilnahme am Straßenverkehr, obwohl der Patient dazu nicht mehr in der Lage ist
- Ansteckungsgefahr durch den Patienten
- Verhinderung schwerwiegender Verbrechen (falls durch den Arzt möglich)
- Kindesmissbrauch (nicht bei Missbrauch erwachsener Familienangehöriger, wenn Schweigepflicht gewünscht)

Es muss jedoch immer ein persönliches Gespräch mit dem Patienten vorausgehen.

Achtung, Objekt nähert sich in Kürze der Autobahn ...
PRAXIS DR BELL

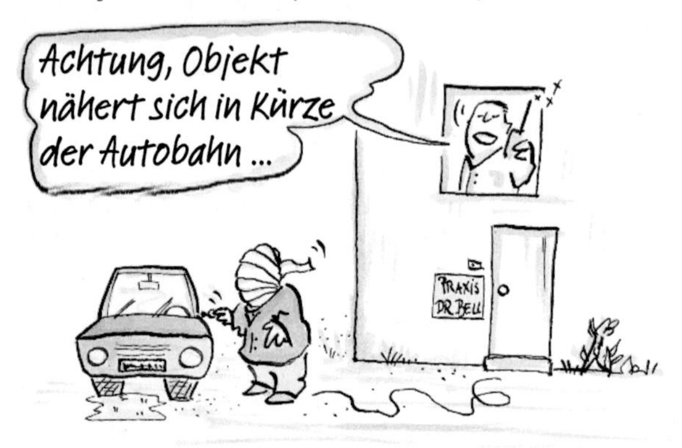

BEISPIEL

HIV-infizierte Patienten sind nicht namentlich meldepflichtig. Der Arzt ist demnach nicht verpflichtet, HIV-infizierte Patienten den Gesundheitsbehörden zu melden. Ebenso wenig ist der Arzt verpflichtet, die Intimpartner der Patienten zu informieren.
Der Arzt muss mit Nachdruck versuchen, den Patienten zur Einsicht zu bewegen.
Ist der Patient jedoch uneinsichtig, so ist als letzte Möglichkeit eine Warnung des Partners des Patienten möglich.
Nur wenn alle in Betracht kommenden Versuche erfolglos sind, ist der Arzt zur Durchbrechung der Schweigepflicht berechtigt.

d) Interessen des Arztes
Geht es um die Durchsetzung zivilrechtlicher oder strafrechtlicher Ansprüche des Arztes gegen den Patienten, darf der Arzt die Schweigepflicht ebenfalls verletzen. Ebenso bei Anfertigung eines wissenschaftlichen Buches, insoweit die Daten des Patienten dabei verborgen bleiben (z. B. Fotos mit Balken). Bei Gesprächen unter Kollegen (Kasinogespräche!) geht dies nur mit Entbindung von der Schweigepflicht, es sei denn, es dient der besseren Behandlung des Patienten.

e) Anzeigepflicht
Mord, Totschlag, Völkermord sowie erpresserischer Menschenraub, Geiselnahme oder ein Angriff auf den Luftverkehr durch eine terroristische Vereinigung müssen vom Arzt angezeigt werden (§§ 138, 139 StGB). Dies gilt auch gegenüber Polizei und Gerichten zur Verbrechensverhütung.

stoffbezogene Erkrankungen gesundheitliche Schäden, die auf chemische Stoffe und Zubereitungen zurückgeführt werden

f) Meldepflicht
In bestimmten Fällen kann der Arzt zur Offenbarung bestimmter Tatsachen verpflichtet sein, z. B. wenn er bei einem Patienten eine ansteckende Krankheit im Sinne des Infektionsschutzgesetzes feststellt (Meldepflichten nach §§ 6-15 Infektionsschutzgesetz). Meldepflichtig sind auch Geburten und Sterbefälle.
Es besteht weiterhin eine Meldepflicht für alle stoffbezogenen Erkrankungen beim Bundesinstitut für Arzneimittelprodukte und Arzneimittelsicherheit nach dem Chemikaliengesetz.
Finanzbehörden dürfen die Patientenunterlagen nicht beschlagnahmen.

Sonderfälle der Weitergabe von Daten an Dritte

- Bei Verkauf der Arztpraxis darf die Patientenkartei nicht mit übergeben werden. Dies wäre ein Verstoß gegen die Schweigepflicht. Die Patienten müssen mündlich oder schriftlich ihre Zustimmung geben. Dies kann durch „schlüssige Handlung" erfolgen, d. h., der Patient erscheint in der Praxis des Nachfolgers zur weiteren Behandlung.
- An das gewerbliche Labor dürfen keine Daten der Patienten ohne deren Zustimmung weitergegeben werden.
- An die KV und an berufsständische Organisationen dürfen zu Abrechnungszwecken Daten von Patienten weitergegeben werden.
- Im Gutachterverfahren dürfen Daten des Patienten an den Gutachter weitergegeben werden, soweit dies für das Verfahren notwendig ist.

Der Arzt benötigt zur **Speicherung der Patientendaten** keine schriftliche Einwilligung des Patienten, da dieser weiß, dass er die Pflicht zur Dokumentation der Daten hat. Die Genehmigung zur elektronischen Speicherung der Daten lassen sich Arztpraxen mittlerweile dennoch im Anamnesebogen vom Patienten unterschreiben. Den bei der Datenverarbeitung beschäftigten Personen ist untersagt, personenbezogene Daten unbefugt zu verarbeiten oder zu nutzen (Datenschutz). Diese Personen sind bei Aufnahme ihrer Tätigkeit auf das Datengeheimnis zu verpflichten (§ 8 des Bundesdatenschutzgesetzes). Diese Belehrung geschieht zweckmäßigerweise zusammen mit der Belehrung über die Schweigepflicht.

Der Arzt muss in seiner Praxis folgende technische und organisatorische Maßnahmen ergreifen, um die Bestimmungen des Bundesdatenschutzgesetzes zu erfüllen:

- Unbefugten den Zugang zu Datenverarbeitungsanlagen verwehren (**Zugangskontrolle**)
- Maßnahmen ergreifen, um unbefugte Kenntnisnahme, Veränderung oder Löschung zu verhindern (**Speicherkontrolle**)

Eine Datenübermittlung an Dritte (z. B. private Rechenzentren, privatärztliche Verrechnungsstellen, Inkassobüros) darf nur nach einer schriftlichen Einwilligung des Patienten erfolgen.

AUFGABEN

1 In welchen Gesetzen und Verordnungen finden sich Bestimmungen zur Schweigepflicht der Arztpraxis?

2 Welche Informationen der Praxis unterliegen der Schweigepflicht?

3 Für welche Personen in der Arztpraxis gilt die Schweigepflicht?

4 Wie lange gilt die Schweigepflicht?

5 Wird in folgenden Fällen die Schweigepflicht verletzt?

- a Sie bestätigen telefonisch die Anwesenheit eines Patienten ohne Rücksprache.
- b Auf schriftliche Anfrage der gesetzlichen Krankenkasse geben Sie die geforderten persönlichen Daten des Patienten an die Kasse weiter.
- c Auf schriftliche Anfrage einer privaten Krankenkasse geben Sie die geforderten persönlichen Daten des Patienten an die Kasse weiter.
- d Im Zuge der Verbrechensermittlung werden von Ihnen Patientendaten an die Polizei weitergegeben.
- e Im Zuge eines Feldversuchs geben Sie die Patientendaten über eine Telefonleitung an die Kassenärztliche Vereinigung weiter.
- f Ihre Praxis wird verkauft und Sie werden von dem Nachfolger übernommen. Die Patientendaten werden vom neuen Praxisinhaber natürlich eingesehen.

6 Muss eine Meldung erfolgen?

- a Ein Patient erklärt vor der Behandlung, dass er HIV-infiziert ist.
- b Ein Patient will eine lange Wegstrecke mit dem Auto fahren, nachdem er für eine große Operation anästhesiert war.

4.2.6 Dokumentationspflicht

Die Pflicht des Arztes zur Aufzeichnung zur Dokumentation ergibt sich aus dem § 630 f BGB:

§ 630 f BGB
(1) Der Behandelnde ist verpflichtet, zum Zweck der Dokumentation in unmittelbarem zeitlichen Zusammenhang mit der Behandlung eine Patientenakte in Papierform oder elektronisch zu führen. Berichtigungen und Änderungen von Eintragungen in der Patientenakte sind nur zulässig, wenn neben dem ursprünglichen Inhalt erkennbar bleibt, wann sie vorgenommen worden sind. Dies ist auch für elektronisch geführte Patientenakten sicherzustellen.
(2) ...

Daneben finden sich weitere Aufzeichnungspflichten:

- **Musterberufsordnung (MBO)**
  Dies ist die älteste Begründung für die Aufzeichnungspflicht der Ärzte und Zahnärzte. Schon vor Jahrhunderten musste sich ein Arzt bestimmte Aufzeichnungen über die Krankheitsgeschichte eines Patienten machen, damit keine Informationen verloren gehen.
- **Abrechnungsgrundlage (BMV-Ä)**
  Die gesetzlichen Krankenkassen fordern in den Verträgen die Niederschrift über die Behandlung. Bei Streitigkeiten über Abrechnungsmodalitäten wird im Prüfungsausschuss und Beschwerdeausschuss die Vorlage der entsprechenden Aufzeichnungen vom Arzt gefordert. Vor Gericht dienen sie als Beweisgrundlage.

Form der Aufzeichnung

Die Aufzeichnung kann in Papierform (schriftlich) oder in elektronischen Karteikarten erfolgen. Die Eintragungen sollen übersichtlich und deutlich sowie chronologisch sein. Bei Verschreiben soll leserlich durchgestrichen und möglichst keine praxisinternen Kürzel verwendet werden, damit gegebenenfalls auch eine ärztliche Vertretung den Fall rekonstruieren kann.

Umfang der Aufzeichnungen

Die Aufzeichnungen müssen alle Angaben enthalten, die der Arzt benötigt, um die Leistungen korrekt abzurechnen. Sie müssen ihn darüber hinaus in den Stand versetzen, über den einzelnen Behandlungsfall die notwendigen Auskünfte vor den Prüfungsinstanzen geben zu können (siehe auch § 295 SGB V).

Die Aufzeichnungen sollten in der Regel Folgendes umfassen:

- Behandlungsdatum
- Befund
- Anamnese
- Diagnose und Therapievorschläge
- Leistungsziffer, ggf. mit weiteren Erläuterungen
- Aufklärungsgespräch mit kurzer Inhaltsangabe
- Patientenerklärungen zur Behandlung
- Untersuchungsergebnisse (z. B. Röntgenbefund)
- Behandlungsplanung (Behandlungsverlauf)
- konsiliarischer Befund, Arztbrief (Achtung: Einwilligung des Patienten)
- Rezeptausstellung, Überweisungen, sonstige Bescheinigungen
- nicht wahrgenommene Termine
- Bemerkungen des Patienten zur Behandlung
- Fremdleistungen, Vorschüsse

Aufbewahrungsfristen

Die Aufzeichnungen müssen nach den Kassenverträgen (und nach den Berufsordnungen) **zehn Jahre** nach Abschluss der Behandlung aufbewahrt werden. Werden in den Aufzeichnungen auch Angaben gemäß der Strahlenschutzverordnung gemacht, z. B. Röntgenbefunde, beträgt die Aufbewahrungsfrist ebenfalls zehn Jahre nach Abschluss der Behandlung.
Das Gleiche gilt für Aufzeichnungen gemäß dem Einkommensteuergesetz (z. B. Zahlungen des Patienten sind auf der Karteikarte vermerkt).

Gesetzliche und vertragliche Vorschriften über die Aufbewahrung von Schriftstücken in der Arztpraxis		
Art des Schriftgutes	**Gesetzliche Grundlage**	**Aufbewahrungsfrist in Jahren**
Geschäftsbücher Inventare Bilanzen	§§ 238 und 257 des Handelsgesetzbuches § 147 Abgabenordnung	10 Jahre, Beginn am Jahresende
Handelsbriefe	s. o.	6 Jahre, Beginn am Jahresende
Buchungsbelege	s. o.	10 Jahre
ärztliche Aufzeichnungen (Karteikarten, Arztbriefe, Befundbericht usw.), soweit gesetzlich nichts anderes bestimmt ist	§ 5 Bundesmantelvertrag Ärzte, § 11 Berufsordnung für die deutschen Ärzte, Leitnummern 58 und 59 des Abkommens Ärzte und Berufsgenossenschaften	10 Jahre nach Abschluss der Behandlung
Durchschriften der Berichtsvordrucke über die Untersuchungen nach dem Jugendarbeitsschutzgesetz	§ 37 (3) Jugendarbeitsschutzgesetz	10 Jahre
Stammblätter für die Behandlung von Geschlechtskranken	§ 2 der Durchführungsverordnung zum Geschlechtskrankheitengesetz	5 Jahre
Aufzeichnungen für die Anwendung von Röntgenstrahlen	§ 28 Röntgenverordnung	10 Jahre (bei Kindern bis zur Vollendung des 28. Lebensjahres)
Behandlung mit Röntgenstrahlen	§ 28 Röntgenverordnung	30 Jahre
Durchgangsarzt / D-Arzt-Verfahren: Unterlagen einschließlich Krankenblätter und Röntgenbilder	Richtlinien für die Bestellung von D-Ärzten (Abschn. C 4)	15 Jahre
Durchschriften der Arbeitsunfähigkeitsbescheinigungen	§ 21 Bundesmantelvertrag	1 Jahr
zytologische Abstrichpräparate im Rahmen von Früherkennungsuntersuchungen	Richtlinien des Bundesausschusses der Ärzte und Krankenkassen	10 Jahre
Berichtsvordrucke der Früherkennungsuntersuchungen	Richtlinien des Bundesausschusses der Ärzte und Krankenkassen	5 Jahre
Durchschriften der Betäubungsmittelrezepte	Betäubungsmittel-Verschreibungsverordnung	3 Jahre
Kontrollkarten zur internen Qualitätssicherung im Labor	Richtlinien der Bundesärztekammer	5 Jahre
Sicherungskopie der Abrechnungsdatei bei Abrechnung mittels EDV	§ 42 Bundesmantelvertrag-Ä bzw. § 35 Arzt-/Ersatzkassenvertrag	2 oder 4 Jahre
Aufzeichnungen über Belehrung des Röntgenpersonals	§ 36 Röntgenverordnung	5 Jahre

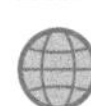

Eine Aufstellung der Aufbewahrungsfristen finden Sie unter www.kvhb.de
→ Themen von A bis Z

Einsichtsrecht des Patienten

Dem Patienten steht nach § 630 g BGB ein Recht auf Einsichtnahme in seine Patientenakte zu. Er kann auch elektronische Abschriften verlangen. Er kann dieses Recht unverzüglich verlangen. Die Kosten hierfür muss der Patient übernehmen. Dieses Recht kann u. U. auf die Erben übergehen. Es darf nur in sehr begrenzten Einzelfällen nicht gewährt werden (z. B. bei therapeutischen Gründen oder sofern Rechte Dritter verletzt werden).

Die Verletzung der Dokumentationspflicht

- **durch den Arzt**
  Sie stellt eine grobe Verletzung von berufsrechtlichen Pflichten sowie einen Verstoß gegen vertragsärztliche Pflichten dar. Hieraus kann der Patient Schadensersatzansprüche geltend machen, zum Beispiel bei Weiterbehandlung durch einen anderen Arzt bei Fehlen wichtiger Aufzeichnungen. Im Gerichtsprozess kann dies zur **Beweislastumkehr** führen, d. h., nicht der Patient muss einen behaupteten Behandlungsfehler oder Aufklärungsmangel beweisen, sondern der Arzt muss beweisen, dass er die Behandlung lege artis erbracht bzw. die Aufklärung durchgeführt hat.

- **durch die Medizinische Fachangestellte**
  Hier kann der Arzt Rückgriff auf die Medizinische Fachangestellte nehmen, wenn diese **vorsätzlich** oder zumindest **grob fahrlässig** bestimmte Eintragungen, die für die Abrechnung oder den Gerichtsprozess erforderlich sind, nicht gemacht hat. Hierbei muss auf den Einzelfall abgehoben werden.

AUFGABEN

1 Wie begründet man die Pflicht des Arztes zur Aufzeichnung von Behandlungsdaten?

2 Müssen die Karteikarten (Krankenblätter) auf Anfrage an die Patienten ausgegeben werden?

3 Sie haben sich bei der Aufzeichnung verschrieben. Wie ändern Sie die Aufzeichnung?

RÖNTGEN (30 J.)
ABRECHNUNG (2 J.)
BELEHRUNG (5 J.)
RADIOAKT. BEHANDLG. (30 J.)
QUALITÄTS SICHERUNG (3 J.)
REZEPTE (3 J.)
QUITTUNGEN (10 J.)
(IMMER)
URLAUBS FOTOS (100 J.)
DFB-POKAL SPIELE (150 J.)

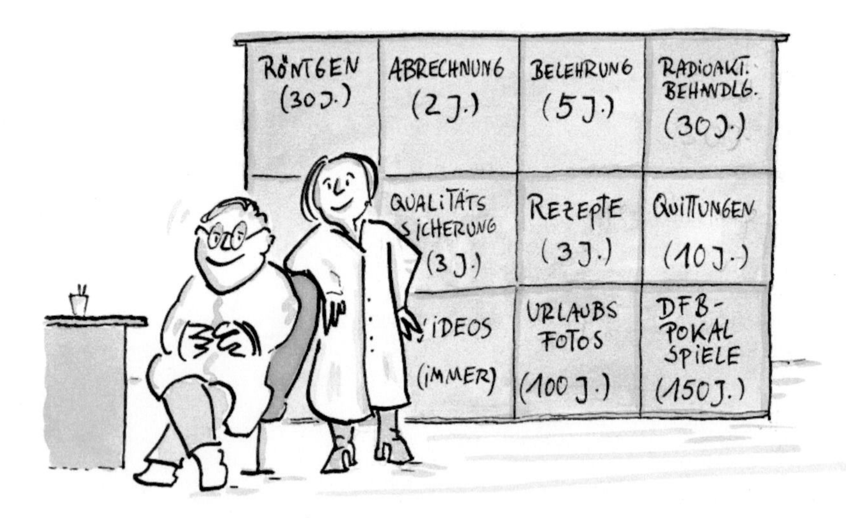

4.2.7 Mitwirkungspflicht des Patienten

Der Patient ist nach § 630 c BGB verpflichtet, die ärztliche Behandlung zu unterstützen und mitzuwirken.

Dazu zählt:

- **Erscheinen zum Termin**
  Der Patient ist verpflichtet, sich an vereinbarte Termine zu halten, d. h. in der Arztpraxis zu erscheinen. Bei Nichterscheinen kann der Arztpraxis unter Umständen ein Verlust entstehen. Will man für diesen Fall den Patienten eine Ausfallgebühr bezahlen lassen, muss dies mit ihm vorher schriftlich vereinbart werden (Termineinverständniserklärungen).
  Die Erhebung der Ausfallgebühr ist nur möglich, wenn der Patient ohne wichtigen Grund fernbleibt.
  Eine Abrechnung zulasten der gesetzlichen Krankenkassen ist nicht möglich (Ausnahme: bestellter Hausbesuch, Patient nicht anwesend).
- **Mitwirkung bei der Behandlung**
  Eine mangelhafte Mitwirkung und Unterstützung der Behandlung durch den Patienten kann den Erfolg der gesamten Behandlung in Frage stellen.

Termineinverständniserklärungen
→ Bd. 2, LF 7, S. 198

4.2.8 Pflicht zur Zahlung des Honorars

Die Verpflichtung zur Zahlung des Honorars ergibt sich aus dem neuen § 630 a BGB. Sie kann erfolgen durch:

- **Vorlage der elektronischen Gesundheitskarte (eGK)**
  Die Patienten, die Mitglieder der gesetzlichen Krankenkassen sind, werden in den entsprechenden Verträgen zur Vorlage der Behandlungsausweise verpflichtet.
- **Zahlung der Liquidation beim Privatpatienten**
  Die Bezahlung einer Liquidation unterliegt den gleichen rechtlichen Grundsätzen wie die Bezahlung von Rechnungen im sonstigen Wirtschaftsleben. Die Unterschiede zwischen Liquidation und Rechnung sind:
  - Liquidation ist nicht skontierfähig.
  - Liquidation ist nicht rabattfähig.
  - Liquidation muss nach GOÄ § 12 bestimmte Angaben enthalten.
  - Ärztliche Liquidationen werden im Insolvenzverfahren als persönliche, nicht nachrangige Schulden behandelt.

Liquidation
→ Bd. 2, LF 6, S. 159

Skonto
Preisnachlas auf den Rechnungsbetrag bei Zahlung innerhalb einer bestimmten Frist.

Rabatt
Allgemeiner Nachlass vom Preis einer Dienstleistung oder Ware.

Was haben Sie? In den 900 € Behandlungskosten sind doch Türöffnen, Guten-Tag-sagen und Gute-Besserung-Wünschen inklusive!

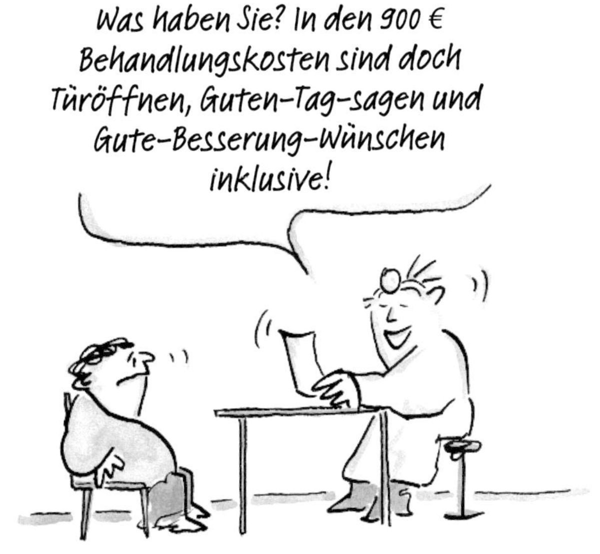

4.3 Beendigung des Behandlungsvertrags

Der Behandlungsvertrag endet durch

- **Abschluss der Behandlung**
  Ist die Behandlung abgeschlossen und sind alle Leistungen bewirkt, ist der Behandlungsvertrag beendet. Die Gewährleistungsfristen beginnen mit diesem Datum.
- **Tod eines Vertragschließenden**
  Stirbt ein Partner des Vertrags, gilt dieser als beendet.
- **Kündigung**
  Die Kündigung durch den Arzt ist nur unter erschwerten Bedingungen möglich, z. B.
  - wenn kein Notfall vorliegt und die Behandlung durch einen anderen Arzt fortgeführt werden kann oder
  - wenn das Vertrauensverhältnis nachhaltig gestört ist.

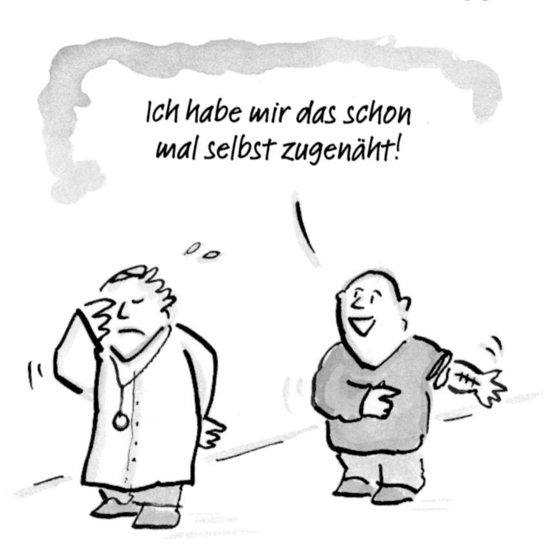

Grundsätzlich unterliegt jeder Arzt der Behandlungspflicht, d. h., er muss den zu ihm kommenden Patienten auch behandeln. Er macht sich andernfalls strafbar wegen unterlassener Hilfeleistung.
Bei Ärzten kommt auch noch die Geschäftsführung ohne Auftrag hinzu, d. h., der Patient muss behandelt werden, ohne dass er selbst in der Lage ist, dem Behandlungsvertrag zuzustimmen (z. B. Autounfall).

Die Kündigung durch den Patienten ist jederzeit formlos möglich. Bei Nichterscheinen zu einem Termin muss der Patient diesen absagen. Die Inanspruchnahme der ärztlichen Leistungen bis zur Kündigung muss bezahlt werden.

AUFGABEN

1 Beurteilen Sie folgende Fälle:

- **a** Ein Patient erscheint ungewaschen in der Arztpraxis und möchte behandelt werden.
- **b** Ein Patient erscheint zum wiederholten Male nicht zu einer Vorsorgeuntersuchung.
- **c** Ein Patient legt auch nach dreimaliger Mahnung seine elektronische Gesundheitskarte nicht vor.
- **d** Ein Patient zieht von einer Liquidation 10 % Rabatt wegen hoher Schmerzen ab.
- **e** Ein Patient bezahlt eine Liquidation nicht, weil das Behandlungsdatum fehlt.
- **f** Der Arzt sieht sich außer Stande, die vom Patienten gewünschte Behandlung vorzunehmen.

2 Wie kann der Behandlungsvertrag vom Patienten beendet werden? Ist hierzu eine besondere Form notwendig?

3 Ein Schmerzpatient möchte vom Arzt behandelt werden. Kann der Arzt die Behandlung ablehnen? Begründen Sie Ihre Antwort.

4.4 Haftung und Schadensersatz

4.4.1 Allgemeine Grundsätze

Unter Haftung versteht man das Einstehen einer Person für einen Schaden, den sie durch eigenes oder fremdes Verschulden verursacht hat. Man kennt die Haftung aus einem Vertrag, die Haftung aus einer schuldhaften Vertragsverletzung und die Haftung aus einer unerlaubten Handlung. Nur bei der Haftung aus unerlaubter Handlung besteht in der Bundesrepublik Deutschland ein Schmerzensgeldanspruch.

Vertragliche Haftung
Jemand verpflichtet sich durch Vertrag, für einen Schaden zu haften, obwohl er weder gesetzlich dazu verpflichtet ist noch schuldhaft gehandelt hat. Beispiele hierfür sind Garantieerklärungen und Versicherungsverträge.

Haftung aus schuldhafter Vertragsverletzung
Wer sich auf Grund eines Vertrags zu Leistungen verpflichtet hat, kann dem Vertragspartner einen Schaden zufügen, wenn er seine Vertragspflichten schuldhaft nicht erfüllt. Beispiele sind die Lieferung von Ware mit einem arglistig verschwiegenen Mangel und die Zuspätlieferung.

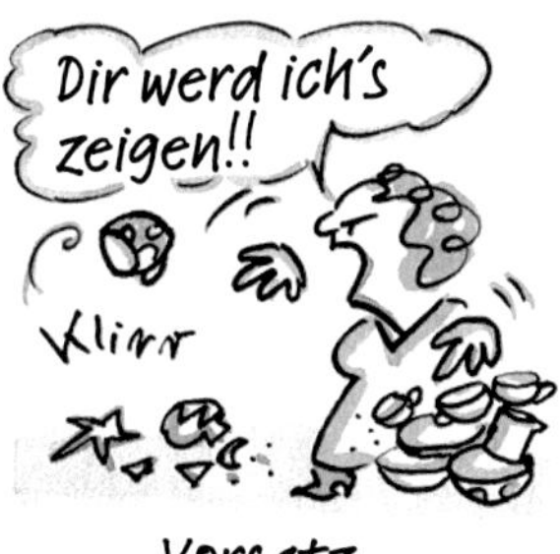

Dir werd ich's zeigen!!
Klirr
Vorsatz

Haftung aus unerlaubter Handlung
Handlungen, die gegen das Gesetz verstoßen, sind sogenannte unerlaubte Handlungen. Sie ziehen in den meisten Fällen nicht nur strafrechtliche Verfolgung nach sich, sondern auch zivilrechtlichen Schadensersatz.

Schadensersatz
„Wer vorsätzlich oder fahrlässig das Leben, den Körper, die Gesundheit, die Freiheit, das Eigentum oder ein sonstiges Recht eines anderen widerrechtlich verletzt, ist dem anderen zum Ersatz des daraus entstehenden Schadens verpflichtet."

(BGB § 823)

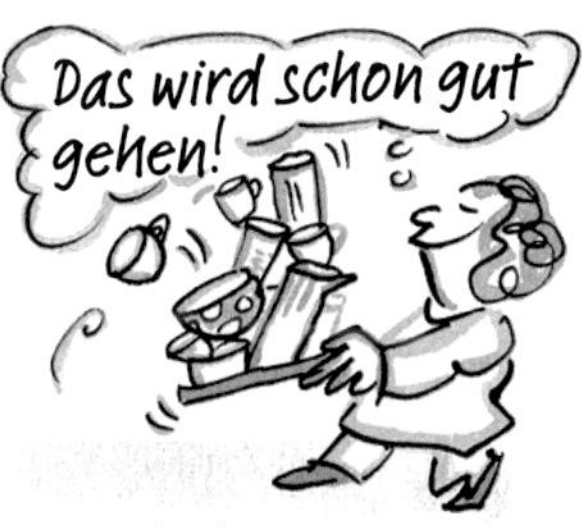

Das wird schon gut gehen!
Fahrlässigkeit

Derjenige, der den Schaden verursacht hat, muss danach den Zustand wiederherstellen, der bestehen würde, wenn der zum Ersatz führende Umstand nicht eingetreten wäre. Diese Wiedergutmachung ist in vielen Fällen nur schwer möglich, weshalb das Gesetz den Schadensersatz in Geld vorsieht. Wegen der schwierigen Berechnung von Schäden werden in den Verträgen sogenannte Konventionalstrafen festgelegt. Bei Verstoß gegen Vertragspflichten werden diese Summen zur Zahlung fällig.
Es gibt seit 2002 einen allgemeinen Anspruch auf Schmerzensgeld bei der Verletzung von Körper, Gesundheit und sexueller Selbstbestimmung.

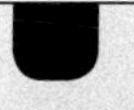

Operation an falscher Stelle - Patient bekommt Schmerzensgeld
Koblenz, 25.07.02 (dpa) - Ein Chirurg, der einen Patienten an einer falschen Stelle operiert, muss grundsätzlich Schmerzensgeld zahlen. Dies gelte auch dann, wenn die Operation „kunstgerecht" und ohne negative Folgen für den Patienten vorgenommen wurde, entschied das Koblenzer Oberlandesgericht (OLG) in einem am Donnerstag bekannt gewordenen Urteil. Rechtlich betrachtet sei der Eingriff eine Körperverletzung, weil der Patient in eine Operation an dieser konkreten Stelle nicht eingewilligt habe (Az.: 10 U 692/01).

Quelle: www.consilium-medicum.de © dpa

Produkthaftungsgesetz
Nach diesem Gesetz gibt es eine aus dem amerikanischen Recht stammende verschuldensunabhängige Herstellerhaftung für fehlerhafte Produkte. Arzneimittelgeschädigte erhalten Beweiserleichterungen für ihren Anspruch gegen Pharmafirmen. Außerdem müssen Pharmahersteller den Betroffenen Auskunft über alle Erkenntnisse zu schädlichen Wirkungen des Arzneimittels erteilen.

4.4.2 Haftung des Arztes

Weitere Informationen finden Sie unter www.korioth.de (Verhalten bei amtlichen Behandlungsfehlern) www.infoquelle.de/Recht/Patienten_Recht/

Neben den allgemeinen Grundsätzen über die Haftung und den Schadensersatz gelten für die Arztpraxis verschiedene Besonderheiten. Die Haftung des Arztes ist zweigeteilt:

Haftung aus dem Behandlungsvertrag (Vertragshaftung)	Haftung wegen unerlaubter Handlung (Deliktshaftung)
Auf Grund des geschlossenen Behandlungsvertrags haftet der Arzt für Behandlungsfehler (positive Vertragsverletzung) und sonstige Pflichtverletzungen des Behandlungsvertrags.	Für diese Art der Haftung muss zwischen Patient und Arzt kein Vertrag zu Stande gekommen sein. – Haftung für Körperverletzung – Haftung für unterlassene Hilfeleistung
Der Arzt hat die Verpflichtung, die Ausgangssituation wiederherzustellen, z. B. durch Übernahme – der Heilungskosten, – der Rehabilitationskosten, – des entgangenen Gewinns (Lohn bzw. Gehalt) des Patienten.	Der Arzt hat die Verpflichtung, die Ausgangssituation wiederherzustellen, z. B. durch Übernahme – der Heilungskosten, – der Rehabilitationskosten, – des entgangenen Gewinns (Lohn bzw. Gehalt) des Patienten. **Schmerzensgeldanspruch**
Die Verjährung beträgt 3 Jahre.	Die Verjährung beträgt 3 Jahre.

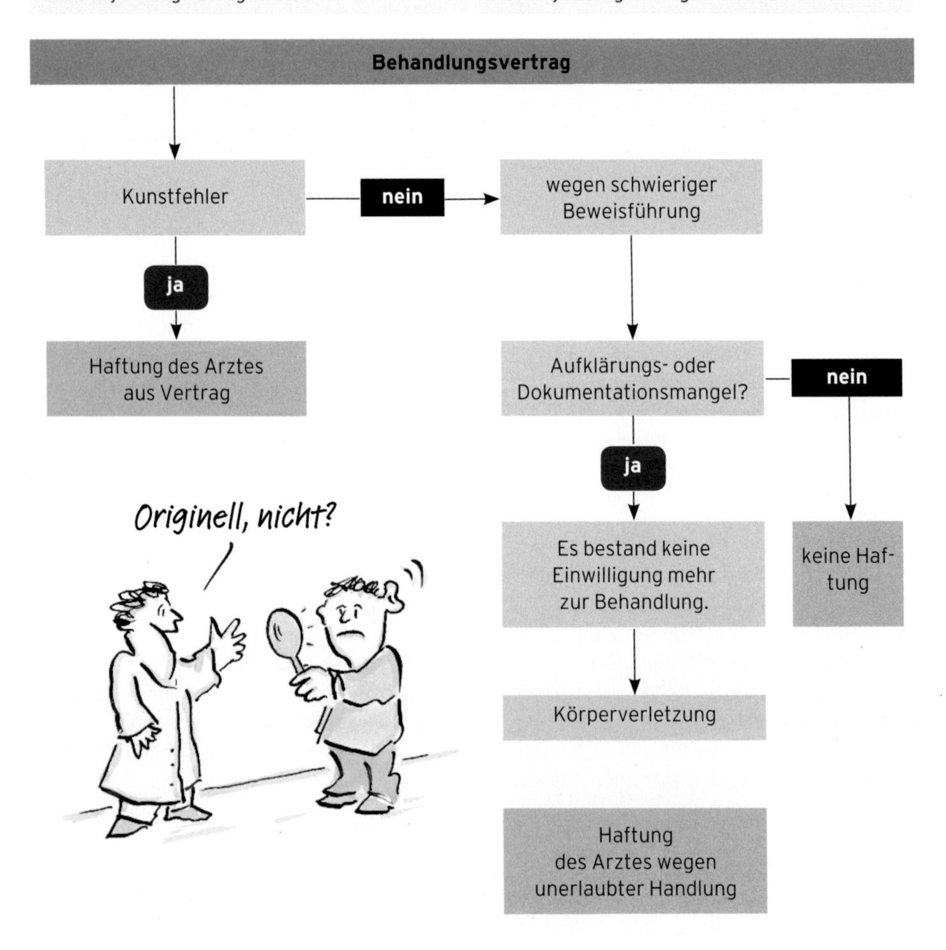

4.4.3 Haftung des Arztes für das Praxispersonal

Im Rahmen der **Delegation** kann der Arzt verschiedene Tätigkeiten von anderen Personen durchführen lassen (→ Abb. 1).

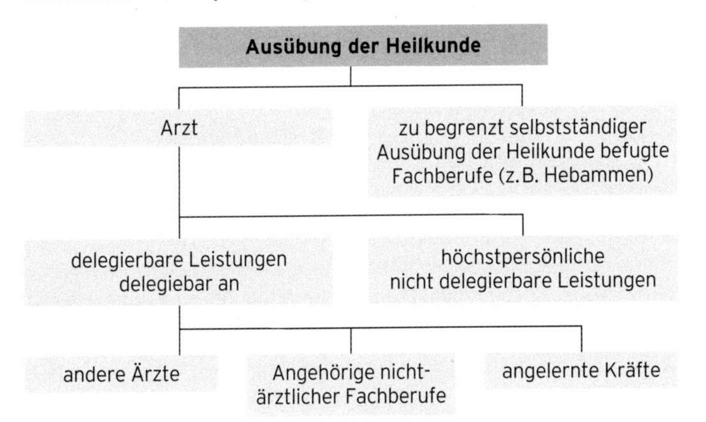

Abb. 1 Delegation von Leistungen

Nach einer abgeschlossenen Berufsausbildung zur MFA muss sich der Arzt davon überzeugen, dass die delegierten Leistungen durch die MFA ordnungsgemäß ausgeführt werden. Der Arzt muss sich bei der Ausführung in Rufnähe aufhalten und im Falle von Komplikationen sofort eingreifen können. Die Anweisungen sowie die regelmäßigen Kontrollen der delegierten Leistungen sollten dokumentiert werden.

Beispiele delegierbarer Leistungen:
- Blutabnahme und Injektion
- subkutane Infusionen, Impfungen und Allergietests
- Wundbehandlung nach Erstbeurteilung durch den Arzt
- Durchführung standardisierter Testverfahren, z. B. geriatrisches Screening
- beim Hausbesuch, z. B. Wundpflege, subkutane und intramuskuläre Injektionen

Die Haftung des Arztes für die MFA ist zweigeteilt:

Haftung aus dem Behandlungsvertrag	Haftung wegen unerlaubter Handlung
Erfüllt der Arzt den Behandlungsvertrag mit Hilfskräften, spricht man in diesem Fall von sogenannten **Erfüllungsgehilfen.**	Begehen Hilfskräfte unerlaubte Handlungen während ihrer Beschäftigung, spricht man von **Verrichtungsgehilfen.**

Diese Unterscheidung soll an zwei Fällen verdeutlicht werden.

FALL 1

Petra Meister ist ausgelernte Medizinische Fachangestellte in der Praxis von Frau Dr. Moisa.
Die Patientin Frau Süß leidet auf Grund ihres Diabetes unter einem Geschwür am linken Fuß. Dieser wird von Frau Meister gesäubert und anschließend verbunden. Kaum hat Frau Süß die Praxis verlassen, löst sich der Verband, sie muss zurück und erneut verbunden werden.
Kann die Ärztin von der MFA Schadensersatz für das Material und den Zeitausfall verlangen?

Auf Grund des Verschuldens der Fachangestellten ist tatsächlich ein Fehler passiert. Aus dem Behandlungsvertrag gegenüber dem Patienten haftet die Ärztin für die MFA als Erfüllungsgehilfin. Gegenüber der Ärztin könnte die Fachangestellte nur aus dem Arbeitsvertrag haften, dies jedoch nur bei Vorsatz und grober Fahrlässigkeit, was hier nicht vorliegt.

FALL 2

Zur Förderung der Durchblutung erhält Frau Süß in der Praxis Infusionen. Da Frau Dr. Moisa sich auf Grund eines Hausbesuches verspätet und Frau Süß nicht so lange warten möchte, erhält die MFA Frau Meister von Frau Dr. Moisa die Anweisung, mit der Infusion zu beginnen. Beim Legen der Infusionsnadel durch die MFA Frau Meister wird der Nervus medianus verletzt und es kommt zur Lähmung des Armes.
Frau Süß will nun Schadensersatz und Schmerzensgeld von Frau Dr. Moisa. Diese lehnt mit der Begründung ab, dass der Schaden durch die MFA verursacht wurde.

In diesem Fall haftet die Fachangestellte zunächst aus dem Behandlungsvertrag, weil sie fahrlässig den Patienten verletzt hat. Jedoch führte sie Arbeiten im Rahmen des Behandlungsvertrags aus, die sie auf Grund ihrer Ausbildung nicht ausführen darf. Damit liegt keine Einwilligung des Patienten mehr vor. Sie begeht eine Körperverletzung, eine unerlaubte Handlung. Hierfür haftet jedoch ihr Arbeitgeber für sie als Verrichtungsgehilfin.

Anders ist die Situation zu beurteilen, wenn die MFA ohne Anweisung der Ärztin gehandelt hätte: In diesem Fall gilt das Gleiche wie oben geschildert. Jedoch besteht hier die Möglichkeit des Arztes, sich zu exkulpieren – die MFA haftet für ihr Handeln.

exkulpieren
Aus der Haftung wegen unerlaubter Behandlung durch Verrichtungsgehilfen kann sich der Arzt befreien (exkulpieren), wenn er nachweist, dass er bei der Auswahl der Hilfsperson oder bei der Ausführung der Verrichtung die im Verkehr übliche Sorgfalt hat walten lassen.

AUFGABEN

1 Nennen Sie die beiden Haftungsgrundlagen des Arztes.

2 Wann kann ein Patient von einem Arzt Schmerzensgeld fordern?

3 Wann spricht man in der Haftung des Arztes für das Praxispersonal von Erfüllungs- und wann von Verrichtungsgehilfen?

4 Entscheiden Sie in den folgenden Fällen, ob die Medizinische Fachangestellte haften muss:
  a Eine Medizinische Fachangestellte fertigt eine Röntgenaufnahme, die keine Diagnose zulässt. Nachdem eine zweite Aufnahme gefertigt werden muss, verklagt der Patient die Fachangestellte auf Schadensersatz wegen erhöhter Strahlenbelastung.
  b Einer Medizinischen Fachangestellten, die seit Jahren die Abrechnung einer Arztpraxis „schmeißt", ist ein großer Abrechnungsfehler unterlaufen. Die Krankenkasse verlangt von ihr den Ersatz des Schadens für zu viel abgerechnete Leistungen in Höhe von 784,34 €.

RÖNTGEN-FOTO-STUDIO
DR. BLITZ
Nehmen wir dieses! Ich finde, hier sind Sie besonders gut getroffen!

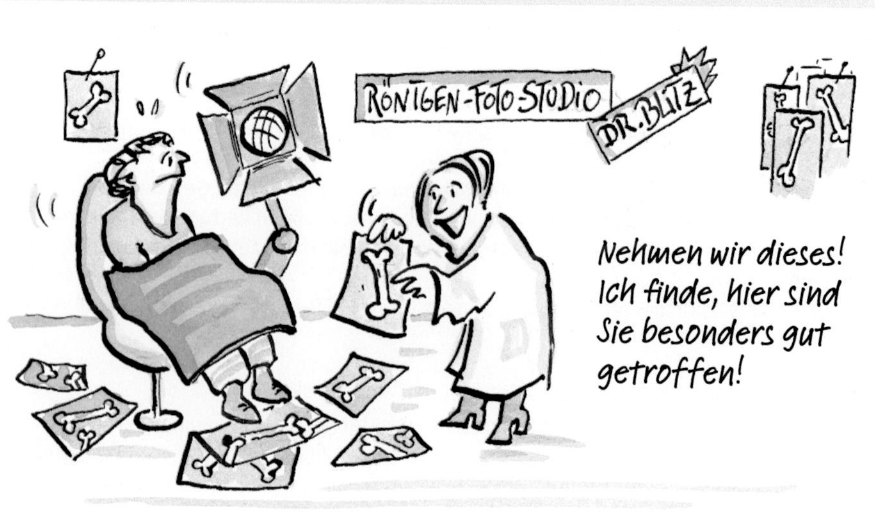

4.5 Strafrechtliche Verantwortung des Arztes und seiner Mitarbeiter

Neben der zivilrechtlichen Haftung kann es für den Arzt und seine Mitarbeiter bei Verstößen gegen Pflichten aus dem Behandlungsvertrag auch zu strafrechtlichen Konsequenzen kommen.
Wird zum Beispiel ein Verstoß als Körperverletzung betrachtet, kann dies nach den §§ 223 und 230 Strafgesetzbuch (StGB) mit Freiheitsstrafe bis zu drei Jahren oder Geldstrafe bestraft werden. Daraus können sich u. U. für den Arzt noch berufsrechtliche Konsequenzen ergeben (z. B. Entzug der Approbation). Für die Mitarbeiter des Arztes gilt dies ebenso.

Wie schon dargestellt, unterliegt der Arzt nach der Berufsordnung und den Kassenverträgen sowie seinem ärztlichen Eid der Behandlungspflicht. Bei Verstoß hiergegen kann eine Bestrafung nach § 323c StGB wegen unterlassener Hilfeleistung bis zu einem Jahr Freiheitsstrafe oder Geldstrafe erfolgen. Die häufigsten Prozesse finden wegen nicht ausreichender Präsenz des Arztes im Notdienst statt. Dies bedeutet, er ist seiner Behandlungspflicht nicht nachgekommen.

Bei Verletzung der Schweigepflicht durch den Arzt oder durch seine Mitarbeiter können sie nach § 203 StGB mit einer Freiheitsstrafe bis zu einem Jahr oder Geldstrafe bestraft werden.

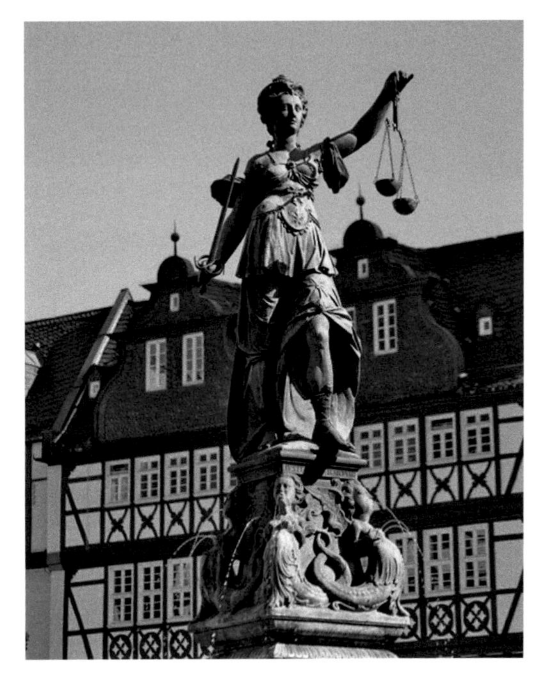

Abb. 1 Justitia

4.6 Schiedsstellen (Schlichtungsstellen)

Ähnlich wie im Handwerk sind auch im Bereich der ärztlichen Versorgung „Schiedsstellen" eingerichtet, die bei Streitigkeiten um Zahlungs-, Qualitäts- und Mängelfragen zu schlichten versuchen. Im Vorfeld haben einige Kammern und Kassenärztliche Vereinigungen sogenannte Zweitmeinungsmodelle und Patientenberatungen installiert. Hier können sich Patienten kostenlos und unabhängig beraten lassen oder eine zweite Meinung einholen.

Liquidationsstreitigkeiten

Handelt es sich um Streitigkeiten, die die Liquidation mit Privatpatienten betreffen, ist bei den Landesärztekammern eine Schiedsstelle (GO-Referent) eingerichtet, die versucht zu vermitteln. Gelingt dies nicht, muss beim Amts- oder Landgericht geklagt werden.

Abrechnungsstreitigkeiten mit gesetzlichen Krankenkassen

Für den Bereich Abrechnung ist die jeweilige KV zuständig, die zwei verschiedene Ausschüsse eingerichtet hat:
- Prüfungsausschuss
- Beschwerdeausschuss

Die Aufgabe des **Prüfungsausschusses** ist die Überwachung der Wirtschaftlichkeit der vertragsärztlichen Abrechnung, z. B. wenn ein Arzt in seiner Abrechnungsstatistik durch eine übermäßig hohe Anzahl von Beratungen auffällt. Über den Beschluss des Prüfungsausschusses kann beim Beschwerdeausschuss Beschwerde eingelegt werden. Der Beschluss des **Beschwerdeausschusses** ist ein Verwaltungsakt. Hiergegen kann beim Sozialgericht geklagt werden.

Medizinischer Dienst der Krankenversicherung (MDK)

Der MDK (§ 62 Bundesmantelvertrag Ärzte) bietet Beratung und Begutachtung für alle gesetzlichen Krankenkassen an. Bei diesem „Gutachterdienst" handelt es sich nicht um einen „neutralen Schiedsrichter" im Interessenkonflikt zwischen Kassen und Ärzten, sondern um einen sachverständigen Berater der Krankenkassen. Dennoch bedarf der MDK der partnerschaftlichen Zusammenarbeit mit niedergelassenen Ärzten.

5 Gesprächsführung

5.1 Kommunikationsfähigkeit

Jede Arztpraxis ist ein Dienstleistungsunternehmen. Wie der Arzt und die Medizinische Fachangestellte mit den Patienten umgehen, hat großen Einfluss auf das Ansehen der Praxis.
Eine MFA sollte besonders ausgeglichen und freundlich auftreten, um den Patienten das Gefühl zu vermitteln, dass sie willkommen sind.

5.1.1 Grundlagen der Kommunikation

Kommunikation findet auf der Sachebene und der Beziehungsebene statt und wird durch verbales und nonverbales Verhalten beeinflusst.

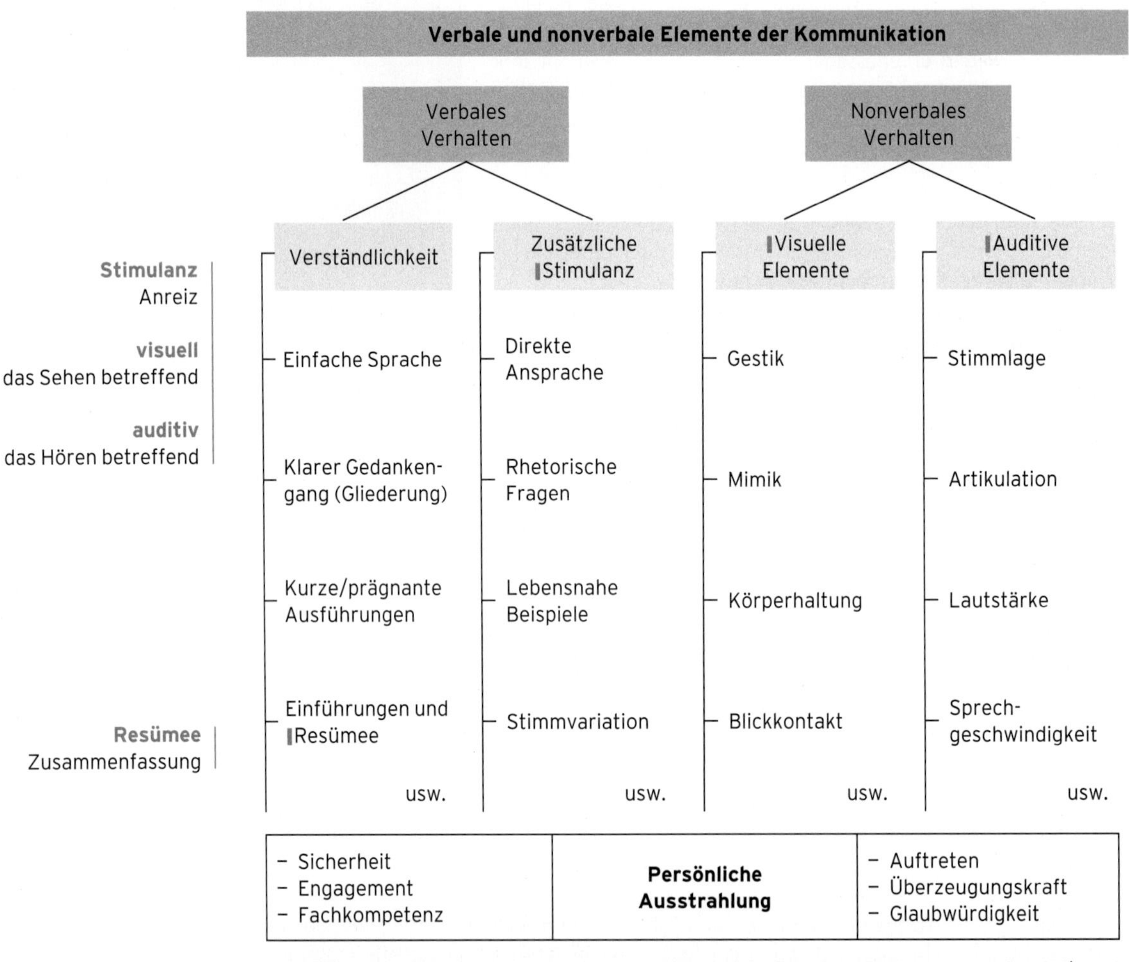

Quelle: Heinz Klippert, Kommunikationstraining © 13. Auflage 2012 Beltz Verlag, Weinheim/Basel

Eine MFA braucht recht vielfältige kommunikative Fähigkeiten und Fertigkeiten, um den Praxisalltag erfolgreich zu bewältigen. Sie reichen vom freien Sprechen bis zum Zuhören und Verhandeln.

Die folgende Übersicht enthält Kommunikationsregeln, die den Arbeitsalltag erleichtern und freundlich gestalten lassen.

Kommunikationsregeln	
Patienten ansprechen	– Sprechen Sie den Patienten immer mit **Namen** an. Falls Sie sich nicht mehr sicher sind, wie der Patient heißt, fragen Sie nach Möglichkeit Ihr Praxisteam.
Grundregeln der Rhetorik beachten 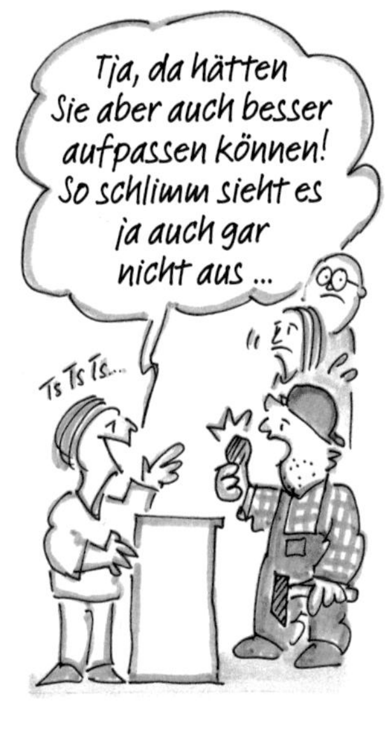 	– „Ich-Aussagen" wie *„ich meine"* und *„ich denke"* mildern ab und schonen das Selbstwertgefühl des anderen. Man sollte versuchen, Sätze, die mit *„Sie haben aber ..."* beginnen, zu vermeiden, da sich der Patient damit in die Enge getrieben fühlt und seine Kooperationsbereitschaft weiter sinken wird. – Vermeiden Sie nach Möglichkeit folgende Formulierungen: – *Sie müssen ...* – *Sie sollen ...* – *Das geht nicht ...* – *Das kann ich mir gar nicht vorstellen ...* – *So schlimm wird es wohl nicht gewesen sein ...* – *Da müssen Sie etwas falsch gemacht haben ...* – *Da hätten Sie sich früher melden müssen ...* – *Heute auf keinen Fall ...* – *Unmöglich! Wissen Sie eigentlich, was hier los ist ...* – *Das ist bei uns immer so ...* – *Ich kann nichts dafür ...* – *Sie müssen aber warten ...* – *Wir machen keine Unterschiede ...* – *Das hätten Sie früher sagen müssen ...* – *Ich habe Ihnen doch schon zwei Mal gesagt ...* – Vermeiden Sie Unterbrechungen in der Schilderung des Patienten, lassen Sie ihn ausreden. – Bilden Sie möglichst kurze Sätze mit für den Patienten verständlichen Informationen. Fachbegriffe verwirren die meisten Patienten.
Blickkontakt aufnehmen	– Schauen Sie Ihren Gesprächspartner an und **lächeln** Sie, auch wenn Sie nicht sofort auf Patientenwünsche reagieren können, weil Sie gerade eine andere Arbeit (z. B. kopieren, telefonieren) erledigen müssen. – Der Blick ist die „Brücke" zum Zuhörer. Bricht diese Brücke ab, fehlt ein Bestandteil der Kommunikation.
Aufmerksamkeit zeigen/ aktives Zuhören	– Zeigen Sie dem Patienten, dass Sie ihn **ernst nehmen** und ihm aktiv zuhören, indem Sie z. B. Fragen stellen, falls Sie etwas noch nicht verstanden haben. Während Sie einem Patienten zuhören, sollten Sie keine Nebenarbeiten erledigen. Dies würde der Patient als unhöflich und kränkend empfinden. – Achten Sie bei schüchternen Patienten darauf, dass Sie sie nicht „mundtot" reden oder unterbrechen. Hören Sie auch dann zu, wenn Ihnen die Beschwerden des Patienten lächerlich erscheinen.
Patienten beobachten	– Versuchen Sie sich in die **Situation des Patienten** hineinzuversetzen. Ist er ängstlich, zornig, hektisch, ungehalten, steht er unter Zeitdruck?

Kommunikationsregeln	
Achten Sie auf Körperhaltung, Stimme, Gestik und Mimik 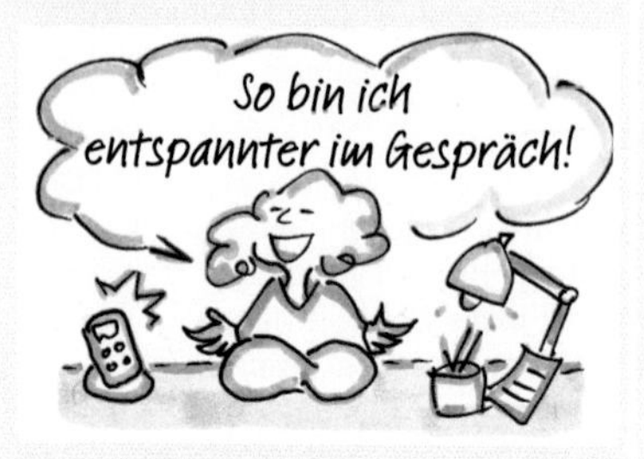	– Es ist wichtig, auf die Körperhaltung im Stehen oder im Sitzen zu achten. Stehen oder sitzen sollte man **aufrecht**, wobei die Schultern gerade sein und die Hände nicht verkrampft Kugelschreiber usw. festhalten sollten. – Die Arme sollten nicht hinter dem Rücken verschränkt, die Hände nicht gefaltet und nicht in die Taille gestützt sein. – Stehen oder sitzen sollte man entspannt und dem Patienten zugewandt. – Gestik und Mimik können zur Gesprächsunterstützung benutzt werden. Sie sprechen auch mit dem Gesicht **(nonverbale Kommunikation)**.
Datenschutz beachten	– Gespräche mit dem Patienten sollten nur in einem **separaten Raum** erfolgen, ohne dass Dritten die Möglichkeit gegeben wird mitzuhören.
Sind Verhaltensanweisungen beim Patienten verständlich angekommen?	– Bei Vorbereitungen und Nachbereitungen einer Behandlung ist es wichtig, dass der Patient **mündlich** und **schriftlich Informationen** bekommt, wie er sich am besten verhalten sollte.
Einfühlungsvermögen zeigen	– Zeigen Sie dem Patienten, dass er **Unterstützung** von Ihnen erhält, indem Sie seinen Fall dem Arzt noch einmal neutral schildern. Es ist wichtig, eine neutrale Meinungshaltung einzunehmen. – Man muss nicht der gleichen Meinung wie der Patient sein, sollte aber Verständnis zeigen.
Informationen/Beobachtungen verwenden 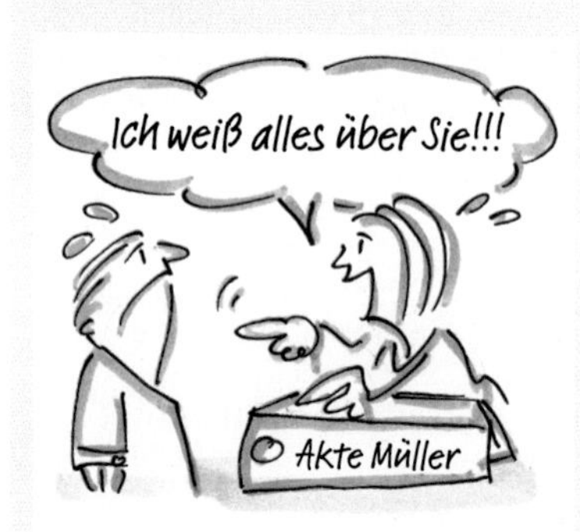	– Wenn Sie z. B. **Fragen** stellen, die den letzten Behandlungstermin aufgreifen, fühlt sich der Patient „gut aufgehoben" und gewinnt Vertrauen, da Sie sich mit seiner Behandlungsgeschichte befasst haben und ihn nicht isoliert als Patient Nr. XY betrachten. Stellen Sie Fragen wie: „Geht es Ihnen heute schon besser?", „Hat das Schmerzmittel geholfen?" oder treffen Sie Aussagen wie: „Ich habe Ihnen das Informationsmaterial, nach dem Sie beim letzten Mal gefragt haben, zusammengestellt. Sie können es heute mitnehmen." Als Hilfestellung kann man in die Kartei des Patienten wichtige **Gesprächsnotizen** eingeben. – Die Eingabe sollte jedoch nach dem Gespräch bei Abwesenheit des Patienten erfolgen.
Auf Patientengeschenke reagieren 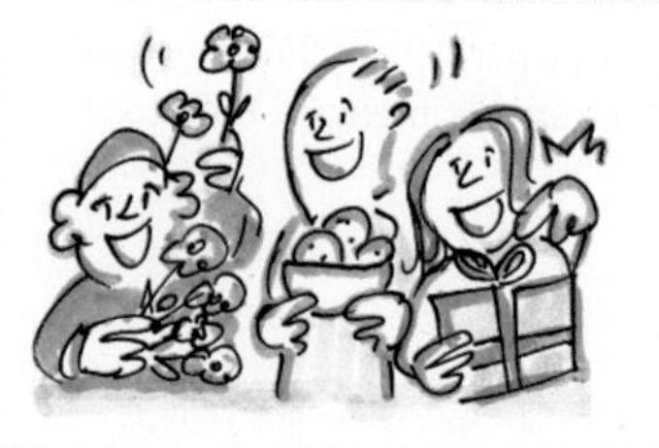	– Sie können kleinere Geschenke von Patienten an das Praxisteam wie Blumen, Trinkgeld, Schokolade oder Pralinen annehmen (sollte „praxisöffentlich" gemacht werden). Oft sind sie als **freundliche Geste** gedacht. – Falls es aber so sein sollte, dass der Patient damit Vergünstigungen (z. B. einen Termin vorrücken, günstigere Berechnung einer Behandlung) bekommen möchte, dürfen Sie diesem nicht nachgeben. Er muss wie alle anderen Patienten behandelt werden.

5.1.2 Personalführung

Arztpraxen sind mit Klein- oder mittleren Betrieben zu vergleichen, die häufig durch die Persönlichkeit bzw. den Führungsstil des Inhabers (Arztes) geprägt sind.

Der Einfluss von Mitarbeitern auf betriebliche Entscheidungen kann daher sehr unterschiedlich sein.

Entsprechend werden zwei gegensätzliche Führungsstile unterschieden:

- **der autoritäre Führungsstil**
  Der Führende setzt die auf Grund seiner Position zugesprochene Macht ein. Er verwendet ausschließlich formale Argumente. Nur der Führende hat Entscheidungs- und Anweisungskompetenz. Der Geführte akzeptiert und führt aus. Der Führende kontrolliert die Mitarbeiter oft, unregelmäßig und unangekündigt. Der Teamgedanke gilt hier nur wenig.

BEISPIEL

Die MFA macht den Patienten darauf aufmerksam, dass er wieder zu spät zu seinem Behandlungstermin kam und bittet ihn, in Zukunft pünktlich zu sein. Die Chefin erfährt davon und verbietet der Empfangs-MFA Patienten auf Unpünktlichkeit hinzuweisen. Dies sei Aufgabe der Chefin.

- **der Laissez-faire-Stil (laissez faire [frz.] = lassen Sie es laufen)**
  Dies wird oft nicht als Führungsstil bezeichnet, weil praktisch keine Führung vorhanden ist. Die Mitarbeiter machen, was sie wollen, man „lässt sie laufen". Der „Führende" kümmert sich im Wesentlichen um seine Arbeit und vernachlässigt alles andere. Problematisch wird dies, wenn sich die Mitarbeiter in ihren Entscheidungsspielräumen widersprechen. Hier kommt es oft zu Einzelfallentscheidungen (Entlassungen) durch die Führung, die kaum nachvollziehbar sind.

BEISPIEL

Die Empfangs-MFA sagt nichts zum Patienten, obwohl dieser wieder zu spät zu seinem Behandlungstermin kam. Die MFA, die den Patienten in das Behandlungszimmer begleitet, macht den Patienten auf die Verspätung aufmerksam. Der anwesende Chef meint, dass das doch nicht so schlimm sei.

An diesen beiden Extremen orientieren sich die in der Regel vorkommenden Führungsstile. Dazu gehören:

- **der informierende Führungsstil**
  Dieser Stil ist sehr nah am autoritären Führungsstil mit dem Unterschied, dass der Führende seine Handlungen und Anweisungen zumindest begründet.
  Leitsatz: Den Mitarbeitern werden die Entscheidungen der Führung begründet.
- **der kooperative Führungsstil**
  Der Führende setzt inhaltliche Argumente auf Grund seines Wissens ein. Entscheidungen werden dorthin verlagert, wo die notwendige Fachkompetenz ist. Die Kontrolle bezieht sich auf die Arbeitsergebnisse. Kritik am Führenden ist ebenfalls möglich. Hierdurch wird die Teambildung gefördert.
  Leitsatz: Die Mitarbeiter haben große Mitbestimmungsmöglichkeiten.
- **der demokratische Führungsstil**
  Im Unterschied zum kooperativen Führungsstil nimmt sich der Führende hier noch mehr zurück. Die Mitarbeiter nehmen aktiv an allen Entscheidungsprozessen teil, denen sich auch der Führende unterordnet.
  Leitsatz: Man kann eine Praxis nicht gegen die Mitarbeiter führen.

Jeder nicht autoritäre Führungsstil erfordert heute eine Beteiligung der Mitarbeiter – zum Wohle der Praxis und der Patienten. Dies wird am besten in Teambesprechungen gewährleistet.

5.2 Organisation eines Telefongesprächs

Die Gesprächsführung am Telefon prägt den ersten Eindruck von einer Arztpraxis entscheidend. Sie vermittelt (neuen) Patienten ein sympathisches oder unsympathisches Bild und kann der Beginn einer neuen oder das Ende einer bestehenden Arztpraxis-Patienten-Beziehung sein. Jedes Telefonat muss daher vorbereitet und unter Berücksichtigung der Regeln der Gesprächsführung durchgeführt werden.

5.2.1 Die richtige Telefonnummer finden

Um ein Telefongespräch führen zu können, muss zunächst die Nummer des Teilnehmers bekannt sein. Als vorteilhaft erweist es sich, die Nummern von Gesprächspartnern, die häufig angewählt werden, abzuspeichern.

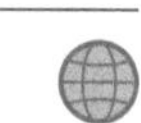

Auskunft finden Sie unter www.klicktel.de/telefonbuch www.dastelefonbuch.de www.gelbeseiten.de www.dasoertliche.de

Daneben bietet sich die nationale und internationale Auskunft an. Hier können sämtliche Teilnehmer nachgefragt werden. Adressen werden ebenfalls telefonisch bekannt gegeben. Weitere Quellen sind DVDs mit allen Telefonnummern oder die Suche im Internet (→ Abb. 1).

Viele Rufnummern und andere Kontaktdaten können auch in den gedruckten **Telekommunikationsverzeichnissen** selbst ermittelt werden, diese gibt es auch online oder mobil:

- Das Telefonbuch → Privat- und Geschäftseinträge von A–Z
- Gelbe Seiten → Branchenverzeichnis
- Gelbe Seiten regional → lokales Branchenverzeichnis
- Das Örtliche → lokale Privat- und Geschäftseinträge von A–Z

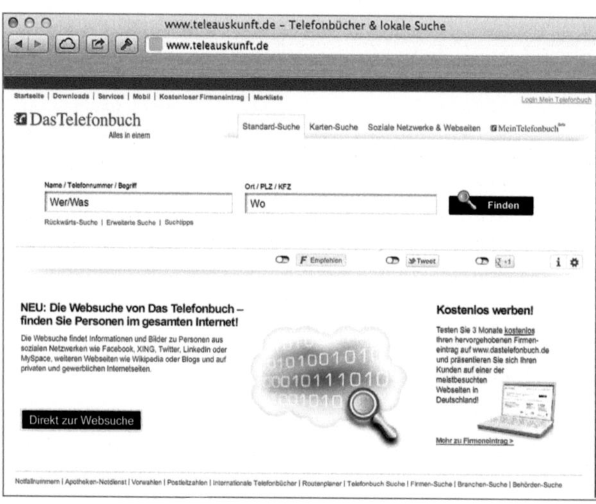

Abb. 1 Telekommunikationsverzeichnisse im Internet

Da sich die Telefonnummern und andere Daten häufig ändern, ist es wichtig, dass Sie immer die neuesten Telefonbücher bzw. DVDs besitzen. Sie erscheinen jährlich neu. Die aktuellen Rufnummern finden Sie auch auf den genannten Webseiten.

5.2.2 Dokumentation der Telefongespräche

Damit keine Informationen in der Praxis verloren gehen und der Informationsfluss erhalten bleibt, sollten eine Gesprächsnotizliste geführt und wichtige Gesprächsinhalte notiert werden. Gut bewährt haben sich Vordrucke, auf denen man sich die wichtigsten Informationen notieren kann. Gegenüber normalen Notizzetteln haben die im Handel erhältlichen Vordrucke den Vorteil, dass sie für die wichtigsten Inhalte (z. B. Zeitpunkt des Gesprächs) strukturiert sind.

Neben dem Telefon sollten daher grundsätzlich Schreibmaterial und Vordrucke für die Entgegennahme von Telefongesprächen bereitliegen. Da über ein Telefongespräch kein Schriftstück existiert und nur das Gesprochene gültig ist, ist es erforderlich, dass wichtigen Telefonaten als Nachweis eine **schriftliche Bestätigung** folgt.

5.2.3 Vorbereitung und Durchführung von Telefongesprächen

Vorbereitung eines geplanten Telefongesprächs

- **1. Schritt:** Notieren Sie sich die gewünschte Rufnummer, den Namen des Unternehmens (der Krankenkasse) und des Gesprächspartners (des Sachbearbeiters).
- **2. Schritt:** Legen Sie sich alle Unterlagen bereit, die eventuell für das Gespräch wichtig werden könnten, z. B. Rechnungsdaten, Daten wichtiger Schreiben in der Angelegenheit, Bestellnummern, Fabrikate.
- **3. Schritt:** Halten Sie sich das Ziel des Gespräches vor Augen (Was wollen Sie erreichen?). Machen Sie sich Stichworte, wie Sie das Gespräch inhaltlich führen wollen.
  - Zeitpunkt des Gesprächs?
  - Handelt es sich um einen neuen/schwierigen/schwerhörigen/betreuten ... Patienten?
  - Auf welche Reaktion muss ich mich einstellen?
  - Welche Einwände sind zu erwarten?
  - Wie können die Einwände entkräftet werden?
  - Wie reagiere ich in schwierigen Situationen auf Fragen, die ich nicht beantworten darf und kann?
- **4. Schritt:** Suchen Sie sich eine ungestörte Möglichkeit, um zu telefonieren. Der Angerufene merkt, wenn Sie abgelenkt sind. Mobilgeräte sind zum ungestörten Telefonieren empfehlenswert.

Durchführung eines geplanten Telefongesprächs

- **1. Schritt:** Voraussetzung eines jeden Gesprächs ist, dass Sie sich vorher mit der Telefonanlage der Praxis vertraut gemacht haben. Prüfen Sie, ob
  - ein Knopf gedrückt werden muss, um den Wählton zu erhalten,
  - die Wahl bei aufgelegtem Hörer möglich ist,
  - Freisprechen möglich ist,
  - Stummschalten möglich ist usw.
- **2. Schritt:** Legen Sie den Vordruck für die Dokumentation bereit.
- **3. Schritt:** Setzen Sie sich aufrecht und gerade in Ihren Stuhl.
- **4. Schritt:** Stellen Sie die Telefonverbindung her. Beginnen Sie mit dem Wählen erst, wenn der Wählton zu hören ist. Vorher gewählte Ziffern bleiben unwirksam.
- **5. Schritt:** Wenn die Verbindung zu Stande kommt, sollten Sie sich mit dem Namen der Praxis oder mit einer einheitlichen Meldeformel der Praxis melden. Von zahlreichen Varianten werden hier zwei gegenübergestellt:
  a) „Praxis Dr. Sedel – Maier. Guten Tag." Diese Formel kommt sehr oft vor, verwirrt aber viele Angerufene und Anrufer: Hat der Arzt einen Doppelnamen, Sedel-Maier? Handelt es sich etwa um eine Doppelpraxis Dr. Sedel – Dr. Maier?
  b) „Praxis Dr. Sedel. Hier spricht Petra Maier. Guten Tag!" Durch diese etwas längere Variante weiß der Anrufer, mit wem er spricht. Wichtig ist auch, dass hierbei langsam und deutlich gesprochen wird.
- **6. Schritt:** Ist ein Anschluss besetzt, legen Sie gleich wieder auf. Der gewünschte Teilnehmer spricht bereits. Wählen Sie danach erneut oder drücken Sie die Wahlwiederholungstaste. Manche Telefone wählen automatisch wieder, bis die Rufnummer frei ist (Rückruf bei besetzt). Beachten Sie gegebenenfalls die Telefonhinweise, z. B. „Kein Anschluss unter dieser Nummer": Entweder Sie haben sich bei der Wahl geirrt oder der Anschluss ist aufgehoben worden.

Umgang mit eingehenden Telefongesprächen

- Das Telefon nicht zu lange läuten lassen.
- Falls Sie den Namen des Anrufers nicht richtig verstanden haben, fragen Sie nach oder lassen Sie sich den Namen buchstabieren.
- Versuchen Sie, den Grund des Anrufs zügig zu ermitteln.
- Den Behandler abschirmen, d. h., nur in Ausnahmenfällen die Behandlungstätigkeit des Arztes unterbrechen.
- Bei Rücksprache mit dem Behandler möglichst Stummtaste drücken (Musikeinspielung).

5.2.4 Telefonische Gesprächsführung

Beim Telefonieren fehlt die nonverbale Ausstrahlung (Körperhaltung, Mimik, Gestik und Blickkontakt) des Gesprächspartners. Als einziges Kommunikationswerkzeug dient die Stimme. Stimmmelodie und Wortwahl entscheiden über das Telefongespräch. Neben Ausdrucksform (höflich oder ruppig) und Tonlage (diese beeinflusst das Gesprächsklima) gibt es einige wichtige Regeln, die für einen professionellen Umgang am Telefon beachtet werden sollten:

Verhaltensregeln	Beispiele
Führen Sie **keine Privatgespräche** vor Patienten.	Die MFA Manuela bekommt während der Sprechzeit einen Anruf von ihrer Freundin. Sie freut sich und unterhält sich ausgiebig mit ihr über das vergangene Wochenende, während eine Patientin vor der Anmeldung steht. **Auswirkung:** Die Patientin hat zu Recht den Eindruck, dass Manuela nicht arbeitet und sie unnötig lange warten lässt.
Beachten Sie die **Schweigepflicht**.	Die MFA Manuela sagt einen Termin bei Frau Meier ab mit folgender Begründung: „Es tut mir sehr leid, dass wir den Termin absagen müssen, aber unser Chef hat kurzfristig noch einen dringenden Hausbesuch bei Frau Angelika aus Helmstedt." **Auswirkung:** Hier wurde die Schweigepflicht verletzt. Zudem ist es für Frau Meier nicht wichtig zu wissen, bei wem und wann ihr Arzt einen Hausbesuch macht.
Telefonieren Sie in **Ruhe** und führen Sie **keine Nebentätigkeiten** während des Telefonats aus. 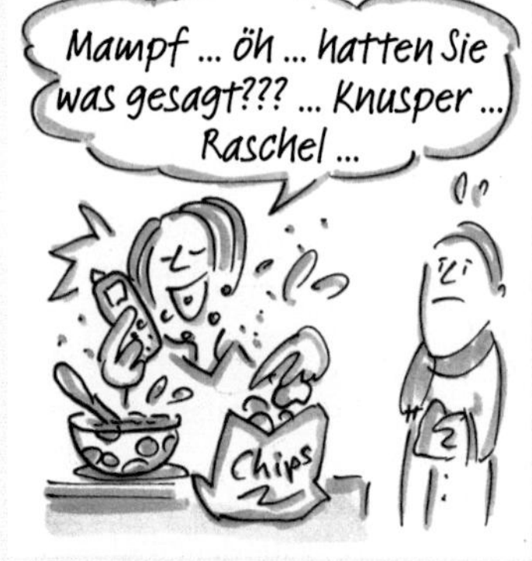 	Die MFA Manuela ist völlig im Stress. In solchen Fällen kaut sie immer Kaugummi. Beide Telefone klingeln, es kommen gerade zwei neue Patienten und die neue Auszubildende Susanne hat eine wichtige Frage an sie. Ihre Kollegin ist gerade nicht in Reichweite und besetzt ein neues Behandlungszimmer. Sie nimmt ein Telefonat an und müsste eigentlich gleichzeitig die neuen Patienten empfangen. Der Anrufer ist zudem empört, dass in dieser Praxis ja nie jemand ans Telefon geht. Das ist Manuela zu viel und sie sagt kaugummikauend zum Anrufer, dass sie für solche Sachen im Moment keine Zeit habe und legt auf. **Auswirkung:** Manuela ist in diesem Moment auf Grund unzureichender Praxisorganisation überfordert und ihre Arbeitsabläufe gleiten ihr aus der Hand. Durch ihr Verhalten am Telefon verärgert sie den ohnehin schon unzufriedenen Anrufer, der sie schlecht verstanden hat, weil sie am Telefon mit Kaugummi im Mund gesprochen hat.
Nennen Sie Ihren Namen **langsam und deutlich**. Bilden Sie **kurze Sätze** und vermeiden Sie Schachtelsätze. Passen Sie sich im Sprachtempo und in der Sprache dem **Gesprächspartner** angemessen an.	Frau Münster ist 93 Jahre alt und ruft in der Arztpraxis an, um einen Termin zu bekommen. Sie ist stark schwerhörig und versteht die MFA am anderen Ende der Leitung nicht, da diese zu schnell und zu undeutlich gesprochen hat. Vor Schreck legt sie den Hörer auf, weil sie der Meinung ist, sich verwählt zu haben. **Auswirkung:** Bedenken Sie, dass Sie verschiedene Anrufer haben. Sie können alt, sehr jung, sprach- und hörbehindert, schüchtern, forsch, verärgert, launisch oder unsicher sein.

Verhaltensregeln	Beispiele
Sprechen Sie Ihren Gesprächspartner stets mit **Namen** an.	Die MFA Manuela am Telefon: „Ja, das erledigen wir für Sie, Frau, ... ähh ..., wie war noch mal Ihr Name?" **Auswirkung:** Die Patientin ist nun verunsichert, ob die MFA zugehört hat und ihr Anliegen auch richtig ausführen wird, da diese ja schon den Namen nicht mehr weiß. Wenn Sie Ihre Gesprächspartner mit Namen ansprechen, haben diese Gewissheit, dass Sie wissen, mit wem sie gerade sprechen, und fühlen sich mit ihrem Anliegen in den richtigen Händen.
Legen Sie sich **Notizblock** und **Schreibstift** bereit. 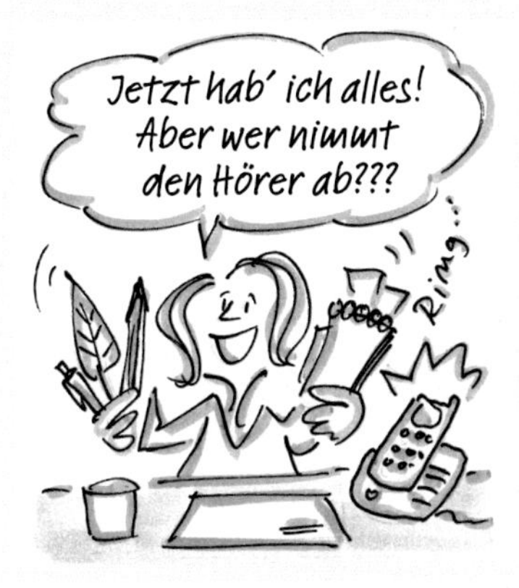 	Die Auszubildende Susanne sitzt allein an der Anmeldung und nimmt ein Telefonat entgegen. Da sie noch sehr unsicher und nicht routiniert ist, hat sie nach Beendigung des Gesprächs vergessen, sich Namen und Telefonnummer des Anrufers zu notieren und kann auf Nachfrage der Kollegin auch nicht mehr genau sagen, was der Grund des Anrufs war. **Auswirkung:** Für die Kollegin ist es nun schwer nachzuvollziehen, wer und warum derjenige angerufen hat. Falls der Anrufer ein zweites Mal anruft, ist diese Kollegin unvorbereitet und der Anrufer eventuell verärgert, da er sein Anliegen doch schon der anderen Kollegin erläutert hat. Es ist daher immer sinnvoll, einen vorgedruckten Notizblock neben das Telefon zu legen, der bei jedem Telefonat ausgefüllt werden sollte.
Fallen Sie Ihrem Gesprächspartner **nicht ins Wort**.	Am Montagmorgen beginnt wie immer ein hektischer Tag und das Telefon klingelt ununterbrochen. Die MFA Manuela ist bereits an der ersten Leitung und telefoniert mit Frau Kruse. Weil die zweite Leitung ohne Unterbrechung weiterklingelt und Manuela sich noch nicht gut genug mit der Telefonanlage auskennt, bricht sie das Gespräch auf der ersten Leitung abrupt ab, indem sie Frau Kruse in ihrer Schilderung unterbricht und sie auf die Telefonsprechstunde hinweist. **Auswirkung:** Frau Kruse wird es als sehr unverschämt empfinden, einfach unterbrochen zu werden, und sich beschweren oder die Praxis im schlimmsten Falle wechseln wollen.
Vermeiden Sie Fachsprache im Gespräch mit einem Patienten. 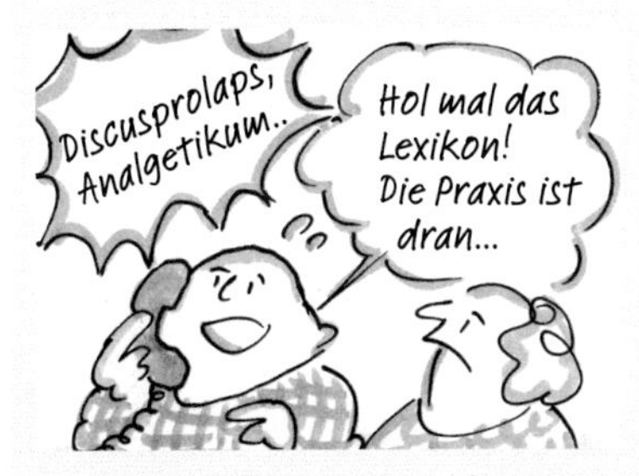 	Herr Müller (Versicherungsvertreter) soll Infusionen bekommen. Dazu muss er verschiedene Termine in der Arztpraxis wahrnehmen. Die MFA Manuela ruft aus diesem Grund den Patienten Müller an. Dieser ist verärgert und brummt, dass er zufällig noch einen Beruf hätte. Daraufhin erklärt Manuela ihm, warum es nötig ist, in diesem Falle mehr als nur einen Termin zu vereinbaren, da dies nicht mit einem Termin zu erledigen ist. **Auswirkung:** Würde Manuela in medizinischer Fachsprache sprechen, hätte dies zur Folge, dass Herr Müller noch verärgerter wäre, da er vermutlich die Argumente, die für mehrere Termine sprechen, nicht verstehen wird.

Verhaltensregeln	Beispiele
Kontrollieren Sie während des Gesprächs Ihre **Mimik** und **Gestik**. 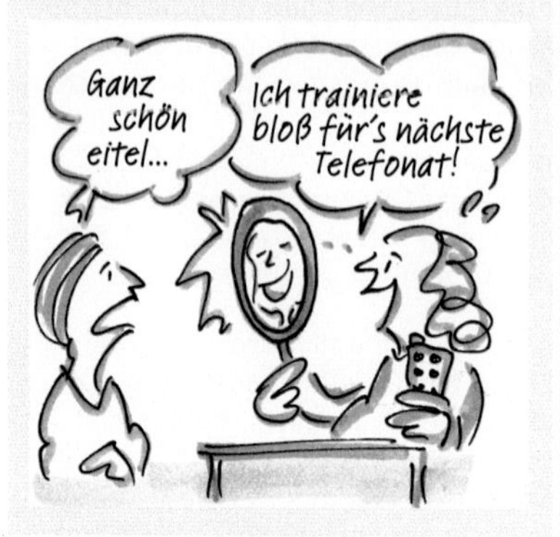 	Die Auszubildende Susanne ist verärgert, da ihr Chef sie darauf hingewiesen hat, dass sie bereits zum dritten Mal zu spät zur Arbeit gekommen ist. Als sie an das Telefon geht, sieht man ihr die Verärgerung an. Frau Hedwig, eine umständliche Patientin, ist am Telefon. Susanne antwortet auf ihre Fragen und vereinbart einen Termin mit ihr. Als sie von Frau Hedwig gefragt wird, ob ihr eine Laus über die Leber gelaufen sei, ist Susanne überrascht. Sie hatte doch gerade heute darauf geachtet, am Telefon freundlich zu sein. **Auswirkung:** Wenn man mit verärgertem Gesicht mit jemandem spricht, hört es sich unfreundlicher an, als wenn man mit einem Lächeln auf den Lippen telefoniert.
Fassen Sie den **Inhalt des Gesprächs** am Ende noch einmal zusammen und stellen Sie sicher, dass beide Seiten **keine Fragen** mehr haben.	Die MFA Manuela telefoniert mit Herrn Gustav. Er hat ein bestimmtes Problem und bittet sie, dieses dem Arzt weiterzuleiten. Gleichzeitig macht sie einen neuen Termin mit ihm aus. Als Manuela das Anliegen noch einmal zusammenfasst, weist Herr Gustav sie darauf hin, dass er persönlich mit dem Arzt sprechen möchte. **Auswirkung:** An diesem Beispiel wird deutlich, dass es durchaus wichtig sein kann, Gesprochenes noch einmal zusammenzufassen, bevor man es weiterleitet. Dies verhindert die Bildung von Missverständnissen.
Finden Sie einen **freundlichen Gesprächsabschluss**.	Die Auszubildende Susanne beendet ein Telefongespräch, indem Sie sich für das Gespräch bedankt und wartet, bis ihr Gesprächspartner aufgelegt hat. **Auswirkung:** Der letzte Eindruck haftet, daher unbedingt noch einmal den Namen des Anrufers erwähnen.

Folgende Fragestellungen helfen Ihnen, geführte Telefongespräche zu analysieren:

- Kenne ich die Praxistelefonanlage und kann sie korrekt bedienen?
- Liegen immer alle Hilfsmittel bereit?
- Versteht der Anrufer meine Meldung zu Beginn des Gesprächs?
- Klingt meine Stimme sympathisch, verbindlich, angenehm und freundlich?
- Ist die Sprache dialektfrei und auch für Auswärtige sowie Ausländer gut zu verstehen?
- Wie sieht meine Mimik und Gestik beim Telefonieren aus (z.B. lächle ich?)?
- Spreche ich meinen Gesprächspartner mit seinem Namen an?
- Konzentriere ich mich auf den Anruf, höre ich aktiv zu?
- Lasse ich Anrufer ausreden, ohne sie laufend zu unterbrechen?
- Finde ich einen freundlichen Abschluss des Gesprächs?
- Kann ich Fragen stellen, ohne aufdringlich zu wirken?
- Verwende ich positive Formulierungen wie: „sehr gerne", „ich werde" usw.
- Halte ich versprochene Rückrufe ein?
- Schalte ich das Telefon stumm bei Rückfragen?
- Mache ich mir ausreichende Notizen während des Anrufs?
- Vergesse ich keinen Anrufer in der Leitung?
- Habe ich alle wichtigen und unklaren Dinge noch einmal wiederholt und geklärt?
- War ich auf das Telefonat gut vorbereitet?
- War ich während des Telefonats ungestört?

AUFGABEN

1 Welche Suchmöglichkeiten für Telefonnummern stehen Ihnen in der Praxis zur Verfügung?

2 Wo finden Sie die folgenden Rufnummern schnell?
a Sie benötigen dringend einen Klempner.
b Die Polizei muss wegen eines Notfalls verständigt werden .
c Der Patient Walter Krause hat vergessen, die Telefonnummer anzugeben.
d Der Patient unter c wohnt außerhalb des Bereichs des Telefonbuchs der Praxis.

3 Denken Sie sich eine Meldeformel für Ihre Ausbildungspraxis aus, schreiben Sie sie auf und lesen Sie sie vor.

4 Stellen Sie die Unterlagen und Notizen für folgende Telefongespräche zusammen:
a Ihre Chefin möchte den Sachbearbeiter für Abrechnungsfragen an der KV sprechen. Es geht um den Patienten Werner Schulz und um eine grundsätzliche Frage zum Einheitlichen Bewertungsmaßstab (EBM).
b Ihre Chefin bittet Sie, im Labor anzurufen, um nach dem Quickwert von Frau Mayer zu fragen.
c Ihre Chefin bittet Sie, beim Privatpatienten Otto Zander anzurufen. Er hat bis heute seine Rechnung nicht bezahlt, obwohl Sie ihn bereits einmal gemahnt haben.
d Sie sollen beim medizinischen Großhändler anrufen, um abzuklären, warum bis heute niemand auf die Reklamation des Sonografiegerätes reagiert hat.
e Eine Patientin hat wegen ihres Diabetes angerufen. Es herrschte gerade große Hektik in der Praxis - sie hat daraufhin aufgelegt. Rufen Sie sie zurück.

5 Im Folgenden sind verschiedene „Telefonsituationen" aus dem Praxisalltag dargestellt. Stellen Sie diese Situationen in einem Rollenspiel nach. Die beiden Telefonpartner sollen sich dabei nicht sehen können. Die Nichtschauspieler sollen jeweils eine Telefonnotiz während des Gesprächs anfertigen. Anschließend werden die Gespräche analysiert und Verbesserungsvorschläge ausgearbeitet.
Es ist Mittagspause in der Praxis Dr. Merkel, in der außer Ihnen drei MFAs (Petra, Anja und Fenya) arbeiten. Der Arzt ist zurzeit nicht in der Praxis.
a Sie sind mit Petra in der Praxis. Anrufer: Frau Herbst, die um 14:00 Uhr heute einen halbstündigen Vorsorgetermin hat, aber erst eine Stunde später erscheinen will (mögliche Gründe: muss noch Kind in den Kindergarten bringen; Mann kommt später als geplant zum Mittagessen; Verabredung mit einem Bekannten vergessen).
b Sie sind mit Petra und Anja in der Praxis. Sie sollen den Patienten Walter Müller anrufen und darum bitten, dass der 14:00-Uhr-Termin verschoben wird, da der Arzt an einer Beerdigung teilnehmen muss. Der Patient ist unwillig, da er für diesen Termin freinehmen musste (Gesprächsvorbereitungsnotiz entwerfen).
c Sie sind mit Petra, Anja, Fenya und Frau Mutter in der Praxis. Anrufer: Frau Sziminiak von der Berufgenossenschaft Nahrung bittet um Auskunft über den Patienten Moritz Schnauf (Seit wann in Behandlung? - Stauballergie? - Sind weitere Familienmitglieder in Behandlung?).
d Sie sind allein in der Praxis. Anrufer: Dagmar vom Golfclub will den Chef sprechen. Bleibt es bei der Verabredung von heute Abend 19:00 Uhr?
e Sie sind allein in der Praxis. Anrufer: Herr Schirwinsky vom med. Großhandel Schaupp und Söhne aus Landau (hat es sehr eilig, spricht sehr schnell und aufgeregt). Er hat bereits einmal angerufen und wichtiges Laborzubehör zum Sonderpreis von 1000,00 € angeboten. Er braucht die Antwort sofort, da auch andere Praxen interessiert sind.

6 Konfliktmanagement

6.1 Konflikte in der Arztpraxis

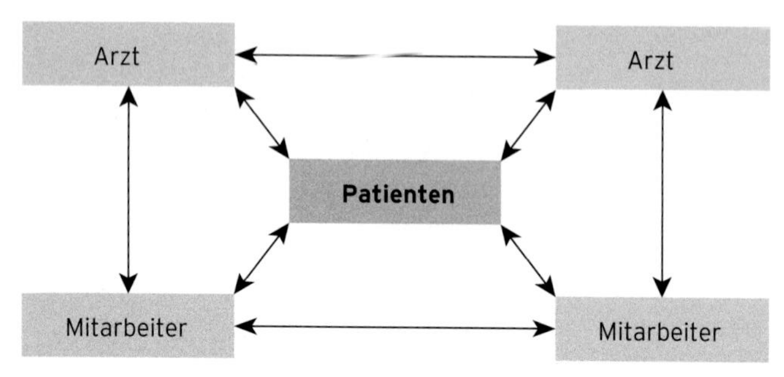

Abb. 1 Konfliktmöglichkeiten in einer Gemeinschaftspraxis

In der Berufswelt stoßen verschiedene Persönlichkeiten mit unterschiedlichen Interessen und Erwartungen aufeinander. Konflikte gehören daher zum Berufsalltag.

In einer Arztpraxis als möglichem Konfliktfeld treffen täglich Arzt, medizinisches Personal, Arztkollegen, Labore, Krankenkassen, Apotheken, Pharmareferenten, Patienten und viele mehr zusammen. Zwischen allen Parteien können Konflikte entstehen (→ Abb. 1).

Man kann dabei zwischen **internen Konflikten** (Konflikte innerhalb des Praxisteams) und **externen Konflikten** (Konflikten des Teams mit Außenstehenden, z. B. Patienten, Labor) unterscheiden.

6.1.1 Interne Konflikte

Die Ursachen interner Konflikte können sehr unterschiedlich sein.
Man unterscheidet

- Konflikte auf Grund unterschiedlicher Zielvorstellungen und Grundsätze (**Wertekonflikte**).

BEISPIEL

a) Für eine MFA ist ein wichtiger Grundsatz (Wert), Patienten immer zuverlässig zu informieren. Sie glaubt, dass eine andere MFA dies so nicht verfolgt und wirft ihr dieses vor.
b) Eine Kollegin macht auf Kosten der anderen immer pünktlich Feierabend, obwohl die Arbeiten und Vorbereitungen für den nächsten Tag noch nicht erledigt worden sind. Die anderen Mitarbeiter machen regelmäßig Überstunden.

- Konflikte auf Grund unterschiedlicher Rollenverteilungen im Praxisteam (**Beziehungskonflikte**). Die Kritik wird dabei in der Regel nicht sachlich, sondern auf persönlicher und emotionaler Ebene geäußert.

BEISPIEL

a) Eine Auszubildende trifft in einer Praxis Entscheidungen, die sie gar nicht treffen darf. Die MFA fühlt sich dadurch gedemütigt und nimmt dies persönlich.
b) Eine MFA zu einer Kollegin: „Da hast du ja wieder einmal am Freitagabend den Steri nicht abgeschaltet. Das Wasser kam mir schon entgegen heute früh!"

- Konflikte auf Grund verschiedener Vorstellungen, wie Aufgaben erfüllt bzw. Arbeitsschritte gestaltet werden sollen (**Sachkonflikte**).

BEISPIEL

a) Zwei Teammitglieder einer Arztpraxis verfolgen dasselbe Ziel (z. B. Terminvergabe), nur der Einsatz der Mittel oder die Wahl der Methode sind unterschiedlich.
b) Sie haben in der Schule die Einsatzmöglichkeiten des Internets kennen gelernt (z. B. Onlinebestellungen beim medizinischen Großhandel). Auf Ihre Anregung hin soll in der Praxis ein Internetanschluss installiert werden. Die langjährige Mitarbeiterin Doris meint, dass man in den letzten 20 Jahren so etwas auch nicht gebraucht hat.

Die Abgrenzung der verschiedenen Konflikttypen fällt oftmals schwer, da in diesem Bereich viele Überschneidungen möglich sind. Häufig entwickelt sich aus einem Sachkonflikt ein Beziehungskonflikt oder umgekehrt.

Ungelöste, stark emotionalisierte Konflikte können die Qualität der Arbeit herabsetzen und im Extremfall sogar einen wirtschaftlichen Schaden für das gesamte Praxisteam herbeiführen.

Folgendes Beispiel soll eine Kettenreaktion verdeutlichen:

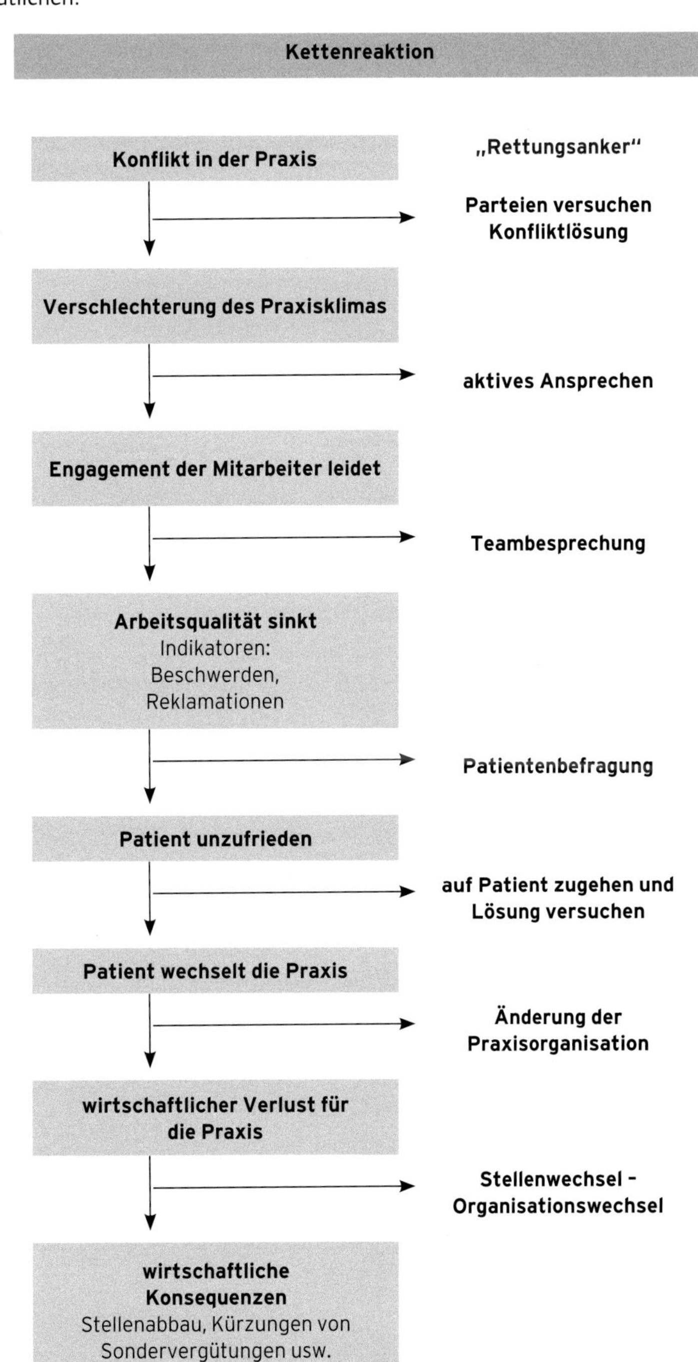

Eine Sonderform des internen Konfliktes stellt das **Mobbing** dar. Der Begriff Mobbing kommt aus dem Englischen („to mob" = anpöbeln, schikanieren) und bedeutet, dass eine Kollegin am Arbeitsplatz von gleichgestellten, vorgesetzten oder untergebenen Kollegen schikaniert, belästigt, beleidigt, ausgegrenzt oder mit Arbeitsaufgaben bedacht wird, die sie herabsetzen. Die Personen, die „gemobbt" werden, fühlen sich mit der Zeit unterlegen.

Wenn die Mitarbeiter in einer Arztpraxis unzufrieden sind, tritt Mobbing häufiger auf. Mobbing existiert jedoch nicht nur in der Arbeitswelt, sondern geschieht auch im Bildungsbereich, in Freizeitinstitutionen (z. B. Vereinen), in der Nachbarschaft oder innerhalb von Familien und Sippen.

Man spricht jedoch nur dann von Mobbing, wenn Mobbinghandlungen

- systematisch,
- häufig und
- wiederholt auftreten (z. B. mindestens einmal pro Woche) und
- sich über einen längeren Zeitraum erstrecken (mindestens ein halbes Jahr).

Einmalige Vorfälle sind also kein Mobbing. Man spricht nicht von Mobbing, wenn zwei etwa gleich starke Parteien in Konflikt geraten. Mobbingbetroffene können Folgendes tun:

- Sich frühzeitig zur Wehr setzen und eine Beratungsstelle aufsuchen.
- Vorgesetzte informieren, denn Mobbing ist ein Kündigungsgrund.
- Eventuell eine Aussprache mit dem Mobber suchen.
- Ein Mobbingtagebuch führen, in dem die Angriffe mit Datum und Uhrzeit festgehalten werden.

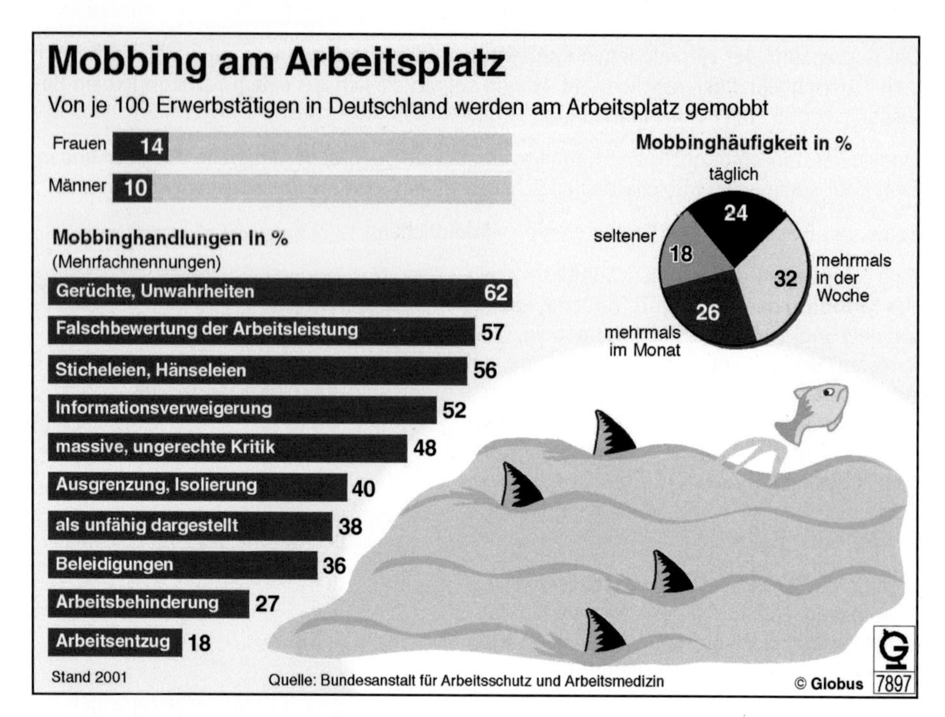

Informationen zu Mobbing finden Sie unter www.mobbingrat.de

6.1.2 Externe Konflikte

Der Patient (oder der Geschäftspartner) hat eine bestimmte Rollenerwartung von einer Medizinischen Fachangestellten. Sie sollte fachlich kompetent, hilfsbereit und einfühlsam sein sowie zwischen Patienten und Arzt vermitteln.

Die Medizinische Fachangestellte hat ihrerseits Erwartungen an das Verhalten des Patienten. Er sollte höflich und die Praxisorganisation betreffend kooperativ sein.

Werden diese Rollenerwartungen nicht erfüllt (z. B. nörgelnder Patient, „gestresste" MFA), kommt es sehr leicht zu Konflikten.

Häufige **Ursachen** externer Konflikte:
- Ablehnung bestimmter Verordnungen, z. B. keine Massage, kein bestimmtes Medikament
- Patient muss länger als geplant warten, andere Patienten werden vor ihm behandelt.
- Die eGK-Vorlage erfolgt nicht rechtzeitig.
- Beschwerden über Wartezimmer – zu kühl, zu dunkel, keine Lektüre …
- Lautstärke des Radios usw.
- Behandlungskosten

Kommt es zu einem Konflikt, ist häufig die MFA die Erste, bei der sich der Patient beschweren wird. Hierin liegt auch eine Chance, Konflikte für die Praxis zu managen. Dies fällt insbesondere Berufsanfängerinnen sehr schwer, weil sie oft nicht diejenigen sind, die für den Konflikt verantwortlich sind.

Die für den Patienten wohl schlechteste Möglichkeit ist der Hinweis der MFA, dass sie den Konflikt nicht verursacht hat, oder wenn der Konflikt gänzlich geleugnet wird. Hier ist es natürlich von Vorteil, wenn es z. B. in Teambesprechungen gelungen ist, ein Team zu bilden, in dem jeder Verantwortung für das Ganze zu übernehmen bereit ist.

6.2 Verhaltensregeln in Konfliktsituationen

Wer arbeitet, macht Fehler. Ein Zeichen von Reife ist, dies einzugestehen. Es wird keinem möglich sein, Konflikten im Arbeitsleben aus dem Weg zu gehen oder diese zu vermeiden. Konfliktmanagement bedeutet, dass eine Person die Kompetenz besitzt, Konflikte zu **erkennen**, zu **vermeiden** und ggf. zu **lösen**.

Ist eine Konfliktlösung in Form eines Gesprächs oder einer Verhandlung möglich, spricht man von einer **konstruktiven Handhabung**. Bleibt der Konflikt ungelöst und bricht eine streitige Auseinandersetzung aus, liegt eine **destruktive Handhabung** vor.

Dies ist der Fall, wenn z. B. überhaupt keine Notiz vom unzufriedenen Patienten oder von einer gekränkten Kollegin genommen wird.

Stellt man fest, dass man selbst den Konflikt verursacht hat, ist eine **Entschuldigung** die beste Lösung. Dabei müssen der Ton, die Wortwahl, Mimik und Gestik stimmen, sodass der andere die Entschuldigung auch akzeptieren kann.

Für einen Patienten ist es wichtig, dass man sich seiner Fallschilderung ernsthaft annimmt. Dies sollte auch in einem separaten Raum möglich sein. Der Patient sollte Gelegenheit haben, den Fall ausführlich aus seiner Sicht darzulegen. Unter Umständen kann es hilfreich sein, wenn die MFA den Patienten durch positives Feedback und Nachfragen in seiner Schilderung unterstützt.

BEISPIEL

Formulierungen für ein positives Feedback: „Ja, das kann ich gut verstehen.“, „Es tut mir leid, dass dies passiert ist.“, „An Ihrer Stelle wäre ich auch verärgert.“, „Ich kann mir vorstellen, wie Ihnen zu Mute ist.“

In streitigen Konfliktsituationen ist **Abwehrverhalten** der Beteiligten eine typisch menschliche Reaktion. Deshalb müssen beide Konfliktparteien aufeinander zugehen und miteinander über das bestehende Problem sprechen, um es lösen zu können.

Der Konflikt wird komplizierter, wenn starke Emotionen eine Rolle spielen und die Oberhand gewinnen. In solchen Situationen verliert man das eigentliche Problem aus dem Blick. Aggressionen und die daraus resultierenden möglichen Frustrationen erschweren das Aufeinanderzugehen immer mehr. Auf keinen Fall sollte man mit Emotionen einem erregten Patienten gegenübertreten, auch wenn dieser zu Beschimpfungen neigt.

Oberstes Ziel einer Konfliktlösung sollte daher eine Versachlichung des Problems sein und die Vermeidung der Emotionalisierung in diesem Zusammenhang. Dazu ist es erforderlich, dass beide Konfliktparteien ihre eigene Situation analysieren bzw. ihr Verhalten überprüfen.

Als **Adressat,** d. h. **Empfänger von Kritik**, sollte man sich folgende Fragen stellen bzw. diese mit dem Kritiker klären:

- Welche Motive könnte der Kritiker haben?
- Was für Vorschläge zur Besserung des Problems könnte es geben? Versuchen Sie, einen Lösungsweg zu finden oder zu erfragen. Eine Abwehrhaltung oder ein Gegenangriff verschlimmern die Situation.
- Habe ich verstanden, warum ich eigentlich kritisiert wurde?
- Bin ich persönlich angegriffen worden oder gibt es sachlich etwas an meiner Arbeit auszusetzen? Wenn sachliche Kritik geäußert wird, so ist diese gerechtfertigt und man sollte sie nicht als persönlichen Angriff deuten.

Als **Sender von Kritik** sollte man den Rahmen und den Ton beachten:

- Niemals öffentlich vor anderen Kritik an einer Person üben oder Mitarbeiter kritisieren, ohne mit der betreffenden Person vorher gesprochen zu haben. Der Betroffene fühlt sich sonst hintergangen und verletzt.
- Kritik nicht emotional ausüben (persönlich, übertrieben, verärgert oder verletzend) und nicht mit übertriebener Lautstärke verkünden.
- Verallgemeinerungen vermeiden („Du machst ja sowieso immer alles falsch!“).

6.3 Konflikte – eine gestörte Kommunikation

Ein Konflikt (Missstimmung, Auseinandersetzung) entsteht, wenn die Kommunikation, das heißt die Verständigung, zwischen zwei oder mehreren Parteien gestört ist. Man unterscheidet dabei die verbale Kommunikation (Sprache) und die nonverbale Kommunikation (Mimik und Gestik). Mit Hilfe der folgenden „Faustregeln" lassen sich bereits viele Konflikte entschärfen:

- Für ein ernstes Gesicht benötigen Sie 65 Muskeln, für ein Lächeln nur zehn. Setzen Sie dieses dosiert ein, ihr Gegenüber darf es nicht als „Auslachen" oder „Unernst" auslegen können.
- Die Stimme ist der „Leitstrahl der Ansicht". Sprechen Sie laut und deutlich. Machen Sie Pausen, um bestimmte Aussagen zu unterstreichen. Wechseln Sie die Lautstärke und den Tonfall.

In der gesamten Kommunikation mit dem Patienten darf es keinen Verlierer geben.

Schaden!!!
Gericht!!!
Anwalt!!!
Kommen Sie erst einmal herein! Dann können wir in Ruhe über alles reden...
Auf dem Weg können wir uns alle eine Menge Ärger sparen!

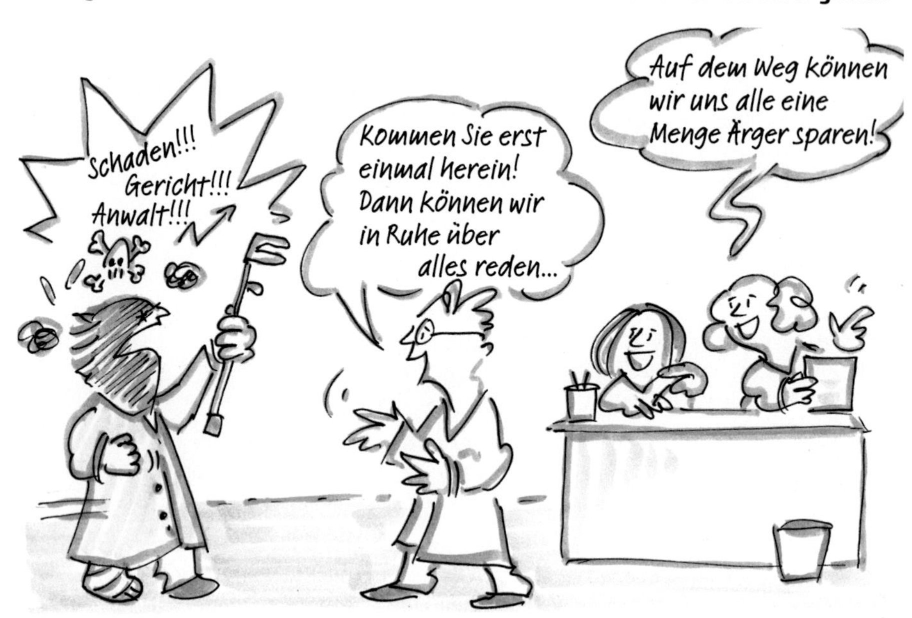

Über das Problem mangelhafter Kommunikation lässt sich viel in der juristischen Literatur wiederfinden. Viele Autoren kommen zu der Erkenntnis, dass „die entscheidende Triebfeder des Patienten, eine entsprechende Auseinandersetzung mit dem Arzt einzugehen, häufig die unzureichende Kommunikation ist". Deshalb empfehlen sie eine Vorbeugung gegen Haftpflichtfälle, indem die Praxis mit dem Patienten aktiv kommuniziert, auch wenn ein Fehler passiert sein sollte.

Untersuchungen zeigen, dass bei jedem zweiten Patienten, der eine gerichtliche Auseinandersetzung mit der Praxis suchen könnte, diese durch die Schilderung der genauen Umstände des Falles sowie einen Ausdruck des Bedauerns vermieden werden kann. Momentan erfolgen auf 1000 Behandlungsfälle ca. zehn gerichtliche Auseinandersetzungen. Daran erkennt man die ernorme Bedeutung der Kommunikation. Hier lassen sich zudem große Summen für Rechtsanwälte, Prozesskosten usw. für die Arztpraxis einsparen.

6.4 Konfliktsituationen meistern (Rollenspiele)

Im Bereich Kommunikation und Konfliktbewältigung ist es unbedingt erforderlich, dass für reale Fälle trainiert wird. Die besten Erkenntnisse gewinnt man hierbei durch **Rollenspiele**, die mit einer Videokamera aufgezeichnet und anschließend analysiert werden.

Konfliktmanagement soll hier beschränkt sein auf die Konfliktmöglichkeiten mit Patienten. Es lassen sich viele Übertragungen für andere Konfliktkonstellationen herstellen, z. B. Konfliktsituationen mit Ihren Kolleginnen.

Allgemeine Arbeitsanweisungen

1. Spielen Sie die Fälle als Rollenspiel (mit zwei Personen) in zwei Varianten:
   a) Verkörpern Sie eine MFA, die schlecht gelaunt ist, den Patienten nicht mag und ihn auch provozieren will.
   b) Verkörpern Sie eine MFA, die den Konflikt lösen möchte, ohne dass der Chef eingreifen muss. Die Patientin / der Patient soll in jedem Fall sehr verärgert sein.
2. Informieren Sie sich über die gesetzlichen Bestimmungen in den einzelnen Fällen.
3. Analysieren Sie das Verhalten der MFA und die Reaktionen des Patienten. Welches Verhalten, welche Gestik, Mimik, Sprache (auch des Körpers) verschärfen den Konflikt bzw. mildern ihn ab?
4. Am Ende eines durchgeführten Rollenspiels können Sie eine Beurteilung für sich selber oder für die Rollenspieler im Umgang mit Patienten anfertigen.
   Sie können dazu folgenden Vordruck einsetzen:

Analyse zum Umgang mit Patienten						
Tätigkeit	**+++**	**++**	**+**	**-**	**--**	**---**
Zuhören						
Geduldig sein						
Aufmuntern						
Loben						
Gutes Gesprächsklima erzeugen						
Auf Patienten zugehen						
Mich entschuldigen						
Trösten						
Plaudern						
Ablenken						
Meine Meinung vertreten						
Mahnen						

Erkennen Sie Ihre Stärken bzw. Schwächen und lassen Sie sich auch von anderen beurteilen. Die Beurteilung durch Zuschauer bzw. Zuhörer ist oft ein besserer Spiegel der Wirklichkeit, da man sich selbst anders wahrnimmt als andere.

FALL 1

Ein Patient erscheint pünktlich zu seinem bestellten Termin um 15:00 Uhr. Bereits nach 10 Minuten meldet er sich aus dem Wartezimmer:
„Ich warte jetzt schon eine halbe Stunde, ich habe wichtige Termine, außerdem bin ich Privatpatient." In der Vergangenheit ist er regelmäßig zu spät gekommen – hierauf hatten Sie ihn bei der letzten Sitzung aufmerksam gemacht und angedeutet, dass er damit den Praxisablauf erheblich störe.

AUFGABE

Versuchen Sie als MFA den Patienten zu beruhigen.

FALL 2

Ein Patient erscheint am Montagmorgen in Ihrer Praxis: „So etwas habe ich noch nicht erlebt! Da bekomme ich am Samstagabend furchtbare Bauchschmerzen. Ich rufe Ihre Telefonnummer an und siehe da, natürlich keiner da. Da spricht lediglich der Anrufbeantworter mit mir ... Vertretung Dr. Meisel, Tel. 76 49 73 ... Ununterbrochen rufe ich da an. Es meldet sich niemand ...
Endlich am Abend gegen 23:00 Uhr geht Frau Meisel an den Apparat. Ihr Mann habe aber gar keinen Notfalldienst – er sei auf einem Kongress, das habe sich vor ein paar Tagen so ergeben – berichtete mir Frau Meisel. Sie riet mir dann, mich an die Notfalldienstzentrale zu wenden. Das tat ich dann und erfuhr, dass Dr. Müller Notdienst habe. Um 24:00 Uhr saß ich dort endlich in der Praxis. Das war ziemlich aufregend – den ganzen Abend telefoniert – und die Schmerzen ..."
Die MFA hatte am Freitag den Anrufbeantworter mit der fehlerhaften Notdienstnummer besprochen.

AUFGABE

Führen Sie als verantwortliche MFA das Gespräch mit dem Patienten

FALL 3

Eine gesetzlich versicherte Patientin hat eine zweite Mahnung von Ihrer Praxis bekommen, dass sie die eGK in diesem Quartal noch nicht vorgelegt habe. In der zweiten Mahnung hieß es, dass bei Nichtvorlage eine private Rechnung gestellt werde. Die Patientin erscheint heute und trifft an der Rezeption auf die Auszubildende Manuela, die ziemlich patzig ist und zu ihr im breiten Dialekt sagt: „So isches halt bei de Kasse ..."
Die Patientin wird daraufhin sehr wütend und laut. Eine MFA kommt zur Klärung dieses Problems zum Gespräch hinzu.

AUFGABE

Führen Sie das Gespräch mit der Patientin und der Auszubildenden vor dem Hintergrund der gesetzlichen und vertraglichen Abmachungen.

FALL 4

Ein Patient beschwert sich, dass er überhaupt nicht weiß, welche Vergütung der Arzt für seine Behandlung erhalten habe. Diese Ungewissheit führe schließlich auch zu vielen Fehlabrechnungen in Arztpraxen, wie er heute wieder in der Zeitung gelesen habe.

AUFGABEN

1 Analysieren bzw. schätzen Sie die Situation anhand folgender Fragestellungen ein:
   a Stimmt die zentrale Behauptung des Patienten (s. SGB V § § 2 und 305)?
   b Wirft der Patient Ihrer Ausbildungspraxis Fehlabrechnungen vor?
   c Will der Patient tatsächlich über die Kosten seiner Behandlung informiert werden oder möchte er nur über Verdienste von Ärzten diskutieren?

2 Legen Sie sich nun eine Strategie zurecht, wie Sie in diesem Fall mit dem Patienten umgehen.

3 Ändern Sie Ihre Einschätzung der Situation und spielen Sie den Fall erneut durch.

7 Datenverwaltung in der Arztpraxis

7.1 Neue Patienten empfangen und registrieren

Betrat früher ein neuer Patient die Arztpraxis, um behandelt zu werden, wurden nur seine persönlichen Daten von der Medizinischen Fachangestellten am Empfang notiert.

Heute bekommt der Patient nach der ersten Begrüßung in den meisten Praxen ein **Anmeldeformular** ausgehändigt, in welches er neben seinen persönlichen Daten (Name, Anschrift, Krankenkasse, Arbeitgeber) auch weitere Angaben machen kann, die für die Behandlung wichtig erscheinen. Dazu zählen Fragen nach bestehenden Krankheiten und Behandlungen, einer Schwangerschaft bei Frauen sowie den letzten Röntgenaufnahmen (Röntgenpass). Ebenso kann es von Interesse sein, wer dem Patienten die Praxis empfohlen hat.

Bei einem Kassenpatienten ist der Versichertenstatus zu erfragen, ggf. die Anschrift des Mitgliedes. Bei einem Privatpatienten ist zu klären, ob dieser tatsächlich privatversichert ist, ob er beihilfeberechtigt ist usw. Auf das Datum und die Unterschrift des Patienten muss geachtet werden.

Im Handel werden zahlreiche **Anamnesebögen** angeboten. Die Praxis kann natürlich auch ein eigenes Formular entwickeln. Hierbei sollten wichtige Punkte bedacht und in Form einer Checkliste o. Ä. standardisiert werden.

Bei den im Anamnesebogen erfragten Daten handelt es sich um Stammdaten und Bewegungsdaten (→ Abb. 1).

- **Stammdaten** sind Daten, die für eine relativ lange Zeit fest und unverändert bestehen (z. B. Name, Geburtsname, Krankenkasse, Adresse).
- **Bewegungsdaten** werden dagegen ständig geändert bzw. ergänzt. Hierzu zählen laufende Eintragungen der Behandlungen, Befunde, verabreichte Medikamente usw.

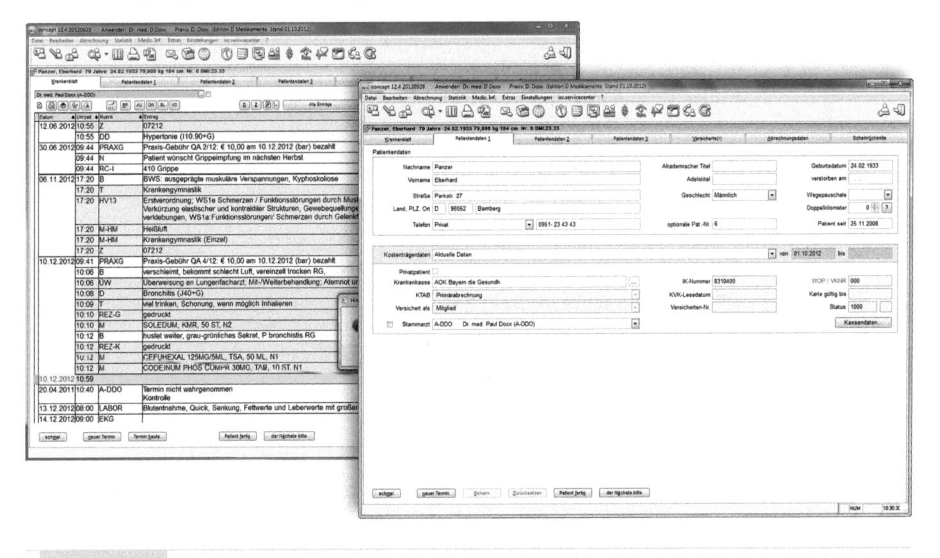

Abb. 1 Anamnesebogen mit Stammdaten (vordere Abbildung) und Bewegungsdaten (hintere Abbildung)

HINWEIS

Praxistipp: Nur aktuelle Daten sind verwertbare Daten! In der Anmeldung könnten Sie sich einen „Merkzettel" aufhängen, damit Sie und evtl. auch neues Personal an die Datenpflege denken, z.B.:

Datenpflege!

Aktualisieren Sie in regelmäßigen Abständen die Kontaktdaten der Patienten, vor allem die Adressen und Telefonnummern.
Fragen Sie aktiv nach Veränderungen der Stammdaten.

Neben den Daten der Patienten fallen in der Arztpraxis zahlreiche weitere Daten an, zum Beispiel in den Bereichen

- medizinische Dokumentationen (z. B. Befunde, Diagnosen, Therapien, Medikationen, die nach verschiedenen Kriterien ausgewertet werden können),
- Textverarbeitung (Gutachten, Briefe, Rezepte, Bescheinigungen, Atteste),
- Material- und Maschineninformationen (Fachkataloge, Preis- und Mengenlisten von Praxismaterial, Bedienungsanleitungen, Liefereranschriften),
- Abrechnungswesen (Quartalsabrechnung mit KV, eGK-Mahnungen, Privatliquidationen, Zahlungseingang, Mahnwesen),
- Buchführung (Einnahme- und Ausgabebelege, Liquiditätsstatus, Kostenübersicht, Gehaltsabrechnungen, steuerliche Unterlagen).

Bei allen Daten, die in den genannten Bereichen vorkommen, lassen sich wiederum Stamm- und Bewegungsdaten unterscheiden.

7.2 Ordnen von Daten (Ordnungssysteme)

Damit die Vielzahl von Daten, die in einer Arztpraxis anfallen, auch schnell wiedergefunden werden können, sollte man sich an eine Ordnung halten.

Man unterscheidet folgende Ordnungssysteme:

- alphabetische Ordnung
- numerische Ordnung
- alphanumerische Ordnung
- chronologische (zeitliche) Ordnung
- sachliche (mnemotechnische) Ordnung

In den meisten Praxen werden fast alle Ordnungssysteme angewandt.

... Sie sollten die Patienten leicht finden:
Ich habe alle Akten unter „A" einsortiert!
1-10
31-40
C
D
11-20
A
21-30
B

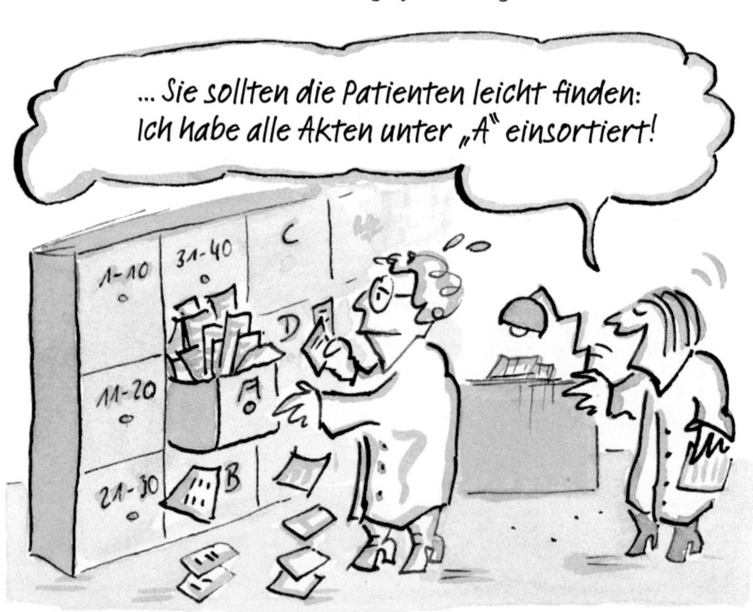

7.2.1 Alphabetische Ordnung

DIN-Normen werden vom Deutschen Institut für Normung e. V. (DIN) festgelegt.

Die alphabetische Ordnung ist in der DIN 5007 geregelt. Die wichtigsten Regeln werden hier vorgestellt. Man unterscheidet grundsätzlich die Ordnung von:

- Namen
- Behörden, Firmen, Dienststellen, Vereinen usw.
- Ortsnamen
- Straßennamen

Die wichtigste Ordnung für die Praxis ist die Ordnung von Namen in der Patientenkartei.

A Ordnung der Namen

Regel	Beispiel
Die Ordnung wird bestimmt durch die Anfangsbuchstaben des Alphabets. Stimmen die Anfangsbuchstaben überein, so ist die Reihenfolge der Buchstaben innerhalb der einzelnen Wörter zu berücksichtigen.	Amelung Anelan Anusch Arndt Arno
Die Buchstabenfolgen ch, ck, sp, sch, st werden wie einzelne Laute behandelt (Ausnahme: Es sind Registerblätter für s, sch, st vorhanden).	**ohne Register:** Sattel Schäfer Schilz Sperber Strehler Szimaniak **mit Register:** Sattel Sperber Szimaniak Schäfer Schilz Strehler
Familiennamen ohne Vornamen stehen vor Familiennamen mit Vornamen. Abgekürzte Vornamen gelten als selbstständige Wörter.	Schulz Schulz, A. Schulz, Alb. Schulz, Albert Schulz, B. Schulz, Bernd Schulz, Christian
Die DIN 5007 sieht als Ordnungsvariante vor, die Umlaute wie die Grundlaute zu behandeln (ä = a, ö = o, ü = u). ß wird wie ss behandelt.	Bäcker, Berta Bäcker, Emil Baecker, August Baecker, Emil Baecker, Paul Keßler, Anton Kessler, Franz Keßler, Franz
Vorsatzwörter wie von, van, von der, zur, de, du und Akzente bleiben unberücksichtigt. Ebenso werden akademische Grade nicht berücksichtigt.	Bergen, Helge (von der) Moliére, Jean Pont, Jaques (du) Schilz, Erna (Dr.) Straeten, Jürgen (van der) Ummhoff, Klaus (Dipl.-Volkswirt)
Zusammengesetzte Familiennamen folgen auf einfache Familiennamen.	Meyer, Peter Meyer-Schulz, Gertrud Meyer-Treu, Anita

HINWEIS

Für die Ordnung von Adressen gilt nach DIN 5007:
- Erstes Ordnungswort ist der Familienname.
- Zweites Ordnungswort ist der Vorname.
- Drittes Ordnungswort ist der Ort.
- Viertes Ordnungswort ist die Straße.
- Fünftes Ordnungswort ist die Hausnummer.
- Sechstes Ordnungswort kann die Berufsbezeichnung, der akademische Grad oder Ähnliches sein.

B Ordnung von Behörden, Firmen, Dienststellen, Vereinen usw.

Regel	Beispiel
Grundsätzlich ist das erste Wort für die Ordnung maßgebend. Unberücksichtigt bleiben: • Präpositionen (am, zum, für), es sei denn sie stehen am Anfang • Konjunktionen (und, &) • Artikel (der, die, das)	Berufsverband (für) Apotheker Verband medizinischer Fachberufe e. V. Verband (für das) Baugewerbe Verein (für) Bürowirtschaft
Vornamen in Betriebsnamen, die mit gleicher Sachbezeichnung beginnen, haben erst nach dem Familiennamen Ordnungswert.	Andrea-Zorn-Praxisbedarf Küchengeräte Roeder Küchengeräte H. Roeder Küchengeräte Helmut Röder Praxisgeräte Brunner Praxisgeräte Helmut Brunner
Bei Wörtern, die durch Bindestriche verbunden sind, ist jeder Teil ein selbstständiges Ordnungswort.	Medizin-Huber Medizin-Technik Zahnmedizintechnik-Einrichtungshaus GmbH
Feststehende Abkürzungen werden wie selbstständige Wörter behandelt.	AG (für) Medizinprodukte BÄK-Pfalz DAG-Schulungsheim GmbH (für) Praxisbedarf (der) Ärzte (und) Zahnärzte KV-Freiburg LÄK-Stuttgart

C Ordnung von Ortsnamen

Regel	Beispiel
Die einzelnen Namensbestandteile gelten zusammen als ein Wort. Das Gleiche gilt für Vorsatzwörter bei Orten.	Baden-Baden Bad Schönborn Bad Überlingen St. Blasien Sankt Peter

D Ordnung von Straßennamen

Regel	Beispiel
Alle Namensbestandteile sind zusammen ein Ordnungswort. Nicht ausgeschriebene Straßennamen gelten immer als ausgeschrieben.	Gothaer Pl. (= Platz) In der Breite Insterburgerstr. Kaiser-Louis-A. (= Allee) Wilh.-Hauff-Str. (Wilhelm-Hauff-Straße)

In Arztpraxen wird häufig von der hier beschriebenen Ordnung abgewichen. Sind beispielsweise Name und Vorname identisch und sind noch der Ort und die Straße gleich (z. B. bei Mutter und Tochter bzw. Vater und Sohn), bietet sich das Geburtsdatum als drittes Ordnungskriterium zur schnellen Unterscheidung an.

7.2.2 Numerische Ordnung

Unter numerischer Ordnung versteht man die Ordnung nach den Zahlen, d. h., die Daten werden nummeriert. Sehr häufig wird dies auch von Computerprogrammen neben der alphabetischen Ordnung angewandt.

Die einfachste Form ist die **Durchnummerierung**. Zum Beispiel erhalten in Computerprogrammen alle neuen Patienten in der Reihenfolge, wie sie die Praxis aufgesucht haben bzw. von der Medizinischen Fachangestellten erfasst wurden, eine Nummer.

Bei der dekadischen Ordnung werden nur die Ziffern 0–9 verwendet, die halbdekadische Ordnung geht bei der Nummerierung der Untergruppen über 9 hinaus. Außerdem erhalten die Ziffern bestimmte Bedeutungen, z. B.:

1 Kassenpatient			**(Hauptgruppe)**
	10 Primärkasse		**(Gruppe)**
		100 AOK-Nördlicher Oberrhein	**(Untergruppe)**
		101 AOK-Südlicher Oberrhein	
		(...)	
		106 BKK-Advita	
		(...)	
	11 Ersatzkassen		
		110 BARMER-GEK	
		111 DAK-Gesundheit	
		112 KKH	
		113 TK	
		(...)	
	12 Sonstige		
		120 Bundeswehr	
		121 KVB	
		122 Postbeamtenkrankenkasse	
		123 Berufsgenossenschaft	
		(...)	
2 Privatpatient			

Der Plan, nach dem die Ziffern festgelegt werden, heißt Aktenplan.

Die dekadische Ordnung wird auch für die statistische Erfassung der abgerechneten Leistungen eingesetzt. Mit einer entsprechenden Software kann relativ leicht z. B. die unterschiedliche Vergütung der einzelnen Kassenarten errechnet werden.

7.2.3 Alphanumerische Ordnung

Bei diesem Ordnungsprinzip ist die alphabetische Ordnung mit der numerischen kombiniert. Sie findet sich in allen Bereichen des Lebens, so zum Beispiel im Kfz-Verkehr bei den Autokennzeichen oder bei Ihrer Klassenbezeichnung in der Berufsschule. Hierbei gibt es viele praxisindividuelle Formen. Man beginnt meist mit den Buchstaben, z. B.:

LQ 08/1–08/356	Liquidationen aus dem Jahre 2008 Nummern 1–356
KV RS 07/1–08/4	Rundschreiben der KV vom 1. Quartal 2007 bis zum 4. Quartal 2008

7.2.4 Chronologische (zeitliche) Ordnung

Hierbei werden die Daten (auch Schriftstücke) der Zeit nach geordnet (Tagesdatum). Dieses Ordnungsprinzip ist für sich allein in einer Praxis nicht anwendbar, da man nach kurzer Zeit kaum noch etwas wiederfinden würde. Meist wird es mit der alphabetischen oder numerischen Ordnung kombiniert angewandt.

Beispiele:
- Praxisbuchführung: Eintragungen müssen chronologisch erfolgen
- Kontoauszüge: Auszüge sollten chronologisch abgeheftet werden
- Recall-Kartei: kann chronologisch geordnet sein
- Mahnkartei: sollte chronologisch geordnet sein
- Liquidationsdurchschläge: können chronologisch abgelegt werden

Es gibt dabei zwei Möglichkeiten der chronologischen Ablage:
1. Absteigende Reihenfolge = Behördenheftung: Oben liegt immer das älteste Exemplar (älteste Daten). Neue Schriftstücke werden danach eingeordnet.
2. Aufsteigende Reihenfolge = Kaufmännische Heftung: Das neueste Schriftstück (die neuesten Daten) finden sich obenauf.

Wichtig ist, dass die Ablage in der Praxis nach dem gleichen System erfolgt.

7.2.5 Sachliche (mnemotechnische) Ordnung

Dieses Ordnungsprinzip ist in Arztpraxen und kleineren und mittleren Betrieben weit verbreitet. Die Ordnung erfolgt hier zunächst nach Merkhilfen (Stichwörtern) oder Sachgebieten. Wird das Datenmaterial sehr umfangreich, wird dieses Ordnungsprinzip auch unübersichtlich bzw. erfordert einen Aktenplan.

BEISPIEL

Ordner mit bestimmten Aufschriften (Stichwörter = Sachgebiete):

Ordner	KV Rundschreiben
Ordner	LQ (Liquidationsdurchschläge)
Ordner	LQ bezahlt
Ordner	LÄK

Innerhalb der Ordner erfolgt dann eine chronologische (z. B. bei Kontoauszügen) oder eine alphabetische Ordnung (z. B. bei bezahlten Liquidationen).

AUFGABEN

1 Welche Daten erheben Sie von neuen Patienten in Ihrer Praxis?

2 Erläutern Sie die Begriffe „Stammdaten“ und „Bewegungsdaten“.

3 Unterscheiden Sie Stamm- und Bewegungsdaten bei einer Rechnung des Labors.

4 Nennen Sie Ordnungssysteme, die in Ihrer Praxis verwendet werden.

5 Ordnen Sie folgende Namen nach der alphabetischen Ordnung:
Hans Bauer, Friedel Bauermann, Emil Bauer aus Crailsheim, Christian Bauer, Albert Bauer, Ernst Bauer-Mann aus Stuttgart, Peter Richard Bauer, Dr. Otto Freiherr von Bauer, Peter Paul Bauer, Bauer, Alf Bauer, A. Bauer, Emil Bauer junior, Emil Adolf Bauer, Emil Bauer aus Aalen, Manfred Bauer, Zacharias Bauer, A. Bauer, Gerhard Bauer, Manfred Bäuer, Bertram Bauer.

6 Weshalb wird in Arztpraxen als drittes Ordnungswort häufig das Geburtsdatum verwendet?

7.3 Patientenkartei

7.3.1 Aufgaben der Patientenkartei

Die Patientenkartei ist in den meisten Arztpraxen der zentrale Datenspeicher sämtlicher Patienteninformationen und das wichtigste Organisationshilfsmittel. Ihre Aufgabe umfasst die Dokumentation der gesamten Behandlung eines Patienten

- zur Gedächtnisstütze,
- zur Abrechnung der ärztlichen Leistungen,
- zur Beweisführung bei Streitigkeiten,
- als Unterlage für spätere Behandlungen,
- als Unterlage für Praxisvertretungen,
- als Identifizierung von Personen und
- als Querverbindung zur Buchführung.

Um diese Aufgaben erfüllen zu können, muss die Kartei übersichtlich und vollständig geführt sein.

Dazu gehören:

- Anamnese
- Diagnose, Befunde
- Behandlungsmaßnahmen
- Laborbefunde
- Arztberichte
- verordnete Medikamente

7.3.2 Arten von Karteikarten

Format

Das in Arztpraxen am meisten verwendete Karteikartenformat ist DIN A5 quer (→ Abb. 1). Daneben werden DIN A6 quer, z. B. bei Recall (→ Abb. 2), und DIN A5 hoch eingesetzt. DIN A4 hoch und quer wird häufig in orthopädischen Praxen verwendet, da Röntgenaufnahmen in die Karteikarte eingeheftet werden können.

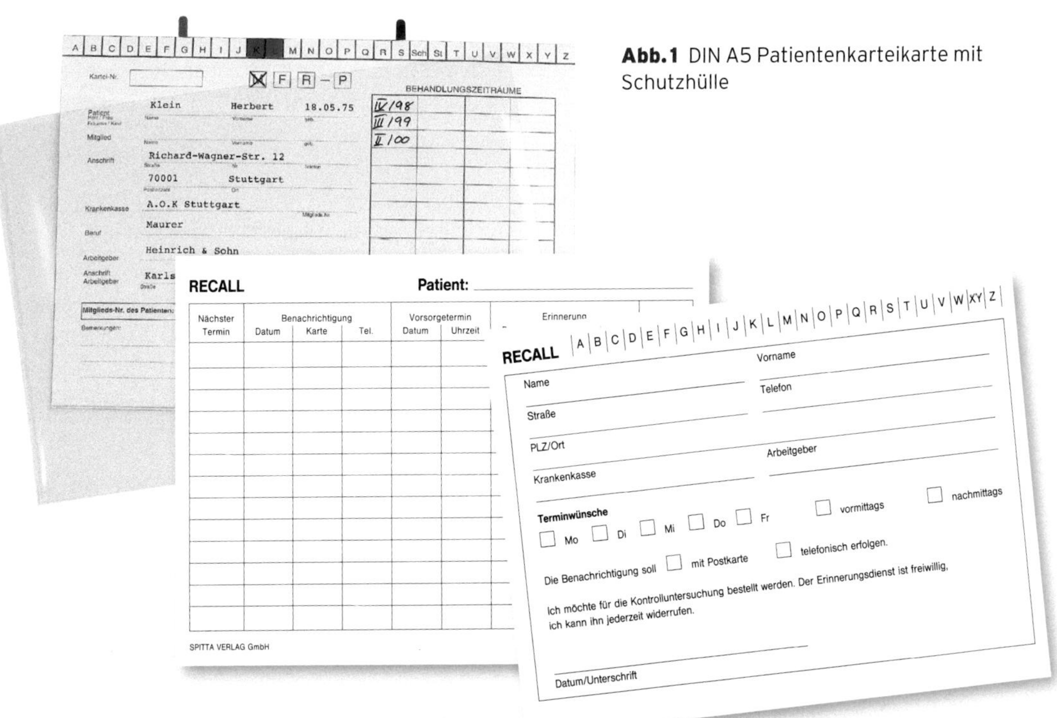

Abb. 1 DIN A5 Patientenkarteikarte mit Schutzhülle

Abb. 2 DIN A6 Karteikarten als Recall-Kartei

Material

Die meisten Karteikarten werden in Pappe in unterschiedlichen Stärken und Qualitäten angeboten. Manchmal findet man zusätzlich eine Umhüllung aus Kunststoff oder der „Mantel" der Karteikarte besteht aus Kunststoff. Im „Inneren" der Karteikarte findet sich das Behandlungsblatt aus Papier unterschiedlicher Sorten. Auch das Behandlungsblatt sollte gewisse Einteilungen, z. B. für Behandlungszeit, Art der Behandlung, vorsehen.

Änderungen, Ordnungshilfsmittel

Für die Karteikarte sollten Änderungsmöglichkeiten (z. B. Überkleber) und Ordnungshilfsmittel (z. B. Reiter, 01-Befund-Aufkleber) verfügbar sein.

Erweiterung

Eine Karteikarte muss leicht erweiterbar sein und zusätzliche Daten (Schriftstücke) aufnehmen können. So sollten bei längerer Behandlung weitere Krankenblätter eingefügt (geheftet), Laborberichte eingelegt und Röntgenbilder aufgenommen werden können.

7.3.3 Ordnungshilfsmittel

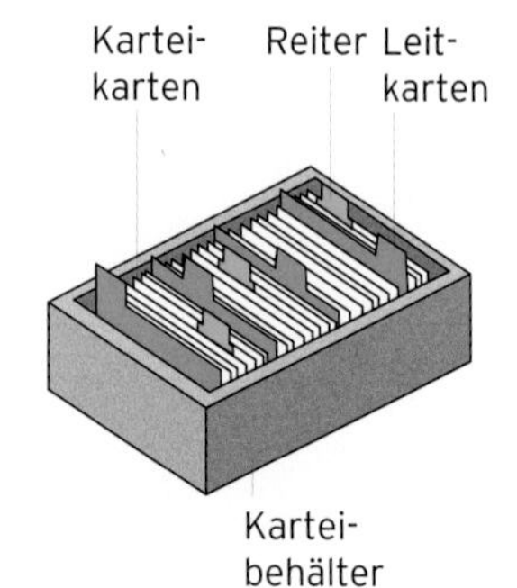

Abb.1 Patientenkartei mit Organisationshilfsmitteln

Ordnungshilfsmittel dienen dazu, die Ordnung in Karteien zu erleichtern. Man unterscheidet folgende Arten:

Farbige Karteikarten
Sie werden in Arztpraxen häufig verwendet. Es werden mindestens zwei Farben eingesetzt: eine farbige Karteikarte für Privat- und eine für Kassenpatienten. Weitere Farben können z. B. zur Unterscheidung von Ersatz - und Primärkassenpatienten verwendet werden.

Alphabetleiste (Sichtleiste)
Die Alphabetleiste ist eine Unterform der Sichtleiste. Sie kann aus einem einfachen Alphabet bestehen. Daneben gibt es Formen, die mit Zahlen gekoppelt sind und z. B. das Markieren des Geburtstags des Patienten erlauben. In Registraturen, z. B. in der Versicherungswirtschaft, sind die Sichtleisten häufig aufgesetzt und umfassen weitere Informationen.

Die Alphabetleiste kann ein wichtiges Ordnungshilfsmittel werden, wenn man sie mit Farben kombiniert. Wird z. B. der erste Buchstabe des Familiennamens rot markiert und der zweite Buchstabe blau, muss die Kartei bei „Draufsicht" ein bestimmtes Muster haben. Die Farbe Rot „läuft" wie die Farbe Blau immer von links nach rechts. Eine fehlerhaft eingeordnete Karteikarte sieht man sofort. Gleichzeitig kann eine Karteikarte schnell gefunden und eingeordnet werden.

Leitkarten (Trennblätter)
Mit Leitkarten oder Trennblättern kann man die Übersichtlichkeit zusätzlich erhöhen (→ Abb. 1). Hiermit lassen sich Gruppen von Karteikarten, meist nach dem Alphabet schnell finden.

Tabe und Kerben
Tabe sind über den Rand von Karteikarten hinausragende Teile, die fest mit der Karteikarte verbunden sind (Klebetabe). Kerben sind in die Karteikarte eingeschnittene Vertiefungen.
Beide eignen sich höchstens, um zwei bis drei Ordnungskriterien zu erfüllen (z. B. die Trennung der Kartei von drei Ärzten in einer Gemeinschaftspraxis durch unterschiedliche Tabe oder Kerben).

Tab

Kerbe

Signale (Reiter)

Reiter sind die am häufigsten in Arztpraxen verwendeten Signale an Karteikarten. Man unterscheidet hier die verschiedensten Formen und Farben (→ Abb. 1). Auch mit Reitern lässt sich nur eine beschränkte Zahl von Ordnungsprinzipien herstellen. Werden zu viele Reiter eingesetzt, ergibt sich dann leicht eine „Reiterei", d. h. die Übersichtlichkeit geht verloren.

Reiter werden z. B. „gesetzt" bei:
- offen stehender Rechnung
- fehlender Gesundheitskarte
- gemahnten Patienten

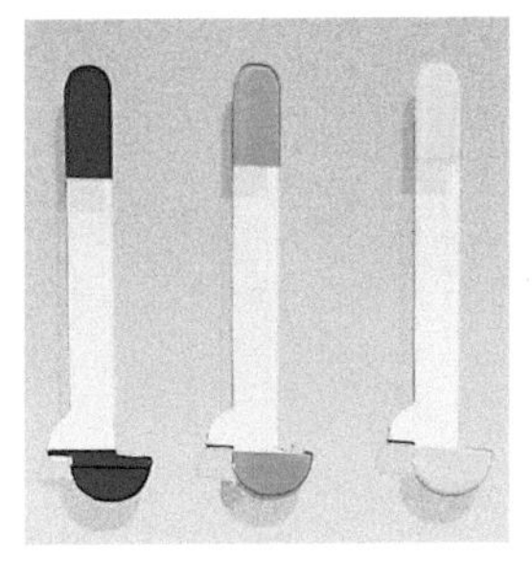

Abb. 1 Farbige stabile Steckreiter (links), Reiterkarte (rechts)

Reiter, die leicht zu befestigen sind, fallen ebenso leicht auch ab. Deshalb sollte das Ordnungsprinzip noch auf eine andere Weise deutlich gemacht werden.

BEISPIEL

Ein Patient hat eine Rechnung zu bezahlen. Ein roter Reiter wird gesetzt. Gleichzeitig erfolgt ein Eintrag in das Rechnungskontrollbuch oder in die Karteikarte. Geht der Reiter verloren, kann man notfalls nachkontrollieren.

Daneben gibt es noch die farbigen Reiterkarten, die in die Kartei eingelegt werden und seitlich hinausragen (→ Abb. 1).

Sonstiges Zubehör

Auf jeden Fall sollten für eine Karteikarte zusätzliche Einlagen (Krankenblätter) zu erhalten sein, um die Karteikarte weiterführen zu können.

Daneben sind selbstklebende Adressfeldaufkleber und Alphabetleistenaufkleber nützlich, wenn sich die Adresse oder der Name des Patienten ändern. Ebenso sind meist selbstklebende Heftzungen erhältlich, um gelochtes Schriftgut in die Karteikarte aufzunehmen. Für Eintragungen wie Kontoänderungen usw. gibt es ebenfalls selbstklebende Aufkleber (→ Abb. 2).

Manche Karteikarten enthalten auch Schnellhefter und taschenförmige Sammler, in die Unterlagen eingelegt werden können, z. B. Durchschrift einer AU-Bescheinigung (→ S. 138, Abb. 1).

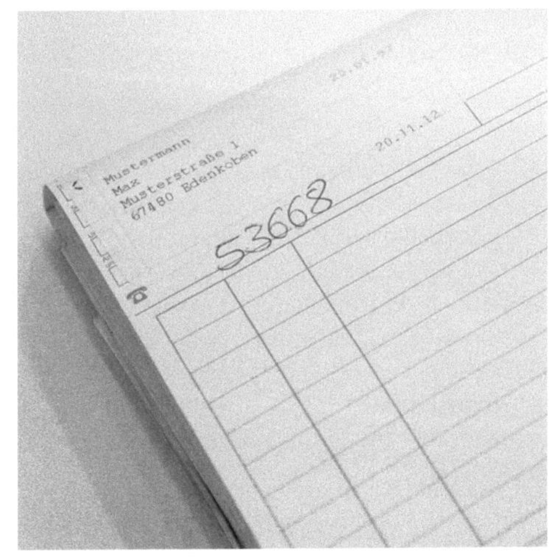

Abb. 2 Karteikartenaufkleber

Will man wichtige Unterlagen in der Kartei sammeln, empfehlen sich durchsichtige Sammeltaschen. Zur Verstärkung gibt es für Karteikarten Schutzhüllen aus Plastik.

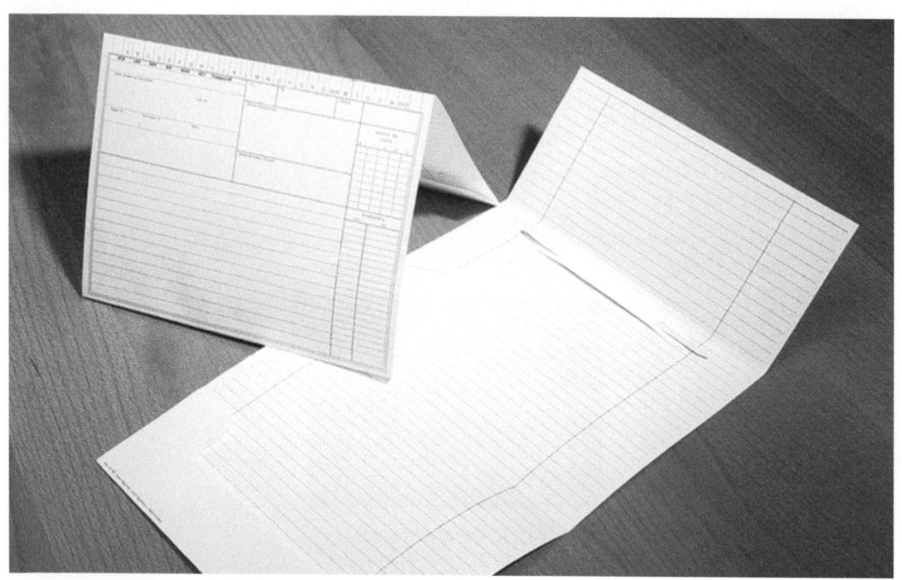

Abb.1 Karteikarte mit Sammeltasche und Schnellhefter

7.3.4 Karteisysteme

Unter einem Karteisystem versteht man die Anordnung einer Sammlung von Karteikarten. Man unterscheidet zwei Systeme:

- **Steilkartei**
  Die Karteikarten stehen oder hängen hintereinander als „Block" in einem Behälter. Sie sind durch Leitkarten (alphabetisch) geordnet. Man hat immer den ganzen Block (die Kartei) vor sich.

- **Staffelkartei**
  Die Karteikarten stehen oder hängen jeweils in Gruppen (Staffeln). Man überblickt immer nur eine Gruppe von Karteikarten.

In Arztpraxen finden sich überwiegend Steilkarteien.

Häufig ist die Patientenkartei in einer Arztpraxis mehrfach unterteilt. Als Möglichkeiten existieren:
- Archiv (verstorbene Patienten; Patienten, die seit Jahren nicht mehr in Behandlung waren)
- Altkartei (Patienten, die vier Quartale nicht mehr in Behandlung waren)
- laufende Kartei (übrige Patienten)
- Mahnkartei (Patienten, die die gesamte oder Teile der Behandlung selbst bezahlen müssen), kann chronologisch geordnet sein
- Recall-Kartei (Patienten, die am Recall teilnehmen), kann ebenfalls chronologisch geordnet sein
- Notfallkartei
- Röntgenkartei (enthält die Röntgenbilder der Patienten, getrennt von laufender Kartei)

Die laufende Kartei kann geordnet sein nach:
- Patienten, die in Behandlung sind (müssen abgerechnet werden)
- Patienten, die nicht in Behandlung sind
- Patientengruppen entsprechend dem Kostenträger (Privat-, Kassen-, Primär-, Ersatzkassenpatienten)

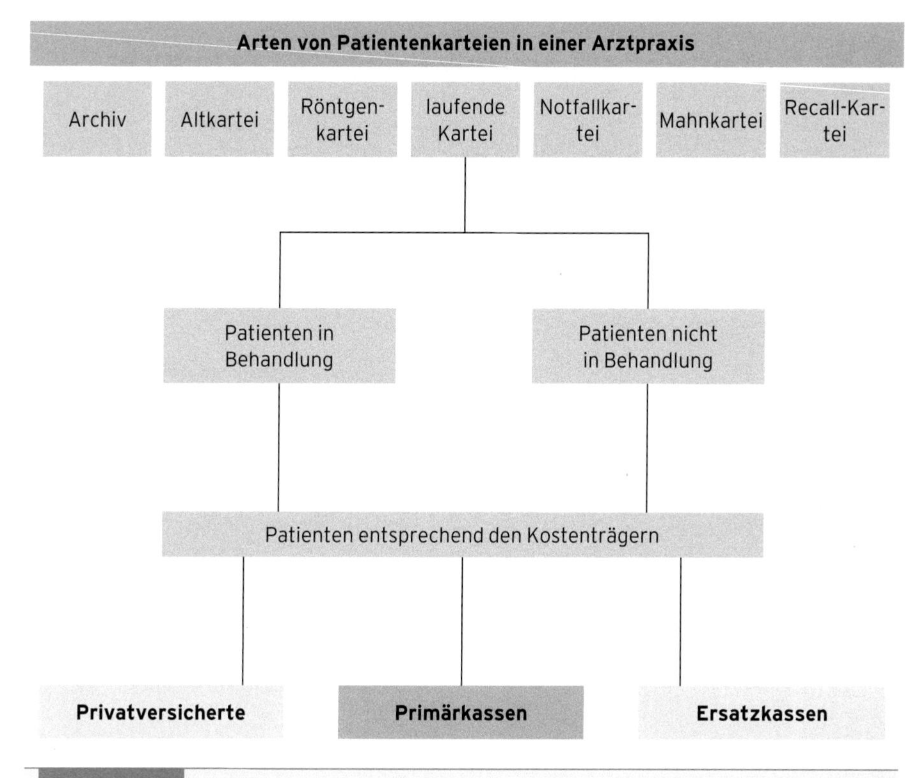

AUFGABEN

1 Was versteht man unter einer Datei?

2 Nennen Sie Beispiele für Dateien.

3 Beschreiben Sie die grundsätzliche Einteilung einer Patientenkartei und nennen Sie ihre Funktion.

4 Ermitteln Sie, wie die Patientenkartei Ihrer Praxis eingeteilt ist. Welche Arten von Patientenkarteien existieren?

5 Halten Sie es für sinnvoll, die laufende Kartei nur nach dem Alphabet zu ordnen?

6 Was versteht man unter einer Notfallkartei?

7 Welchem Zweck dient die Alphabetleiste bei der Patientenkartei?

8 Nennen Sie Beispiele, wie in einer Patientenkartei Reiter bzw. Signalkarten angewendet werden können.

9 Welches sonstige Zubehör verwendet Ihre Ausbildungspraxis in der Patientenkartei?

10 Welche Vorteile bietet die rein elektronisch geführte Karteikarte?

11 Welche Risiken ergeben sich aus der elektronischen Karteiführung?

12 Welche Besonderheiten sind bei der elektronischen Karteiführung in Bezug auf den Datenschutz zu beachten?

8 Datenverarbeitung in der Arztpraxis

Der erste Computer wurde in den 1940er Jahren in Berlin entwickelt. Der größtenteils aus Altmaterial konstruierte Digitalrechenautomat nahm zwar einen ganzen Raum ein und wog über eine Tonne, arbeitete jedoch in jeder Hinsicht fehlerfrei (→ Abb. 1).

Neben den vier Grundrechenarten (Addition, Subtraktion, Multiplikation und Division) beherrschte die Maschine auch die Multiplikation mit fest eingegebenen Faktoren und das Ziehen quadratischer Wurzeln.

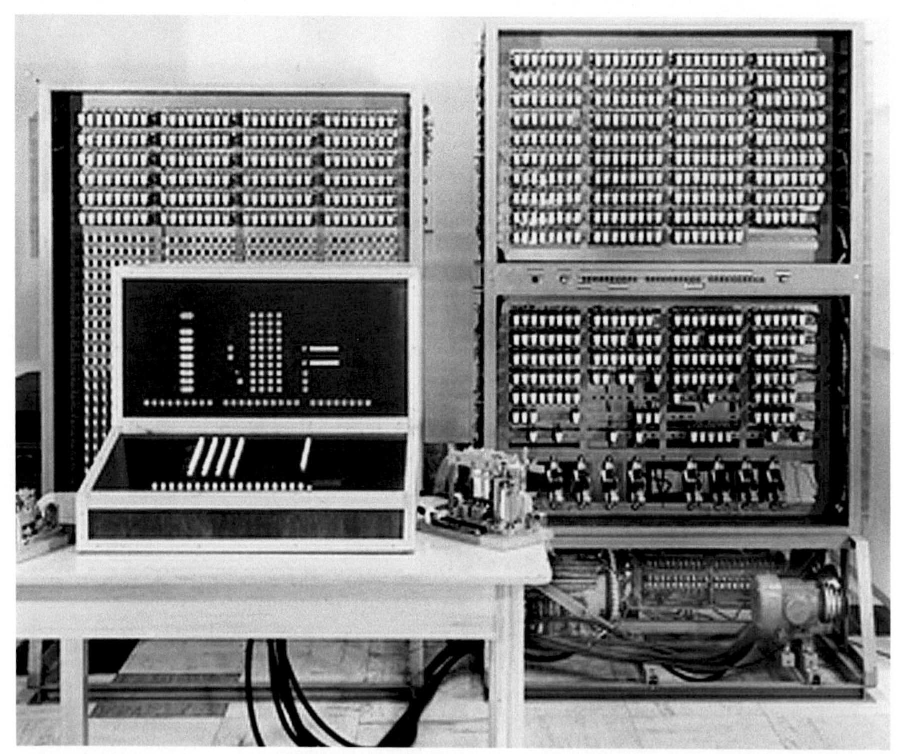

Abb. 1 Erste programmgesteuerte Rechenanlage (Rekonstruktion). Diese Anlage, auch Z3 genannt, wurde 1941 von Konrad Zuse in Berlin entwickelt. Sie war der erste Computer der Welt und somit der Startschuss in eine Ära, die immer mehr von Computern geprägt ist und sein wird.

Damals konnte wohl noch niemand ahnen, dass in einigen Jahrzehnten Computer an nahezu jedem Büroarbeitsplatz stehen würden. Erst in den 1980er Jahren zog der Computer in die Arztpraxen ein. Zunächst beschränkte sich der Einsatz auf das **Aufnehmen der Patientendaten** und das **Schreiben von Liquidationen**.

Später wurden zahlreiche Programme entwickelt, die schließlich auch das komplizierte Ausfüllen des damaligen Krankenscheins ermöglichten. Die heutige **Quartalsabrechnung** erfolgt online. Der Arzt schickt eine verschlüsselte Datei mit seinen Abrechnungsdaten an die KV. Für den sicheren Zugang zum Internet ist der Arzt verantwortlich.

Im Onlineverfahren ist eine „Testabrechnung" jederzeit möglich. Innerhalb einer garantierten Reaktionszeit von wenigen Stunden antwortet die KV auf jede „Testabrechnung" mit einem qualifizierten Fehlerprotokoll. Das ermöglicht dem Arzt, zeitnah zu reagieren und die Abrechnung zu korrigieren.

Heute ist der Computer integraler Bestandteil der Arztpraxis und wird als multimediales Kommunikationsinstrument mit dem Patienten und anderen Partnern der Arztpraxis eingesetzt.

Beispiele für den Computereinsatz in der Arztpraxis

- **Terminplaner**
  Die gesamte Terminvergabe erfolgt mit Hilfe eines Programms.

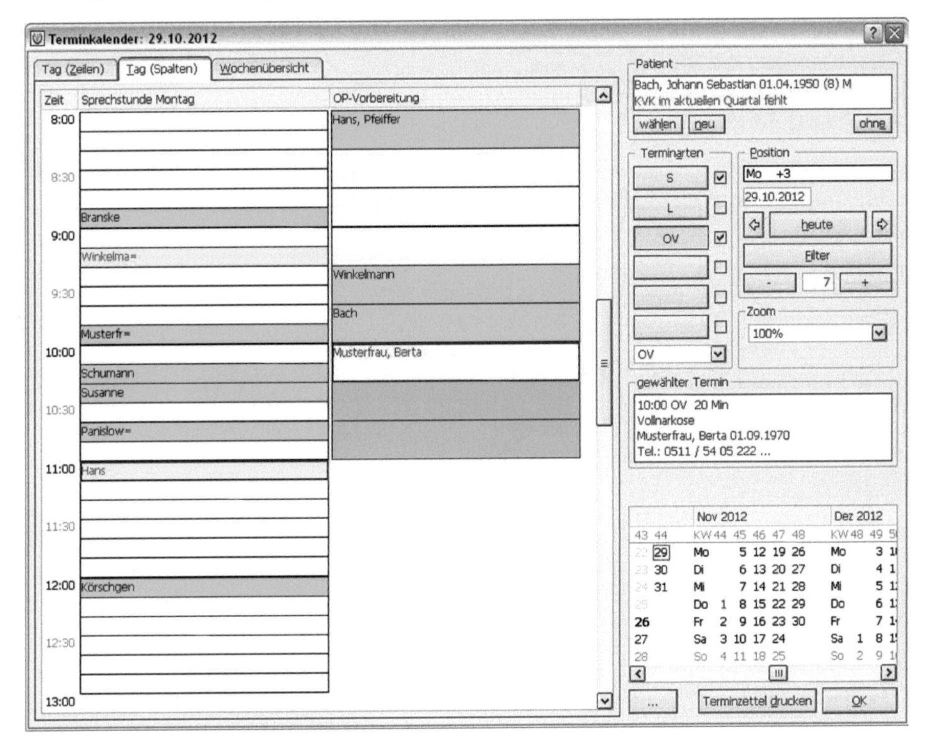

Abb. 1 MEDISTAR-Terminplaner

- **Bild- und Dokumentenarchiv**
  Nur mit digitaler Archivierung wird es in Zukunft möglich sein, den Anforderungen der elektronischen Gesundheitskarte gerecht zu werden.

elektronische Gesundheitskarte
→ LF 2, S. 146

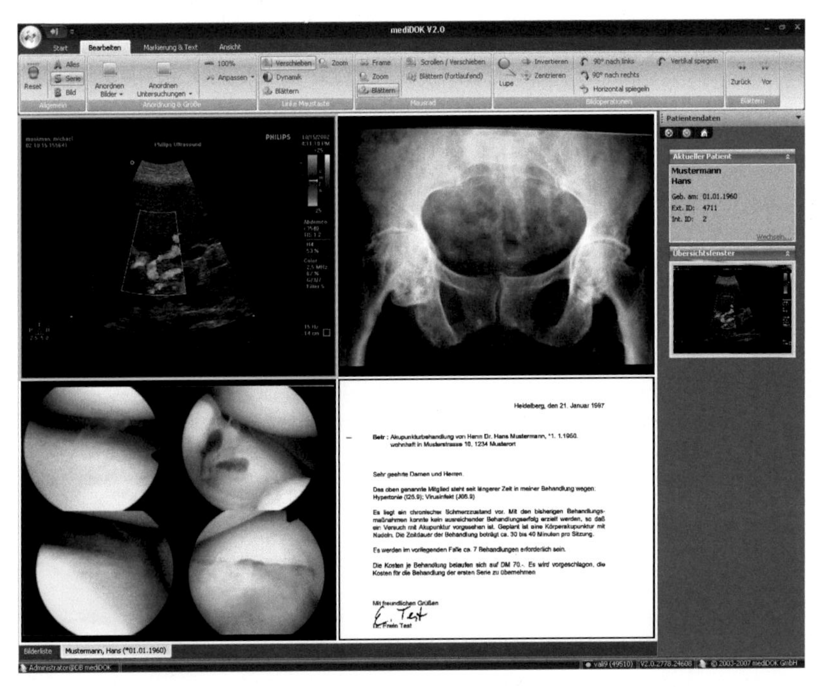

Abb. 2 Bildarchiv

8.1 Konfiguration einer EDV-Anlage für eine Arztpraxis

Mittlerweile finden es die meisten Anwender selbstverständlich, Daten in einen Rechner einzugeben, sie zu verarbeiten und meist nach der Speicherung wieder ausgeben zu lassen. In diesem Kapitel soll der Frage nachgegangen werden, wie die Aufnahme, Verarbeitung und Ausgabe der Daten durch eine Maschine (Computer) erfolgen kann.

8.1.1 Hardware

Die materiellen Bestandteile einer EDV-Anlage werden als Komponenten (Einzelteile) oder als Konfiguration (Zusammenstellung von Komponenten) unter dem Oberbegriff Hardware zusammengefasst.

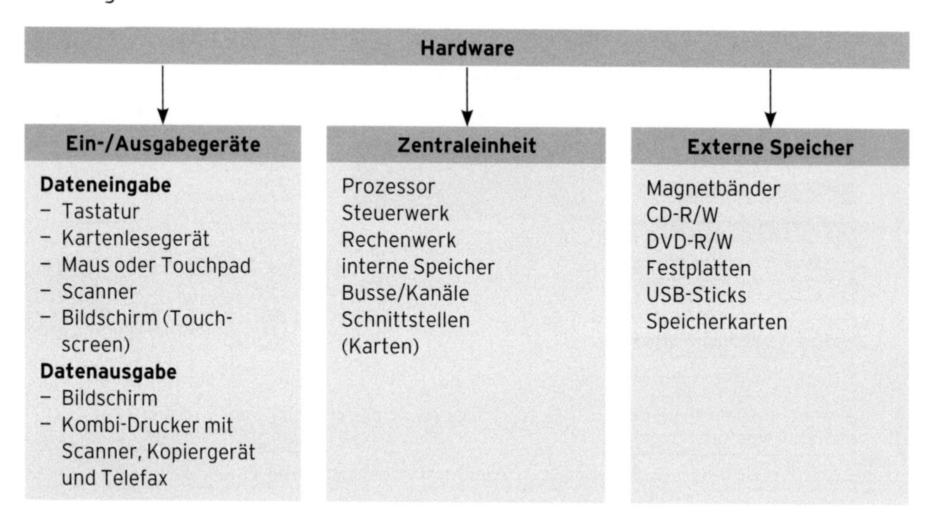

AUFGABE

Benennen Sie die Hardware, die Sie in folgender Abbildung erkennen.

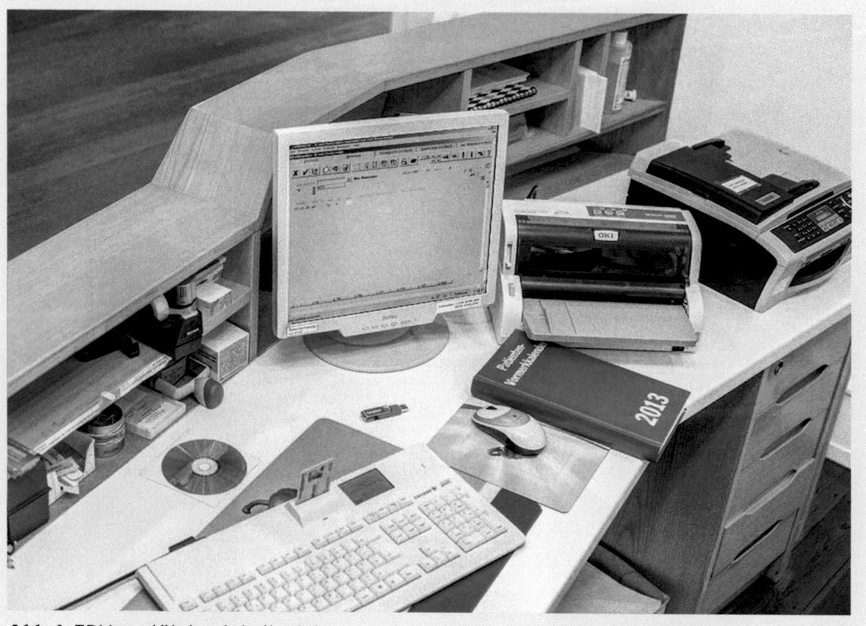

Abb.1 EDV-gestützter Arbeitsplatz

8.1.2 Software

Computer sind dumm. Gemeint ist, dass die gesamte Hardware eine Maschine ist, die nur auf Anweisungen (Befehle) reagiert. Diese Anweisungen erhält die Hardware durch Programme, die man als Software bezeichnet. Man unterscheidet System- und Anwenderprogramme.

Systemprogramme

Diese werden auch als Betriebssysteme bezeichnet. Ohne sie ist der Rechner nicht lauffähig. Sie werden heute bei jedem Computerkauf mitgeliefert. Weit verbreitet sind Windows Vista, Windows 7 und Windows 8. Neben diesen Microsoft-Produkten gibt es z. B. noch Linux und Mac OS (Apple).

Anwenderprogramme

Auch sie werden häufig beim Computerkauf mit angeboten. Meist handelt es sich um branchenübergreifende Software, wie z. B. Microsoft Office mit Word, Excel usw. Als Branchensoftware bezeichnet man spezielle Anwenderprogramme, die als Lösungen für eine bestimmte Branche (z. B. spezielle Programme für Bäcker, Friseure, Maler) angeboten werden. Für den Bereich Praxis existieren in der Bundesrepublik unzählige solcher Programme. Die wichtigsten sind in der folgenden Übersicht dargestellt.

Rangliste der Praxis-EDV-Systeme nach der Installationsstatistik der KBV		
System	**Anbieter**	**Anteil in %**
1. MEDISTAR	MEDISTAR Praxiscomputer	12,52
2. TURBOMED	TURBOMED EDV	11,02
3. PSYPRAX	Psyprax	8,05
4. x.isynet	medatiXX Medizinische Informationssysteme	7,62
5. Elefant	HASOMED	6,05
6. ALBIS	CompuGroup Medical Deutschland	5,34
7. x.concept	medatiXX Medizinische Informationssysteme	5,22
8. x.comfort	medatiXX Medizinische Informationssysteme	4,35

Quelle: Kassenärztliche Bundesvereinigung, Stand 30.06.2014

8.1.3 Organisation der EDV in der Arztpraxis

Um die Vorteile einer EDV-Anlage in der Arztpraxis optimal zu nutzen, wurden verschiedene Organisationsformen entwickelt und realisiert. Jede Praxis ist bestrebt, ihre EDV-Anlage ihren speziellen Bedürfnissen anzupassen.

Einzelplatzsystem (Stand-alone-System)

Es existiert nur ein einzelner Rechner, der meist an der Rezeption oder im Büro des Arztes steht. Ebenso stehen die zugehörigen Peripheriegeräte (z. B. Bildschirm, Drucker) nur an diesem Arbeitsplatz zur Verfügung. Verbindungen oder Vernetzungen zu anderen Arbeitsplätzen oder Rechnersystemen bestehen nicht. Neben der Hardware verfügt der Einzelarbeitsplatz auch über die gesamte Software. Diese auch als „Insellösung" bezeichnete Organisation findet sich heute immer weniger.

Mehrplatzsystem (Multiuser-System)

Mehrplatzsysteme bestehen aus einem Zentralrechner und den angeschlossenen Terminals. Diese sogenannten nichtintelligenten Terminals bestehen lediglich aus Bildschirm und Tastatur (Maus). Sie ermöglichen die gemeinschaftliche Nutzung von Dateien, Programmen und Peripheriegeräten. Der Zentralrechner wird auch als „Server" (Diener) bezeichnet. Ein Ausfall des Servers legt die gesamte Datenverarbeitungsanlage der Praxis lahm.

BEISPIEL

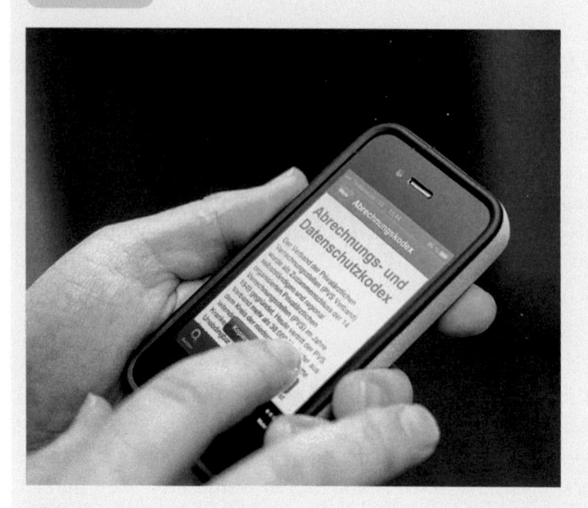

Abb.1 Touchscreen eines Smartphones

Der Server mit einem Terminal steht an der Rezeption (oder im Büro), hier sind auch die Peripheriegeräte angeschlossen. In den Behandlungszimmern stehen Terminals, die eine Eingabe der Behandlung gestatten. Auch Ausdrucke können von den Behandlungszimmern gesteuert werden. Wegen des geringen Platzes in den Behandlungsräumen bietet sich ein Touchscreen (→ Abb.1) an, bei dem die Eingabe über das Berühren des Bildschirms mit dem Finger oder einem Stift erfolgt. Die gleiche Technik wird auch bei verschiedenen Kleincomputern (Smartphone, Tablet-Computer) verwendet. Die Übertragung zum Rechner erfolgt mittels Funktechnologie, sodass keine Kabel stören.

Computernetz

Ein solches Netzwerk ist eine Verbindung zwischen mehreren Rechnern. Die Rechner sind durch spezielle Netzwerkkabel (oder durch Funkkarten) miteinander verbunden.

Intranet

Ein Intranet liegt vor, wenn Rechner mit denselben Technologien vernetzt sind wie im Internet, aber nur intern (z. B. im Computernetz einer Arztpraxis) kommunizieren können.

Internet

Internet
→ Bd. 2, LF 7, S.228

Das Internet ist ein **weltweites Netzwerk**. Die Rechner sind über die Telefonleitung, spezielle Datenleitungen oder über Satellit miteinander verbunden. Über die Telefonleitung können Sie sich in das Internet einwählen. Sobald Sie diese Verbindung hergestellt haben, z. B. mit Ihrem privaten PC oder dem Netzwerk der Arztpraxis, sind Sie online. Heute besteht das Internet aus mehreren Millionen Netzen und rund zwei Milliarden Computern, die über die gesamte Welt verstreut sind.

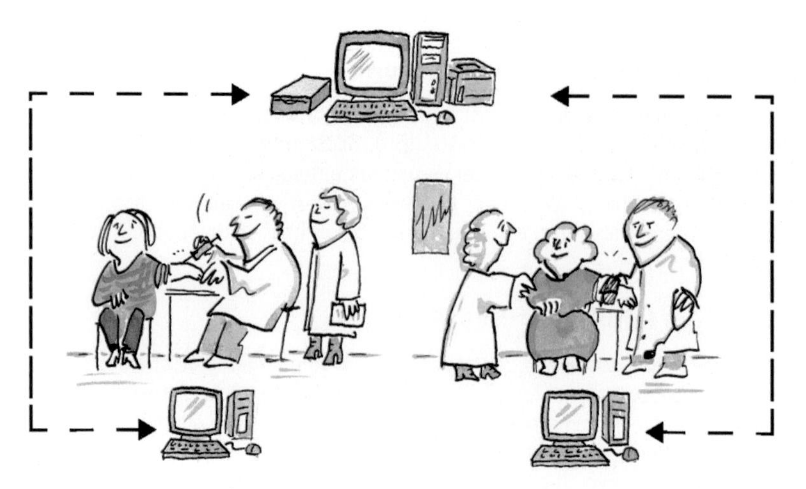

Es gibt keine steuernde Zentrale. Jeder hat freien Zugang und kann an allen Einrichtungen teilnehmen. Niemand besitzt bzw. verwaltet das Internet. Das Informationsangebot wird von Zentralrechnern (**Servern**) zur Verfügung gestellt. Diese Server verfügen über so genannte Standleitungen zum Netz, sodass die Informationen jederzeit durch Eingabe der entsprechenden Internetadressen abgerufen werden können. Unterhalten werden die Server des Internets von Universitäten, Forschungseinrichtungen, Behörden und Firmen. Diese Anbieter vermieten auch Speicherplätze auf ihren Servern, damit Kunden (z. B. Arztpraxen) auch ihre eigenen Seiten im Internet veröffentlichen können.

Cloud-Computing in der Arztpraxis

Der Begriff bedeutet wörtlich übersetzt „Wolken-Rechner". Die Entwicklung im Computerbereich war in den letzten 20–30 Jahren durch Rechner mit steigender Leistung und durch quartalsmäßige Updates der verschiedenen Programme geprägt. Dies ändert sich durch die Einführung von Cloud-Computing entscheidend.

Cloud-Computing in der Arztpraxis bedeutet, dass Sie morgens Ihren Rechner einschalten und sowohl die aktuellen Betriebssystemprogramme als auch den aktuellen Stand Ihrer Arztsoftware mit allen Daten zur Verfügung haben. Eine Datensicherung in der Arztpraxis ist nicht mehr notwendig.

Das Einzige was man in der Arztpraxis benötigt, ist eine schnelle, gesicherte Internetverbindung und einen Vertrag mit einem **„Cloud-Unternehmen"**. Die Entwicklung zeigt, dass die Arztsoftwareanbieter dies in Zukunft übernehmen wollen. Das Cloud-Unternehmen stellt der Arztpraxis alle Daten und Programme zur Verfügung. Auch die Datensicherung und der Schutz der Daten wird durch das Cloud-Unternehmen gewährleistet. Die Cloud-Unternehmen stellen zudem die Server zur Verfügung. Momentan ist es für viele Ärzte noch nicht vorstellbar, dass sie ihre Daten „völlig aus der Hand" geben. Vermutlich wird der erste Schritt sein, dass man die Daten zusätzlich noch in der Arztpraxis auf dem Rechner speichert. Viele Fragen sind noch zu klären, insbesondere was den Datenschutz angeht. Bei vielen Unternehmen und auch im privaten Bereich hat die Cloud längst Einzug gehalten, z. B. um Fotos „in der Cloud" zu speichern. Auch die Weiterentwicklung der elektronischen Gesundheitskarte geht in diese Richtung.

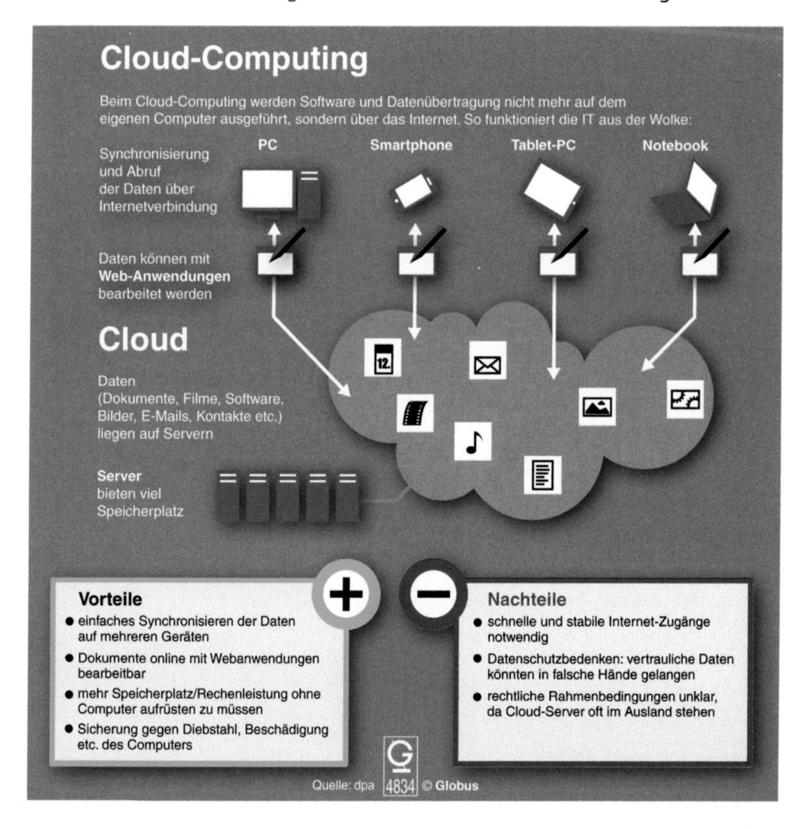

8.2 Die elektronische Gesundheitskarte

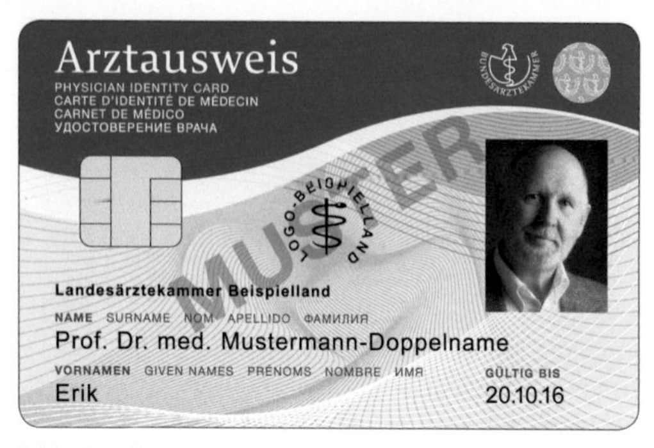

Abb. 1 Heilberufeausweis

Die elektronische Gesundheitskarte gilt seit dem 1. Januar 2015 als Berechtigungsnachweis für die Inanspruchnahme von Leistungen gesetzlicher Krankenkassen.

Wie beim Geldabheben mit der EC-Karte soll in Zukunft der Zugriff auf abgelegte Daten durch die Gesundheitskarte vom Patienten durch eine PIN kontrolliert werden.

Die begrenzte Speicherkapazität des Chips verhindert, dass z. B. Röntgenbilder darauf gespeichert werden können. Der Datenchip enthält aber einen weltweit einmaligen elektronischen Schlüssel, der durch die Eingabe der PIN-Nummer aktiviert wird. Mit ihm kann dann das Röntgenbild auf dem Rechner des Gesundheitsnetzwerkes abgerufen werden.

Auch der Arzt bzw. Apotheker erhält in Zukunft einen elektronischen Heilberufeausweis (→ Abb. 1). Mit ihm ist es u. a. möglich, sämtliche über die Gesundheitskarte abrufbaren Krankheitsdaten des Patienten zu lesen und einen Arztbrief oder ein Rezept elektronisch zu signieren und verschlüsselt zu übersenden.

In der ersten Ausbaustufe stellte die elektronische Gesundheitskarte lediglich einen Ersatz für die KVK dar. Als nächster Schritt soll es möglich sein, dass die Daten des Patienten auf der Gesundheitskarte elektronisch auf den aktuellen Stand gebracht werden und keine Rezepte mehr in der Arztpraxis ausgefüllt werden müssen. Beides erfordert zwingend einen mit dem Internet verbundenen Rechner. Jeder Versicherte kann aber selbst entscheiden, in welchem Umfang er von den Möglichkeiten der Speicherung seiner medizinischen Daten auf der elektronischen Gesundheitskarte Gebrauch machen möchte.

Die elektronische Gesundheitskarte

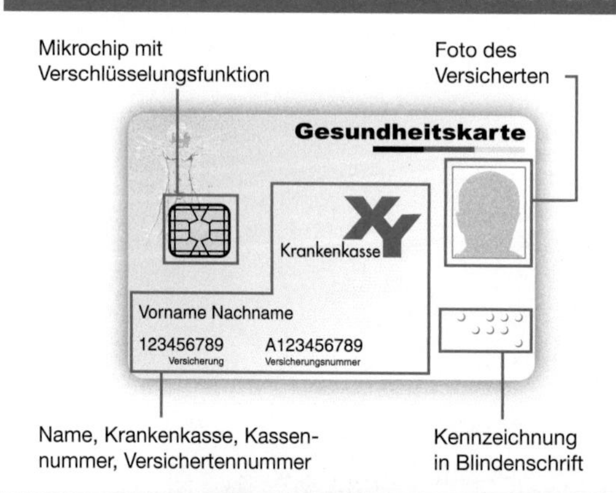

verpflichtende Anwendungen

- Speicherung von Name, Geburtsdatum, Geschlecht, Anschrift, Angaben zur Krankenversicherung
- Europäische Krankenversicherungskarte auf der Rückseite
- Übermittlung elektronischer Rezepte und Verordnungen

freiwillige künftige Anwendungen

- Speicherung von Notfalldaten wie Vorerkrankungen, Allergien, Patientenverfügungen, Organspenden, Angehörigenadressen, ...
- Elektronischer Arztbrief
- Elektronische Patientenakte
- Arzneimitteldokumentation
- Austausch von Diagnose- und Therapiedaten zwischen Ärzten

Die Nutzung der freiwilligen Anwendungen muss der Patient in der Arztpraxis per PIN authorisieren (Ausnahme Notfalldaten).

dpa•21365 Quelle: Bundesgesundheitsministerium, Gematik

8.3 Datensicherung und Datenschutz in der Arztpraxis

Zur Datensicherung gehören alle Verfahren, die gegen den Verlust einzelner Daten, ganzer Datenbestände bzw. deren Verfälschung durch technische Ursachen, menschliches Versagen, unberechtigte Eingriffe oder durch höhere Gewalt schützen. Man unterscheidet:

Organisatorische Maßnahmen	Technische Maßnahmen	Programmtechnische Maßnahmen
sind alle Maßnahmen, die Daten vor Verlust und Verfälschung sowie vor unberechtigtem Zugriff schützen.	sind alle baulichen und technischen Sicherungsmaßnahmen zum Schutz der Daten.	sind alle Sicherungsmaßnahmen, die zum Schutz der Software vor Missbrauch getroffen werden.

8.3.1 Organisatorische Maßnahmen

Erstellen von Sicherungskopien
In jedem Arztverwaltungsprogramm ist heute eine Daten- und Archivsicherungsfunktion enthalten. Hiermit können die eingegebenen Daten und/oder das Programm gesichert werden. Es werden zudem im Handel Datensicherungsprogramme angeboten.

Nutzt eine Praxis den Rechner lediglich zur Abrechnung, ist eine halbtägliche oder tägliche Sicherung ausreichend. Handelt es sich jedoch um eine „karteilose" Praxis, sollten häufigere Datensicherungen erfolgen. Die Sicherung kann auf Magnetbändern, CD-RWs, DVDs, Sticks, weiteren Festplatten oder besonderen Rechnern durchgeführt werden.

Zutrittskontrollsysteme
Der Zutritt zum Rechnerraum (zumindest zum Server) kann mit Ausweiskarten, Chipkarten, visuellen und akustischen Identitätskontrollen gesichert werden (Closed-Shop-Betrieb). Einzelne Rechner können auch ein- oder abgeschlossen werden. In Ihrer KV dürfen Sie den Rechnerraum nur nach vorheriger Anmeldung besuchen.
In Unternehmen setzen sich bestimmte Erkennungsverfahren durch, z. B. Fingerabdruckscanner auf Tastatur, Maus oder anderen Lesegeräten (→ Abb. 1).

Protokollierung
Auf einem speziellen Protokollband werden alle Benutzeraktivitäten aufgezeichnet, sodass verfolgt werden kann, wer am Rechner gearbeitet hat (Logbuch). In den meisten Praxisverwaltungsprogrammen müssen Sie sich mit einem Passwort anmelden. So kann immer zurückverfolgt werden, wer welche Eingaben wann im Rechner gemacht hat.

Datenträgertransport
Es wird geregelt, wer die Datenträger (Bänder, Festplatten usw.) transportiert. Dabei muss sichergestellt sein, dass diese gegen unbeabsichtigtes Lesen, Verändern oder Löschen gesichert sind.

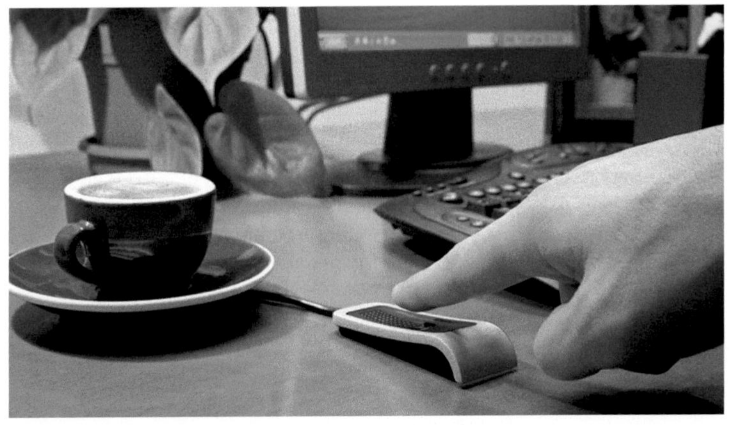

Abb.1 Zutrittskontrolle mit Fingerabdruck

Benennung eines Datenschutzbeauftragten
In jeder Praxis mit mehr als neun (früher: fünf) Mitarbeitern, die im EDV-Bereich beschäftigt sind, muss ein Datenschutzbeauftragter benannt sein, der sich mit der Überwachung und Kontrolle der Einhaltung der Datenschutzgesetze und Datenschutzregeln befasst. Durch die im Gesetz geregelte Erhöhung der mit EDV befassten Mitarbeiter auf neun muss in den meisten Praxen kein Datenschutzbeauftragter benannt werden.

Raumschutz
Die Raumtemperatur im Rechnerraum sollte 30 °C nicht überschreiten. Magnete und Elektrogeräte mit starkem Magnetfeld sollten nicht in der Nähe von Computern und Datenträgern stehen, z. B. Telefon oder Lautsprecher nicht neben Bildschirm.

Vertrauensbildende Maßnahmen
Hierbei muss den Mitarbeitern bewusst werden, dass der Umgang mit Daten, und vor allem mit persönlichen Daten, besondere Gewissenhaftigkeit erfordert. Hilfsmittel hierzu sind z. B. Klassifikationen von Arbeitsplatzfunktionen und der dazugehörigen Datenbestände. Ein Beispiel kann eine Zuordnung in folgender Form sein:

Schutzerfordernis	Stufe	Beispiel
kein Schutz notwendig	1	Rechner im Wartezimmer
bedingter Schutz notwendig	2	Rechner zur Demonstration im Behandlungszimmer
vertraulich	3	Rechner zur Datenerfassung im Behandlungszimmer (ohne sonstige Zugriffsmöglichkeiten)
sehr vertraulich	4	Rechner in Zentrale (Rezeption), ohne Zugriff z. B. auf Umsätze der Praxis
geheim	5	Rechner im separaten Büro mit Zugriff auf alle Daten

8.3.2 Technische Maßnahmen

Hierunter versteht man physikalische Maßnahmen, um die Daten des Rechners zu schützen, wie zum Beispiel:
- Sicherung des Rechners durch Schlüsselschalter
- Aufbewahrung von Sicherungskopien bzw. Installation eines separaten Rechners in einem speziellen feuerfesten und einbruchsicheren Raum (Praxistresor)
- Einbau von Alarmanlagen (mit Bewegungsmelder)
- Türsicherungen
- unterbrechungsfreie Stromversorgungen (USV)
- Notstromaggregate
- Schutz der Datenträger durch mechanische Sicherung

8.3.3 Programmtechnische Maßnahmen

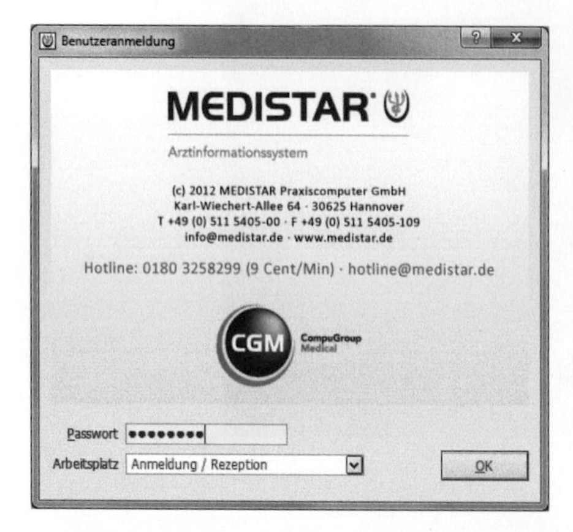

Abb. 1 Benutzer und Kennwort vor Programmstart

Benutzerkennungen und Passwortverfahren
Hierbei werden bestimmte Programmteile durch Passwörter oder Benutzerkennungen gesperrt bzw. geöffnet (→ Abb. 1). In Arztverwaltungsprogrammen kann dies für fast alle Programmteile separat geregelt werden.

Updates
Ferner werden werden regelmäßig Updates der Anwenderprogramme eingelesen und das Betriebssystem aktualisiert.

Nutzung von Datenbeständen
Zu allen Dateien können für jeden Benutzer bestimmte Zugriffsberechtigungen festgelegt werden. Mögliche Kriterien können sein:
- Einschränkungen auf bestimmte Benutzerkreise
- Zugriff (Lesen und Schreiben)
- Kennwort (für Lesen und/oder Schreiben)

BEISPIEL

Die Medizinische Fachangestellte Petra kann nur auf das Terminprogramm zugreifen, ihre Kollegin kann die gesamte Leistungserfassung vornehmen, die MFA Gülnur kann auf die Buchführung zugreifen, die Statistik ist nur für die Ärztin zugänglich.

Kopierschutz
Häufig sind Programme geschützt, um unberechtigtes Kopieren zu verhindern. Die Abrechnungsdaten (Quartalsabrechnung) werden verschlüsselt der KV übersandt. Die Laufwerke der Computer der KV können die Daten dann mit autorisierter Software und mit Hilfe eines Zertifikats entschlüsseln.

Plausibilitätsprüfung
Sie besteht in der Erkennung von inhaltlichen Fehlern, die plausibel sind. Alle Praxisverwaltungsprogramme sind damit ausgestattet.

Virenschutz (Virenscanner)
Viren sind Programme, die bestimmte Dateien sowie ganze Datenbestände löschen oder manipulieren können. Es gibt auch harmlose Viren, die sich lediglich im Rechner „einnisten". Antivirenprogramme (Virenscanner, → Abb. 1) können Viren erkennen und entfernen. Sie können dauernd aktiviert sein, damit keine Datei ungeprüft in den Rechner eindringen kann. In der Regel führt man aber nur in bestimmten Abständen eine Virenprüfung des Rechners durch. Alle Datenträger, die von außen in die Praxis kommen, müssen mit einem Virenscanner geprüft werden.

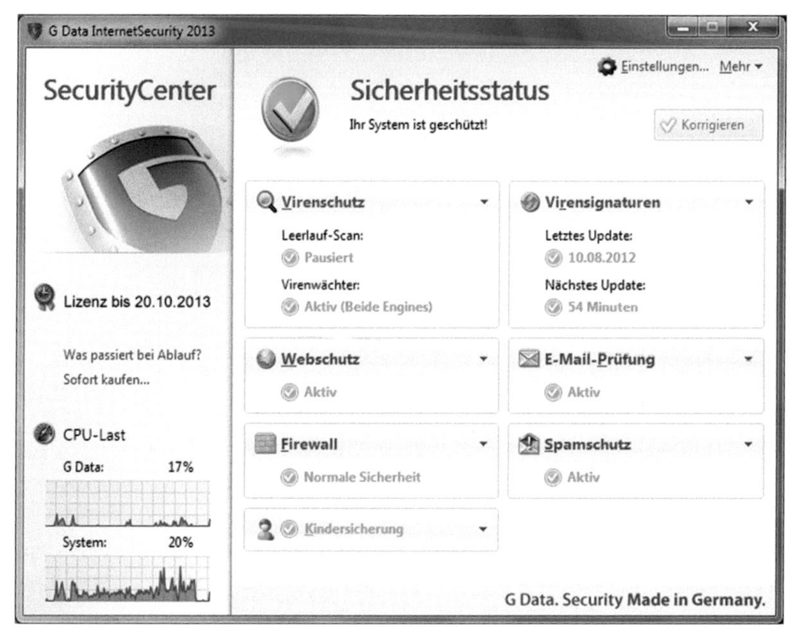

Abb. 1 Virenscanner

Beim „Downloaden" (Herunterladen) von Dateien und Programmen aus dem Internet ist ebenfalls höchste Vorsicht geboten. Durch das Internet werden mittlerweile die meisten Viren verbreitet. Besonders zerstörerisch waren der „I love you"- und der „Melissa"-Virus.

Schutzregeln bezüglich Viren:
- Keine ungeprüften Datenträger verwenden.
- Keine Dateien von Fremden annehmen (insbesondere E-Mail-Anhänge und Downloads aus dem Internet).
- Im Startprogramm des Rechners (BIOS) das Booten von CDs und DVDs deaktivieren.

Der Begriff Datenschutz ist missverständlich. Nicht die Daten sollen geschützt werden, sondern der Bürger vor den nachteiligen Folgen der Datenverarbeitung. Diese resultieren im Wesentlichen aus der mangelnden Sorgfalt beim Umgang mit personenbezogenen Daten, zweckwidriger Verwendung, zu langer Aufbewahrung, Informationen für Unbefugte sowie Verknüpfung von Daten zum Nachteil einer Person.

In Arztpraxen galten schon immer einschlägige berufsrechtliche und strafrechtliche Bestimmungen einer strengen Schweigepflicht.

Eid des Hippokrates

„... Was ich in meiner Praxis sehe oder höre oder außerhalb dieser im Verkehr mit Menschen erfahre, was niemals anderen Menschen mitgeteilt werden darf, darüber werde ich schweigen in der Überzeugung, dass man solche Dinge streng geheimhalten muss ..."

Quelle: Capelle 1955, S.179 ff., in: B. Irrgang, Grundriss der medizinischen Ethik, München 1995, S.12

Zusätzlich gelten heute die Bestimmungen der Bundes- und Landesdatenschutzgesetze, die die Verarbeitung und Nutzung personenbezogener Daten im öffentlichen und nichtöffentlichen Bereich regeln. Zu Letzterem zählt auch die Arztpraxis.

Personenbezogene Daten	Einzelangaben wie Name, Anschrift, Geburtsdatum; Angaben über sachliche und persönliche Verhältnisse des Bürgers (Betroffener), z. B. Krankheiten (siehe Anamnesebogen), Vermögen, Beruf, Hobby, Zahlungsverhalten, politische Anschauungen usw.
Personenbezogene Dateien	Dies sind Sammlungen von personenbezogenen Daten, die durch automatisierte Verfahren (z. B. Computer, Magnetbänder, CD-ROM) oder durch nichtautomatisierte Verfahren („herkömmliche Kartei") ausgewertet werden können.

HINWEIS

Geschützte Daten sind in Dateien gespeicherte personenbezogene Daten.

Unter Datenverarbeitung versteht das Bundesdatenschutzgesetz

- die Speicherung
- die Übermittlung
- die Veränderung
- das Sperren
- das Löschen

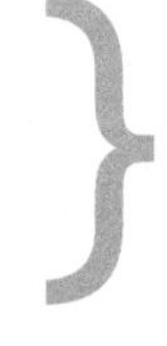

von personenbezogenen Daten.

Die Arztpraxis, die personenbezogene Daten speichert, darf die Daten an Dritte (z. B. Rechenzentrum, Computerfirma bei Reparatur des Computers) nur unter folgenden Bedingungen weitergeben:
- Eine Rechtsvorschrift erlaubt dies im Gesetz ausdrücklich oder ordnet es an oder
- der Betroffene willigt ein (schriftlich).

Die Reparatur eines Rechners kann demnach nur in den Praxisräumen unter Aufsicht des Arztes stattfinden. Eine sogenannte Fernwartung über ISDN kommt damit überhaupt nicht in Betracht.

Der Weitergabe der Abrechnungsdaten an die KV bzw. die Krankenkasse hat der Versicherte durch die Aufnahme in einer gesetzlichen Krankenkasse zugestimmt. Dies gilt nicht für Privatpatienten.

Innerbetrieblich sind alle mit der EDV befassten Mitarbeiter von dem Datenschutzbeauftragten über den Datenschutz zu belehren. Dies gilt auch für Personen, die in Dateien oder Karteien erfasste Daten manuell bearbeiten oder am Rechner abrufen.

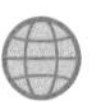

Im Internet finden Sie die Datenschutzbeauftragten der einzelnen Bundesländer, z. B. www.datenschutz.sachsen-anhalt.de oder www.thueringen.de/datenschutz/
Im Bund ist zuständig der Bundesbeauftragte für den Datenschutz:
Husarenstraße 30
53117 Bonn
www.bfd.bund.de
(mit einem Lexikon zum Datenschutz)

Die Rechte des Bürgers (des Betroffenen)	
Auskunft	Der Betroffene hat ein Auskunftsrecht über alle Daten, die über ihn gespeichert und an Dritte weitergegeben worden sind. Der Zweck der Speicherung muss ihm angegeben werden. Damit hat der Patient ein Einsichtsrecht in seine Krankheitsakte (elektronisch oder herkömmlich gespeichert). Hiervon ausgenommen sind persönliche Bemerkungen des Arztes zum Patienten, die er gesondert speichern kann.
Berichtigung	Sind falsche Daten gespeichert, hat der Betroffene das Recht zu verlangen, dass diese Daten korrigiert werden.
Sperrung	Ist der Wahrheitsgehalt der Daten umstritten, dürfen diese Daten nicht weiter benutzt werden. Sie sind vorhanden, aber gesperrt.
Löschung	Sind die Voraussetzungen für die Speicherung entfallen oder ist die Speicherung unzulässig, müssen die Daten gelöscht werden.
Schadensausgleich	Sind Fehler, z. B. durch unrichtige Datenverarbeitung, entstanden, hat der Betroffene ein Recht auf Schadensersatz.
Anrufung	Jedem Bürger steht das Recht zu, sich an den Landes- oder Bundesbeauftragten für Datenschutz zu wenden.

Die Einhaltung der Datenschutzbestimmungen wird im nichtöffentlichen Bereich (z. B. Arztpraxen) überwacht. Die zuständige Stelle für Beschwerden der Bürger ist in den einzelnen Bundesländern meist das Innenministerium.

Darüber hinaus hat die Bundesregierung das Bundesamt für Sicherheit in der Informationstechnik (BSI), Godesberger Allee 183, 53175 Bonn, gegründet. Hier können Sicherheitstipps, Sicherheitsberatung, Erstellung eines Sicherheitskonzepts (z. B. Informationen zu Computerviren und Hoaxes) auch für Arztpraxen erfragt werden.

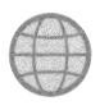

Bundesamt für Sicherheit in der Informationstechnik finden Sie unter www.bsi.bund.de

HINWEIS

Achten Sie besonders im Empfangsbereich auf eine diskrete und auf Datenschutz bedachte Ansprache. Am besten ist: Immer nur ein Patient am Empfang!

AUFGABE

Bringen Sie die allgemeinen Geschäftsbedingungen Ihres Handyvertrags (gilt auch für Prepaidkarten) in den Unterricht mit und erklären Sie die Bestimmungen zum Datenschutz.

PROJEKTAUFGABEN

1 Anlässlich einer Teambesprechung trägt Ihre Chefin, Frau Dr. Christiane Sumser, vor, dass im Katalog ein Beiblatt lag, auf dem ein Labormikroskop B1-220A zum Preis von 510,00 € angeboten war. Nachdem sie dieses bestellen wollte, gab man an, dass leider kein Mikroskop mehr vorrätig sei. Frau Dr. Sumser bestätigte noch einmal, dass man in Zukunft schneller auf solche Angebote reagieren solle und notfalls auch ohne sie sofort bestellen könne. In einer Mittagspause der folgenden Tage übernimmt die Auszubildende Andrea, 17 Jahre alt, den Telefondienst.

Gegen 14:00 Uhr ruft der Händler an und bietet der Praxis das obige Mikroskop zu den genannten Konditionen erneut an. Da die Chefin nicht greifbar ist, sagt Andrea, dass die Praxis das Mikroskop nimmt. Nachdem man einige Zeit gewartet hat, wird das Mikroskop jedoch nicht geliefert. Frau Dr. Sumser ruft beim Händler an und fragt, wo denn das bestellte Gerät bleibe. Dort wird mit Erstaunen reagiert. Man sagt ihr, dass doch nur die Auszubildende am Telefon war und die könne keine rechtsverbindlichen Erklärungen für die Praxis abgeben. Man habe auf den Rückruf von Dr. Sumser gewartet.

Klären Sie die Rechtslage mit Hilfe der folgenden Fragen und der Auszüge aus den Gesetzestexten:
a War das Beiblatt ein Angebot?
b War der Anruf des Händlers in der Praxis ein Angebot?
c Kann Andrea überhaupt für die Praxis Willenserklärungen abgeben?
d War Andrea beauftragt und befugt, die Bestellung aufzugeben?
e Ist der Händler an Willenserklärungen gegenüber beschränkt Geschäftsfähigen gebunden?
f Ist ein Kaufvertrag zu Stande gekommen?
g Wie soll Ihrer Meinung nach verfahren werden?

BGB § 130 Wirksamwerden der Willenserklärung gegenüber Abwesenden
(1) Eine Willenserklärung, die einem anderen gegenüber abzugeben ist, wird, wenn sie in dessen Abwesenheit abgegeben wird, zu dem Zeitpunkt wirksam, in welchem sie ihm zugeht. Sie wird nicht wirksam, wenn dem anderen vorher oder gleichzeitig ein Widerruf zugeht.

BGB § 131 Wirksamwerden gegenüber nicht voll Geschäftsfähigen
(1) Wird die Willenserklärung einem Geschäftsunfähigen gegenüber abgegeben, so wird sie nicht wirksam, bevor sie dem gesetzlichen Vertreter zugeht.

BGB § 133 Auslegung einer Willenserklärung
Bei der Auslegung einer Willenserklärung ist der wirkliche Wille zu erforschen und nicht an dem buchstäblichen Sinne des Ausdrucks zu haften.

BGB § 145 Bindung an den Antrag
Wer einem anderen die Schließung eines Vertrags anträgt, ist an den Antrag gebunden, es sei denn, dass er die Gebundenheit ausgeschlossen hat.

BGB § 146 Erlöschen des Antrags
Der Antrag erlischt, wenn er dem Antragenden gegenüber abgelehnt oder wenn er nicht diesem gegenüber nach den §§ 147 bis 149 rechtzeitig angenommen wird.

BGB § 147 Annahmefrist

(1) Der einem Anwesenden gemachte Antrag kann nur sofort angenommen werden. Dies gilt auch von einem mittels Fernsprechers oder einer sonstigen technischen Einrichtung von Person zu Person gemachten Antrag.

(2) Der einem Abwesenden gemachte Antrag kann nur bis zu dem Zeitpunkt angenommen werden, in welchem der Antragende den Eingang der Antwort unter regelmäßigen Umständen erwarten darf.

BGB § 164 Wirkung der Erklärung des Vertreters

(1) Eine Willenserklärung, die jemand innerhalb der ihm zustehenden Vertretungsmacht im Namen des Vertretenen abgibt, wirkt unmittelbar für und gegen den Vertretenen. Es macht keinen Unterschied, ob die Erklärung ausdrücklich im Namen des Vertretenen erfolgt oder ob die Umstände ergeben, dass sie in dessen Namen erfolgen soll.

(2) Tritt der Wille, in fremdem Namen zu handeln, nicht erkennbar hervor, so kommt der Mangel des Willens, im eigenen Namen zu handeln, nicht in Betracht.

BGB § 165 Beschränkt geschäftsfähiger Vertreter

Die Wirksamkeit einer von oder gegenüber einem Vertreter abgegebenen Willenserklärung wird nicht dadurch beeinträchtigt, dass der Vertreter in der Geschäftsfähigkeit beschränkt ist.

2 Die Kassenpatientin Doris Schreiber ist zur Behandlung in die Praxis Dr. Max Winter einbestellt. Da sie schon des Öfteren zu spät gekommen ist, wurde mit ihr durch die MFA Maria eine Behandlungszeit von 90 min verabredet und schriftlich bestätigt.

Am Behandlungsdatum kam die Patientin unentschuldigt nicht in die Praxis. Der Termin konnte auch nicht durch Patienten auf der Warteliste gefüllt werden.

Herr Dr. Winter möchte der Patientin nun die ausgefallene Praxiszeit in Rechnung stellen. Er weiß, dass die Behandlung 262,00 € Einnahmen für die Praxis gebracht hätte. Auf der anderen Seite hat sein Steuerberater ermittelt, dass die Praxisstunde mit 110,00 € Kosten zu kalkulieren ist.

a Besteht zwischen der Praxis und der Patientin ein Behandlungsvertrag?
b Ändert sich die Sachlage, wenn die Patientin Privatpatientin wäre?
c Hat die Praxis einen Zahlungsanspruch gegen die Patientin?

BGB § 615 Vergütung bei Annahmeverzug und bei Betriebsrisiko

Kommt der Dienstberechtigte mit der Annahme der Dienste in Verzug, so kann der Verpflichtete für die infolge des Verzugs nicht geleisteten Dienste die vereinbarte Vergütung verlangen, ohne zur Nachleistung verpflichtet zu sein. Er muss sich jedoch den Wert desjenigen anrechnen lassen, was er infolge des Unterbleibens der Dienstleistung erspart oder durch anderweitige Verwendung seiner Dienste erwirbt oder zu erwerben böswillig unterlässt.

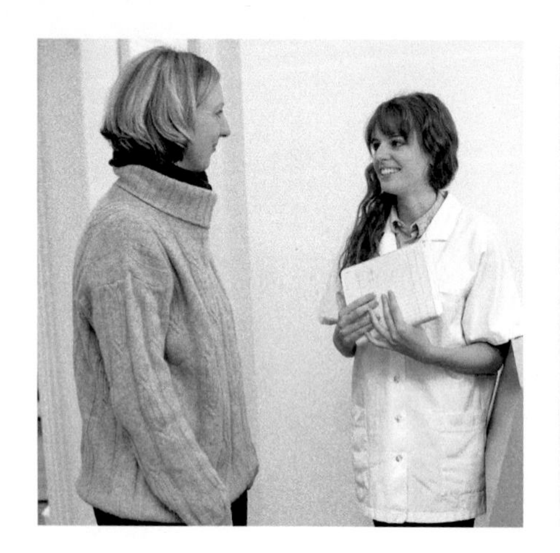

Die Auszubildende Serap ist erleichtert: Nun hätte sie wieder fast vergessen, von der letzten Patientin die Versichertenkarte zu verlangen. Clara Wolf, die gerade an der Anmeldung arbeitet, erklärt ihr noch einmal in Ruhe: „Du bist als Medizinische Fachangestellte an der Anmeldung der Praxis die erste Kontaktperson für die Patienten. Du musst bei der Vorlage des Versichertenausweises oder bei Angaben zur privatärztlichen Behandlung immer daran denken, sofort die richtigen Schritte einzuleiten, die für die Abrechnung notwendig sind:
Gibt es eine Befreiung von der Zuzahlung?
Sind Besonderheiten bei der vertragsärztlichen Abrechnung zu beachten?
Müssen reduzierte Gebührensätze bei der Privatrechnung berücksichtigt werden?"

9 Gesetzliche Krankenversicherung

9.1 Kostenträger

Unter Kostenträgern der Krankenversicherung versteht man die Stellen, die ganz oder zum Teil für die Krankheitskosten der Patienten aufkommen. Diese Kostenträger teilt man in drei Gruppen ein:

- gesetzliche Krankenversicherung
- private Krankenversicherung
- Sonstige Kostenträger

Träger der gesetzlichen Krankenversicherung sind die **gesetzlichen Krankenkassen**, deren gesetzliche Aufgabe es ist, die Gesundheit der Versicherten zu erhalten, wiederherzustellen oder den Gesundheitszustand zu bessern.
Seit 1996 haben die gesetzlich Krankenversicherten die Möglichkeit, ihre Krankenkasse frei zu wählen; Einschränkungen bestehen nur dort, wo Kassen ausschließlich bestimmten Berufsgruppen offenstehen (z. B. Landwirtschaftliche Krankenkassen) oder regional arbeiten (z. B. AOK).
Die gesetzlichen Krankenkassen werden in zwei Kassenarten untergliedert: die Primärkassen und die Ersatzkassen.

Krankenversicherung

Gesetzliche Krankenkassen | **Private Krankenversicherung** | **Sonstige Kostenträger**

Gesetzliche Krankenkassen → **Primärkassen** | **Ersatzkassen**

Primärkassen		Verband der Ersatzkassen	vdek		
Allgemeine Ortskrankenkassen	AOK	Barmer GEK		Techniker Krankenkasse	TK
Landwirtschaftliche Krankenkassen	LKK	Deutsche Angestellten-Krankenkasse	DAK-Gesundheit	Hanseatische Krankenkasse	HEK
Innungskrankenkassen	IKK	Kaufmännische Krankenkasse	KKH	Handelskrankenkasse	HKK
Betriebskrankenkassen	BKK				
Knappschaft-Bahn-See	KBS				

Die **Primärkassen** waren früher die ersten Krankenkassen; sie gehörten zu den gesetzlichen Krankenversicherungen, die wegen regionaler, berufsständischer und branchenspezifischer Zugehörigkeit **primär**, also in erster Linie, zuständig sind, z. B. AOK Nordost, BKK Essanelle.
Die **Ersatzkassen** erhielten ihren Namen nach der Entstehung der Sozialversicherungen, als Versicherungspflichtige als Ersatz für eine berufsständische Pflichtversicherung eine Ersatzkasse wählen konnten. Diese Kassen haben sich heute zum Verband der Ersatzkassen (vdek) zusammengeschlossen.
Alle Versicherten der Primär- und Ersatzkassen besitzen eine elektronische Gesundheitskarte (eGK) als Behandlungsausweis zum Einlesen in die Praxis-EDV. Die bisherige Krankenversichertenkarte (KVK) wurde zum 01.01.2015 ungültig. Die ärztlichen Leistungen für die Versicherten aller Primär- und Ersatzkassen werden am Ende jedes Kalendervierteljahres, also am Ende jedes Quartals, von der Praxis nach der Gebührenordnung EBM (Einheitlicher Bewertungsmaßstab) über die Kassenärztliche Vereinigung (KV) abgerechnet.

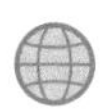

Informationen zum Verband der Ersatzkassen finden Sie unter www.vdek.de

Kostenträger	Behandlungsausweis	Gebührenordnung	Abrechnung an	Zuzahlung bei Verordnungen
Primärkassen				
Allgemeine Ortskrankenkassen (AOK)	eGK	BMÄ[1]/EBM	KV	ja
Landwirtschaftliche Krankenkassen (LKK)	eGK	BMÄ/EBM	KV	ja
Innungskrankenkassen (IKK)	eGK	BMÄ/EBM	KV	ja
Betriebskrankenkassen (BKK)	eGK	BMÄ/EBM	KV	ja
Knappschaft-Bahn-See (KBS)	eGK	BMÄ/EBM	KV	ja
Ersatzkassen				
Barmer Ersatzkasse (Barmer GEK)	eGK	E-GO[2]/EBM	KV	ja
Deutsche Angestellten-Krankenkasse (DAK-Gesundheit)	eGK	E-GO/EBM	KV	ja
Kaufmännische Krankenkasse (KKH)	eGK	E-GO/EBM	KV	ja
Techniker Krankenkasse (TK)	eGK	E-GO/EBM	KV	ja
Hanseatische Krankenkasse (HEK)	eGK	E-GO/EBM	KV	ja
Handelskrankenkasse (HKK)	eGK	E-GO/EBM	KV	ja

[1] BMÄ: Bewertungsmaßstab - Ärzte
[2] E-GO: Ersatzkassen-Gebührenordnung

9.2 Versicherte

Seit dem 01.01.2009 ist nach dem Gesundheitsmodernisierungsgesetz (GMG) jeder in Deutschland Lebende in der Kranken- und Pflegeversicherung **versicherungspflichtig**.
Grundsätzlich ist also jeder Arbeitnehmer und Auszubildende verpflichtet, sich in einer frei wählbaren gesetzlichen Krankenkasse zu versichern. Der § 5 SGB V nennt darüber hinaus Personengruppen, die ebenfalls versicherungspflichtig sind, z. B.

- Personen, die Arbeitslosengeld oder Arbeitslosengeld II beziehen,
- Landwirte und ihre mitarbeitenden Familienangehörigen,
- Künstler und Publizisten,
- behinderte Menschen,
- Praktikanten und Studenten,
- Rentner und Rentenantragsteller.

Übersteigt das Jahreseinkommen eines Arbeitnehmers die Pflichtversicherungsgrenze, dann ist er ebenso wie Selbstständige, Freiberufler und Beamte von der Pflichtmitgliedschaft in der gesetzlichen Krankenversicherung ausgenommen. Diese Personengruppen können sich als **freiwillige Mitglieder** in der GKV versichern oder aber in eine private Krankenversicherung wechseln.

Die gesetzliche Krankenversicherung erlaubt es außerdem, die Familienangehörigen eines Versicherten ohne eigenen Beitrag, d. h. kostenfrei, mitzuversichern. Diese **Familienversicherung** gilt für Ehepartner ohne oder mit geringfügigem Einkommen (unter der Geringfügigkeitsgrenze) und Kinder bis zum vollendeten 18. Lebensjahr. Sofern sie nicht erwerbstätig sind oder sich in einer (Hoch-)Schulausbildung befinden, verlängert sich deren Versicherung bis zum vollendeten 23. bzw. 25. Lebensjahr.

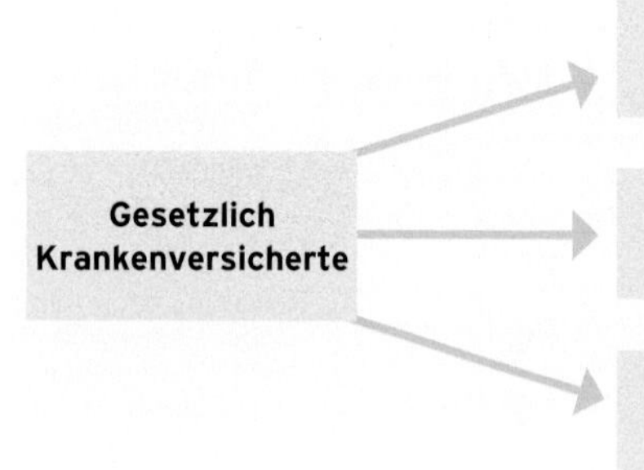

versicherungspflichtig, z. B. Norbert Meier, Angestellter mit einem monatlichen Bruttoeinkommen von 2600 €

freiwillig versichert, z. B. Edith Schnidertüns, selbstständige Ergotherapeutin

familienversichert, z. B. Anna Blau, geringfügig als Floristin beschäftigt mit einem Einkommen von 450 € und bei ihrem Ehemann Klaus Blau mitversichert

9.3 Versichertenkarte

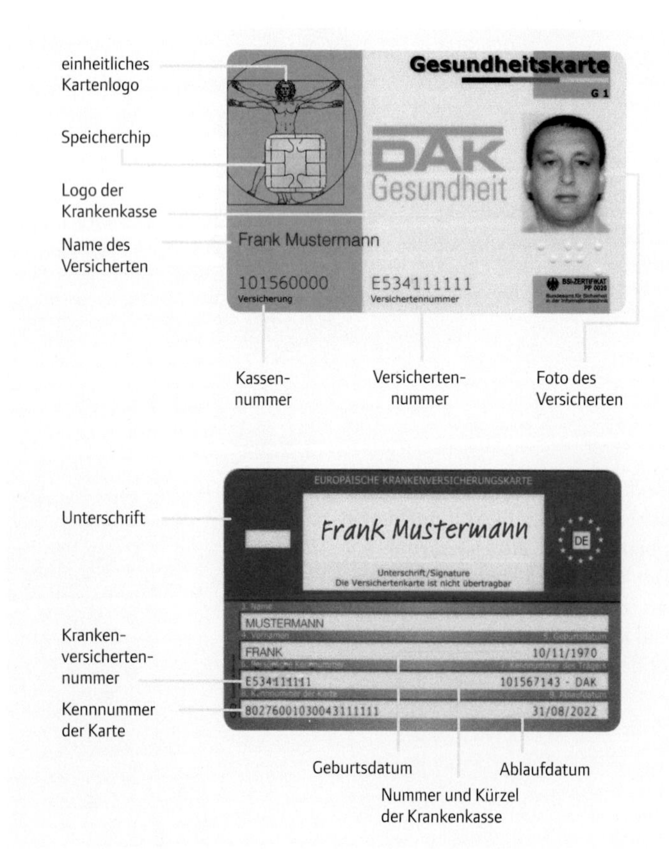

Abb. 1 Elektronische Gesundheitskarte (Vorder- und Rückseite)

Vor Beginn der Behandlung weisen sich alle Versicherten der gesetzlichen Krankenversicherung (GKV) sowie einige Vertreter der Sonstigen Kostenträger in den Arztpraxen mit der **elektronischen Gesundheitskarte (eGK)** aus (früher: Krankenversichertenkarte KVK).

Diese Karte hat die Größe einer Scheckkarte und trägt einen auf der Vorderseite eingelassenen Speicherchip, der gesetzlich vorgegebene Daten enthält:

1. Name und Ort der Krankenkasse
2. WOP-Kennzeichen (Zuordnung zum KV-Bereich des Versicherten, zweistellig)
3. Kostenträgerkennung (neunstellig)
4. Name und Vorname des Versicherten
5. Geburtsdatum des Versicherten
6. Anschrift des Versicherten
7. Versichertennummer (zehnstellig)
8. Versichertenstatus
9. eventuell eingeschränkte Gültigkeitsdauer der Versichertenkarte

Der **Versicherungsstatus** hat bis zu drei Stellen, von denen die erste Stelle die Statusziffer enthält:

1 = Mitglied
3 = Familienangehöriger
5 = Rentner

Die zweite und dritte Stelle des Versichertenstatus wird optional besetzt.

Die zweite Stelle zeigt folgende Informationen an:
4 Sozialhilfeempfänger
6 Leistungsanspruch des Versicherten nach BVG (Bundesversorgungsgesetz)
7 Leistungsanspruch des Versicherten mit Wohnsitz im Inland nach zwischenstaatlichen Sozialversicherungsabkommen (SVA), Abrechnung nach Aufwand
8 Leistungsanspruch des Versicherten nach SVA, pauschal

Bundesversorgungsgesetz
→ LF 2, S. 170
Disease-Management-Programm
→ Bd. 3, LF 9, S. 95

Die dritte Stelle gibt das DMP-Kennzeichen an. Bei Patienten, die an einem Disease-Management-Programm für chronisch kranke Menschen teilnehmen, können folgende Ziffern vermerkt sein:
1 Diabetes mellitus Typ 2
2 Brustkrebs
3 Koronare Herzkrankheit
4 Diabetes mellitus Typ 1
5 Asthma bronchiale
6 COPD

Die elektronische Gesundheitskarte enthält das Lichtbild des/der Versicherten; ausgenommen sind hiervon Kinder unter 15 Jahren sowie Versicherte mit einer Pflegestufe. Außerdem sind eine Kennzeichnung der Geschlechtszugehörigkeit und der Zuzahlungsstatus auf der Karte gespeichert.

Auf der Rückseite muss die Versichertenkarte vom Versicherten oder (bei Versicherten bis zur Vollendung des 15. Lebensjahres) von dessen gesetzlichem Vertreter unterschrieben werden.

Die **europäische Krankenversichertenkarte (European Health Insurance Card, EHIC)** für die ärztliche Behandlung im europäischen Ausland enthält auf der blauen Rückseite weitere Angaben: Hier finden sich neben der Angabe der Nationalität weitere Kennnummern zum Inhaber der Karte und zum jeweiligen Krankenversicherungsträger.

Die gespeicherten Daten können aus Datenschutzgründen in den Arztpraxen lediglich eingelesen, nicht aber verändert werden: Dies darf ausschließlich von den Krankenkassen vorgenommen werden.

Die elektronische Gesundheitskarte (eGK) hat seit dem Jahr 2011 die bisherige Krankenversichertenkarte schrittweise ersetzt. Seit dem 01.01.2015 dürfen die Arztpraxen nur noch die eGK als Krankenversicherungsnachweis akzeptieren. Die Funktionen der elektronischen Gesundheitskarte werden dabei nach und nach erweitert. Derzeit sind noch die bisherigen Daten gespeichert, wie Name, Adresse und Versicherungsangaben.

Diesen Verwaltungsfunktionen wird später die freiwillige Speicherung von medizinischen Funktionen hinzugefügt, wie z. B. die Speicherung ärztlicher Verordnungen (eRezept), die Dokumentation eingenommener Arzneimittel oder Notfallinformationen über Blutgruppe, Allergien und chronische Erkrankungen.

Die Bedeutung der Versichertenkarte für die Arztpraxis

HINWEIS

Die eGK wird in der Regel in das EDV-System der Praxis eingelesen, da die Praxis zur EDV-Abrechnung mit der KV verpflichtet ist und eine manuelle Abrechnung nur unter Honorareinbußen möglich ist.

Jeder Versicherte sollte grundsätzlich bei jedem Arztbesuch seine Versichertenkarte vorlegen. Sie dient so als **Behandlungsausweis**: Der Patient weist damit seine Mitgliedschaft in einer gesetzlichen Krankenkasse und seine Berechtigung zur Inanspruchnahme vertragsärztlicher Leistungen nach.
Mittels eines Kartenlesegeräts wird die eGK in den Arztpraxen bei jedem Arztbesuch im Quartal (Kalendervierteljahr) in die Stammdatenverwaltung eingelesen: Auf diese Weise werden die **Patientendaten übertragen**. Beim Einlesen speichert das EDV-System das Einlesedatum der Karte, sodass dieses bei der Abrechnung der KV übermittelt werden kann und somit der Arztbesuch des Patienten in der Praxis dokumentiert ist.
Die eingelesenen Daten dienen nicht nur der Abrechnung der ärztlichen Leistungen, sondern können auch maschinell auf vertragsärztliche Formulare und andere Vordrucke eingetragen werden.

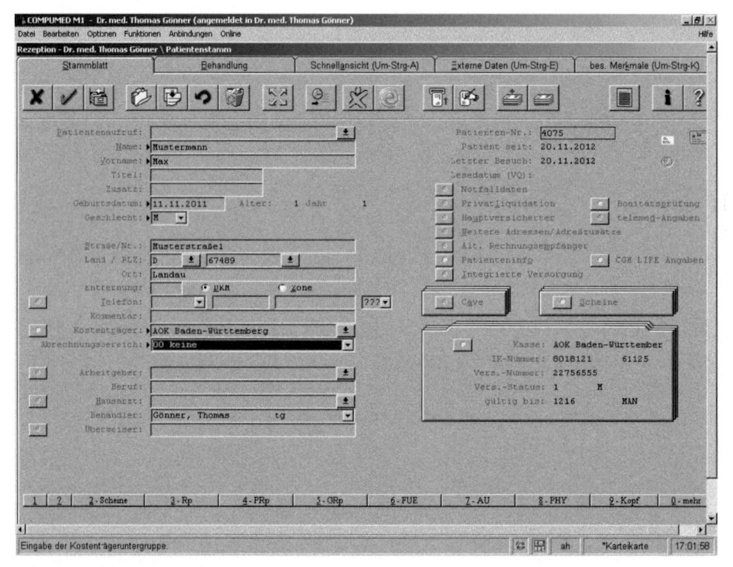

Abb. 1 Im Praxis-EDV-System wird für jeden Patienten eine eigene digitale Karteikarte angelegt, die die Patientendaten von der Versichertenkarte speichert.

Ersatzverfahren

Muster 5
→ LF 4, S. 418

Muster 19
→ Bd. 2, LF 5, S. 108

Das **Ersatzverfahren** muss angewendet werden, wenn der Praxis ausnahmsweise keine Versichertenkarte des Patienten vorliegt, z. B. bei vergessener eGK, bei einer Notfallbehandlung des Patienten, bei beschädigter Karte oder defektem Kartenlesegerät. In diesem Fall müssen alle Patientendaten handschriftlich auf ‖ Muster 5, den Abrechnungsschein, sowie auf alle weiteren, ggf. benötigten Vordrucke übertragen werden. Durch seine Unterschrift bestätigt der Patient dann die Richtigkeit der Angaben auf dem Abrechnungsschein. Bei einer Behandlung im organisierten ärztlichen Notdienst mit Anwendung des Ersatzverfahrens auf dem Notfall-/Vertretungsschein (‖ Muster 19) ist eine Unterschrift des Patienten dagegen nicht erforderlich. Fährt der Arzt zu Hausbesuchen, hat er die Möglichkeit, entweder bereits vorbereitete Formulare mitzunehmen oder das Ersatzverfahren anzuwenden, z. B. bei Rezepten oder Überweisungen.

BEISPIEL

Trotz wiederholten Versuchs lässt sich die Versichertenkarte von Else Bock nicht einlesen; die Karte scheint beschädigt. Wegen einer akuten Blasenentzündung ist die Behandlung jedoch nicht aufschiebbar. Die MFA verwendet das Muster 5 und trägt mindestens folgende Daten handschriftlich im Personalienfeld des Formulars ein: Name der Krankenkasse, Name, Geburtsdatum und Wohnort der Versicherten, Versichertenstatus sowie wenn möglich Krankenversichertennummer und Kostenträgerkennung.

9.4 Zuzahlungen bei Verordnungen

Bei Verordnungen von Arznei-, Verband- und Hilfsmitteln sowie bei der Verordnung von Krankenbeförderung muss der gesetzlich Versicherte in der Regel innerhalb bestimmter Belastungsgrenzen Zuzahlungen leisten.
Befreiungen von der Zuzahlung gelten für
- Patienten unter 18 Jahren,
- Patienten mit gültiger Befreiungsbescheinigung ihrer Krankenkasse und
- Schwangere (bei Verordnungen im Zusammenhang mit der Schwangerschaft und bei Leistungen im Zusammenhang mit der Schwangerenvorsorge nach den Mutterschaftsrichtlinien).

Von der Zuzahlung ausgenommen sind auch die Versicherten verschiedener | Sonstiger Kostenträger, z. B. Sozialhilfeträger, Unfallversicherungsträger.
Die Zuzahlung bei Verordnungen beträgt nach § 61 SGB V stets 10 % des Preises, jedoch mindestens 5,00 und höchstens 10,00 €. Sie umfasst nie mehr als die tatsächlichen Kosten. Bei verschiedenen Verordnungen kommen weitere Bestimmungen hinzu.

Sonstige Kostenträger
→ LF 2, S. 169

9.4.1 Zuzahlung zu Arzneimitteln und Verbandmaterial

Die **Zuzahlung**, die in den Apotheken zu den Verordnungen von Arzneimitteln und Verbandmaterial zu leisten ist, beträgt 10 % des Preises, jedoch mindestens 5,00 und höchstens 10,00 € pro Medikament. Nie fallen mehr als die tatsächlichen Kosten an.

BEISPIEL

1. Medikament / Verbandstoff kostet 3,55 € → Zuzahlung 3,55 €
2. Medikament / Verbandstoff kostet 32,95 € → Zuzahlung 5,00 €
3. Medikament / Verbandstoff kostet 87,50 € → Zuzahlung 10 % des Preises = 8,75 €
4. Medikament / Verbandstoff kostet 125,33 € → Zuzahlung 10,00 €

Da es auf dem Arzneimittelmarkt viele Arzneimittel gibt, die zwar eine vergleichbare Wirkung oder sogar identische Zusammensetzung haben, aber preislich sehr unterschiedlich sind, gibt es seit 1989 Arzneimittelfestbeträge. Diese **Festbeträge** sind die Höchstbeträge, die eine gesetzliche Krankenkasse für die Erstattung von Arzneimitteln zahlt. Dies bedeutet, dass die Krankenkassen nicht jeden Arzneimittelpreis zahlen, sondern nur einen Festbetrag, der jeweils für Gruppen vergleichbarer Medikamente gilt. Wenn also der Arzt ein Arzneimittel verordnet, dessen Preis über dem Festbetrag liegt, muss der Patient den Differenzbetrag **und** die Zuzahlung leisten. In einem solchen Fall hat der Arzt den Patienten darüber zu informieren. Dies betrifft auch Patienten, die sonst von der Zuzahlung befreit sind. Liegt jedoch der Preis des verordneten Arzneimittels mindestens 30 % unter dem Festbetrag, muss der Patient gar nichts zuzahlen. Daneben können die Krankenkassen mit den Arzneimittelherstellern **Rabattverträge** abschließen, wodurch die Patienten nur noch von diesen Herstellern ihre Medikamente erhalten. Nicht verschreibungspflichtige Medikamente werden von der gesetzlichen Krankenkasse mit sehr wenigen Ausnahmen nicht erstattet.

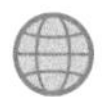

Die Zuzahlungsbefreiungsliste des GKV-Spitzenverbandes finden Sie unter www.gkv-spitzenverband.de
→ Versichterten-Service
→ Zuzahlungen und Befreiungen
→ Befreiungsliste Arzneimittel

MERKE

Zuzahlung zu Verordnungen von Arznei- und Verbandmitteln
- 10 % der Kosten
- mindestens 5,00 €, höchstens 10,00 €
- Medikamentenpreis unter 5,00 €: nur Medikamentenpreis als Zuzahlung
- bei Arzneimittelpreisen über dem Festbetrag zusätzlich den Differenzbetrag zum Festbetrag
- bei Arzneimittelpreisen von mindestens 30 % unter dem Festbetrag: keine Zuzahlung
- bei Arzneimitteln mit | Rabattvertrag: keine Zuzahlung, wenn das Arzneimittel in der Zuzahlungsbefreiungsliste des GKV-Spitzenverbandes vermerkt ist oder wenn eine einzelne gesetzliche Krankenkasse dies so beschließt

Bei Arzneimitteln mit **Rabattvertrag** kann jede gesetzliche Krankenkasse für ihre Mitglieder die Zuzahlung halbieren oder ganz aufheben, wenn dadurch Einsparungen zu erwarten sind.

BEISPIEL

Die Patientin Martina Mahl bekommt ein Medikament für 6,99 € verordnet. Der Festbetrag für dieses Medikament beträgt 10,00 €; Frau Mahl muss nichts dazubezahlen. Der Preis für das Asthmamedikament von Sascha Reiser liegt 11,50 € über dem Festbetrag. Er bezahlt in der Apotheke zusätzlich zur Zuzahlung von 10,00 € den Differenzbetrag, also insgesamt 21,50 €.

9.4.2 Weitere Zuzahlungsbestimmungen für Verordnungen

Zuzahlungen zu Heilmitteln

Heilmittel sind persönlich zu erbringende medizinische Leistungen, die dazu dienen, eine Krankheit zu heilen, die Beschwerden zu lindern oder ihre Verschlimmerung zu verhüten. Verordnet der Arzt Heilmittel, also Maßnahmen der physikalischen oder podologischen Therapie, Maßnahmen der Stimm-, Sprech- und Sprachtherapie oder Maßnahmen der Ergotherapie, z. B. Krankengymnastik, dann beträgt die Zuzahlung des Patienten **10 % der Kosten der Anwendung bzw. Leistung plus 10,00 Euro je Verordnung.**

Zuzahlungen zu Hilfsmitteln

Hilfsmittel stellen sächliche oder technische Produkte dar. Bei Verordnung von Hilfsmitteln, wie Rollstühle, Hörgeräte und Kompressionsstrümpfe, muss der Patient **10 % für jedes Hilfsmittel, mindestens 5,00 und höchstens 10,00 €** dazubezahlen. Er zahlt jedoch nicht mehr als die Kosten des Mittels.
Eine Ausnahme stellen Hilfsmittel dar, die zum Verbrauch bestimmt sind, z. B. Windeln bei Inkontinenz: Auch hier beträgt die Zuzahlung 10 %, maximal jedoch 10,00 € pro Monat.
In manchen Fällen ist zusätzlich ein Differenzbetrag zu zahlen, wenn für das betreffende Hilfsmittel Festbeträge bestehen.

Zuzahlungen zu häuslicher Krankenpflege

Häusliche Krankenpflege umfasst Maßnahmen der ärztlichen Behandlung, Grundverrichtungen des täglichen Lebens und Maßnahmen zur hauswirtschaftlichen Versorgung. Der Patient trägt die Zuzahlung von **10 % der Kosten der Anwendung für die ersten 28 Tage pro Kalenderjahr und zusätzlich 10,00 € je Verordnung**.

HINWEIS

Den Antrag auf Feststellung des Vorliegens einer schwerwiegenden chronischen Erkrankung erhält der Patient bei seiner gesetzlichen Krankenkasse: Diese lässt dem behandelnden Arzt ein Muster 55 (Bescheinigung zum Erreichen der Belastungsgrenze zur Feststellung einer schwerwiegenden chronischen Krankheit im Sinne des § 62 SGB V) zum Ausfüllen zukommen und entscheidet nach dessen Rücksendung über den Antrag.

Zuzahlungen zu stationärem Aufenthalt

Eine stationäre Krankenhausbehandlung kann verordnet werden, wenn dies medizinisch notwendig ist und das Behandlungsziel ambulant nicht erreicht werden kann. Als Zuzahlung werden **je Kalendertag 10,00 € erhoben, längstens jedoch 28 Tage pro Kalenderjahr**.

Zuzahlungen zur Krankenbeförderung

Der Arzt darf eine Krankenbeförderung verordnen, wenn die Fahrt im Zusammenhang mit einer Leistung der Krankenkasse medizinisch zwingend notwendig ist. Bei genehmigten Fahrten müssen **10 % der Kosten** zugezahlt werden. Diese liegen mindestens **bei 5,00 und höchstens bei 10,00 €**.

9.5 Belastungsgrenzen bei Zuzahlungen

Das SGB V § 62 sieht vor, dass Versicherte Zuzahlungen je Kalenderjahr nur bis zu einer bestimmten **Belastungsgrenze** leisten müssen. Patienten zahlen daher nicht mehr als 2 % ihrer jährlichen Bruttoeinnahmen bei Zuzahlungen für Verordnungen. Bei chronisch Kranken, die wegen derselben schwerwiegenden Krankheit in Dauerbehandlung sind, und bei Versicherten, die an einem für ihre Krankheit bestehenden strukturierten Behandlungsprogramm teilnehmen, liegt die Belastungsgrenze bei 1 % des Bruttojahreseinkommens **(Chronikerregelung)**. Als **schwerwiegend chronisch krank** gilt nach den Richtlinien des G-BA jeder, der seit mindestens einem Jahr wenigstens einmal pro Quartal wegen derselben Krankheit ärztlich behandelt wurde und auf den mindestens eines der folgenden Kriterien zutrifft:

- Pflegebedürftigkeit der Pflegestufe 2 oder 3 (nach den Richtlinien der Pflegeversicherung)
- Behinderung (ab einem Grad der Behinderung von 60) oder Erwerbsminderung (ab einer Minderung der Erwerbsfähigkeit von 60 %)
- Eine kontinuierliche medizinische Versorgung ist aus ärztlicher Sicht notwendig, um eine lebensbedrohliche Verschlimmerung der Krankheit, eine Verminderung der Lebenserwartung oder eine dauerhafte Beeinträchtigung der Lebensqualität zu vermeiden.

MERKE

Belastungsgrenzen für Zuzahlungen
- 2 % des Bruttojahreseinkommens
- 1 % des Bruttojahreseinkommens bei schwerwiegend chronisch Kranken

Bei der Ermittlung der Belastungsgrenzen werden die Zuzahlungen und die Bruttoeinnahmen aller mit dem Versicherten im gemeinsamen Haushalt lebenden Angehörigen (Ehepartner, Lebenspartner und Kinder) jeweils zusammengerechnet. Für die Angehörigen ergeben sich somit bestimmte Freibeträge.
Wird die Belastungsgrenze im Laufe eines Kalenderjahres überschritten, stellt die betreffende Krankenkasse dem Versicherten eine Befreiungsbescheinigung aus, mit welcher für den Rest des Jahres keine Zuzahlungen mehr erbracht werden müssen. Hierfür müssen alle Belege über Zuzahlungen gesammelt und der Krankenkasse vorgelegt werden. Die Befreiungsbescheinigung gilt jedoch nur für das laufende Kalenderjahr.
Alternativ können gesetzlich Krankenversicherte mit Dauermedikationsbedarf oberhalb der Zuzahlungsgrenze 1 bzw. 2 % ihrer Bruttoeinkünfte vorab an die Krankenkasse überweisen und erhalten so bereits in den ersten Wochen des Jahres ihre Zuzahlungsbefreiungsbescheinigung für das laufende Jahr.

9.6 Leistungen der GKV: Pflichtleistungen und Ermessensleistungen

Grundsätzlich ist es die gesetzliche Aufgabe der gesetzlichen Krankenversicherung, die Gesundheit der Versicherten zu erhalten, wiederherzustellen oder ihren Gesundheitszustand zu bessern. Auch die Linderung von Krankheitsbeschwerden gehört dazu.
Alle Versicherten der GKV haben daher nach § 2 des Sozialgesetzbuchs V unabhängig von ihrem Alter und ihrem Einkommen Anspruch auf eine medizinische Grundversorgung, die ausreichend, zweckmäßig und **wirtschaftlich** sein muss. Der Gesetzgeber legt dabei in § 11 SGB V den allgemeinen Rahmen der **Pflichtleistungen** fest. Diese umfassen **präventive**, d. h. vorbeugende, sowie **kurative**, d. h. heilende, Leistungsarten:

Wirtschaftlichkeitsgebot
→ LF 1, S. 54

Leistungen der GKV
→ LF 1, S. 53

- Leistungen, die der Vermeidung und Linderung von Krankheiten dienen, sowie Leistungen zur Empfängnisverhütung und zum Schwangerschaftsabbruch
- Leistungen zur Früherkennung von Krankheiten
- Leistungen zur Behandlung von Krankheiten

MERKE

Präventive Leistungen: Vorsorge- und Früherkennungsleistungen, z. B. Schutzimpfungen, Krebsfrüherkennungsuntersuchungen
Kurative Leistungen: Leistungen zur Diagnostik und Behandlung von Krankheiten, z. B. ärztliche Behandlung, Verordnung von Arzneimitteln

Daneben werden als Pflichtleistung auch **Geldleistungen** gezahlt, wie Krankengeld und Mutterschaftsgeld. Das **Krankengeld** ist eine Geldleistung, die von der Krankenkasse gezahlt wird, wenn der Versicherte wegen Krankheit arbeitsunfähig ist oder auf Kosten der Krankenkasse stationär in einem Krankenhaus behandelt wird. Hierfür muss die Bescheinigung für die Krankengeldzahlung (Muster 17; → S. 162, Abb. 1) bei der Krankenkasse vorgelegt werden.

Der Anspruch auf das Krankengeld ruht, solange der Arbeitgeber im Krankheitsfall das Arbeitsentgelt fortzahlt (in der Regel sechs Wochen). Danach erhält der Versicherte für dieselbe Erkrankung längstens für 78 Wochen in drei Jahren Krankengeld in Höhe von 70 % des Bruttoverdienstes.

Krankengeld kann außerdem unter bestimmten Voraussetzungen gezahlt werden, wenn der Versicherte zur Beaufsichtigung, Betreuung oder Pflege des eigenen erkrankten und versicherten Kindes der Arbeit fernbleibt und der Krankenkasse die ärztliche Bescheinigung für den Bezug von Krankengeld bei Erkrankung eines Kindes (Muster 21; → Abb. 2) vorlegt.

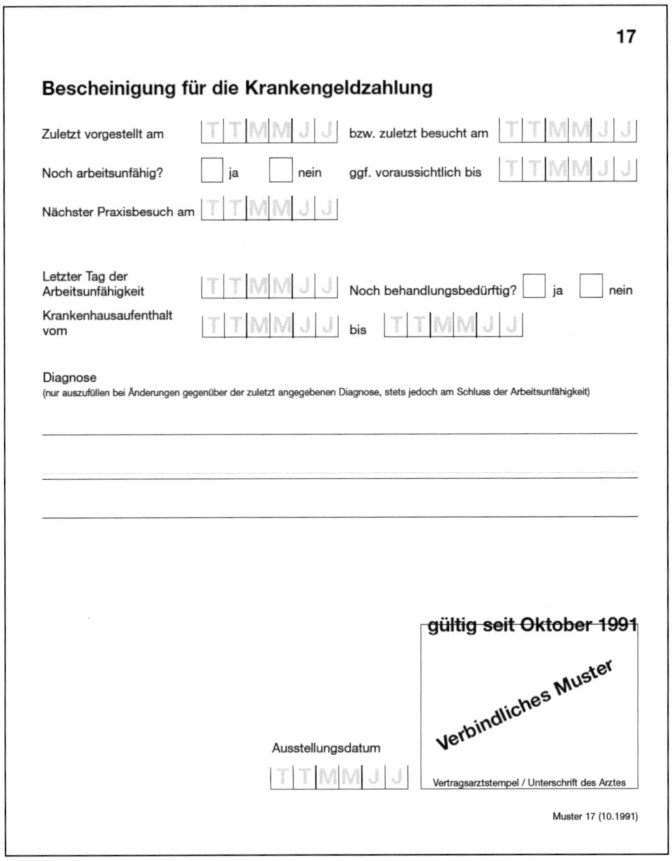

17

Bescheinigung für die Krankengeldzahlung

Zuletzt vorgestellt am TTMMJJ bzw. zuletzt besucht am TTMMJJ

Noch arbeitsunfähig? ☐ ja ☐ nein ggf. voraussichtlich bis TTMMJJ

Nächster Praxisbesuch am TTMMJJ

Letzter Tag der Arbeitsunfähigkeit TTMMJJ Noch behandlungsbedürftig? ☐ ja ☐ nein

Krankenhausaufenthalt vom TTMMJJ bis TTMMJJ

Diagnose
(nur auszufüllen bei Änderungen gegenüber der zuletzt angegebenen Diagnose, stets jedoch am Schluss der Arbeitsunfähigkeit)

gültig seit Oktober 1991

Verbindliches Muster

Ausstellungsdatum TTMMJJ

Vertragsarztstempel / Unterschrift des Arztes

Muster 17 (10.1991)

Abb. 1 Bescheinigung für die Krankengeldzahlung

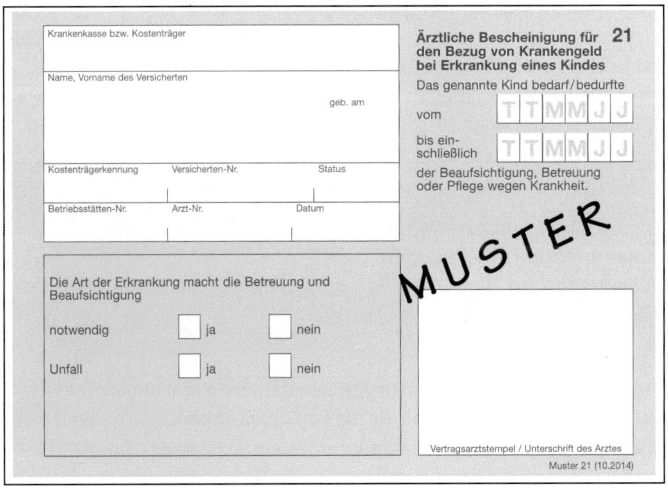

Krankenkasse bzw. Kostenträger

Name, Vorname des Versicherten

geb. am

Kostenträgerkennung | Versicherten-Nr. | Status

Betriebsstätten-Nr. | Arzt-Nr. | Datum

Ärztliche Bescheinigung für den Bezug von Krankengeld bei Erkrankung eines Kindes 21

Das genannte Kind bedarf/bedurfte

vom TTMMJJ

bis einschließlich TTMMJJ

der Beaufsichtigung, Betreuung oder Pflege wegen Krankheit.

MUSTER

Die Art der Erkrankung macht die Betreuung und Beaufsichtigung

notwendig ☐ ja ☐ nein

Unfall ☐ ja ☐ nein

Vertragsarztstempel / Unterschrift des Arztes

Muster 21 (10.2014)

Abb. 2 Bescheinigung für den Bezug von Krankengeld bei Erkrankung eines Kindes

Das **Mutterschaftsgeld** erhalten gesetzlich versicherte Schwangere in der Zeit des Mutterschutzes. Der Mutterschutz beginnt sechs Wochen vor dem mittels ‖ Naegele-Regel errechneten Geburtstermin und dauert nach der Geburt weitere acht Wochen (bei Früh- und Mehrlingsgeburten zwölf Wochen) an.

Naegele-Regel
→ LF 4, S. 419

Das Mutterschaftsgeld wird mit der Bescheinigung des Arztes oder der Hebamme über den voraussichtlichen Geburtstermin (Muster 3: Bescheinigung über den mutmaßlichen Tag der Entbindung; → Abb. 1) bei der Krankenkasse beantragt.

Krankenkasse bzw. Kostenträger

Name, Vorname des Versicherten

geb. am

Kostenträgerkennung | Versicherten-Nr. | Status

Betriebsstätten-Nr. | Arzt-Nr. | Datum

Zeugnis über den mutmaßlichen Tag der Entbindung **3**

Ausfertigung für die Krankenkasse

MUSTER

Zum Nachweis gegenüber der Krankenkasse (Beantragung von Mutterschaftsgeld) bescheinige ich, dass die oben bezeichnete Versicherte voraussichtlich entbinden wird am T T M M J J

Die Bescheinigung erteile ich auf Grund der von mir vorgenommenen Untersuchung am T T M M J J

Ggf. besondere Feststellungen

Vertragsarztstempel / Unterschrift des Arztes

Muster 3a (10.2014)

Abb. 1 Formular für die Bescheinigung über den mutmaßlichen Tag der Entbindung: Die Krankenkasse benötigt diese Bescheinigung zur Errechnung der Mutterschutzfrist und zur Auszahlung des Mutterschaftsgeldes.

Der gesamte Leistungskatalog ist für alle gesetzlichen Krankenkassen identisch. Darüber hinaus haben alle Krankenkassen aber die Möglichkeit, in ihren Satzungen weitere Leistungsverpflichtungen festzuschreiben **(Satzungsleistungen)**. Diese Mehrleistungen können die Krankenkassen im Rahmen ihres gesetzlich eingeräumten Ermessensspielraumes selbst festlegen: Der Gesetzgeber regelt die Zulässigkeit der Zusatzleistungen, die Krankenkassen das Ausmaß dieser Zusatzleistungen. Daher nennt man sie auch **Ermessensleistungen**.

Beispiele für diese Satzungs- oder Ermessensleistungen sind z. B. (ergänzende) Leistungen zur häuslichen Krankenpflege, Kostenübernahme alternativer Heilmethoden oder Reiseimpfungen. Durch die Zunahme des Leistungswettbewerbs unter den Krankenkassen wird es zu einer weiteren Ausweitung von Satzungsleistungen kommen.

Von den Leistungen der GKV zu unterscheiden sind diejenigen medizinischen Leistungen, die vom Patienten gewünscht werden, aber das Maß des Notwendigen überschreiten und damit nicht zum gesetzlichen Leistungsanspruch gehören. Diese Leistungen dürfen von der GKV nicht übernommen werden.

Sie werden als ‖ **Individuelle Gesundheitsleistungen (IGeL)** bezeichnet und müssen privat bezahlt werden. Hierzu gehören z. B. ästhetische Operationen aus dem Bereich der Schönheitschirurgie und Leistungen zur Früherkennung eines erhöhten Augeninnendruckes (Glaukom), bevor verschiedene Symptome darauf hinweisen.

Individuelle Gesundheitsleistungen
→ Bd. 3, LF 11, S. 231

Nachfolgende Übersicht fasst die Leistungen der GKV zusammen:

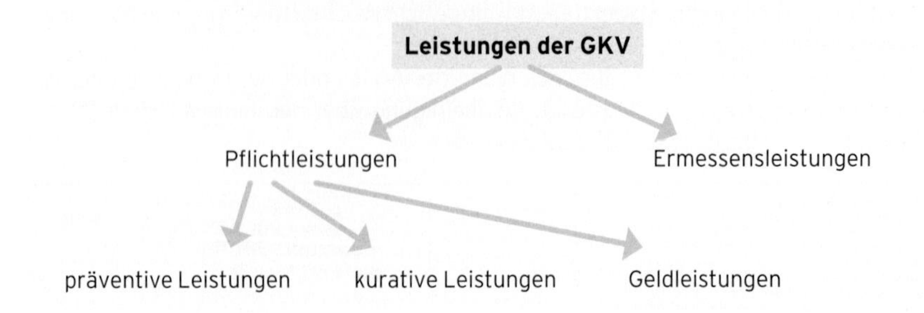

9.7 Ablauf der vertragsärztlichen Abrechnung

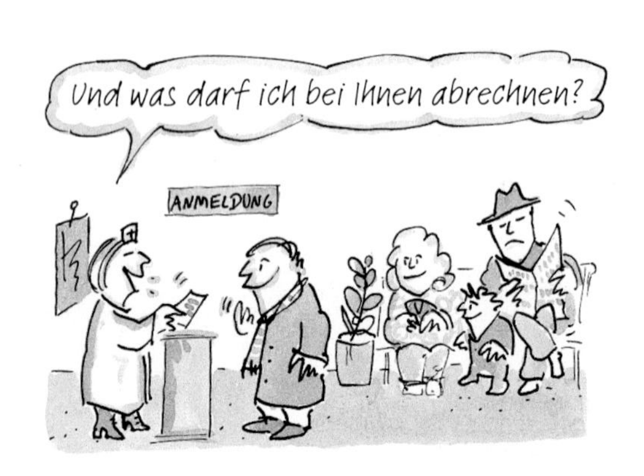

Jeder Arzt ist verpflichtet, für jeden Patienten den Behandlungsverlauf zu dokumentieren. Auf Patientenkarteikarten oder digitalen Karten mittels EDV werden die Diagnosen, Befunde, Gesprächsinhalte und Leistungen für diesen Patienten in dessen Stammdatenverwaltung eingetragen.
Es ist daher die Aufgabe der Medizinischen Fachangestellten, bei jedem Arztbesuch, bei telefonischer Inanspruchnahme des Arztes durch den Patienten, Ausstellen von Wiederholungsrezepten und Überweisungen alle sich aus der ärztlichen Leistung ergebenden Gebührenordnungspositionen aus dem EBM in die Stammdatenverwaltung der EDV einzutragen. Sie muss außerdem darauf achten, dass alle Diagnosen mit dem richtigen ICD-Code dokumentiert werden. Eine ärztliche Abrechnung ist nur dann fehlerfrei, wenn alle Arzt-Patienten-Kontakte sorgfältig eingetragen sind.

ICD-Code
→ LF 4, S. 418

Im Normalfall muss jeder Patient seine **Krankenversicherung nachweisen**: Bei gesetzlich versicherten Patienten werden die Patientendaten in den Praxen mittels elektronischer Gesundheitskarte eingelesen. Dagegen erfolgt bei Patienten der Sonstigen Kostenträger, z. B. bei Arbeitsunfällen (berufsgenossenschaftlichen/BG-Unfällen) und Schulunfällen, die Aufnahme auch ohne Versichertenkarten. Werden Originalscheine abgegeben (z. B. Formulare des Sozialamts), müssen diese bis zur Quartalsabrechnung aufbewahrt (blanko, ohne Eintragungen aus der Praxis) und mit der Abrechnung der KV übermittelt werden.

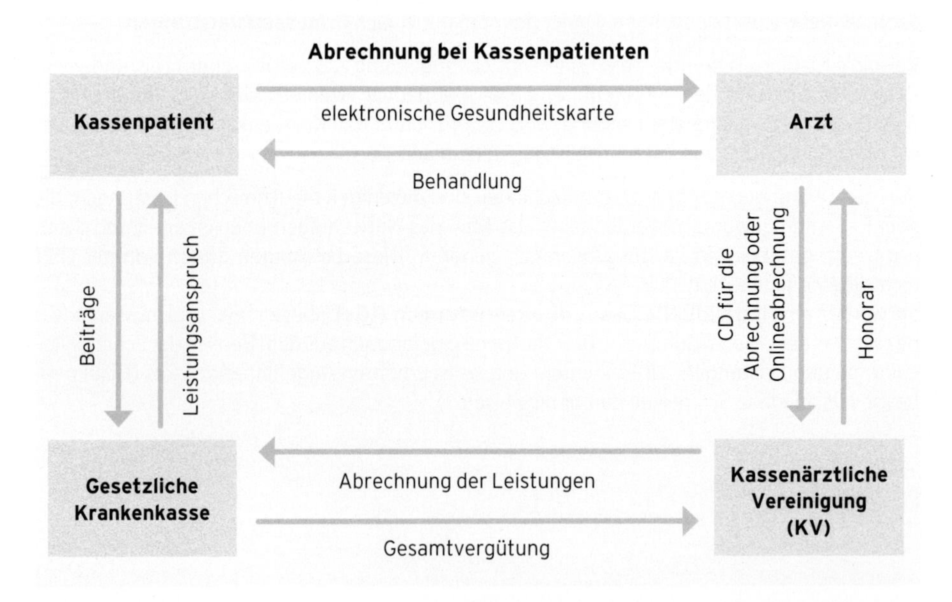

Die Regelungen für Patienten, die mit einem Überweisungsschein kommen, sind KV-abhängig unterschiedlich. In einigen KV-Gebieten sind die Überweisungsscheine – nur mit Arztstempel versehen – der Quartalsabrechnung beizufügen, in anderen KV-Gebieten müssen die Überweisungsscheine nach dem aktuellen Quartal noch weitere vier Quartale in den Praxen aufbewahrt werden.

Abrechnungsscheine müssen nach Wegfall der manuellen Abrechnung nur noch im Ersatzverfahren ausgefüllt werden.

Abrechnungsschein
→ LF 4, S. 418

Quartalsabrechnung

Die Abrechnung der vertragsärztlichen Leistungen erfolgt über die jeweils für den Vertragsarztsitz zuständige Kassenärztliche Vereinigung. Die Krankenkassen zahlen entsprechend § 85 SGB V zunächst die Beiträge für alle ihre Versicherten und deren mitversicherte Familienangehörige als Gesamtvergütung an die KV des betreffenden Bezirks. Anschließend verteilt die KV die Gesamtvergütung an die Vertragsärzte.

Der Honorarverteilungsvertrag (HVV) (früher Honorarverteilungsmaßstab HVM) regelt diese Verteilung. Hier werden arztgruppenspezifische Grenzwerte festgelegt, bis zu denen die von der Arztpraxis erbrachten Leistungen mit einem festen Eurobetrag zu vergüten sind (Regelleistungsvolumina RLV). Erbringt der Arzt mehr Leistungen, überschreitet er also den Grenzwert, führt dies zur Vergütung der überschreitenden Leistungsmenge mit abgestaffelten Eurobeträgen. Das Regelleistungsvolumen eines Arztes bezieht auch das unterschiedliche Alter der Patienten mit ein.

MERKE

Die Abrechnung erfolgt quartalsweise. Ein Kalenderjahr teilt sich für die ärztliche Abrechnung in **vier Quartale** auf:
1. Quartal vom 1. Januar bis 31. März
2. Quartal vom 1. April bis 30. Juni
3. Quartal vom 1. Juli bis 30. September
4. Quartal vom 1. Oktober bis 31. Dezember

Nach Ende eines Quartals muss die Arztpraxis alle Abrechnungsdaten ihrer gesetzlich versicherten Patienten an die KV übermitteln. In Arztpraxen, die über EDV gesteuert werden, geschieht die Quartalsabrechnung

- mittels Ausdruck der Abrechnungsscheine,
- als Datenträger-Abrechnung (DTA), bei der eine CD an die KV übermittelt wird, oder
- online direkt an die KV. Seit dem dritten Quartal 2013 darf nur noch ausschließlich online abgerechnet werden.

Neben den digitalen Daten werden zusätzlich noch folgende Unterlagen bei der KV eingereicht:

- Abrechnungsscheine, die im Ersatzverfahren ausgefüllt wurden sowie Notfall-/Vertretungsscheine
- Abrechnungsscheine für Patienten der Sonstigen Kostenträger
- je nach KV evtl. Überweisungsscheine
- Fallzahlmeldung, gegliedert nach M (= Mitglied), F (= Familienangehöriger), R (= Rentner) und G (= Gesamt)
- Erklärung des Arztes über die ordnungsgemäße Durchführung der Abrechnung

Fallzahl
Anzahl aller abgerechneten (vertragsärztlichen) Krankenbehandlungen im Quartal

Das EDV-System der Praxis übernimmt heute das Sortieren und Zählen der Behandlungsfälle und die Prüfung der Eintragungen auf Plausibilität automatisch. Es ist außerdem möglich, täglich die aktuelle Abrechnungssituation der Praxis darstellen zu lassen, um Regelleistungsvolumen zu beachten.

plausibel
glaubhaft

Quartalsabrechnung mit EDV

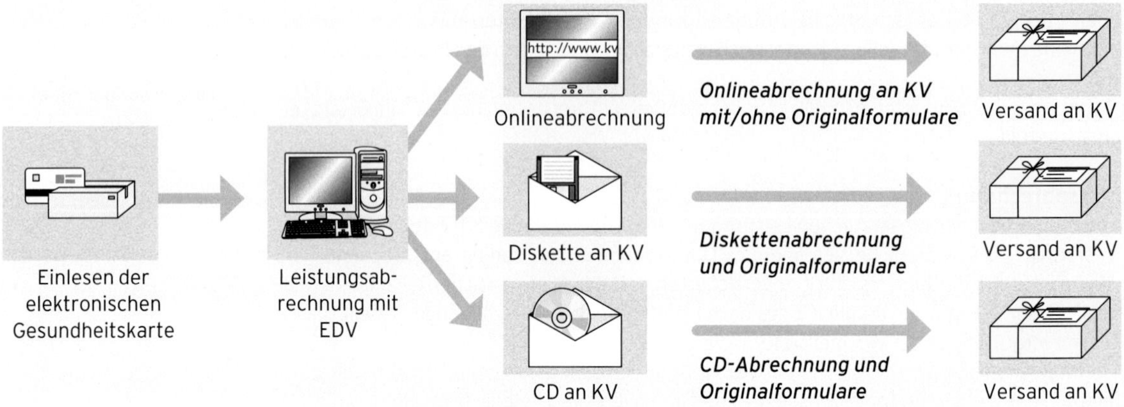

http://www.kv

Einlesen der elektronischen Gesundheitskarte

Leistungsabrechnung mit EDV

Onlineabrechnung

Onlineabrechnung an KV mit/ohne Originalformulare

Versand an KV

Diskette an KV

Diskettenabrechnung und Originalformulare

Versand an KV

CD an KV

CD-Abrechnung und Originalformulare

Versand an KV

Ist die Abrechnung bei der KV eingegangen, finden dort verschiedene Prüfungen der Abrechnung statt. Die KV ist zu folgenden Kontrollen der vertragsärztlichen Abrechnung verpflichtet:

- **Prüfung auf sachlich-rechnerische Richtigkeit**
- **Plausibilitätskontrolle:** Kontrolle, ob die Diagnosen zu den abgerechneten Gebührenordnungspositionen passen, ob der Arzt überhaupt die Berechtigung besitzt, bestimmte Leistungen, z. B. Ultraschalluntersuchungen, zu erbringen, und ob die Abrechnungsgrundsätze des EBM beachtet worden sind
- **Wirtschaftlichkeitsprüfung:** Prüfung, ob die erbrachten Leistungen kostengünstig gewählt wurden

Entdeckt die EDV der KV Abrechnungsfehler, streicht diese automatisch die betreffenden abgerechneten Gebührenordnungspositionen. Bei einer solchen nachgewiesenen Falschabrechnung muss der Arzt das Honorar zurückzahlen und wird bestraft. Die eingesetzten Disziplinarmaßnahmen reichen von einer Verwarnung über einen Verweis, über Geldbußen bis 10 000,00 € bis zum Ruhen der Zulassung bis zu zwei Jahren. In schweren Fällen wird ein Zulassungsentziehungsverfahren beantragt und Anzeige erstattet.

Die hier dargestellten Bestimmungen der Abrechnung gelten nur für Leistungen, die über die Kassenärztlichen Vereinigungen abgerechnet werden. Privatliquidationen sind hiervon nicht betroffen. Diese können jederzeit an den Patienten verschickt werden. Auch z. B. Arbeitsunfälle über die Unfallversicherungsträger werden separat abgerechnet sowie in manchen Bundesländern auch Leistungen über die entsprechenden Träger der Sonstigen Kostenträger.

AUFGABEN

1 Nennen Sie die Gruppen, in die sich die Kostenträger einteilen lassen.

2 In welche unterschiedlichen Kassenarten lässt sich die gesetzliche Krankenversicherung einteilen?

3 Welche Daten sind auf einer elektronischen Gesundheitskarte gespeichert?

4 Nennen Sie zuzahlungsbefreite Personengruppen und die Bedingungen, unter denen sie von Zuzahlungen befreit werden.

5 Geben Sie an, wie lange Ihre Praxis den Regelungen Ihrer zuständigen KV entsprechend die Abrechnungsunterlagen nach der Abrechnung aufbewahren muss.

10 Private Krankenversicherung

Für Angestellte, deren Jahresgehalt dauerhaft oberhalb der Versicherungspflichtgrenze liegt, besteht keine Versicherungspflicht mehr in der gesetzlichen Krankenversicherung. Wegen der allgemeinen Krankenversicherungspflicht müssen sie jedoch kranken- (und pflege)versichert sein. Sie können jetzt weiter als freiwillig Versicherte in ihrer bisherigen gesetzlichen Krankenkasse bleiben oder in eine private Krankenkasse wechseln.
Dies gilt auch für Selbstständige, Freiberufler und Beamte: Diese Personengruppen unterliegen zwar der allgemeinen Krankenversicherungspflicht, können sich aber in einer **privaten Krankenversicherung (PKV)** gegen die Risiken durch Krankheit versichern. Sie gelten in den Arztpraxen als Privatpatienten; die ärztlichen Leistungen für diese Versicherten rechnet der Arzt nicht nach dem Einheitlichen Bewertungsmaßstab (EBM) ab, sondern nach der **Gebührenordnung für Ärzte (GOÄ)**.
Neben diesen privat Vollversicherten gibt es Versicherte der GKV, die in der gesetzlichen Krankenversicherung einen Grundschutz gegen das finanzielle Risiko Krankheit haben. Zusätzlich haben diese aber verschiedene Leistungen privat zusatzversichert. Dies betrifft z. B. **Zusatzversicherungen** für Zahnersatz.
Daneben gibt es gesetzlich Versicherte, die sich bei ihrer gesetzlichen Krankenkasse für den Wahltarif **„Kostenerstattung"** entschieden haben. Hierbei werden sie in der Arztpraxis wie Privatpatienten behandelt: Ihre Leistungen werden nach GOÄ abgerechnet und die Patienten zahlen am Behandlungsende die Rechnung des Arztes selbst. Diese Rechnung reichen sie dann zur Erstattung der Kosten bei ihrer gesetzlichen Krankenkasse ein. Diese erstattet jedoch nur die Leistungen, die allen GKV-Patienten zustehen, verwendet dafür die im Vergleich zu einer Privatrechnung nach GOÄ niedrigeren EBM-Eurobeträge und kann zusätzlich noch eine Verwaltungsgebühr vom Erstattungsbetrag abziehen. So ist der Wahltarif „Kostenerstattung" mit erheblichen zusätzlichen Kosten für den Versicherten verbunden.
Auch Individuelle Gesundheitsleistungen (IGeL), also Leistungen außerhalb des Leistungskatalogs der GKV, muss ein gesetzlich Versicherter als Privatpatient begleichen.
Außerdem können auch einige Sonstige Kostenträger (z. B. Postbeamtenkrankenkasse B, KVB) je nach vertraglichen Bestimmungen nach der GOÄ abrechnen und somit auch den privaten Kostenträgern zugerechnet werden.

In der Regel weisen sich Privatpatienten mit dem Mitgliedsausweis ihrer Privatversicherung aus. Zum Teil sind Privatpatienten auch mit einer Versichertenkarte ihrer privaten Krankenversicherung ausgestattet oder benennen einfach auf die Frage der MFA ihre private Krankenversicherung und etwaige Spezialtarife.
Gleich ist immer das Prinzip der **Kosten-** oder **Rückerstattung**: Die Patienten bezahlen die ärztliche Leistung zunächst selbst und bekommen später die Kosten von der Versicherung erstattet. Beamte und ihre Angehörigen haben außerdem die Möglichkeit, sich über die **Beihilfe** ca. 50 bis 80 % der Behandlungskosten von ihrer Dienststelle erstatten zu lassen. Für den restlichen Anteil schließen sie oft eine private Krankenversicherung mit oder ohne Selbstbehalt ab.
Privatpatienten erhalten ihre Verordnungen über ein Privatrezept und müssen diese in der Apotheke vollständig selbst bezahlen. Ihre von den Apotheken abgestempelten Rezepte reichen Privatpatienten dann zusammen mit ihren Arztrechnungen bei ihrer Privatkasse ein und bekommen sie teilweise oder ganz zurückerstattet.

Mit der Einführung der Krankenversicherungspflicht 2009 muss die PKV auch diejenigen versichern, die zuvor freiwillig gesetzlich versichert oder nicht gesetzlich pflichtversichert waren, sich aber z. B. als Rentner oder Selbstständiger mit geringem Einkommen die private Versicherung nicht leisten können. Diese Versicherten werden ohne vorherige ärztliche Untersuchung und ohne Risikozuschläge im **Basistarif** versichert. Sie müssen sich mit einem entsprechenden Nachweis in der Praxis ausweisen, um nach diesem Tarif behandelt zu werden. Der Leistungsumfang hiervon orientiert sich am Leistungskatalog der GKV. Die Behandlung der Basistarif-Versicherten wird durch die KV sichergestellt, d. h., sie dürfen nur von Vertragsärzten behandelt werden, ihre Leistungen werden aber mit geringeren ❙ Steigerungssätzen als in der privaten

Steigerungssätze
→ LF 2, S. 210

„Vollversicherung" nach GOÄ abgerechnet. Der Beitrag für den Basistarif darf den Höchstbeitrag zur gesetzlichen Krankenversicherung nicht überschreiten.

Eine **Privatrechnung nach GOÄ** erhalten:

- privat Vollversicherte
  - mit Gehalt oberhalb der Versicherungspflichtgrenze
  - Selbstständige
  - Freiberufler
  - Beamte
  - Basis- oder Standardtarifversicherte
  - gesetzlich Versicherte mit dem Wahltarif Kostenerstattung
  - Versicherte einiger Sonstiger Kostenträger
- gesetzlich Versicherte, die eine private Zusatzversicherung abgeschlossen haben
- gesetzlich Versicherte, die IGeL-Leistungen in Anspruch nehmen

Der Vorläufer des Basistarifs ist der **Standardtarif**, dem nur noch privat Krankenversicherte angehören können, die bereits vor dem 01.07.2007 in ihm versichert waren. Auch hier können nur begrenzte Steigerungssätze abgerechnet werden.

Steigerungssätze der verschiedenen privaten Kostenträger
→ LF 2, S. 210

Für die private Krankenversicherung gilt nicht das Solidaritätsprinzip der GKV (der Leistungsanspruch des Versicherten orientiert sich nicht an der Höhe des Beitrags oder dem Alter des Patienten). Bei der PKV ergeben sich die einkommensunabhängigen Versicherungsbeiträge aus dem Risiko- und dem Äquivalenzprinzip.
Das **Risikoprinzip** besagt, dass sich die Beiträge der privat Versicherten an ihrem individuellen Krankheitsrisiko orientieren. So ist bei älteren Patienten eher mit Erkrankungen zu rechnen, wodurch ihr Beitrag höher angesetzt wird. Daneben müssen Patienten mit Vorerkrankungen bei Eintritt in die private Krankenversicherung höhere Beiträge bzw. Risikozuschläge in Kauf nehmen.
Der Beitrag des Versicherten wird außerdem bestimmt durch das **Äquivalenzprinzip**: Der Versicherte hat die Möglichkeit, die Art und den Umfang der Versicherungsleistungen selbst zu bestimmen. Wählt er Wahlleistungen zum Zahnersatz oder alternative Behandlungsmethoden, zahlt er auch höhere Beiträge.

MERKE

Risikoprinzip: Die Beiträge des privat Krankenversicherten orientieren sich an seinem individuellen Krankheitsrisiko.
Äquivalenzprinzip: Die Beiträge des privat Krankenversicherten orientieren sich am von ihm gewünschten Umfang der Versicherungsleistungen.

Im Gegensatz zur gesetzlichen Krankenversicherung besteht bei der privaten Krankenversicherung keine kostenfreie Mitversicherung der Familienangehörigen (Familienversicherung), auch das Krankengeld und das Mutterschaftsgeld müssen zusätzlich versichert werden.

BEISPIEL

Sind beide Ehepartner erwerbstätig, müssen Kinder über den besserverdienenden Elternteil versichert werden. Ist dieser gesetzlich krankenversichert, dann sind die Kinder beitragsfrei familienversichert; ist der besserverdienende Elternteil privat krankenversichert, dann muss auch jedes der Kinder einzeln und beitragspflichtig privat krankenversichert werden.

AUFGABEN

1 Nennen Sie Arten von Privatpatienten.

2 Erläutern Sie die unterschiedliche Art der Festlegung der Beitragshöhe in der gesetzlichen und in der privaten Krankenversicherung.

3 Geben Sie die Gebührenordnung an, nach der Leistungen für Privatpatienten abgerechnet werden.

11 Sonstige Kostenträger

Neben den Patienten der gesetzlichen oder privaten Krankenversicherungen gibt es auch Patienten, die Leistungsansprüche an andere Kostenträger haben, die sogenannten „Sonstigen Kostenträger". Patienten der Sonstigen Kostenträger sind meist Personengruppen, die auf Grund von gesetzlichen Bestimmungen bzw. Vorschriften Anspruch auf ärztliche Versorgung haben, z. B. Postbeamte A oder Bundeswehrsoldaten. Zum Teil besteht der Leistungsanspruch auch nur für einen bestimmten Zeitraum, z. B. bei Unfallverletzungen, die nicht im privaten Bereich entstanden sind (| Arbeits- und Schulunfälle).

Arbeitsunfälle
→ Bd. 3, LF 10, S. 145

Da jeder dieser Sonstigen Kostenträger eigene Verträge mit der Kassenärztlichen Bundesvereinigung oder der KV des betreffenden Landes abgeschlossen hat, gibt es keine einheitliche Regelung für den Umfang des Leistungsanspruchs, die Ausweise der Versicherung und die Zuzahlungen.

Außerdem ist das | Abrechnungsverfahren selbst nicht einheitlich geregelt: Die Sonstigen Kostenträger haben sich individuell einer Gebührenordnung zugeordnet. Dies kann der Einheitliche Bewertungsmaßstab (EBM) sein, während einige Sonstige Kostenträger nach GOÄ abrechnen.

Abrechnungsverfahren aller Sonstigen Kostenträger
→ LF 2, S. 178

EU / Zwischenstaatliches Abkommen
Sozialhilfe
Bundesfreiwilligendienst
Polizei
Sonstige Kostenträger
Post- und Bahnbeamte
Bundespolizei
Bundeswehr
Unfallversicherungsträger
Bundesentschädigungsgesetz
Bundesversorgungsgesetz

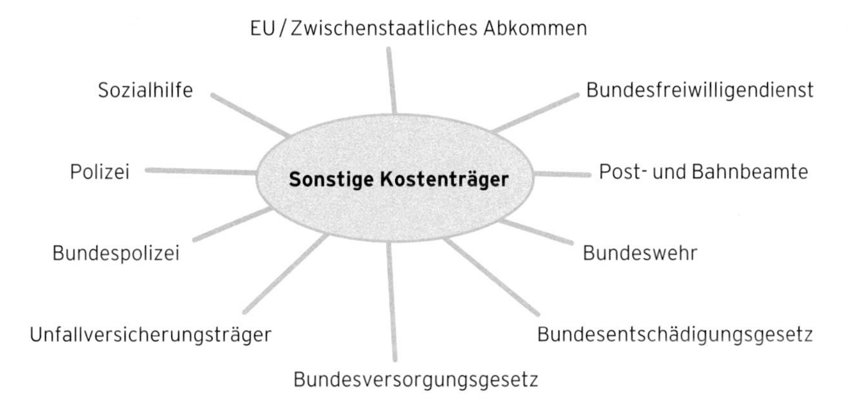

11.1 Abrechnung über die Sozialhilfeträger

Sozialhilfeempfänger und Asylbewerber, die nicht versicherungspflichtig sind, erhalten Gesundheitshilfe vom zuständigen Sozialamt.

Sozialhilfeempfänger sind keine regulären Mitglieder der gesetzlichen Krankenversicherung, sie werden jedoch von einer gesetzlichen Krankenkasse betreut, die sie sich aus dem Angebot des zuständigen Sozialhilfeträgers (das örtliche Sozialamt) aussuchen können (macht der Patient von dem Wahlrecht keinen Gebrauch, wird er einer Kasse zugeordnet). Die Kassen übernehmen die Betreuung des Patienten also im Auftrag der Sozialämter, die die Kosten vierteljährlich erstatten.

Sozialhilfeempfänger weisen sich in der Arztpraxis mit einer Versichertenkarte aus (Kennziffer 4 im Statusfeld) und müssen wie die meisten gesetzlich Versicherten Zuzahlungen bis zur Belastungsgrenze begleichen. Darüber hinaus gelten die gleichen Abrechnungsregeln wie für alle gesetzlich Versicherten.

Auch die medizinische Versorgung von **Asylbewerbern** wird vom örtlichen Sozialamt erstattet. Der Behandlungsanspruch ist allerdings beschränkt auf akut behandlungsbedürftige Krankheiten und Schmerzzustände. Asylbewerber erhalten den in der Praxis vorzulegenden Krankenbehandlungsschein für Arzt und Zahnarzt beim örtlich zuständigen Sozialamt. Bei Überweisungen müssen die Asylbewerber diese zunächst vom Sozialamt genehmigen oder sich dafür einen neuen Krankenbehandlungsschein ausstellen lassen. Notfallbehandlungen können über den Notfall-/Vertretungsschein (Muster 19) abgerechnet werden.

Erst nach 48 Monaten erwerben Asylbewerber einen Anspruch auf eine eGK einer gesetzlichen Krankenkasse. In der Arztpraxis muss darauf geachtet werden, für welchen Zeitraum der Behandlungsschein gültig ist; Leistungen, die außerhalb dieses Zeitraums abgerechnet werden, können vom Amt nicht anerkannt werden. Abweichende Regelungen einzelner Sozialhilfeämter sind zu beachten.

Patient	Behandlungsausweis
Sozialhilfeempfänger	eGK, Statusziffer 4
Asylbewerber	Krankenbehandlungsschein

11.2 Bundesversorgungsgesetz (BVG)

Das Bundesversorgungsgesetz (BVG) spricht Personen einen Rechtsanspruch auf gesundheitliche Versorgung zu, die durch militärische oder militärähnliche Dienste **gesundheitliche Schädigungen** erlitten haben. Dies können z. B. Personen sein, die sich Verletzungen beim Dienst an der Waffe im 2. Weltkrieg zugezogen haben, die als Bundeswehrsoldaten bei Auslandseinsätzen verletzt wurden oder als Zeitsoldaten dienen. Unter bestimmten Voraussetzungen sind auch deren Hinterbliebenen oder Angehörigen beihilfeberechtigt nach BVG. Leistungsansprüche können auch Personen geltend machen, die dazu nach vergleichbaren Gesetzen berechtigt sind: Bundesseuchen-, Opferentschädigungs-, Soldatenversorgungs-, Häftlingshilfe-, SED-Unrechtsbereinigungsgesetz, Gesetz über die Anerkennung und Versorgung der politisch, rassisch und religiös Verfolgten des Nationalsozialismus.
Diese Personengruppen haben einen Rechtsanspruch auf Gleichbehandlung mit gesetzlich Krankenversicherten, ohne selbst Versicherte der gesetzlichen Krankenversicherung zu sein. Der Kostenträger ihrer in Anspruch genommenen Leistungen ist das Versorgungsamt.

Die Patienten weisen sich in der Praxis durch eine **Versichertenkarte** (Statusziffer: 6) oder einen **Bundesbehandlungsschein (BBS)** aus.
Die Behandlungsausweise stellt diejenige Krankenkasse aus, bei der der Versorgungsberechtigte zuvor versichert war, oder die zuständige Pflichtkrankenkasse (meist die AOK).
Die ärztlichen Leistungen werden vierteljährlich mit der KV nach dem EBM abgerechnet.

Das Bundesversorgungsgesetz unterscheidet die Versorgungsberechtigten nach Grad der Beschädigung in Beschädigte und Schwerbeschädigte. Von dieser Einteilung hängt ab, welchen Behandlungsschein die Versorgungsberechtigten erhalten.

Schwerbeschädigte nach BVG:
Der Beschädigte hat eine Erwerbsfähigkeitsminderung von über 50 % und gilt daher als Schwerbeschädigter. Nach BVG hat er Anspruch auf alle vertragsärztlichen Leistungen, nicht nur für diejenigen Gesundheitsstörungen, die nicht in Zusammenhang mit der anerkannten Schädigung stehen. Er weist sich mit der **Versichertenkarte mit der Statusziffer 6** aus. Bei Formularausdrucken ist neben dem Kassennamen der Zusatz „/BVG“ zu lesen.
Neben dem Beschädigten selbst wird die Karte auch an weitere Personen vergeben. Der Versichertenstatus des Versicherten wird mit folgenden Kürzeln vermerkt:
- **M** – Schwerbeschädigte mit einer Minderung der Erwerbsfähigkeit ab 50 %
- **F** – berechtigte Angehörige, wie z. B. Ehegatten und Kinder, oder sonstige Angehörige, die mit dem Schwerbeschädigten in häuslicher Gemeinschaft leben
- **R** – Pflegepersonen, d. h. Personen, die die unentgeltliche Pflege des Schwerbeschädigten nicht nur vorübergehend übernommen haben

Beschädigte nach BVG:

Der Beschädigte hat eine Erwerbsfähigkeitsminderung von unter 50 %, weshalb er nur im Zusammenhang mit seiner anerkannten Schädigung Leistungen nach BVG erhält. Dies betrifft also die Heilbehandlung von Gesundheitsstörungen, die als Folge einer Schädigung anerkannt oder durch eine anerkannte Schädigungsfolge verursacht wurden. Für die Behandlung ihres Versorgungsleidens weisen sich Beschädigte mit dem **roten KOV-Bundesbehandlungsschein** aus, auf dem ihre Schädigung oder Schädigungsfolge eingetragen ist (→ Abb. 1). Er wird nur bei privat versicherten Patienten verwendet; bei gesetzlich Versicherten erfolgt die Abrechnung über die Versichertenkarte.

Der Behandlungsschein ist zweiteilig: Der Arzt behält Teil I zur Abrechnung der erbrachten Leistungen mit der zuständigen KV, während Teil II als „vorläufige Anmeldung des Ersatzanspruchs" sofort an die Krankenkasse zurückzusenden ist. Ist eine Überweisung an einen weiteren Arzt zur Mitbehandlung, Weiterbehandlung oder Konsiliaruntersuchung notwendig, muss die Krankenkasse einen weiteren Behandlungsschein ausstellen. Der überweisende Arzt fordert diesen dort an.

KOV
Abkürzung für Kriegsopferversehrte

Teil I Gutschein für den ☐ Arzt ☐ Zahnarzt | Teil I und II für den behandelnden Arzt

Name der Krankenkasse

KOV Bundesbehandlungsschein für Beschädigte
(Heilbehandlung nach § 10 Abs. 1 BVG) Nr.

für das Vierteljahr 19 gültig bis längstens ggf. ab 15.

A

zu hervorgerufen, zu verschlimmert durch schädigende Einwirkungen im Sinne des § 1 BVG

Pflegezulage ja – nein

Ausstellungstag:

Stempel der Krankenkasse und Unterschrift

Anspruch auf Heilbehandlung besteht nur für Gesundheitsstörungen, die als Folge einer Schädigung anerkannt oder durch eine anerkannte Schädigungsfolge verursacht worden sind. Andere Gesundheitsstörungen dürfen auf diesen Schein nicht behandelt werden.

B Eintragungen des behandelnden Arztes: (Bitte deutliche Schrift und genaue Angaben sowie Zutreffendes ggf. ankreuzen.)

1. Jetzige Beschwerden des Patienten:

2. Jetzige Diagnosen:

☐ Es liegt ein Unfall oder ein sonstiges Ereignis vor, wodurch Schadenersatzansprüche gegen Dritte begründet werden.
☐ Arbeitsunfall ☐ Sonstiger Unfall (z.B. häuslicher Unfall) ▾ Unfalltag, -ort bzw. -betrieb
☐ Verkehrsunfall ☐ Schlägerei
▾ kurze Schilderung, soweit möglich

☐ Es handelt sich um Gesundheitsstörungen, die durch die anerkannten Schädigungsfolgen verursacht worden sind und auch als selbständiges Leiden auftreten könnten. *)

Ort und Datum

Stempel und Unterschrift des Arztes

*) In diesem Fall ist zur Gewährung der Heilbehandlung die Einwilligung des Versorgungsamtes erforderlich. Wird die Zustimmung erteilt, so hat das Versorgungsamt zu prüfen, ob die Gesundheitsstörung als Folge einer Schädigung anzuerkennen ist und – falls erforderlich – den Beschädigten zur entsprechenden Antragstellung aufzufordern (VV Nr. 1 zu § 10 BVG).

Anmerkung: Der Arzt / Zahnarzt füllt diesen Schein (Teil I und II) im Durchschreibeverfahren aus. Teil I behält der Arzt als Unterlage für die Gebührenforderung zurück (s. Rückseite). Es wird dringend gebeten, innerhalb einer Woche nach Ablauf des Kalendervierteljahres diesen Teil I der Abrechnungsstelle der KV / KZV zu übersenden. Teil II ist vom Arzt / Zahnarzt sofort an die Krankenkasse zurückzusenden. Nachteile aus einer unbegründeten Verzögerung der Rücksendung fallen dem Arzt zur Last. Nach Rücksendung des Teiles II dürfen die vom Arzt / Zahnarzt gemachten Angaben (s.oben) nicht mehr geändert werden; die Änderungen sind in diesem Falle auf der Rückseite der Kostenrechnung zu vermerken. **Bei Überweisung an einen Facharzt oder Arzt für Allgemeinmedizin zur Mitbehandlung, Weiterbehandlung oder Konsiliaruntersuchung ist zur Ausstellung eines weiteren Bundesbehandlungsscheines der Krankenkasse der Überweisungsschein einzureichen.**

Abb. 1 Bundesbehandlungsschein für Beschädigte

Werden Verordnungen für Arznei-, Verband- und Hilfsmittel ausgestellt, dann ist das Markierungsfeld 6 (BVG) anzukreuzen, da die Versorgungsberechtigten alle diese Leistungen ohne Zuzahlung erhalten (zusätzlich ist „Gebühr frei" anzukreuzen). Die Krankenkassen ihrerseits können die vollen Kosten vom Versorgungsamt zurückfordern.
Die Befreiung von Zuzahlungen trifft für Schwerbeschädigte auf alle Leistungen, für Beschädigte jedoch nur auf die Leistungen im Zusammenhang mit dem Versorgungsleiden zu.

Neben den genannten Behandlungsausweisen wird auch der **KOV-Bundesbehandlungsschein mit BVFG-Aufdruck** verwendet. Er gilt für Aus- oder Umsiedler, die nach dem Bundesvertriebenenflüchtlingsgesetz (BVFG) vorübergehend einen Anspruch auf Krankenbehandlung haben. Diese Behandlungsscheine haben eine unbedingt zu beachtende begrenzte Gültigkeitsdauer. Diese Patienten sind nicht von Zuzahlungen befreit.

Patient	Behandlungsausweis
Schwerbeschädigte nach BVG	Versichertenkarte mit der Statusziffer 6
Beschädigte nach BVG	– gesetzlich versichert: Versichertenkarte (Statusziffer: 6) – privat versichert: roter KOV-Bundesbehandlungsschein
Aus- und Umsiedler	KOV-Bundesbehandlungsschein mit BVFG-Aufdruck

11.3 Bundesentschädigungsgesetz (BEG)

Landesverwaltungsamt Berlin
Abt. III – Entschädigungsbehörde –

Nicht gültig für Heilkuren

Hinweis für den Arzt:
In die **Rezepte nach Muster 16** sind unbedingt folgende Angaben einzudrucken:
- als Kasse **Entsch. Beh. Berlin**
- als Kassennummer **72855**
- im Feld „Gebühr frei" **X**
- als Versichertennummer

Behandlungsausweis
für Heilverfahren nach § 30 BEG **EB Berlin**

Landesverwaltungsamt Berlin, Abt. III, Fehrbelliner Platz 1, 10702 Berlin

Verfolgungsbedingt anerkannte Gesundheitsschäden:

MUSTER

Für Verordnungen zu den oben genannten Leiden sind die **Rezeptvordrucke nach Muster 16** zu verwenden (siehe hierzu den Hinweis oben rechts).

Ausstellungsdatum Im Auftrag

Anspruch auf Heilbehandlung besteht nur für die oben genannten Leiden. Nicht anerkannte Leiden dürfen auf diesen Schein **nicht** behandelt werden. Die nachträgliche Prüfung des ursächlichen Zusammenhangs der jetzt behandelten Beschwerden (Krankheitserscheinungen) mit den anerkannten Leiden sowie der Angemessenheit und Notwendigkeit der ärztlichen Behandlungen und Verordnungen bleibt der Entschädigungsbehörde vorbehalten.
Bei Überweisungen zu einem Facharzt ist durch einen formlosen Antrag ein weiterer Behandlungsausweis bei der Entschädigungsbehörde anzufordern.

Eintragungen des behandelnden Arztes:
1. Jetzige Beschwerden des Patienten/der Patientin:
2. Jetzige Diagnose:
3. Liegt ein Unfall oder ein sonstiges Ereignis vor, wodurch Schadensersatzansprüche gegen Dritte begründet werden?
☐ Nein
☐ Ja, in diesem Falle bitte umgehend die Entschädigungsbehörde unterrichten und folgende Angaben machen:

Unfalltag: Unfallort/-betrieb:

Angaben zur Unfallursache: ☐ Arbeitsunfall ☐ Verkehrsunfall ☐ sonstiger Unfall
☐ Erläuterungen (Hierzu bitte die Rückseite oder ein gesondertes Blatt verwenden.)

Datum: Kassenarztstempel: Unterschrift des Kassenarztes:

LVwA Entsch 0371 – Behandlungsausweis (12.00)
Mat. 1079. 0 9 8 7 6 5 4 3 2 1

Abb. 1 Behandlungsausweis nach BEG: Die Abrechnung erfolgt auf der Rückseite dieses roten Formulars über die KV, die für den behandelnden Arzt zuständig ist.

Das Bundesgesetz zur Entschädigung für Opfer der nationalsozialistischen Verfolgung regelt die Ansprüche von politisch und rassisch Verfolgten aus der Zeit des Nationalsozialismus. Dies betrifft auch die gesundheitlichen Leiden der Opfer. Diese sowie deren Angehörige haben demzufolge Anspruch auf Krankenversorgung nach dem Bundesentschädigungsgesetz, wenn sie nicht Mitglied einer gesetzlichen Krankenkasse sind.
Das Gesetz unterscheidet ebenso wie das BVG nach verfolgungsbedingten und nicht verfolgensbedingten Leiden:

- Für die Behandlung aller **nicht verfolgungsbedingten Leiden** erhält der Anspruchsberechtigte eine Versichertenkarte einer zuständigen gesetzlichen Krankenkasse. Für eine Überweisung wird das Formular „Überweisungsschein" (Muster 6 der Vordruckvereinbarungen) verwendet. Die Leistungen rechnet der Arzt nach EBM über die KV ab.
- Zur Heilbehandlung **aller anerkannten verfolgungsbedingten** Leiden stellt das Landesverwaltungsamt Berlin, Abt. III (Entschädigungsbehörde) einen roten Behandlungsausweis aus (→ Abb. 1).

Für Verordnungen verwendet der Arzt die vom Entschädigungsamt ausgestellten Verordnungsblätter, alternativ auch das Rezept nach

Muster 16. Für Überweisungen beantragt er einen weiteren Behandlungsausweis beim Entschädigungsamt Berlin.

Die Leistungen rechnet der Arzt nach EBM über die KV ab.

Alle Anspruchsberechtigten des BEG müssen keine Zuzahlungen leisten; des Weiteren gelten für sie die gleichen Abrechnungsgrundsätze wie für die BVG-Anspruchsberechtigten.

11.4 Zwischenstaatliche Sozialversicherungsabkommen (SVA)

Die Behandlung von Patienten, die im Ausland krankenversichert sind, kann je nach Herkunftsland unterschiedlich abgerechnet werden.

Ausländische Patienten mit Wohnsitz in Deutschland
Diese Patienten besitzen eine elektronische Gesundheitskarte einer deutschen gesetzlichen Krankenversicherung, deren Name mit dem Zusatz „SVA" (Sozialversicherungsabkommen) ergänzt ist (z. B. AOK NordWest/SVA). Im Statusfeld ist an zweiter Stelle die Kennziffer 7 oder 8 angegeben.
Dies betrifft z. B. deutsch-niederländische Grenzgänger. Für diese Patienten gelten die gleichen Bestimmungen wie für gesetzlich Versicherte: Sie erhalten die gleichen Leistungen und zahlen alle Zuzahlungen.

Patienten aus den Staaten des europäischen Wirtschaftsraums (EWR) und der Schweiz
Patienten aus der EU bzw. dem Europäischen Wirtschaftsraum oder der Schweiz, die sich als Touristen vorübergehend in Deutschland aufhalten, haben Anspruch auf Leistungen, die während ihres Aufenthalts in Deutschland medizinisch notwendig sind. Sie weisen sich mit ihrer **| Europäischen Krankenversicherungskarte (EHIC = European Health Insurance Card)** oder einer **provisorischen Ersatzbescheinigung (PEB)** aus. Außerdem muss ein **Identitätsnachweis** (gültiger Reisepass oder Personalausweis) vorgelegt werden. Die EHIC ist in der Regel in der jeweiligen Amtssprache ausgestellt und nicht mit dem Kartenlesegerät lesbar.

Europäische Versichertenkarte
→ LF 2, S. 157

Folgende Schritte sind notwendig:

- Die MFA kopiert EHIC bzw. PEB und Identitätsnachweis jeweils zweimal.

- Alternativ wird Muster 80 (Dokumentation des Behandlungsanspruchs von im Ausland Versicherten) ausgefüllt, abgestempelt und unterschrieben.

- Der Patient füllt Muster 81 (Erklärung des Patienten) aus und bestätigt darauf mit seiner Unterschrift, dass er nicht zum Zwecke der medizinischen Behandlung eingereist ist. Er muss auf diesem Formular auch eine aushelfende deutsche Krankenkasse auswählen.

- Die Kopien und Formulare müssen umgehend an die ausgewählte Krankenkasse geschickt werden. Die Zweitkopie und die Durchschläge werden zwei Jahre aufbewahrt.

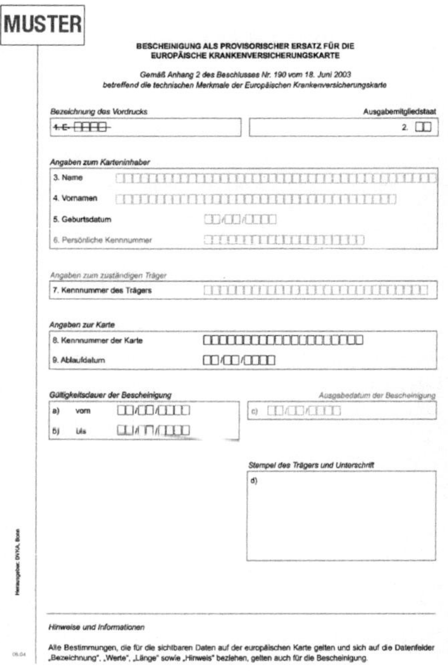

MUSTER

BESCHEINIGUNG ALS PROVISORISCHER ERSATZ FÜR DIE EUROPÄISCHE KRANKENVERSICHERUNGSKARTE

Gemäß Anhang 2 des Beschlusses Nr. 190 vom 18. Juni 2003 betreffend die technischen Merkmale der Europäischen Krankenversicherungskarte

Bezeichnung des Vordrucks — Ausgabemitgliedstaat

1. E- ☐☐☐☐ 2. ☐☐

Angaben zum Karteninhaber

3. Name
4. Vornamen
5. Geburtsdatum ☐☐/☐☐/☐☐☐☐
6. Persönliche Kennnummer

Angaben zum zuständigen Träger

7. Kennnummer des Trägers

Angaben zur Karte

8. Kennnummer der Karte
9. Ablaufdatum ☐☐/☐☐/☐☐☐☐

Gültigkeitsdauer der Bescheinigung

a) vom ☐☐/☐☐/☐☐☐☐
b) bis ☐☐/☐☐/☐☐☐☐

Ausgabedatum der Bescheinigung

c) ☐☐/☐☐/☐☐☐☐

Stempel des Trägers und Unterschrift

d)

Herausgeber: DVKA, Bonn

Hinweise und Informationen

Alle Bestimmungen, die für die sichtbaren Daten auf der europäischen Karte gelten und sich auf die Datenfelder „Bezeichnung", „Werte", „Länge" sowie „Hinweis" beziehen, gelten auch für die Bescheinigung.

06.04

Abb. 1 Provisorische Ersatzbescheinigung (PEB) für Patienten aus Staaten des europäischen Wirtschaftsraums

Der Patient muss außerdem Zuzahlungen leisten. Die Behandlung wird dann im **| Ersatzverfahren** mittels Abrechnungsschein (Muster 5) mit der KV abgerechnet. Hier müssen Name, Vorname, Geburtsdatum, die gewählte Krankenkasse (mit dem Zusatz SVA) und die Statuskennziffer 1 7 eingetragen werden. Die Kopien sind nach dem EBM mit der GOP 40144 und der Versand der Unterlagen mit der GOP 40120 berechnungsfähig.

Ersatzverfahren
→ LF 2, S. 158

Dokumentation des Behandlungsanspruchs von im Ausland Versicherten 80

Der Behandlungsanspruch wurde nachgewiesen durch
Europäische Krankenversicherungskarte ☐ Bescheinigung als provisorischer Ersatz für die Europäische Krankenversicherungskarte ☐

Durchreise ☐ **Vorübergehende Aufenthaltsadresse in Deutschland**
Straße, Hausnummer

Herkunftsland
(Länderkennzeichen) PLZ Ort

Patient (diese Ziffern beziehen sich auf die Datenfelder der Karte bzw. des Scheins)
3 Name Geschlecht ☐ weiblich ☐ männlich
4 Vorname 5 Geburtsdatum TTMMJJ
6 Persönliche Kennnummer
7 Kennnummer des ausländischen Trägers
8 Kennnummer der Karte 9 Ablaufdatum TTMMJJ

Zusätzliche Angaben bei provisorischer Ersatzbescheinigung
Gültigkeitsdauer der Bescheinigung vom TTMMJJ bis TTMMJJ
Ausgabedatum der Bescheinigung TTMMJJ

Die Identität des Patienten wurde nachgewiesen durch
Personalausweis ☐ Reisepass ☐
Nummer des Ausweises/des Passes
Datum TTMMJJ

Freigabe 19.01.2011
Verbindliches Muster
Vertragsarztstempel / Unterschrift des Arztes

Ausfertigung für die Krankenkasse
Muster 80a (4.2011)

Abb. 1 Dokumentation des Behandlungsanspruchs von im Ausland Versicherten (Muster 80)

Erklärung 81
des im EU- bzw. EWR-Ausland oder der Schweiz versicherten Patienten bei Inanspruchnahme von Sachleistungen während eines vorübergehenden Aufenthaltes in Deutschland

Datum
Ich bestätige, dass ich beabsichtige, mich bis zum
in Deutschland aufzuhalten und nicht zum Zweck der Behandlung eingereist bin.

Date
I confirm that I intend to stay in Germany until
and did not enter the country for the purpose of treatment.

Date
Je confirme avoir l'intention de séjourner en Allemagne jusqu'au
et de ne pas m'y être rendu(e) dans le but d'y recevoir des soins.

Fecha
Confirmo que tengo la intención de permanecer en Alemania hasta el
y que la entrada a este país no tenía la finalidad de someterme al tratamiento en cuestión.

Data
Confermo di avere intenzione di trattenermi in Germania fino al
e di non essermici recato per sottopormi a trattamento.

Ημερομηνία
Βεβαιώνω ότι έχω σκοπό να παραμείνω μέχρι τις
στη Γερμανία, και ότι δεν έχω ταξιδέψει με σκοπό τη Θεραπευτική μου αγωγή.

Data
Potwierdzam, że zamierzam przebywać w Niemczech do dnia
i nie przyjechałem(am) do Niemiec w celu poddania się leczeniu.

Datum
Potvrzujim že se hodlám zdržovat až do
v Německu a že jsem nepřicestoval/la za účelem ošetření.

Gewählte aushelfende deutsche Krankenkasse

Verbindliches Muster

Datum Unterschrift des Patienten

Original für die Krankenkasse
Muster 81a (7.2004)

Abb. 2 Erklärung des in EU- bzw. EWR-Ausland oder der Schweiz versicherten Patienten (Muster 81)

Patienten aus Ländern mit bilateralem Abkommen über soziale Sicherheit, die sich vorübergehend in Deutschland aufhalten

Bilaterale Abkommen über soziale Sicherheit mit Bezug zur Krankenversicherung bestehen z. B. mit der Türkei und mit Kroatien. Die Patienten haben allerdings nur eingeschränkten Anspruch auf Leistungen. Es dürfen nur Behandlungen durchgeführt werden, die unaufschiebbar sind. Der Patient muss sich vor Behandlungsbeginn einen Abrechnungsschein einer aushelfenden deutschen Krankenkasse besorgen (ggf. sind hierauf Behandlungseinschränkungen notiert). Auf dem Abrechnungsschein wird der Name der Kasse mit dem Zusatz SVA ergänzt und im Statusfeld 1 7 angegeben.
Verordnungen von Arznei-, Heil- und Hilfsmitteln sind möglich, allerdings kann der Patient Heil- und Hilfsmittel erst nach Genehmigung durch die aushelfende Krankenkasse einlösen.

Patienten, die keinen Anspruchsnachweis vorlegen

Kann der Patient weder eine gültige EHIC, PEB noch einen Identitätsnachweis oder Abrechnungsschein vorlegen, muss die Behandlung privat auf Basis der GOÄ in Rechnung gestellt werden.

BEISPIEL

Kommt ein Tourist aus Japan zur Behandlung in die Arztpraxis, hat er keinen in Deutschland gültigen Behandlungsausweis. Der Arzt stellt ihm eine Privatrechnung nach GOÄ.

Patient	Behandlungsausweis
Ausländische Patienten mit Wohnsitz in Deutschland	eGK einer deutschen gesetzlichen Krankenkasse
Patienten aus den Staaten des europäischen Wirtschaftsraums (EWR) und der Schweiz	EHIC oder PEB, zusätzlich Identitätsnachweis
Patienten aus Ländern mit bilateralem Abkommen über soziale Sicherheit	Abrechnungsschein einer deutschen gesetzlichen Krankenkasse

11.5 Freie Heilfürsorge

Staatliche Dienststellen tragen eine besondere Fürsorgepflicht gegenüber Berufsgruppen mit erhöhtem Berufsrisiko: Im Rahmen der freien Heilfürsorge übernehmen die Dienststellen für bestimmte Personen- bzw. Berufsgruppen die Krankheitskosten.

Freie Heilfürsorge gilt für
- Polizeivollzugsbeamte der Länder,
- Polizeivollzugsbeamte der Bundespolizei,
- Beamte im Einsatzdienst der Berufsfeuerwehr,
- Justizbeamte des Strafvollzugs und
- Soldaten der Bundeswehr.

Die Anspruchsberechtigten nehmen entweder unentgeltlich an der vertragsärztlichen Versorgung teil, oder aber die Dienststelle stellt einen eigenen ärztlichen Dienst zur Verfügung. Im letzteren Fall gibt es für die Versorgung der Anspruchsberechtigten eigene Ärzte: Diese Patienten haben Anspruch auf unentgeltliche Behandlung im polizeiärztlichen Dienst oder der truppenärztlichen Versorgung, d. h., dass die Patienten im Krankheitsfall den eigenen ärztlichen Dienst konsultieren müssen. In der Regel wird also ein Polizeiarzt/Truppenarzt aufgesucht und nur im Notfall oder per Überweisung darf ein niedergelassener Vertragsarzt in Anspruch genommen werden.

MERKE

Krankenversorgung innerhalb der freien Heilfürsorge
- **mit** eigenem ärztlichen Dienst → Behandlung bei Vertragsärzten nur mit Überweisung
- **ohne** eigenen ärztlichen Dienst → unentgeltliche Behandlung durch Vertragsärzte (mit eGK)

Die freie Heilfürsorge gilt nicht für Familienmitglieder; diese sind ggf. beihilfeberechtigt und müssen sich selbst versichern. Beamte der Feuerwehr, Polizei, Bundespolizei, Justiz u. a. können Versorgungslücken mit Krankenversicherungen, wie z. B. der Freien Arzt- und Medizinkasse (FAMK), schließen. Angehörige der FAMK haben eine Versichertenkarte. Sie müssen keine Zuzahlungen leisten und werden nach dem EBM über die KV abgerechnet.

Polizeivollzugsbeamte der Länder
Die Versorgung der Polizeibeamten ist in den Ländern unterschiedlich zwischen dem jeweiligen Innenministerium und der betreffenden KV geregelt.
Besteht ein polizeiärztlicher Dienst, so ist dieser aufzusuchen. Gibt es diesen nicht, weisen sich die Polizeibeamten zur Behandlung durch einen Vertragsarzt mit einer Versichertenkarte oder einem Behandlungsschein aus. Es gilt in der Regel eine Befreiung von Zuzahlung.

Polizeivollzugsbeamte der Bundespolizei (BPOL)
Innerhalb der Bundespolizei stehen eigene Ärzte zur Verfügung, die für die Behandlung der Beamten zuständig sind. Eine vertragsärztliche Versorgung der Polizeivollzugsbeamten außerhalb der Versorgungsleistungen durch die Ärzte der BPOL erfolgt daher in der Regel nach Vorlage von folgenden Behandlungsausweisen:
- **Überweisungsschein** eines Polizeiarztes der BPOL:
  Erkrankte Bundespolizisten dürfen an Vertragsärzte zur Durchführung bestimmter Leistungen überwiesen werden, die innerhalb der Bundespolizei nicht erbracht werden können. Dabei sind die namentlich durch die BPOL bestimmten ausführenden Ärzte an die genauen Überweisungsaufträge gebunden. Sollten weitere Maßnahmen erforderlich sein, ist eine neue Überweisung der Bundespolizei-Ärzte nötig (Ausnahme: Notfallbehandlungen). Auch Einweisungen zur stationären sowie zur belegärztlichen Krankenhausbehandlung sind – außer im Notfall – nur durch Bundespolizei-Ärzte möglich. Arznei- und Verbandmittel sowie Heil- und Hilfsmittel können grundsätzlich nur von Bundespolizei-Ärzten verordnet werden. Sollte im Notfall eine Verordnung durch den Vertragsarzt notwendig sein, erfolgt diese auf dem Arzneiverordnungsblatt (Muster 16).

Auf dem Formular sind zusätzlich zu den Personalien folgende Angaben erforderlich:
- der Vermerk „Notfall"
- Die Behörde/Dienststelle des Beamten/Bundespolizisten ist zuzahlungspflichtig.

Sprechstundenbedarf → Bd. 2, LF 6, S. 128, 168

- Da die Bundespolizei an der Erstattung der Verordnungskosten beteiligt ist, können Mittel aus dem **Sprechstundenbedarf** für die Behandlung entnommen werden.
- Vorlage einer **Versichertenkarte**: Nur diejenigen Beamten sind mit einer Versichertenkarte ausgestattet, an deren Dienststandort keine Polizeiärzte der BPOL zur Verfügung stehen. Die Abrechnung erfolgt über die zuständige KV.

Soldaten der Bundeswehr

Für Bundeswehrsoldaten gelten in der Regel die gleichen Richtlinien wie für Beamte der Bundespolizei. Auch für Soldaten ist – außer im Notfall – eine vertragsärztliche Behandlung nur auf Überweisungsschein von Truppenärzten möglich, ebenso wie Verordnungen nur im Notfall zulässig sind. Hier ist dann die zusätzliche Angabe von Dienstgrad, Personenkennziffer, Truppenteil und der Dienststandort der Patienten auf Muster 16 notwendig.
Die Bundeswehr ist an der Sprechstundenbedarfsvereinbarung beteiligt.

11.6 Bundesfreiwilligendienst (BFD)

Der Bundesfreiwilligendienst ist der Ersatz für den ausgesetzten Zivildienst und tritt neben die weiteren Freiwilligendienste Freiwilliges Soziales Jahr (FSJ) und Freiwilliges Ökologisches Jahr (FÖJ).

Sozialversicherungen → LF 1, S. 52

Trotz des geringen Entgelts (Taschengeld) ist die Tätigkeit innerhalb des BFD versicherungspflichtig in der gesetzlichen Krankenversicherung. Während der Dienstzeit sind BFD-Teilnehmer eigenständiges Mitglied in der gesetzlichen Arbeitslosen-, Renten-, Kranken-, Pflege- und Unfallversicherung. Sie weisen sich in der Arztpraxis wie jeder gesetzlich Versicherte mit der elektronischen Gesundheitskarte aus und erhalten die gleichen Leistungen.
Die Einsatzstelle zahlt die gesamten Beiträge an die Krankenkasse, also den Arbeitgeber- und den Arbeitnehmeranteil. War der Teilnehmer am BFD zuvor familienversichert, so ruht diese Versicherung während der Zeit des BFD. Sie kann später wieder aufleben, etwa wenn eine Berufsausbildung aufgenommen wird, ein weiterer Schulbesuch ansteht oder ein Studium begonnen wird.

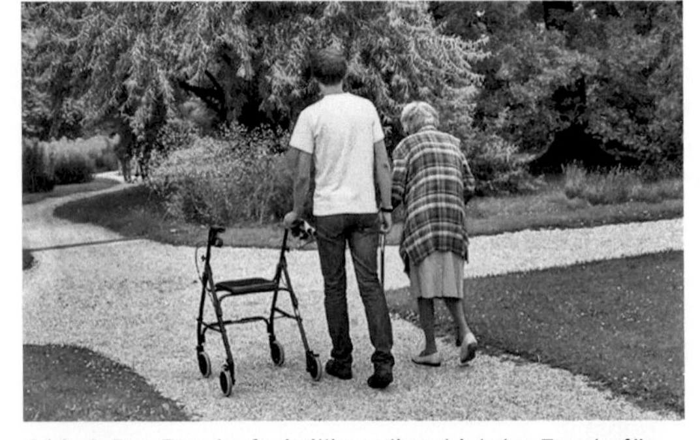

Abb. 1 Der Bundesfreiwilligendienst ist der Ersatz für den ausgesetzten Zivildienst.

Ausnahmen gelten für privat versicherte Bundesfreiwillige, die 55 Jahre oder älter sind: Sie können in der Regel einer gesetzlichen Krankenkasse nicht mehr beitreten. Sie bleiben Mitglied ihrer privaten Krankenversicherung und müssen die Beiträge zum größten Teil selbst übernehmen. Die Einsatzstelle kann die Beiträge zur privaten Versicherung nicht zahlen, da eine Pflichtversicherung in der gesetzlichen Krankenversicherung besteht.

11.7 Postbeamte und Bahnbeamte

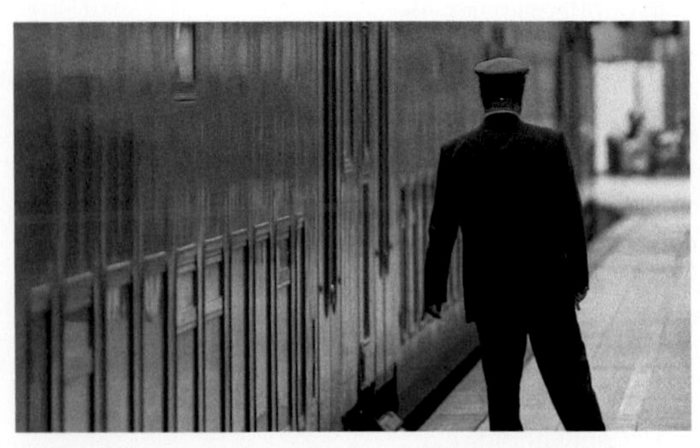

Abb. 2 Die Deutsche Bahn beschäftigt Bundesbahnbeamte weiter.

Obwohl die Deutsche Bundespost und die Deutsche Bundesbahn keine Staatsunternehmen mehr sind, beschäftigen die Nachfolgeunternehmen die Post- und Bahnbeamten weiter. Die zuständige Postbeamtenkrankenkasse (PbeaKK) und die Krankenversorgung der Bundesbahnbeamten (KVB) sind zwar keine gesetzlichen Krankenversicherungen in Sinne des SGB V, sie erfüllen die Fürsorgepflicht der Dienststelle jedoch in besonderer Form. Die Leistungsansprüche der unteren Besoldungsgruppen sind durch Verträge mit der Kassenärztlichen Bundesvereinigung geregelt, Patienten der oberen Besoldungsgruppen treten in der Praxis als Privatpatienten auf.

Postbeamte

Postbeamte der Gruppe A, die der Besoldungsgruppe A2 bis 6 angehören, weisen sich in der Praxis mit einer Versichertenkarte der PbeaKK der Gruppe A aus. Ihre Behandlung wird nach EBM über die KV abgerechnet. Postbeamten-A-Patienten haben die gleichen Leistungsansprüche wie gesetzlich Versicherte; sie müssen bei Verordnungen zuzahlen. Vertragsärzte dürfen diese Patienten jedoch nur behandeln, wenn sie dem Vertrag zwischen KBV und PbeaKK beigetreten sind.

Postbeamte der Gruppe B treten als Privatpatienten mit besonderen | GOÄ-Steigerungssätzen auf und sind Empfänger der Privatrechnung. Über die Postbeamtenkrankenkasse und die Beihilfe können sie privatärztliche Leistungen erstattet bekommen.

GOÄ-Steigerungssätze für Postbeamte
→ LF 2, S. 210

Bahnbeamte

Die unteren Besoldungsgruppen der Bahnbeamten, die **Bundesbahnbeamten der Beitragklassen I–III der Krankenversorgung der Bundesbahnbeamten (KVB)**, weisen sich durch die Mitgliedskarte aus, auf der die Beitragsklasse angegeben ist. Die Mitglieder dieser Krankenkasse und ihre mitversicherten Angehörigen sind dem Arzt gegenüber Selbstzahler; ihre Leistungen werden nach GOÄ mit einer Liquidation abgerechnet. Allerdings weichen die maximalen | Steigerungssätze für die Patienten von denen der anderen Privatpatienten ab.

GOÄ-Steigerungssätze für Bahnbeamte
→ LF 2, S. 210

Heilbehandlung der durch Dienstunfall verletzten Bundesbahnbeamten (Beamte des Bundeseisenbahnvermögens) und Postbeamten

In der Abrechnung von Dienstunfällen von Bundesbahn- und Postbeamten gibt es kaum Unterschiede. Bei beiden ist die Behandlung über eigene Verträge zwischen der Unfallkasse Post und Telekom bzw. dem Präsidenten des Bundeseisenbahnvermögens und der Kassenärztlichen Bundesvereinigung geregelt. Das | D-Arzt-Verfahren und die | UV-GOÄ finden daher hier **keine** Anwendung.

Nach den oben genannten Verträgen haben die durch Dienstunfall verletzten oder an einer als Dienstunfall geltenden Krankheit leidenden Beamten Anspruch auf Erstattung der notwendigen und angemessenen Kosten der Heilbehandlung.

Die | Rechnungsstellung nach der Behandlung von Dienstunfällen erfolgt bei Postbeamten an die Unfallkasse Post und Telekom Tübingen und bei Bundesbahnbeamten (Beamte des Bundeseisenbahnvermögens) an den Präsidenten des Bundeseisenbahnvermögens Berlin.

D-Arzt-Verfahren
→ Bd. 3, LF 10, S. 150
UV-GOÄ
→ LF 2, S. 223
GOÄ-Steigerungssätze für durch Dienstunfall verletzte Bundesbahn- und Postbeamte
→ LF 2, S. 210

11.8 Unfallversicherungsträger

Die **Unfallversicherung** gehört zu den Sozialversicherungen und damit zu den **staatlichen Pflichtversicherungen**. Das Sozialgesetzbuch Band VII legt die Bestimmungen und Gesetze hierzu fest. Zu den **Leistungen der Unfallversicherung** gehören die Verhütung von Arbeitsunfällen, die Heilung von Unfallverletzten durch Heilbehandlung oder die finanzielle Entschädigungen für Unfallfolgen.

Als Unfallversicherungsträger für alle Arbeitsunfälle, Berufskrankheiten, Schüler-, Studenten- und Kindergartenunfälle sind ausschließlich die gewerblichen und landwirtschaftlichen Berufsgenossenschaften (BG) und die Eigenunfallversicherungsträger (Unfallversicherungsträger der öffentlichen Hand) zuständig. In der Unfallversicherung sind alle Arbeitnehmer **pflichtversichert**, wobei die Beiträge vom Arbeitgeber allein aufgebracht werden.

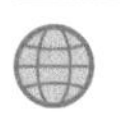

Die gewerblichen BGs und der Unfallversicherungsträger der öffentlichen Hand sind Mitglieder des Spitzenverbands Deutsche Gesetzliche Unfallversicherung.
www.dguv.de

MERKE

Ein | **Arbeitsunfall** liegt vor, wenn
1. die von einem Unfall betroffene Person versichert ist (alle Arbeitnehmer, Schüler, Studenten),
2. der Unfall sich bei einer versicherten Tätigkeit ereignet hat (wie z. B. berufliche Tätigkeit, Kindergarten-, Schul- und Hochschulbesuch),
3. der Unfall sich in einem körperlichen Schaden äußert (z. B. Prellung, Schürfwunde, Verbrennungen).

Arbeitsunfälle
→ Bd. 3, LF 10, S. 145

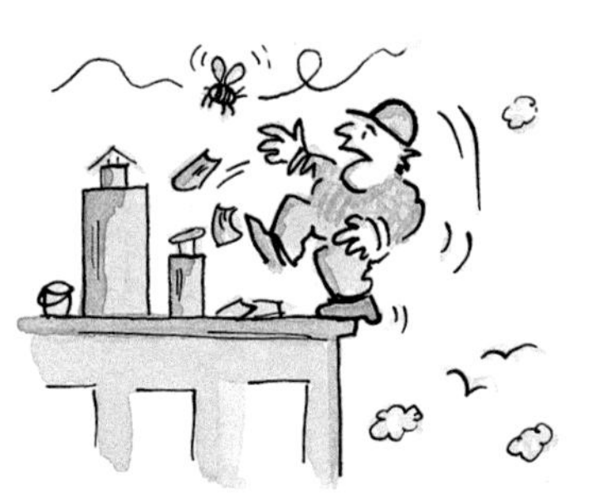

Auch Unfälle, die sich auf dem **Weg** von oder zu der Arbeitsstätte, dem Kindergarten, der Schule oder der Hochschule ereignet haben, gelten als Arbeitsunfälle. Allerdings ist im Regelfall

nur der direkte und unmittelbare Weg versichert. Ausnahmen stellen zwingend nötige Umwege zum oder vom Arbeitsplatz dar, z. B. wenn Eltern ihr Kind vor Arbeitsbeginn zum Kindergarten bringen müssen oder wenn der Umweg infolge einer Fahrgemeinschaft erforderlich ist. Diese Wege sind ebenfalls versichert. Zu beachten ist, dass der Arbeitsweg erst an der Haustür beginnt. Dagegen sind Unfälle im heimischen Treppenhaus private Unfälle, auch wenn sie sich auf dem Weg zur Arbeit ereignen.
Ein Unfall gilt auch dann als Arbeitsunfall, wenn er aus „Gefahren des täglichen Lebens" entsteht, denen der Versicherte im Betrieb, in der Schule, Hochschule oder im Kindergarten ausgesetzt ist, z. B. Hitzschlag, Insektenstiche. Körperschäden ohne erkennbare äußere Einwirkungen, z. B. ein Herzinfarkt, können jedoch nicht als Arbeitsunfall betrachtet werden.
Zusätzlich werden auch **Berufskrankheiten** über die Unfallversicherungsträger abgerechnet: Eine Berufskrankheit liegt immer vor, wenn eine Krankheit in unmittelbarem Zusammenhang mit der ausgeübten beruflichen Tätigkeit auftritt, z. B. eine fortbestehende infektiöse Leberentzündung (Hepatitis) einer MFA infolge einer Nadelstichverletzung nach der Blutentnahme bei einem Patienten.
Unfälle im privaten Umfeld, z. B. beim Skifahren oder beim Heimwerken, sind keine Arbeitsunfälle und können nicht von der gesetzlichen Unfallversicherung getragen werden. In diesen Fällen trägt die Behandlung die gesetzliche oder private Krankenversicherung.

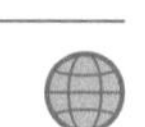

Die UV-GOÄ und das Abkommen zum Vertrag zwischen Ärzten und Unfallversicherungsträgern finden Sie unter www.kvhessen.de

Die kommentierte Gebührenordnung mit Abrechnungshinweisen ist einzusehen unter www.medical-text.de

Der Arzt rechnet alle Arbeitsunfälle nach Beendigung der Behandlung über die Gebührenordnung **UV-GOÄ** direkt mit dem zuständigen Unfallversicherungsträger ab. Die UV-GOÄ ähnelt in Aufbau und Leistungsbeschreibungen der GOÄ; der zu Grunde liegende Vertrag regelt die Durchführung der Heilbehandlung, die Vergütung sowie die Art und Weise der Abrechnung.

Die folgende Tabelle stellt die jeweiligen Bestimmungen der Abrechnung bei **allen Sonstigen Kostenträgern** zusammen:

Kostenträger	Behandlungsausweis	Gebührenordnung	Abrechnung an	Zuzahlung bei Verordnungen	Bemerkungen
Postbeamte Gruppe A	eGK	EBM	KV	ja	
Bundesfreiwilligendienst	eGK	EBM	KV	ja	
Freie Arzt- und Medizinkasse (FAMK)	eGK	EBM	KV	nein	
BVG/KOV-Leistungsanspruch nur für anerkannte Schädigungsfolgen	roter Bundesbehandlungsschein, Versichertenkarte (Statusziffer: 6)	EBM	KV	nein	
BVG/KOV-Schädigungsfolgen und sonstige Leiden auch bei Angehörigen, Hinterbliebenen und Pflegepersonen	eGK, Kennziffer 6 im Statusfeld	EBM	KV	nein	mit Zusatz BVG/KOV hinter der ausstellenden Krankenkasse
BVFG	roter Bundesbehandlungsschein mit BVFG-Aufdruck	EBM	KV	ja	Gültigkeitsdauer des Berechtigungsscheins beachten
BEG-Verfolgte sowie deren Angehörige	eGK, Kennziffer 6 im Statusfeld	EBM	KV	nein	mit Zusatz BEG/KOV hinter der ausstellenden Krankenkasse
Sozialhilfeberechtigte, die den gesetzlichen Krankenkassen angegliedert wurden	eGK, Kennziffer 4 im Statusfeld	EBM	KV	Ja	
Sozialhilfeberechtigte mit Krankenschein des zuständigen Sozialamtes, z. B. Asylbewerber	Behandlungsausweis des Sozialamts	EBM	KV	nein	
Polizeivollzugsbeamte der Länder	eGK oder Überweisungsschein	EBM	KV	nein	für Leistungen im Rahmen der Heilfürsorge; sonst: s. S. 210

Kostenträger	Behandlungsausweis	Gebührenordnung	Abrechnung an	Zuzahlung bei Verordnungen	Bemerkungen
Bundespolizei	eGK oder Überweisungsschein	EBM	KV	nein	für Leistungen im Rahmen der Heilfürsorge; sonst: s. S. 210
Bundeswehr (1)	Berechtigungsschein	EBM	KV	nein	für Leistungen im Rahmen der Heilfürsorge
Bundeswehr (2)	Ausweis als Bundeswehrangehöriger	GOÄ Sätze: 2,2 für ärztliche Leistungen, 1,4 für technische Leistungen nach den Abschnitten A, E, M und O	zuständige Dienststelle der Bundeswehr	nein	bei Untersuchungen und Behandlungen von Soldaten ab der Besoldungsgruppe A 8 und höher bei Inanspruchnahme der Wahlleistung „wahlärztliche Leistungen" im Rahmen der stationären Behandlung in zivilen Krankenhäusern
Bundeswehr (3)	Ausweis als Bundeswehrangehöriger	GOÄ Sätze: 1,7 (ärztliche Leistungen), 1,1fach (technische Leistungen Abschnitt A, E und O), 1,0fach (Leistungen Abschnitt M); für stationäre Behandlung bei Inanspruchnahme der Wahlleistung „wahlärztliche Leistungen" gleiche Sätze wie unter Bundeswehr (2)	an Patient oder zuständige Dienststelle der Bundeswehr	nein	für konsiliarische und auswärtige Untersuchungen und Behandlungen von Zivilpersonen, die in Bundeswehrkliniken stationär behandelt werden, für Untersuchungen und Behandlungen im Rahmen der Heilbehandlung von Soldaten fremder Staaten, ggf. deren Familienangehörigen, für Leistungen der Vertragsärzte der Bundeswehr, soweit sie nach Einzelleistungen abgefunden werden, für ärztliche Leistungen, die nicht Gegenstand der kassenärztlichen Versorgung sind und von den KVen nicht sichergestellt werden
SVA, Wohnsitz im Inland, Pauschalabrechnung der Krankenkasse mit dem ausländischen Kostenträger	eGK, Kennziffer 8 im Statusfeld	EBM	KV	ja	
SVA, Wohnsitz im Inland, Abrechnung der Krankenkasse mit dem ausländischen Kostenträger nach tatsächlichem Aufwand	eGK, Kennziffer 7 im Statusfeld	EBM	KV	ja	
SVA, z. B. deutsch-niederländische Grenzgänger	eGK, Kennziffer 7 im Statusfeld	EBM	KV	ja	
SV-Abkommen, zeitweise im Inland, z. B. Touristen	EHIC oder PEB, Kennziffer 7 im Statusfeld	EBM	KV	ja	Auswahl einer Krankenkasse, die die ärztliche Versorgung übernimmt; Ausfüllen von Muster 80 und 81
Arbeits-, Kindergarten-, Schulunfälle (auch Hochschulen)	keine	UV-GOÄ	zuständiger UV-Träger	nein	bei Arbeitsunfällen: Berufsgenossenschaft; bei Schülern, Studenten und Kindergartenkindern: UV-Träger der öffentlichen Hand

AUFGABEN

1 Nennen Sie Beispiele für Versicherte Sonstiger Kostenträger.

2 Geben Sie an, welche Behandlungsausweise die folgenden Patienten vorlegen: Versicherter bei der Bundesbahn, Versicherter über das Sozialamt, Privatpatient, Versicherter der AOK, Bundeswehrsoldat.

3 Nennen Sie Versicherte der Sonstigen Kostenträger, die die Zuzahlungen leisten müssen.

12 Gebührenordnungen in der Arztpraxis

12.1 Entstehung der Gebührenordnungen

In der ärztlichen Praxis gibt es drei Gebührenordnungen, nach denen der Arzt alle anfallenden ärztlichen Leistungen abrechnen muss, da er das Honorar für diese Leistungen nicht individuell und willkürlich festlegen darf. Dies verbietet das Berufsrecht und die Sozialgesetzgebung. Die einzelnen Kostenträger sind dabei jeweils an eine bestimmte Gebührenordnung gebunden.
Alle Leistungen für gesetzlich Krankenversicherte und auch für Versicherte einiger Sonstiger Kostenträger werden über den **Einheitlichen Bewertungsmaßstab (EBM)** abgerechnet. Diese Gebührenordnung dient seit 1978 der Vereinheitlichung von bislang bestehenden Gebührenordnungen der einzelnen gesetzlichen Krankenkassen. Grundlage ist das Sozialgesetzbuch V. Der EBM fasst Bestimmungen aus dem Sozialgesetzbuch V, dem Bundesmantelvertrag – Ärzte (BMV-Ä) und dem Bundesmantelvertrag – Ärzte/Ersatzkassen (EKV) zusammen. Seit seiner Einführung hat der EBM verschiedene Veränderungen erfahren. Diese werden vom **Bewertungsausschuss** beschlossen, der sich aus Vertretern der Kassenärztlichen Bundesvereinigung und Vertretern der gesetzlichen Krankenkassen zusammensetzt.

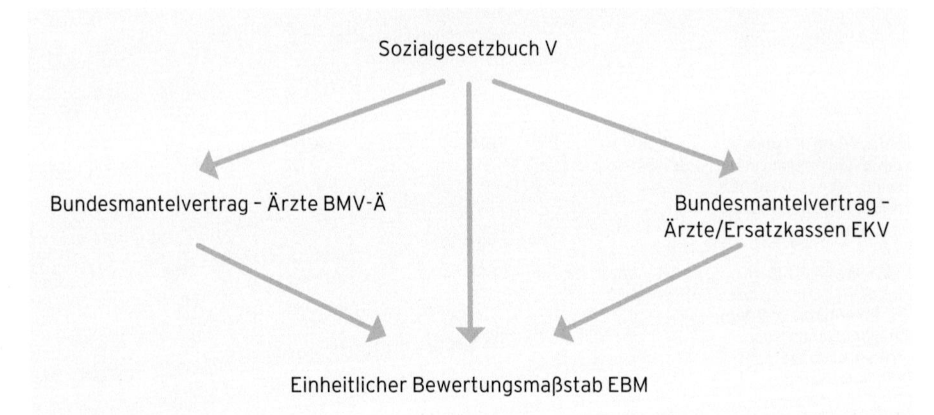

Alle ärztlichen Leistungen außerhalb der gesetzlichen Krankenversicherung werden nach der **Gebührenordnung für Ärzte (GOÄ)** abgerechnet. Dies betrifft Leistungen für Privatpatienten und für Patienten einiger Sonstiger Kostenträger sowie Individuelle Gesundheitsleistungen. Die dritte Gebührenordnung ist die **Gebührenordnung für Ärzte für die Leistungs- und Kostenabrechnung mit den gesetzlichen Unfallversicherungsträgern (UV-GOÄ).** Grundlage für diese Gebührenordnung stellt der Vertrag Ärzte/Unfallversicherungsträger dar. Sie findet Anwendung bei der Abrechnung von ärztlichen Leistungen im Rahmen von Arbeitsunfällen.

MERKE

Gebührenordnungen:
- EBM: für gesetzlich Krankenversicherte und einige Versicherte der Sonstigen Kostenträger
- GOÄ: für Privatpatienten und einige Versicherte der Sonstigen Kostenträger
- UV-GOÄ: bei Arbeits- und Wegeunfällen

12.2 Einheitlicher Bewertungsmaßstab (EBM)

Der Einheitliche Bewertungsmaßstab (EBM) ist die Gebührenordnung für ärztliche Leistungen, die für die Abrechnung ambulanter Behandlungen von Patienten der gesetzlichen Krankenversicherung gilt. Der Arzt dokumentiert die **Gebührenordnungspositionen (GOP)** seiner erbrachten Leistungen nach EBM und rechnet diese Leistungen am Ende jedes Kalendervierteljahres (Quartals) mit der Kassenärztlichen Vereinigung ab. Die KV rechnet ihrerseits mit den gesetzlichen Krankenkassen ab.

Die Kassenärztliche Bundesvereinigung stellt den EBM in der aktuell gültigen Fassung zum Download bereit unter www.kbv.de/8144.html

Abrechnung bei Kassenpatienten

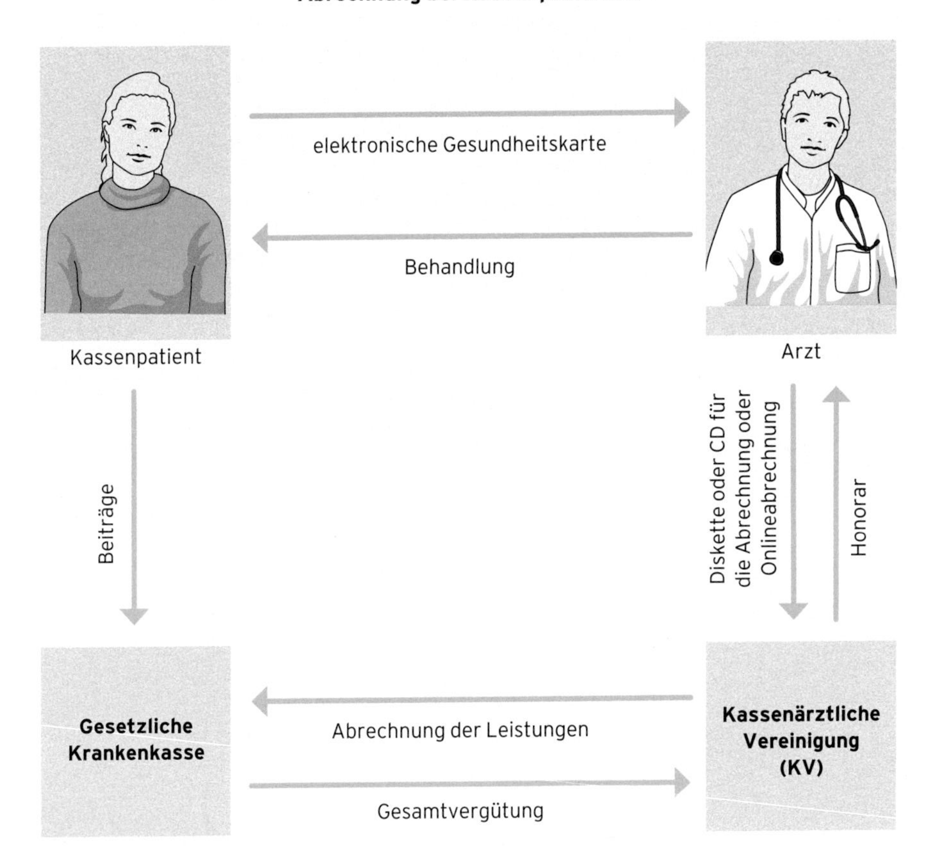

12.2.1 Gliederung des EBM

Der EBM listet alle in der vertragsärztlichen Versorgung berechnungsfähigen Leistungen auf und gliedert sie in unterschiedliche Bereiche. Einzelleistungen sind meist in Pauschalen, z. B. der Versicherten- und der Grundpauschale, zusammengefasst. Alle Leistungen ordnet der EBM der haus- und der fachärztlichen Versorgungsebene zu und gliedert innerhalb des fachärztlichen Bereichs in Fachgebiete. Der EBM ist in sechs Kapitel unterteilt:

- **I Allgemeine Bestimmungen:** Hier finden sich grundlegende Vorschriften und Definitionen, die für alle Vertragsärzte gelten.
- **II Arztgruppenübergreifende allgemeine Leistungen:** Die hier aufgeführten allgemeinen Leistungen sind von allen Vertragsärzten abrechenbar, z. B. Leistungen im organisierten Notdienst.
- **III Arztgruppenspezifische Leistungen:** In diesem Kapitel sind Leistungen aufgelistet, die nur von bestimmten, in der ❙ Präambel genannten Ärzten oder Fachärzten abgerechnet werden dürfen.
  - III a Hausärztlicher Versorgungsbereich, z. B. hausärztliche Versichertenpauschalen
  - III b Fachärztlicher Versorgungsbereich, z. B. fachärztliche Grundpauschalen

Präambel
Einleitung

- **IV Arztgruppenübergreifende spezielle Leistungen:** Um die hier aufgeführten speziellen Leistungen abrechnen zu dürfen, muss der Arzt bestimmte Voraussetzungen erfüllen, z. B. für die Abrechnung allergologischer Leistungen.
- **V Kostenpauschalen (BMÄ und E-GO):** In diesem Kapitel finden sich beispielsweise Pauschalen, die dem Arzt erstattet werden können, z. B. Pauschalerstattungen für Postversand, Kosten für Fotokopien oder Wegegelder bei Hausbesuchen.
- **VI Anhänge:**
  - Anhang 1: Verzeichnis der nicht gesondert berechnungsfähigen Leistungen (Hier ist verzeichnet, welche Leistungen als Teil von Behandlungspauschalen, wie z. B. der hausärztlichen Versicherungspauschale oder den fachärztlichen Grundpauschalen, nicht extra abgerechnet werden können.)
  - Anhang 2: Zuordnung der operativen Prozeduren (OPS) (OPS ist der deutsche Operationen- und Prozedurenschlüssel. Hier ist verzeichnet, welche Leistungen bei den einzelnen Operationen abgerechnet werden können.)
  - Anhang 3: Angaben für den zur Leistungserbringung erforderlichen Zeitaufwand des Vertragsarztes (Hier stehen soweit möglich für alle EBM-Leistungen Kalkulations- und Prüfzeiten, die den tatsächlichen ärztlichen Zeitaufwand bei jeder Leistung abbilden sollen und die im Rahmen von Überprüfungen der Ärzte durch die KV zur Anwendung kommen. Dabei erstellt die KV im Rahmen sogenannter Plausibilitätsprüfungen Arbeitszeitprofile der Ärzte, um Hinweise auf nicht korrekte Abrechnungen zu bekommen.)
  - Anhang 4: Verzeichnis der nicht oder nicht mehr berechnungsfähigen Leistungen (Hier finden sich Leistungen, die aus dem EBM herausgenommen wurden, z. B. medizinisch nicht mehr aktuelle Labormethoden und Laborwerte.)

Die ärztlichen Leistungen sind im EBM in **fünfstelligen Gebührenordnungspositionen (GOP)** codiert. Auf diese Weise lassen sich die Leistungen anhand der Nummer eindeutig den einzelnen Kapiteln des EBM und den verschiedenen ärztlichen Fachrichtungen zuordnen.

Zusammensetzung der Gebührenordnungsposition am Beispiel 03230

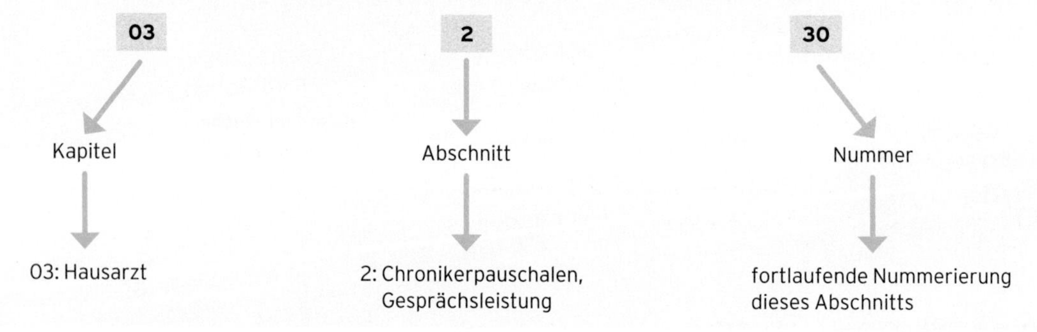

Die Ziffernfolge der GOP 03230 stellt also die GOP für das problemorientierte ärztliche Gespräch dar. Diese Gliederung der Gebührenziffern erleichtert die Zuordnung der Leistung zu den einzelnen Kapiteln des EBM: Die beiden ersten Ziffern geben einen Hinweis auf das betreffende Kapitel, aus dem der Arzt Leistungen abrechnen kann. Diese Struktur wird auch sprachlich zum Ausdruck gebracht.

MERKE

Um die Strukturierung der GOP auch sprachlich zum Ausdruck zu bringen, spricht man die Ziffern folgendermaßen aus:
GOP 03230 *null drei - zweihundertdreißig*
GOP 40120 *vierzig - einhundertzwanzig*

Folgende Ziffern stehen für bestimmte EBM-Kapitel:
- 01, 02 Arztgruppenübergreifende allgemeine Leistungen (von allen Arztgruppen abrechnungsfähig)
- 03–27 Arztgruppenspezifische Leistungen (nur von der entsprechenden Arztgruppe abrechnungsfähig, z. B. 08 – Gynäkologe, 13 – Internist)
- 30 Arztgruppenübergreifende spezielle Leistungen, z. B. Allergologie, Schmerztherapie
- 31 Arztgruppenübergreifende spezielle Leistungen, z. B. ambulante, belegärztliche Operationen, Anästhesien, präoperative Leistungen
- 32 Arztgruppenübergreifende spezielle Leistungen, z. B. Labordiagnostik
- 33 Arztgruppenübergreifende spezielle Leistungen: Ultraschalldiagnostik
- 34 Arztgruppenübergreifende spezielle Leistungen: Radiologie, Computertomografie, Magnetfeld-Resonanz-Tomografie
- 35 Arztgruppenübergreifende spezielle Leistungen: Psychotherapie
- 36 Arztgruppenübergreifende spezielle Leistungen: belegärztliche Leistungen
- 40 Pauschalerstattungen

HINWEIS

Tipp für die praktische Prüfung:
Der EBM hat kein Stichwortregister. Daher ist die Kenntnis des EBM-Aufbaus bzw. die schnelle Orientierung im EBM mit Hilfe des Inhaltsverzeichnisses hilfreich, bestimmte abzurechnende GOPs rasch zu finden.

12.2.2 Allgemeine Bestimmungen (EBM-Bereich I)

Das Kapitel „Allgemeine Bestimmungen" führt allgemeine Vorschriften, Bestimmungen und Richtlinien für die vertragsärztliche Abrechnung auf. Hier sind vor allem wichtige Definitionen herausgestellt:

- **Behandlungsfall:** Umfasst die gesamte Behandlung eines Patienten in derselben Praxis in einem Quartal, die zulasten derselben Krankenkasse abgerechnet wird.

Behandlungsfall nach GOÄ
→ LF 2, S. 218

BEISPIEL

Sonja Meyer sucht im August zweimal wegen ihres hartnäckigen grippalen Infekts die Hausarztpraxis von Dr. Große auf. Im September kommt sie dorthin, um eine Verletzung behandeln zu lassen, die sie sich bei der Gartenarbeit zugezogen hat. Sie besucht also im dritten Quartal dreimal dieselbe Arztpraxis von Dr. Große. Auch wenn es sich um unterschiedliche Erkrankungen gehandelt hat, ist es für die Abrechnung derselbe Behandlungsfall. Eine Leistung, für die im EBM „einmal im Behandlungsfall" vermerkt ist, darf dann nur einmal abgerechnet werden, auch wenn Frau Meyer hierfür dreimal in die Sprechstunde kommt.

- **Krankheitsfall:** Umfasst das aktuelle und die nachfolgenden drei Quartale, in denen Leistungen, bezogen auf dieselbe Krankheit, erbracht werden.

BEISPIEL

Sonja Meyer kommt am 19.05. zur Beratung im Rahmen der Empfängnisregelung nach GOP 01821 zu ihrer Gynäkologin. Für diese Leistung ist im EBM „einmal im Krankheitsfall" vermerkt. Die Ärztin kann die Leistung frühestens wieder am 01.04. des Folgejahres abrechnen, also nach Ablauf des aktuellen und drei weiterer Quartale.

- **Betriebsstättenfall:** Umfasst die Behandlung desselben Versicherten in einem Kalendervierteljahr durch einen oder mehrere Ärzte derselben Betriebsstätte oder derselben Nebenbetriebsstätte zulasten derselben Krankenkasse unabhängig vom behandelnden Arzt.

BEISPIEL

Der Hausarzt von Sonja Meyer hat zwei Praxen: eine Hauptbetriebsstätte und eine Nebenbetriebsstätte. Für die Behandlung ihres grippalen Infekts war sie in der Hauptbetriebsstätte, zur Behandlung einer tiefen Schürfwunde an der rechten Schulter in der Nebenbetriebsstätte (s. o.). Obwohl es nur ein Behandlungsfall ist, handelt es sich dennoch um zwei Betriebsstättenfälle.

- **Arztfall:** Umfasst die Behandlung desselben Versicherten durch denselben Vertragsarzt in einem Kalendervierteljahr zulasten derselben Krankenkasse, unabhängig von der Betriebs- oder Nebenbetriebsstätte.

BEISPIEL

Dr. Große behandelt Sonja Meyer in zwei Betriebsstätten, weil er montags bis mittwochs in der Hauptbetriebsstätte tätig ist, donnerstags und freitags aber in der Nebenbetriebsstätte. Da Frau Meyer zwar beide Betriebsstätten aufgesucht hat, dort aber jeweils vom gleichen Arzt behandelt wurde, handelt es sich um nur einen Arztfall.

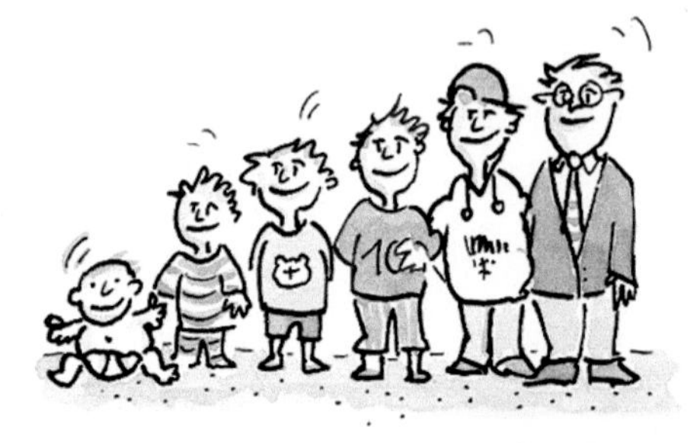

- **Altersdefinition**:
  - **Neugeborenes:** bis zum vollendeten 28. Lebenstag
  - **Säugling:** ab 29. Lebenstag bis zum vollendeten 12. Lebensmonat
  - **Kleinkind:** ab Beginn des 2. bis zum vollendeten 3. Lebensjahr (also ab dem 1. bis zum 3. Geburtstag)
  - **Kind:** ab Beginn des 4. bis zum vollendeten 12. Lebensjahr (also ab dem 3. bis zum 12. Geburtstag)
  - **Jugendlicher:** ab Beginn des 13. bis zum vollendeten 18. Lebensjahr (also ab dem 12. bis zum 18. Geburtstag)
  - **Erwachsener:** ab Beginn des 19. Lebensjahres (also ab dem 18. Geburtstag)

BEISPIEL

Die Schwester von Sonja Meyer ist 14 Jahre alt und daher für die Arztpraxis eine Jugendliche. Ihr dreijähriger Cousin Jonas zählt als Kind, da am dritten Geburtstag das vierte Lebensjahr beginnt. Maßgebend ist das Alter, das der Patient zum Zeitpunkt der ersten Inanspruchnahme im Quartal hat.

- **Persönlicher Arzt-Patienten-Kontakt (APK):** Setzt die räumliche und zeitgleiche Anwesenheit von Arzt und Patient (bzw. ggf. dessen Bezugsperson) und das direkte Gespräch derselben über die Erkrankung voraus.

BEISPIEL

Sonja Meyer kommt in die Sprechstunde von Dr. Große und spricht dort persönlich mit dem Arzt. Bei der Erkrankung ihrer vier Monate alten Cousine Clara spricht dagegen deren Mutter mit dem Arzt, während Dr. Große der bettlägerigen Großmutter Lene Meyer einen Hausbesuch abstattet: Auch hier handelt es sich um persönliche Arzt-Patienten-Kontakte.

- **Andere Arzt-Patienten-Kontakte:** Setzen mindestens einen telefonischen und/oder mittelbaren Kontakt voraus, soweit dies berufsrechtlich zulässig ist. Die unmittelbare Anwesenheit von Arzt und Patient am gleichen Ort ist nicht vorausgesetzt.

BEISPIEL

Um die Ergebnisse ihrer Blutuntersuchung zu erhalten, ruft Sonja Meyer in der Praxis von Dr. Große an, der ihr telefonisch Auskunft gibt. Er könnte ihr die Daten z. B. auch per E-Mail oder per Fax übermitteln. Auch wenn die Mutter von Clara deren Untersuchungsergebnisse erklärt bekommt, ist dies mittelbarer Arzt-Patienten-Kontakt.

MERKE

Ein Telefonat zwischen Arzt und Patient ist kein „persönlicher APK", sondern ein „anderer APK".

- **Obligate und fakultative Leistungsinhalte einer Gebührenordnungsposition:**
  - **Obligate Leistungsinhalte**, die nach einer Gebührenordnungsposition benannt sind, müssen alle verpflichtend erbracht werden. Nur dann darf diese GOP abgerechnet werden. Fehlt auch nur ein Bestandteil des Leistungsinhalts, ist die GOP nicht berechnungsfähig.
  - **Fakultative Leistungsinhalte** einer Gebührenordnungsposition sind Teilleistungen, die einer bestimmten GOP zugeordnet sind, aber nicht unbedingt erbracht werden müssen. Wichtig dabei ist, dass der Arzt oder die Praxis technisch, räumlich und persönlich in der Lage sein muss, die fakultativen Leistungen überhaupt zu erbringen und zu dokumentieren. Kann der Arzt oder die Praxis das nicht, weil z. B. ein Gerät fehlt, dann darf die ganze GOP nicht abgerechnet werden, auch wenn alle obligaten Leistungsinhalte erbracht wurden.

obligat
unvermeidlich, unentbehrlich, unerlässlich

fakultativ
nach freiem Ermessen, freigestellt, nach eigener Wahl

BEISPIELE

1) Dr. Große behandelt den diabetischen Fuß von Lene Meyer: Zur Abrechnung der GOP 02311 gehört als obligater Leistungsinhalt das Abtragen der Nekrosen und die Überprüfung des Schuhwerks von Frau Meyer. Als fakultativer Leistungsinhalt kann, wenn dies nötig ist, auch das Anlegen eines neuen Verbands erfolgen.

2) Dr. Große würde seinen Patienten, die das 35. Lebensjahr vollendet haben, auch gerne jedes zweite Kalenderjahr die Gesundheitsuntersuchung nach GOP 01732 anbieten. Dazu gehört jedoch als fakultativer Leistungsinhalt die Aufzeichnung eines Elektrokardiogramms in Ruhe. Um die GOP 01732 abrechnen zu können, muss sich Dr. Große zunächst ein EKG-Gerät für seine Praxis kaufen, auch wenn die meisten Teilnehmer an der Gesundheitsuntersuchung sich möglicherweise als so gesund herausstellen, dass die Aufzeichnung eines Ruhe-EKGs bei ihnen nicht erforderlich sein wird.

Gesundheitsuntersuchung
→ Bd. 3, LF 11, S. 222

12.2.3 Grundleistungen der Arztpraxis

Die berechnungsfähigen Leistungen werden im EBM nach ihrem Umfang bezeichnet als
- Einzelleistung,
- Leistungskomplex,
- Versichertenpauschale,
- Grund-, Konsultations-, Konsiliar- oder Zusatzpauschale,
- Strukturpauschale oder
- Qualitätszuschlag.

Bei der Abrechnung von ärztlichen Leistungen spielen in fast allen vertragsärztlichen Praxen (Ausnahmen: z. B. Radiologen, Labormediziner) die Versicherten- bzw. Grundpauschalen die wichtigste Rolle: Von einer **Versichertenpauschale** wird im hausärztlichen und pädiatrischen Versorgungsbereich gesprochen, von einer **Grundpauschale** im fachärztlichen Versorgungsbereich. Hierbei sind für alle Fachrichtungen die beiden letzten Ziffern der GOP eindeutig dem Alter der betreffenden Patienten zugeordnet.

pädiatrisch
die Kinderheilkunde (Pädiatrie) betreffend, kinderheilkundlich

Bei Überweisungen, bei denen „Ausführung von Auftragsleistungen" angekreuzt ist, oder bei Überweisungen im Zusammenhang mit prä- und postoperativen GOPs bzw. Behandlungskomplexen sowie ambulanten Operationen und der zugehörigen Anästhesien darf vom beauftragten Arzt die angeforderte Leistung und die **Konsultationspauschale** GOP 01436 abgerechnet werden. Ist die beauftragte Leistung aber im EBM-Anhang 1 in der Grundpauschalenspalte (GP) enthalten, dann kann an Stelle der Konsultationspauschale GOP 01436 die jeweilige Grundpauschale abgerechnet werden; die Grundpauschale wird in diesem Fall allerdings von der KV nur zur Hälfte vergütet.

Konsiliarpauschalen werden von Ärzten abgerechnet, die nur nach Überweisung tätig werden können, wie Radiologen oder Laborärzte.

MERKE

Versichertenpauschale Hausarzt
03000 (die KV setzt entsprechend dem Alter des Patienten automatisch eine unterschiedliche Punktzahl für die ärztliche Vergütung an)
Grundpauschale
•••10 (für Versicherte bis zur Vollendung des 5. Lebensjahres)
•••11 (für Versicherte ab dem 6. bis zur Vollendung des 59. Lebensjahres)
•••12 (für Versicherte ab dem 60. Lebensjahr)

Die ersten drei Ziffern ordnen die GOP der jeweiligen Fachrichtung zu, wobei an dritter Stelle bei der Versichertenpauschale Haus- und Kinderärzten eine 0 steht, bei den Grundpauschalen der anderen Fachrichtungen eine 2.

BEISPIEL

Hausarzt: 03000
Kinderarzt: 04000
Augenarzt: 06210, 06211, 06212
Neurologe: 16210, 16211, 16212

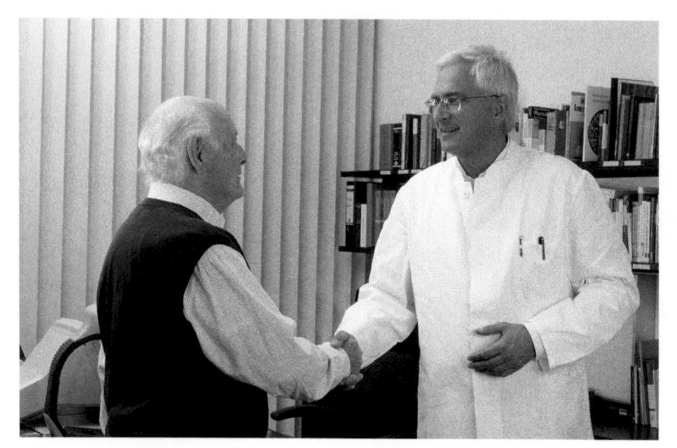

Abb. 1 Persönlicher Arzt-Patienten-Kontakt

Die Versicherten- bzw. Grundpauschale kann ein Arzt beim

- ersten
- kurativ-ambulanten
- persönlichen Arzt-Patienten-Kontakt
- im Behandlungsfall

berechnen. Die Präambeln der arztgruppenspezifischen Kapitel des EBM geben an, welche Arztgruppen die angegebenen Pauschalen abrechnen dürfen.
So gibt z. B. die Präambel des Kapitels „IIIa Hausärztlicher Versorgungsbereich" an, welche Ärzte die dortigen GOPs berechen können:

kurativ
curare, lat. = Sorge tragen, pflegen, ärztlich behandeln; Gegenteil von präventiv = vorbeugend

HINWEIS

Praktische Ärzte und Ärzte ohne Gebietsbezeichnung werden heute nicht mehr neu zugelassen.

Hausarzt

Ärzte für Allgemeinmedizin

Praktische Ärzte

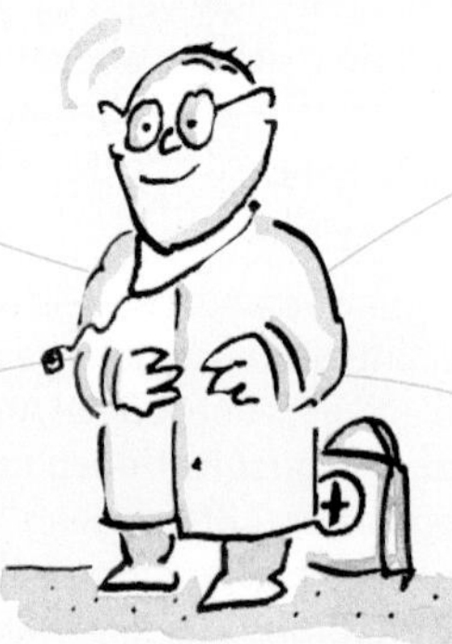

Ärzte ohne Gebietsbezeichnung

Fachärzte für Innere Medizin ohne Schwerpunktbezeichnung, die an der hausärztlichen Versorgung gemäß §73 Abs. 1a SGB V teilnehmen

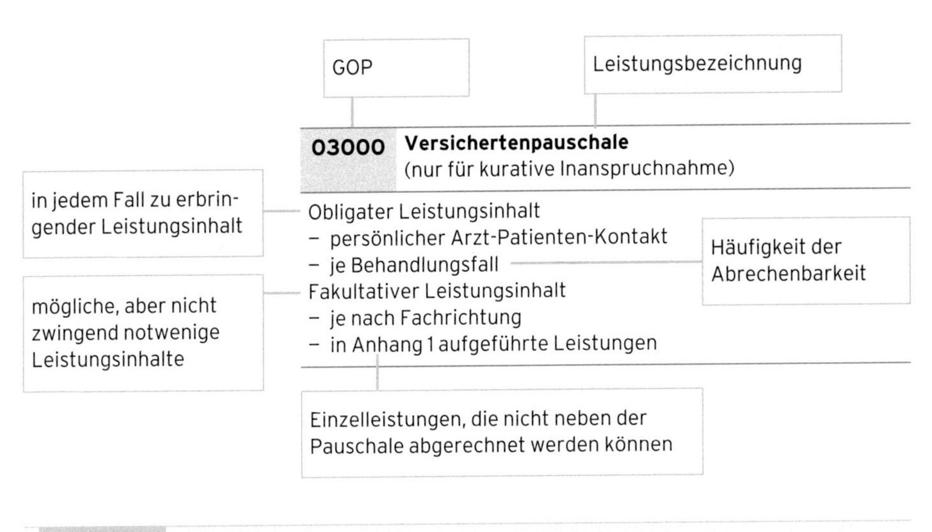

BEISPIEL

Herr Maurer (61 Jahre) sucht wegen eines fieberhaften grippalen Infektes die Praxis seines Hausarztes auf. Es ist der erste persönliche Arzt-Patienten-Kontakt im Behandlungsfall.

1. Behandlungstag	03000 (Versichertenpauschale; die KV setzt dem Alter des Patienten entsprechend die betreffenden Punktzahl an)

Die Pauschalen sind nur einmal im Behandlungsfall bzw. bei arztpraxisübergreifender Behandlung nur einmal im Arztfall berechenbar. In der Regel sind sie in jedem kurativen Behandlungsfall, außer bei ausschließlicher telefonischer Inanspruchnahme, abzurechnen, nicht aber bei alleiniger Abrechnung reiner Präventionsmaßnahmen, wie z. B. Vorsorgeuntersuchungen oder Impfungen.

BEISPIELE

1) Frau Weißer (42 Jahre) kommt zur Gesundheitsuntersuchung „Check-up 35" in die Praxis ihrer Hausärztin. Es ist der erste persönliche Arzt-Patienten-Kontakt im Behandlungsfall.

1. Behandlungstag	01732 (Gesundheitsuntersuchung)

Da es sich um eine reine Präventionsmaßnahme handelt, ist die Versichertenpauschale nicht berechenbar.

2) Frau Zuber holt sich telefonischen Rat bei ihrem Kinderarzt. Am nächsten Morgen stellt sie erstmalig ihren zehn Monate alten Sohn in der Sprechstunde vor.
Um 17:30 Uhr sucht Frau Zuber abermals telefonische Beratung beim Arzt.

1. Behandlungstag	~~01435 (Haus-/Fachärztliche Bereitschaftspauschale)~~
2. Behandlungstag	04000 (Versichertenpauschale Kinderarzt)

Zunächst kann keine Versichertenpauschale, sondern die GOP 01435 notiert werden, da ein ausschließlich telefonischer Arzt-Patienten-Kontakt stattgefunden hat. Finden dann aber andere bzw. weitere Leistungen statt, die die Abrechnung der Versicherten- bzw. der Grundpauschale rechtfertigen, kann diese berechnet werden. Die GOP 01435 wird dann wieder gestrichen, da die telefonische Beratung in der Versichertenpauschale enthalten ist.

haus-/fachärztliche Bereitschaftspauschale
→ LF 2, S. 200

3) Der Neurologe Dr. Braun berät im Rahmen der ersten Inanspruchnahme Frau Jürgens (66 Jahre) eingehend über zehn Minuten.

1. Behandlungstag	16212 (Grundpauschale Neurologie für Patienten nach Vollendung des 59. Lebensjahres)

Pauschalen bedeuten, dass der Arzt pauschal für seine Leistung vergütet wird, unabhängig davon, wie groß sein Aufwand ist. In den Pauschalen sind verschiedene **Einzelleistungen** enthalten, die dann nicht mehr gesondert berechnungsfähig sind. Im Anhang 1 des EBM sind im Verzeichnis nicht gesondert berechnungsfähiger Leistungen diejenigen Leistungen aufgeführt, die der Arzt erbringen kann, ohne dass er dafür eine weitere GOP zum Ansatz bringen kann. So ist z. B. nicht nur die Blutentnahme durch Venenpunktion in der Versicherten- und der Grundpauschale, sondern auch das Ruhe-EKG in der Versichertenpauschale enthalten. Beide Leistungen können nicht separat zur Abrechnung gebracht werden.

HINWEIS

Der Anhang 1 listet die nicht gesondert berechnungsfähigen Leistungen tabellarisch auf. Neben der Leistung ist jeweils angekreuzt, ob sie in einer Versichertenpauschale (VP) oder einer Grundpauschale (GP) enthalten ist.

Gleiches gilt für Gebührenordnungspositionen, die mehrere, funktional ähnliche Einzelleistungen zusammenfassen und daher **Leistungskomplex** genannt werden, z. B. GOP 32122 (Vollständiger Blutstatus mittels automatisierter Verfahren). Dies bedeutet, dass – sofern die Einzelleistung eine Teilleistung einer Pauschale oder auch eines Komplexes ist – stets die Pauschale (bzw. der Komplex) abzurechnen ist, wenn die Voraussetzungen für deren Berechnung erfüllt sind. Ebenso kann auch der Komplex nicht neben der Pauschale abgerechnet werden, wenn dieser Teilleistung der Pauschale ist.

MERKE

Bei der Abrechnung der GOPs muss folgende Reihenfolge eingehalten werden:
- Pauschale geht vor Komplex.
- Pauschale und Komplex gehen vor Einzelleistung.

BEISPIEL

Der 30-jährige Klaus Weber sucht seinen Hausarzt wegen akuter Schmerzen im LWS-Bereich auf. Es erfolgt eine Untersuchung, eine intramuskuläre Injektion, Reizstrombehandlung und die Ausstellung einer Arbeitsunfähigkeitsbescheinigung über fünf Tage. Am nächsten Tag wird eine zweite Reizstrombehandlung ohne Arzt-Patienten-Kontakt vorgenommen. Am dritten Tag wird dies wiederholt, der Arzt spricht kurz mit dem Patienten über den weiteren Ablauf der Behandlung.

1. Behandlungstag	03000 (Versichertenpauschale Hausarzt) 02511 (Elektrotherapie)
2. Behandlungstag	02511 (Elektrotherapie)
3. Behandlungstag	02511 (Elektrotherapie)

Am ersten Behandlungstag berechnet der Arzt die GOP 03000 sowie die GOP 02511 für die Elektrotherapie. Die Injektion ist nicht gesondert berechnungsfähig, da sie in der Versichertenpauschale enthalten ist. Die Elektrotherapie kann auch an den Folgetagen angesetzt werden.

Wichtig ist auch, **Ausschlüsse** zu beachten, die in der Gebührenordnungsposition benannt werden. Das sind die im EBM-Anhang 1 als Teil von hausärztlichen Versicherten- oder fachärztlichen Grundpauschalen genannten Leistungen, die neben diesen Pauschalen nicht gesondert abgerechnet werden dürfen. Manchmal sind auch im EBM unter der jeweiligen GOP in Kursivdruck weitere Positionen genannt, die nicht beim selben Arzt-Patienten-Kontakt oder nicht im selben Behandlungsfall berechnet werden dürfen.

03321 Belastungs-Elektrokardiographie (Belastungs-EKG)

Obligater Leistungsinhalt
- Untersuchung in Ruhe und nach Belastung mit mindestens 12 Ableitungen (...),
- Wiederholte Blutdruckmessung

Die Gebührenordnungsposition 03321 ist nicht neben den Gebührenordnungspositionen 13251, 17330 und 17332 berechnungsfähig.
Die Gebührenordnungsposition 03321 ist im Behandlungsfall nicht neben den Gebührenordnungspositionen 13250, 13545, 13550 und 27321 berechnungsfähig.

Ausschlusspositionen, die **nicht beim selben Arzt-Patienten-Kontakt** berechnet werden dürfen

Ausschlusspositionen, die **nicht im selben Behandlungsfall** berechnet werden dürfen

Arztgruppenspezifische Leistungen: Hausärztlicher Versorgungsbereich

Die Gebührenordnungspositionen aus dem Kapitel IIIa dürfen ausschließlich von **Hausärzten** abgerechnet werden.

Hausärzte
→ LF 2, S.186

MERKE

Die **Versichertenpauschale** kann folgendermaßen berechnet werden:
- beim ersten **persönlichen Arzt-Patienten-Kontakt**
- im **kurativen** Behandlungsfall, nicht bei Vorsorgeuntersuchungen oder Impfungen

Der einzige obligate Leistungsinhalt der Versichertenpauschale ist der persönliche Arzt-Patienten-Kontakt; außerdem sind viele in **Anhang 1 aufgeführte Einzelleistungen** als fakultativer Leistungsinhalt inbegriffen, die nicht gesondert abgerechnet werden dürfen.
Die Versichertenpauschale für Hausärzte macht **Unterschiede im Alter des Patienten**: Je nach Alter des Patienten erhält der Arzt für die Behandlung eine gestufte Vergütung. Die KV setzt der Pauschale bei der Abrechnung automatisch das Patientenalter hinzu. Außerdem sieht der EBM für die Versichertenpauschalen vor, zu unterscheiden, ob der Patient zu regulären Sprechstundenzeiten zur Behandlung kommt oder ob die Behandlung **unvorhergesehen notwendig** wird.

03000 Versichertenpauschale

Obligater Leistungsinhalt:
- Persönlicher Arzt-Patienten-Kontakt

Fakultativer Leistungsinhalt:
- Allgemeine und fortgesetzte ärztliche Betreuung eines Patienten in Diagnostik und Therapie bei Kenntnis seines häuslichen und familiären Umfeldes,
- Koordination diagnostischer, therapeutischer und pflegerischer Maßnahmen, insbesondere auch mit anderen behandelnden Ärzten, nichtärztlichen Hilfen und flankierenden Diensten,
- Einleitung präventiver und rehabilitativer Maßnahmen sowie die Integration nichtärztlicher Hilfen und flankierender Dienste in die Behandlungsmaßnahmen,
- Erhebung von Behandlungsdaten und Befunden bei anderen Leistungserbringern und Übermittlung erforderlicher Behandlungsdaten und Befunde anderer Leistungserbringer, sofern eine schriftliche Einwilligung des Versicherten, die widerrufen werden kann, vorliegt,
- Dokumentation, insbesondere Zusammenführung, Bewertung und Aufbewahrung der wesentlichen Behandlungsdaten,
- Weitere persönliche oder andere Arzt-Patienten-Kontakte (...),
- in Anhang 1 aufgeführte Leistungen

einmal im Behandlungsfall
bis zum vollendeten 4. Lebensjahr 236 Punkte
ab Beginn des 5. bis zum vollendeten 18. Lebensjahr 150 Punkte
ab Beginn des 19. bis zum vollendeten 54. Lebensjahr 122 Punkte
ab Beginn des 55. bis zum vollendeten 75. Lebensjahr 157 Punkte
ab Beginn des 76. Lebensjahrs 210 Punkte

präventive und rehabilitative Maßnahmen
z. B. Kuren

flankierende Dienste
z. B. ambulante Pflegedienste

Die hausärztliche Versichertenpauschale GOP 03000 ist auch zu berechnen,
- bei einer Behandlung im **Vertretungsfall** oder
- bei **Überweisung** zur Mit-, Weiterbehandlung oder Konsiliaruntersuchung durch einen anderen hausärztlichen Vertragsarzt.

Beinhaltet die Überweisung einen nach Art und Umfang genau definierten Auftrag (Definitionsauftrag), so ist die Versichertenpauschale GOP 03000 nicht berechnungsfähig.

Zu den hausärztlichen GOPs 03000 und 03030 ist eine **Zusatzpauschale** berechnungsfähig:

03040	**Zusatzpauschale zu den Gebührenordnungspositionen 03000 und 03030 für die Wahrnehmung des hausärztlichen Versorgungsauftrags gemäß § 73 Abs. 1 SGB V**

Obligater Leistungsinhalt:
– Vorhaltung der zur Erfüllung von Aufgaben der hausärztlichen Grundversorgung notwendigen Strukturen einmal im Behandlungsfall

Diese Strukturpauschale wird durch die KV zugesetzt und kann auch im Vertretungsfall berechnet werden. Je nach Gesamtanzahl der Behandlungsfälle in der Hausarztpraxis kann die zuständige KV auch Abschläge oder Aufschläge zu dieser Pauschale vornehmen.

In größeren Hausarztpraxen werden die Ärzte durch **nichtärztliche Praxisassistenten** unterstützt. Hierfür kann der Zuschlag GOP 03060 einmal im Behandlungsfall berechnet werden. Außerdem werden die Besuche des Assistenten je Sitzung vergütet: GOP 03062 kann für den Hausbesuch des Assistenten einschließlich der Wegekosten und GOP 03063 für den Mitbesuch des Assistenten einschließlich der Wegekosten berechnet werden.

BEISPIELE

1) Bernhard Schlüter (62 Jahre) sucht wegen eines fieberhaften grippalen Infekts die Sprechstunde seines Hausarztes Dr. Maurer auf. Es ist der erste persönliche Arzt-Patienten-Kontakt im Behandlungsfall. Dr. Mauer untersucht und berät ihn.

1. Behandlungstag	03000 (Versichertenpauschale Hausarzt) 03040 (Zusatzpauschale hausärztlicher Versorgungsauftrag, wird von der KV zugesetzt)

Notfall-/Vertretungsschein → Bd. 2, LF 5, S. 108
Notfallpauschalen → Bd. 2, LF 5, S. 104
unvorhergesehene Inanspruchnahme → LF 2, S. 196

2) Da Dr. Maurer im Urlaub ist, übernimmt der Vertretungsarzt Dr. Schiller die Behandlung von Clara Weller (32 Jahre), die ebenfalls unter einem grippalen Infekt leidet.

1. Behandlungstag	03000 (Versichertenpauschale Hausarzt) 03040 (Zusatzpauschale hausärztlicher Versorgungsauftrag, wird von der KV zugesetzt)

Dr. Schiller berechnet für die Behandlung auf Muster 19 (Notfall-/Vertretungsschein) die GOP 03000 sowie die Zusatzpauschale 03040.

Gut, dass ich Sie treffe, Herr Doktor...
Das wäre dann zur Abrechnung die GOP 03030...

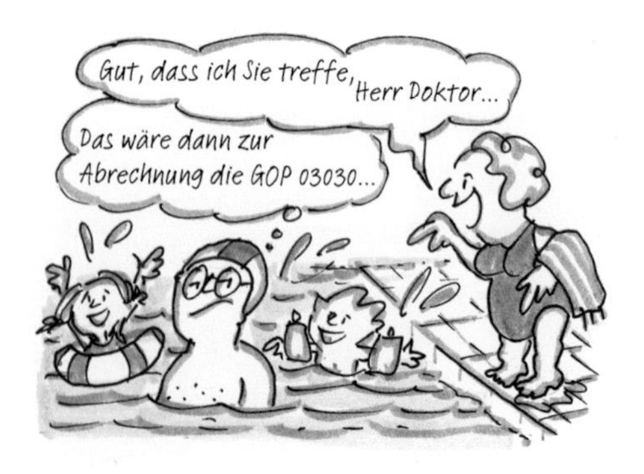

In zwei weiteren Fällen ist es nicht möglich, die „normalen" Versichertenpauschalen abzurechnen: Erfolgt die Behandlung im Rahmen des **organisierten Notfalldienstes**, so sind die Notfallpauschalen nach den GOPs 01210 bis 01219 zu berechnen.

Kommt es dagegen im Behandlungsfall lediglich zu einer **unvorhergesehenen Inanspruchnahme** durch den Patienten, für die die Leistungen nach den GOPs 01100, 01101, 01411, 01412 oder 01415 (unvorhergesehene Inanspruchnahmen und dringende Besuche) abgerechnet werden, so muss der Arzt an Stelle der GOP 03000 die **Versichertenpauschale GOP 03030** berechnen.

03030	**Versichertenpauschale bei unvorhergesehener Inanspruchnahme zwischen 19:00 und 7:00 Uhr, an Samstagen, Sonntagen, gesetzlichen Feiertagen, am 24.12. und 31.12. bei persönlichem Arzt-Patienten-Kontakt**

Obligater Leistungsinhalt:
- Persönlicher Arzt-Patienten-Kontakt im Zusammenhang mit der Erbringung der Leistungen entsprechend den Gebührenordnungspositionen 01100, 01101, 01411, 01412 oder 01415

Fakultativer Leistungsinhalt:
- In Anhang 1 aufgeführte Leistungen

höchstens zweimal im Behandlungsfall

BEISPIEL

Frau Redselig sieht ihren Hausarzt Dr. Fleißig zu Beginn des Quartals am Samstag um 11:00 Uhr beim Einkaufen auf dem Markt und bespricht mit ihm, was sie gegen ihre Schlafstörungen tun könnte. Ein Woche später trifft sie ihn mit seinen Kindern sonntags um 14:00 Uhr im Hallenbad an. Jetzt möchte sie ein Schlafmittel verordnet bekommen, was Dr. Fleißig jedoch aus medizinischen Gründen ablehnt. Im gesamten Quartal kommt kein weiterer Kontakt zu Stande. Für die unvorhergesehenen Inanspruchnahmen samstags um 11:00 Uhr und sonntags um 14:00 Uhr wird zweimal die GOP 01100 abgerechnet. Da kein weiterer Kontakt im Quartal zu Stande kommt, kann zusätzlich sowohl für den Samstag als auch für den Sonntag je einmal die GOP 03030 abgerechnet werden.

Eine Besonderheit stellt die Betreuung von **chronisch Kranken** dar: Hier kann der Arzt zusätzlich zur Versichertenpauschale einmal im Behandlungsfall die Zuschläge 03220 oder 03221 abrechnen, wenn er einen Patienten mit einer lang andauernden, lebensverändernden chronischen Erkrankung, z. B. Diabetes mellitus, behandelt. Allerdings setzen die Zuschläge die Angabe der gesicherten Diagnose(n) der chronischen Erkrankungen gemäß ICD-10-GM voraus. Als weiteres Kriterium muss die Notwendigkeit einer kontinuierlichen ärztlichen Behandlung und Betreuung wegen derselben gesicherten chronischen Erkrankung(en) erfüllt sein. Dies ist mindestens ein Arzt-Patienten-Kontakt in den letzten vier Quartalen und in mindestens zwei Quartalen ein persönlicher Arzt-Patienten-Kontakt. Außerdem unterliegt die Berechnung der Zuschläge verschiedenen Ausschlüssen, die in der Gebührenordnung nachzulesen sind.

HINWEIS

Wegen des langen GOP-Textes wird die GOP auch als „Chronikerpauschale" bezeichnet.

03220	**Zuschlag zu der Versichertenpauschale nach der Gebührenordungsposition 03000 für die Behandlung und Betreuung eines Patienten mit mindestens einer lebensverändernden chronischen Erkrankung**

Obligater Leistungsinhalt:
- Persönlicher Arzt-Patienten-Kontakt

Fakultativer Leistungsinhalt:
- fortlaufende Behandlung hinsichtlich Verlauf und Behandlung der chronischen Erkrankung(en),
- Leitliniengestützte Behandlung der chronischen Erkrankung(en),
- Anleitung zum Umgang mit der/den chronischen Erkrankung(en),
- Koordination ärztlicher und/oder pflegerischer Maßnahmen im Zusammenhang mit der Behandlung der chronischen Erkrankung(en),
- Erstellung und ggf. Aktualisierung eines Medikationsplans und ggf. Anpassung der Selbstmedikation und der Arzneimittelhandhabung,
- Überprüfung und fortlaufende Kontrolle der Arzneimitteltherapiemit dem Ziel des wirtschaftlichen und versorgungsgerechten Umgangs mit Arzneimitteln.

einmal im Behandlungsfall

03221	**Zuschlag zu der Versichertenpauschale nach der Gebührenordnungsposition 03000 für die intensive Behandlung und Betreuung eines Patienten mit mindestens einer lebensverändernden chronischen Erkrankung**

Obligater Leistungsinhalt:
- mindestens zwei persönliche Arzt-Patienten-Kontakte,
- Überprüfung und/oder Anpassung und/oder Einleitung von Maßnahmen der leitliniengestützten Behandlung der chronischen Erkrankung(en)

Fakultativer Leistungsinhalt:
- fortlaufende Behandlung hinsichtlich Verlauf und Behandlung der chronischen Erkrankung(en),
- Anleitung zum Umgang mit der/den chronischen Erkrankung(en),
- Koordination ärztlicher und/oder pflegerischer Maßnahmen (...),
- Erstellung und ggf. Aktualisierung eines Medikationsplans (...),
- Überprüfung und fortlaufende Kontrolle der Arzneimitteltherapie (...).

einmal im Behandlungsfall

Neben den Zuschlägen kann bei Patienten mit chronischen Erkrankungen auch das ärztliche Gespräch zusätzlich mit der GOP 03230 berechnet werden. Dies setzt den persönlichen Arzt-Patienten-Kontakt oder das persönliche Gespräch mit einer Bezugperson des Patienten voraus.

03230	**Problemorientiertes ärztliches Gespräch, das aufgrund von Art und Schwere der Erkrankung erforderlich ist**

Obligater Leistungsinhalt:
- Gespräch von mindestens 10 Minuten Dauer,
- mit einem Patienten und/oder ein Bezugsperson

Fakultativer Leistungsinhalt:
- Beratung und Erörterung (...)

je vollendete 10 Minuten

organisierter Notfalldienst
→ Bd. 2, LF 5, S. 103

GOP 03230 kann neben der Versichertenpauschale 03000 berechnet werden, es muss sich aber, wenn gleichzeitig auch diagnostische und therapeutische Leistungen erbracht werden, der Arzt-Patienten-Kontakt verlängern. Im Notfall oder im organisierten Notfalldienst ist GOP 03230 nicht berechenbar.

Hausärztliche Einzelleistungen und Leistungskomplexe

Das Kapitel IIIa führt weitere Leistungen auf, die vom Hausarzt neben der Versichertenpauschale zusätzlich zu den im Anhang 1 aufgelisteten Einzelleistungen abgerechnet werden dürfen. Die folgende Tabelle zeigt exemplarisch einige dieser GOPs. Manche dieser Leistungen sind nur nach Genehmigung durch die KV oder nach Nachweis bestimmter Qualifikationen berechenbar.

GOP	Leistung
03241	**Computergestützte Auswertung eines kontinuierlich aufgezeichneten Langzeit-EKGs von mindestens 18 Stunden Dauer**
03242	**Testverfahren bei Demenzverdacht**
03321	**Belastungs-Elektrokardiografie (Belastungs-EKG)**
03322	**Aufzeichnung eines Langzeit-EKGs von mindestens 18 Stunden Dauer**
03324	**Langzeit-Blutdruckmessung**
03330	**Spirografische Untersuchung (Lungenfunktionstestung)**
03360	**Hausärztlich-geriatrisches Basisassessment**
03361	**Hausärztlich-geriatrischer Betreuungskomplex**
03370	**Palliativmedizinische Ersterhebung des Patientenstatus inkl. Behandlungsplan**
03371-03373	**Zuschläge für palliativmedizinische Betreuung**

BEISPIELE

1) Nils Schulze (42 Jahre) kommt wegen Schwindelgefühl in seine regelmäßig aufgesuchte Hausarztpraxis von Dr. Große. Nach einem Gehirntumor (C71.9G) besteht bei ihm eine Pflegebedürftigkeit mit Pflegestufe 2. Der Arzt untersucht und berät ihn bei diesem ersten persönlichen Arzt-Patienten-Kontakt im Behandlungsfall ausführlich. Einige Tage später berichtet Herr Schulze Dr. Große vom Erfolg der Therapiemaßnahme, der ihn erneut berät.

1. Behandlungstag	03000 (Versichertenpauschale Hausarzt) 03220 (Chronikerzuschlag 1) 03230 (problemorientiertes ärztliches Gespräch) 03040 (Zusatzpauschale hausärztlicher Versorgungsauftrag)
2. Behandlungstag	03221 (Chronikerzuschlag 2) 03230 (problemorientiertes ärztliches Gespräch)

2) Wegen wiederholter Herzprobleme sucht Elisabeth Völker (87 Jahre) zum ersten Mal in diesem Quartal ihre Hausarztpraxis Dr. Große auf. Sie klagt außerdem über zunehmende Vergesslichkeit. Dr. Große untersucht sie und berät sie hinsichtlich ihres häuslichen Umfelds. Mit einem Langzeit-EKG prüft er außerdem die Herztätigkeit der Patientin.

1. Behandlungstag	03000 (Versichertenpauschale Hausarzt) 03040 (Zusatzpauschale hausärztlicher Versorgungsauftrag, von der KV zugesetzt) 03322 (Aufzeichnung eines Langzeit-EKGs)

HINWEIS

Erfolgt für die Patientin Frau Völker später wegen ihrer Vergesslichkeit ein geriatrisches Basisassessment mittels Tests und Fragebögen, kann die GOP 03360 sowie der Zuschlag 03361 berechnet werden.

Arztgruppenspezifische Leistungen: Versorgungsbereich Kinder- und Jugendmedizin

Die GOPs aus diesem Teilkapitel des EBM sind ausschließlich von Kinder- und Jugendmedizinern abzurechnen. Sie ähneln in ihrer Struktur und ihren Leistungsinhalten den Versichertenpauschalen des Hausarztes und an den vorangestellten Ziffern 04••• erkennbar.

Arztgruppenspezifische Leistungen: Fachärztlicher Versorgungsbereich

Das Kapitel IIIb listet die GOPs der einzelnen ärztlichen Fachgebiete auf. In den jeweiligen Präambeln ist genau benannt, welche Fachgruppen die dort genannten GOPs abrechnen dürfen.
Die nachfolgende Tabelle gibt einen Überblick über die jeweiligen Grund- und Konsiliarpauschalen der einzelnen Fachgruppen.
Der EBM listet im Anschluss an die Grundpauschalen weitere GOPs des betreffenden Fachgebiets auf.

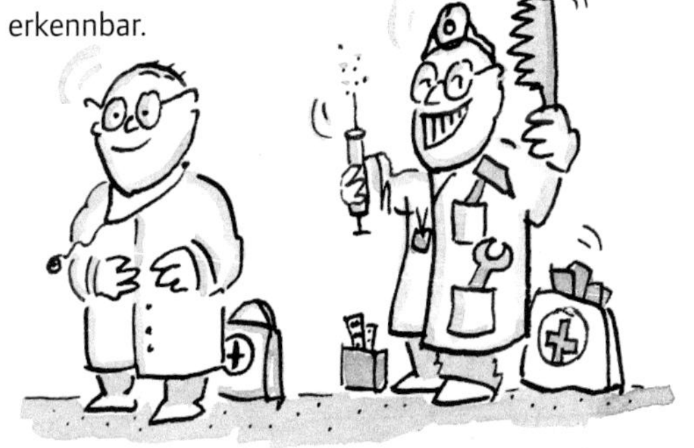

Grund- und Konsiliarpauschalen der Fachärzte

Fachrichtung	Grundpauschale bis zum vollendeten 5. Lebensjahr	Grundpauschale ab dem 6. bis zum vollendeten 59. Lebensjahr	Grundpauschale ab Beginn des 60. Lebensjahres	Konsiliarpauschale für Fachrichtungen ohne APK
Fachärzte für Anästhesiologie	05210	05211	05212	
Fachärzte für Augenheilkunde	06210	06211	06212	
Fachärzte für **– Chirurgie** **– Kinderchirurgie** **– Plastische Chirurgie** **– Herzchirurgie**	07210	07211	07212	
Fachärzte für Frauenheilkunde und Geburtshilfe	08210	08211	08212	

Grund- und Konsiliarpauschalen der Fachärzte				
Fachrichtung	**Grundpauschale bis zum vollendeten 5. Lebensjahr**	**Grundpauschale ab dem 6. bis zum vollendeten 59. Lebensjahr**	**Grundpauschale ab Beginn des 60. Lebensjahres**	**Konsiliarpauschale für Fachrichtungen ohne APK**
Fachärzte für Hals-Nasen-Ohren-Heilkunde	09210	09211	09212	
Fachärzte für Haut- und Geschlechtskrankheiten	10210	10211	10212	
Fachärzte für – **Humangenetik** – **Vertragsärzte mit der Zusatzbezeichnung Medizinische Genetik** – **Vertragsärzte mit Genehmigung zur Abrechnung der Leistungen aus Kapitel 11**	11210	11211	11212	
Fachärzte für – **Laboratoriumsmedizin** – **Mikrobiologie** – **und Infektionsepidemiologie** – **Transfusionsmedizin** **ermächtigte Fachwissenschaftler der Medizin** **Vertragsärzte mit Genehmigung zur Abrechnung der Leistungen aus Kapitel 32**				12210
Fachärzte für Innere Medizin (je nach Schwerpunkt ist die mittlere Ziffer unterschiedlich)	13•10	13•11	13•12	
Fachärzte für Kinder- und Jugendpsychiatrie	14210	14211 ab Beginn des 6. bis zum vollendeten 21. Lebensjahr		
Fachärzte für Mund-, Kiefer- und Gesichtschirurgie	15210	15211	15212	
Fachärzte für – **Neurologie** – **Nervenheilkunde** – **Neurologie und Psychiatrie** – **Neurochirurgie**	16210	16211	16212	
Fachärzte für Nuklearmedizin **Vertragsärzte mit Genehmigung**				17210 17214 Zuschlag zu 17210 bei Neugeborenen, Säuglingen, Kleinkindern und Kindern
Fachärzte für Orthopädie	18210	18211	18212	
Fachärzte für – **Pathologie** – **Neuropathologie** **Vertragsärzte mit Genehmigung durch die KV**				19210
Fachärzte für Phoniatrie und Pädaudiologie (Therapie von Stimm-, Sprech- und Sprachstörungen; Diagnose und Therapie von angeborenen Hörstörungen)	20210	20211	20212	

Grund- und Konsiliarpauschalen der Fachärzte				
Fachrichtung	**Grundpauschale bis zum vollendeten 5. Lebensjahr**	**Grundpauschale ab dem 6. bis zum vollendeten 59. Lebensjahr**	**Grundpauschale ab Beginn des 60. Lebensjahres**	**Konsiliarpauschale für Fachrichtungen ohne APK**
Fachärzte für – **Psychiatrie und Psychotherapie** – **Nervenheilkunde** – **Neurologie und Psychiatrie**	21210	21211	21212	
Fachärzte für Psychotherapeutische Medizin	22210	22211	22212	
Ärztliche und psychologische Psychotherapeuten **Kinder- und Jugendlichen-Psychotherapeuten (bis zum vollendeten 21. Lebensjahr)**	23210 23214 bei Säuglingen, Kleinkindern, Kindern, Jugendlichen und Erwachsenen, bei Therapien, die vor dem 21. Lebensjahr begonnen haben	23211	23212	
Fachärzte für Diagnostische Radiologie				24210, 24211 und 24212 für die verschiedenen Altersgruppen der Versicherten
Fachärzte für Strahlentherapie und Vertragsärzte mit Genehmigung				25210 bei gutartiger Erkrankung 25211 bei bösartiger Erkrankung 25213 Zuschlag zu den Ziffern 25210 und 25211 bei Neugeborenen, Säuglingen, Kleinkindern und Kindern 25214 nach strahlentherapeutischer Behandlung
Fachärzte für Urologie	26210	26211	26212	
Fachärzte für Physikalische und Rehabilitative Medizin	27210	27211	27212	

Im **Kapitel IV des EBM** finden sich darüber hinaus noch GOPs für Spezialleistungen, die nicht nur fachspezifisch, sondern auch nur unter bestimmten Bedingungen abgerechnet werden dürfen. Sie erfordern eine Spezialisierung, Weiter- oder Fortbildung des Arztes mit Genehmigung der KV zur Abrechnung der Leistungsziffern. Leistungen zur Phlebologie (Venenheilkunde) können z. B. nur von Fachärzten für Haut- und Geschlechtskrankheiten, für Chirurgie und für Innere Medizin sowie von Vertragsärzten mit der **Zusatzbezeichnung** Phlebologie abgerechnet werden.

12.2.4 Arztgruppenübergreifende allgemeine Leistungen

Im **Bereich II** des EBM finden sich allgemeine Gebührenordnungspositionen. Diese GOPs können in den Praxen, unabhängig von der Fachrichtung, abgerechnet werden, soweit es berufsrechtlich vertretbar ist. Sie sind erkennbar an den ersten beiden Ziffern: Sie beginnen ausschließlich mit 01 und 02, z. B. 01410 (Besuch) oder 02511 (Elektrotherapie).

Präambel
Einleitung

Kommentare zum EBM und zur GOÄ finden Sie z. B. in: → Wezel/Liebold, Kommentar zu EBM und GOÄ, Asgard Verlag.

Es finden sich hier allgemeine Gebührenordnungspositionen sowie allgemeine diagnostische und therapeutische Leistungen:

- **allgemeine Gebührenordnungspositionen:** z. B. Aufwandserstattung für die besondere Inanspruchnahme des Vertragsarztes durch einen Patienten, GOPs für die Versorgung im Notfall und im organisierten ärztlichen Not(fall)dienst, Besuche, schriftliche Mitteilungen, Präventionsleistungen
- **allgemeine diagnostische und therapeutische Leistungen:** z. B. Infusionen, Transfusionen, kleinchirurgische Eingriffe, allgemeine therapeutische Leistungen, physikalisch-therapeutische Leistungen

MERKE

Vermeiden Sie Abrechnungsfehler, indem Sie die jeweilige Präambel der einzelnen Kapitel, Rundschreiben ihrer KV, die Kommentare im Deutschen Ärzteblatt und Kommentare zur Gebührenordnung zu Rate zu ziehen.

Auszug aus dem EBM
II Arztgruppenübergreifende allgemeine Gebührenordnungspositionen
1 Allgemeine Gebührenordnungspositionen
- 1.1 Aufwandserstattung für die besondere Inanspruchnahme des Vertragsarztes durch einen Patienten
- 1.2 Gebührenordnungsposition für die Versorgung im Notfall und im organisierten Not(fall-)Dienst
- 1.3 Grundpauschalen für ermächtigte Ärzte, Krankenhäuser bzw. Institute
- 1.4 Besuche, Visiten, Prüfung der häuslichen Krankenpflege, Verwaltungskomplex, telefonische Beratung, Konsultationspauschale, Verweilen
- 1.5 Ambulante praxisklinische Betreuung und Nachsorge
- 1.6 Schriftliche Mitteilungen, Gutachten
- 1.7 Gesundheit- und Früherkennungsuntersuchungen, Mutterschaftsvorsorge, Empfängnisregelung und Schwangerschaftsabbruch
  - 1.7.1 Früherkennung von Krankheiten bei Kindern
  - 1.7.2 Früherkennung von Krankheiten bei Erwachsenen
  - 1.7.3 Mammografie-Screening
  - 1.7.4 Mutterschaftsvorsorge
  - 1.7.5 Empfängnisregelung
  - 1.7.6 Sterilisation
  - 1.7.7 Schwangerschaftsabbruch
- 1.8 Gebührenordnungspositionen bei Substitutionsbehandlung der Drogenabhängigkeit

2 Allgemeine diagnostische und therapeutische Gebührenordnungspositionen
- 2.1 Infusionen, Transfusionen, Reinfusionen, Programmierung von Medikamentenpumpen
- 2.2 Tuberkulintestung
- 2.3 Kleinchirurgische Eingriffe, Allgemeine therapeutische Leistungen
- 2.4 Diagnostische Verfahren, Tests
- 2.5 Physikalisch-therapeutische Gebührenordnungspositionen

Allgemeine Leistungen:

Besondere Inanspruchnahme des Vertragsarztes durch einen Patienten

01100	**Unvorhergesehene Inanspruchnahme** des Vertragsarztes durch einen Patienten

- zwischen 19:00 und 22:00 Uhr
- an Samstagen, Sonntagen und gesetzlichen Feiertagen
- am 24.12. und 31.12. zwischen 07:00 und 19:00 Uhr

01101	**Unvorhergesehene Inanspruchnahme** des Vertragsarztes durch einen Patienten

- zwischen 22:00 und 07:00 Uhr
- an Samstagen, Sonntagen und gesetzlichen Feiertagen,
- am 24.12. und 31.12. zwischen 19:00 und 07:00 Uhr

Der Arzt kann die GOPs 01100 und 01101 zusammen mit der Versicherten- oder Grundpauschale und ausschließlich bei **kurativen Leistungen** berechnen. Er darf diese Positionen **nicht** abrechnen,

Versichertenpauschale → LF 2, S. 189

- wenn die Praxis zu diesen Zeiten **Sprechstunde** anbietet oder Patienten in diesen Zeiten einbestellt werden oder
- bei **Besuchen** und
- im organisierten **Not(fall)dienst**.

Sowohl die GOP 01100 als auch die GOP 01101 können ggf. neben Visiten auf Belegstationen nach GOP 01414 (siehe unten) abgerechnet werden.

Folgt kein weiterer Arzt-Patienten-Kontakt zu regulären Sprechstundenzeiten, muss an Stelle der Versicherten- oder Grundpauschale die **GOP 03030** (Versichertenpauschale bei unvorhergesehener Inanspruchnahme) berechnet werden. Erfolgt doch eine Inanspruchnahme in der Sprechstunde mit persönlichem Arzt-Patienten-Kontakt, muss die zunächst notierte GOP 03030 dann wieder gestrichen und die altersentsprechende Versicherten- bzw. Grundpauschale abgerechnet werden.

GOP 03030 → LF 2, S. 190

01102	**Inanspruchnahme des Vertragsarztes**

an Samstagen zwischen 07:00 und 14:00 Uhr

Diese GOP kann zu den angegebenen Zeiten bei telefonischer Inanspruchnahme des Arztes, bei Sprechstundenbehandlung und bei Einbestellung einzelner Patienten abgerechnet werden. Ausgeschlossen ist dagegen die Berechnung in organisierten Notdiensten.

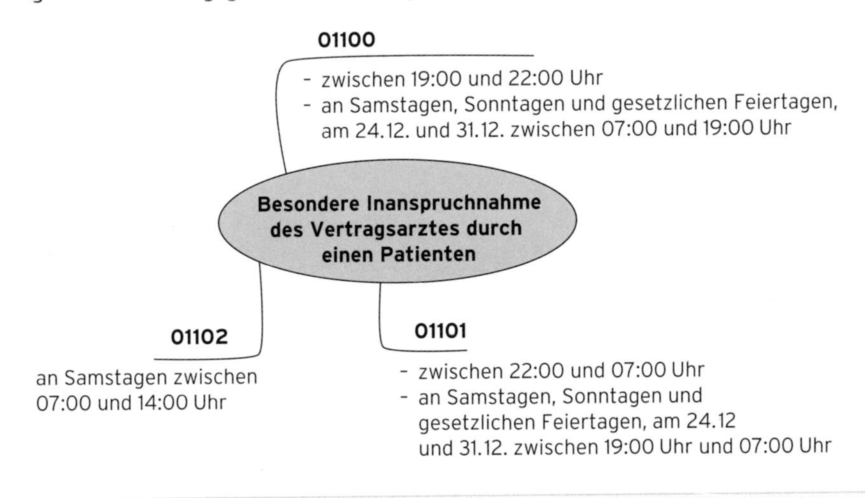

BEISPIELE

1) Frau Böhm (64 Jahre) lässt sich am Dienstag um 20:30 Uhr dringend telefonisch von ihrem Hausarzt beraten. Am Mittwoch kommt sie in die Sprechstunde.

1. Behandlungstag	01100 (unvorhergesehene Inanspruchnahme zwischen 19:00 und 22:00 Uhr) ~~03030 (Versichertenpauschale bei unvorhergesehener Inanspruchnahme)~~
2. Behandlungstag	03000 (Versichertenpauschale Hausarzt) 03040 (Zusatzpauschale hausärztlicher Versorgungsauftrag)

Nach der Behandlung am Mittwoch ist die GOP 03030 vom Vortag zu streichen.

2) In der Samstagssprechstunde führt der Urologe Dr. Berger termingerecht bei dem 52-jährigen Burkhard Merk die Krebsvorsorgeuntersuchung durch.

1. Behandlungstag	01102 (Inanspruchnahme an Samstagen zwischen 07:00 und 14:00 Uhr) 01731 (Krebsfrüherkennung beim Mann) 01734 (Untersuchung auf Blut im Stuhl in drei Proben gemäß den Krebsfrüherkennungsrichtlinien)

Die GOP 01102 ist abrechenbar, da für diese Position neben kurativen auch die Abrechnung von präventiven Leistungen zulässig ist. Die altersentsprechende urologische Grundpauschale GOP 26211 entfällt, da Versicherten- und Grundpauschalen nur im kurativen, nicht aber im präventiven Behandlungsfall abrechenbar sind.

Weitere allgemeine Leistungen:

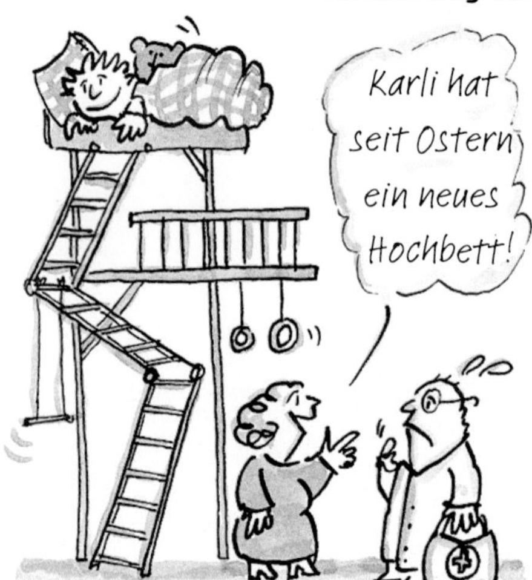

Besuche, Visiten, Prüfung der häuslichen Krankenpflege, Verwaltungskomplex, telefonische Beratung, Konsultationspauschale, Verweilen

Der EBM definiert den Besuch oder die Visite als eine ärztliche Inanspruchnahme, zu der ein Arzt seine Praxis, Wohnung oder einem anderen Ort verlassen muss, um an einem anderen Ort einen Erkrankten zu behandeln. Es handelt sich für die Abrechnung ärztlicher Leistungen auch um einen Besuch, wenn der Arzt zur Notversorgung eines Unfallverletzten auf der Straße gerufen wird.

Ein Besuch kann nur abgerechnet werden, wenn auch eine Notwendigkeit dafür besteht. Das ist der Fall

- wenn der Patient krankheitsbedingt nicht in der Lage ist, in die Praxis zu kommen, oder
- der Patient infektiös ist (z. B. bei Masern, Mumps, Keuchhusten).

Besuchs-GOPs können nicht abgerechnet werden, wenn sie aus Gefälligkeit erfolgen, z. B. wegen verkehrstechnisch ungünstiger Anfahrtsmöglichkeit vom Patienten zur Arztpraxis.

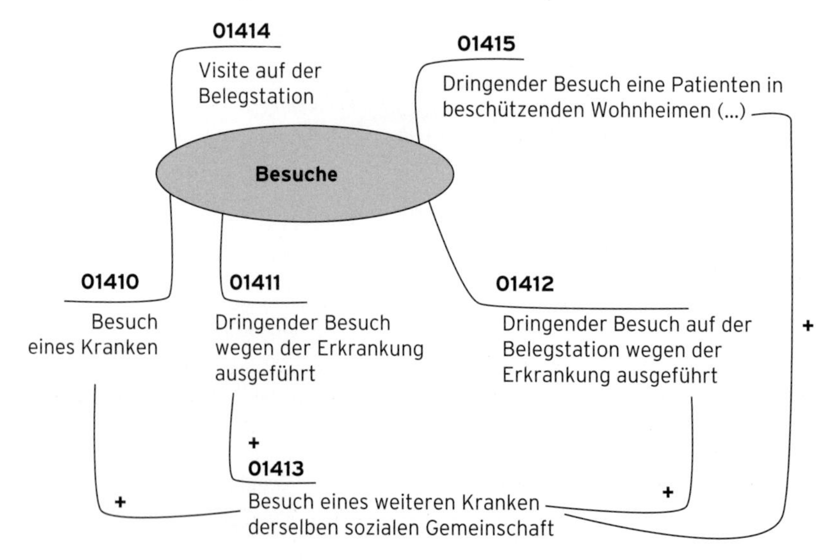

01410	**Besuch eines Kranken**
wegen der Erkrankung ausgeführt	

01411	**Dringender Besuch wegen der Erkrankung, unverzüglich nach Bestellung ausgeführt**
– zwischen 19:00 und 22:00 Uhr – an Samstagen, Sonntagen und gesetzlichen Feiertagen, am 24.12. und 31.12. zwischen 07:00 und 19:00 Uhr	

Die GOP 01411 ist z. B. nicht neben den GOPs 01100 bis 01102, 01410 und 01412 bis 01415 berechnungsfähig.

Ein dringender Besuch im organisierten Notfalldienst oder im Rahmen der Notfallversorgung durch Krankenhäuser, Institute und nicht an der vertragsärztlichen Versorgung teilnehmende Ärzte kann mit der GOP 01418 berechnet werden.

Notfalldienst
→ Bd. 2, LF 5, S. 102

01412	**Dringender Besuch / dringende Visite auf der Belegstation wegen der Erkrankung, unverzüglich nach Bestellung ausgeführt**
– Dringender Besuch zwischen 22:00 und 07:00 Uhr – Dringender Besuch an Samstagen, Sonntagen und gesetzlichen Feiertagen, am 24.12. und 31.12. zwischen 19:00 und 07:00 Uhr – Dringender Besuch bei Unterbrechung der Sprechstundentätigkeit mit Verlassen der Praxisräume oder – Dringende Visite auf der Belegstation bei Unterbrechung der Sprechstundentätigkeit mit Verlassen der Praxisräume	

Die GOP 01412 ist nicht für Besuche im Rahmen des organisierten Not(fall)dienstes bzw. für Besuche im Rahmen der Notfallversorgung durch nicht an der vertragsärztlichen Versorgung teilnehmende Ärzte, Institute und Krankenhäuser berechnungsfähig.

Zu den GOPs 01410 bis 01412 kann der Arzt zusätzlich **Wegegeld** berechnen. Die Pauschale ist in den einzelnen KV-Bereichen unterschiedlich geregelt und berücksichtigt zumeist sowohl die Entfernung der für den Besuch zurückgelegten Strecke (Einteilung in Zonen) als auch die Tageszeit des erfolgten Besuchs.

Wegegeld
→ LF 2, S. 203
Informieren Sie sich über die Regelungen für das Wegegeld bei Hausbesuchen in Ihrem KV-Bereich.

01413	**Besuch eines weiteren Kranken** derselben sozialen Gemeinschaft
Obligater Leistungsinhalt: – Besuch eines weiteren Kranken in unmittelbarem zeitlichem Zusammenhang mit einem Besuch nach den Nrn. 01410, 01411, 01412 oder 01415	

soziale Gemeinschaft
gleiche Wohnung mit eigener Türklingel und eigenem Briefkasten; gleiches Alten-, Pflegeheim; auch Besucher zählen zur sozialen Gemeinschaft

Neben GOP 01413 ist die Wegegeldpauschale nicht erneut berechnungsfähig, wenn sie bereits für den ersten Patienten angesetzt wurde.

01414	**Visite**
auf der Belegstation, je Patient	

Die GOP 01414 für die Visite kann der Arzt auch neben den GOPs 01100 und 01102 für unvorhergesehene Inanspruchnahme abrechnen. Die Berechnung einer Wegegeldpauschale kann im Zusammenhang mit der ersten Visite nach GOP 01414 einmal je Visitentag erfolgen.

01415	**Dringender Besuch eines Patienten in beschützenden Wohnheimen bzw. Einrichtungen bzw. Pflege- oder Altenheimen mit Pflegepersonal**
wegen der Erkrankung, noch am Tag der Bestellung ausgeführt	

Im Rahmen des organisierten Not(fall)dienstes ist die Gebührenordnungsposition 01415 nicht berechnungsfähig. Weitere dringende Besuche am gleichen Termin in derselben Einrichtung müssen mit GOP 01413 abgerechnet werden.

organisierter Notfalldienst
→ Bd. 2, LF 5, S. 103

01416 Begleitung eines Kranken durch den behandelnden Arzt beim Transport zur unmittelbar notwendigen stationären Behandlung

je vollendete 10 Minuten

Die GOP 01416 kann abgerechnet werden, sofern die Begleitung durch den Arzt für die laufende ärztliche Versorgung während des Transports notwendig ist.

01420 Überprüfung der Notwendigkeit und Koordination der verordneten häuslichen Krankenpflege

Obligater Leistungsinhalt:
- Anleitung der Bezugs- und Betreuungsperson(en)
- Überprüfung von Maßnahmen der häuslichen Krankenpflege

Fakultativer Leistungsinhalt:
- koordinierende Gespräche mit einbezogenen Pflegekräften

einmal im Behandlungsfall

Das Abrechnen der Ziffer 01420 setzt die Verordnung der häuslichen Krankenpflege nach Muster 12 voraus.

01430 Verwaltungskomplex

Obligater Leistungsinhalt:
- Ausstellung von Wiederholungsrezepten oder Überweisungsscheinen ohne persönlichen Arzt-Patienten-Kontakt und/oder
- Übermittlung von Befunden oder ärztlichen Anordnungen an den Patienten im Auftrag des Arztes durch das Praxispersonal

Fakultativer Leistungsinhalt:
- Übermittlung mittels technischer Kommunikationseinrichtungen

Die GOP 01430 ist im Arztfall nicht neben anderen Positionen und nicht mehrfach an demselben Tag berechnungsfähig.
Kommt später in demselben Behandlungsfall eine Versicherten-, Grund- und/oder Konsiliarpauschale zur Abrechnung, ist die GOP 01430 zu streichen.

HINWEIS

Um die GOPs 01430 und 01435 berechnen zu können, muss stets die eGK des Patienten eingelesen werden. Damit sind die Möglichkeiten, diese GOPs abzurechnen, in der Praxis aus organisatorischen Gründen begrenzt und eher bei Berufsausübungsgemeinschaften relevant.

01435 Haus-/Fachärztliche Bereitschaftspauschale

Obligater Leistungsinhalt:
- Telefonische Beratung des Patienten im Zusammenhang mit einer Erkrankung durch den Arzt bei Kontaktaufnahme durch den Patienten und/oder
- Anderer mittelbarer Arzt-Patienten-Kontakt gemäß 4.3.1 der Allg. Bestimmungen

einmal im Behandlungsfall

Die GOP 01435 kann nur bei ausschließlich telefonischem Arzt-Patienten-Kontakt oder anderen mittelbaren Arzt-Patienten-Kontakten (z. B. E-Mail) abgerechnet werden.
Im organisierten Not(fall)dienst darf die GOP 01435 nicht berechnet werden. Ebenso ist die GOP nicht neben anderen GOP, auch nicht neben der Versicherten- oder Grundpauschale abrechenbar. Dagegen kann die Position bei Neugeborenen, Säuglingen, Kleinkindern und Kindern bis zum vollendeten 12. Lebensjahr zweimal im Behandlungsfall abgerechnet werden.

01436 Konsultationspauschale

Obligater Leistungsinhalt:
- Persönlicher Arzt-Patienten-Kontakt,
- Diagnostik und/oder Behandlung einer/von Erkrankung(en) eines Patienten im Rahmen einer Überweisung zur Durchführung von Auftragsleistungen und/oder
- Diagnostik und/oder Behandlung einer/von Erkrankung(en) eines Patienten im Rahmen einer Überweisung zur Konsiliaruntersuchung, Mitbehandlung oder Weiterbehandlung nur bei präoperativen GOPs (EBM-Kap. 31.1), ambulanten Operationen (EBM-Kapitel 31.2) und den zugehörigen Anästhesien (EBM-Kapitel 31.5) und postoperativen Behandlungskomplexen (EBM-Kapitel 31.4)

Die GOP 01436 kann nicht neben Versicherten-, Grund- und/oder Konsiliarpauschalen in derselben Sitzung berechnet werden. Hierzu ist ein weiterer Arzt-Patienten-Kontakt erforderlich.

01440	**Verweilen außerhalb der Praxis** ohne Erbringung weiterer abrechnungsfähiger Leistungen, wegen der Erkrankung erforderlich
je vollendete 30 Minuten	

Die GOP 01440 ist nicht neben der GOP 01416 berechnungsfähig.

BEISPIELE

1) Hausarzt Dr. Große hat seine Patientin Frau Mey zum dritten Mal in diesem Behandlungsfall zur Durchführung einer intravenösen Infusion (15 Minuten) besucht.

3. Behandlungstag	01410 (Besuch) Wegepauschale

Die Versichertenpauschale wurde bereits beim ersten Arzt-Patienten-Kontakt notiert. Die intravenöse Infusion ist laut EBM-Anhang 1 mit der hausärztlichen Versichertenpauschale abgegolten. Wäre Dr. Große Facharzt oder hätte er nach EBM-Anhang 1 die Infusion im organisierten Notdienst gegeben, dann hätte er sie nach GOP 02100 neben den jeweiligen Grundpauschalen abrechnen dürfen.

2) Der Urologe Dr. Klaus wird am Sonntag um 21:30 Uhr zu einer dringenden Visite auf seine Belegstation zu Herrn Peters gerufen.

1. Behandlungstag	01101 (Unvorhergesehene Inanspruchnahme ... am Sonntag zwischen 19:00 und 07:00 Uhr) 01414 (Visite) Wegepauschale

Die Grundpauschale Urologie wurde bereits früher abgerechnet.

3) Aus der Sprechstunde heraus wird der hausärztliche Internist Dr. Paul zum Ehepaar Lammer gerufen. Bei Frau Lammer ist der Besuch die erste Inanspruchnahme, bei ihrem Mann die vierte in diesem Behandlungsfall. Beide über 70-jährigen Patienten werden untersucht und erhalten eine Verordnung.

Herr Lammer:

4. Behandlungstag	01412 (Dringender Besuch ... bei Unterbrechung der Sprechstundentätigkeit) Wegepauschale

Frau Lammer:

1. Behandlungstag	03000 (Versichertenpauschale) 01413 (Besuch eines weiteren Kranken)

4) Die Kinderärztin Dr. Kluge wird am Sonntag um 23:20 Uhr dringend zu dem vierjährigen Tim wegen akuter Atemnot gerufen. Sie erhebt einen Ganzkörperstatus und führt eine intravenöse Injektion durch. Da sich der Zustand des kleinen Jungen nicht bessert, ruft sie einen Krankenwagen und begleitet Tim in die Klinik, da ärztliche Betreuung während des Transportes gewährleistet sein muss. Der Transport dauert 25 Minuten.

1. Behandlungstag	04130 (Versichertenpauschale Kinderarzt bei unvorhergesehener Inanspruchnahme ... an Sonntagen ... bei persönlichem Arzt-Patienten-Kontakt) 01412 (Dringender Besuch ... am Sonntag zwischen 22:00 und 07:00 Uhr) Wegepauschale 2 × 01416 (Begleitung eines Kranken ... je vollendete 10 Minuten)

5) Die Patientin Sarah Erdmann holt bei der MFA ihres Hausarztes das zuvor bestellte Rezept ab. Es ist ihr einziger Praxisbesuch im Quartal.

1. Behandlungstag	01430 (Verwaltungskomplex)

Schriftliche Mitteilungen, Gutachten (Auszüge)

01600	**Ärztlicher Bericht**

über das Ergebnis einer Patientenuntersuchung

01601	**Ärztlicher Brief in Form einer individuellen schriftlichen Information** des Arztes an einen anderen Arzt über den Gesundheits- bzw. Krankheitszustand des Patienten

Obligater Leistungsinhalt:
Schriftliche Information zu
- Anamnese
- Befund(en)
- epikritische Bewertung
- schriftliche Information zur Therapieempfehlung

epikritische Bewertung
Bewertung eines abgeschlossenen Krankheitsgeschehens

Die Gebührenordnungspositionen 01600 und 01601 können im Behandlungsfall nicht neben den Versicherten-, Grund- oder Konsiliarpauschalen berechnet werden, da diese in der Leistungsbeschreibung der Pauschalen enthalten sind. Bei Überweisungen unterliegt der Facharzt einer Berichtspflicht an den überweisenden Hausarzt.

01602	**Gebühr für die Mehrfertigung (z. B. Kopie) eines Berichtes oder Briefes an den Hausarzt**

Zuschlag zu den Leistungen nach den Ziffern 01600 oder 01601

Bei der Abrechnung ist der Name des Hausarztes bzw. dessen Abrechnungsnummer anzugeben.

Kostenpauschalen
→ LF 2, S. 203

Sollen Berichte, Arztbriefe oder Kopien auf dem Postweg versandt werden, kann zusätzlich das Porto berechnet werden. Die Ziffern hierfür finden sich im EBM in Kapitel V Kostenpauschalen. Hier kann es allerdings zu regionalen Unterschieden kommen.

Schwester, was berechne ich für Liebesbriefe?

Wenn ich den Bericht selbst vortrage – bekomme ich dann ein Redner-Honorar?

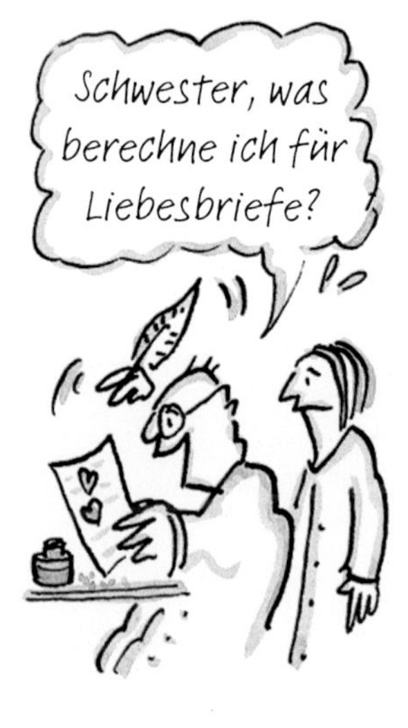

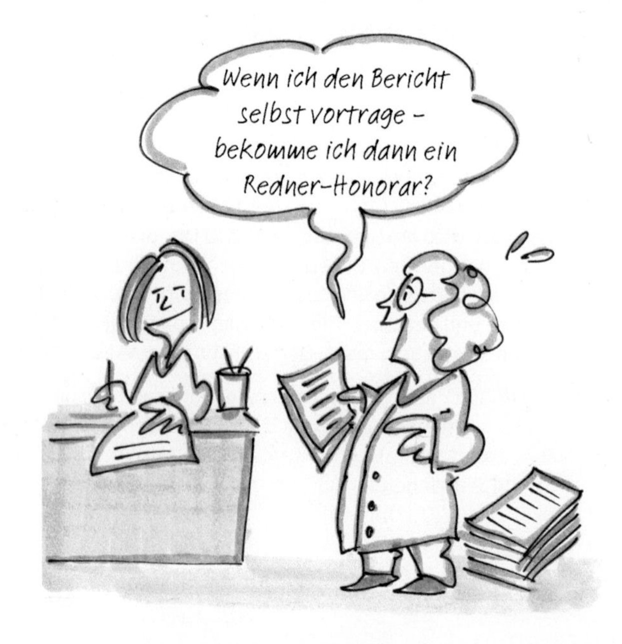

12.2.5 Kostenpauschalen

In **Bereich V** des EBM finden sich verschiedene Kostenpauschalen für Leistungen, die mit einem jeweils feststehenden Eurobetrag vergütet werden. Sie gelten als Entschädigung für die entstandenen Kosten. Es handelt sich hierbei neben den bereits erwähnten Wegegeldpauschalen z. B. um Pauschalen für den Versand von Briefen und Materialien.

MERKE

Bei der Vergütung von Kostenpauschalen kommt es z. T. zu erheblichen Unterschieden zwischen den einzelnen KV-Bereichen. Die betrifft vor allem die Wegegeldpauschalen. Die regionalen Regelungen sind bei der zuständigen KV zu erfragen.

Kostenpauschalen für Versandmaterial

40100	**Kostenpauschale** für Versandmaterial, Versandgefäße für den Versand von Untersuchungsmaterial ... 2,60 €
40104	**Kostenpauschale** für Versandmaterial für den Versand von Röntgenmaterial und Filmfolien ... 5,10 €
40106	**Kostenpauschale** für Versandmaterial für den Versand von Langzeit-EKG-Datenträgern ... 1,50 €

Kostenpauschalen für Briefsendungen

40120	**Brief bis 20 g (Standardbrief), Telefax-Übermittlung** 0,62 €
40122	**Brief bis 50 g (Kompaktbrief), digitale Befunddatenträger** 0,85 €
40124	**Brief bis 500 g (Großbrief)** 1,45 €
40126	**Brief bis 1000 g (Maxibrief)** 2,40 €
40142	Kostenpauschale für Leistungen **entsprechend der GOPs 01620, 01621 oder 01622 bei Abfassung in freier Form**, wenn vereinbarte Vordrucke nicht benutzt werden können 1,50 € je Seite

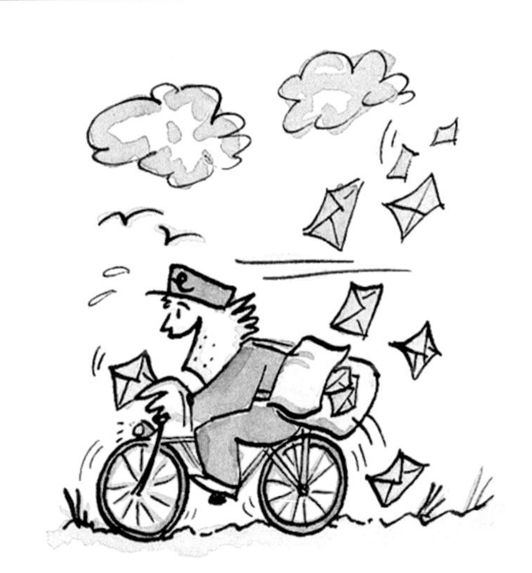

Die Schreibgebühr kann nur gleichzeitig mit den GOPs 01620, 01621 oder 01622 berechnet werden, also bei Abfassung z. B. einer kurzen Bescheinigung, eines kurzen Zeugnisses oder eines begründeten schriftlichen Gutachtens auf Verlangen des Kostenträgers.

40144	Kostenpauschale für fotokopierte oder EDV-technisch reproduzierte **Befundmitteilungen, Berichte, Arztbriefe und andere patientenbezogene Unterlagen ausschließlich für den mit- oder weiterbehandelnden oder konsiliarisch tätigen Arzt oder den Arzt im Krankenhaus** 0,13 € je Seite

Weitere Kostenpauschalen

40150	Kostenpauschale für **drei ausgegebene Testbriefchen**, wenn die Leistung nach den GOPs ❙ 01734 oder ❙ 32040 nicht erbracht werden konnte 1,30 €
40152	Kostenpauschale **für ein ausgegebenes Testbriefchen für den Nachweis von Albumin im Stuhl**, wenn die Leistung nach GOP ❙ 32041 nicht erbracht werden konnte 1,50 €

GOP 01734
→ Bd. 3, LF 11, S. 221
GOP 32040
→ Bd. 3, LF 9, S. 94
GOP 32041
→ Bd. 3, LF 9, S. 94

GOP 02400
→ Bd. 3, LF 9, S. 94

40154	Kostenpauschale bei Durchführung der Leistung nach GOP 02400 für den **Bezug des 13C-Harnstoffs** gemäß Nr. 7 der Allgemeinen Bestimmungen 25,60 €

Mifepriston ist ein Medikament, dessen Verabreichung den Schwangerschaftsabbruch auslöst.

Sklerosierungsbehandlung Mit einer Sklerosierungsbehandlung können Blutgefäße verödet (verschlossen) werden, hier z. B. bei Blutungen nach der Entfernung von Polypen (pilzförmig vorstehende Wucherungen) bei einer Koloskopie (Dickdarmspiegelung).

40156	Kostenpauschale **bei Durchführung eines medikamentös ausgelösten Schwangerschaftsabbruchs** nach der GOP 01906 **für den Bezug von Mifepriston** 81,80 €
40160	Kostenpauschale bei **Durchführung einer interventionellen endoskopischen Untersuchung des Gastrointestinaltraktes nach den GOPs 01741, 13401, 13421 für die beim Eingriff eingesetzten Einmalsklerosierungsnadeln** 15,00 €

„MFA-Besuche"

40240	Kostenpauschale, einschl. Wegegeld, **für das Aufsuchen eines Kranken durch einen/eine vom behandelnden Arzt beauftragte/-n Mitarbeiter/-in** 5,10 €

Alle Leistungen, die delegierbar sind, wie z. B. Harnstreifentests und Blutzuckerbestimmungen, können ggf. daneben berechnet werden.

40260	Kostenpauschale, einschl. Wegegeld, **für das Aufsuchen eines weiteren Kranken derselben sozialen Gemeinschaft (auch Altenheim) in unmittelbarem zeitlichem Zusammenhang mit dem Aufsuchen eines Kranken nach GOP 40240** 2,60 €

HINWEIS

Die GOP 40240 bezieht sich nicht auf die MFA, die den Arzt begleitet, sondern die zu Besuchen beauftragte MFA. Haus- und Mitbesuche der nichtärztlichen Praxisassistentin werden mit den GOPs 03062 und 03063 berechnet.

GOP 03062, 03063
→ LF 2, S. 190

BEISPIELE

1) Die 68-jährige Margarete Heber wird von dem Urologen Dr. Kavka wegen chronisch rezidivierender Harnwegsinfekte behandelt. Er schreibt anschließend einen ausführlichen Arztbericht an den Hausarzt und verschickt ihn auf dem Postweg.

1. Behandlungstag	26212 (Grundpauschale Urologie) 40120 (Pauschale Briefversand)

Dr. Kavka kann die GOP 01601 für den ärztlichen Brief nicht abrechnen, weil diese Leistung bereits in der urologischen Grundpauschale 26212 enthalten ist.

2) Die MFA Steffi Berger fährt zu dem bettlägerig erkrankten Ehepaar Meyer, das in diesem Quartal schon in der Praxis bei Dr. Müller war. Herr Meyer bekommt eine intramuskuläre Injektion, bei Frau Meyer führt sie eine Glukosebestimmung durch.

2. Behandlungstag	40240 (Herr Meyer); 40260, Glukosebestimmung (Frau Meyer)

Ein Wegegeld kann neben Besuchen durch das Praxispersonal nicht berechnet werden. Die intramuskuläre Injektion ist Bestandteil der Versichertenpauschale.

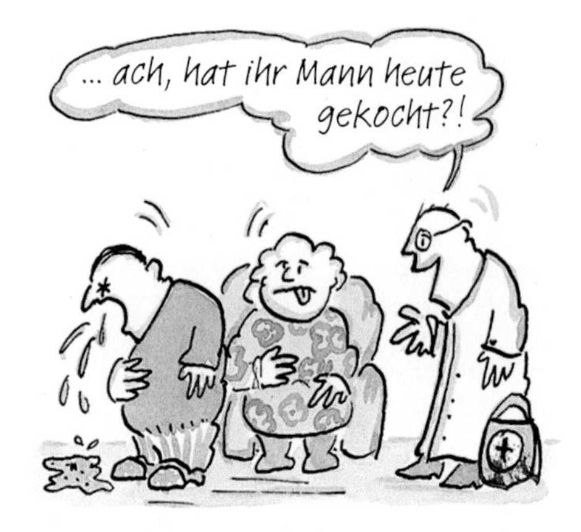

3) Der Hausarzt Dr. Norder führt außerhalb des organisierten Notdienstes bei dem Ehepaar Paulus am Sonntag um 14:00 Uhr einen dringend angeforderten Hausbesuch durch. Das Ehepaar, beide sind 54 Jahre alt, klagt seit dem Mittagessen über starke Schmerzen im Magenbereich, Erbrechen, Übelkeit und Schwindel. Bei Frau Paulus ist es der erste Kontakt im Quartal, bei Herrn Paulus bereits der dritte Kontakt. Beide Patienten erhalten eine intravenöse Injektion.

Herr Paulus:

3. Behandlungstag	01411 (Dringender Besuch) Wegegeld

Frau Paulus:

1. Behandlungstag	01413 (Besuch eines weiteren Kranken) 03000 (Versichertenpauschale)

Das Wegegeld kann bei Mitbesuchen nicht zusätzlich berechnet werden. Die intravenöse Injektion ist Bestandteil der Versichertenpauschale.

4) Beim Durchsehen der Quartalsabrechnung stellt die MFA Claudia Syber am 30.03. in der urologischen Praxis Dr. Kavka fest, dass Herr Zorn nach der Durchführung seiner Krebsfrüherkennungsuntersuchung am 22.02. die ihm ausgehändigten Stuhlbriefchen nicht zur Auswertung in die Praxis gebracht hat. Der Arzt teilt dies dem Hausarzt in kurzer Form mit.

1. Behandlungstag 22.02.	01731 (Krebsfrüherkennungsuntersuchung beim Mann) 40150 (Pauschale für Testbriefchen)
2. Behandlungstag 30.03.	01600 (Brief) 40120 (Pauschale Briefversand)

Die GOP 01734 kann nicht abgerechnet werden, weil die Leistung nicht vollständig erbracht werden konnte, da vom Patienten die drei Testbriefchen nicht zurückgebracht wurden. Den Brief kann der Arzt am 30.03. abrechnen, weil keine Grundpauschale zum Ansatz gekommen ist.

AUFGABEN

1 Erläutern Sie, in welche Kapitel der EBM gegliedert ist.

2 Nennen Sie Begriffe, die im Kapitel „Allgemeine Bestimmungen" des EBM erklärt werden.

3 Unterscheiden Sie die Begriffe präventiv und kurativ.

4 Unterscheiden Sie die Begriffe obligat und fakultativ.

5 Nennen Sie die Voraussetzungen, die erfüllt sein müssen, damit ein persönlicher Arzt-Patienten-Kontakt zu Stande kommt. Geben Sie auch weitere Arten von Arzt-Patienten-Kontakten an.

6 Erläutern Sie, wie die GOPs des EBM gegliedert sind.

7 Rechnen Sie den folgenden Behandlungsfall ab: Die Patientin Herta Klose, 59 Jahre alt und bei der Barmer GEK versichert, kommt in die Praxis und lässt sich von ihrem Hausarzt untersuchen. Am gleichen Tag bittet sie den Arzt um 23:15 Uhr um einen Hausbesuch (2 km Entfernung). Der Arzt bestellt sie nach Durchführung des Hausbesuches in die morgige Sprechstunde, um ein Langzeit-EKG durchzuführen. Zwei Tage nach dem Langzeit-EKG kommt Frau Klose erneut, um die Ergebnisse zubesprechen. Der Arzt berät sie über 15 Minuten.

8 Rechnen Sie die Behandlung von Herrn Frank Röde ab (36 Jahre, TK-versichert): Der Patient kommt in die Samstagssprechstunde, wo ihn sein Hausarzt untersucht und auf seine Belegstation im Krankenhaus einweist. Am Folgetag führt der Arzt dort eine Visite durch. Zwei Wochen später kommt Herr Röde wieder in die Sprechstunde, um eine Überweisung abzuholen. Es findet hierbei kein Arzt-Patienten-Kontakt statt.

12.3 Gebührenordnung für Ärzte (GOÄ)

Privatpatientengruppen
→ LF 2, S. 167

Die Vergütung für die Behandlung von Privatpatienten wird durch die Gebührenordnung für Ärzte (GOÄ) bestimmt. Für die Behandlung dieser Patienten dokumentiert der Arzt entsprechend seine Leistungen nicht nach dem EBM, sondern nach den Gebührenziffern der GOÄ.

Die rechtliche Grundlage für die ärztliche Behandlung ist der Behandlungsvertrag zwischen Arzt und Patient. Dabei erfolgt die Abrechnung der erbrachten Behandlungsleistung stets über eine Privatrechnung **(Liquidation)**. Diese Liquidation zahlt der Patient selbst und bekommt die Kosten ggf. von seiner privaten Krankenversicherung erstattet und/oder er erhält auch Zuschüsse über seine Beihilfestelle. In Ausnahmefällen rechnet der Arzt die Behandlung auch mit anderen Kostenträgern ab.

Beihilfe
→ LF 2, S. 167

Sonstige Kostenträger
→ LF 2, S. 169

Mit CD-ROM

R. Hess / R. Klakow-Franck (Bearb.)

Gebührenordnung für Ärzte (GOÄ)

Gebührenordnung für Ärzte
Gebührenverzeichnis für ärztliche Leistungen
Analoge Bewertungen und Abrechnungsempfehlungen

Stand Mai 2012

Deutscher Ärzte-Verlag

Abb. 1 Titelseite der GOÄ

Neben den reinen Privatpatienten stellt der Arzt auch Kassenpatienten eine Privatliquidation aus, sofern sie ausdrücklich Leistungen zusätzlich zur Kassenversorgung wünschen (Individuelle Gesundheitsleistungen, IGeL) und dieses mittels einer schriftlichen Vereinbarung bestätigt haben oder wenn sie sich gegenüber der GKV für die Kostenerstattung entschieden haben.

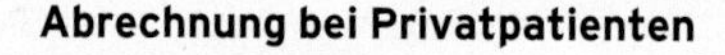

Der Arzt hat nur mit dem Patienten, nicht aber mit den privaten Krankenversicherungen oder mit den Beihilfestellen vertragliche Beziehungen. Daher sind bei Unstimmigkeiten über Erstattungen diese Stellen für den Patienten zuständig. Dagegen ist die Ärztekammer Ansprechpartner für Gutachten und Beratungen bei Unstimmigkeiten bei der privatärztlichen Liquidation.

Ärztekammer
→ LF 1, S. 61

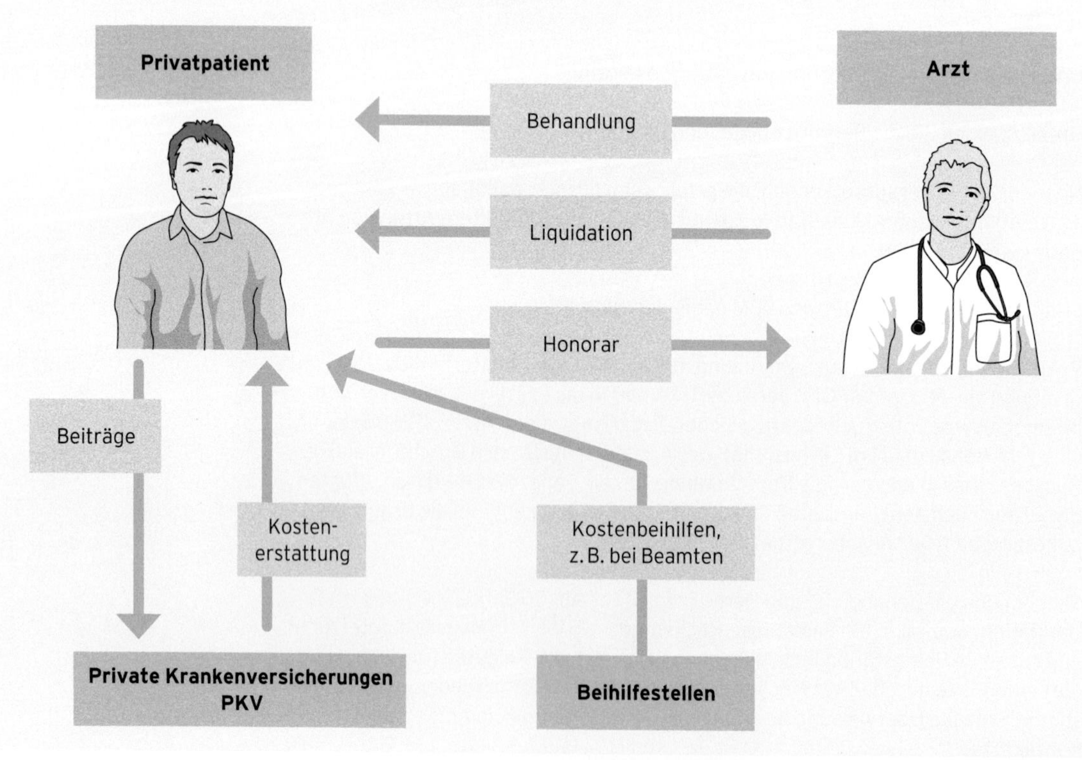

12.3.1 Gliederung der GOÄ

Die Gebührenordnung für Ärzte besteht aus zwei Teilen:
- den **gesetzlichen Grundlagen** und
- dem in mehrere Abschnitte gegliederten **Gebührenverzeichnis** für ärztliche Leistungen.

Die gesetzlichen Grundlagen umfassen zwölf Paragrafen, die die Anwendung der GOÄ regeln. Das Gebührenverzeichnis dagegen beinhaltet alle abrechnungsfähigen ärztlichen Leistungen. Es ist in die Abschnitte A bis P gegliedert, wobei sich diese Abschnitte an den Fachgruppen der Ärzte orientieren.
Am Ende der Gebührenordnung finden sich außerdem zwei alphabetisch geordnete Sachverzeichnisse für alle abrechnungsfähigen allgemeinen Leistungen und Laborziffern, die eine bedeutende Hilfe bei der Ziffernsuche darstellen.

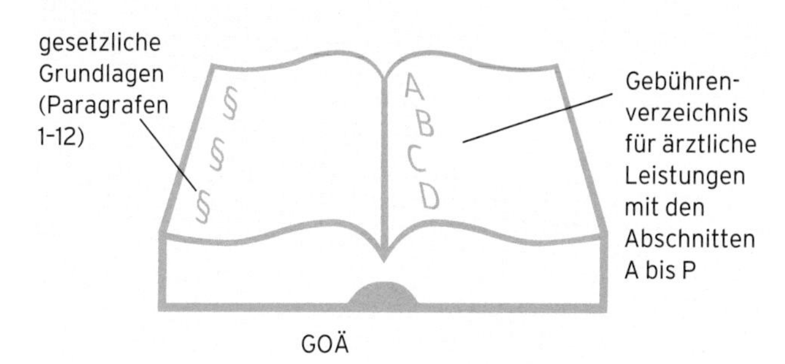

GOÄ

Gesetzliche Grundlagen (Paragrafenteil)

§ 1 Anwendungsbereich
Der § 1 stellt fest, dass die Vergütung ärztlicher Leistungen nach GOÄ erfolgen muss, sofern sie nicht durch ein Bundesgesetz (z. B. SGB V) geregelt ist. Daneben wird festgelegt, dass der Arzt, wie bei der vertragsärztlichen Abrechnung auch, seine Leistungen unter dem Gesichtspunkt der Wirtschaftlichkeit erbringen muss.

§ 2 Abweichende Vereinbarung
In § 2 wird die Möglichkeit einer abweichenden Vereinbarung dargelegt: Durch diese Vereinbarung können Arzt und Patient von der durch ❙ Höchstwerte festgelegten Gebührenhöhe abweichen. Die abweichende Vereinbarung muss vor Beginn der Behandlung schriftlich fixiert werden; sie wird Abdingung oder Honorarvereinbarung genannt.
Für diese Vereinbarung sind sogenannte Formvorschriften vorgegeben: Es muss neben der Nummer und der Bezeichnung der Leistung, dem Steigerungssatz und dem vereinbarten Betrag auch die Feststellung enthalten sein, dass eine Erstattung der Vergütung durch Erstattungsstellen möglicherweise nicht in vollem Umfang gewährleistet ist.

Höchstwerte für „normal" privat Versicherte
→ LF 2, S. 208

Vereinbarung gemäß § 2 Abs. 1 GOÄ

Vereinbarung zwischen Patient/-in ....

und Dr. Fred Sauer, Facharzt für Orthopädie
Der/die o. g. Patient/-in und der Arzt Dr. Fred Sauer vereinbaren gemäß § 2 Abs. 1 und 2 der GOÄ die Höhe der Vergütung für die nachfolgend aufgeführten Leistungen aus dem Leistungsverzeichnis der Gebührenordnung für Ärzte (GOÄ) folgendermaßen:

GOÄ-Nr.	Leistung	Anzahl	Faktor	€

Der/die o. g. Patient/-in wurde darauf hingewiesen, dass eine Erstattung der Vergütung durch Erstattungsstellen möglicherweise nicht in vollem Umfang gewährleistet ist.

Ort, Datum	Unterschrift des Versicherten	Unterschrift des Arztes

Ausgenommen von dieser Gebührenvereinbarung sind die Leistungen folgender Abschnitte der GOÄ: Abschnitt A (Gebühren in besonderen Fällen), Abschnitt E (Physikalisch-medizinische Leistungen), Abschnitt M (Laboratoriumsuntersuchungen) und Abschnitt O (Strahlendiagnostik, Nuklearmedizin).

§ 3 Vergütungen
Der Arzt kann nach § 3 Gebühren, Entschädigungen und Ersatz von Auslagen als Vergütung in Rechnung stellen. Die folgenden Paragrafen regeln das genaue Vorgehen.

§ 4 Gebühren
Der § 4 erklärt, was unter den Gebühren zu verstehen ist: Die Leistungen, für die Gebühren erhoben werden, können entweder vom Arzt selbst oder von nicht ärztlichem Fachpersonal erbracht werden, das unter seiner Aufsicht arbeitet. Auch die Leistungen, die in einer Laborgemeinschaft erbracht werden, gelten als eigene Leistungen.
In den jeweiligen Gebühren sind die Kosten für die Praxis einschließlich der Kosten für Sprechstundenbedarf sowie Kosten für die Anwendung von Instrumenten und Apparaten enthalten. Hiervon ausgenommen sind Auslagen, die unter § 10 fallen.

HINWEIS

Da der Punktesatz immer gleich ist, enthält die GOÄ neben der Punktzahl zusätzlich die Gebührensätze in Euro.

§ 5 Bemessung der Gebühren für Leistungen des Gebührenverzeichnisses
In der GOÄ errechnet sich die Gebühr einer ärztlichen Leistung aus der Punktzahl der Leistung und dem gültigen Punktwert: Der einfache Gebührensatz einer Leistung ergibt sich also aus der in der GOÄ angegebenen **Punktzahl der betreffenden ärztlichen Leistung** und dem festen **Punktwert von 5,82873 Cent**.
Außerdem besteht für den Arzt die Möglichkeit, zwischen drei verschiedenen Gebührensätzen zu wählen: dem einfachen Satz, dem Schwellenwert und dem Höchstsatz. Dies bildet den **Gebührenrahmen**: Er umfasst alle Gebühren vom einfachen Satz bis zum Höchstsatz. Die Spanne zwischen dem einfachen Satz und dem Schwellenwert stellt dabei die **Regelspanne** dar. Will der Arzt eine Leistung mit einem Wert über dem Schwellenwert berechnen, muss er dies in seiner Liquidation schriftlich begründen. Eine schriftliche Vereinbarung mit dem Patienten ist notwendig, wenn der Arzt eine Leistung mit einem Wert über dem Höchstsatz berechnen will.

BEISPIELE

Beispiele für **Kriterien der Gebührenvariationen:**
- **Schwierigkeit der Leistung:** Hierunter fallen z. B. Probleme bei der Narkose wegen koronarer Herzkrankheit (KHK) des Patienten bei „normaler" Operation oder Schwierigkeiten, die sich aus dem Krankheitsfall ergeben, z. B. unklare Differentialdiagnose.
- **Zeitaufwand bei der Leistung:** Verlängert sich die Zeit für eine Leistung über das übliche Maß hinaus, z. B. wegen Verständigungsschwierigkeiten mit ausländischen Patienten durch Sprachbarrieren oder bei einer i.v.-Injektion von drei Medikamenten bei liegender Kanüle, kann der Höchstsatz gewählt werden.
- **(Erschwerende) Umstände bei der Ausführung der Leistung:** Sie ergeben sich aus Situationen wie z. B. bei einem Verkehrsunfall oder bei einer ambulanten Operation.

Zu beachten ist auch, dass für unterschiedliche Leistungsarten verschiedene Steigerungssätze gelten:
- **Schwellenwert:** Der Schwellenwert liegt zwischen dem einfachen Satz und dem Höchstsatz. Er ist der übliche Steigerungssatz, wenn keine Besonderheit in der Leistungserbringung vorliegt.
  - 2,3 für persönliche ärztliche Leistungen, z. B. körperliche Untersuchung
  - 1,8 für technische Leistungen, z. B. Mikrowellenbehandlung
  - 1,15 für Laborleistungen, z. B. Blutbild
- **Höchstsatz:** Der Höchstsatz ist der höchste Satz innerhalb des Gebührenrahmens, den der Arzt für seine Leistung, mit entsprechender Begründung, berechnen kann.
  - 3,5 für persönliche ärztliche Leistungen
  - 2,5 für technische Leistungen
  - 1,3 für Laborleistungen

MERKE

Einfacher Gebührensatz x Steigerungsfaktor = Gebühr

Aus diesem Produkt ergibt sich die tatsächliche Gebühr für die Leistung (hier eine persönliche ärztliche Leistung).

BEISPIEL

Beispiel für GOÄ-Ziffer 1:

4,66 € einfacher Gebührensatz (gerundet)	×	**2,3fach** Steigerungssatz (Schwellenwert)	→	**10,72 €** Gebühr, 2,3facher Steigerungssatz

Bruchteile eines Cents werden auch bei Bestimmung der Gebühr wie bei der Berechnung des einfachen Gebührensatzes unter 0,5 abgerundet und Bruchteile von 0,5 und mehr aufgerundet.

Persönliche ärztliche Leistungen finden sich in den Kapiteln B–D, F–L, N, P. Sie werden entweder vom Arzt selbst oder auch von seinem nicht ärztlichen Fachpersonal unter seiner Verantwortung erbracht.

Technische Leistungen, wie z. B. ein EKG, sind an technische Geräte gebunden. Hierunter fallen physikalisch-medizinische Leistungen (Kapitel E), Strahlendiagnostik, Nuklearmedizin, Magnetresonanztomografie und Strahlentherapie (Kapitel O). Dazu gehören auch Leistungen aus Kapitel A (Gebühren in besonderen Fällen). Diese Leistungen stammen aus anderen Kapiteln, wo sie auch verzeichnet sind, aber abrechnungstechnisch wie technische Leistungen behandelt werden, z. B. das Ausstellen eines Wiederholungsrezepts.

Laborleistungen (Kapitel M) werden mit dem 1,15- bis 1,3fachen des Gebührensatzes berechnet.

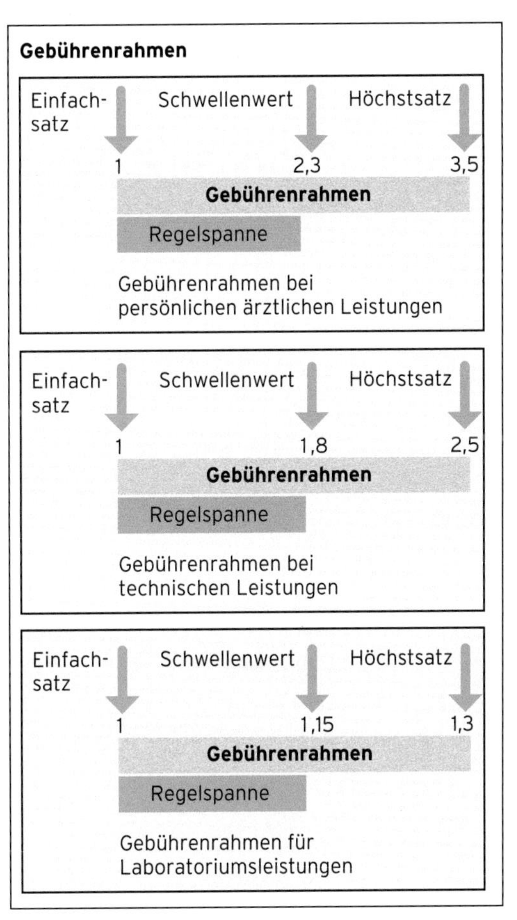

Abweichende Steigerungssätze gelten für Versicherte nach dem ❙ Basistarif und für Versicherte des GOÄ-❙ Standardtarifs mit Versicherungsbeginn vor dem 01.07.2008, aber auch für einige weitere Kostenträger (z. B. KVB I–III, Post B). Der Patient muss daher die Medizinische Fachangestellte vor Behandlungsbeginn darüber informieren, dass er einer dieser privaten Versicherungstarife angehört.

Basistarifversicherte, Standardtarifversicherte
→ LF 2, S. 210

Steigerungssätze Standardtarif und Basistarif		
Leistung	**Steigerungssatz**	
	Standardtarif	Basistarif
Persönliche ärztliche Leistungen (Kap. B–D, F–L, N, P)	bis zu 1,8fach	bis zu 1,2fach
Technische Leistungen (Kap. A, E, O)	bis zu 1,38fach	bis zu 1,0fach
Laborleistungen (Kap. M)	bis zu 1,16fach	bis zu 0,9fach

Die folgende Tabelle gibt einen Überblick über weitere abweichende Steigerungssätze unterschiedlicher Kostenträger privater Krankenversicherungen und über Abrechnungsbesonderheiten.

Kostenträger	Schwellenwerte/ Höchstwerte	Kapitel der GOÄ	Bemerkungen
allgemeine Privatversicherte	1,15/1,3 1,8/2,5 2,3/3,5	M (Laborleistungen) A, E, O (technische Leistungen) restl. Kapitel (persönliche Leistungen)	Rechnung (Rg.) an Patient
Beihilfe	1,15/1,3 1,8/2,5 2,3/3,5	M (Laborleistungen) A, E, O (technische Leistungen) restl. Kapitel (persönliche Leistungen)	Rg. an Patient
Krankenversorgung der Bundesbahnbeamten (KVB) I, II, III	1,15 (maximal) 1,8 (maximal) 2,2 (maximal)	M und Nr. 437 A, E, O restl. Kapitel	Rg. an Patient
KVB ab IV	1,15/1,3 1,8/2,5 2,3/3,5	M A, E, O restl. Kapitel	Rg. an Patient
Postbeamten-Gruppe B	1,15/1,3 1,5/2,5 1,9/3,5	M und Nr. 437 A, E, O restl. Kapitel	Rg. an Patient; Patient erhält von Post nur Schwellenwerte erstattet
Dienstunfall Bundesbahnbeamte	1,15 (maximal) 1,8 (maximal) 1,85 (maximal)	M und Nr. 437 A, E, O restl. Kapitel	Rg. an Bundesbahndirektion
Dienstunfall Postbeamte	1,15 (maximal) 1,8 (maximal) 1,85 (maximal)	M und Nr. 437 A, E, O restl. Kapitel	Rg. an Unfallkasse Post und Telekom
Private Studenten-Krankenversicherung (PSKV)	1,1 (maximal) 1,3 (maximal) 1,7 (maximal	M A, E, O restl. Kapitel	Werden die Sätze nicht überschritten, kann direkt mit der PSKV abgerechnet werden.
Bundespolizei	1,0 (maximal) 1,3 (maximal) 2,2 (maximal)	M A, E, O restl. Kapitel	für Leistungen, die nicht in den Rahmen der Heilfürsorge fallen; sonst Abrechnung mit EBM über KV; sonst: s. S. 179
Bundeswehr	1,0 (maximal) 1,1 (maximal) 1,7 (maximal)	M und Nr. 437 A, E, O restl. Kapitel	für Leistungen, die nicht in den Rahmen der Heilfürsorge fallen, Rg. an Bundeswehr; sonst: s. S. 179
„IGeL"-Leistungen und analoge Bewertungen	meistens übliche Sätze wie privat Versicherte		keine Erstattung durch die GKV, Rg. an Patient
Privatpatienten im Basistarif	0,9 (maximal) 1,0 (maximal) 1,2 (maximal)	M A, E, O restl. Kapitel	Rg. an Patient
Privatpatienten im Standardtarif	1,16 (maximal) 1,38 (maximal) 1,8 (maximal)	M A, E, O restl. Kapitel	Rg. an Patient

§ 6 Gebühren für andere Leistungen

Der § 6 stellt fest, dass verschiedene ärztliche Leistungen nicht in das Gebührenverzeichnis aufgenommen sind. Diese können entsprechend ihrer Art, dem Kosten- und dem Zeitaufwand mit einer gleichwertigen Leistung des Gebührenverzeichnisses abgerechnet werden. Diese Leistungen bezeichnet man als **analoge Leistungen**.
§ 6a sieht vor, die Gebühren bei stationären, teilstationären sowie vor- und nachstationären privatärztlichen Leistungen sowie bei belegärztlichen Leistungen zu kürzen:

- stationär: Kürzung um 25 %
- belegärztlich: Kürzung um 15 %

§ 7 Entschädigungen

Für Besuche bzw. die hierdurch entstandenen Zeitversäumnisse und Mehrkosten erhält der Arzt Wegegeld und Reiseentschädigungen.

§ 8 Wegegeld

Für Patientenbesuche mit einer Entfernung von **bis zu 25 km** kann der Arzt Wegegeld berechnen. Maßgebend ist hier jeweils der Radius um die Praxisstelle des Arztes. Erfolgt der Besuch von seiner Wohnung aus, dann gilt der Radius um die Wohnung des Arztes. Besucht er mehrere Patienten in derselben häuslichen Gemeinschaft oder in einem Heim, dann darf das Wegegeld insgesamt nur einmal berechnet werden und zwar anteilig verteilt auf alle besuchten, privatversicherten Heimbewohner.
Die Zeit zwischen 20:00 und 8:00 Uhr zählt für das Wegegeld als Nacht.

Radius	Wegegeld
bis zu 2 km	3,58 €, bei Nacht 7,16 €
mehr als 2 und bis zu 5 km	6,64 €, bei Nacht 10,23 €
mehr als 5 und bis zu 10 km	10,23 €, bei Nacht 15,34 €
mehr als 10 und bis zu 25 km	15,34 €, bei Nacht 25,56 €

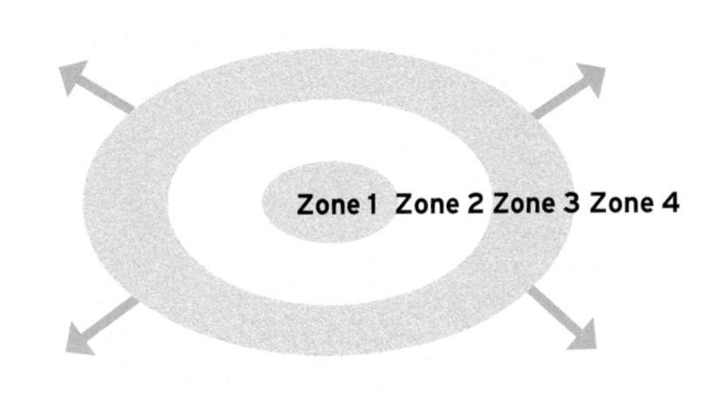

BEISPIEL

Ein Arzt macht am Samstag um 07:00 Uhr Hausbesuche in einem 6 km von seiner Wohnung gelegenen Altersheim, das er hausärztlich betreut. Dabei besucht er auch zwei privatversicherte Heimbewohner. Für jeden der zwei Privatversicherten kann er 7,67 € Wegegeld berechnen: 15,34 € aufgeteilt auf zwei Patienten.

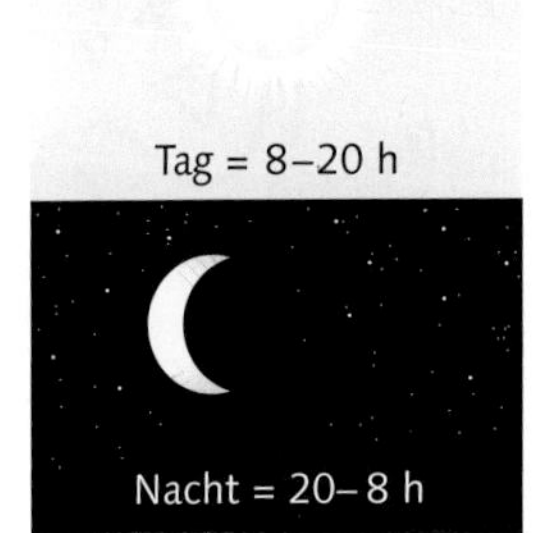

§ 9 Reiseentschädigung

Liegen zwischen Praxisstelle und Besuchsstelle **mehr als 25 km**, dann ist an Stelle des Wegegelds eine Reiseentschädigung berechenbar.
Der Arzt kann folgende Kosten berechnen:

- 26 Cent für jeden **zurückgelegten** Kilometer, wenn er einen eigenen Kraftwagen benutzt, bei Benutzung anderer Verkehrsmittel die tatsächlichen Aufwendungen
- bei Abwesenheit bis zu acht Stunden 51,13 €, bei Abwesenheit von mehr als acht Stunden 102,26 € je Tag
- Ersatz der Kosten für notwendige Übernachtungen

BEISPIEL

Dr. Krone, der Hausarzt von Heinrich Mey, besucht seinen 27 km entfernt wohnenden Patienten. Für jeden zurückgelegten Kilometer berechnet der Arzt 26 Cent Reiseentschädigung, also für 2×27 km Hin- und Rückfahrt je 26 Cent = 14,04 €. Da er weniger als acht Stunden in der Praxis abwesend ist, berechnet er zusätzlich 51,13 €. Insgesamt erhält er für seinen Besuch 65,17 € als Reiseentschädigung.

HINWEIS

Achtung, es gibt keinen „Sprechstundenbedarf" für Privatpatienten! Der Sprechstundenbedarf ist für GKV-Patienten vorgesehen und wird von den gesetzlichen Krankenkassen bezahlt. Materialien aus dem GKV-Sprechstundenbedarf dürfen nicht für Privatpatienten benutzt werden.

§ 10 Ersatz von Auslagen

In den meisten Fällen sind die Auslagen bereits in den Gebühren für die betreffende ärztliche Leistung enthalten. Hiervon ausgenommen sind

- Kosten für Arzneimittel, Verbandmittel und sonstige Materialien, die der Patient behält oder die nach der einmaligen Anwendung verbraucht sind,
- Versand- und Portokosten,
- im Gebührenverzeichnis als gesondert berechnungsfähig ausgewiesene Kosten.

Dagegen können Kleinmaterialien, wie Zellstoff, Schnellverbandmaterial, Desinfektionsmittel und Einmalartikel, nicht berechnet werden.

§ 11 Zahlung durch öffentliche Leistungsträger

§ 11 regelt die Abrechnung mit öffentlichen Leistungsträgern, z. B. der Bundesagentur für Arbeit, Jugendämter.

§ 12 Fälligkeit und Abrechnung der Vergütung; Rechnung

Im § 12 der GOÄ werden die formalen Anforderungen an die ärztliche Rechnung und die Frist ihrer Fälligkeit dargelegt.

Die Privatliquidation

Der Arzt stellt dem Privatpatienten für die erbrachten ärztlichen Leistungen eine Rechnung (Liquidation) aus.
Die Rechnungsstellung ist nicht quartalsbezogen und kann zu jedem Zeitpunkt, z. B. als Monatsrechnung, erfolgen. Die ärztliche Berufsordnung sieht vor, bei längerer Behandlungsdauer mindestens vierteljährlich eine Rechnung zu erstellen, das bedeutet, dass auch Zwischenrechnungen zulässig sind.
Die Rechnungen können in der Arztpraxis selbst erstellt und anschließend versandt werden. Es besteht aber auch die Möglichkeit, eine privatärztliche Verrechnungsstelle (PVS) zu beauftragen, die gegen Bezahlung alle mit der Privatliquidation verbundenen Arbeiten übernimmt. Der Patient muss sich hierfür schriftlich mit der Übermittlung seiner Daten an eine nicht ärztliche Einrichtung einverstanden erklären.

Der § 12 der GOÄ legt feste Regeln für das Erstellen von Liquidationen fest: Die Liquidation muss

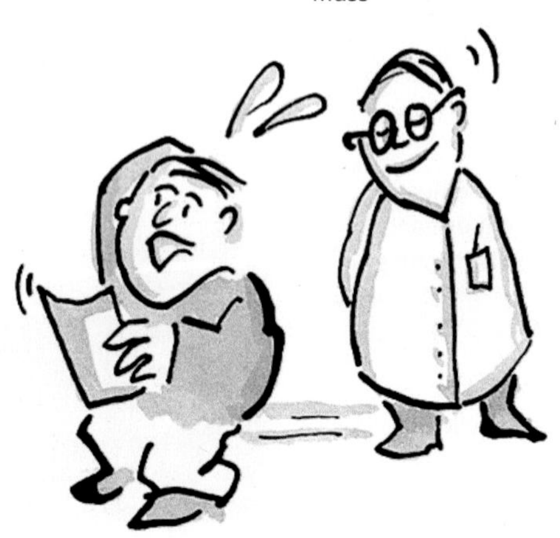

- die abgerechneten Positionen einzeln mit Betrag und Steigerungssatz aufführen,
- nach Datum der erbrachten Leistung gliedern,
- die Leistungsbeschreibung entweder auf der Liquidation oder als Zusammenstellung auf einem gesonderten Beiblatt festhalten,
- bei Überschreiten des Schwellenwerts eine schriftliche Begründung angeben.

Sofern die Liquidation formal nicht korrekt erstellt ist, besteht für den Patienten das Recht auf Verweigerung der Zahlung. Bei inhaltlichen Differenzen über einzelne Positionen zwischen Arzt und Patient ist der Patient dagegen zur Zahlung verpflichtet und kann die Ärztekammer um Vermittlung anrufen.
Auf der Rechnung gibt der Arzt in der Regel ein Zahlungsziel von 30 Tagen an. Wird eine Rechnung innerhalb dieser Frist nicht bezahlt, können vom Patienten Verzugszinsen verlangt werden. Eine Privatliquidation verjährt nach drei Jahren – gerechnet vom 31. Dezember des Jahres, in welchem sie ausgestellt wurde.

Ärztekammer
→ LF 1, S. 61

»Neuregelung im BGB
Keine Mahnung bei Geldforderungen mehr erforderlich
Das am 1. Mai 2000 in Kraft getretene Gesetz zur Beschleunigung fälliger Zahlungen beinhaltet eine grundlegende Änderung für die Arztpraxis. Ziel ist es, die Verzögerung von Zahlungen unattraktiv zu machen und die Möglichkeiten zu verbessern, fällige Ansprüche zügig gerichtlich geltend zu machen.
Künftig ist bei Geldforderungen keine Mahnung mehr erforderlich. Der Verzug tritt nach Ablauf von 30 Tagen ein, gerechnet von dem Tag an, an dem die Rechnung zugegangen ist. Ihr Eintreffen hat im Streitfall der Gläubiger zu beweisen, weil dies Voraussetzung für den Anspruch auf Verzugsschäden ist. Damit wird von der bisherigen Regelung abgewichen, dass ein Schuldner nur dann in Verzug gerät, wenn der Gläubiger noch zusätzlich eine Mahnung geschickt hat.
Problematisch an dieser Regelung ist für den Arzt zu beweisen, dass die Rechnung zugegangen ist. In besonders wichtigen Fällen sollte man die Rechnung, zum Beispiel nach Abschluss einer Behandlungsserie, persönlich dem Patienten aushändigen und sich den Empfang der Rechnung quittieren lassen.«

Deutsches Ärzteblatt, Heft 50, 15. Dezember 2000 (Auszug)

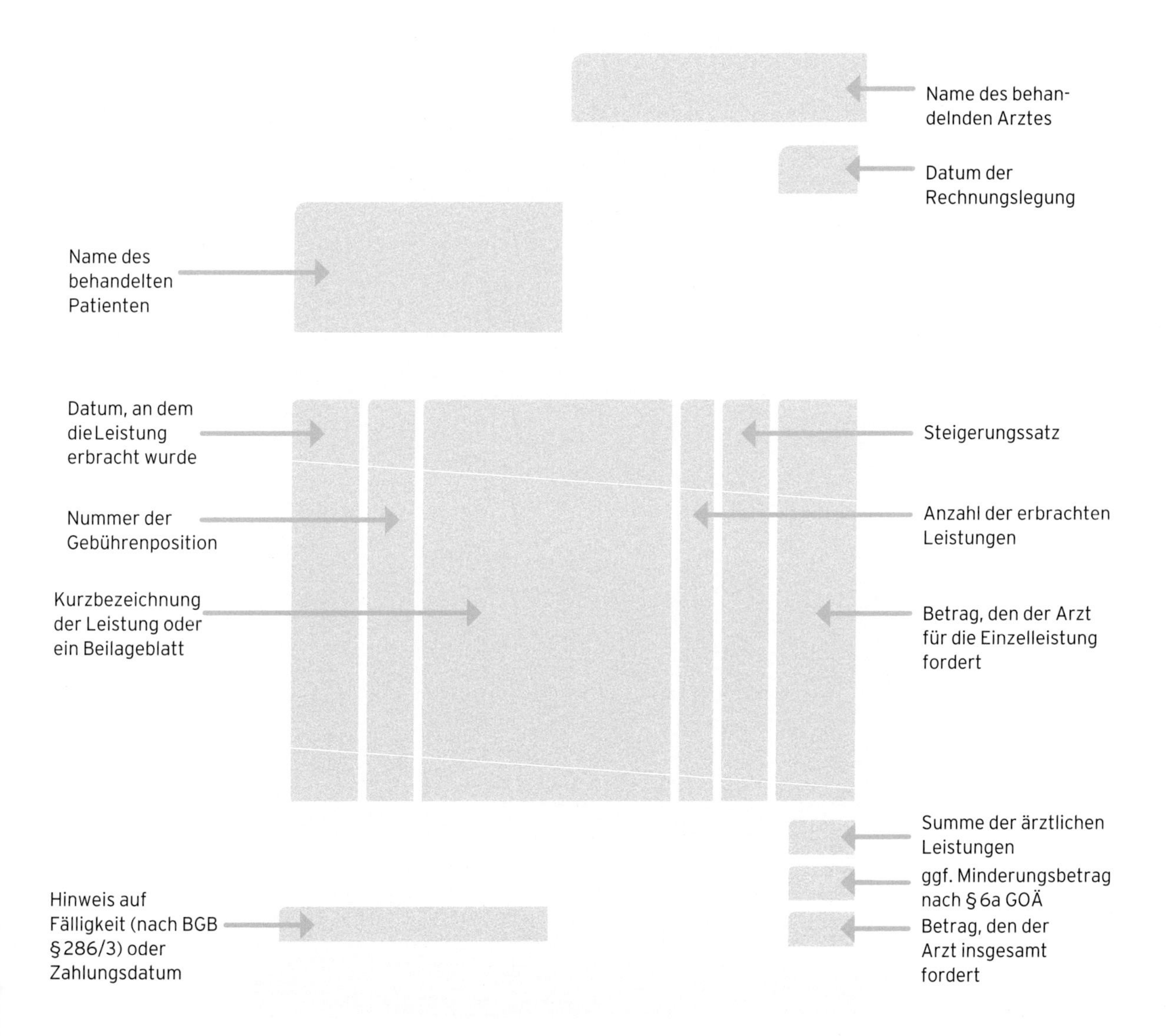

Abb. 1 Beispiel für den Aufbau einer formal korrekten Liquidation

HINWEIS

Nach §12 GOÄ muss die Diagnose nicht auf der Rechnung stehen. Dennoch kann es für den Patienten schwierig sein, den von ihm an den Arzt gezahlten Betrag von seiner privaten Versicherung zurückzubekommen, wenn die Diagnose auf der Rechnung fehlt.

Dr. med. Max Muster

Frau
Petra Dittfurth
Krämerstr. 45
45891 Gelsenkirchen

Gelsenkirchen, 30.03.2013
Rechnung Nr. 11373

Rechnung für ärztliche Leistungen

Patient: Petra Dittfurth, geb. 12.08.1954

Diagnosen: Hypertonie, Stauungslunge, sek. Anämie

Datum	Nr.	Leistung	Satz	Anzahl	Betrag in €
15.01.2013	1	Beratung (auch telefonisch)	2,3	1	10,73
	8	Ganzkörperstatus	2,3	1	34,86
	5135	Brustorgane-Übersicht, in einer Ebene	1,8	1	29,38
16.01.2013	250	Blutentnahme aus Vene	1,8	1	4,20
	3501	Blutsenkung (Praxislabor)	1,15	1	4,02
	3517	Hämoglobin	1,15	1	4,69
	3504	Erythrozyten (Praxislabor)	1,15	1	4,02
	252	Injektion - subkutan, submukös, intrakutan, intramuskulär	2,3	1	5,36
19.01.2013	50	Besuch - einschließlich Beratung und symptombezogene Untersuchung	2,3	1	42,90
		Weg > 2 bis 5 km Radius		1	6,64
	E	Zuschlag für unverzüglichen/ dringend angeforderten Besuch	1	1	9,33
	253	Injektion - intravenös	2,3	1	9,38
22.01.2013	1	Beratung (auch telefonisch)	2,3	1	10,73
	B	Zuschlag für Beratung zwischen 20-22 Uhr oder 6-8 Uhr	1	1	10,49
		Gesamtsumme			186,73
		Rechnungsbetrag			186,73

Erbitten Begleichung obiger Rechnung innerhalb von 30 Tagen auf unser Konto unter Angabe der Rechnungsnummer.

Musterstraße 10
45891 Gelsenkirchen

Fon: (02451) 800801
Fax: (02451) 800802

Sparkasse Mainz
BLZ: 55050120
Nr. 1035104700

Abb. 1 Beispiel für eine Privatrechnung für ärztliche Leistungen

Gebührenverzeichnis der GOÄ

Im zweiten Teil der GOÄ findet sich das eigentliche Gebührenverzeichnis. Ebenso wie der EBM gliedert sich auch das Gebührenverzeichnis der GOÄ in Kapitel, die sich vor allem an den einzelnen ärztlichen Fachgruppen orientieren (Kapitel A bis P). Alle Leistungen sind fortlaufend nummeriert. Eine Hilfe bei der Ziffernsuche geben die zwei alphabetischen Sachverzeichnisse am Ende der Gebührenordnung, eines für Laborleistungen und eines für alle anderen Leistungen.

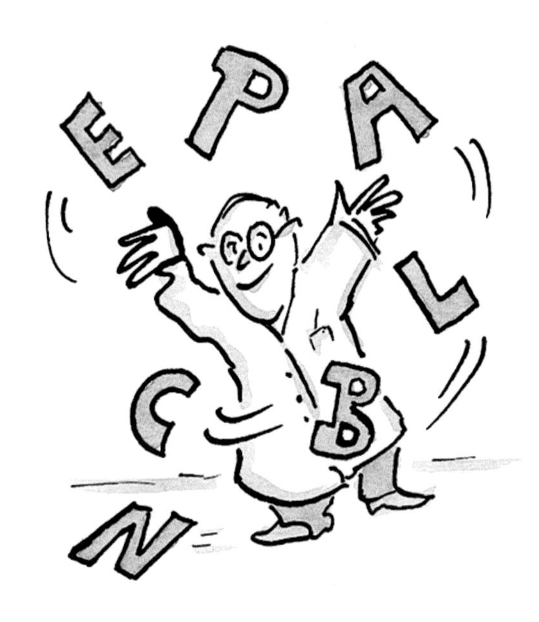

Alle Gebührenziffern können von allen Ärzten und Fachärzten abgerechnet werden; anders als im EBM gibt es in dieser Hinsicht keine Einschränkungen. Ein weiterer Unterschied zum EBM liegt im Umfang der jeweiligen Leistung: Während der EBM die ärztlichen Leistungen oftmals zu Pauschalen und Komplexen zusammenfasst, werden nach der GOÄ in der Regel Einzelleistungen aufgeführt:

A. Gebühren in besonderen Fällen, z. B. Ausstellen eines Wiederholungsrezepts
B. Grundleistungen und allgemeine Leistungen, z. B. Beratungen, Untersuchungen
C. Nicht gebietsbezogene Sonderleistungen, z. B. Verbände, Blutentnahmen
D. Anästhesieleistungen, z. B. Lokalanästhesie
E. Physikalisch-medizinische Leistungen, z. B. Wärmebehandlung, Elektrotherapie
F. Innere Medizin, Kinderheilkunde, Dermatologie, z. B. EKG, Prüfung der kindlichen Entwicklung
G. Neurologie, Psychiatrie und Psychotherapie, z. B. EEG
H. Geburtshilfe und Gynäkologie, z. B. Beistand bei einer Geburt, vaginale Behandlung
I. Augenheilkunde, z. B. Refraktionsbestimmung
J. Hals-, Nasen-, Ohrenheilkunde, z. B. Hörprüfung
K. Urologie, z. B. Spülung der Harnröhre
L. Chirurgie, Orthopädie, z. B. Versorgung von Wunden
M. Laboratoriumsuntersuchungen, z. B. Untersuchung von Blut
N. Histologie, Zytologie und Zytogenetik, z. B. histologische Untersuchung von Probenmaterial
O. Strahlendiagnostik, Nuklearmedizin, Magnetresonanztomografie und Strahlentherapie, z. B. Röntgen
P. Sektionsleistungen, z. B. Leichenschau

Das **Kapitel A** stellt eine Besonderheit dar: Dieses Kapitel nennt Ziffern aus anderen Kapiteln, die auch dort verzeichnet sind. In Bezug auf ihren Steigerungsfaktor gelten diese Ziffern aber als **technische Leistungen** und können daher nach § 5 GOÄ nur bis zum maximal 2,5fachen Vergütungssatz abgerechnet werden. Bei ihrer Nennung in ihren eigentlichen Kapiteln tragen die Gebührenziffern ein Sternchen, um auf den **reduzierten Gebührenrahmen** hinzuweisen.

BEISPIEL

Kapitel C verzeichnet die Gebührenziffer 250: Die venöse Blutentnahme gilt als technische Leistung und kann nur bis zum 2,5fachen Satz gesteigert werden.

250*	Blutentnahme mittels Spritze, Kanüle oder Katheter aus der Vene			
	1fach	1,8fach	2,5fach	1,0fach
40 Punkte	2,33	4,20	5,83	2,33

Die dem Kapitel B vorangestellten **allgemeinen Bestimmungen** enthalten u. a. einen wichtigen Hinweis, der für mehrere Gebührenziffern gilt und der sich deutlich von den Bestimmungen im EBM unterscheidet. So gilt ein **Behandlungsfall** in der GOÄ für die Behandlung derselben Krankheit innerhalb eines Monats nach der jeweils ersten Inanspruchnahme des Arztes. Dabei ist der Zeitraum eines Monats weder zwingend auf den Monatsnamen bezogen noch auf 31 Tage festgelegt. Bei gleicher Erkrankung liegt entsprechend immer dann ein neuer Behandlungsfall vor, wenn sich der Monatsname ändert und sich das Datum um eins erhöht hat. Dies gilt auch für jede Neuerkrankung. Kommt der Patient also zwischenzeitlich wegen einer anderen Erkrankung zur Behandlung, handelt es sich um zwei Behandlungsfälle.

BEISPIEL

Jutta Vogler wird am 19.06. von ihrer Hausärztin wegen akuter Kniebeschwerden behandelt. Wegen anhaltender Beschwerden kommt sie am 24.06. erneut in die Praxis.
→ Es handelt sich hier um **denselben Behandlungsfall**, da die ärztliche Leistung bei derselben Erkrankung innerhalb eines Monats erbracht wurde.
Am 30.06. stellt sich Frau Vogler wegen eines grippalen Infekts in der Praxis vor, außerdem sucht sie am 20.07. erneut wegen Kniebeschwerden den Rat ihrer Hausärztin.
→ In diesen Fällen handelt es sich um **zwei neue Behandlungsfälle**: Der grippale Infekt stellt eine neue Erkrankung dar, während seit der ersten Inanspruchnahme für die Kniebeschwerden ein Monat vergangen ist und entsprechend der Behandlungsfall neu beginnt.

MERKE

Nach EBM: umfasst alle ärztlichen Leistungen, die bei einem Patienten derselben Praxis in einem Quartal anfallen	**Behandlungsfall**	Nach GOÄ: umfasst alle ärztlichen Leistungen, die für einen Patienten zur Behandlung derselben Krankheit innerhalb eines Monats nach der ersten Inanspruchnahme des Arztes anfallen

12.3.2 Grundleistungen in der Arztpraxis

Zu den Grundleistungen in der Arztpraxis, die bei einem Arzt-Patienten-Kontakt am häufigsten abgerechnet werden, zählen vor allem die Gebührenziffern des **GOÄ-Kapitels B (Grundleistungen und allgemeine Leistungen)**. Hierzu gehören in erster Linie die Ziffern für Beratungs- und Untersuchungsleistungen.

Beratungen

1	**Beratung – auch mittels Fernsprecher**			
	1fach	2,3fach	3,5fach	1,2fach
80 Punkte	4,66 €	10,72 €	16,32 €	5,59 €

Die Beratung umfasst ein Gespräch, das auch kleinere Behandlungsmaßnahmen beinhalten kann (z. B. Schnell- oder Sprayverband).
Bei mehreren Arzt-Patienten-Kontakten an einem Tag kann die Ziffer 1 mehrmals, jeweils mit entsprechender Uhrzeitangabe, abgerechnet werden.

2*	**Ausstellung von Wiederholungsrezepten und/oder Überweisungen und/oder Übermittlung von Befunden oder ärztlichen Anordnungen – auch mittels Fernsprecher – durch die Arzthelferin und/oder Messung von Körperzuständen (z. B. Blutdruck, Temperatur) ohne Beratung, bei einer Inanspruchnahme des Arztes**			
	1fach	1,8fach	2,5fach	1,0fach
30 Punkte	1,75 €	3,15 €	4,37 €	1,75 €

Die Ziffer 2 kann nur als **alleinige Leistung** abgerechnet werden. Unter „Inanspruchnahme des Arztes" ist hier die Inanspruchnahme der Arztpraxis zu verstehen. Der Stern an der Ziffer signalisiert, dass die Leistung als technische Leistung gilt und daher mit reduziertem Gebührenrahmen abzurechnen ist, da die Ziffer auch in Kapitel A genannt wird.

Für längere Beratungen durch den Arzt (mindestens 10 Minuten) steht die Ziffer 3 zur Verfügung:

3	**Eingehende, das gewöhnliche Maß übersteigende Beratung – auch mittels Fernsprecher**			
	1fach	2,3fach	3,5fach	1,2fach
150 Punkte	8,74 €	20,11 €	30,66 €	10,49 €

Die Ziffer 3 darf **nur alleine** berechnet werden oder höchstens in Kombination mit Untersuchungsleistungen nach den Ziffern 5, 6, 7, 8, 800 oder 801 stehen.
Kommt beim gleichen Arzt-Patienten-Kontakt die Abrechnung noch einer weiteren Ziffer in Betracht, z. B. Ziffer 410 (Ultraschalluntersuchung), kann der Arzt die höher bewertete Ziffer abrechnen, die niedriger bewertete fällt dann weg, d. h., sie wird nicht berechnet.

MERKE

Immer dann, wenn zwei Ziffern nicht nebeneinander berechnet werden können, kann stets die **höher bewertete** Ziffer abgerechnet werden. Die niedrigere entfällt in diesem Fall.

BEISPIEL

Die Patientin Magda Schulz kommt mit einer Bronchitis zu ihrer Ärztin Dr. Krauser und wird von dieser untersucht und eingehend beraten. Die Ärztin stellt ihr eine Arbeitsunfähigkeitsbescheinigung aus.

Datum	GOÄ-Ziffer	Leistung	Steigerungssatz	Betrag in €
4. April	7	Vollständige körperliche Untersuchung Brustorgane	2,3	21,45
	3	Eingehende Beratung	2,3	20,11
	~~70~~	~~Kurze Bescheinigung~~	~~2,3~~	~~5,36~~

Da Ziffer 3 zwar neben Ziffer 7, nicht aber neben Ziffer 70 berechnet werden kann, Ziffer 3 aber höher bewertet ist, muss die Abrechnung der 70 entfallen.

Wenn die Ziffer 3 **mehr als einmal im Behandlungsfall** abgerechnet werden muss, ist eine besondere **Begründung** auf der Privatrechnung notwendig. Diese könnte z. B. in einer akuten Verschlimmerung liegen, einer Arzneimittelinteraktion, mangelnder Mitarbeit (❙ Non-Compliance) seitens des Patienten, neue/schwierige diagnostische und/oder therapeutische Erwägungen.

Non-Compliance
non, engl. = nicht
compliance, engl. = Einwilligung, Bereitschaft; z. B. fehlende Bereitschaft eines Patienten, therapeutische Anweisungen zu befolgen

4	**Erhebung der Fremdanamnese über einen Kranken und/oder Unterweisung und Führung der Bezugsperson(en) – im Zusammenhang mit der Behandlung eines Kranken**			
	1fach	2,3fach	3,5fach	1,2fach
220 Punkte	12,82 €	29,49 €	44,88 €	15,39 €

Kann das ärztliche Gespräch nur über eine Bezugsperson erfolgen, z. B. bei Säuglingen oder Menschen mit ❙ Zerebralsklerose, ist nicht Ziffer 1 oder 3, sondern Ziffer 4 abzurechnen. Diese darf nur einmal im Behandlungsfall abgerechnet werden.

Zerebralsklerose
Arteriosklerose der Hirngefäße

Untersuchungen

Für Untersuchungen können je nach Aufwand die **Ziffern 5 bis 8** zum Ansatz gebracht werden. Alle dieser Ziffern **schließen sich gegenseitig aus**, sodass nur jeweils eine von diesen abgerechnet werden kann.

5	**Symptombezogene Untersuchung**			
	1fach	2,3fach	3,5fach	1,2fach
80 Punkte	4,66 €	10,72 €	16,32 €	5,60 €

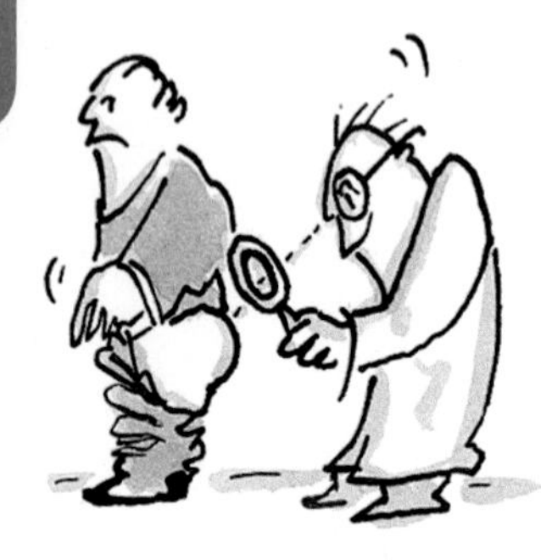

Auch wenn verschiedene Organe oder Organsysteme untersucht werden müssen, ist diese Leistung nur einmal bei dem gleichen Arzt-Patienten-Kontakt abrechnungsfähig.
Für die Ziffern 1 und/oder 5 gilt: Sie dürfen nur einmal im Behandlungsfall mit Ziffern der Kapitel C bis O abgerechnet werden, das sind die Ziffern 200 und höher. Dabei ist es egal, ob es nur die Ziffer 1 in Kombination mit Ziffern aus C bis O, nur die Ziffer 5 in Kombination mit Ziffern aus C bis O ist oder ob es beide Ziffern mit Ziffern aus C bis O sind. Die höher bewertete Ziffer oder Ziffernkombination wird berechnet.

BEISPIEL

Der Patient Martin Jansen kommt mit Schmerzen der LWS in die Praxis seines Hausarztes. Nach Untersuchung und Beratung erhält er eine Injektion und eine Kurzwellenbehandlung. Da sich seine Beschwerden nicht bessern, bekommt er am Folgetag erneut eine Injektion und eine Kurzwellenbehandlung.

Datum	GOÄ-Nr.	Leistung	Steigerungssatz	Betrag in €
4. April	5	sympt. Unters.	2,3	10,73
	252	Inj. i. m.	2,3	5,36
	548	Kurzwelle	1,8	3,88
	1	Beratung	2,3	10,73
5. April	~~252~~	~~Inj. i. m.~~	~~2,3~~	~~5,36~~
	~~548~~	~~Kurzwelle~~	~~1,8~~	~~3,88~~
	1	Beratung	2,3	10,73

Der Arzt rechnet für den 5. April nur die Ziffer 1 ab, da sich für die Ziffern 252 und 548 in der Summe ein geringerer Eurobetrag als für Ziffer 1 ergibt.

stomatognath
Mund und Kiefer betreffend

6	**Vollständige körperliche Untersuchung mindestens eines der folgenden Organsysteme: alle Augenabschnitte, der gesamte HNO-Bereich, das stomatognathe System, die Nieren und ableitenden Harnwege (bei Männern auch gegebenenfalls einschließlich der männlichen Geschlechtsorgane) oder Untersuchung zur Erhebung eines vollständigen Gefäßstatus – gegebenenfalls einschließlich Dokumentation**			
	1fach	2,3fach	3,5fach	1,2fach
100 Punkte	5,83 €	13,41 €	20,40 €	6,99 €

7	**Vollständige körperliche Untersuchung mindestens eines der folgenden Organsysteme: das gesamte Hautorgan, die Stütz- und Bewegungsorgane, alle Brustorgane, alle Bauchorgane, der gesamte weibliche Genitaltrakt (gegebenenfalls einschließlich Nieren und ableitender Harnwege) – gegebenenfalls einschließlich Dokumentation**			
	1fach	2,3fach	3,5fach	1,2fach
160 Punkte	9,33 €	21,45 €	32,64 €	11,19 €

Der Arzt kann die Ziffern 6 und 7 nur dann abrechnen, wenn es sich bei seiner Untersuchung um die in der Legende aufgeführten Organsysteme handelt und er diese vollständig untersucht. Dabei können die Ziffern 6 und 7 nicht nebeneinander berechnet werden. Als höher bewertete Ziffer rechnet der Arzt dann Ziffer 7 ab.

8	**Untersuchung zur Erhebung des Ganzkörperstatus, gegebenenfalls einschließlich Dokumentation**			
	1fach	2,3fach	3,5fach	1,2fach
260 Punkte	15,16 €	34,86 €	53,04 €	18,19 €

Der Ganzkörperstatus beinhaltet die Untersuchung der Haut, der sichtbaren Schleimhäute, der Brust- und Bauchorgane, der Stütz- und Bewegungsorgane sowie eine orientierende neurologische Untersuchung.

Für die Abrechnung der Ziffer 8 ist es notwendig, dass alle in der Legende aufgeführten Inhalte erbracht wurden. Neben Ziffer 8 sind weder die Ziffern 5 bis 7 noch die Ziffer 800 (eingehende neurologische Untersuchung) abrechenbar.

Zuschläge zu Beratungen und Untersuchungen
Zu den **Beratungs- und Untersuchungsziffern 1, 3, 4, 5, 6, 7 oder 8** sind **Zuschläge** berechenbar. Sie sind je Inanspruchnahme des Arztes jedoch immer nur einmal und nur mit dem **einfachen Gebührensatz** zu berechnen.

A	**Zuschlag für außerhalb der Sprechstunde erbrachte Leistungen**			
	1fach	2,3fach	3,5fach	1,2fach
70 Punkte	4,08 €	–	–	–

Der Zuschlag A kann nicht mit B, C oder D kombiniert werden.

B	**Zuschlag für in der Zeit zwischen 20:00 und 22:00 Uhr oder 06:00 und 8:00 Uhr außerhalb der Sprechstunde erbrachte Leistungen**			
	1fach	2,3fach	3,5fach	1,2fach
180 Punkte	10,49 €	–	–	–

Der Zuschlag B ist nicht zusammen mit A oder C abrechenbar.

C	**Zuschlag für in der Zeit zwischen 22:00 und 06:00 Uhr erbrachte Leistungen**			
	1fach	2,3fach	3,5fach	1,2fach
320 Punkte	18,65 €	–	–	–

Der Zuschlag C ist nicht zusammen mit A oder B berechenbar.

D	**Zuschlag für an Samstagen, Sonn- und Feiertagen erbrachte Leistungen**			
	1fach	2,3fach	3,5fach	1,2fach
220 Punkte	12,82 €	–	–	–

Der Zuschlag D kann zusätzlich zu B oder C berechnet werden, nicht aber zusätzlich zu A. Erbringt der Arzt die Leistung samstags innerhalb einer stattfindenden Sprechstunde, darf er nur den halben Gebührensatz von D berechnen.

K 1	**Zuschlag zu Untersuchungen nach den Nummern 5, 6, 7 oder 8 bei Kindern bis zum vollendeten 4. Lebensjahr**			
	1fach	2,3fach	3,5fach	1,2fach
120 Punkte	7,00 €	–	–	–

Zuschläge wochentags

00:00–06:00	06:00–08:00	08:00–20:00	20:00–22:00	22:00–
C	B	ggf. A	B	C

Zuschläge samstags, sonntags, feiertags

00:00–06:00	06:00–08:00	08:00–20:00	20:00–22:00	22:00–
D + C	D + B	D (ggf. ½ D)	D + B	D + C

BEISPIELE

1) Wegen akuter gesundheitlicher Probleme ruft Anna Bading am Dienstag um 23:15 Uhr bei ihrem Hausarzt an. Der Arzt berät sie telefonisch.

Datum	GOÄ-Nr.	Leistung	Steigerungssatz	Betrag in €
6. Juni	1	Beratung	2,3	10,73
	C	Zuschlag für Leistungen zwischen 22:00 und 06:00 Uhr	1,0	18,65

2) Der Patient Michael Klein sucht seinen Hausarzt wegen starker Schmerzen am Samstag um 20:20 Uhr in seiner Wohnung auf. Der Arzt untersucht ihn.

Datum	GOÄ-Nr.	Leistung	Steigerungssatz	Betrag in €
23. März	5	sympt. Unters.	2,3	10,73
	D	Zuschlag für Leistungen am Samstag	1,0	12,82
	B	Inanspruchnahme zwischen 20:00 und 22:00 Uhr	1,0	10,49

Besuche

Wegegeld
→ LF 2, S. 211

Für **planbare Besuche** kann der Arzt vor allem die **Ziffern 50, 51 und 48** abrechnen. Für jeden Besuch darf **Wegegeld** berechnet werden. Wird gleichzeitig die Mitbesuchsziffer 51 abgerechnet, gilt das Wegegeld für alle besuchten Patienten nur anteilig.

50	**Besuch, einschließlich Beratung und symptombezogener Untersuchung**			
	1fach	2,3fach	3,5fach	1,2fach
320 Punkte	18,65 €	42,90 €	65,28 €	22,38 €

51	**Besuch eines weiteren Kranken in derselben häuslichen Gemeinschaft in unmittelbarem Zusammenhang mit der Leistung nach Nummer 50 – einschließlich Beratung und symptombezogener Untersuchung**			
	1fach	2,3fach	3,5fach	1,2fach
250 Punkte	14,57 €	33,52 €	51,00 €	17,49 €

Für Visiten und Zweitvisiten am gleichen Tag im Krankenhaus oder auf der Belegstation gelten die Ziffern 45 und 46.

45	**Visite im Krankenhaus**			
	1fach	2,3fach	3,5fach	1,2fach
70 Punkte	4,08 €	9,38 €	14,28 €	4,90 €

Ziffer 45 kann nur dann am gleichen Behandlungstag mit anderen Ziffern aus Kapitel B der GOÄ berechnet werden, wenn diese zu einer anderen Uhrzeit erbracht werden.

46	**Zweitvisite im Krankenhaus**			
	1fach	2,3fach	3,5fach	1,2fach
50 Punkte	2,91 €	6,70 €	10,20 €	3,50 €

Erfordert der Krankheitsfall mehr als zwei Visiten am Tag, so ist hierfür eine Begründung notwendig.

Die Beratung und symptombezogene Untersuchung des Patienten ist in den Ziffern 50 und 51 bereits enthalten, weshalb die Ziffern 1 und 5 nicht zusätzlich abrechenbar sind.

48	**Besuch eines Patienten auf einer Pflegestation (z. B. in Alten- oder Pflegeheimen) – bei regelmäßiger Tätigkeit des Arztes auf der Pflegestation zu vorher vereinbarten Zeiten**			
	1fach	2,3fach	3,5fach	1,2fach
120 Punkte	6,99 €	16,09 €	24,48 €	8,39 €

Zuschläge zu Besuchen (Leistungen nach den Ziffern 45 bis 62)
Für **Besuche** unter bestimmten Bedingungen sieht die GOÄ eigene **Zuschläge** vor. Dabei sind die Zuschläge E, F, G und H nicht nebeneinander berechenbar. Für den Besuch nach Ziffer 48 ist nur der Zuschlag E zulässig.
Auch für diese Zuschläge gilt, dass sie stets mit **einfachem Gebührensatz** abzurechnen sind.

E	**Zuschlag für dringend angeforderte und unverzüglich erfolgte Ausführung**			
	1fach	2,3fach	3,5fach	1,2fach
160 Punkte	9,33 €	–	–	–

F	**Zuschlag für in der Zeit von 20:00 bis 22:00 Uhr oder 06:00 bis 08:00 Uhr erbrachte Leistungen**			
	1fach	2,3fach	3,5fach	1,2fach
260 Punkte	15,16 €	–	–	–

G	**Zuschlag für in der Zeit zwischen 22:00 und 06:00 Uhr erbrachte Leistungen**			
	1fach	2,3fach	3,5fach	1,2fach
450 Punkte	26,23 €	–	–	–

H	**Zuschlag für an Samstagen, Sonn- oder Feiertagen erbrachte Leistungen**			
	1fach	2,3fach	3,5fach	1,2fach
340 Punkte	19,82 €	–	–	–

J	**Zuschlag zur Visite bei Vorhalten eines vom Belegarzt zu vergütenden ärztlichen Bereitschaftsdienstes, je Tag**			
	1fach	2,3fach	3,5fach	1,2fach
80 Punkte	4,66 €	–	–	–

K2	**Zuschlag zu den Leistungen nach den Nummern 45, 46, 48, 50, 51, 55 oder 56 bei Kindern bis zum vollendeten 4. Lebensjahr**			
	1fach	2,3fach	3,5fach	1,2fach
120 Punkte	7,00 €	–	–	–

Zuschläge wochentags

00:00 – 06:00	06:00 – 08:00	08:00 – 20:00	20:00 – 22:00	22:00 –
G	F	ggf. E	F	G

Zuschläge samstags, sonntags, feiertags

00:00 – 06:00	06:00 – 08:00	08:00 – 20:00	20:00 – 22:00	22:00 –
H + G	H + F	H	H + F	H + G

MERKE

Die Zuschläge zu den Untersuchungs- und den Besuchsleistungen können untereinander folgendermaßen kombiniert werden:

A ➡ K 1	B ➡ D, K 1	C ➡ D, K 1
E ➡ J, K 2	F ➡ H, J, K 2	G ➡ H, J, K 2

BEISPIEL

Der hausärztliche Internist Dr. Bader wird am Himmelfahrtstag um 23:00 Uhr zu Lucia Walter gerufen. Die Wohnung der Patientin liegt 3 km von seiner Wohnung entfernt. Er untersucht die Bauch- und Brustorgane der Patientin.
Für seine Leistungen berechnet der Arzt Ziffer 50 (Besuch), Ziffer 7 (Vollständige körperliche Untersuchung der Brust- und Bauchorgane), die Zuschläge H (Zuschlag für Leistungen an Feiertagen) und G (Zuschlag für Inanspruchnahme zwischen 22:00 und 06:00 Uhr) sowie Wegegeld von 10,23 € (Weg 2 bis 5 km zwischen 20:00 und 08:00 Uhr).

Er kann also folgende Kosten berechnen:
- **Besuchsgebühr**
- **Zuschläge**
- **Wegegeld**
- **Gebühren für die erbrachten Leistungen**

Berichte und Briefe

Zu den häufigen allgemeinen Grundleistungen in der Arztpraxis gehört auch das Ausstellen von Bescheinigungen und Briefen.

70	**Kurze Bescheinigung oder kurzes Zeugnis, Arbeitsunfähigkeitsbescheinigung**			
	1fach	2,3fach	3,5fach	1,2fach
40 Punkte	2,33 €	5,36 €	8,16 €	2,80 €

Die Ziffer 70 ist auch für die Ausstellung von Schulbescheinigungen, Sportbefreiungsbescheinigungen u. Ä. berechenbar.

75	**Ausführlicher schriftlicher Krankheits- und Befundbericht (einschließlich Angaben zur Anamnese, zu dem(n) Befund(en), zur epikritischen Bewertung und gegebenenfalls zur Therapie**			
	1fach	2,3fach	3,5fach	1,2fach
130 Punkte	7,58 €	17,43 €	26,52 €	9,09 €

Hier ist zu beachten, dass z. B. nach Überweisungen die Befundmitteilung oder der einfache Befundbericht bereits mit der Gebühr für die betreffende Untersuchungsleistung abgegolten ist und nicht nach Ziffer 75 abgerechnet werden kann.

AUFGABEN

1 Wie ist die GOÄ gegliedert?

2 Geben Sie an, bei welchen Versicherten der Arzt seine Leistungen nach GOÄ abrechnet.

3 Erläutern Sie die Bezeichnungen Schwellenwert und Höchstsatz bei der Abrechnung nach GOÄ.

4 Nennen Sie die Angaben, die auf einer Privatrechnung aufgeführt sein müssen.

5 Rechnen Sie den folgenden Behandlungsfall ab: Die Patientin Herta Klose, 59 Jahre alt und privat versichert, kommt in die Praxis und lässt sich von ihrem Hausarzt untersuchen. Am gleichen Tag bittet sie den Arzt um 23:15 Uhr um einen Hausbesuch (2 km Entfernung). Der Arzt bestellt sie nach diesem für den Folgetag in die Sprechstunde, um ein Langzeit-EKG durchzuführen. Zwei Tage später kommt Frau Klose erneut, um die Ergebnisse zu besprechen. Der Arzt berät sie über 15 Minuten.

6 Rechnen Sie die Behandlung von Herrn Frank Röde ab (36 Jahre, Privatpatient): Der Patient kommt in die Samstagssprechstunde, wo ihn sein Hausarzt untersucht und auf seine Belegstation im Krankenhaus einweist. Am Folgetag führt der Arzt dort eine Visite durch. Zwei Wochen später kommt Herr Röde wieder in die Sprechstunde, um eine Überweisung abzuholen, wobei kein Arzt-Patienten-Kontakt stattfindet.

12.4 Gebührenordnung der Unfallversicherungen (UV-GOÄ)

Die **UV-GOÄ** ähnelt der GOÄ und findet Anwendung bei der Leistungsabrechnung von Behandlungen, die mit den Trägern der **gesetzlichen Unfallversicherung**, z. B. den Berufgenossenschaften, abgerechnet werden. In ihrem Aufbau entspricht die UV-GOÄ der GOÄ: Im Gebührenverzeichnis gelten oft die gleichen Gebührennummern und deren Leistungslegenden. In einigen Fällen weichen aber die Leistungslegende ab oder es kommen zusätzlich weitere Leistungsnummern hinzu.
Beide Gebührenordnungen (GOÄ und UV-GOÄ) unterscheiden sich grundsätzlich in drei Punkten:

- der Definition des Behandlungsfalls
- den Steigerungssätzen bzw. Festpreisen
- der Untergliederung in allgemeine und besondere Heilbehandlung

Als **Behandlungsfall** gilt

- die **gesamte ambulante Versorgung**,
- die von **demselben Arzt** nach der ersten Inanspruchnahme
- innerhalb von **drei Monaten** nach der ersten Inanspruchnahme des Arztes
- an **demselben Patienten**
- zulasten **desselben gesetzlichen UV-Trägers** vorgenommen worden ist.

Bei der Säge lagen mehrere Finger! Welcher ist denn Ihrer?

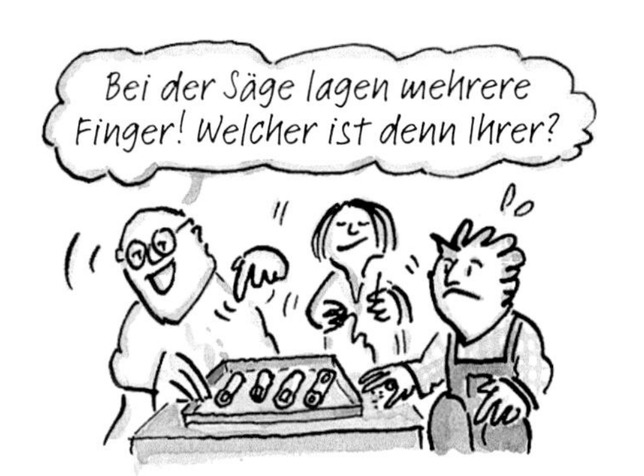

Eine Steigerung der Gebührensätze wie in der GOÄ ist in der UV-GOÄ nicht möglich. Hier werden abrechenbare **Festpreise** für die erbrachten ärztlichen Leistungen angegeben.

Die UV-GOÄ unterscheidet in **allgemeine und besondere Heilbehandlung**:

- Unter einer **allgemeinen Heilbehandlung** versteht man die meist vom Hausarzt durchgeführte ärztliche Versorgung einer Unfallverletzung, die weder einen besonderen personellen, apparativ-technischen Aufwand noch eine spezifische unfallmedizinische Qualifikation des Arztes erfordert. Sofern der Patient nicht länger als am Unfalltag selbst arbeitsunfähig ist und die Behandlung voraussichtlich nicht länger als eine Woche dauern wird, kann diese Behandlung ein Hausarzt übernehmen. Dieser darf dem Patienten Arznei- und Verbandmittel verordnen.
- Eine **besondere Heilbehandlung** ist die fachärztliche Behandlung einer Unfallverletzung, die wegen ihrer Art und Schwere besondere unfallmedizinische Qualifikation verlangt. In der Regel sind dies unfallchirurgische D- und H-Ärzte, aber auch Orthopäden. Zu dieser Behandlung gehören die Erfassung der Zusammenhänge zwischen Arbeitstätigkeit und Unfallereignis sowie die Erfassung von Vorschäden beim Patienten, außerdem das Einleiten von medizinischen und schulischen/beruflichen Rehabilitationsmaßnahmen. Entsprechend ist bei besonderer Heilbehandlung auch die Verordnung von Heil- und Hilfsmitteln möglich.

Die UV-GOÄ kennt daher zweierlei Vergütungen: für die allgemeine und für die besondere Heilbehandlung.

Unfallversorgung
- ohne besonderen personellen und apparativ-technischen Aufwand
- ohne spezifische unfallmedizinische Qualifikation des Arztes

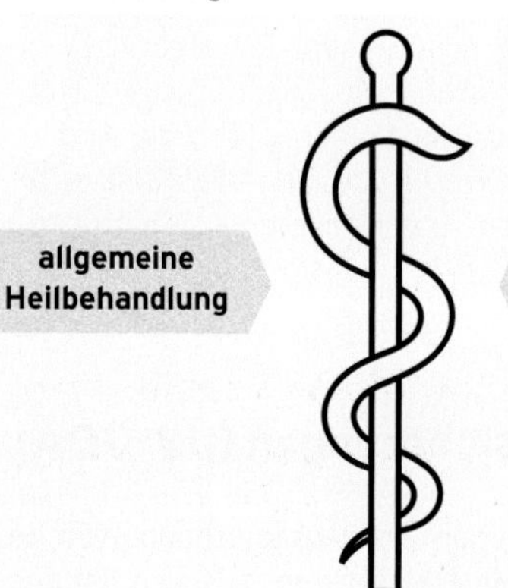

Unfallversorgung mit besonderer unfallmedizinischer Qualifikation des Arztes:
- Erfassen der Zusammenhänge zwischen ausgeübter Tätigkeit und Unfallhergang
- Erfassen von Vorschädigungen
- rechtzeitiges Einleiten aller notwendigen medizinischen und Rehabilitationsmaßnahmen

HINWEIS

Achtung, die Leistungsinhalte der Ziffer 1 nach GOÄ und der Ziffer 1 nach UV-GOÄ unterscheiden sich deutlich!

1 UV-GOÄ	**Symptombezogene Untersuchung bei Unfallverletzung oder bei Verdacht auf das Vorliegen einer Berufskrankheit einschließlich Beratung** einmal im Behandlungsfall	UV Allg. € 6,21	UV Bes. € 7,73

Für Inanspruchnahmen außerhalb der Sprechstundenzeiten oder in der Nacht sind nach UV-GOÄ keine Zuschläge zu berechnen, sondern es gelten eigene Ziffern (z. B. UV-GOÄ 2 bis 5).

2 UV-GOÄ	**Leistung nach Nummer 1, jedoch außerhalb der Sprechstunde**	UV Allg. € 7,18	UV Bes. € 8,93

Bei einigen Ziffern, z. B. Verbänden, erfolgt die Vergütung sog. besonderer Kosten (sowohl bei allgemeiner als auch bei besonderer Heilbehandlung). Dies kann u. a. ausgegebenes Material aus dem Praxisbestand sein.

200 UV-GOÄ	**Verband**	UV Allg. € 3,24	UV Bes. € 4,04	Besondere Kosten € 1,32

Viele Abrechnungsprogramme ergänzen die besonderen Kosten automatisch bei Eingabe der entsprechenden Leistungsziffer.

Daneben sind in der UV-GOÄ für das Ausfüllen bestimmter Vordrucke feste **Berichtsgebühren** vorgesehen, z. B.:

125 UV-GOÄ	**Vordruck F 1050** Ärztliche Unfallmeldung	Berichtsgebühr in € 6,19
145 UV-GOÄ	**Vordruck F 2900** Überweisungsvordruck ÜV (§§ 26, 39 Vertrag Ärzte/UV-Träger)	Berichtsgebühr in € 3,49

Zusätzlich können **Portokosten** berechnet werden.

Die **Abrechnung** der ärztlichen Leistungen erfolgt direkt mit dem Unfallversicherungsträger. Dabei muss die Rechnung an den Unfallversicherungsträger folgende Angaben enthalten:

- Personalien des Unfallverletzten
- Unfalltag
- Unfallbetrieb
- Datum der Leistungserbringung
- Gebührenziffern mit den geltenden Eurobeträgen
- Auslagen für Unfallmeldung, Überweisung zum D-Arzt u. Ä.
- abrechnungsfähige Auslagen, z. B. Tetanus-Impfstoff

HINWEIS

Die genaue Abrechnung von Arbeitsunfällen finden Sie in Bd. 3, LF10, S. 145.

Die Rechnungsstellung erfolgt unmittelbar nach Abschluss der Behandlung mit dem zuständigen Unfallversicherungsträger. Hierfür wird die Rückseite des Formulars F 1050 (Ärztliche Unfallmeldung) verwendet.

Abrechnung

					Besondere Kosten
Berichtsgebühr (entfällt bei Vorstellung beim D-Arzt)	nach Nr.	125	UV-GOÄ	6,19 EUR	
Ärztliche Leistung	nach Nr.	1	UV-GOÄ	6,21 EUR	EUR
	nach Nr.	2009	UV-GOÄ	6,90 EUR	EUR
	nach Nr.	375	UV-GOÄ	3,45 EUR	EUR
	nach Nr.	11	UV-GOÄ	2,48 EUR	EUR
	nach Nr.		UV-GOÄ	EUR	EUR
	nach Nr.		UV-GOÄ	EUR	EUR
	nach Nr.		UV-GOÄ	EUR	EUR
	nach Nr.		UV-GOÄ	EUR	EUR
	nach Nr.		UV-GOÄ	EUR	EUR
	nach Nr.		UV-GOÄ	EUR	EUR
				EUR	EUR
Summe Besondere Kosten				0,00 EUR	←
Porto				0,62 EUR	
			zusammen	25,85 EUR	

Rechnungsnummer	**Institutionskennzeichen (IK)** **Falls kein IK** – Bankverbindung (IBAN und BIC) –

BEISPIEL

Die Chemielehrerin Rebecca Neuber hat sich in der Schule durch zerbrochene Reagenzgläser in der rechten Handfläche geschnitten. Ihr Hausarzt übernimmt die Erstversorgung und die allgemeine Heilbehandlung, da keine besondere Heilbehandlung durch den D-Arzt notwendig ist: Frau Neuber ist über diesen Tag hinaus nicht arbeitsunfähig und die Behandlung wird sich nicht länger als eine Woche hinziehen. Der Arzt verbindet die Hand und stellt der Unfallkasse folgende Beträge in Rechnung:

Datum	UV-GOÄ-Nr.	Leistung	Betrag in €	Besondere Kosten
4. April	1	Beratung	6,21	
	125	Vordruck F 1050	6,16	
	2003	Erstversorgung große Wunde	8,97	

AUFGABEN

1 Geben Sie an, in welchen Fällen die UV-GOÄ zur Anwendung kommt.

2 Erläutern Sie, unter welchen Voraussetzungen ein Arzt allgemeine oder besondere Heilbehandlungen (UV-GOÄ) durchführen darf.

3 Geben Sie an, wie ein Behandlungsfall in der UV-GOÄ definiert ist.

12.5 Abrechnung von schriftlichen Mitteilungen (EBM und GOÄ)

„... bestieg er das Denkmal, rutschte ab, woraufhin der Arm brach ...“
... ich wollte bloß eine Krankschreibung!

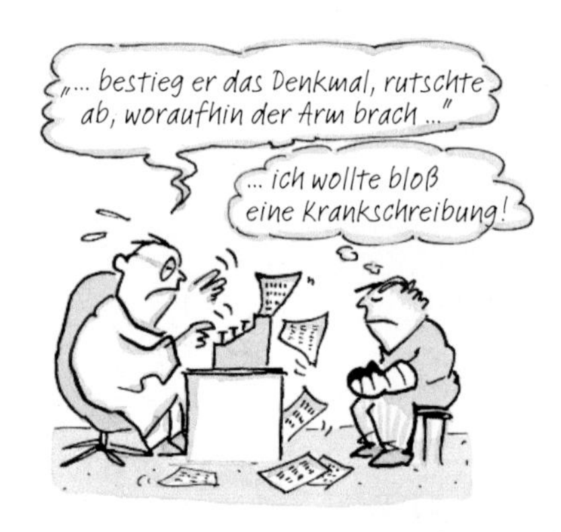

Die ärztliche Behandlung von Patienten erfordert in vielen Fällen den Austausch von Informationen mit verschiedenen Stellen. Dies betrifft z. B. die Kommunikation von Ärzten untereinander oder die Zusammenarbeit mit den Krankenkassen und privaten Krankenversicherungen.
Bei der Abrechnung nach dem **EBM** ist in vielen Fällen die Ausstellung von Berichten, Bescheinigungen und anderen schriftlichen Auskünften bereits in der zugehörigen ärztlichen Leistung enthalten; z. B. ist die Ausstellung der Arbeitsunfähigkeitsbescheinigung und Arztbriefe nach GOP 01601 ein Bestandteil der Versicherten- und der Grundpauschale. Ist die schriftliche Mitteilung dagegen nicht in der abgerechneten GOP enthalten, können zusätzlich eigenständige GOPs berechnet werden, z. B. GOP 01620 für die Bescheinigung auf Verlangen der Krankenkasse.

Ausstellung von Berichten (EBM) → LF 2, S. 202

Ausstellung von Berichten (GOÄ) → LF 2, S. 222

Arbeitsunfälle → Bd. 3, LF 10, S. 145

Für die Abrechnung von schriftlichen Mitteilungen bei Privatpatienten sieht die **GOÄ** verschiedene Ziffern vor, die neben der sonstigen Behandlung des Patienten berechnet werden können, z. B. Ziffer 75 für den Arztbrief. Dies ist nicht möglich bei Überweisungen. Einheitliche Vordrucke gibt es nur für den Bereich der Arbeitsunfälle: Hier enthält die **UV-GOÄ** verschiedene Ziffern für das Ausstellen der Unfallmeldung bzw. der unterschiedlichen Arztberichte im Zusammenhang mit dem Arbeitsunfall.

Das Ausstellen von Dokumenten wie einem Impfpass oder dem Mutterpass kann der Arzt weder nach EBM noch nach GOÄ gesondert berechnen. Auch die dortigen Eintragungen sind mit der betreffenden Leistung abgegolten.

Abrechnung von Berichten		
	EBM	**GOÄ**
Arbeitsunfähigkeitsbescheinigung	mit der Versicherten- bzw. Grundpauschale abgegolten	70
Arbeitsunfälle (auch Kindergarten-, Schul-, Hochschulunfälle), Unfallmeldung	-	UV-GOÄ: 125 Hausarzt 126 Augenarzt 127 HNO-Arzt 132 D-Arzt
Arztbrief	01601 (sofern nicht mit Versicherten-/ Grundpauschale abgegolten) + ggf. Porto 40120 ff.	75 + Porto
Arztbrief, Bericht: Kopie	01602 (sofern nicht mit Versicherten-/ Grundpauschale abgegolten) + ggf. Porto Name des Hausarztes	Kosten nach §10 GOÄ
Befundbericht nach Untersuchung	01600 + ggf. Porto	75 + Porto
Bericht, schriftliche Stellungnahme an private Krankenversicherung; je nach Ausführung	-	70, 80 oder 85 + Porto
Berufskrankheit, Anzeige an BG	-	UV-GOÄ 141
Bescheinigung an GKV:		
– Bescheinigung oder kurzes Zeugnis, nur auf besonderes Verlangen der Krankenkasse, oder Ausstellen der vereinbarten Vordrucke Muster 41, 50, 58	01620	-
– Krankenbericht, nur auf Verlangen der Krankenkasse, oder Ausstellen der vereinbarten Vordrucke Muster 11, 53, 56, 57	01621	-
– ausführlicher schriftlicher Kurplan oder begründetes schriftliches Gutachten, nur auf Verlangen der Krankenkasse, oder Ausstellen der vereinbarten Vordrucke Muster 20 a–d, 51, 52	01622	-
– Kurvorschlag des Arztes für ambulante Kur nach Muster 25	01623	-
Diätplan, individuell, schriftlich	-	76
Entbindung: Bescheinigung über den mutmaßlichen Tag der Entbindung	mit GOP 01770 für Mutterschaftsvorsorge abgegolten	70
Krankheitsbericht auf Verlangen der GKV	01621	75
Leichenschau	-	100
Bericht an Medizinischen Dienst der Krankenkassen (MDK)	01621 + Porto, + Schreibgebühr, je Seite: 40142, wenn Abfassung in freier Form	75
Schulbescheinigung (Schulunfähigkeit, Krankheit, Befreiung vom Schulsport)	private Leistung	70
Bescheinigung über den mutmaßlichen Tag der Entbindung (Muster 3)	mit Versicherten-/Grundpauschale abgegolten	-
Schwangerschaftsbescheinigung für Arbeitgeber	private Leistung	70
Tauglichkeitsbescheinigung, z. B. Vereinssport	private Leistung	70 oder 75
Totenschein	private Leistung	100
vorläufiger Entlassungsbericht aus dem Krankenhaus	-	A 72 (analog 70)
Wiederholungsrezept (Arzneiverordnung):		
kurativ	01430	2
Empfängnisregelung	01820	2

LF 3

Praxishygiene und Schutz vor Infektionskrankheiten organisieren

Mikroorganismen...

Haaatsch
Mir kann keiner was!
Gestern noch Mauritius!
Das war meiner!!

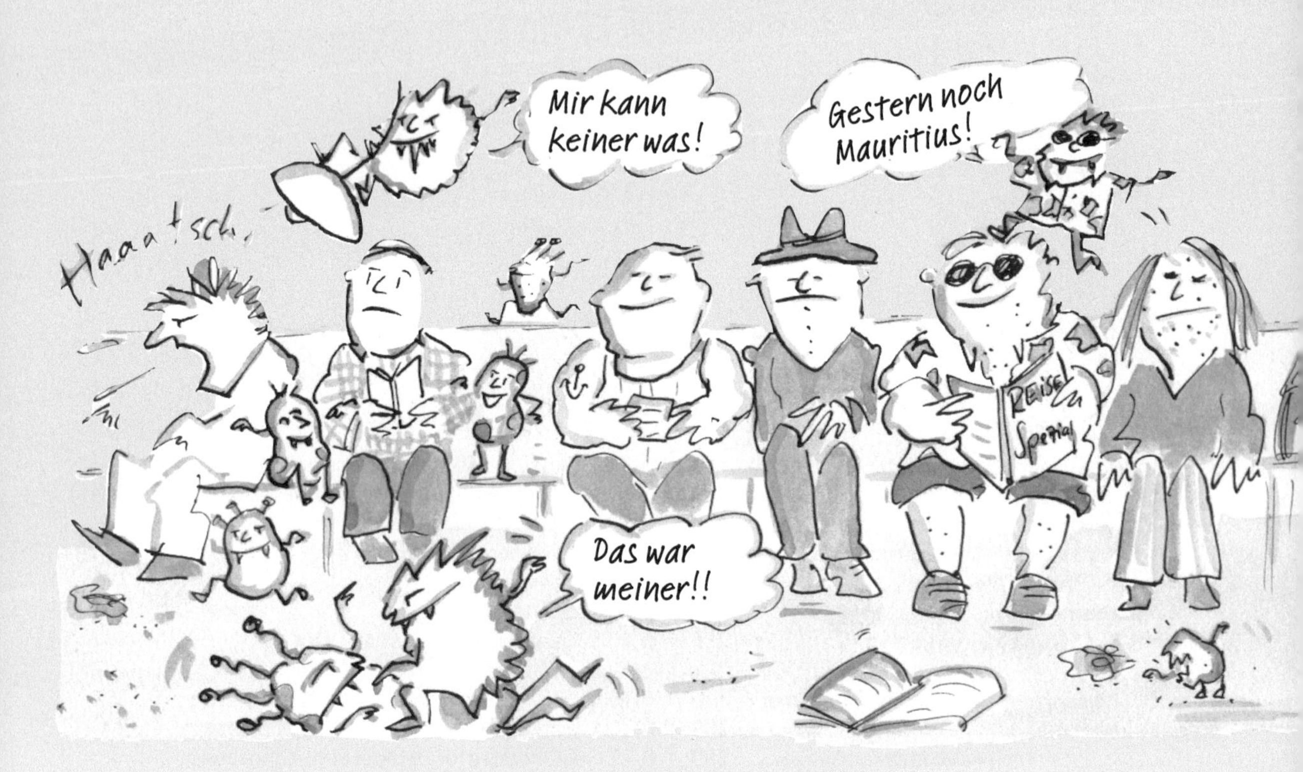

Überall in der Natur ...

kämpfen verschiedene Lebewesen um Platz und Nahrung. Da der menschliche Körper ein großes Nährstoffreservoir darstellt, versuchen viele Organismen (Bakterien, Viren, Pilze usw.), in unseren Körper „einzuziehen" und sich unter den begehrten Lebensbedingungen in diesem „Schlaraffenland" zu vermehren. Die Arztpraxis ist für Mikroorganismen ein beliebter Treffpunkt, denn Patienten mit den unterschiedlichsten Erkrankungen treffen im Wartezimmer aufeinander. Mikroorganismen finden hier leicht ein neues „Zuhause", da vor allem ältere, mehrfach kranke Patienten oft eine schwache Immunabwehr haben.

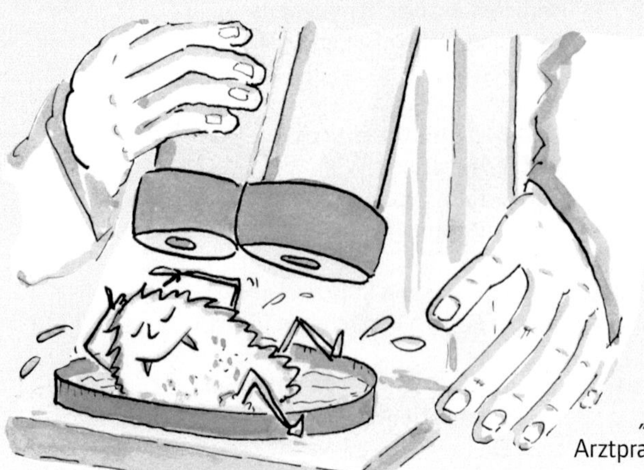

Die moderne Medizin ...

kann heute die meisten Mikroorganismen identifizieren und durch sie hervorgerufene Infektionen behandeln. Dennoch zählen Infektionskrankheiten immer noch zu den großen medizinischen Herausforderungen; Stress, zunehmendes Alter und Multimorbidität machen Menschen anfälliger und erleichtern Erregern ihr Leben. Viele Mikroorganismen sind bereits gegen Behandlungsmethoden (z. B. Antibiotika) resistent. Infektionen mit solchen „Problemkeimen" kosten unzähligen Patienten das Leben. Durch den internationalen Flugverkehr „importierte" neue Erreger bereiten auch hierzulande den Arztpraxen Probleme.

...„Trittbrettfahrer" in der Praxis!

Hm! Leckeres Baby!
... ist das voll hier ...
BEHANDLUNG
Leichte Beute!
SNACKBAR

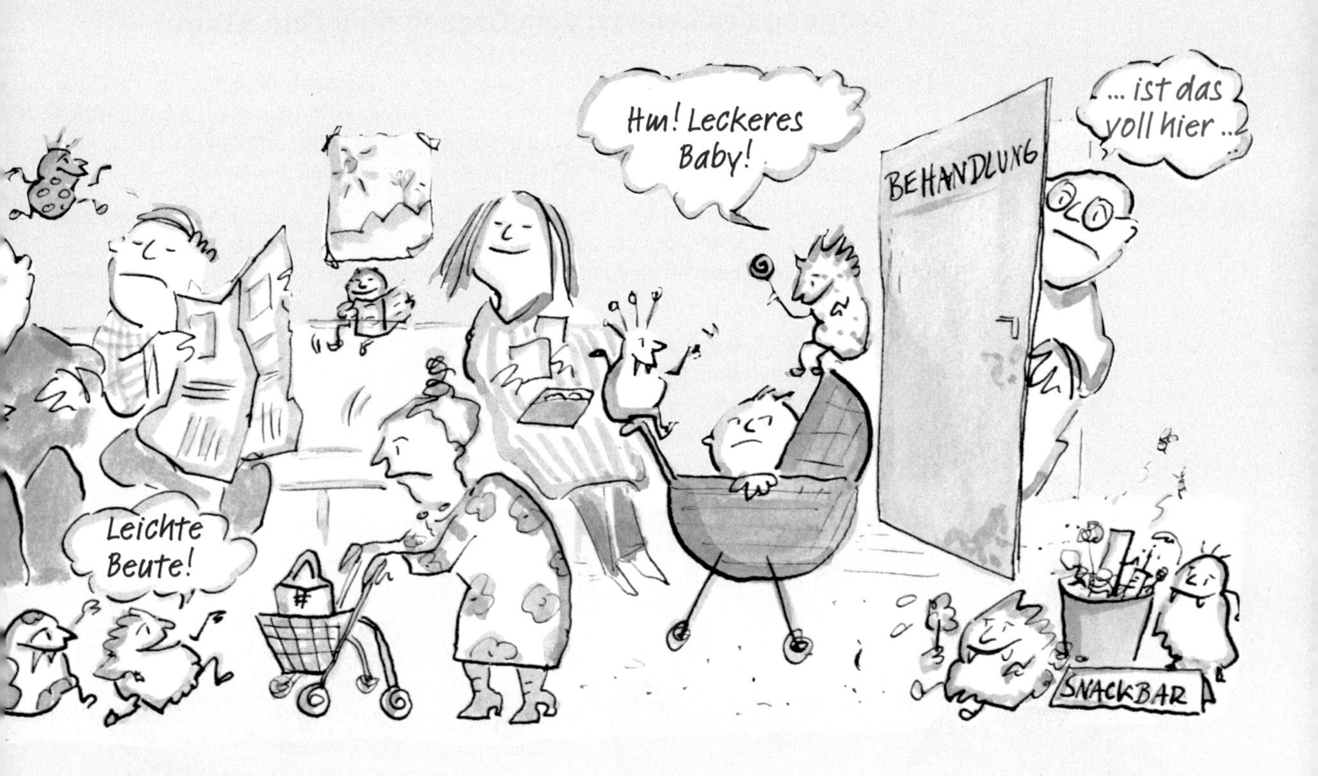

Ihre Praxis ...

soll kein Umschlagplatz für Krankheitskeime sein! Als Medizinische Fachangestellte können Sie mit vielfältigen Maßnahmen die Infektionsgefahr für sich und Ihre Patienten senken. Ignaz Semmelweis zwang seine Assistenzärzte schon um 1850 zur Händedesinfektion mit Chlorkalk und senkte so die Müttersterblichkeit nach Geburten erheblich.
Auch in Ihrer Praxis sind Hygienemaßnahmen Pflicht und hygienisch korrektes Arbeiten stellt einen der wichtigsten Aspekte im Arbeitsalltag dar. Nicht nur Desinfektion und Sterilisation, auch Impfungen (z. B. gegen Hepatitis B und Grippe) sind wirksame Schutzmaßnahmen – für Sie und Ihre Patienten.

HYGIENE
IMPFEN
STIKO:
BEHANDLUNG
Jungs, wir machen die Biege!!

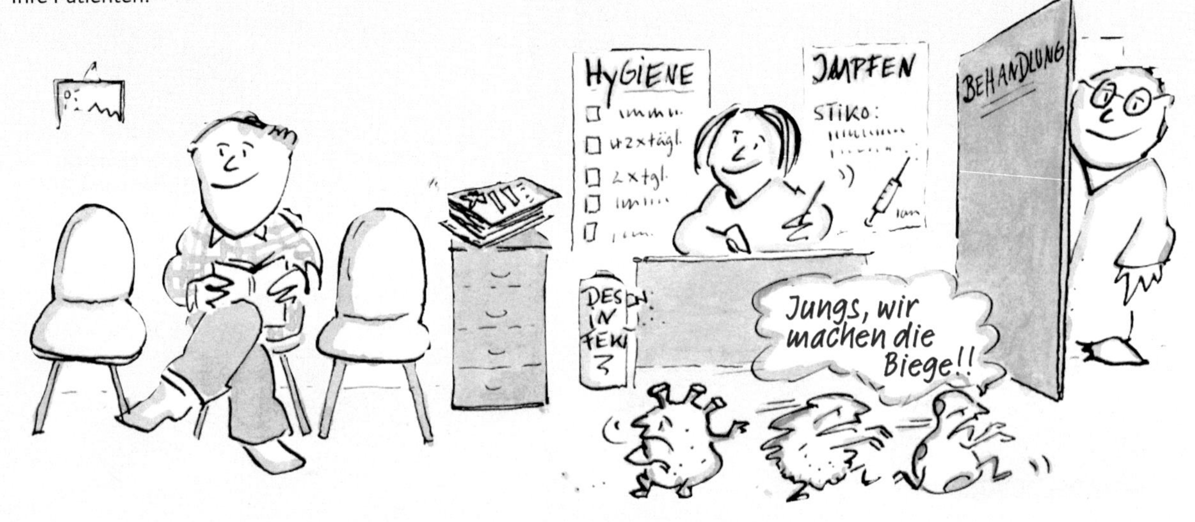

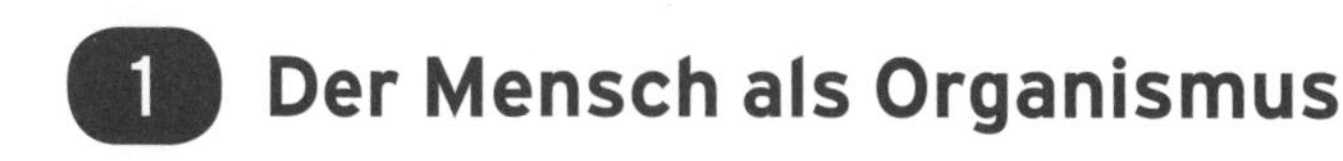

1 Der Mensch als Organismus

1.1 Ordnung des Lebens: vom Organismus zum Atom

Der menschliche Körper ist ein lebender **Organismus**: ein Zusammenschluss vieler Teile, die jeweils bestimmte Funktionen für den gesamten Körper ausüben. Die einzelnen „Funktionsträger" des Körpers sind die **Organe**. Jedes Organ erfüllt eine oder mehrere Aufgaben. Die Lungen z. B. dienen der Atmung, das Herz dem Bluttransport und die Augen dem Sehen.

Mehrere Organe, die gemeinsam eine größere Aufgabe versehen, bilden ein **Organsystem**. Das Herz-Kreislauf-System besteht aus Blutgefäßen und Herz. Magen, Darm, Leber, Bauchspeicheldrüse usw. dienen als Verdauungstrakt der Zerlegung der Nahrung und der Nährstoffaufnahme.

Um die jeweiligen Funktionen optimal ausführen zu können, besteht jedes Organ aus mehreren verschiedenen **Geweben**. Die einzelnen Gewebearten haben unterschiedliche Eigenschaften und geben den Organen ihre charakteristische Form und Funktion. So besitzt der Magen eine robuste, säurefeste Schleimhaut, eine Muskelschicht, um den Nahrungsbrei in Richtung Darm zu befördern, und Bindegewebe, das die verschiedenen Gewebearten miteinander verbindet.

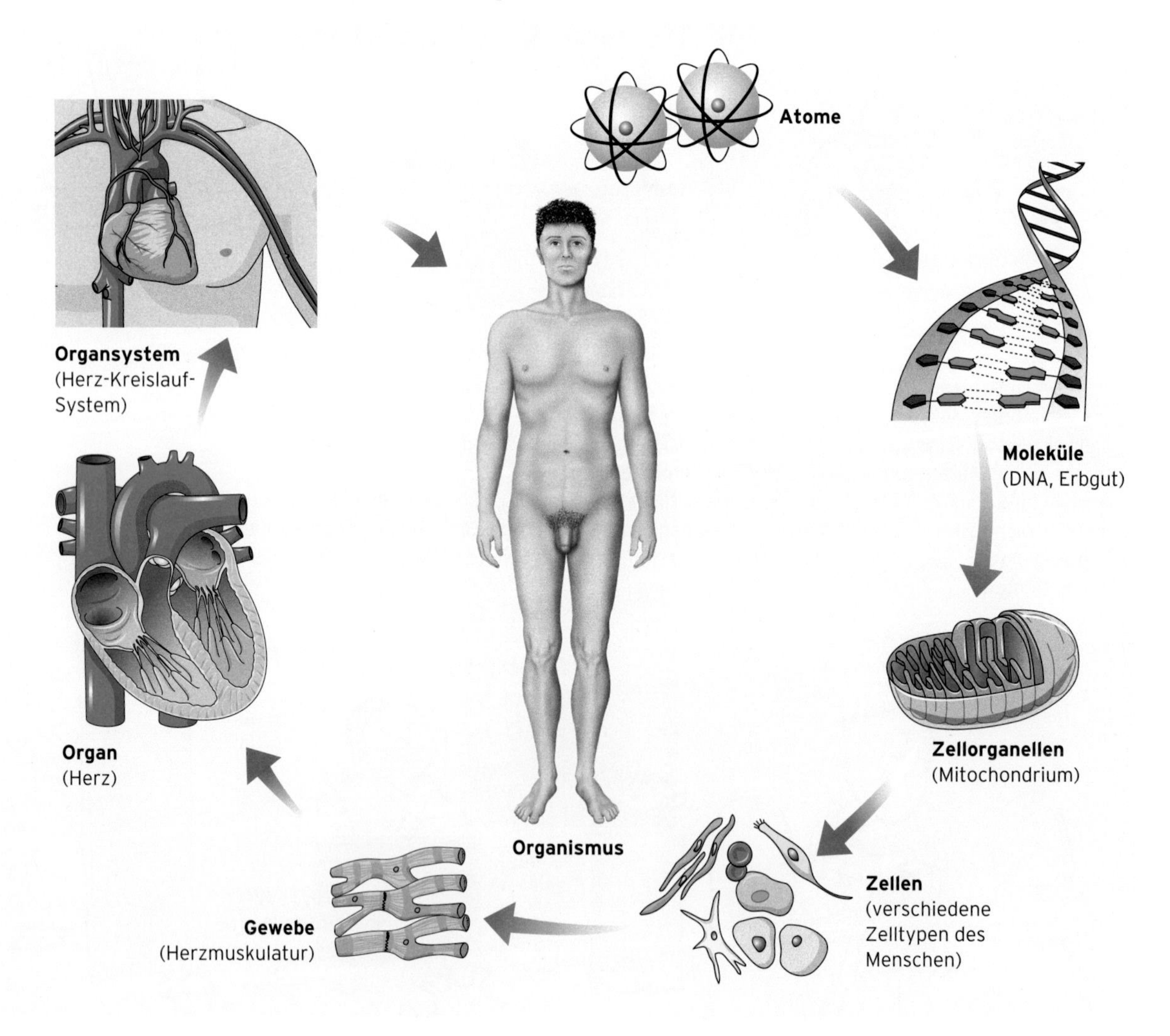

Jedes Gewebe ist ein Zellverband, d. h., es besteht aus unzähligen einzelnen **Zellen**. Die Zelle stellt dabei die kleinste Einheit des Körpers dar, die alle Kennzeichen des Lebens zeigt:

- Fortpflanzung
- Bewegung
- Wachstum
- Stoffwechsel
- Reaktion (Antwort) auf Reize

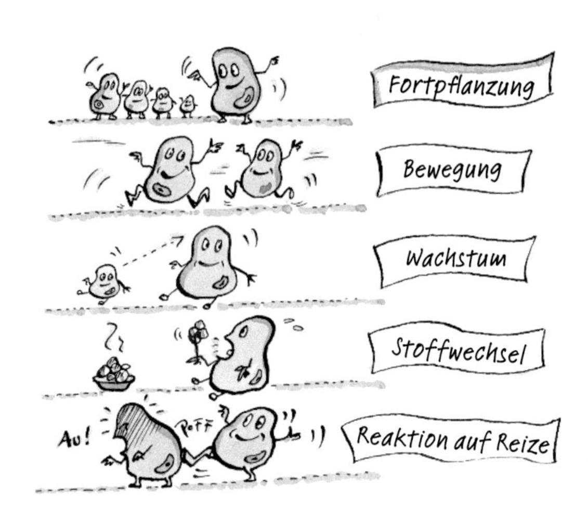

Die Fähigkeit zur Fortpflanzung bzw. Zellteilung dient allen Geweben zur ständigen Erneuerung. Dies ist z. B. bei der Haut und den Schleimhäuten der Fall – andernfalls würde die Haut sich abnutzen und wäre ein für alle Mal verbraucht. Auch Blutzellen werden ständig ersetzt. Einige weiße Blutzellen zeigen Bewegung, indem sie sich auf Bakterien und Gifte zubewegen, um diese zu bekämpfen. Sie reagieren dabei auf chemische Reize. Alle Zellfunktionen erfordern Energie; diese zu nutzen, nennt man Stoffwechsel.

Um ihre vielfältigen Aufgaben erfüllen zu können, benötigt jede Zelle wiederum Funktionseinheiten, quasi kleine Organe, die **Organellen**. Zellorganellen dienen z. B. der Energienutzung, der Eiweißherstellung oder der Zellteilung. Sie sind aus vielfältigen **Molekülen** aufgebaut; diese biochemischen Gebilde bestehen wiederum aus kleinsten Bausteinen, den **Atomen**.

1.2 Die Zelle

Alle Zellen entstehen aus einer einzigen Ursprungszelle: der befruchteten Eizelle. Da jede Körperzelle durch Zellteilung aus dieser hervorgeht, ist der Grundaufbau aller Zellen des menschlichen Organismus gleich (→ Abb. 1).

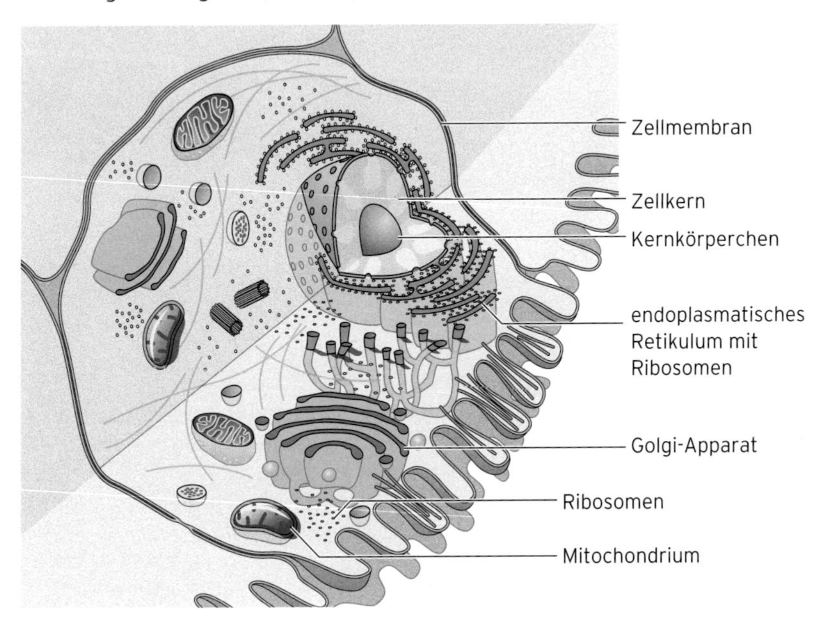

Abb. 1 Grundaufbau der Zelle

Auch tragen alle Körperzellen die identische (völlig gleiche) Erbsubstanz. Allerdings verändern sich die Zellen im Laufe der Entwicklung, um für ihre jeweiligen Aufgaben in den unterschiedlichsten Geweben und Organen gerüstet zu sein. Der Entwicklungs- und Veränderungsvorgang, der zu speziellen Fähigkeiten führt, heißt **Differenzierung**.

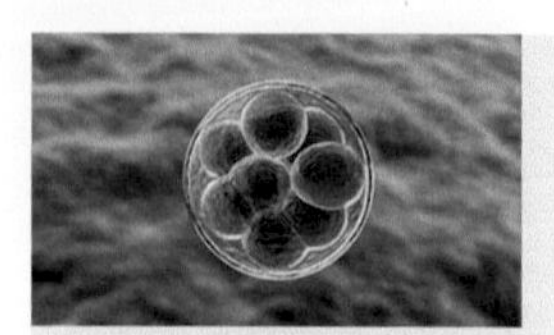
Abb. 1 Die befruchtete Eizelle beginnt sich zu teilen.

Wachstum und Differenzierung lassen während der Schwangerschaft aus der befruchteten Eizelle einen neuen Menschen entstehen. Im Zuge ihrer Differenzierung verlieren die Zellen jedoch die Fähigkeit, jede Art von Gewebe zu bilden. Die Forschung mit den noch undifferenzierten **embryonalen Stammzellen** verfolgt das Ziel, differenzierte Zellen und Gewebe daraus zu züchten, um kranke Gewebe und Organe zu ersetzen.

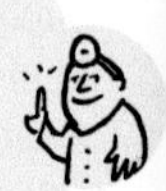

Zellmembran: Jede Zelle ist von Zellmembran umhüllt. Diese grenzt die Zelle ab und regelt die Aufnahme und Abgabe von Stoffen. Sie ist sehr weich, fast flüssig, und wird vielfältig als „Verpackungsmaterial" verwendet, z. B. als Umhüllung für chemische Stoffe, Fremdstoffe und Organellen. Nimmt eine Zelle einen Fremdstoff auf, z. B. eine Abwehrzelle ein schädliches Bakterium, so wird dieses von der Membran umschlossen und eingehüllt. Dieser „Fressvorgang" der Zelle ist die **Phagozytose** (→ Abb. 2).

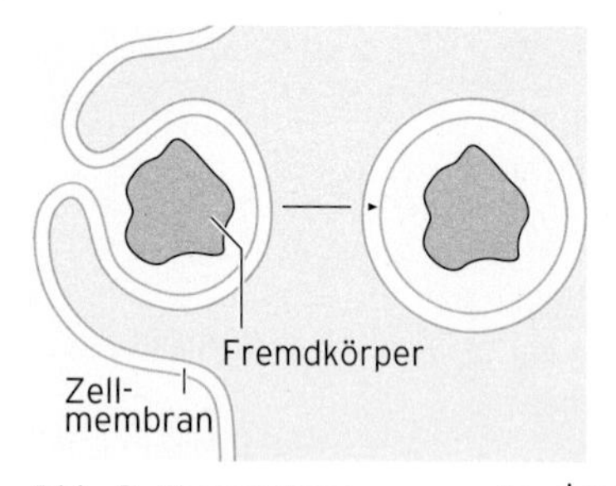

Abb. 2 Phagozytose

Zytoplasma: Die Zellmembran umschließt den Zellsaft, das Zytoplasma. Dieses besteht vor allem aus Wasser und enthält gelöste Stoffe sowie alle Organellen.

Zellkern: Die Steuerungszentrale der Zelle ist der Zellkern. Er enthält das Erbmaterial, die **DNA** (**D**esoxyribo**n**ucleic **A**cid; **D**esoxyribo**n**uklein**s**äure, **DNS**). Die DNA speichert die gesamte Information des Organismus in Form kleiner Informationsabschnitte, den **Genen**. Die wertvolle DNA verlässt nie den Zellkern. Sie ist innerhalb des Kerns im Kernkörperchen besonders sicher gelagert. Benötigen Organellen Erbinformationen, z. B. um Eiweiße herzustellen, erhalten sie eine Gen-Kopie aus dem Zellkern, die aus **RNA** (**R**ibo**n**ucleic **A**cid; **R**ibo**n**uklein**s**äure, **RNS**) besteht (→ Abb. 3). Diese Kopie kann „verschlissen" werden, denn bei Bedarf stellt der Zellkern ein neues Exemplar her.

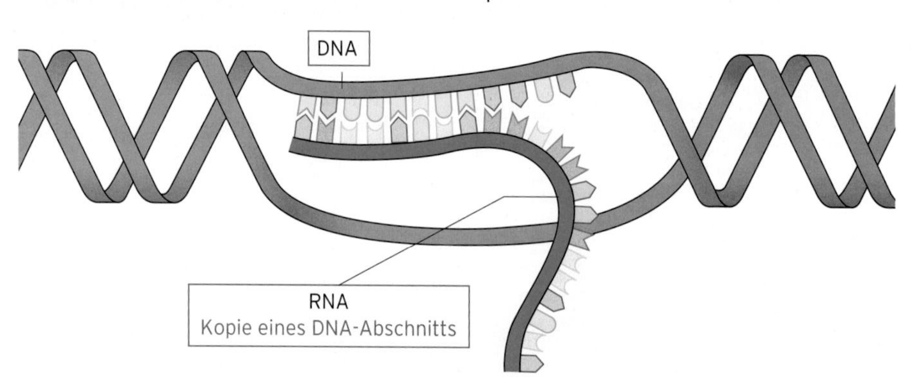

Abb. 3 RNA: Kopie der DNA, die den Zellkern verlässt

ER: An den Zellkern angeschlossen ist ein umfangreiches Röhrensystem, das **ER (endoplasmatisches Retikulum)**, das Netzwerk der Zelle. Hier werden spezielle Stoffe hergestellt, z. B. bilden Haarwurzelzellen die Eiweiße und Farbpigmente des Haares und Schilddrüsenzellen Hormone. Teile des ER enthalten **Ribosomen**: Dies sind kleine Organellen, die Eiweißmoleküle bilden (→ Abb. 4). Als Bauanleitung dient dabei eine DNA-Kopie.

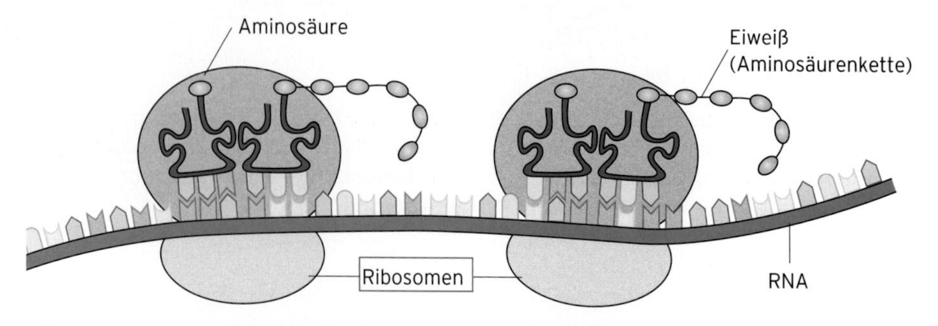

Abb. 4 Herstellung eines Eiweißstoffs

Golgi-Apparat: Produkte des ER können für Zeiten mit hohem Bedarf gespeichert und dann schnell abgegeben werden. Beispielsweise wird bei plötzlichem Stress schnell Adrenalin, ein Stresshormon, gebraucht. Dazu dient der Golgi-Apparat (sprich Goldschi). Er ähnelt einer Lagerpalette, von der bedarfsgerecht kleine, z. B. hormongefüllte Membransäckchen abgegeben werden können.

Phagozytiert die Zelle einen Fremdkörper, liegt dieser von Membran umhüllt im Zytoplasma. Nun kann ein **Lysosom** (Verdauungsbläschen) mit dem Fremdstoffbläschen verschmelzen und mit seinen chemischen Stoffen dessen Inhalt auflösen.

Mitochondrien: Alle Zellfunktionen erfordern Energie. Mitochondrien bilden aus energiereichen Nährstoffen (z. B. Zucker) **ATP** (**A**denosin**tri**phosphat), den Energieträger der Zelle. Die übrigen Zellorganellen können Zucker nicht selbst verwerten, ATP aber problemlos nutzen. Man bezeichnet Mitochondrien daher als Kraftwerke der Zelle, da ihre Funktion diesen ähnelt; z. B. erzeugt ein echtes Kraftwerk aus energiereicher Kohle den leicht und vielseitig verwendbaren Strom.

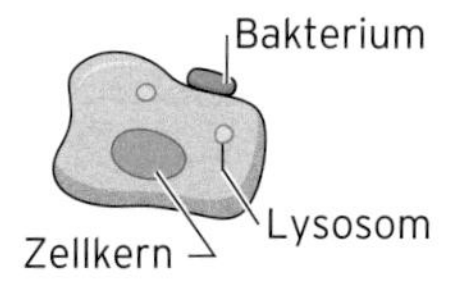

Eine Fresszelle findet ein Bakterium und bewegt sich dorthin.

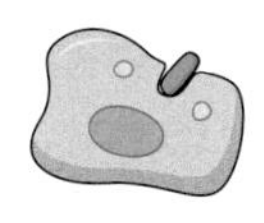

Das Bakterium wird von Zellmembran umschlossen und in die Zelle aufgenommen (= Phagozytose).

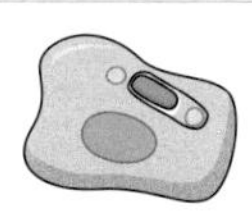

Das „Fressbläschen" verschmilzt mit dem Verdauungsbläschen (dem Lysosom).

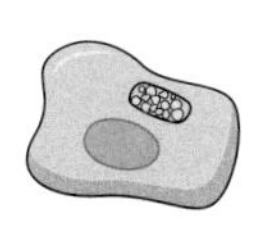

Im nun entstandenen „Fress- und Verdauungsbläschen" wird das Bakterium aufgelöst, ohne dass giftige Stoffe ins Zytoplasma gelangen.

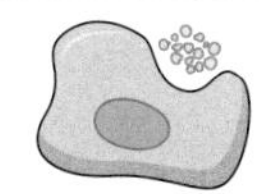

Die Reste des aufgelösten Bakteriums bzw. Fremdstoffes können aus der Zelle ausgeschleust werden.

Abb. 1 Phagozytose eines Bakteriums

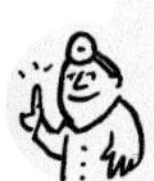

Muskeln verbrauchen viel Energie. Mit ihren zahlreichen Mitochondrien „verbrennen" sie Zucker und Fett. Regelmäßiges Training erhöht die Mitochondrienzahl und den Energieverbrauch - sogar im Schlaf. Männer verbrauchen durch ihren zumeist höheren Muskelanteil mehr Kalorien als Frauen. Der Abbau von Muskulatur bei Blitzdiäten senkt den Energieverbrauch - der **Jo-Jo-Effekt** entsteht.

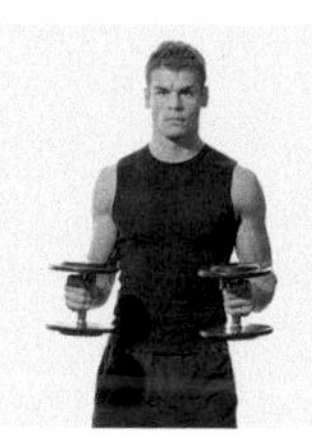

Zellteilung (Mitose)

Die Zellteilung **(Mitose)** dient neben dem Wachstum auch der **Regeneration**, d. h. der fortlaufenden Zellerneuerung sowie dem Gewebeersatz bei Heilungsvorgängen. Ohne Zellteilung könnten durch Verletzungen entstandene „Gewebelücken" nicht wieder verschlossen werden.

Die Zellteilung ist Grundlage der Immunabwehr, bei der sich Abwehrzellen schnell vermehren müssen, sowie der Wundheilung. Sie setzt einen guten Ernährungszustand voraus, denn die Bildung neuer Zellen erfordert ausreichend Nährstoffe.

Bei der Mitose entstehen aus einer sog. Mutterzelle zwei Tochterzellen mit genau gleicher Erbsubstanz. Daher muss die DNA zunächst ganz exakt verdoppelt werden. Anschließend wird die empfindliche Erbsubstanz, die als langer Spiralfaden vorliegt, transportsicher verpackt, d. h. sehr dicht aufgerollt. Dadurch gehen während der Zellteilung keine DNA-Moleküle verloren. Jedes der fest gewickelten „DNA-Knäuel" ist ein **Chromosom**. Eine menschliche Zelle besitzt 46 Chromosomen, d. h. 23 Chromosomenpaare. Bei Frauen besteht das 23. Paar aus zwei X-Chromosomen, bei Männern aus einem X- und einem Y-Chromosom (→ Abb. 2).

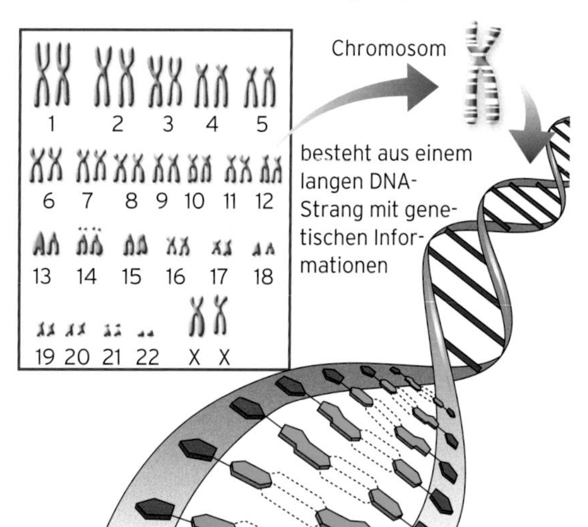

Abb. 2 Vom Chromosom zur DNA

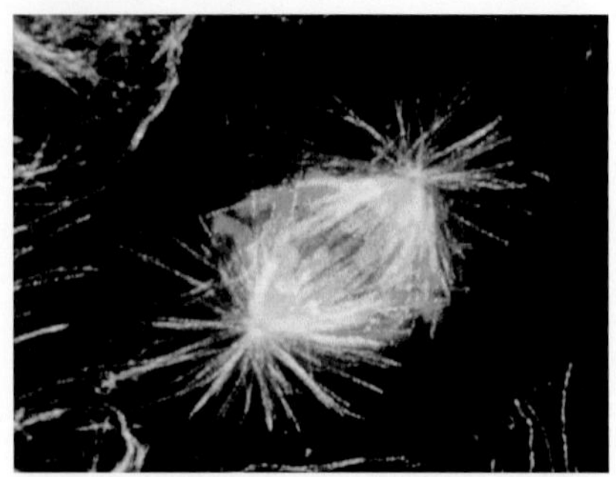

Abb. 1 Zentriolen

Für den geordneten Ablauf der Mitose sorgen die **Zentriolen**: Diese Organellen leiten die Chromosomenpaare mit Hilfe spezieller Fäden in Richtung der beiden entstehenden Tochterzellen (→ Abb. 1). Hat die Zelle die Teilung vollzogen, aus der stets zwei gleiche Zellen entstehen, dann lockern sich die „Knäuel" (Chromosomen) und die DNA kann wieder genutzt und kopiert werden.
Es werden vier Mitosephasen unterschieden:

Phasen der Mitose		
1. Prophase (Vorbereitung)	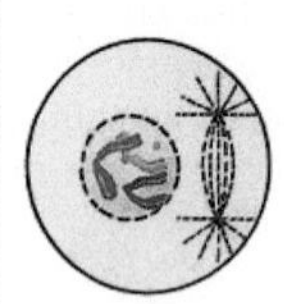	Die Chromosomen haben sich verdoppelt und sind in der Mitte verbunden. Die Polkörperchen (Zentriolen) trennen sich und wandern an die beiden Pole, um die Richtung der Zellteilung vorzugeben. Dabei spannen sie das Zellskelett, eine Art Linienmarkierung, zwischen sich auf.
2. Metaphase („Aufstellen")	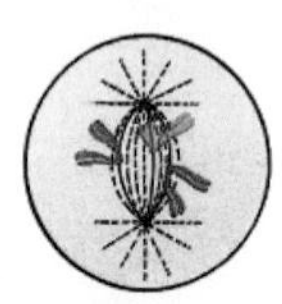	Die Chromosomen sammeln sich in der Mitte zwischen den Polkörperchen und heften sich an die „Fäden" des Zellskeletts. Damit ist gesichert, dass sie in die richtige Richtung wandern und nicht durcheinanderkommen.
3. Anaphase („Auseinander!")	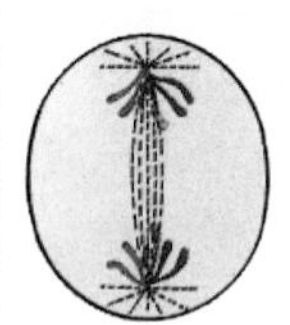	Die Chromosomen teilen sich längs in genau gleiche Hälften, von denen je eine zu jedem der beiden Pole wandert.
4. Telophase (Endphase)	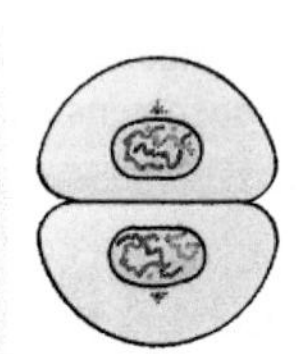	Das Zytoplasma wird durch die Membran in der Mitte abgeschnürt, sodass zwei gleich große Zellen entstehen. Die Organellen, die im Zytoplasma verteilt sind, werden an die beiden entstehenden Zellen verteilt. Beide Zellen haben nun genau die gleiche DNA. Sie sind kleiner als die Ausgangszelle und müssen Nährstoffe aufnehmen und wachsen, bevor sie sich ebenfalls teilen können.

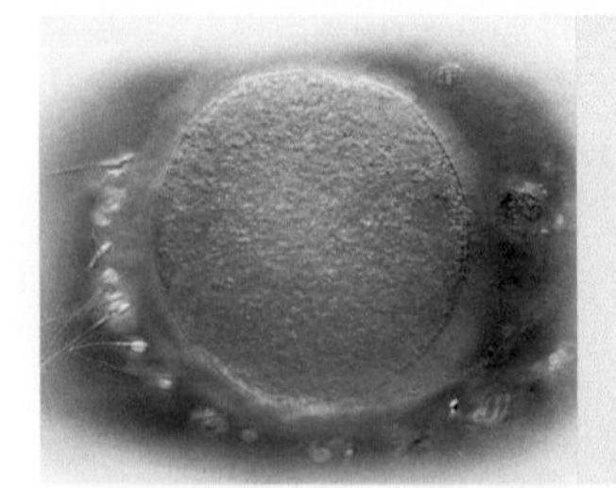

Bei der **Befruchtung** bildet sich aus den elterlichen Keimzellen (Ei- und Samenzelle) die erste Zelle eines neuen Menschen, die befruchtete Eizelle **(Zygote)**. Diese enthält 46 Chromosomen, d. h. 23 Paare. Damit sie nicht 46 Paare enthält (dann wäre sie nicht lebensfähig) und das Kind wirklich von jedem Elternteil genau 50 % seiner DNA erhält, wird bei der Keimzellbildung der elterliche Chromosomensatz von 46 auf 23 halbiert. Der Vorgang der Chromosomenreduktion ist die **Meiose** (Reduktionsteilung; Reifeteilung).

1.3 Gewebelehre (Histologie)

Alle Zellen entstehen aus der befruchteten Eizelle; sie vermehren sich durch Mitosen und differenzieren sich zu vielfältigen Geweben. Auch das Blut wird als Gewebe verstanden, auch wenn es keinen zusammenhängenden, soliden Zellverband bildet.

Blut
→ Bd. 2, LF 5, S. 11

Die Lehre von den Geweben wird als **Histologie** bezeichnet. Alle Gewebe, die Menschen operativ entfernt werden, müssen **histologisch** genau untersucht werden, um krankhafte Gewebsveränderungen wie Krebs zu erkennen und zu behandeln.

Alle Gewebe enthalten die sie kennzeichnenden Zellen und außerdem eine Kittsubstanz **(Interzellularsubstanz)**, die die Zellzwischenräume ausfüllt und die Zellen zusammenhält. Diese sind zusätzlich durch nietenähnliche Haftstellen verbunden. Zellverbände bzw. Gewebe sind für manche Stoffe durchlässig. Auf diese Weise kann z. B. die Haut Wasser abgeben und Wirkstoffe aus Salben, Kosmetik und Medikamentenpflastern aufnehmen.
Die wichtigsten Gewebearten des Menschen sind

- Binde- und Stützgewebe,
- Muskelgewebe,
- Epithelgewebe und
- Nervengewebe.

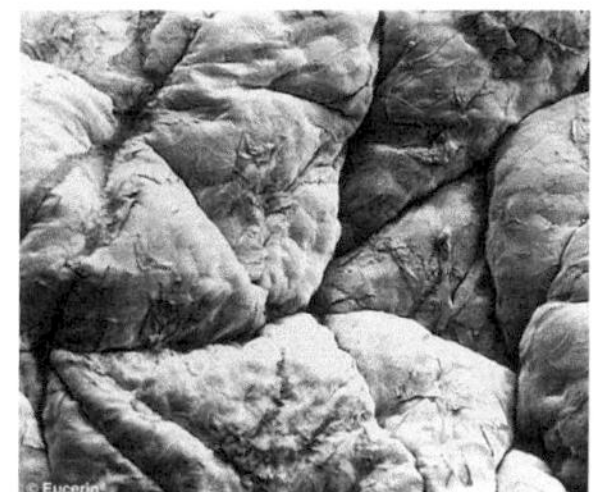

Epithelgewebe (hier: Körperhaut)

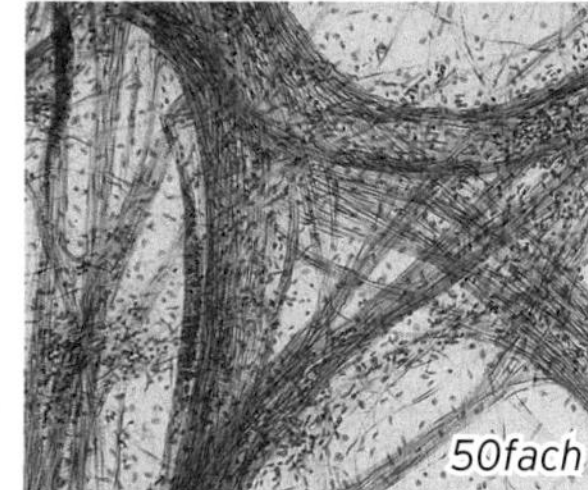

Bindegewebe (hier: Harnblase)

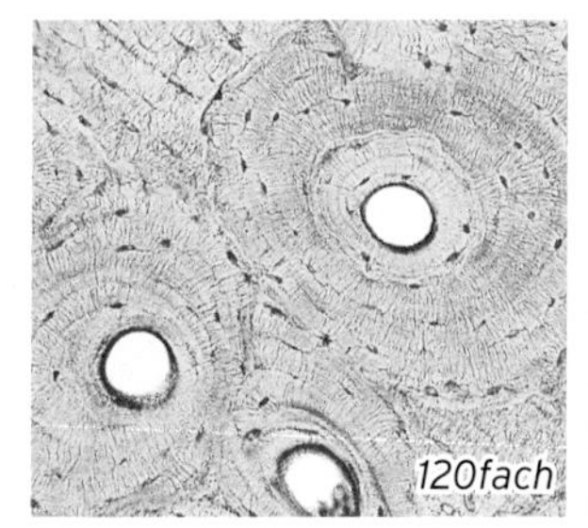

Stützgewebe (hier: Röhrenknochen)

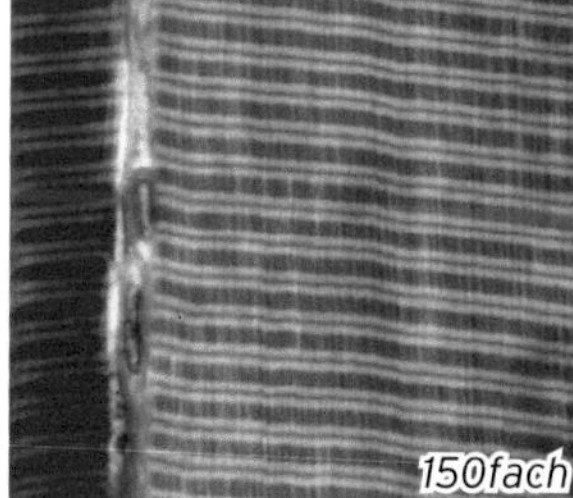

Muskelgewebe (hier: quergestreifte Muskulatur)

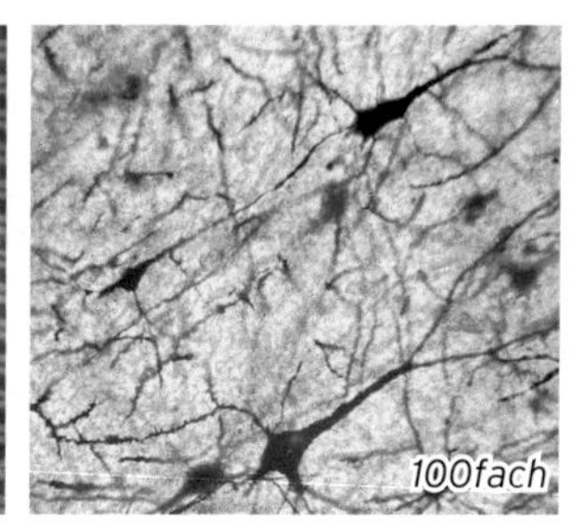

Nervengewebe (hier: Gehirn)

Abb. 1 Mikroskopische Aufnahmen von Geweben

1.3.1 Binde- und Stützgewebe

Binde- und Stützgewebe haben vielfältige Aufgaben.

- Sie verbinden als **lockeres Bindegewebe** Gewebe miteinander,
- verankern als straffe **Sehnen** Muskeln fest an Knochen,
- speichern als **Fettgewebe** Energie und formen die Figur,
- bilden als **Knorpel** glatte, federnde Gelenkflächen und
- geben als **Knochen** bzw. Skelett dem Körper die Statur.

Alle Bindegewebsarten bestehen aus Zellen, Interzellularsubstanz und Kollagenfasern. **Kollagen** kann viel Wasser speichern und gibt dem Bindegewebe Form und Festigkeit. Je nach Mischungsverhältnis von Zellen, Kittsubstanz und Fasern entstehen mehr oder weniger feste und belastbare Gewebe.

Lockeres Bindegewebe ist wasserreich und faserarm. Es verbindet die Haut und andere Epithelien mit benachbarten Geweben und bildet das netzartige Grundgerüst weicher Organe wie Lymphknoten, Leber und Milz. Die Fähigkeit zur Wassereinlagerung kann sich in Form von Schwellungen um die Augen herum und auf Dauer als Tränensäcke zeigen. Der altersbedingte Wasserverlust im Bindegewebe führt zur Faltenbildung.

Straffes Bindegewebe enthält sehr viele Fasern. In Form von Sehnen verbindet es Muskeln mit Knochen. Es ist sehr strapazierfähig; nur extreme Kräfte, gepaart mit Abnutzung, können z. B. zum Riss der seilähnlichen Achillessehne führen.

Fettgewebe besteht aus lockerem Bindegewebe mit eingelagerten Fettzellen. Je nach Menge der Fettzellen und deren Füllungszustand ist das Fettgewebe mehr oder weniger umfangreich. Bei Frauen ist es so durch Bindegewebe unterteilt, dass es sich in Form der sog. Cellulite unregelmäßig vorwölben kann.

Knorpel ist eine gleichzeitig elastische und feste Bindegewebsart. Große Kollagenmengen verleihen dem Knorpel Festigkeit, Haltbarkeit und Biegsamkeit. Um die mechanischen Anforderungen in verschiedenen Teilen des Körpers zu erfüllen, gibt es drei Knorpelarten.
Der **hyaline** (glasartige) **Knorpel** bildet den größten Anteil; aus ihm bestehen die sehr glatten, gleitfähigen und dennoch Stöße abfedernden Gelenkflächen. Hyaliner Knorpel formt außerdem die Nase, gibt der Luftröhre ihre elastische Festigkeit und bildet den Rippenknorpel. **Elastischer Knorpel** ist weich und biegsam, behält aber dennoch seine Form. Er befindet sich in den Ohrmuscheln und im Kehldeckel, welcher den Kehlkopf beim Schlucken verschließt. Die dritte Knorpelart, der äußerst strapazierfähige **Faserknorpel**, bildet die Bandscheiben (Zwischenwirbelscheiben) der Wirbelsäule und die **Menisken**, die halbmondförmigen Scheiben, die zwischen den Gelenkflächen der Kniegelenke liegen. Trotz seiner enormen Festigkeit kann Faserknorpel reißen. Dies geschieht beim ‖Bandscheibenvorfall und bei Meniskusverletzungen, z. B. beim Fußball.

Bandscheibenvorfall
→ LF 4, S. 361

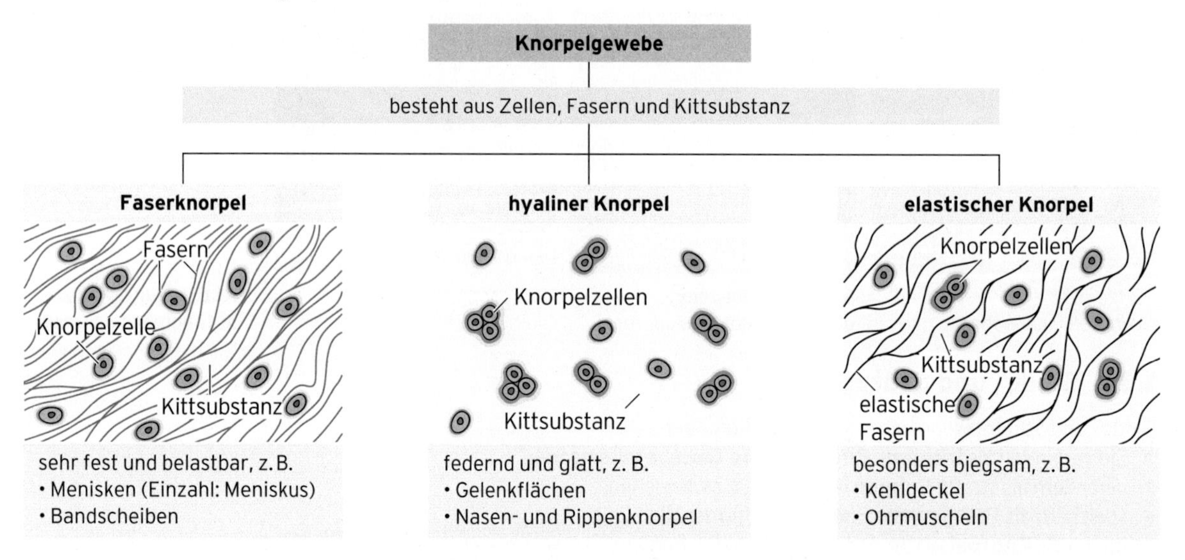

Knochen ist nach dem Zahnschmelz das härteste Gewebe des Körpers. Zusammen mit Knorpel bildet der Knochen das Skelett. Die Kittsubstanz des Knochens lagert viel Calcium ein, was den Knochen härtet und ihn im Röntgenbild darstellbar macht. Während der Entwicklung des Kindes im Mutterleib entsteht der Knochen, z. T. über eine Knorpelvorstufe. Lebenslang, auch nach Abschluss des Knochenwachstums, bildet sich der Knochen ständig um. Dafür besitzt er Knochensubstanz aufbauende Zellen **(Osteoblasten)** und Knochen abbauende Zellen **(Osteoklasten)**. Bis etwa zum 30. Lebensjahr nimmt die Knochenmasse zu; Sport und körperliche Arbeit verstärken den Knochenaufbau. Danach überwiegt der Abbau und es kann zur ‖Osteoporose mit erhöhter Brüchigkeit kommen.

Osteoporose
→ LF 4, S. 364

Um ein möglichst belastbares und dennoch leichtes Skelett zu bauen, bedient sich die Natur zweier Knochenarten:

- des soliden Lamellenknochens **(Kompakta)** und
- der schwammartig aufgebauten **Spongiosa**, des Bälkchenknochens.

Kompakta bildet den Schaft der langen Röhrenknochen; Spongiosa befindet sich in den Gelenkenden und füllt die kurzen Knochen, z. B. Wirbel und Handwurzelknochen, aus (→ Abb. 1).

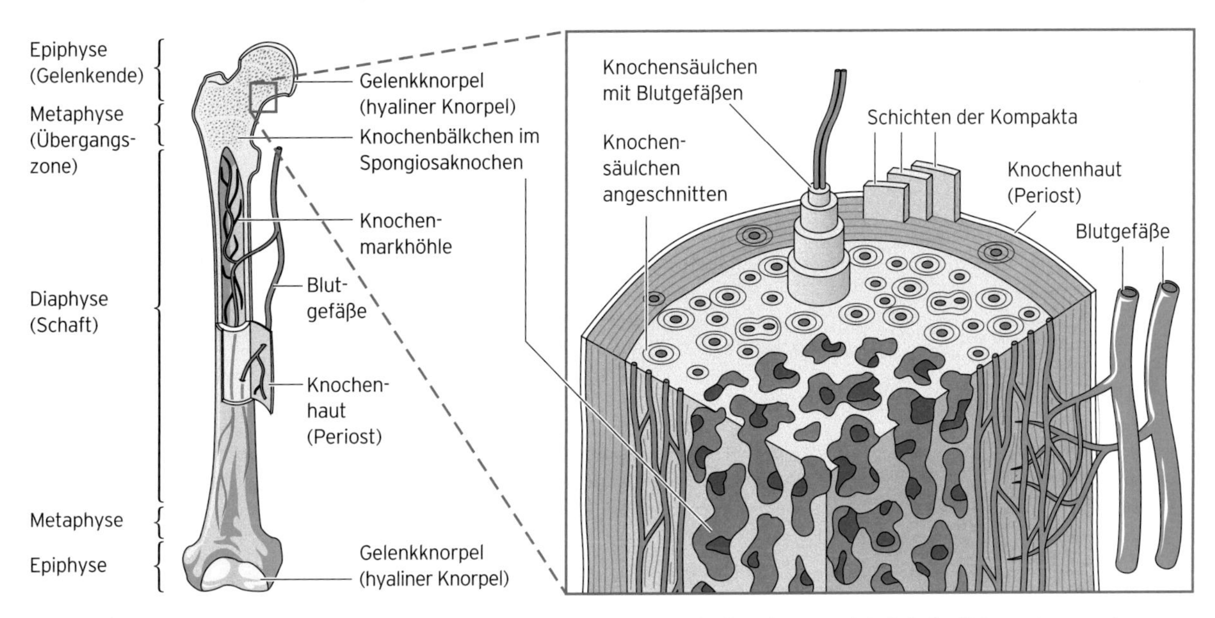

Abb. 1 Aufbau eines Röhrenknochens am Beispiel des rechten Oberschenkelknochens; rechts Detail mit Spongiosa- und Kompaktaanteilen

Für den ständigen Umbau benötigt der Knochen eine gute Nährstoffversorgung und Durchblutung. Auf- und Abbau findet in mikroskopisch kleinen Abschnitten statt. Die zwiebelschalenartig wirkenden Knochensäulchen werden dabei über zentrale Blutgefäße versorgt. Die Blutgefäße treten durch die Knochenhaut (das **Periost**) in den Knochen ein und aus.

Die Röhrenknochen enthalten in ihrer Markhöhle das Knochenmark; es dient der Blutbildung und wird sehr stark durchblutet, damit die frisch gebildeten Blutzellen schnell in den Kreislauf gelangen. Bei Kindern findet im gesamten Knochenmark Blutbildung statt, während es bei Erwachsenen zum Teil durch Fettgewebe ersetzt ist.

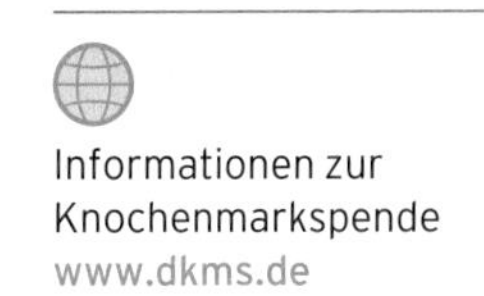
Informationen zur Knochenmarkspende
www.dkms.de

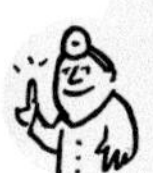

Bei einigen **Blutkrankheiten**, z. B. Leukämie, muss Knochenmark gewonnen und untersucht werden. Dazu wird eine Knochenmarkpunktion, d. h. ein Einstich in den Knochenmarkraum, durchgeführt. Der Patient erhält eine kurze Narkose. Mit einer speziellen Kanüle wird in den Beckenknochen nahe des Kreuzbeins eingestochen und mit einer Spritze wenige Milliliter des wie dickflüssiges Blut aussehenden Knochenmarks herausgezogen. Anschließend wird die Einstichstelle keimfrei verbunden. Der Patient legt sich eine Zeitlang auf den Rücken, um Druck auf den Verband auszuüben und so einer Nachblutung vorzubeugen. Bei einer Knochenmarkspende wird ähnlich verfahren, aber erheblich mehr, d. h. 0,5 bis 1,5L mit Blut vermischtes Knochenmark entnommen.

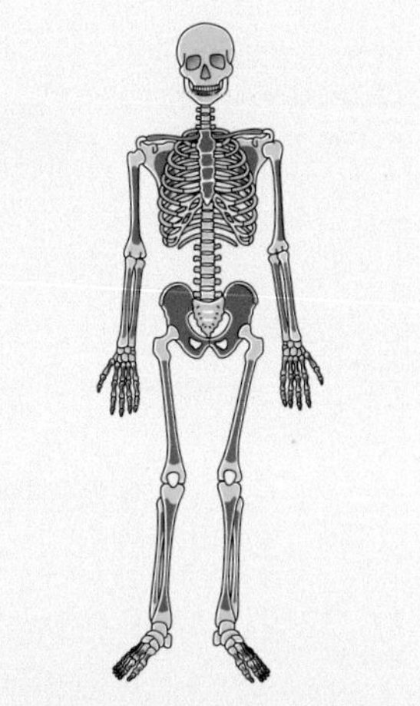

Abb. 2 Rot: Knochenmark

1.3.2 Epithelgewebe

Der menschliche Körper besitzt zahlreiche Oberflächen. Dabei wird zwischen äußeren Oberflächen wie der Körperhaut und inneren Oberflächen wie den Schleimhäuten der Verdauungs- und Atemwege unterschieden. Jede Oberfläche muss bestimmte Eigenschaften haben. **Epithelien** sind Deckgewebe, die alle Körperoberflächen überziehen und die entsprechenden Anforderungen erfüllen. Die äußere Haut übt eine Schutzfunktion aus, wozu sie, z. B. an den Fußsohlen, eine robuste Hornschicht benötigt. Das Epithel der Lungenbläschen hingegen dient dem Gasaustausch und ist deshalb extrem dünn.

Augen und Nase besitzen spezialisierte **Sinnesepithelien**, die der Wahrnehmung dienen und Reize an das Gehirn weiterleiten.

Übersicht wichtiger Epithelien		
Epithel	**Besonderheit**	**Vorkommen im Körper (Beispiele)**
einschichtiges Plattenepithel	Plattenepithel ist besonders dünn und lässt Stoffaustausch zu (der Begriff „Plattenepithel" sagt aus, dass die Oberfläche des Epithels an Straßenplatten oder Kopfsteinpflaster erinnert; → S. 237, Abb. 1).	Lungenbläschen Bauchfell (Überzug u. a. des Darms)
mehrschichtiges **unverhorntes** Plattenepithel	Unverhorntes Plattenepithel hat eine hohe Belastbarkeit und Dehnfähigkeit, besitzt aber keine Hornschicht.	Mundschleimhaut, Speiseröhre, Vagina (weibliche Scheide)
mehrschichtiges **verhorntes** Plattenepithel	Durch die zusätzliche Hornschicht extrem gute Schutzwirkung vor Verletzung und UV-Strahlen; für verschiedene Zusatzfunktionen hat die Haut noch Drüsen, Haare, Pigmentzellen usw.	Körperhaut
Zylinderepithel (mit oder ohne Überzug aus winzigen Saughaaren)	Als einschichtiges Epithel ist es widerstandsfähiger als das Plattenepithel; mit Saughärchen: kann sehr viel Flüssigkeit aufnehmen (wichtig imDarm; Name wegen der zylinderförmigen Zellen).	Gallenblase, Darmschleimhaut
Flimmerepithel (Zylinderepithel mit einem Überzug aus winzigen Transporthaaren)	Flimmerepithel kann durch die winzigen, beweglichen Härchen an seiner Oberfläche Fremdstoffe nach außen transportieren (z. B. Bakterien und Schleim aus den Bronchien hinaus).	Atemwege: Bronchien, Nase
Übergangsepithel	Übergangsepithel ist ein dehnbares Epithel für Organe, die unterschiedlich stark gefüllt werden und daher sehr dehnbar sein müssen; das Übergangsepithel passt sich der jeweiligen Größe des Organs an.	Harnblase, Harnleiter

Drüsen

Einige Epithelien haben Drüsenfunktionen; sie enthalten einzelne Drüsenzellen oder bilden vollständige Drüsen. **Drüsen** sind Organe, die Flüssigkeiten, Schleim oder andere Absonderungen **(Sekrete)** bilden bzw. abgeben. Es werden exokrine und endokrine Drüsen unterschieden.

Eine **exokrine Drüse** (→ Abb. 1a) gibt ihr Sekret an eine Oberfläche ab: Dies kann eine äußere Oberfläche sein, indem die Haut durch eine Schweißdrüse befeuchtet wird. Exokrine Drüsen können aber auch an innere Oberflächen Sekrete abgeben, z. B. im Darm oder in den Atemwegen. Die Sekrete exokriner Drüsen sind sichtbar (Tränen, Speichel, Nasensekret usw.).

Endokrine Drüsen (→ Abb. 1b) geben ihre Sekrete direkt ins Blut ab; sie bilden Hormone. Dies sind lösliche bzw. unsichtbare chemische Stoffe, die auf dem Blutwege Funktionsänderungen im Körper vermitteln. So lösen z. B. bestimmte Hormone aus dem Gehirn die Pubertät aus. Die Bauchspeicheldrüse arbeitet gleichzeitig exokrin und endokrin.
Ein Sonderfall sind die **Keimdrüsen** (Hoden und Eierstöcke); sie bilden sowohl Keimzellen als auch Sexualhormone.

Hormone
→ Bd. 2, LF 8, S.266

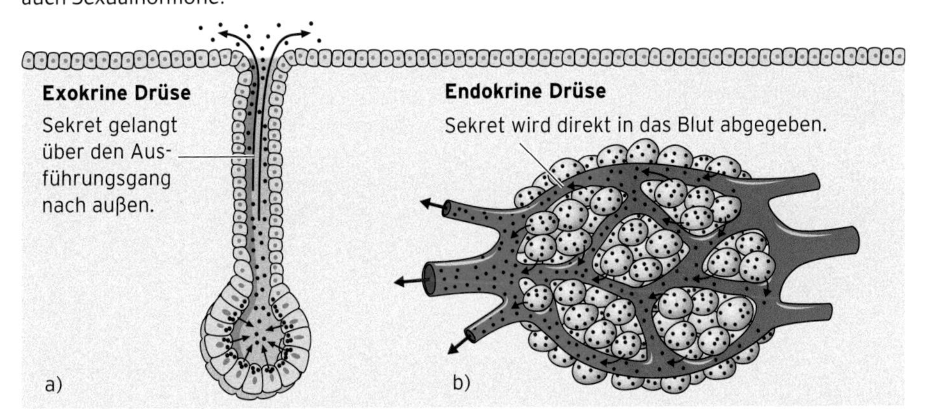

Abb. 1 a) Exokrine Drüse
b) Endokrine Drüse

Drüse(n) Beispiele	Sekret(e) Beispiele	Drüsenart	
		exokrin	endokrin
Speicheldrüsen	Speichel	X	
Magendrüsen, d. h. spezielle Epithelzellen	Magenschleim, Magensäure, Magensaft	X	
Bronchialdrüsen	Bronchialsekret	X	
Prostata (Vorsteherdrüse des Mannes)	größter Anteil der Samenflüssigkeit	X	
Drüsen des Gebärmutterhalses	hormonabhängig: festes oder flüssiges Sekret	X	
Schilddrüse	Thyroxin (T_4), Thyronin (T_3), Calcitonin		X X X
Nebennieren	Cortison, Adrenalin		X
Bauchspeicheldrüse	Bauchspeichel mit Verdauungsenzymen Insulin, Glukagon	X	 X
Eierstöcke	Eizellen Östrogen, Gestagen	(Keimdrüsen)	 X
Hoden	Samenzellen Testosteron		 X

1.3.3 Muskelgewebe

Muskeln können Kraft ausüben, indem sie sich **kontrahieren** (zusammenziehen). Muskelarbeit ermöglicht auf diese Weise die (Fort-)Bewegung sowie die Funktion innerer Organe wie Darm, Herz und Blutgefäßen. Die Kontraktion geschieht durch Ineinanderschieben der kettenartigen Muskeleiweiße **Aktin** und **Myosin**. Sie verbraucht Energie. Ein Muskel, der sich kontrahiert, wird durch das Zusammenschieben der Eiweiße kürzer und dicker als in Ruhe, was man am eigenen Bizeps leicht feststellen kann.

Beim Menschen kommen drei Arten von Muskelgewebe vor:

- Skelettmuskulatur
- Eingeweidemuskulatur
- Herzmuskulatur

Die **Skelettmuskulatur** ist durch unseren Willen steuerbar. Sie besteht aus mehreren Hundert Einzelmuskeln. Jeder Muskel besteht aus vielen gebündelten Muskelfasern, die wiederum aus **Myofibrillen** zusammengesetzt sind. Die Myofibrillen sind aus regelmäßig angeordnetem Aktin und Myosin aufgebaut, die unter dem Mikroskop quergestreift erscheinen. Daher heißt die Skelettmuskulatur auch quergestreifte Muskulatur.

Muskel
Muskelfaserbündel
Muskelfaser
Myofibrille
Zellkern
Myosin
Aktin
erschlaffter Muskel
kontrahierter Muskel

Abb. 1 Aufbau des Skelettmuskels (schematisch)

Die **Herzmuskulatur** ähnelt der quergestreiften Skelettmuskulatur, ist aber netzartig aufgebaut und in der Lage, unaufhörlich zu arbeiten, solange wir leben. Sie ist nicht willentlich steuerbar.

Die **glatte Muskulatur**, auch Eingeweidemuskulatur genannt, arbeitet ebenfalls „automatisch", d. h., das vegetative (unbewusst arbeitende) Nervensystem steuert sie. Alle schlauchförmigen inneren Organe, wie z. B. Blutgefäße, Magen und Darm, Harnleiter und Eileiter, enthalten glatte Muskulatur. Diese können wir nicht willentlich steuern; weder lässt sich der Blutdruck bewusst verändern noch unsere Darmfunktion beschleunigen oder bremsen.

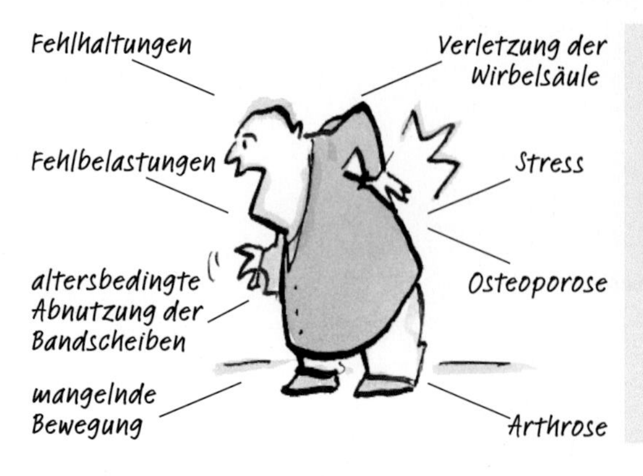

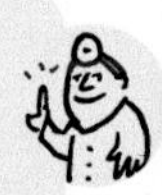

Alle drei Muskelarten werden durch Stress beeinflusst, da dieser auf das vegetative Nervensystem einwirkt. Verspannungen der Skelettmuskulatur mit Nacken- und Rückenschmerzen, Überaktivität der glatten Muskulatur mit Magenkrämpfen, Durchfall oder Bluthochdruck sowie Herzklopfen oder ein beschleunigter Puls können daher Stresssymptome sein.

Die drei Muskelarten des Menschen

Skelettmuskulatur

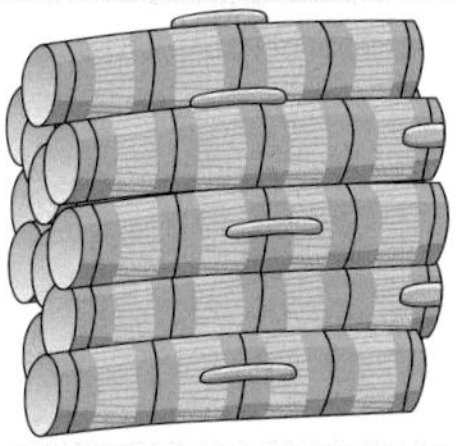

- quergestreift
- arbeitet rasch, leistungsstark
- unterliegt Willen und Bewusstsein

Eingeweidemuskulatur

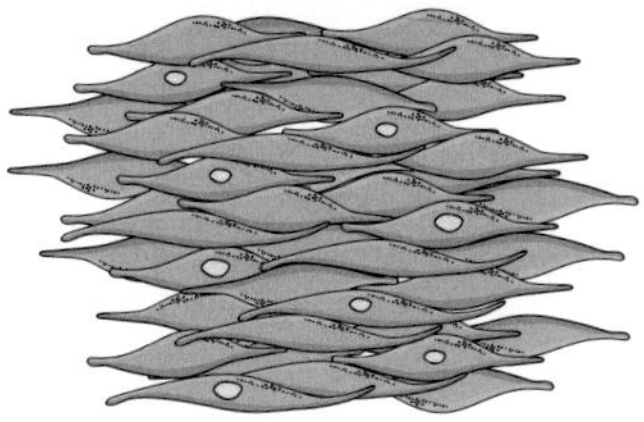

- glattes Aussehen, spindelförmige Zellen
- arbeitet langsam und stetig
- nicht bewusst steuerbar

Herzmuskulatur

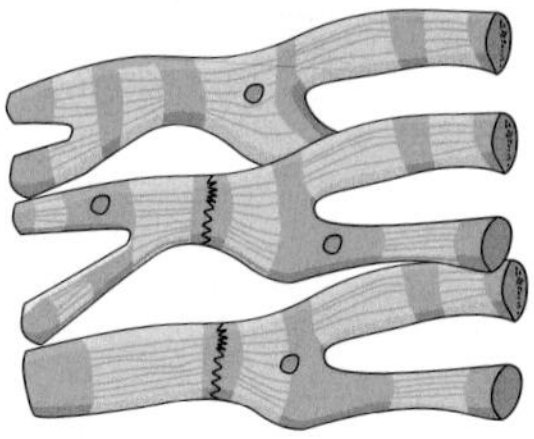

- quergestreift, vernetzt
- arbeitet ständig
- nicht bewusst steuerbar
- eigenes Reizleitungssystem

1.3.4 Nervengewebe

Das Nervensystem steuert viele Vorgänge im Körper. Dazu ist eine „Schaltzentrale" für die Informationsverarbeitung notwendig: das **zentrale Nervensystem (ZNS)**. Es besteht aus Gehirn und Rückenmark. Das Rückenmark ist ein dicker, langer Nervenstrang, der geschützt innerhalb der Wirbelsäule verläuft. Die Nerven, die Informationen zum ZNS hin und vom ZNS weg nach außen, in die „Außenbezirke" (gr. Peripherie) leiten, bilden das **periphere Nervensystem (PNS)**.

Alle Nervenleitungen bestehen aus Bündeln von Nervenzellen **(Neuronen)**. Informationen werden im Nervensystem in zwei „Sprachen" übertragen: in Form von Stromreizen und von chemischen Reizen, d. h. mittels Überträgerstoffen, den **Neurotransmittern**. Jedes Neuron besitzt einen Zellkörper, der mit zweigähnlichen Fortsätzen **(Dendriten)** besetzt ist, sowie einen Zellfortsatz, den **Axon**. Der Axon kann bis zu einen Meter lang sein. Längere Strecken werden durch „hintereinandergeschaltete" Neuronen überbrückt.

Reizleitungssystem
→ Bd. 2, LF 5, S. 36

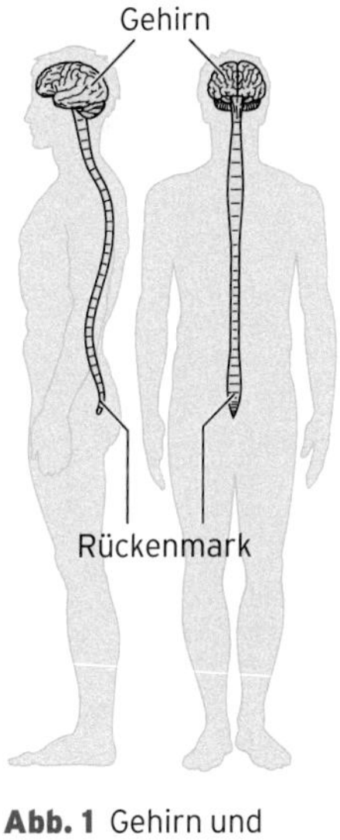

Gehirn

Rückenmark

Abb. 1 Gehirn und Rückenmark bilden das ZNS.

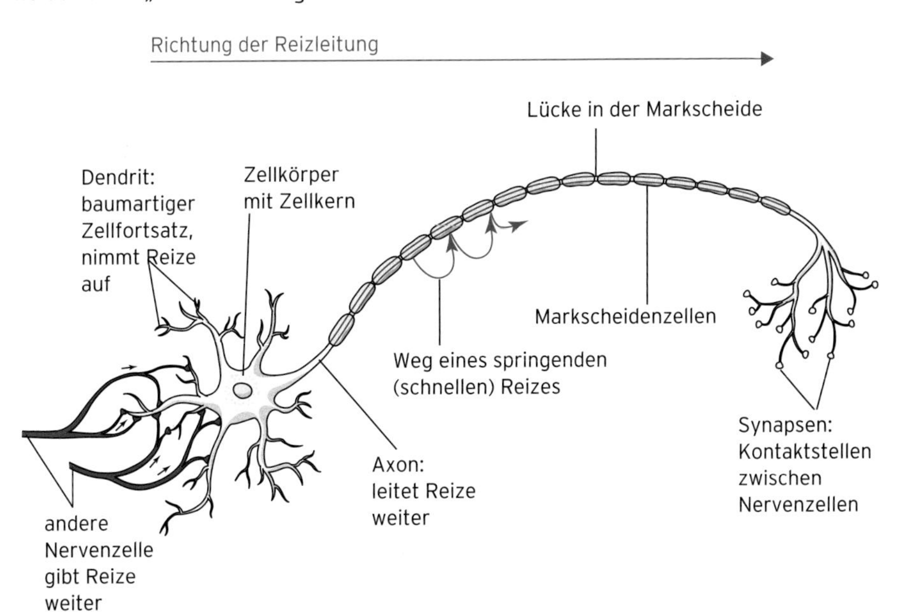

Abb. 2 Aufbau der Nervenzelle (Neuron)

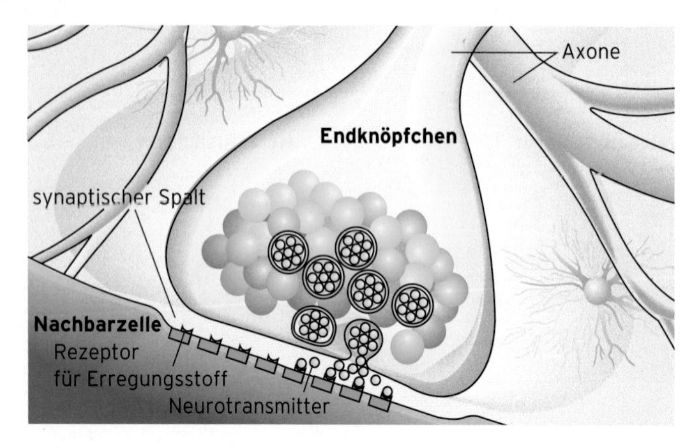

Abb. 1 Signalweiterleitung an der Synapse

Viele Axone sind mit einer Isolierschicht **(Markscheide)** umwickelt, deren Funktion eine Beschleunigung der Informationsübertragung ist: Der Stromreiz „springt" hier über die Markscheidenzellen von Lücke zu Lücke den Axon entlang. Die schnelle Nervenleitung dient der raschen Information des Gehirns, z. B. bei wichtigen Warnsymptomen wie Schmerzen.

Bei der Krankheit Multiple Sklerose (MS) baut das Immunsystem irrtümlich Markscheiden ab, was zu einer verlangsamten und gestörten Informationsübertragung führt, die sich z. B. in Lähmungen und Sprachstörungen zeigt.

Reizweiterleitung

Jedes Neuron gibt die über die Dendriten empfangene Information über Kontaktstellen **(Synapsen)** an das nächste Neuron weiter. An den Synapsen wird der ankommende Stromreiz als chemischer Reiz an die nächste Zelle übertragen, indem **Neurotransmitter** freigesetzt werden, die in der Nachbarzelle an **Rezeptoren** (Empfangsstellen) ansetzen und dort wieder einen Stromreiz auslösen. Es gibt eine Vielzahl von Neurotransmittern, deren ausreichende Menge und Gleichgewicht für eine normale Aktivität und das Wohlbefinden wichtig sind. Bei einer Depression (krankhafter Niedergeschlagenheit) besteht ein Mangel an bestimmten Neurotransmittern.

Depression
→ Bd. 3, LF 11, S.166

Terminologie: Zellen und Gewebe	
Aktin	kontraktionsfähiges Muskeleiweiß
ATP	Adenosintriphosphat; Energieträger der Zelle
Axon, der	Nervenfortsatz; längster Teil des Neurons (sprich Axohn)
Chromosom	Erbkörperchen; Träger genetischer Information
Dendrit	Teil der Nervenzelle, der dem Informationsempfang dient
Differenzierung	Entwicklungsprozess mit Erwerb besonderer Eigenschaften
Drüse	Organ, das ein Sekret (eine Absonderung) bildet und abgibt
endoplasmatisches Retikulum (ER)	Netzwerk der Zelle; Produktionsstätte von Eiweißen usw.
Epithel	Deckgewebe
Gewebe	Zellverband
Golgi-Apparat	Zellprodukte speichernde Organelle
Histologie	Gewebelehre
hyalin	Knorpeleigenschaft: glasartig, glatt und federnd
Interzellularsubstanz	Zwischenzellsubstanz; Kittsubstanz
Kollagen	faserförmiges Struktureiweiß des Binde- und Stützgewebes
Kompakta	solide Knochensubstanz; Lamellenknochen
Kontraktion (Verb **kontrahieren**)	Zusammenziehen; Verkürzung (z. B. eines Muskels)
Lysosom	Verdauungsbläschen; Organelle, die Fremdstoffe auflöst

Markscheide	Isolierschicht des Axons einer Nervenzelle
Meiose	Reduktionsteilung; Reifeteilung (dient der Keimzellbildung)
Membran	dünne Trennschicht; (Zell-)Hülle
Meniskus (Mz. **Menisken**)	halbmondförmige Knorpelscheibe im Kniegelenk
Mitochondrium	sog. Kraftwerk der Zelle; bildet den Energieträger ATP
Mitose	Zellteilung
Myofibrille	gr. Muskelfäserchen; Untereinheit des Skelettmuskels
Myosin	kontraktionsfähiges Muskeleiweiß
Neuron, das	Nervenzelle (sprich Neuronn)
Neurotransmitter	Überträgerstoff des Nervensystems, z. B. Serotonin
Organ	Funktionseinheit des Körpers
Organelle	Funktionseinheit der Zelle
Organismus	lebender Körper, der in Funktionseinheiten gegliedert ist
Osteoblasten	Knochensubstanz aufbauende Zellen
Osteoklasten	Knochensubstanz abbauende Zellen
Eselsbrücke: Osteo**b**lasten **b**auen Knochen, Osteo**k**lasten **k**lauen Knochen.	
PNS	peripheres Nervensystem (alle Nerven außerhalb des ZNS)
Periost	Knochenhaut
Phagozytose	Aufnahme von Fremdstoffen in eine Zelle
Regeneration	Zell- und Gewebserneuerung; Heilung
Rezeptor	Empfangsstelle, z. B. für Hormone oder Neurotransmitter
Ribosom	Zellorganelle, die im ER Eiweiße herstellt
Sekret	Absonderung
Spongiosa	schwammartig aufgebauter Bälkchenknochen
Synapse	Nervenkontaktstelle
Zentriolen	Organellen mit wichtiger Funktion bei der Zellteilung
ZNS	zentrales Nervensystem (Gehirn und Rückenmark)
Zytoplasma	Zellsaft

AUFGABEN

1 Aus welchen Organen bestehen
a der Bewegungsapparat und **b** das Nervensystem?

2 Welche besonderen Eigenschaften brauchen die Epithelien
a der Harnblase, **b** der Mundhöhle und **c** des Darms?

3 Welche drei Knorpelarten gibt es und wo befinden sich diese im Körper?

4 Warum gibt es Neuronen mit schneller Reizübertragung?

2 Das Immunsystem

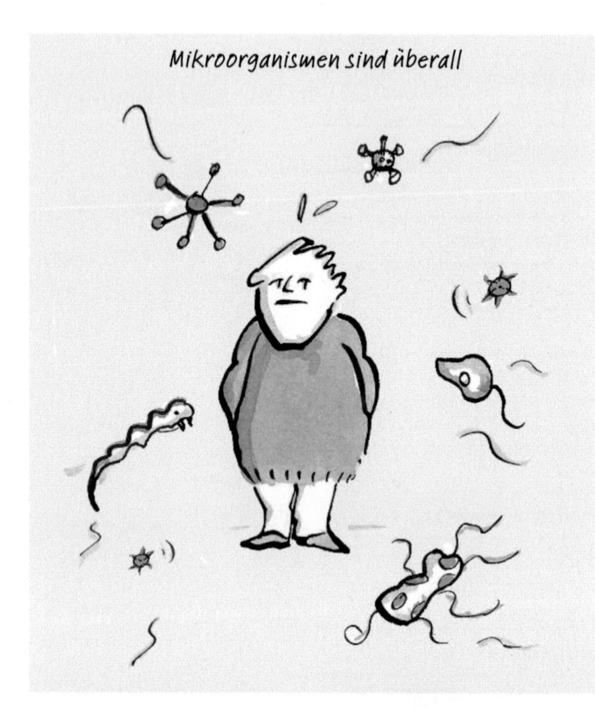

Unsere Umwelt enthält unzählige **Mikroorganismen**, mikroskopisch kleine Lebewesen wie Bakterien, Viren und Pilze. In unserem Körper finden sie optimale Lebensbedingungen: Es ist warm und feucht, und es gibt ein großes Nährstoffangebot. Deshalb streben Mikroorganismen danach, in unseren Körper einzudringen und sich darin zu vermehren. Dabei können sie dem Körper großen Schaden zufügen und sogar tödliche Krankheiten hervorrufen. Der menschliche Organismus wehrt sich deshalb gegen das Eindringen und die Vermehrung schädlicher Organismen mit Hilfe der körpereigenen Abwehr.

Diese besteht aus **Resistenz** und **Immunität**.

2.1 Resistenz

Von Geburt an besitzt unser Körper zahlreiche Abwehrmöglichkeiten gegen krank machende Eindringlinge. Diese werden als **Resistenz** (angeborene Widerstandskraft; **unspezifische Abwehr**) bezeichnet. Dazu gehört zunächst, Krankheitserregern das Eindringen in den Körper zu verwehren bzw. eingedrungene Organismen möglichst rasch wieder hinauszubefördern. Hierzu nutzt der Körper zahlreiche Mechanismen, wie die Beispiele zeigen:

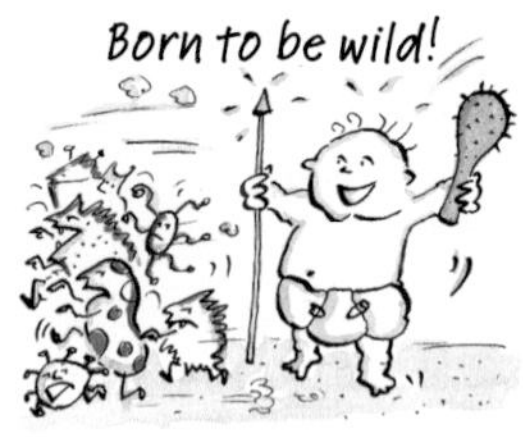

BEISPIELE

- Die gesunde, unverletzte Haut ist für Mikroorganismen nahezu unüberwindbar.
- In den Atemwegen halten feuchte Schleimhäute eingedrungene Erreger fest und die Flimmerhärchen der Epithelien befördern Erreger aus den Atemwegen hinaus.
- Werden Mikroorganismen verschluckt, tötet die Magensäure sie ab.
- Die Tränenflüssigkeit wirkt antibakteriell, bedeckt und reinigt die Bindehäute.
- In die Harnblase aufgestiegene Bakterien werden mit dem Urin ausgespült.

Trotz der vielen Barrieren gelingt es ständig Erregern, in den Körper zu gelangen. Dort treffen sie auf Abwehrzellen: Im Blut und in allen Geweben patrouillieren Fresszellen **(Phagozyten)**, die alles Fremde erkennen und phagozytieren („schlucken").

Die **Makrophagen** (große Fresszellen; u. a. **Monozyten**) nehmen Fremdstoffe, v. a. aber Krankheitserreger auf und machen sie dadurch vorläufig unschädlich. Sie stellen die speziellen Eigenschaften der Eindringlinge fest und leiten die Informationen an Zellen der spezifischen Abwehr weiter. Dies stellt den Übergang zwischen unspezifischer Resistenz und spezifischer Abwehr, der Immunität, dar.

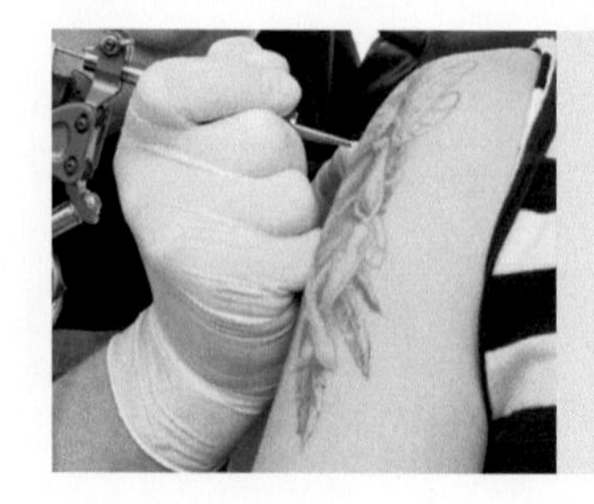

Auch **Mikrophagen** (kleine Fresszellen; **Granulozyten**) nehmen Fremdstoffe auf und phagozytieren sie. Eine Vielzahl abgestorbener Granulozyten ergibt den um Fremdstoffe (z. B. Holzsplitter) herum sichtbaren Eiter. Dass Phagozyten (Fresszellen) beweglich sind, ist an älteren Tätowierungen zu sehen: Die Zellen nehmen Farbstoffe auf und bewegen sich ein kleines Stück damit fort, bevor sie absterben. Durch die Verlagerung der Farbstoffe werden die Konturen der Tattoos mit der Zeit unscharf.

2.2 Immunität

Gefährliche Krankheitserreger bedienen sich ausgefeilter Methoden, um unseren Körper zu befallen, d. h., seine Resistenzmechanismen zu überwinden.

Die spezifische Immunabwehr geht gezielter und effektiver als die Resistenz gegen einzelne Erreger vor. Dafür müssen die feindlichen Mikroorganismen genau erkannt und ihre Eigenschaften analysiert und verstanden werden. Nur so können genau passende **Antikörper** (spezifische Abwehrstoffe) gebildet werden, die die Erreger binden, quasi „festnehmen". Um die Mikroorganismen abzutöten, besitzt das Immunsystem spezielle Zellen, die einzelne Erreger gezielt (spezifisch) bekämpfen.

Die Fähigkeit, gegen einzelne Erreger gezielt vorzugehen, ist die **spezifische Abwehr**; sie führt zur **Immunität**. Immunität bedeutet Feiung, d. h. Unempfindlichkeit gegen einen bestimmten Erreger. Wenn ein Mensch einmal die Masern überstanden hat, erkrankt er daran nicht wieder. Immunität muss allerdings erlernt werden. Sie ist bei der Geburt noch nicht vorhanden und wird im Laufe des Lebens erworben.

Die Immunabwehr verläuft im Prinzip so: Nachdem ein Makrophage z. B. ein Bakterium phagozytiert hat, stellt er die Erregereigenschaften, d. h. die **Antigene**, fest. (→ Abb. 1). Antigene sind Fremdstoffe, die das Immunsystem zu einer Reaktion anregen. Die über die Erregerantigene gewonnenen Erkenntnisse teilen Makrophagen durch Botenstoffe den Zellen der spezifischen Abwehr mit (→ Abb. 2).

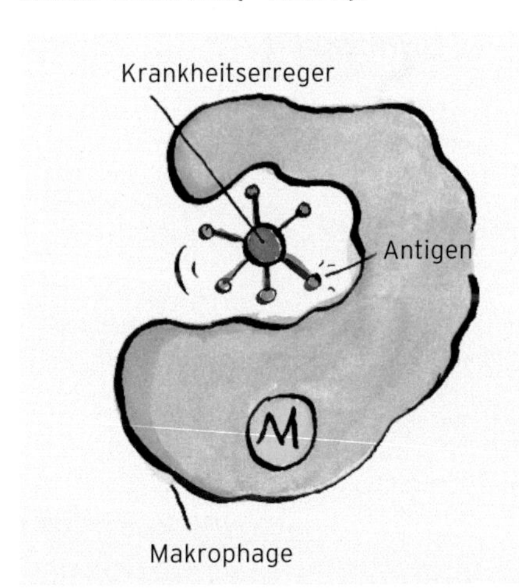

Abb. 1 Ein Makrophage phagozytiert den Krankheitserreger und registriert dessen Antigene.

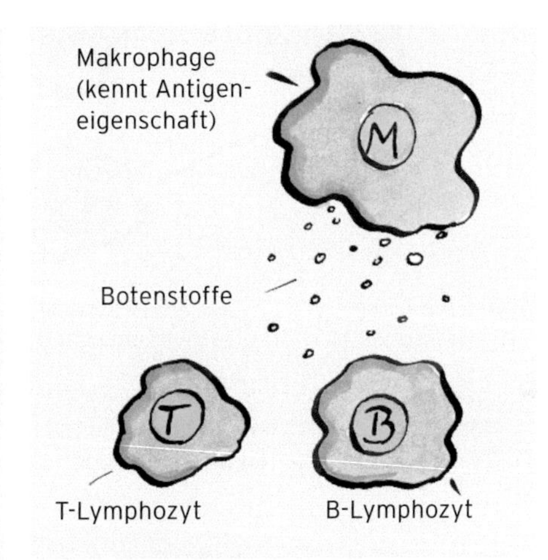

Abb. 2 Die Makrophagen senden Botenstoffe aus, um die Lymphozyten zu aktivieren. Die B- und T-Lymphozyten empfangen die Nachrichten und werden aktiv.

Botenstoffe wie Interferon und Interleukine alarmieren Zellen der spezifischen Abwehr. Werden große Mengen dieser Stoffe frei, fühlen wir uns krank, denn sie erzeugen Kopf- und Gliederschmerzen sowie Fieber. Durch das Krankheitsgefühl schont sich der kranke Mensch und die Immunabwehr kann ungestört und effektiv arbeiten.

Die Zellen der spezifischen Abwehr sind die **Lymphozyten**. Von diesen Immunzellen gibt es zwei große Gruppen:

- **B-Lymphozyten** stellen die Antikörper **(Immunglobuline)** her. Dies sind genau auf die Erregerantigene passende Eiweißstoffe. Sie sind wasserlöslich und befinden sich in allen Körperflüssigkeiten. Antikörper haften an den Erregern, d. h., sie bilden mit ihnen als **Antigen-Antikörper-Komplex** eine feste Verbindung und erleichtern so ihre Phagozytose durch Fresszellen.
- **T-Lymphozyten** sind spezialisierte Zellen, die z. B. als Killerzellen Erreger, von Viren befallene Körperzellen und Krebszellen abtöten. Sie gehören zur zellulären, d. h. von Zellen (und nicht Antikörpern) geleisteten Abwehr.

T-Killerzellen sind nicht zahlreich genug, um die zelluläre Abwehr allein zu schaffen. Deshalb erhalten sie durch eine große Anzahl von **T-Helferzellen** Unterstützung. Die T-Killerzellen rufen die T-Helferzellen durch Botenstoffe zu Hilfe. Allerdings würden zu aktive Helferzellen im Körper Schäden anrichten. Deshalb begrenzen **T-Suppressorzellen** (wörtl. T-Unterdrückerzellen) ihre Aktivität auf ein gesundes Maß (→ Abb. 1). Die Aktivitäten des Immunsystems müssen genau reguliert werden, damit sich weder Krankheitserreger ungehindert ausbreiten noch übertriebene Abwehrmaßnahmen dem eigenen Körper schaden.

Bei einigen **Autoimmunkrankheiten** (Krankheiten, bei denen das Immunsystem irrtümlich den eigenen Körper angreift, wie z. B. Rheuma) sind die Helferzellen übermäßig zahlreich bzw. aktiv und schädigen z. B. Lunge, Gelenkschleimhäute und Nervensystem. Wenn nötig, werden dann die Immunabwehr unterdrückende Medikamente wie Cortison eingesetzt.

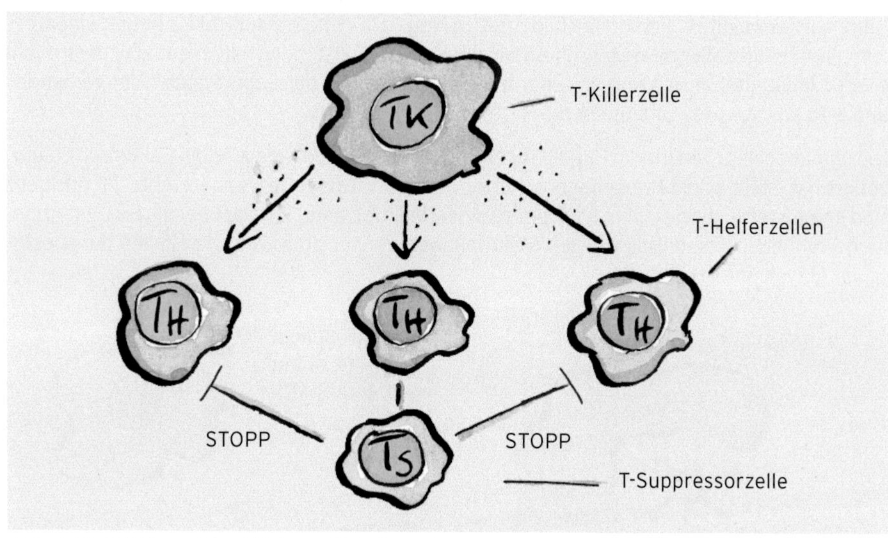

Abb. 1 Die T-Killerzellen aktivieren T-Helferzellen zur Unterstützung. Deren Aktivität muss von T-Suppressorzellen kontrolliert werden, damit sie nicht körpereigenes Gewebe schädigen.

Das **HI-Virus** (HIV) hat ein besonderes „Erfolgsgeheimnis": Es befällt gezielt die T-Helferzellen, was unbehandelt rasch zur Immunschwäche Aids führt.

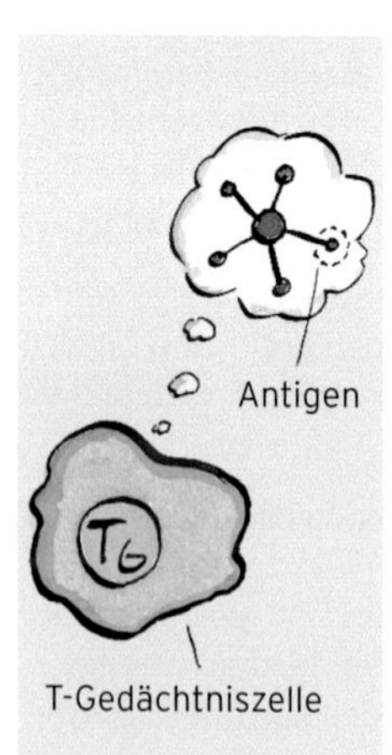

Abb. 2 T-Gedächtniszellen speichern die Antigeneigenschaften von Erregern ein Leben lang.

Die spezifische Immunabwehr ist aufwendig. Ihre Regulation erfordert eine Vielzahl von Zellen und Botenstoffen. Der betroffene Mensch ist so lange krank, bis ausreichend Antikörper, d. h. lösliche Abwehrstoffe sowie T-Zellen gebildet worden sind, um die Erreger „einzufangen" und abzutöten. Die mühsam errungenen Erkenntnisse über die Erreger und die Erfolge der Erregerbekämpfung nach überstandenen Krankheiten sollen nicht verloren gehen, sondern immer wieder nutzbar sein. Daher speichern **B-** und **T-Gedächtniszellen** die Antigeninformationen. So können bei erneutem Erregerkontakt – ohne Krankheitssymptome – sehr schnell Antikörper produziert und Killerzellen aktiv werden. Der Körper ist immun und wird durch bereits gekannte Erreger nicht mehr krank (→ Abb. 2).

Die einmal erworbene und lebenslang anhaltende Immunität beschreibt den Idealfall. Auch die Krankheitserreger haben jedoch ihre „Erfolgsgeheimnisse". Durch ihre rasante Vermehrung, ständige Änderung der Antigeneigenschaften und verschiedene „Tricks" (❙Virulenz) entgehen sie der gezielten Verfolgung durch das Immunsystem. Sie erreichen so, dass wir immer wieder an grippalen Infekten, Salmonelleninfektionen, Scharlach und anderen Infekten erkranken.

Virulenz
→LF 3, S.252

Arzneimittel „zur Steigerung der Abwehrleistung“, sog. Immunstimulanzien, regen die Immunabwehr an. Durch die gesteigerte Aktivität der Abwehrzellen können sie allerdings auch zu unsinnig gesteigerter, fehlgesteuerter Abwehrleistung führen. So können sie sowohl allergische Reaktionen als auch Autoimmunkrankheiten hervorrufen oder verstärken. Um die Immunabwehr auf gesunde Weise zu unterstützen, ist es sinnvoller, auf eine ausgewogene Ernährung zu achten, genug zu schlafen und auf das Rauchen zu verzichten.

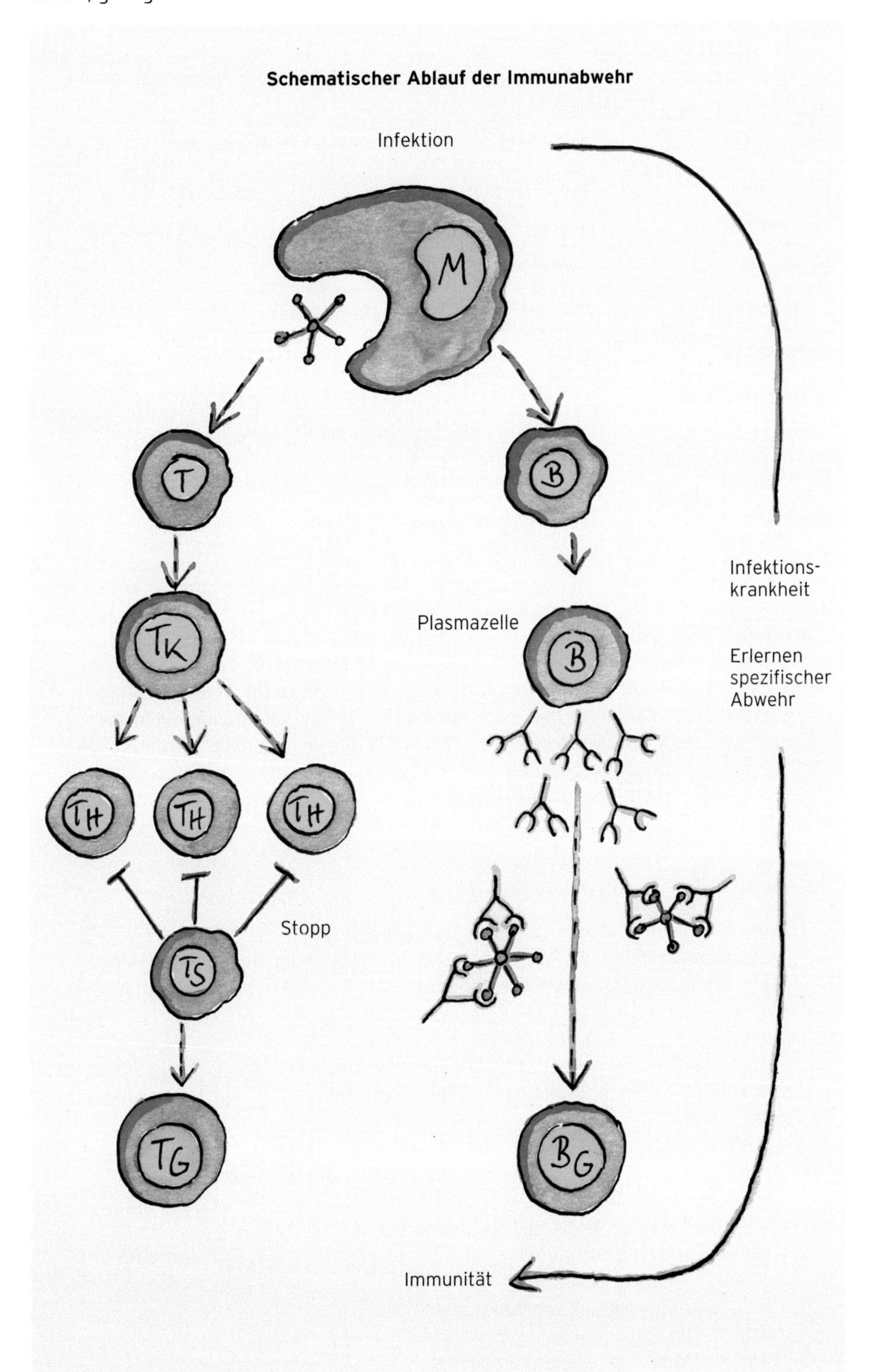

Terminologie: Immunsystem

Antigen-Antikörper-Komplex	Verbindung aus Antigen und passendem Antikörper, der das Antigen unschädlich macht und die Phagozytose erleichtert
Antikörper (Mz.)	spezifische Abwehrstoffe, die Erreger binden; Immunglobuline
Autoimmunkrankheit	Erkrankung, bei der das Immunsystem den eigenen Körper angreift
B-Lymphozyt	Antikörper bildende Zelle der spezifischen Abwehr (Leukozytenart)
Granulozyt	Mikrophage; wörtl. Körnchenzelle (Leukozytenart)
Immunglobulin	Antikörper (von B-Lymphozyten gebildeter Eiweißstoff)
Immunität	Feiung; erworbene spezifische Abwehr von Krankheitserregern
Leukozyt	weißes Blutkörperchen (Abwehrzelle)
Lymphozyt	Zelle der spezifischen Abwehr (Leukozytenart)
Makrophage	große Fresszelle; z. B. Monozyt (Leukozytenart)
Mikroorganismus	Kleinstlebewesen (mit bloßem Auge unsichtbar)
Mikrophage	kleine Fresszelle; Granulozyt (häufigste Leukozytenart)
Monozyt	größter Leukozyt; Makrophage (Leukozytenart)
Resistenz	unspezifische, angeborene Abwehr
T-Lymphozyt	Zelle der spezifischen Abwehr; z. B. Killerzelle (Leukozyt)

Interferon ist ein Botenstoff, der bei Virusinfektionen von den befallenen Zellen in die Blutbahn ausgeschüttet wird. Die sterbenden Zellen warnen also als „letzte Tat" mit diesem Botenstoff alle (noch) gesunden Zellen vor der Gefahr. Diesen Notruf nehmen auch alle Zellen des Immunsystems wahr, die ihre Aktivität deutlich verstärken. Man setzt Interferon auch als Arzneimittel gegen bestimmte chronische Infektionen ein. Typische Nebenwirkungen sind Kopf- und Gliederschmerzen, Fieber und bei manchen Menschen Depressionen.

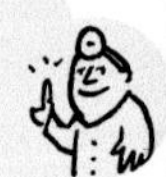

AUFGABEN

1 Welche Resistenzmechanismen nutzt der Körper, um
a Blasenentzündungen, b Vaginalinfektionen, c Lungenentzündungen, d Magen-Darm-Infektionen, e Bindehautentzündungen und f Infektionen der Haut abzuwehren?

2 Nennen Sie Faktoren, die zur Überwindung der von Ihnen beschriebenen Resistenzmechanismen (und damit zu Erkrankungen der entsprechenden Organe) führen können.

3 Definieren Sie den Begriff Resistenz und den Begriff Immunität.

4 Welche Zellen repräsentieren bzw. tragen bei
a zur Resistenz und b zur Immunität?

5 Was sind Antikörper und wie funktionieren sie?

6 Welche Aufgaben erfüllen B-Lymphozyten und welche die T-Lymphozyten?

3 Medizinische Mikrobiologie

Unter den unzähligen Mikroorganismen unserer Umwelt befinden sich viele **pathogene**, d.h. krank machende Arten. Da sie **Infektionskrankheiten** hervorrufen, werden sie auch als Krankheitserreger oder als Krankheitskeime bezeichnet.
Die **medizinische Mikrobiologie** befasst sich mit pathogenen Mikroorganismen. Diese werden in vier große Gruppen eingeteilt:

- Bakterien
- Viren
- Pilze
- Protozoen

Tierische Parasiten, z.B. Läuse, Flöhe und Zecken, können selbst Krankheiten hervorrufen und zusätzlich bestimmte Bakterien und Viren übertragen. Sie zählen aber zu den Tieren und nicht zu den Mikroorganismen. Auch infektiöse Eiweißteilchen, die sog. Prionen, die BSE und andere Krankheiten des Nervensystems verursachen, sind keine Mikroorganismen im eigentlichen Sinne. Sie weisen nicht die Kennzeichen des Lebens auf.

Kennzeichen des Lebens
→ LF 3, S.233

3.1 Zusammenleben von Mensch und Mikroorganismus

Manche Mikroorganismen sind für uns nützlich, viele andere schädlich und einige neutral, d.h. harmlos oder ohne Bedeutung.

In der weiblichen Scheide befinden sich z.B. nützliche Bakterien, die Scheiden**flora**; sie halten uns gesund, indem sie das Wachstum pathogener Organismen wie Pilzen unterdrücken. Unser Körper nützt den Bakterien der Scheidenflora auch, denn er bietet ihnen Nährstoffe, Schutz und Lebensraum. Ein solches Zusammenleben zum beidseitigen Nutzen ist eine **Symbiose**.

Schadet ein Mikroorganismus hingegen seinem **Wirt**, d.h. dem **Makroorganismus** (Körper), in welchem er lebt, ist er ein **Parasit**. Seine Fähigkeit, krank zu machen, ist die **Pathogenität**. Es gibt verschiedene Ausprägungen der Pathogenität: Die Milchsäurebakterien der Scheidenflora sind z.B. **apathogen**, d.h. gänzlich harmlos; sie können selbst in Wunden keine Krankheit hervorrufen.

Viele Bakterien der Darmflora sind zwar im Darm nützlich, können aber Infektionen hervorrufen, wenn sie in andere Organe wie Blase oder Lunge gelangen. Diese Organismen, die unter Umständen krank machen, sind **fakultativ pathogen**. So können stets auf der Haut vorhandene Pilze unter für sie günstigen Umständen z.B. eine Fußpilzerkrankung hervorrufen. Pilzwachstum begünstigende Faktoren wie luftdichtes, feuchtes Schuhwerk, ein hoher Zuckergehalt des Gewebes bei Diabetikern und schlechte Durchblutung der Haut erleichtern pathogenen Pilzen die Vermehrung.

Pathogenität: Fähigkeit von Mikroorganismen, Krankheiten hervorzurufen

apathogen	fakultativ pathogen	obligat pathogen
nicht krank machend	unter Umständen krank machend	in jedem Falle krank machend
z.B. Milchsäurebakterien in der Vagina	z.B. Kolibakterien aus dem Darm in Blase/Lunge	z.B. Tuberkelbakterien, HIV

Die gefährlichsten Erreger sind **obligat pathogen**: Sie rufen stets Krankheiten hervor. Das Tuberkelbakterium, das HI-Virus, das Herpes- und das Pockenvirus sind solche Krankheitserreger. Gelangt ein obligat pathogener Erreger in den Körper eines Menschen, kommt es mit hoher Wahrscheinlichkeit zu einer Erkrankung.
Die Infektionskraft pathogener Erreger ist ihre **Virulenz**. Diese setzt sich aus vielen Faktoren zusammen und dient den Mikroorganismen dazu, sich im befallenen Körper gegen das Immunsystem und die Konkurrenz anderer Erreger durchzusetzen.

Virulenzfaktoren	
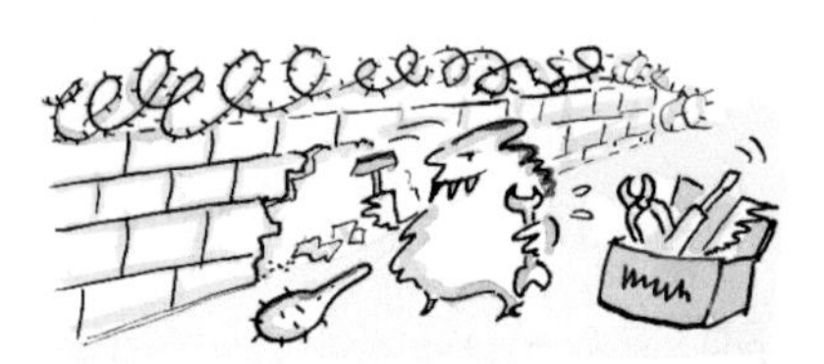	Fähigkeit, in den Organismus einzudringen und dort zu bleiben, z. B. durch Gewebe auflösende Enzyme, Haftfähigkeit durch Schleimkapsel, geringe Größe; Viren gelangen mit der Atemluft leichter in die Lunge als die viel größeren Bakterien.
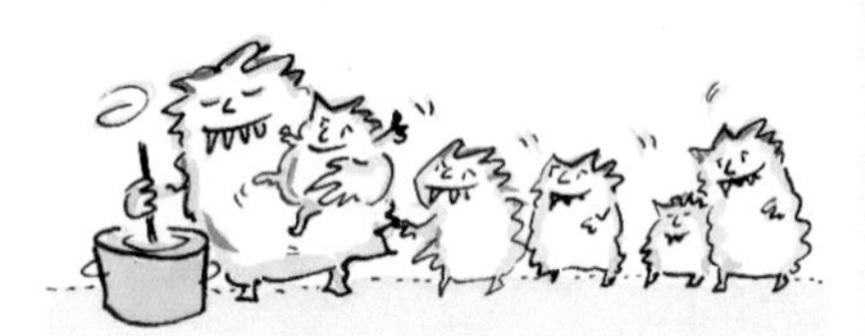	Rasche Vermehrung: Aus einer einzigen Salmonelle kann in einem Pudding innerhalb von 15 Stunden bis zu eine Milliarde Salmonellen entstehen. Jede von Grippeviren befallene Körperzelle bildet in einer Stunde ca. 300 neue Viren, die jeweils neue Zellen befallen.
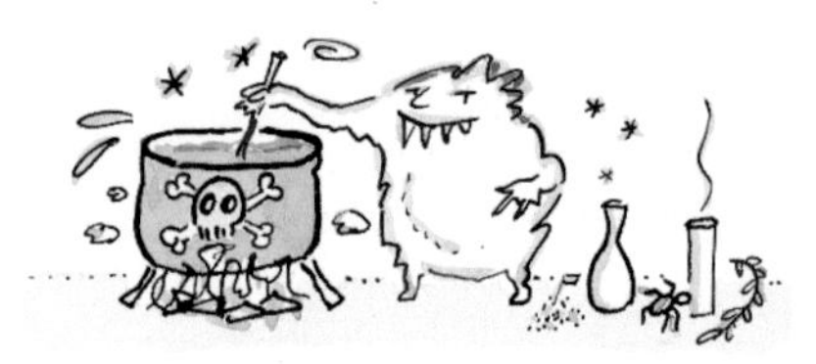	Toxinbildung (Giftbildung); z. B. lähmt Botulinustoxin (Botox®) Muskeln, Scharlachtoxin ruft Hautausschlag hervor und Tetanustoxin erzeugt schwerste Muskelkrämpfe. Bestimmte Staphylokokken geben ein Toxin ab, das Granulozyten und Makrophagen tötet.
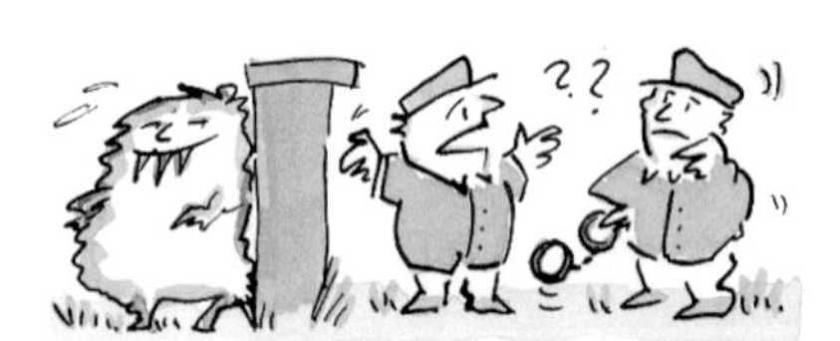	Fähigkeit, sich der Immunabwehr zu entziehen; z. B. „verschanzen" sich Tuberkelbakterien jahrelang in Bindegewebskapseln. Die Erreger der Gonorrhö (Tripper) dringen in Leukozyten ein und vermehren sich dort weiter.
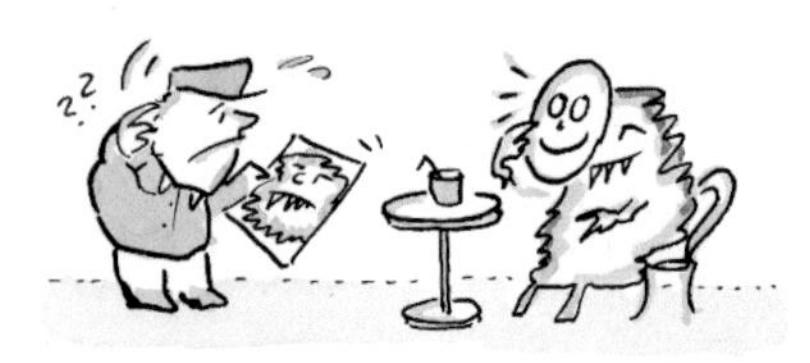	Tarnung: Erreger täuschen vor, körpereigenes Gewebe zu sein; z. B. tarnen sich Scharlachbakterien als Herzklappen- oder Nierengewebe. Daher wird man gegen Scharlachbakterien nicht immun. Das Immunsystem kann irrtümlich körpereigene Gewebe angreifen.
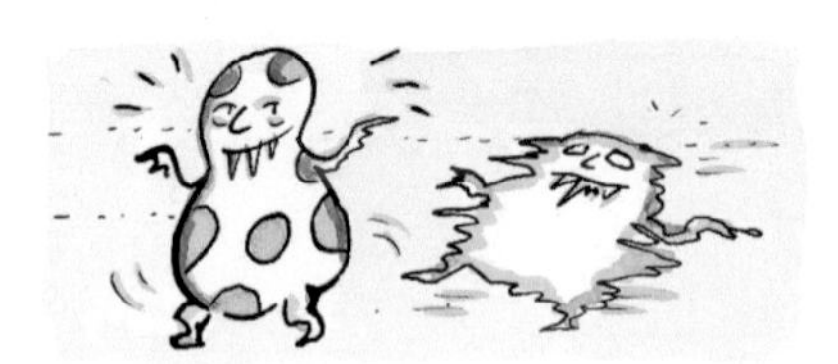	Fähigkeit zur Veränderung: Grippeviren verändern sich fast jährlich, sodass erneute Erkrankungen möglich und Impfungen sinnvoll sind. Gegen das HI-Virus entsteht keine Immunität und es konnte bisher keine Impfung gegen das Virus entwickelt werden.

Ob beim Aufeinandertreffen von Mensch und Mikroorganismus eine Infektionskrankheit entsteht, hängt von mehreren Faktoren sowohl auf Seiten des Wirts als auch des Erregers ab. Bei hochpathogenen Erregern kann ggf. ein einziger Organismus eine Krankheit auslösen (z. B. Tuberkelbakterien), bei anderen sind Tausende erforderlich (z. B. Salmonellen).

Einflussfaktoren auf Entstehung und Verlauf einer Infektionskrankheit

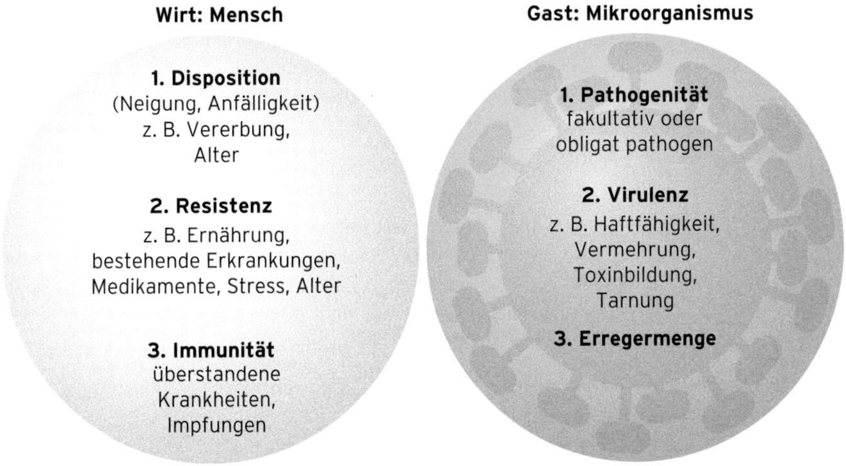

Wirt: Mensch

1. Disposition
(Neigung, Anfälligkeit)
z. B. Vererbung, Alter

2. Resistenz
z. B. Ernährung, bestehende Erkrankungen, Medikamente, Stress, Alter

3. Immunität
überstandene Krankheiten, Impfungen

Gast: Mikroorganismus

1. Pathogenität
fakultativ oder obligat pathogen

2. Virulenz
z. B. Haftfähigkeit, Vermehrung, Toxinbildung, Tarnung

3. Erregermenge

Terminologie: Medizinische Mikrobiologie

apathogen	nicht krank machend
fakultativ pathogen	unter Umständen krank machend
Flora	gesunde, symbiotische Bakterienbesiedelung, z. B. im Darm
Infektionskrankheit	Erkrankung durch Ansteckung mit einem Krankheitserreger
Makroorganismus	wörtl. großer Organismus; Körper (Ggt. Mikroorganismus)
Mikrobiologie	Lehre von den Kleinstlebewesen
obligat pathogen	in jedem Falle krank machend
Parasit	Schädling
pathogen	krank machend
Pathogenität	Fähigkeit (z. B. eines Mikroorganismus), krank zu machen
Symbiose	Zusammenleben zum beiderseitigen Nutzen
Virulenz	Infektionskraft; Ausmaß der Fähigkeit, krank zu machen
Wirt	von einem Mikroorganismus befallener (Makro-)Organismus

AUFGABEN

1 Warum sind Läuse, Flöhe, Milben und Zecken keine Mikroorganismen?

2 Welche Umstände begünstigen Krankheiten durch fakultativ pathogene Erreger?

3 Erklären Sie den Unterschied zwischen Pathogenität und Virulenz.

3.2 Infektionserreger

3.2.1 Bakterien

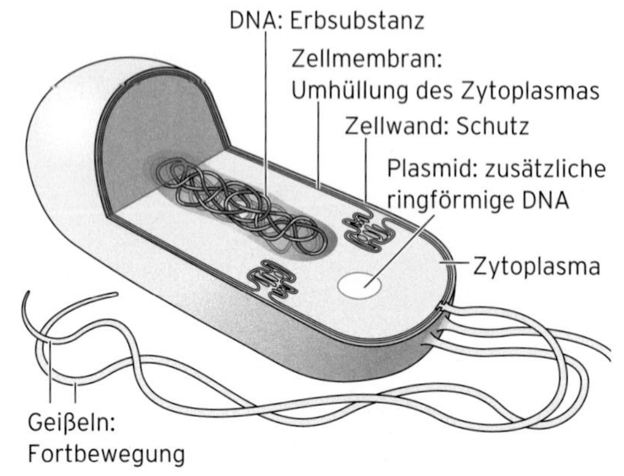

Abb. 1 Grundaufbau der Bakterienzelle

Bakterien sind einzellige Lebewesen ohne Zellkern (→ Abb. 1). Ihre Erbsubstanz (DNA) liegt frei im Zytoplasma; weitere DNA findet sich dort in Ringform als **Plasmid**. Plasmide können zwischen Bakterien ausgetauscht werden. So kann z. B. die Fähigkeit, **Antibiotika** (Medikamente gegen bakterielle Infektionen) unwirksam zu machen, die **Antibiotikaresistenz**, an andere Bakterien und sogar an andere Bakterienarten weitergegeben werden. Diese Informationsübertragung ist wie der Austausch von Daten-CDs vorstellbar.

Manche Bakterien besitzen zusätzlich eine Schleimkapsel zum Schutz vor Phagozytose. Mit dieser können sie sich auch an Infusionsschläuchen und anderen Oberflächen festsetzen und regelrechte Kolonien bilden. Geißeln, d. h. peitschen- oder propellerartige Zellfortsätze, dienen der Fortbewegung in Flüssigkeiten wie dem menschlichen Blut. Auch schnelle Beweglichkeit ist ein Virulenzfaktor.

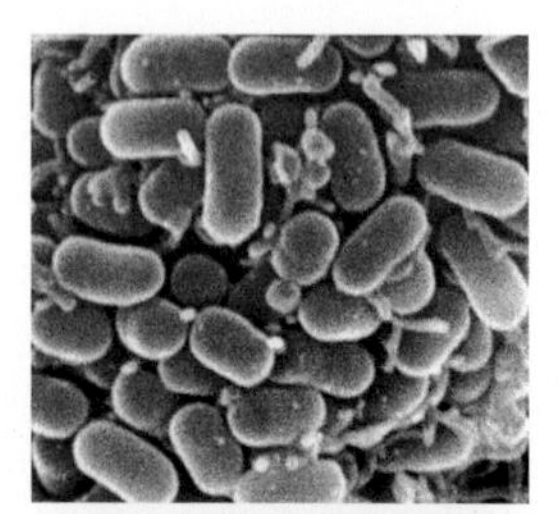

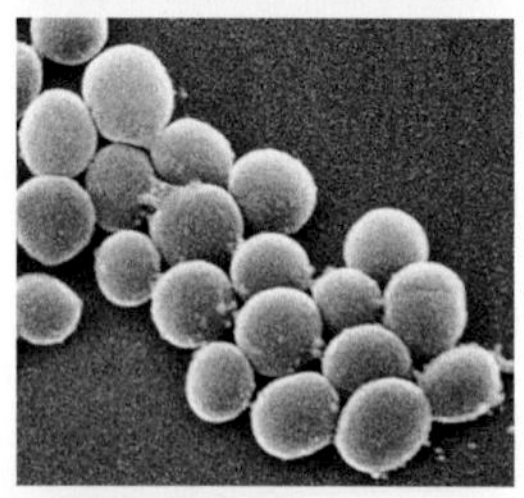

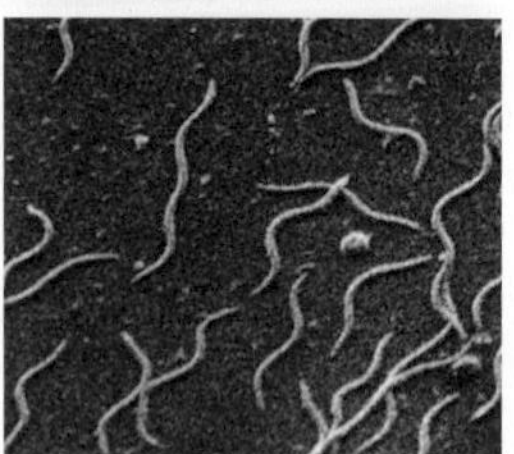

Abb. 2 Bakterienformen: Stäbchen (oben), Kokken (Mitte), Spirochäten (unten)

Trotz ihres gemeinsamen Grundaufbaus können Bakterien sehr unterschiedlich geformt sein. Die wichtigsten Bakterienformen sind:

- **Stäbchen:** häufigste Bakterienform; sie können Geißeln zur Fortbewegung tragen
- **Kokken** (Kugelbakterien): nach ihrer Anordnung unterscheidet man folgende Formen:
  - **Staphylokokken** (Traubenkokken) sind haufen- oder traubenförmig angeordnet,
  - **Streptokokken** liegen kettenartig wie eine Perlschnur aneinander und
  - **Diplokokken** (Doppelkokken) kommen paarweise vor.
- **Spirochäten** (spiralförmige Bakterien)

Bakterien messen durchschnittlich 7 µm, was etwa dem Durchmesser eines roten Blutkörperchens entspricht (1 µm = 1 Mikrometer = 1 Tausendstel Millimeter). Bakterien sind mikroskopisch nur dann sichtbar, wenn sie angefärbt werden.

Neben ihrer Form können Bakterien nach Art bzw. Dicke ihrer Zellwand unterschieden werden, die unterschiedlich anfärbbar ist. Bei der **Gram-Färbung** werden **gramnegative** Bakterien rot und **grampositive** blau angefärbt (→ Abb. 3). Die Gram-Färbung dient wie andere Methoden der Erregerbestimmung bei bakteriellen Infektionen. Sie wird durchgeführt, um möglichst gezielt mit Antibiotika behandeln zu können.

Färbeverhalten bei Gram-Färbung
(Hans Gram, 1853-1938, dänischer Arzt)

Je nach Art und Dicke der Zellwand färben sich die Bakterien in der Gram-Färbung rot (negativ) oder blau (positiv) an.

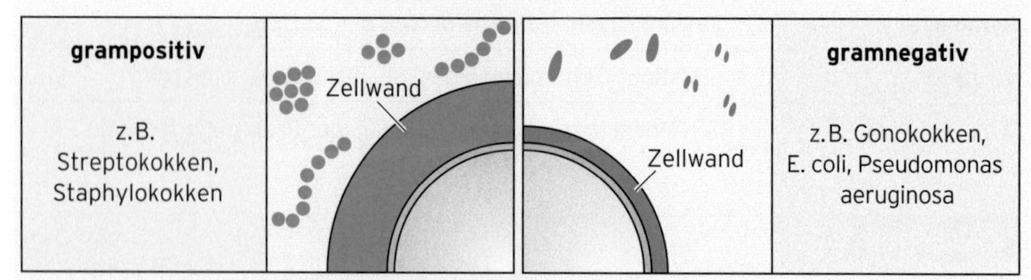

Abb. 3 Grampositive und gramnegative Bakterien

Entsprechend ihrer Fähigkeit, mit oder ohne Luftsauerstoff zu leben und sich zu vermehren, werden bei den Bakterien **Anaerobier** und **Aerobier** unterschieden. Manche Bakterien sind streng (obligat) aerob bzw. anaerob, andere weniger streng, d. h. nur fakultativ (unter entsprechenden Umständen) auf Luft bzw. Luftabschluss angewiesen.

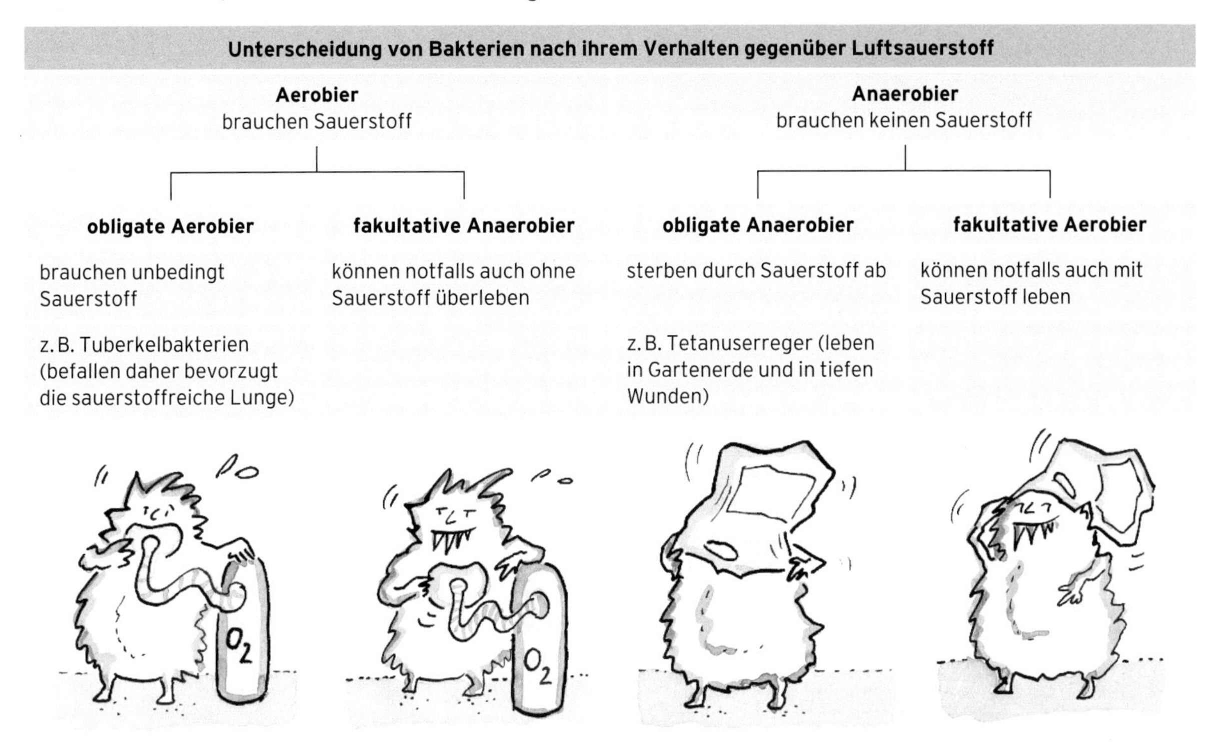

Bakterien lassen sich auf Nährböden anzüchten. Dies können feste Nährböden sein, d. h. Agarplatten (→ Abb. 1) oder Flüssigmedien, d. h. Nährlösungen. Die Anzucht von Bakterien dient dem Erregernachweis sowie der genauen Bestimmung der Bakterienart. Beides ist bei Infektionen wichtig, um gezielt therapieren zu können. Oft werden zusätzlich Tests zur Antibiotikaempfindlichkeit durchgeführt.

Unter günstigen Bedingungen mit ausreichend Nährstoffen, Wasser, dem richtigen **pH-Wert**, **optimaler Temperatur** und ggf. Luftzufuhr vermehren sich Bakterien durch Teilung (→ Abb. 2). Die Dauer der Zellteilung kann zwischen 20 Minuten (Salmonellen) und 24 Stunden (Tuberkelbakterien) betragen. Sie hängt u. a. davon ab, wie kompliziert die Zellwand der betreffenden Bakterienart aufgebaut ist.

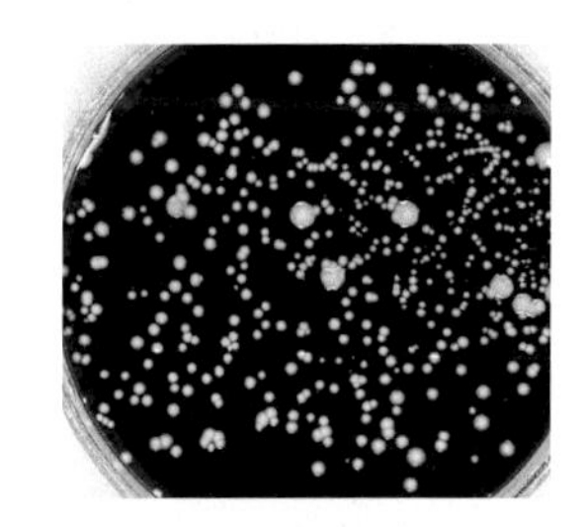

Abb. 1 Punktförmige Kolonien mit je ca. 10 Mio. Bakterien auf einem Nährboden

Alle Bakterien vermehren sich durch Zellteilung

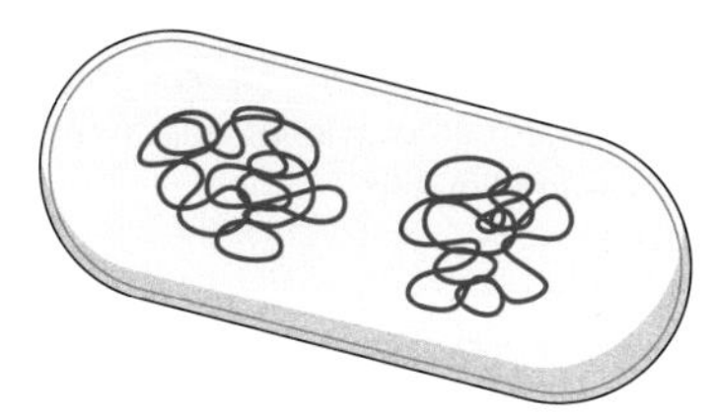

1. Die DNA wird verdoppelt und geteilt.
2. Die Zelle bildet eine Querwand aus.

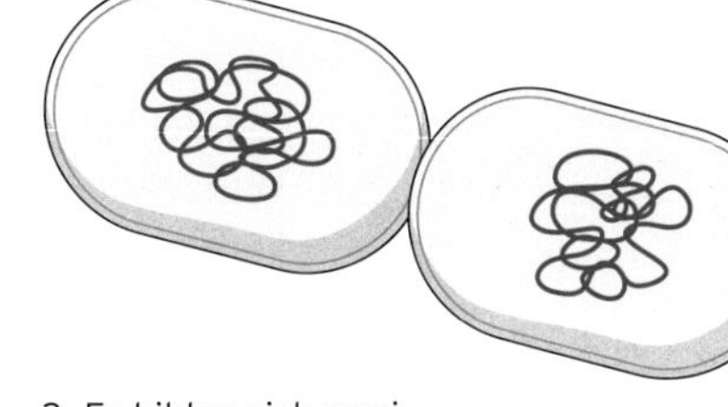

3. Es bilden sich zwei eigenständige Tochterzellen.

Abb. 2 Zellteilung bei Bakterien

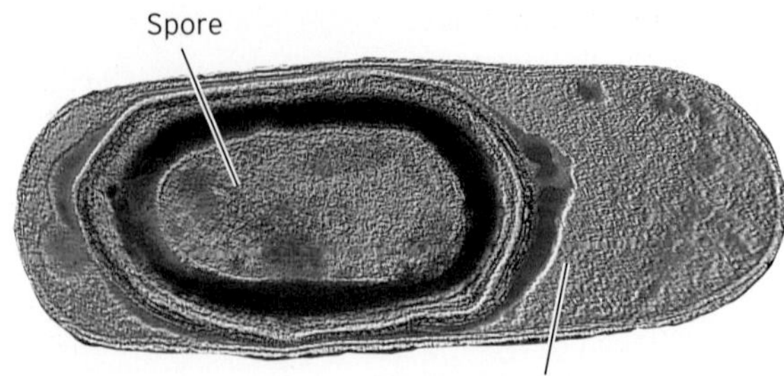

Abb. 1 Sporenbildung

Da in der Natur nicht immer optimale Bedingungen herrschen, können sich manche Bakterienarten in trockene Dauerformen (**Sporen**) umwandeln. Dabei verdickt sich ihre Zellwand und die Zytoplasmamenge nimmt ab. Als Sporen können Bakterien auch unter lebensfeindlichen Bedingungen, d. h. ohne Wasser und Nährstoffe, viele Jahre überleben (→ Abb. 1). Bessern sich die Lebensbedingungen wieder, wandeln sie sich in ihre normale Form zurück und vermehren sich. Soll z. B. ein chirurgisches Instrument völlig keimfrei gemacht, d. h. sterilisiert werden, müssen dabei nicht nur Bakterien, sondern auch Sporen ausnahmslos vernichtet werden, um den Patienten vor Infektion zu schützen.

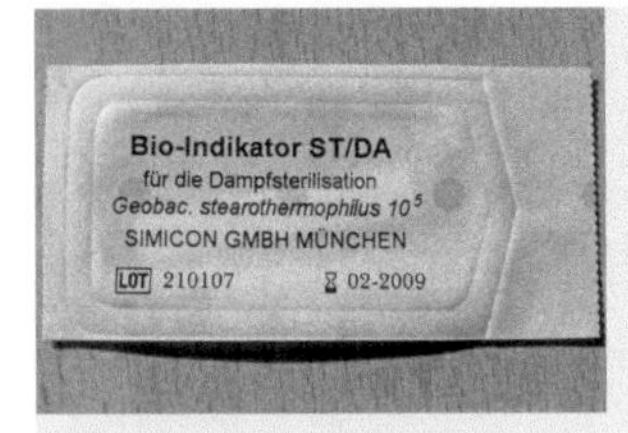

Abb. 2 Bioindikator

Bakteriensporen können zur Überprüfung von Sterilisatoren eingesetzt werden. Papierplättchen mit Bakteriensporen werden zwischen das Sterilisationsgut in den Sterilisator gelegt. Nach Ende des Sterilisationsgangs dürfen keine lebenden Sporen mehr vorhanden sein. Dies wird überprüft, indem die Sporenplättchen auf Nährböden gebracht und angebrütet werden. Bilden sich nun Bakterienkolonien, hat keine Sterilisation stattgefunden. Sporenpäckchen heißen auch **Bioindikatoren** (wörtl. Lebensanzeiger).

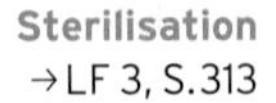
Sterilisation
→ LF 3, S. 313

3.2.2 Viren

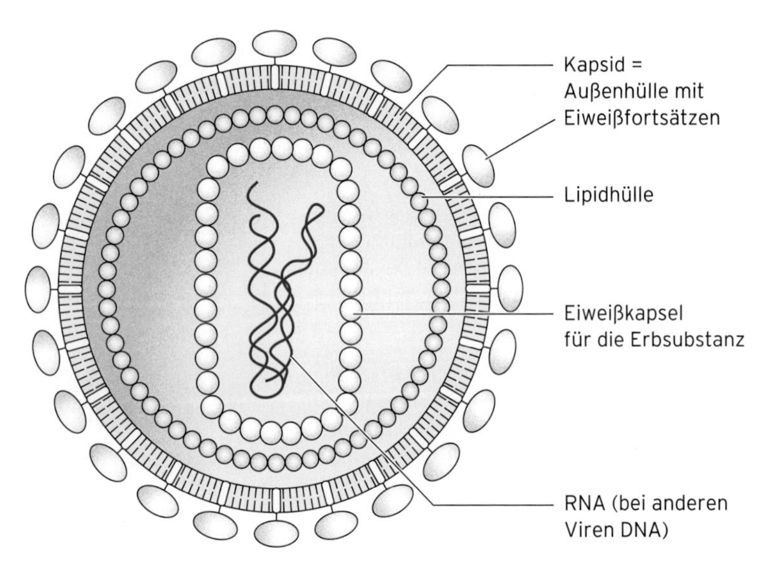

Abb. 3 Grundaufbau eines Virus am Beispiel des HI-Virus

Viren sind mit ca. 100 nm Durchmesser etwa 100-mal kleiner als Bakterien (1 nm = 1 Nanometer = 1 Millionstel Millimeter). Viren haben einen charakteristischen Grundaufbau (→ Abb. 3). Ihr Genmaterial liegt als DNA oder RNA vor. Sie haben keinen eigenen Stoffwechsel, d. h., sie können Nährstoffe nicht selbst nutzen. Daher sind sie **obligate Zellparasiten**, die für ihre Vermehrung auf Wirtszellen angewiesen sind. Sie befallen Zellen und zwingen diese zur Virenproduktion. Viren wachsen daher nicht auf unbelebten Nährböden. Man kann sie nicht auf Agarplatten züchten wie Bakterien oder Pilze, sondern benötigt zur ihrer Vermehrung Zellkulturen.

Einige Viren (z. B. Grippe- und Erkältungsviren) verändern häufig ihre Antigenstruktur, d. h. Teile ihrer Eiweißhülle. So können sie Antikörpern, die das Immunsystem bei früheren Erkrankungen gebildet hat, entkommen (→ S. 257, Abb. 1). Man erkrankt daher immer wieder durch neue Virusvarianten und wird nie gegen alle Erkältungs- oder Grippeviren immun.

Die meisten Viren sind auf bestimmte Epithelien spezialisiert, d. h., sie können nur an bestimmten Rezeptoren (Empfangsmolekülen der Zelloberfläche) haften, um Zellen zu befallen. Daher bekommt man von Schnupfenviren keinen Durchfall und von Magen-Darm-Viren keine Bronchitis.

Nur gegen manche Viren (z. B. Herpes- und HI-Viren) gibt es Medikamente, die die Virusvermehrung hemmen, sog. **Virostatika (Virustatika)**. Die Gabe von Antibiotika ist bei Virusinfektionen sinnlos. Diese Stoffe sind auf Bakterien spezialisiert und können weder auf Viren noch auf Wirtszellen wirken.
Da Viren Zellparasiten sind, gelingt ihre Anzucht für Impfstoffe nur in lebenden Zellen, z. B. Hühnereiern. Daher enthält Grippeimpfstoff auch Spuren von Hühnereiweiß.

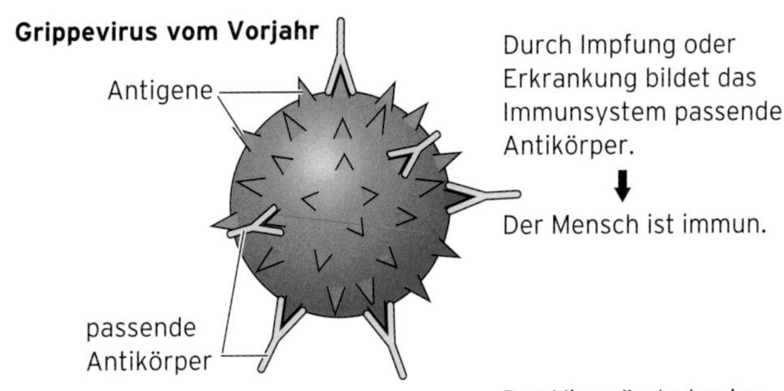

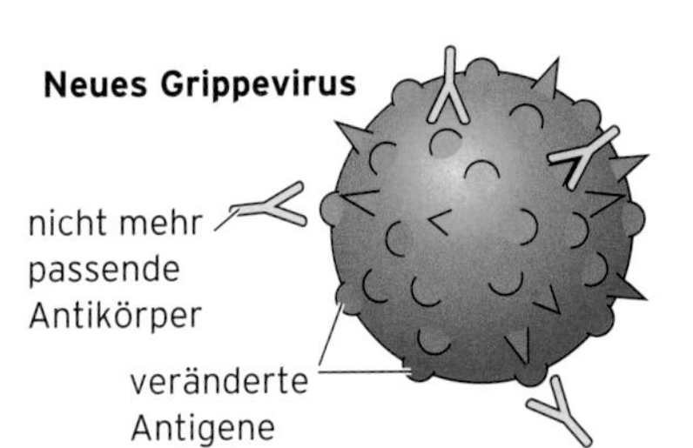

Abb. 1 Veränderungen der Obenflächenstruktur bei Viren

3.2.3 Pilze

Pilze bilden eine große mikrobiologische Kategorie mit ca. 100 000 Arten. Sie können ein- und vielzellig sein und größere Gebilde **(Myzele)** bilden. Teile von Myzelen sind z. B. auf verschimmeltem Brot als Flecken sichtbar (→ Abb. 2); das gesamte Myzel reicht jedoch viel tiefer als die Schimmelflecken vermuten lassen.

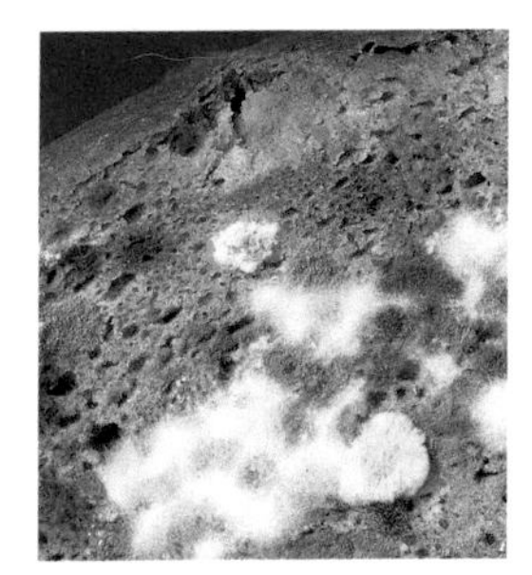

Abb. 2 Lebensmittelschimmel

Pilze vermehren sich auf Nährböden durch Sprossung (Sprosspilze) oder Sporenbildung (Sporenpilze). Pilzsporen sind Vermehrungsformen und nicht mit Bakteriensporen, d. h. bakteriellen Dauerformen, zu verwechseln. Einige Arten nutzt der Mensch für die Lebensmittelherstellung, z. B. Bier- und Backhefe (→ Abb. 3 und 4) oder Kefirpilze.

Etwa bei jedem dritten Menschen liegt eine Pilzerkrankung **(Mykose)** vor; am häufigsten ist der Fußpilz. Die entsprechenden Pilze sind fakultativ pathogen. Sie rufen **opportunistische** Infektionen hervor: Dies sind Erkrankungen, die nur unter bestimmten, für den Mikroorganismus besonders günstigen Bedingungen entstehen können. Alle Zustände, die mit Abwehrschwäche einhergehen (z. B. Säuglings- und hohes Alter, Diabetes mellitus, Cortisontherapie, Aids, Krebs), bieten den mikrobiologischen Opportunisten Gelegenheit, sich zu vermehren und Infektionen auszulösen.

Mykosen
→ Bd. 3, LF 10, S. 115

Neben der Anwendung von **Antimykotika** (pilzhemmenden Arzneimitteln) ist daher die Behandlung der Grundkrankheit bzw. die Änderung von Pilzvermehrung fördernden Bedingungen wichtig, um Mykosen erfolgreich zu therapieren.

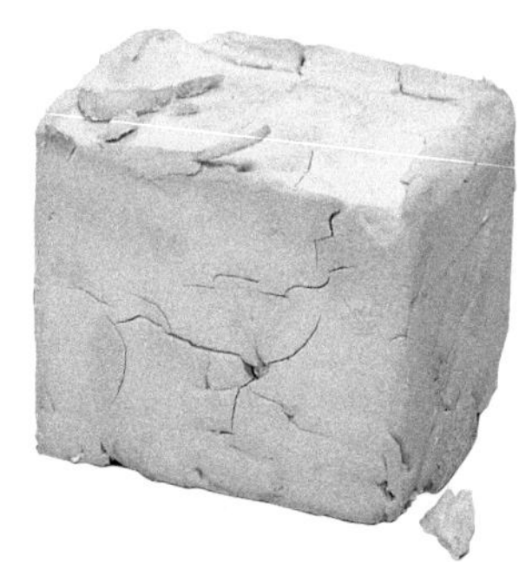

Abb. 3 Backhefe

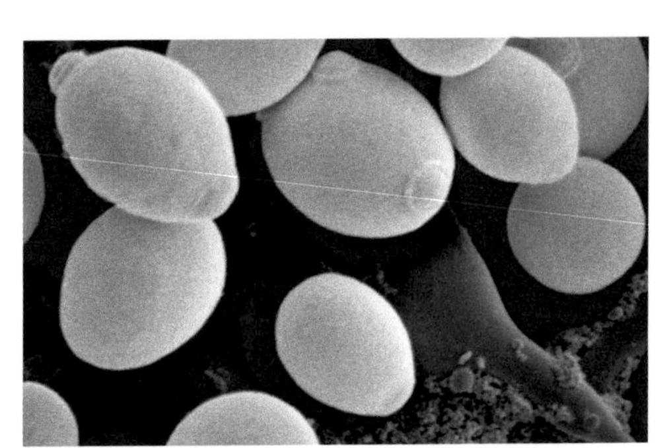

Abb. 4 Zellen der Backhefe, typische Sprosspilze

3.2.4 Protozoen

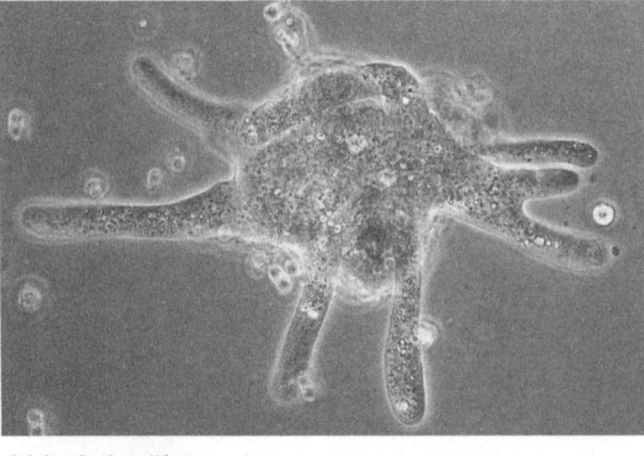
Abb. 1 Amöbe

Malaria
→ LF 3, S.289

Toxoplasmose
→ LF 3, S.289

Toxoplasmose in der Schwangerschaft
→ Bd. 2, LF 8, S.287

Protozoen sind tierische Einzeller; sie werden auch Urtierchen genannt. Die meisten Protozoenkrankheiten sind Tropenkrankheiten, z. B. Malaria und Amöbenruhr, eine schwere Durchfallerkrankung. Diese Erkrankungen werden hierzulande durch den weltweiten Reiseverkehr häufiger. Ausnahme ist die Toxoplasmose, deren Erreger z. B. durch Gartenerde, Katzenkot oder unvollständig gegartes Fleisch aufgenommen wird. Toxoplasmose gefährdet die ungeborenen Kinder nicht immuner Schwangerer.
Es gibt spezielle Arzneimittel, die vorbeugend und/oder therapeutisch gegen Protozoeninfektionen eingesetzt werden. Da der Aufbau der Protozoen einige Übereinstimmungen mit Bakterien aufweist, sind gegen manche Protozoen Antibiotika wirksam.

3.2.5 Prionen

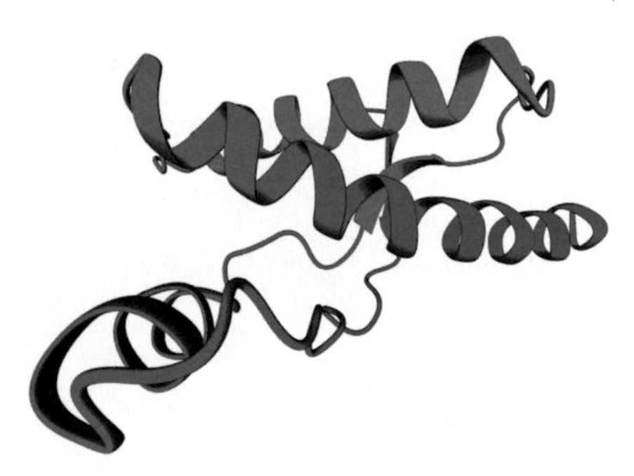
Abb. 2 Prionen

Prionen sind infektiöse Eiweißteilchen (-partikel); die Abkürzung steht für engl. **pro**teinaceous **i**nfectious particle mit der Endung **-on**. Prionen sind keine Lebewesen und dennoch Krankheitserreger (→ Abb. 2). Prionkrankheiten sind u. a. BSE (der sog. Rinderwahnsinn) bei Tieren und die seltene Creutzfeldt-Jakob-Krankheit beim Menschen. Bei diesen Krankheiten gelangen infektiöse Eiweißteilchen ins ZNS, führen zum schwammartigen Umbau des Gehirns und schließlich zum Tode.
Die Mechanismen des Befalls und der Krankheitsentstehung bzw. des -ausbruchs sind unzureichend bekannt und es existiert keine Therapiemöglichkeit. Der Verzehr von Teilen des Nervensystems befallener Tiere sollte vermieden werden, v. a. durch entsprechende Lebensmittelherstellung (Verzicht auf Tiermehlfütterung/Kadaverfütterung). Auch bei Transplantationen (Organverpflanzungen) können Prionen übertragen werden. Die üblichen Sterilisationsmaßnahmen sind größtenteils gegen Prionen unwirksam. Immunreaktionen, z. B. Antikörper gegen Prionen, konnten nicht nachgewiesen werden.

Terminologie: Infektionserreger

Aerobier (Adj. **aerob**)	Bakterien, die Luft bzw. Sauerstoff benötigen
Anaerobier (Adj. **anaerob**)	Bakterien, für die Luft bzw. Sauerstoff schädlich ist
Antibiotikaresistenz	Unempfindlichkeit von Bakterien gegen antibakterielle Arzneimittel
Antibiotikum (Mz. **Antibiotika**)	Arzneimittel gegen bakterielle Infektionen
Antimykotikum (Mz. **Antimykotika**)	Arzneimittel gegen Pilzerkrankungen (Mykosen)
Bakterium (Mz. **Bakterien**)	einzelliger, zellkernloser Mikroorganismus (gr. bakteria = Stock)
Bioindikator	Test, der mit Hilfe von Bakteriensporen Sterilisationsvorgänge überprüft
Gram-Färbung	Färbeverfahren zur mikroskopischen Unterscheidung von Bakterien

gramnegativ	Bakterieneigenschaft; färbt sich durch Gram-Färbung rot
grampositiv	Bakterieneigenschaft: färbt sich durch Gram-Färbung blau
Kokken (Ez. **Kokkus**)	Kugelbakterien
Mykose	Pilzerkrankung
Myzel (Mz. **Myzele**)	Pilzgeflecht; Fruchtkörper von Pilzen
opportunistisch (Subst. **Opportunist**)	günstige Gelegenheiten nutzend; hier: bei Immunschwäche ausbrechend (Erreger oder Infektion)
pH-Wert	Säuregrad eines Stoffs (pH 7 = neutral, < 7 = sauer, > 7 = basisch/alkalisch)
Plasmid, das	zusätzliche bakterielle DNA, die in Ringform im Zytoplasma liegt
Prion, das (Mz. **Prionen**)	infektiöser Eiweißpartikel
Protozoen (Ez. **Protozoon**)	Urtierchen; tierische Einzeller
Spore, die	1. widerstandsfähige Dauerform eines Bakteriums, 2. Vermehrungsform eines Sporenpilzes
Staphylokokken	Haufen- bzw. Traubenkokken; Erreger z. B. eitriger Entzündungen
Streptokokken	Kettenkokken; Erreger z. B. von Scharlach, Angina tonsillaris
Virus, das (Mz. **Viren**)	sehr kleiner Mikroorganismus, der obligat (ausschließlich) als Zellparasit lebt
Virostatikum (Mz. **Virostatika**)	Arzneimittel gegen Virusinfektionen (auch: Virustatikum)
Zellparasit	Viruseigenschaft: kann sich nur in einer Wirtszelle vermehren

AUFGABEN

1 Beschreiben Sie den Aufbau eines Bakteriums.

2 Wie können Bakterien angezüchtet werden?

3 Beschreiben Sie die häufigsten Bakterienformen.

4 Welche Vorteile haben Viren dadurch, dass sie so klein sind?

5 Viele Patienten möchten oder fordern bei Grippe oder grippalen Infekten ein Antibiotikum. Nehmen Sie zu diesem Wunsch Stellung.

6 Hatten Sie schon einmal eine bakterielle Erkrankung? Welche Bakterien waren vermutlich die Auslöser?

7 **a** Was war Ihre letzte Viruserkrankung? **b** Hätten Sie diese verhindern können? Wenn ja, wie?

3.3 Infektionswege und -arten

Die Bundeszentrale für gesundheitliche Aufklärung bietet Informationen zu Infektionskrankheiten und zum Infektionsschutz unter www.infektionsschutz.de an.

Infektionskrankheiten bzw. -erreger bekommen wir aus einer sogenannten Infektionsquelle. Dies kann ein erkrankter Mensch, ein Nahrungsmittel, Wasser, ein Gegenstand oder ein Tier sein. Tiere, die Erreger übertragen, können, müssen aber nicht selbst erkrankt sein. Die natürliche sowie die vom Menschen geschaffene Umwelt enthalten eine Vielzahl Krankheitserreger. Gartenerde enthält z. B. stets Tetanusbakterien, die über Schuhe und Kleidung in die meisten Lebensbereiche verbreitet werden. Auch in leicht verschmutzten Wunden befinden sich daher stets Tetanuserreger.

Tetanusbakterien → LF 3, S. 278
Praxishygiene → LF 3, S. 300

Unsere häufigste Infektionsquelle ist der Mensch. Es gibt sogar eine Selbstansteckung, z. B. wenn Darmbakterien in die Blase aufsteigen und dort eine Entzündung hervorrufen. Sind Atemluft, Nahrung, Gegenstände oder die Haut eines Menschen mit Krankheitserregern verschmutzt, so nennt man sie **kontaminiert**. In der Vermeidung, Erkennung und Beseitigung von **Kontaminationen** liegen Sinn und Ziel der Praxishygiene.

Die wichtigsten Infektionswege		
Übertragungsart	**Stationen der Erreger**	**Krankheitsbeispiele**
1. Lebensmittelinfektion (durch den Verzehr von kontaminiertem Essen oder Wasser)		
Verzehr kontaminierter Lebensmittel	**Lebensmittel** enthält Erreger → **Mensch** isst das Fleisch	Salmonellose (durch rohes Ei oder unvollständig gegartes Geflügelfleisch), Trichinose (durch trichinenhaltiges rohes Schweinefleisch), BSE (durch Rinderhirn)
Verzehr von Lebensmitteln, die unsauber zubereitet wurden → fäkal-orale Übertragung	erkrankter **Mensch** berührt mit kontaminierten Händen **Lebensmittel** → Erreger gelangen in Lebensmittel → anderer **Mensch** isst das Lebensmittel	Hepatitis A, E. coli-bedingter Reisedurchfall sowie zahlreiche weitere Durchfallerkrankungen
2. perkutane Infektion		
über tierische Überträger, z. B. Zecken, Mücken	**Mensch** → **Mücke** → **Mensch**, ggf. über weitere Zwischenwirte	Malaria, Schlafkrankheit, Borreliose, FSME, Fleckfieber
durch medizinische Maßnahmen mit unsterilen Instrumenten	**Mensch** → **medizinische Instrumente** → **Mensch** (oder Übertragung durch kontaminierte Blutprodukte)	Aids, Hepatitis B und C, Syphilis

3. Kontaktinfektionen Infektion durch Kontakt mit infektiösen Menschen oder mit kontaminierten Dingen		
Tröpfcheninfektion aerogene Infektion	**Mensch** → **Mensch** oder **Mensch** → **Gegenstand** (z. B. Türklinke) → **Mensch** oder **Mensch** → **Atemluft** → **Mensch**	Grippe, grippale Infekte, Masern, Mumps, Röteln, Keuchhusten, Diphtherie, Tuberkulose, Varizellen u. v. m.
direkte Schmierinfektion	**Mensch** (kontaminierte Haut) → **Mensch** (Haut)	beim Verbandwechsel eitriger Wunden: Verbreitung von Eiterbakterien
indirekte (mittelbare) Schmierinfektion	**Mensch** → **Gegenstand** (z. B. Handtuch, Augentropfen, Untersuchungsgeräte, Akupunkturnadeln, chirurgische Instrumente) → **Mensch**	ansteckende Bindehautentzündung Leider besteht die Gefahr mittelbarer Schmierinfektionen bei vielen medizinischen Maßnahmen, daher ist es unbedingt erforderlich, hygienegerecht zu arbeiten!
sexuelle Übertragung	**Genitale** eines Menschen → **Genitale** des Sexualpartners oder vom **Blut** des einen Partners → zum **Blut** des anderen Partners	Aids, Syphilis (= Lues), Gonorrhoe (= Tripper), Chlamydien- und Pilzerkrankungen, Hepatitis, Herpes, Feigwarzen
vertikale Übertragung = „senkrechte" Übertragung	**Mutter** → **ungeborenes Kind** oder **Mutter** → auf das **Kind** während der Geburt (über Blutkontakt)	Hepatitis B, Syphilis (= Lues), Röteln, Ringelröteln, Windpocken

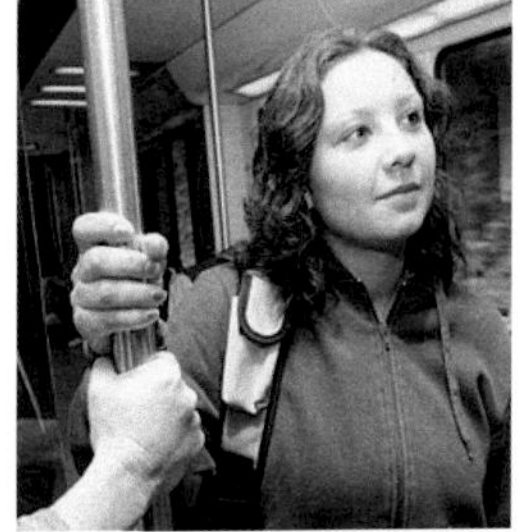

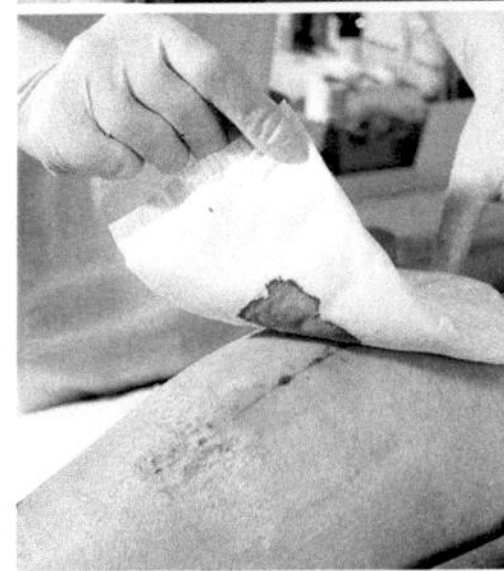

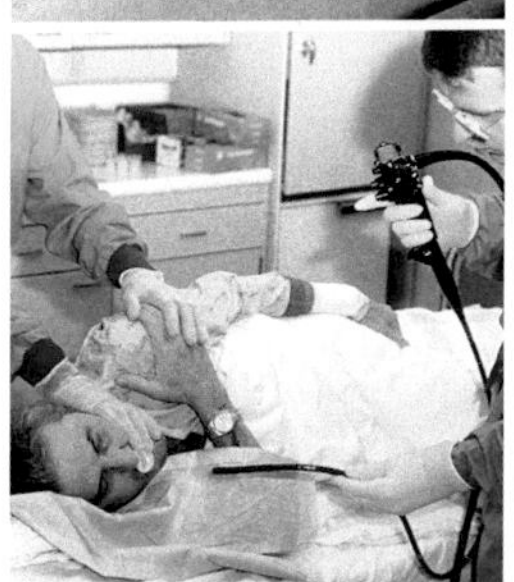

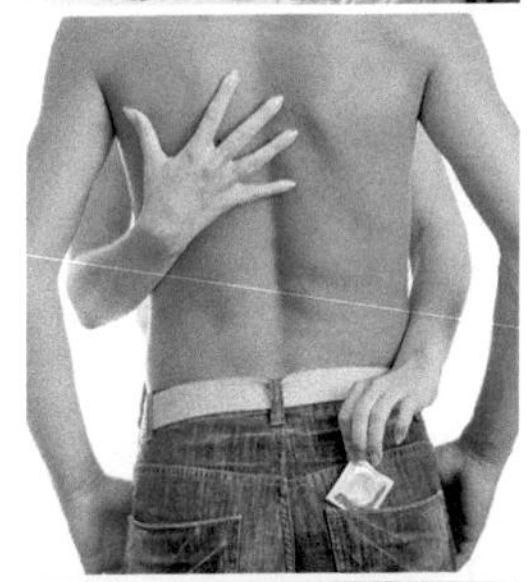

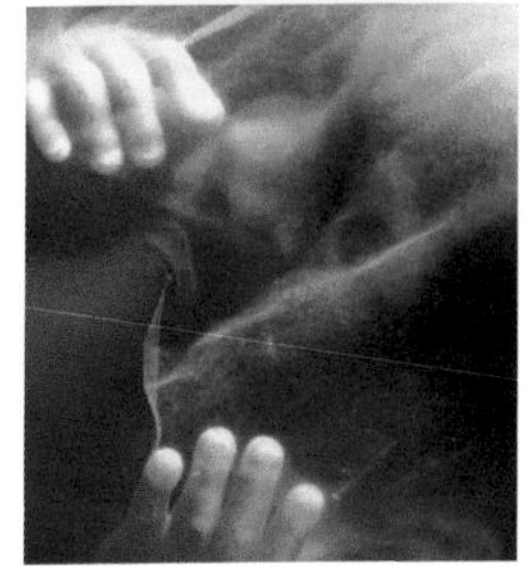

Häufig ist der Infektionsweg nicht eindeutig nachzuvollziehen. Wem die Übertragungsarten jedoch im Prinzip klar sind, der kann Ansteckungen mit Hilfe dieses Wissens in vielen Fällen vermeiden. Dies ist nicht nur eine medizinisch-professionelle Aufgabe, sondern auch aus Gründen der Menschlichkeit und des Selbstschutzes geboten.

3.4 Pathophysiologie

Die Lebensvorgänge des gesunden Organismus erklärt die **Physiologie**. Sie beschreibt z. B. Atmung, Kreislauffunktionen und Verdauungsvorgänge. Jeder Mensch wird jedoch zumindest zeitweise krank. Die Lebensvorgänge, die bei Krankheiten ablaufen, beschreibt die **Pathophysiologie**. Sie erklärt z. B., was im Körper bei einer Infektionskrankheit oder nach einer Verletzung stattfindet. Sie ist dabei eng mit der **Pathologie**, der Krankheitslehre, verwoben.

3.4.1 Ablauf einer Infektionskrankheit

Die **Infektion** (Ansteckung) mit Krankheitserregern verläuft unbemerkt; auch deren Vermehrung ist noch symptomlos. Erst die Gegenwehr des Immunsystems geht mit Beschwerden einher. Man fühlt sich krank. Botenstoffe wie Interferon erzeugen **Prodromalsymptome** (Vorläufersymptome): unspezifische Beschwerden wie Muskel- und Gliederschmerzen, Schwächegefühl, Müdigkeit und das starke Bedürfnis, die Aktivitäten einzustellen und sich hinzulegen. Der Körper braucht nun alle Kraft zur Erregerbekämpfung.
Die Zeit zwischen Infektion und ersten Symptomen ist die **Inkubationszeit**. Sie kann von Stunden (grippaler Infekt) bis zu sechs Monaten (Hepatitis B) andauern. Während der Inkubationszeit steigt die Erregermenge an und der Patient kann sehr ansteckend sein, ohne es zu wissen. Bei grippalen Infekten, Varizellen (Windpocken) und viralen Magen-Darm-Infekten z. B. steckt man sich bei scheinbar gesunden – weil noch symptomlosen – Mitmenschen an, die reichlich Erreger verbreiten.
Mit den Symptomen beginnt definitionsgemäß die **Infektionskrankheit**. Nach den Allgemeinsymptomen zeigen erst die **Organsymptome** an, welches Organ befallen ist, z. B. signalisieren Schluckbeschwerden, dass eine Mandelentzündung vorliegt.
Sobald das Immunsystem Oberhand über die Erreger gewonnen hat, gehen die Symptome zurück: Die **Rekonvaleszenz** (Gesundungsphase) beginnt. Es werden weniger Botenstoffe ausgeschüttet, weil nicht mehr so viele Abwehrzellen mobilisiert werden müssen. Die betroffenen Organe (z. B. die Bronchien) sind aber noch nicht gesund. Da von Viren befallene Zellen von T-Killerzellen getötet wurden, müssen die geschädigten Schleimhäute erst zuheilen, was einige Zeit dauert. Auf den geschädigten Epithelien können sich zunächst die dort stets vorhandenen Bakterien vermehren und zu eitrigem Sekret führen. Die Sekrete rein viraler Infektionskrankheiten sind wasserklar.

● **Krankheitserreger**

Y **Antikörper = Abwehrwerkzeug**

Schematischer Verlauf einer Infektionskrankheit

Infektion Eindringen und Vermehrung der Erreger	**Inkubationszeit** Zeit zwischen Infektion und Symptomen	**Infektionskrankheit** Symptome durch Gegenwehr des Immunsystems	**Rekonvaleszenz** Gesundungsphase
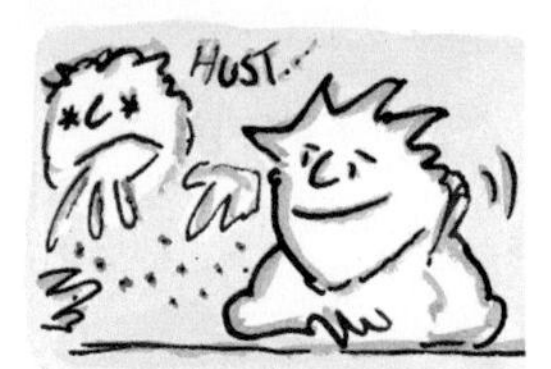 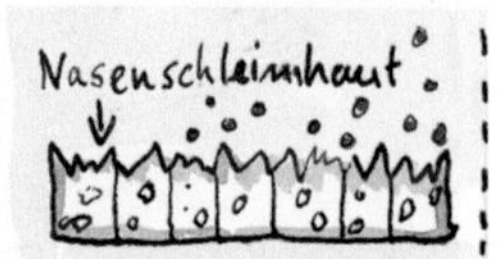	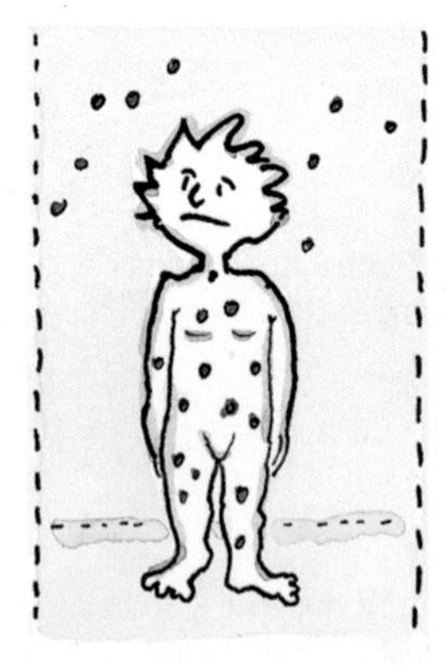	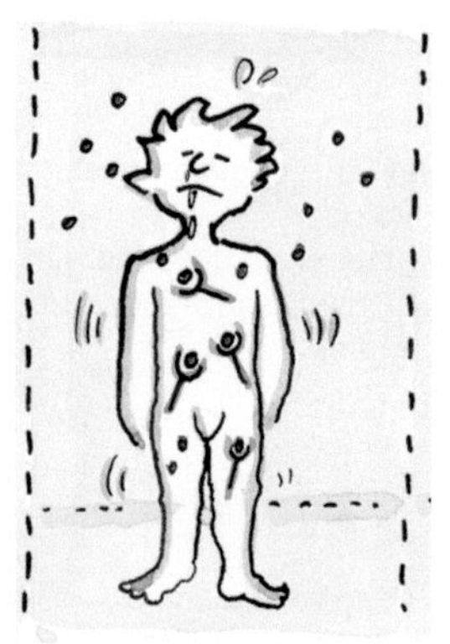	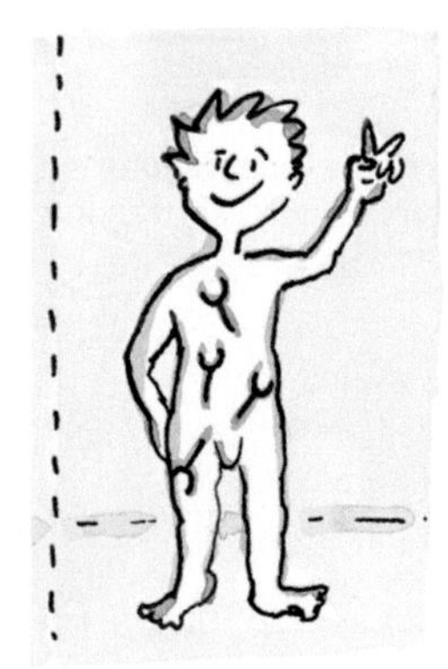
z. B. Tröpfcheninfektion bei Grippe	1 bis 3 Tage Während dieser Zeit vermehren sich die Erreger weiter, bis das Immunsystem aktiv wird.	erste Prodrome, d. h. unspezifische Vorläufersymptome (z. B. Müdigkeit, Gliederschmerzen)	ggf. wochenlange Phase verminderter Leistungsfähigkeit

Gegen den soeben überwundenen Erreger ist der Mensch nun immun, aber in der Rekonvaleszenz ist er noch nicht ganz gesund und sehr anfällig für neue Erreger. Daher ist es ratsam, sich auszukurieren, bevor man wieder unter (kranke) Leute geht. Unvollständige Heilungsverläufe kommen als **Defektheilung** vor (eine schwere Bronchitis kann die Bronchien überempfindlich machen) oder aber in chronischem Verlauf (eine nicht ausgeheilte Hepatitis B verläuft ggf. lebenslang). Siegen die Erreger über die Immunabwehr, stirbt der Kranke.

Spontanverläufe von Infektionskrankheiten

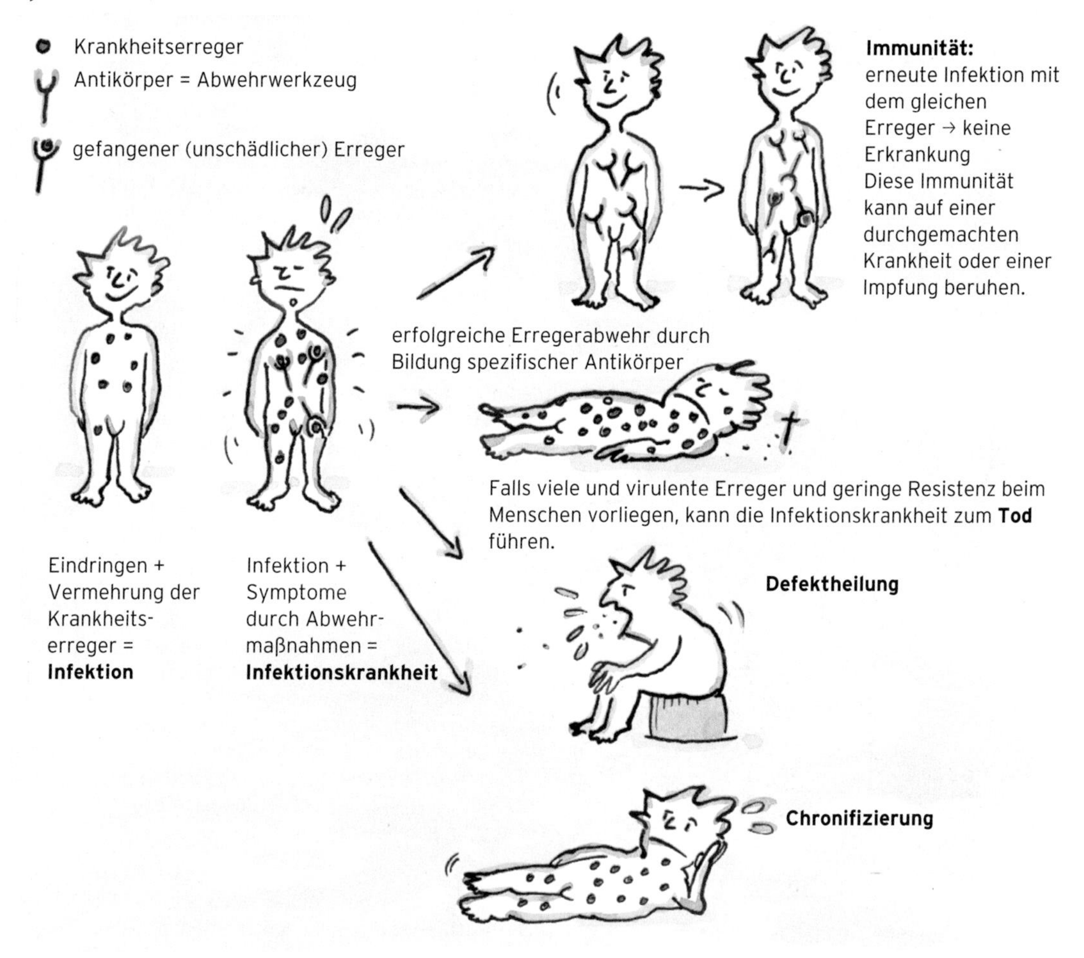

3.4.2 Entzündung

Im Laufe des Lebens ist der Körper vielen schädlichen Einflüssen ausgesetzt. Verletzungen, Hitze und Kälte, Sonnenstrahlen, Infektionen und Gifte schädigen den Organismus. Um möglichst lange und gesund zu leben, muss der Körper geschädigte Zellen, Organe und Gewebe möglichst schnell und vollständig wiederherstellen. Dazu dient die **Entzündung**: Dies ist eine Reaktion des Bindegewebes und des Immunsystems auf unterschiedliche Schädigungen, deren Ziel die komplette Gewebereparatur, die Heilung, ist.

Geschädigte Gewebe schütten Entzündungsstoffe aus, die mit dem Blut im ganzen Körper verteilt werden und Leukozyten anlocken. Sobald die Abwehrzellen im Entzündungsgebiet angekommen sind, phagozytieren sie tote Zellen und Zelltrümmer. Bei Bedarf wandeln sie sich in faserbildende Zellen um und erzeugen Narbengewebe. Eine Narbe wird gebildet, wenn bei schwerer Gewebeschädigung keine Neubildung der zerstörten Zellen bzw. Epithelanteile mehr möglich ist. Zwar ist das faserreiche Narbengewebe gegenüber dem Ausgangsgewebe minderwertig und undifferenziert, aber es füllt Defekte auf, überbrückt zuvor klaffende Wunden und bedeckt frei liegendes Gewebe.

Wundheilung
→ Bd. 3, LF 10, S. 120

Jede Entzündung läuft im Prinzip gleich ab und geht mit den fünf Leitsymptomen einher:

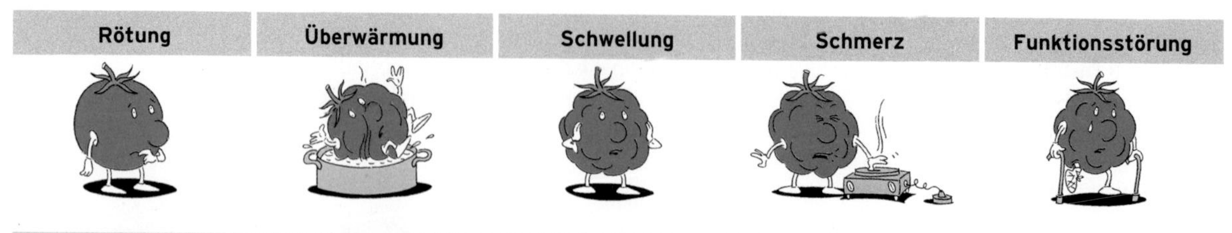

Verlauf einer Entzündung (schematisch am Beispiel Sonnenbrand)

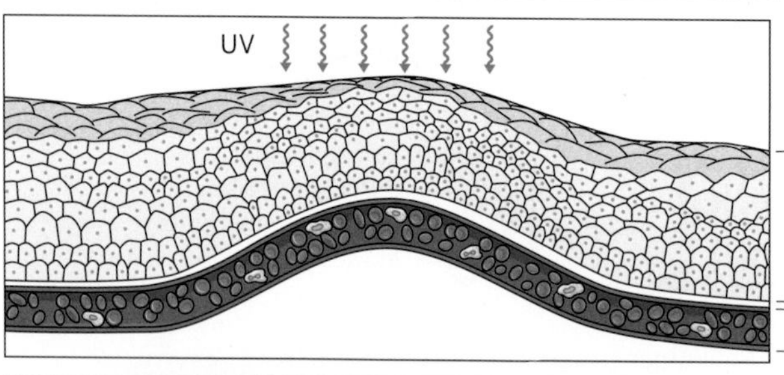

Am Anfang steht eine Schädigung der Haut, z. B. durch zu viel UV-Licht. Gewebe wurde zerstört und der Körper möchte dies reparieren. Dazu benötigt er weiße Blutkörperchen (Leukozyten), Nährstoffe und Sauerstoff. Diese werden mit dem Blutstrom in das geschädigte Hautgebiet geliefert.

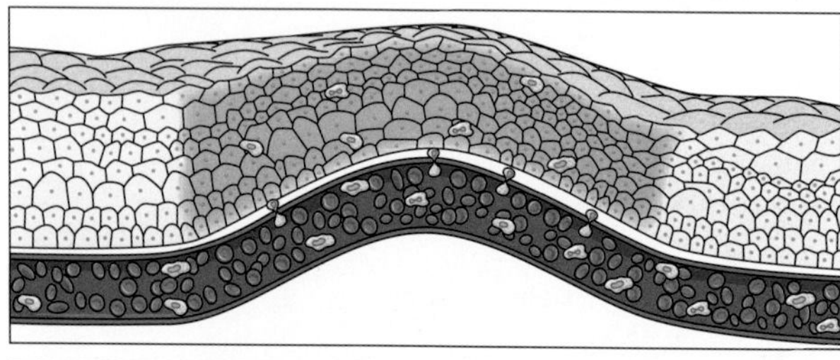

Die Durchblutung in der betroffenen Region wird erhöht. Die entzündete Stelle der Haut sieht daher rot aus (Rötung). Die Blutgefäße sind erweitert und das Blut fließt langsamer. Dadurch können die weißen Blutkörperchen (die „Arbeiter" der Entzündung) besser aus den Blutgefäßen „aussteigen". Durch die Weitstellung der Gefäße nehmen diese mehr Platz ein (Schwellung) und geben mehr Wärme ab (Überwärmung).

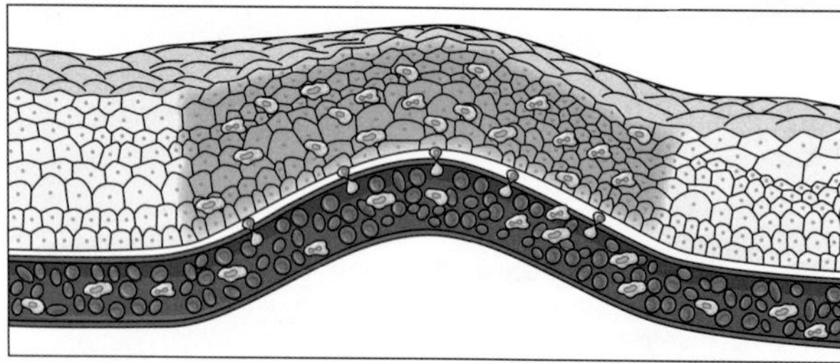

Die weißen Blutkörperchen arbeiten auf Hochtouren. Sie fressen zerstörte Zellen und Bruchstücke sowie eingedrungene Bakterien und Fremdstoffe. Sie fordern auf chemischem Wege Verstärkung an, also noch mehr Leukozyten. Diese chemischen Nachrichten sind Entzündungsstoffe. Die Entzündungsstoffe rufen Schmerzen hervor.

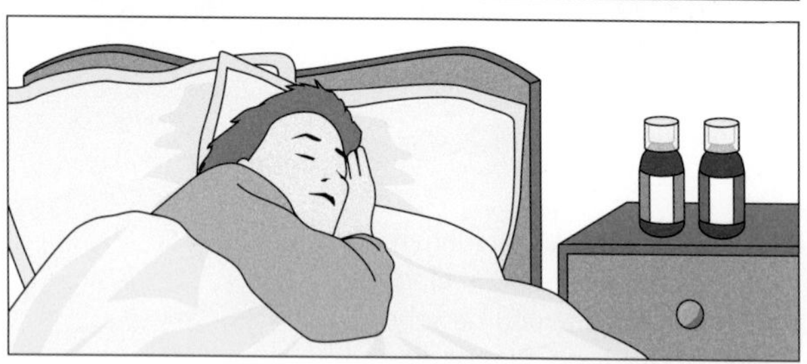

Bei Entzündungen auf kleinem Gebiet (z. B. einem Insektenstich) nimmt man den Schmerz nur an der betroffenen Stelle wahr. Sind größere Körperteile entzündet (Sonnenbrand am ganzen Rücken), so werden sehr viele Entzündungsstoffe gebildet und der ganze Mensch fühlt sich krank. Der entzündete Körperteil ist mit der „Baustelle Entzündung" voll beschäftigt und kann seine normale Funktion zurzeit nicht erfüllen (Funktionsverlust oder Funktionsstörung).

Normalerweise sind Entzündungen sinnvolle Heilungsmaßnahmen. Das Immunsystem kann jedoch durch entsprechende Veranlagung und verschiedene Auslöser auch falsch reagieren. Die Folgen fehlgeleiteter Immunreaktionen sind Allergien und Autoimmunkrankheiten. Beide Fehlreaktionen gehen mit Entzündungen und ggf. Gewebeschäden einher und werden u. a. mit antientzündlich wirkenden Medikamenten (Antihistaminika bzw. Immunsuppressiva) behandelt.

Fachbegriffe für Entzündungen tragen den Namen des Organs und die Endung **-itis**. So ist die Rhinitis eine Nasenentzündung (Schnupfen), die Bronchitis eine Entzündung der Bronchien, die Gastritis eine Magen(schleimhaut)entzündung und die Dermatitis eine Entzündung der Haut, ein Ekzem.

3.4.3 Fieber

Bei Infektionskrankheiten kann der Körper seine Abwehrleistung durch Fieber etwa auf das Zwanzigfache steigern. Den temperaturempfindlichen Erregern wird im wahrsten Sinne eingeheizt. Sie werden durch die Hitze geschwächt und zusätzlich durch mehr Abwehrzellen effektiver bekämpft.

Schon der Arzt Paracelsus (eigentlich Theophrast von Hohenheim; damals waren aber lateinische Namen sehr in Mode), der 1493-1541 lebte, erkannte die große Bedeutung des Fiebers für die Selbstheilung. Sein berühmter Ausspruch **„Sage mir, wie ich Fieber erzeugen kann, und ich heile jede Krankheit"** ist auch heute noch aktuell. Fieber ist ein Zeichen aktiver Immunabwehr.

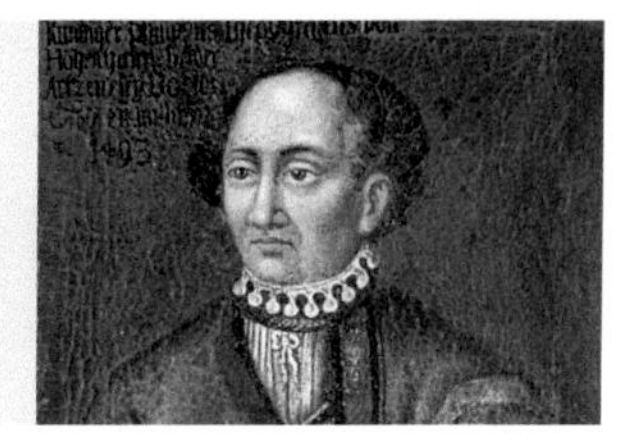

Temperaturmessung

Die Körpertemperatur kann auf verschiedene Weise gemessen werden:
- rektal (Messung im After/Darmausgang)
- oral (Messung im Mund unter der Zunge)
- axillar (Messung unter der Achsel)
- im äußeren Gehörgang

Am genauesten ist die **rektale** Messung. Sie gibt die sog. Körperkerntemperatur, die Temperatur im Körperinneren, am besten wieder. Standard sind digitale Thermometer, da sie kein Quecksilber enthalten und bereits nach wenigen Sekunden die Temperatur anzeigen.
Orale Messungen, für die das Thermometer unter die Zunge gelegt und der Mund geschlossen gehalten wird, sind angenehmer durchzuführen, da keine Entkleidung erforderlich ist.
Axillare Messungen sind relativ ungenau und nicht als Routinemethode zu empfehlen. Bei V. a. Entzündungen im Bauchraum werden sie bei Bedarf durchgeführt, da z. B. bei akuter Appendizitis (Wurmfortsatzentzündung, der sog. Blinddarmentzündung) die Differenz zwischen axillar und rektal gemessener Temperatur ca. 1 °C (normalerweise ca. 0,5 °C) betragen kann.

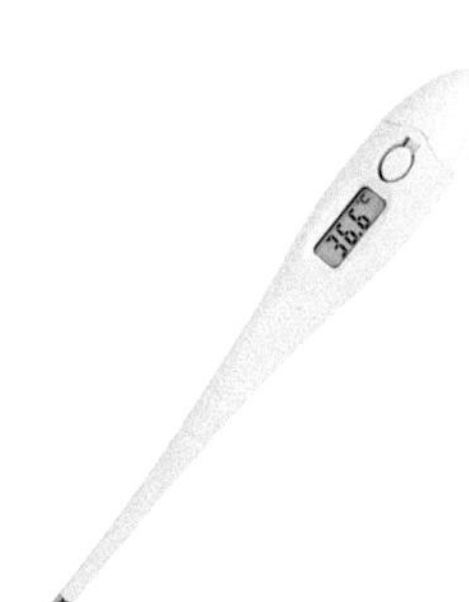

Abb. 1 Digitalthermometer

Hochwertige Ohrthermometer liefern eine schnelle Orientierung über die Körpertemperatur, können aber z. B. bei Mittelohrentzündungen fälschlich erhöhte Werte liefern.

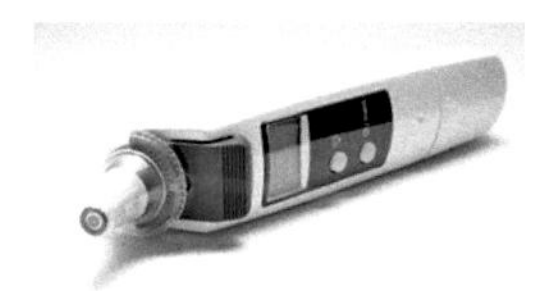

Abb. 2 Ohrthermometer

Für die hygienegerechte Messung stehen für alle Thermometerarten geeignete Einmalhüllen bzw. -aufsätze und Desinfektionstücher bzw. -lösungen zur Verfügung. Als professionell verwendete Messgeräte müssen Fieberthermometer geeicht sein.

Bei rektaler Messung gilt:		
36,5 bis 37,5 °C	normale Körpertemperatur	Morgens ist die Temperatur ca. 0,5 °C niedriger als gegen Abend. Unterernährung kann sie senken, körperliche Aktivität erhöhen. Bei Frauen ist sie nach dem Eisprung bis zur Menstruation um ca. 0,5 °C höher.
> 37,5 bis 38 °C	erhöhte Temperatur	Fieber steigt nur sehr selten über 41 °C an (z. B. bei Malaria); ab 42 °C gerinnen Körpereiweiße, was zum Tode führt.
> 38 bis 39 °C	leichtes bis mäßiges Fieber	
> 39 °C	hohes Fieber	

Erzeugt unser Körper Fieber, nutzt er Muskelzittern (z. B. Schüttelfrost), um Wärme zu gewinnen. Der Kranke friert so lange, bis die angestrebte Temperatur erreicht ist. Sobald das Fieber seine Wirkung entfaltet hat und die Erregerabwehr erfolgreich war, sinkt die Temperatur wieder in den Normbereich. Schwitzen unterstützt die nun gewünschte Abkühlung. Feuchte Wadenwickel können Erleichterung bringen, wenn das Fieber bereits sinkt. Im Fieberanstieg würden sie nur das Frieren bzw. Zittern verstärken.

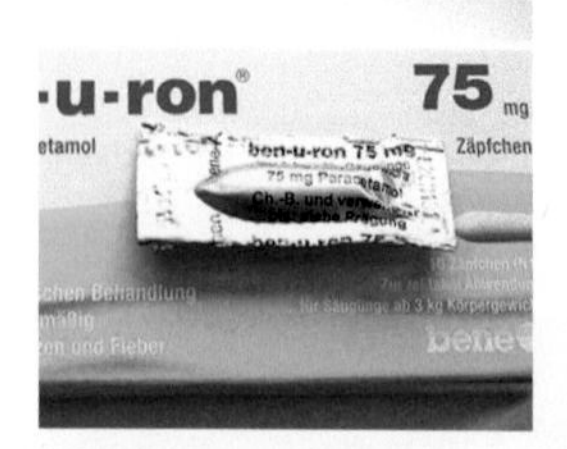

Abb. 1 Fieberzäpfchen

Da Fieber keine Krankheit, sondern nur ein Symptom ist, sollte es nicht grundsätzlich medikamentös gesenkt werden. Fiebersenkende Mittel, sog. **Antipyretika**, sollten nur eingesetzt werden, wenn sonstige Beschwerden (z. B. Kopf- und Gliederschmerzen) so ausgeprägt sind, dass der Patient sehr leidet bzw. nicht schlafen kann. Antipyretika wie Paracetamol und ASS (z. B. Aspirin®) sind gleichzeitig **Analgetika** (Schmerzmittel). Oft bessern die Medikamente die Schmerzen, während das Fieber bleibt, da der Körper es noch braucht. Nun kann der Patient sich „gesundschlafen". In besonderen Fällen, z. B. bei Herzkrankheiten oder **Z. n.** Fieberkrämpfen, entscheidet der Arzt über die Gabe von Antipyretika.

Terminologie: Pathophysiologie der Infektionskrankheiten

Analgetikum	Schmerzmittel (sprich An-algetikum)
Antipyretikum	fiebersenkendes Mittel
axillar	unter der Achsel (lat. axilla)
Entzündung	Reaktion des Bindegewebes und des Immunsystems auf eine Schädigung
Infektion	Ansteckung
Inkubationszeit	Zeitspanne zwischen Ansteckung und Symptombeginn
-itis	Entzündung eines Organs, z. B. Bronchitis, Gastritis
kontaminiert (Subst. **Kontamination**)	mit Krankheitserregern verunreinigt
oral	im Mund; den Mund betreffend
Organsymptome	Symptome in einem erkrankten Organ
Pathologie	Krankheitslehre
Pathophysiologie	Lehre von der Funktionsweise des kranken Körpers
Physiologie	Lehre von der Funktionsweise des gesunden Körpers
Prodromalsymptome	Vorläufersymptome; Allgemeinsymptome zu Beginn einer Infektionskrankheit
Rekonvaleszenz	Gesundungsphase
rektal	(bzgl. Temperaturmessung) im After
Z. n.	Zustand nach (einer Krankheit)

AUFGABEN

1. Erklären Sie den Unterschied zwischen Lebensmittel- und fäkal-oraler Infektion.
2. Geben Sie Beispiele für Erkrankungen an, die von stechenden Tieren auf den Menschen übertragen werden und nennen Sie den Fachbegriff für die Infektionsart.
3. Nennen Sie drei Beispiele für Hygienemaßnahmen, mit denen Sie in Ihrer Ausbildungspraxis Schmierinfektionen/Kontaktinfektionen vermeiden.
4. Welche viralen und welche bakteriellen Infektionskrankheiten werden typischerweise aerogen übertragen?
5. Definieren Sie: Infektion, Inkubationszeit, Infektionskrankheit, Rekonvaleszenz.
6. Erläutern Sie die fünf Entzündungssymptome am Beispiel Mandelentzündung.

4 Diagnostik bei Infektionskrankheiten

4.1 Anamnese und klinische Diagnostik

Bei Verdacht auf eine Infektionskrankheit umfasst die Anamnese Prodromalsymptome und organspezifische Symptome wie Husten, Halsschmerzen oder Durchfall. Auch Erkrankungsfälle im sozialen Umfeld werden erfragt. Beruf und bestimmte Freizeitaktivitäten sowie Reisen können auf bestimmte Infektionen wie FSME, Toxoplasmose oder Malaria hinweisen.

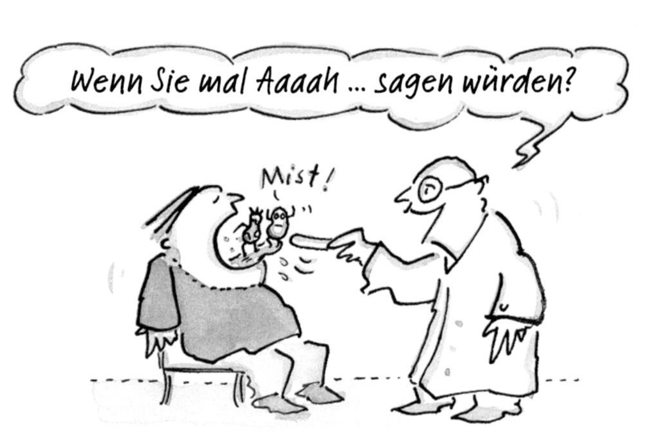

Bei der klinischen Untersuchung werden Haut und Schleimhäute inspiziert und ggf. die Lunge und das Abdomen (der Bauchraum) auskultiert bzw. palpiert. Vergrößerte Lymphknoten und schmerzhafte Organe fallen bei gründlicher Palpation auf. Führt der klinische Befund nicht zur Diagnose, können weitere Untersuchungen (Labor inkl. Mikrobiologie, bildgebende Verfahren wie Ultraschall, Röntgen usw.) folgen.

4.2 Labordiagnostik bei Infektionen und Entzündungen

Bei Infektionen kann Blut auf Entzündungszeichen untersucht werden. Gebräuchlich sind hier die Leukozytenzählung bzw. das kleine Blutbild, die Blutsenkung und **CRP** (das **C-reaktive Protein**). Auch die Immunantwort in Form der Antikörperbildung ist messbar.

kleines Blutbild
→ Bd. 2, LF 5, S. 14

Ebenfalls können Antigene oder Erbsubstanz von Erregern nachgewiesen werden. Mit mikrobiologischen Methoden können Erreger nachgewiesen, angezüchtet und genau bestimmt werden. Resistenzprüfungen ergänzen die Diagnostik und ermöglichen eine gezielte Therapie, z. B. mit Antibiotika.

4.2.1 Blutuntersuchungen (Entzündungs- und Erregerdiagnostik)

Entzündungsdiagnostik

Kleines Blutbild: Jede Infektionskrankheit bewirkt eine Aktivierung des Immunsystems, die sich in einer Vermehrung der weißen Blutzellen, der **Leukozytose**, widerspiegeln kann. Das kleine Blutbild gibt u. a. die Anzahl der Leukozyten pro **Mikroliter** (**µL**; Millionstel Liter) an.

Die normale Leukozytenzahl liegt zwischen 4000 und 10 000/µL. Bei Entzündungen steigt sie über 10 000 an. Ursache einer Leukozytose kann eine Infektion, v. a. durch Bakterien, oder ein anderer schädlicher Einfluss sein. Bei Rauchern liegt die Leukozytenzahl wegen der chronischen Bronchitis oft zwischen 10 000 und 15 000/µL.

Differenzialblutbild: Es gibt mehrere Leukozyten-Untergruppen. Sie werden im sog. großen Blutbild (Differenzialblutbild) unterschieden und ihr jeweiliger Anteil in Prozent (%) der Leukozyten angegeben.
Das Differenzialblutbild wird heute zumeist maschinell erstellt. Bei besonderen Fragestellungen oder unklaren Befunden wird es traditionell angefertigt (manuelles, d. h. von Hand erstelltes Differenzialblutbild): Ein Blutstropfen wird aus einem EDTA-Röhrchen (Blutbildröhrchen) auf einen Objektträger (ein Glasplättchen) ausgestrichen, getrocknet, mehrfach gefärbt und anschließend mikroskopisch beurteilt. Dies erfordert viel Erfahrung und Zeit; es müssen 100, besser 200 Leukozyten aufgesucht, beurteilt und dokumentiert werden.

Die segmentkernigen Granulozyten sind die größte Gruppe innerhalb der Leukozyten; sie sind bei den meisten Entzündungen beteiligt. Die Begriffe „eosinophil“ und „basophil“ bei eosinophilen und basophilen Granulozyten beziehen sich auf die Anfärbbarkeit der jeweiligen Zellen durch die Spezialfärbung des Blutausstrichs.

Differenzialblutbild

Leukozyten-Untergruppen	**Funktion**	**%-Anteil / ↑ erhöht bei**
stabkernige Granulozyten „junge" Granulozyten	Phagozytose; sie werden bei Bedarf aus dem Knochenmark „zu Hilfe gerufen", obwohl sie noch nicht ganz ausgereift sind	bis 5 % der Leukozyten ↑ schweren bakteriellen Infektionen
segmentkernige Granulozyten normale Granulozyten = „Mikrophagen"	Phagozytose; sie entstehen im Knochenmark aus stabkernigen Granulozyten	40–70 % der Leukozyten ↑ bakteriellen Infektionen und unspezifischen Entzündungen
eosinophile Granulozyten hellrot angefärbt	Parasitenabwehr, Allergien	bis 4 % der Leukozyten ↑ Allergien; Parasitenbefall, z. B. Wurmbefall
basophile Granulozyten blau angefärbt	Allergien	bis 1 % der Leukozyten ↑ Allergien, Leukämie, Diabetes mellitus u. a.
Lymphozyten kleinste Leukozyten; kreisrunder Kern	Immunabwehr, z. B. Virenabwehr	25–40 % der Leukozyten ↑ Virusinfektionen
Monozyten größte Leukozyten; unförmiger Kern	bilden Makrophagen, betreiben Phagozytose	bis 7 % der Leukozyten ↑ Mononukleose (Pfeiffersches Drüsenfieber)

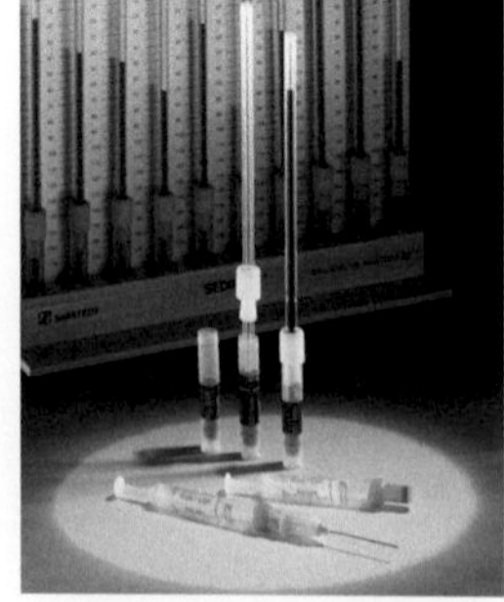

Abb. 1 Senkungsständer zur Bestimmung der Blutsenkungsgeschwindigkeit

EDTA-Röhrchen
→ Bd. 2, LF 5, S. 26

Blutsenkungsgeschwindigkeit: Die Blutsenkung (**B**lut**s**enkungs**g**eschwindigkeit; BSG) ist eine traditionelle Untersuchung der Entzündungsdiagnostik. Bei der BSG nach Westergren werden 1,6 mL frisches Patientenblut mit 0,4 mL Natriumcitratlösung vermischt (d. h. ungerinnbar gemacht), in ein spezielles Röhrchen gefüllt und senkrecht in einen mit Millimeterskala versehenen Ständer gestellt (→ Abb. 1). Die Blutzellen sinken der Schwerkraft folgend ab; nach einer Stunde wird abgelesen, wie viele Millimeter sie abgesunken sind. Sinken sie schneller ab als normal (bis zu 15 mm bei Frauen und bis zu 20 mm bei Männern nach 1 h), kann dies auf eine Entzündung hinweisen. Das schnellere Absinken kommt durch die bei Entzündungen usw. veränderten Bluteiweiße zu Stande. Bakterielle Infektionen, aber z. B. auch Blutarmut, Krebs, Schwangerschaft und Autoimmunerkrankungen, können zu einer Senkungsbeschleunigung führen. Die BSG wird bei Zimmertemperatur durchgeführt. Ein zu warmer Standort beschleunigt, Kälte verlangsamt die BSG. Moderne Labore fertigen die BSG mit ungerinnbarem Blut aus dem Blutbildröhrchen (▌EDTA-Röhrchen) an. Die BSG dient eher der Verlaufsdiagnostik entzündlicher Erkrankungen als der Diagnosestellung. Ein 2-h-Wert bietet keine zusätzliche Information.

CRP-Test: Das **C**-**r**eaktive **P**rotein (**CRP** bzw. **CrP**) ist ein Eiweißstoff, der bei Entzündungen innerhalb von 12 bis 24 h ins Blut abgegeben wird und somit früher als die Leukozytenzahl und die BSG Entzündungen anzeigen kann. Es steigt v. a. bei bakteriellen Infektionen an und kann daher in klinisch unklaren Fällen die Entscheidung erleichtern, ob ein Antibiotikum benötigt wird oder nicht. CRP-Schnelltests können leicht in der Praxis durchgeführt werden. Hohe CRP-Werte ohne klinisch erkennbare Entzündung können auf Entzündungen innerhalb der Arterien (Schlagadern) hinweisen und ein erhöhtes Herzinfarktrisiko anzeigen. Der CRP-Wert liegt bei Gesunden < 10 mg/L; der Normbereich kann je nach Messmethode abweichen.

Arteriosklerose
→ Bd. 2, LF 5, S. 59

Hinweis: Früher als das CRP steigt der infektionsspezifische Entzündungsstoff Procalcitonin an; er wird insbesondere in schweren Fällen (Blutvergiftung usw.) bestimmt.

Erregerdiagnostik

Neben unspezifischen Entzündungszeichen können auch spezifische Immunreaktionen auf einzelne Erreger nachgewiesen werden. Im Blutserum (der Flüssigkeit des geronnenen Blutes) lassen sich Antikörper gegen einzelne Erreger finden. Diese Untersuchungen des Blutserums, mit denen Infektionen indirekt bewiesen werden können, gehören zum Fachgebiet **Serologie**, einem Teilgebiet der **Immunologie** (der Lehre vom Immunsystem).

Ein positiver serologischer Test beweist die Auseinandersetzung des Immunsystems mit dem Erreger bzw. dessen Antigen(en). So kann Immunität, die durch eine überstandene Erkrankung oder eine Impfung erlangt wurde, nachgewiesen werden. Die Messmethoden sind z. B. der **HAH** oder der **ELISA**. Das Ergebnis wird als **Titer** (Verdünnungsstufe) angegeben; z. B. bedeutet „Röteln-Antikörper 1:32 im HAH", dass das eingesandte Blut 32fach verdünnt noch Rötelnviren bindet. Das heißt, dass der Patient – z. B. eine Schwangere – einen ausreichenden Rötelnschutz hat (→ Abb. 1). Auch das ELISA-Ergebnis „Röteln-**IgG** positiv" bedeutet Immunität. Der ELISA wird auch zum Nachweis von Toxoplasmose-Antikörpern verwendet (→ Abb. 2). IgG (Immunglobulin G) sind Antikörper, die von einer mindestens sechs Monate zurückliegenden Infektion oder Impfung stammen. Eine weniger als sechs Monate zurückliegende Infektion bzw. Impfung ergibt einen positiven **IgM**-Nachweis (Immunglobulin M).

Röteln-HAH/Kontrolle

		Titer
Röteln-HAH	positiv	1:64
Röteln-IgG-EIT		
Röteln-IgM-EIT		
Immunität:	anzunehmen	

06.04.10 SP KD06 1603
Datum der Untersuchung Prot.-Nr.

Abb. 1 Testergebnis nach serologischem HAH-Test auf Röteln-Antikörper

Ergebnis weiterer serologisc
z.B. Toxoplasmose, Cytomegalie, Va
Toxoplasmose IgG : positiv
Toxoplasmose IgM : negativ

MVZ DIAMEDIS
Dres. Kuhlencord et coll.
Ärzte für Labormedizin
33689 Bielefeld
06
Datum

Abb. 2 Testergebnis nach ELISA-Test auf Toxoplasmose-Antikörper

Anders gibt man die Immunität gegen Hepatitis an: Nach Hepatitis-B-Impfung oder überstandener Erkrankung wird die gemessene Antikörpermenge (Anti-HBs) in **I.E.** (Internationalen Einheiten) beziffert. Laut Berufsgenossenschaft sind mindestens 100 I.E./L für einen ausreichenden Schutz bei medizinischen Tätigkeiten erforderlich.

Schutz vor Hepatitis B
→ Bd. 3, LF 9, S. 62

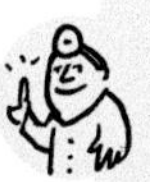

Positiv heißt nicht gut ... Gelingt der Nachweis eines Erregers, einer Substanz oder spezifischer Antikörper gegen einen Erreger, so ist ein Test positiv, abgekürzt **+**. Ist der Nachweis nicht möglich, ist das Ergebnis negativ, abgekürzt **-**. HIV-positiv heißt z. B., dass der betreffende Mensch Antikörper gegen HI-Viren gebildet hat. Dies bedeutet, dass er mit HIV infiziert und möglicherweise auch infektiös ist.

Die Menschen mögen uns nicht!
Doch: Wenn sie uns finden, sagen sie: „Der Test ist positiv!"

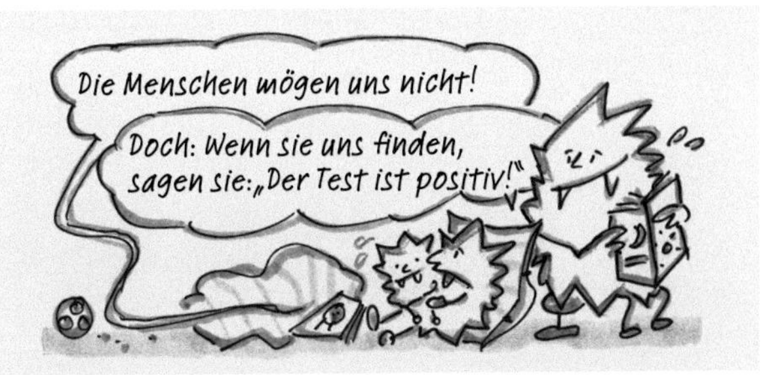

4.2.2 Erregerspezifische Nachweise: Antigentests und PCR

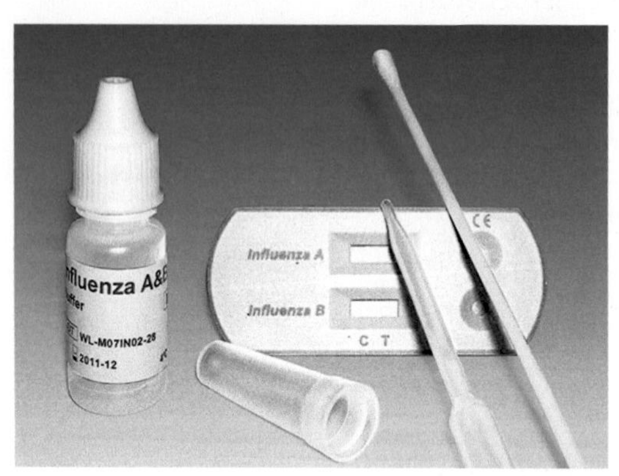

Abb. 1 Test-Kit für Influenza-Schnelltest

Während serologische Untersuchungen eine Immunantwort feststellen, können Spezialtests auch Erregerantigene nachweisen, z. B. der Streptokokken-Schnelltest. Der Test ist als sog. Test-Kit erhältlich; er hilft bei der Beantwortung der Frage, ob ein Patient eine bakterielle Mandelentzündung hat. Das Ergebnis des Rachenabstrichs liegt nach Minuten vor und lautet entweder „positiv" oder „negativ". Ähnliche Tests sind auch für Influenza (Virusgrippe) erhältlich.

Die **Polymerase-Kettenreaktion (PCR)** ist ein aufwendiges Verfahren, um in Körpermaterialien (Blut, Urin, Abstrichen usw.) Genmaterial bestimmter Erreger nachzuweisen. Sie ist eine teure, aber sehr empfindliche Methode, die lange vor der Immunantwort Genmaterial von Erregern finden und so eine frische Infektion beweisen kann. Bei chronischen Infektionen wie Hepatitis B und C wird mittels PCR die sog. Viruslast (Virusmenge in IU/mL Blut) gemessen. IU (International Units) ist die englische Entsprechung der Internationalen Einheiten.

4.2.3 Mikrobiologische Diagnostik

Der beste diagnostische Test bei einer Infektionskrankheit ist der direkte Nachweis des Mikroorganismus; dabei wird quasi der „Täter" selbst erkannt. Nur bei wenigen Erkrankungen (z. B. Ringelröteln oder Gürtelrose) ist der klinische Befund so eindeutig, dass die Blickdiagnose genügt und sich ein Erregernachweis erübrigt.

Bei harmlosen Krankheiten wie grippalen Infekten (sog. Erkältungen) ist es unwichtig, welches Virus den Patienten befallen hat, da meistens eine rasche Selbstheilung eintritt und außerdem keine spezifische Therapie existiert. Bei schweren oder **rezidivierenden** (wiederkehrenden) Infektionen jedoch kann einzig der rechtzeitige Erregernachweis eine gezielte – und ggf. lebensrettende – Therapie ermöglichen.

Die fachgerechte Gewinnung und Versendung der Untersuchungsmaterialien ist Aufgabe der MFA – nur korrekt gewonnene und behandelte Materialien ergeben richtige Befunde.

Uringewinnung, Mittelstrahlurin
→ Bd. 2, LF 8, S. 246

Untersuchungsmaterialien für Erregernachweise (Beispiele)

Art des Materials	Materialgewinnung	Hinweise
Abstrich	Aufnahme mit sterilem Wattetupfer von der erkrankten Stelle, z. B. den Mandeln oder einer Wunde	Nie den Tupfer berühren und nach dem „Abstreichen" sofort in das Nährmedium geben.
Urin = Harn	z. B. Mittelstrahlurin in spezielles Kulturröhrchen füllen	Da Urin immer Bakterien enthält, die sich bei Zimmertemperatur vermehren, ist die baldige Untersuchung der Probe wichtig.
Stuhl	Entnahme einer ca. 1 cm großen Stuhlmenge mit Hilfe des Spatels, der sich am Deckel des Stuhlröhrchens befindet.	Stuhl ist stets sehr bakterienreich; die Fragestellung für das Labor muss daher z. B. lauten: Untersuchung auf Enteritiserreger erbeten (Enteritis = Darmentzündung bzw. Durchfallerkrankung).

Neben der richtigen Entnahmetechnik ist es wichtig, dass Probengefäße sicher verpackt werden. Dazu gibt man das Probengefäß in ein zusätzliches Schutzgefäß mit Schraubdeckel. Jede Probe wird korrekt beschriftet und mit dem entsprechenden Begleitschein eingesandt. Der Transport soll möglichst bald und vor Hitze und Kälte geschützt stattfinden. Wichtig ist auch, dass der Postversand biologischer Stoffe nur in speziellen Versandhüllen mit der Aufschrift „enthält menschliches Untersuchungsmaterial" (→ Abb. 1) erfolgen darf.

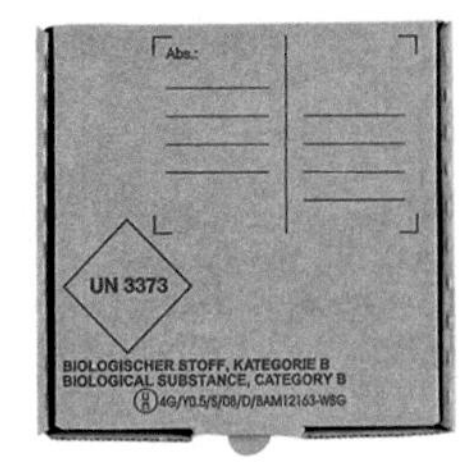

Abb. 1 Versandtasche für menschliches Untersuchungsmaterial

Antibiotische Vorbehandlung erschwert jeden Bakteriennachweis und muss genau angegeben werden. Verdachtsdiagnosen wie „V. a. Salmonellen-Enteritis" (Enteritis = Darmentzündung/Durchfallerkrankung) sind mitzuteilen, damit das Laborpersonal gezielt untersuchen kann.
Im Labor können Abstriche mikroskopisch auf Bakterien oder Pilze untersucht werden; spezielle Färbungen machen bestimmte Erreger erkennbar, z. B. Staphylokokken in einem Wundabstrich (→ Abb. 2).

Kleine Erregermengen im Untersuchungsmaterial können nicht mikroskopisch erkannt werden, sondern müssen angezüchtet, d. h. auf geeigneten nährstoffhaltigen Kulturplatten vermehrt werden. Nach Aufstreichen des Materials wird die Kulturplatte abgedeckt, beschriftet und bis zum Ablesen z. B. für 24 h in einen Wärmeschrank gestellt (→ Abb. 3 und 4).

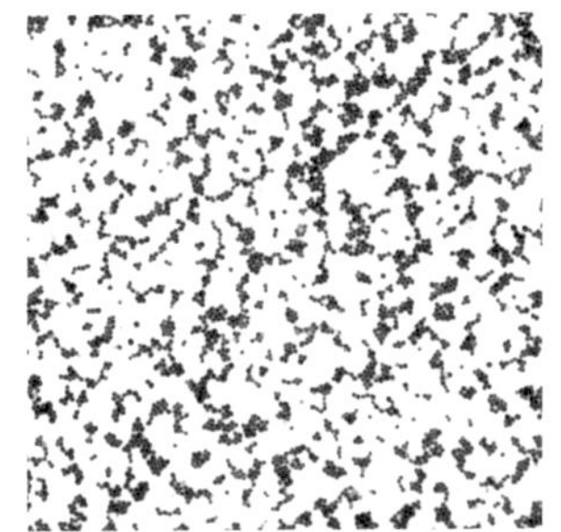
Abb. 2 Staphylokokken nach Gram-Färbung (blau = grampositiv)

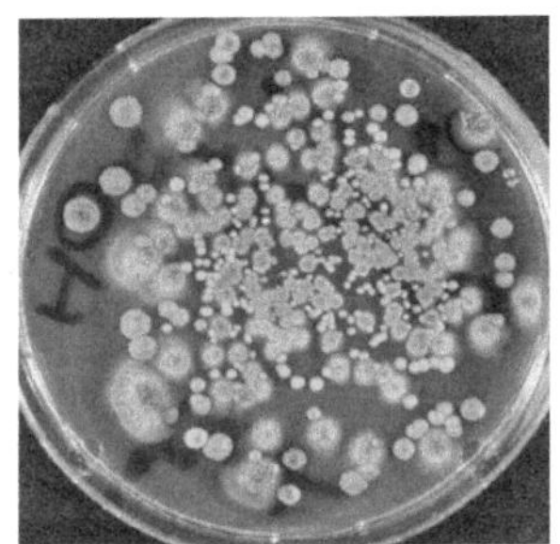
Abb. 3 Pilzkultur (Candida albicans)

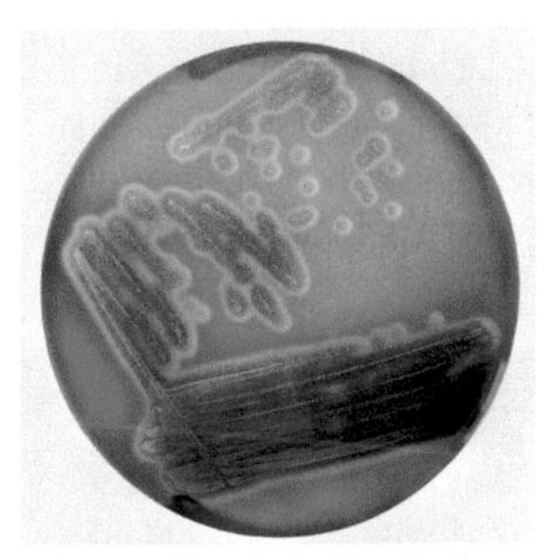
Abb. 4 Streptokokkenkultur aus einem Rachenabstrich bei Scharlach (‖SSE-Agar)

SSE-Agar
Streptokokken-Selektiv-Elektiv-Agar; Spezialnährboden für den Streptokokkennachweis

Abb. 4 zeigt Streptokokken auf einem Blutnährboden. Da die Bakterien Blut auflösen können, was sich in den hellen, farblosen Zonen um die aufgestrichenen Linien zeigt, sind sie mit diesem Spezialnährboden eindeutig zu identifizieren; der Nachweis ist positiv.

MRSA
→ LF 3, S. 280

4.2.4 Antibiogramm/Resistenzprüfung

Neben dem Erregernachweis liegt ein besonderer Vorteil und Sinn der Bakterienanzucht in der Möglichkeit, auf Kulturplatten die Empfindlichkeit der Erreger auf Antibiotika zu testen.
Dabei werden Papierplättchen mit verschiedenen Antibiotika auf den „beimpften", d. h. mit bakterienhaltigem Material bestrichenen Nährboden gelegt. Wirkt ein Antibiotikum, vermehren sich die Erreger dort, wo es sich befindet, nicht. Es entsteht ein sog. Hemmhof (→ Abb. 5), der bedeutet, dass die Bakterien auf den Wirkstoff **sensibel** (empfindlich) reagieren.
An der Größe des Hemmhofs erkennt man die gute oder weniger gute Wirkung der Antibiotika. Vermehren sich Bakterien ungehemmt unter Zugabe eines Mittels, sind sie **resistent** (unempfindlich); das Mittel wird für den Patienten unwirksam sein. Diese Resistenzprüfung mit Antibiotika wird **Antibiogramm** genannt.
Ist ein Keim gegen mehrere Stoffe resistent, ist er **multiresistent** und somit sehr schwer zu behandeln. Bekanntestes Beispiel hierfür ist der gefürchtete Klinikkeim ‖MRSA.

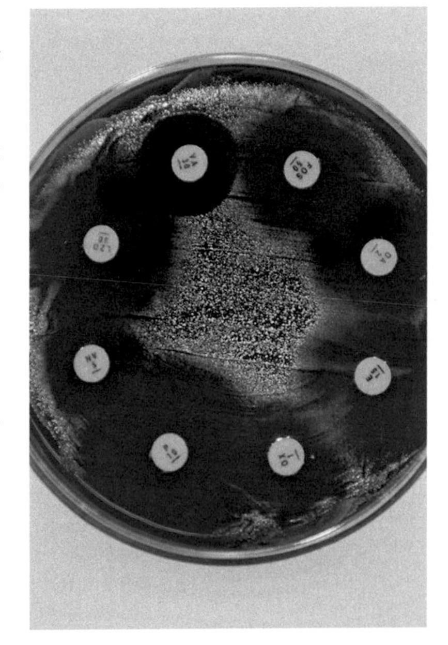
Abb. 5 Antibiogramm: Man gibt verschiedene Antibiotikaplättchen auf eine Bakterienkultur und kann die Antibiotikawirkung an der Größe des dunkleren, bakterienfreien Hemmhofs um die Plättchen herum ablesen.

4.3 Meldepflicht nach dem Infektionsschutzgesetz (IfSG)

Nach dem IfSG ist es bei einigen besonders gefährlichen Infektionskrankheiten vorgeschrieben, erkrankte Personen, Krankheitsausbrüche und/oder Erregernachweise unverzüglich an das zuständige Gesundheitsamt zu melden. Meldebögen sind bei den Gesundheitsämtern und beim Robert Koch-Institut zum Download erhältlich. Die Meldung erfolgt unter größtmöglicher Beachtung der Persönlichkeitsrechte des bzw. der Kranken; sie dient dem Schutz der gesunden Bevölkerung. Nicht alle Meldungen müssen namentlich erfolgen. Bei einigen Infektionen müssen Erkrankte **isoliert**, d. h. räumlich abgesondert werden.

Mitarbeiter des Gesundheitsamtes beraten ggf. Erkrankte bei der Überwindung ihrer Infektion. Es werden beispielsweise Hygienemaßnahmen bei infektiösen Durchfallerkrankungen erklärt, immer wieder Stuhlproben untersucht und nach negativem Nachweis wird die Wiederzulassung in öffentliche Einrichtungen, z. B. Schulen, erlaubt.

Die Behörde kann auch Impfungen organisieren und durchführen (z. B. bei Kontaktpersonen) und in schweren Fällen Einrichtungen schließen, z. B. Kindergärten bei Masernfällen, Kliniken oder Altenheime bei Häufungen von Norovirus-Erkrankungen. Es sollen weitere Erkrankungen vermieden werden, um zu verhindern, dass **Epidemien** entstehen. Dies sind gehäuft, aber örtlich begrenzt auftretende Krankheitsfälle durch einen bestimmten, sich stark ausbreitenden Erreger. Gelingt die Eindämmung einer Epidemie nicht, kann ein Erreger auch **endemisch** werden, d. h. sich auf große Gebiete ausbreiten, dort bleiben und jeden Menschen infizieren (wie Hepatitis A in bestimmten Ländern). In Extremfällen kann es zur **Pandemie**, d. h. zu einem weltweiten Ausbruch kommen.

Eine vollständige Liste der meldepflichtigen Erkrankungen und Erreger finden Sie unter www.rki.de

Meldepflichtige Erkrankungen und Erreger nach Infektionsschutzgesetz (Beispiele)

Namentliche Meldung bei *Verdacht*, Erkrankung und Tod	**Namentliche Meldung** bei *Erkrankung/Tod*	**Nicht namentliche Meldung** bei *Erregernachweis* im Labor
Arztmeldepflicht		**Labormeldepflicht**
Botulismus, Brucellose, Cholera, Creutzfeldt-Jakob-Krankheit, Diphtherie, akute Virushepatitis, Gasbrand, hämorrhagisches Fieber, hämolytisch-urämisches Syndrom (EHEC), Masern, Mumps, Röteln inkl. Embryopathie, Milzbrand, Meningokokken-Meningitis, Poliomyelitis, Pertussis, Pest, Typhus und Paratyphus, Tollwut, Varizellen (nicht Herpes zoster)	Norovirus (auch bei Verdacht, wenn der Patient im Lebensmittelbereich arbeitet), Tuberkulose, schwer verlaufende Enteritis durch Clostridium difficile, Trichinose, Tetanus	Syphilis, HIV, Gonorrhö, FSME, Malaria, Hepatitisviren A-E, Fuchsbandwurm, MRSA, Salmonellen, Campylobacter, darmpathogene Yersinien, Röteln, Cytomegalie und Toxoplasmose in der Schwangerschaft

Nicht erregerbezogen zu melden sind:
* jede Magen-Darm-Infektion bei Patienten in Lebensmittelbetrieben und das Auftreten von zwei oder mehr gleichartigen Erkrankungen mit epidemischem Zusammenhang,
* jede Art von Ausbruch einer bedrohlichen Krankheit oder mehrerer gleichartiger Erkrankungen, der die Allgemeinheit gefährden könnte sowie
* jeder Verdacht auf eine Gesundheitsschädigung nach Impfung.

Embryopathie
→ Bd. 2, LF 8, S. 287

HINWEIS

Die Meldepflicht einzelner Krankheiten bzw. Erreger kann in den einzelnen Bundesländern abweichen. Eine vollständige und laufend aktualisierte Liste der meldepflichtigen Erkrankungen und Erreger findet sich unter www.rki.de .

5 Therapie von Infektionskrankheiten

5.1 Unterstützung der Selbstheilung

Um das Immunsystem bei der Abwehr von Krankheitserregern zu unterstützen, ist es die sinnvollste und wichtigste Maßnahme, dass der Patient sich so verhält, wie es seinem Befinden entspricht. Bei Abgeschlagenheit und Fieber ist Bettruhe die beste Strategie. Reichliche Flüssigkeitszufuhr und (falls Appetit besteht) leichte, vitaminreiche Kost unterstützen die Selbstheilung. Arbeit bzw. Anstrengungen sollten erst nach dem Auskurieren, also bei wiedererlangtem Wohlbefinden stattfinden. Die Einnahme von Antipyretika/Analgetika kann die Symptome unterdrücken und eine Ursache verzögerter Gesundung (u. a. durch Überanstrengung) sein.

Eine insgesamt gesunde Lebensweise mit ausreichend Schlaf, abwechslungsreicher Kost, täglicher Bewegung in frischer Luft und Verzicht auf Rauchen und Alkohol ist die beste Vorbeugung gegen Infekte, Infekthäufungen und Komplikationen.

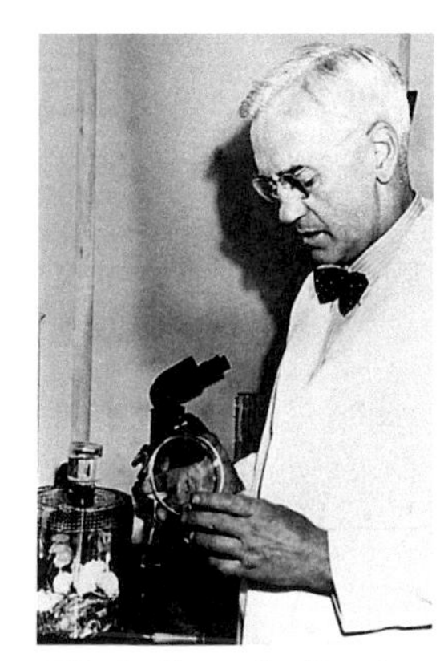

Abb. 1 Alexander Fleming betrachtet eine Kulturplatte

5.2 Antibiotika

In der Natur konkurrieren Mikroorganismen um Nahrung und Lebensraum. Pilze z. B. geben Stoffe ab, die das Wachstum von Bakterien unterdrücken. Alexander Fleming (→ Abb. 1) entdeckte 1928 auf einer verschimmelten Bakterien-Kulturplatte, dass sich um das Myzel des Schimmelpilzes Penicillium notatum herum ein Hemmhof befand. Den antibakteriellen Stoff, den Penicillium notatum bildet, nannte er Penicillin.

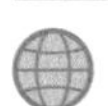

Merkblätter für Patienten zum Thema Antibiotika bietet www.patinfo.org.

Mit der Entdeckung des Penicillins begann die Ära der Antibiotika, nämlich der Arzneimittel, die in den bakteriellen Stoffwechsel eingreifen, ohne dem Menschen zu schaden. Dies ist der Idealfall; Antibiotika können jedoch auch Allergien (5% der Patienten sind gegen Penicillin allergisch) und andere Nebenwirkungen hervorrufen, z. B. Durchfälle durch vorübergehende Darmflora-Schädigung oder Vaginalmykosen durch Störung der Scheidenflora.

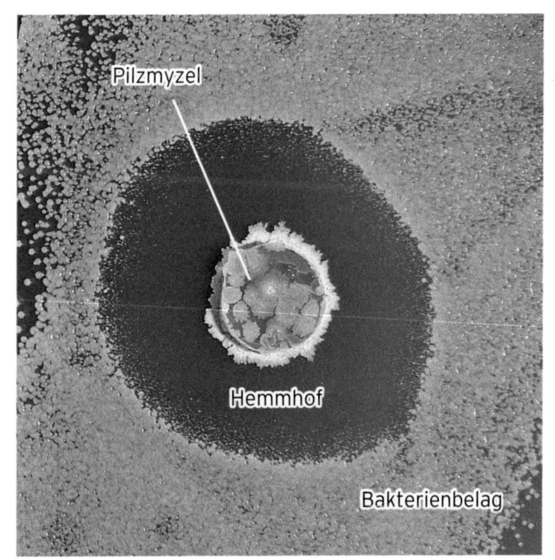

Abb. 2 Hemmhof um ein Penicillium-Myzel

Der ausufernde und z. T. falsche Einsatz von Antibiotika hat zur Verbreitung multiresistenter Keime (v. a. Tuberkelbakterien und MRSA) geführt, sodass Wissenschaftler bereits vom Ende des Antibiotika-Zeitalters sprechen.

Wichtig bei der Antibiotikatherapie ist,
- dass sie nur bei bakteriellen Infektionen durchgeführt wird,
- dass das Arzneimittel regelmäßig, im vorgegebenen Zeitabstand und lange genug eingenommen wird, damit das Immunsystem nur noch eine kleine Restmenge der Erreger abtöten muss,
- dass die Medikamente so gezielt wie möglich, d. h. möglichst nach Antibiogramm, ausgewählt werden,
- dass Kontraindikationen (Umstände, die eine Anwendung verbieten) wie Nieren- oder Leberschwäche, Schwangerschaft, bekannte Allergien sowie Altersbeschränkungen und Wechselwirkungen mit anderen Medikamenten (z. B. der Pille oder Eisenpräparaten) und mit Nahrungsmitteln (z. B. Milch oder Grapefruitsaft) beachtet werden.

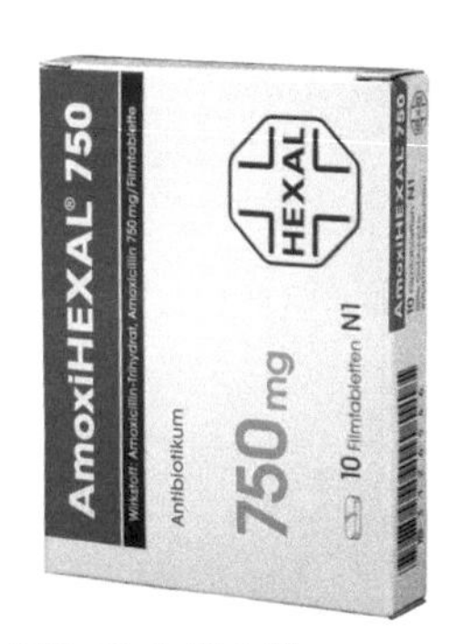

Abb. 3 Antibiotikum Amoxicillin

5.3 Virostatika

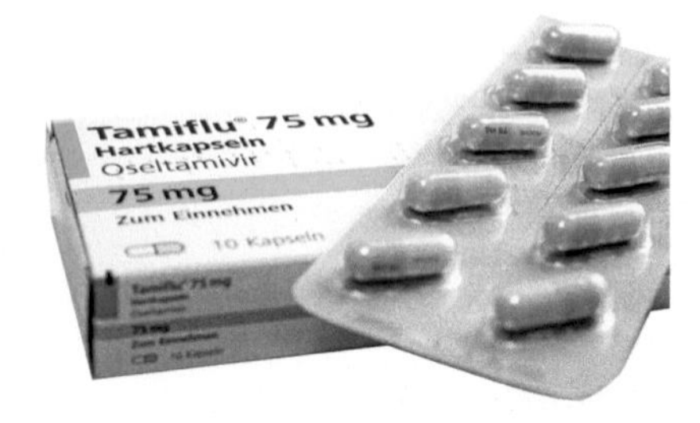

Abb. 1 Virostatikum

Antiviral wirkende Medikamente stehen nur gegen wenige Viren zur Verfügung, z. B. gegen Influenza-, Herpes-, Hepatitis- und HI-Viren.
Vor allem bei HIV gibt es zahlreiche Resistenzen, da die Viren sich stetig verändern und so der Arzneimittelwirkung entgehen. Ebenso wie Antibiotika müssen Virostatika daher planvoll eingesetzt werden. Wegen der Resistenzen und Nebenwirkungen sollten Schutzimpfungen, z. B. gegen Influenza, genutzt werden, anstatt sich auf **antivirale** Medikamente zu verlassen.

5.4 Antimykotika

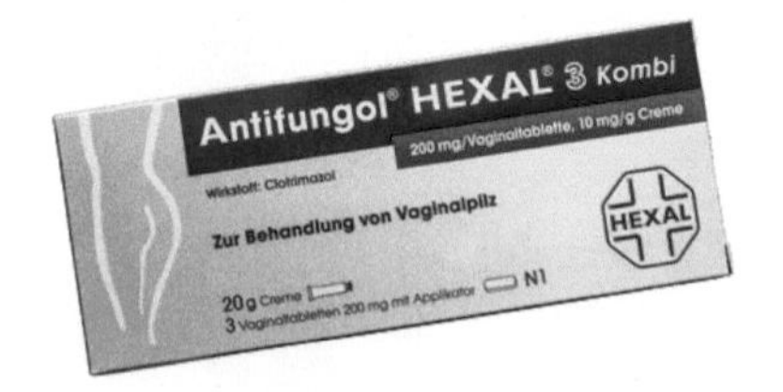

Abb. 2 Antimykotikum zur Lokaltherapie der Scheidenmykose

Mykosen können örtlich begrenzt auf Haut oder Schleimhäuten oder **systemisch** (im ganzen Körper verbreitet) vorkommen. Daher können Antimykotika **lokal** (örtlich) oder im ganzen Körper (systemisch) angewandt werden. Auch hartnäckige Mykosen wie Nagelpilz oder rezidivierende Vaginalmykosen können eine systemische Therapie, d. h. Tabletteneinnahme, erfordern. Wechsel- und Nebenwirkungen systemisch angewandter Antimykotika bedürfen einer guten Therapieüberwachung.

5.5 Arzneimittel gegen Protozoen und Parasiten

Auf Grund gemeinsamer Merkmale von einigen Protozoen und Bakterien sind gegen einzelne Protozoenarten Antibiotika wirksam. Die Vorbeugung und Therapie, z. B. der Malaria, erfordert tropenmedizinische Kenntnisse und Erfahrungen. Da nicht alle Protozoeninfektionen erfolgreich bzw. schnell genug therapiert werden können, ist die Vorbeugung (im Rahmen der Reisemedizin) von entscheidender Bedeutung.
Die häufigste Erkrankung durch tierische Parasiten ist der Kopflausbefall. Gegen Kopfläuse und andere Insekten werden Insektizide, d. h. Insekten abtötende Mittel, lokal angewandt.

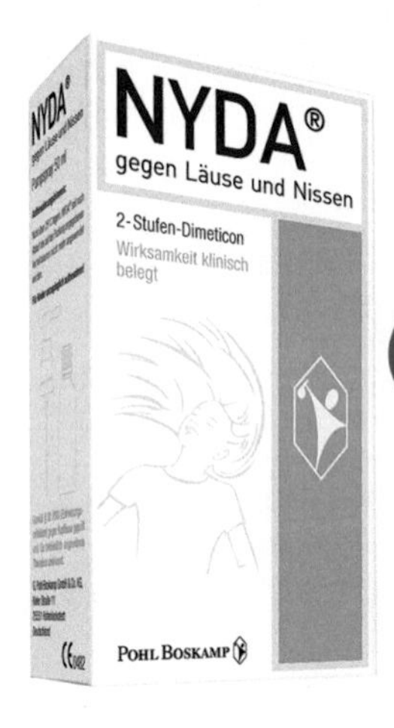

Abb. 3 Kopflausmittel

Terminologie: Allgemeine Infektionslehre

Antibiogramm	Untersuchung zur Resistenzprüfung von Bakterien
antibiotisch	Bakterienwachstum hemmend (Arzneimittel)
antimykotisch	Pilzwachstum hemmend (Arzneimittel)
antiviral	Viren hemmend (Arzneimittel)
basophil	(bzgl. Leukozyten) basischen (blauen) Farbstoff annehmend
BSG (BKS)	**B**lut(körperchen)**s**enkungs**g**eschwindigkeit; Entzündungswert
CRP	**C**-**r**eaktives **P**rotein; im Blut messbares Entzündungseiweiß
Differenzialblutbild	Unterscheidung der Leukozytenarten und Angabe ihrer Zahl in Prozent der Leukozyten; sog. großes Blutbild
eosinophil	(bzgl. Leukozyten) Eosin, d. h. roten Farbstoff annehmend
Endemie (Adj. **endemisch**)	ständiges Vorkommen eines Erregers bzw. einer Infektionskrankheit in einem bestimmten Gebiet
ELISA	serologische Testmethode (**E**nzyme **L**inked **I**mmuno**s**orbent **A**ssay)
Epidemie	lokal begrenzter Krankheitsausbruch
HAH	serologische Testmethode (**H**äm**a**gglutinations-**H**emmtest)

Immunologie	Lehre von der Funktion des Immunsystems
isolieren	absondern, trennen (z. B. infektiöse Patienten von der Allgemeinbevölkerung)
Leukopenie (Ggt. **Leukozytose**)	verminderte Leukozytenzahl
Leukozytose (Ggt. **Leukopenie)**	Vermehrung der weißen Blutkörperchen; erhöhte Leukozytenzahl
I.E./I.U.	**I**nternationale **E**inheiten = **I**nternational **U**nits (Maßeinheit)
lokal (Ggt. **systemisch**)	örtlich, begrenzt (bzgl. Arzneimitteltherapie oder Erkrankungen)
Mikroliter (µL)	Millionstel Liter (Kubikmillimeter)
multiresistent	mehrfach resistent; gegen mehrere Antibiotika unempfindlich
Pandemie	weltweiter Krankheitsausbruch (z. B. bei Influenza)
Polymerase-Kettenreaktion (PCR)	Nachweismethode für Erbmaterial bestimmter Krankheitserreger
Resistenz (Adj. **resistent**)	Bakterieneigenschaft: Widerstandskraft gegen ein Antibiotikum
rezidivierend	wiederkehrend
Rezidiv	Rückfall
sensibel	Bakterieneigenschaft: empfindlich für ein Antibiotikum
Serologie	Lehre von den Blutuntersuchungen zum erregerspezifischen Antikörpernachweis
systemisch (Ggt. **lokal**)	im ganzen Körper (bzgl. Arzneitherapie oder Erkrankungen)
Titer	Verdünnungsstufe, in der noch Antikörper nachweisbar sind

AUFGABEN

1. Welche Blutuntersuchungen zeigen unspezifisch Entzündungen an?
2. Wie nennt man Blutuntersuchungen, die Antigen-Antikörper-Reaktionen nachweisen?
3. Was bedeutet bei einer Schwangeren „Toxoplasmose IgG und IgM negativ"?
4. Welchen Sinn hat die Meldepflicht von Erregern oder Kranken?
5. Erklären Sie mit Beispielen die Begriffe Ausbruch, Epidemie, Endemie und Pandemie.
6. Erklären Sie, was ein Antibiogramm ist, wie es angefertigt wird und was es aussagen kann.
7. Was bedeuten die Begriffe „resistent" und „sensibel" bzgl. Bakterien?
8. Welche Fachbegriffe bezeichnen eine örtliche und eine im ganzen Körper wirksame Therapie?

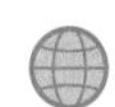

Ausführliche Informationen unter www.rki.de in der Rubrik Infektionskrankheiten von A Z

6 Beispiele von Infektionskrankheiten

6.1 Bakterielle Infektionskrankheiten

6.1.1 Scharlach und Streptokokken-Angina

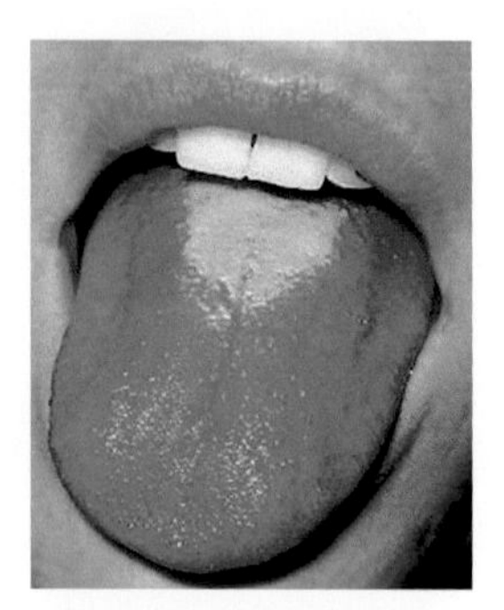

Abb. 1 Himbeerzunge bei Scharlach, die sich aus der zunächst belegten Zunge vom Rand her entwickelt

Erreger: betahämolysierende Streptokokken (spezielle Kettenkokken)
Infektionsweg: Tröpfcheninfektion bzw. aerogen
Inkubationszeit: 2-4 Tage
Symptome: Nach unspezifischen Prodromalsymptomen (Kopf- und Bauchschmerzen, Fieber, Erbrechen) starke Schluckbeschwerden und kloßige Sprache durch **Tonsillitis** (Mandelentzündung). Im typischen Fall eitrige Tonsillenbeläge, **Pharyngitis** (Rachenentzündung) mit fleckigem „scharlachrotem" Ausschlag am Gaumen, schmerzhafte, tastbar und ggf. sichtbar geschwollene Lymphknoten am Kieferwinkel. Zunge zunächst belegt, nach Tagen sog. Himbeerzunge (→ Abb. 1). Bei Scharlach auch Hautausschlag und ggf. Hautschuppung. Ob der Ausschlag nur im Mund-Rachen-Raum auftritt (Angina tonsillaris) oder auch am Körper (Scharlach), ist für Verlauf, Therapie und Prognose unwichtig.
Diagnose: klinisch; ggf. Streptokokken-Schnelltest (5 Min.) oder Abstrich und Kultur (24 h)
Komplikationen: Die Gefahr einer Herzklappenentzündung, die zu einem schweren Herzfehler führen kann, und einer Nierenkörperchenentzündung, durch die die Nierenfunktion völlig zum Erliegen kommen kann, sind die Hauptgründe für die konsequente Penicillintherapie. Es gibt keine Vorhersagemöglichkeit für die Komplikationen, weshalb grundsätzlich jeder Erkrankte antibiotisch therapiert wird.
Therapie: Penicillin 3 x tgl. für 10 Tage; bei Penicillinallergie z. B. Erythromycin
Besonderheiten: Gegen betahämolysierende Streptokokken entsteht keine Immunität, weshalb es auch keine Scharlachimpfung gibt. Rezidive, d. h. erneute Erkrankungen bzw. Rückfälle, sind schwerer erkennbar, da oft der Hautausschlag fehlt. Sie sind dennoch gleich riskant hinsichtlich der Komplikationen. Häufen sich bei einem Patienten Tonsillitiden, werden ggf. seine Gaumenmandeln entfernt, da diese dann keine Abwehrfunktion mehr ausüben, sondern selbst einen Erregerherd darstellen. Eine Verwechslung der Streptokokken-Angina mit der viralen Mononukleose (s. S. 283) ist möglich und kommt bei Jugendlichen recht oft vor.

HINWEIS

Die Erklärung aller Kurzbezeichnungen für Impfstoffe finden Sie im Abkürzungsverzeichnis auf S. 440 ff.

6.1.2 Erkrankungen durch Hämophilus influenzae und Hib

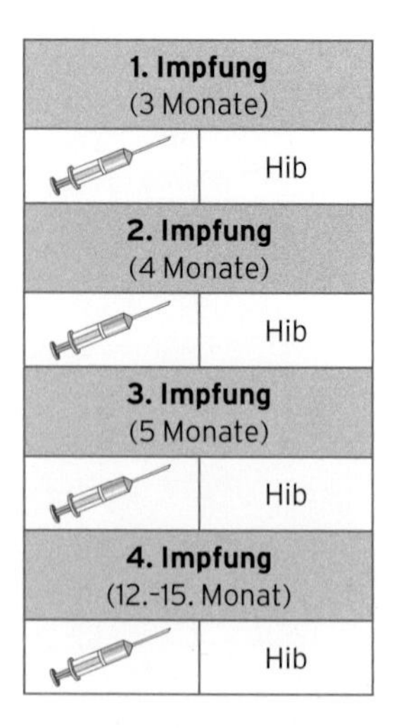

1. Impfung (3 Monate)	
	Hib
2. Impfung (4 Monate)	
	Hib
3. Impfung (5 Monate)	
	Hib
4. Impfung (12.-15. Monat)	
	Hib

Erreger: Hämophilus influenzae / Hämophilus influenzae Typ b
Infektionsweg: Tröpfchen bzw. aerogen
Inkubationszeit: < 7 Tage
Symptome: Hämophilus ruft verschiedene Atemwegserkrankungen hervor, z. B. Bronchitis, **Otitis media** (Mittelohrentzündung) und **Pneumonie** (Lungenentzündung); meist nach Virusinfektionen wie Grippe (daher der Name H. influenzae = Grippe-Hämophilus, da Grippeviren die Schleimhäute sehr schädigen und für bakteriellen Befall empfindlich machen).
Diagnose: wird durch Erregernachweis gestellt
Komplikationen: Hib ist sehr virulent und kann bei Kleinkindern < 4 Jahren eine lebensbedrohliche Kehldeckelentzündung und Hirnhautentzündung **(Meningitis)** hervorrufen. Deshalb werden Säuglinge gegen diesen speziellen Hämophilus Typ b geimpft.
Gegen „normalen" Hämophilus influenzae bzw. für Schulkinder und Erwachsene gibt es keine Hämophilus-Impfung. Es kann für empfindliche Personen jedoch eine wirksame Vorbeugung sein, sich gegen Grippe impfen zu lassen und so die typische Grippe-Folgeinfektion durch Hämophilus influenzae indirekt zu vermeiden.
Therapie: Antibiotika, ggf. künstliche Beatmung; bei Hib-Infektionen oft erfolglos
Prävention: Impfung aller Säuglinge gegen Hib, Impfung gegen Grippe als indirekter Schutz insbesondere für Risikogruppen, z. B. für Patienten ab 60 Jahren und für chronisch Kranke; nur Patienten, deren Abwehr durch eine fehlende Milz geschwächt ist, erhalten auch als Erwachsene eine Hib-Impfung.

6.1.3 Diphtherie

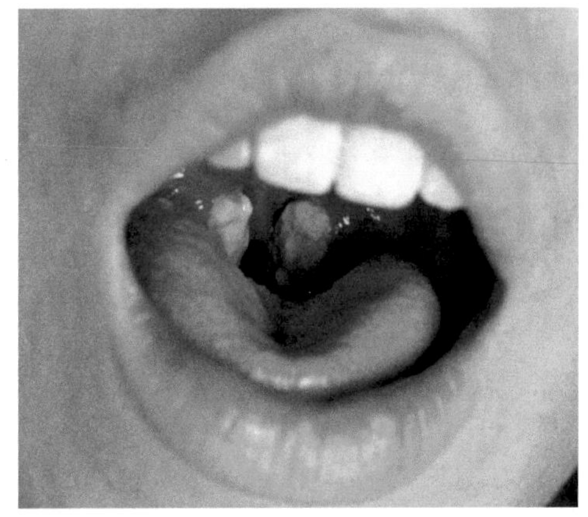

Abb. 1 Diphtherie mit grauweißen Belägen auf den Tonsillen (Mandeln)

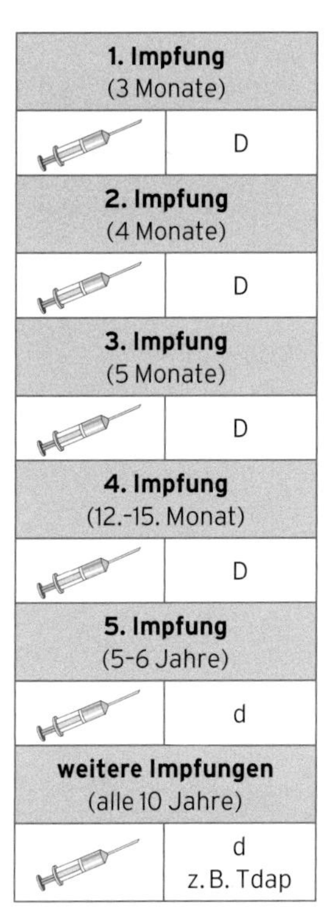

1. Impfung (3 Monate)	
	D
2. Impfung (4 Monate)	
	D
3. Impfung (5 Monate)	
	D
4. Impfung (12.-15. Monat)	
	D
5. Impfung (5-6 Jahre)	
	d
weitere Impfungen (alle 10 Jahre)	
	d z. B. Tdap

Erreger: Corynebakterium diphtheriae
Infektionsweg: Tröpfchen bzw. aerogen
Inkubationszeit: 2-5 Tage
Symptome: Vorläufersymptome wie bei Grippe, dann bellender, sog. Krupp-Husten durch Kehlkopfbefall; übelriechende Tonsillitis, blutiger Schnupfen
Diagnose: klinisch, ggf. Erregernachweis
Komplikationen: Ersticken durch Kehlkopfschwellung und Beläge, Herztod durch Herzmuskelentzündung **(Myokarditis)**
Besonderheiten: Ein Virulenzfaktor der Diphtheriebakterien ist ihr **Toxin** (Gift). Dieses ist nur mit direkt in die Blutbahn zugeführtem Antikörper-Konzentrat, sog. Antiserum, zu neutralisieren. Antibiotika können gegen das Toxin nichts ausrichten; sie können nur die weitere Erregervermehrung verhindern. Antiserum ist jedoch nicht ohne Weiteres erhältlich. Bei dem sog. Pseudo-Krupp (wörtl. vorgetäuschter Krupp) der Kleinkinder liegt eine *virale* Kehlkopfentzündung vor, die weniger gefährlich als die Diphtherie ist. Sie tritt besonders im Frühjahr und Herbst auf und erfordert keine Therapie mit Antibiotika oder Antiserum.
Prävention: Impfung bei Säuglingen bzw. Kleinkindern mit D-Impfstoff, später mit antigenärmerem d-Impfstoff, z. B. kombiniert als Tdap-Impfung. Der hochkonzentrierte D-Impfstoff ruft bei Schulkindern und Erwachsenen gehäuft Nebenwirkungen hervor, weshalb für diese Patientengruppen der d-Impfstoff verwendet wird. Die Meldepflicht dient der sofortigen Erkennung aus dem Ausland, z. B. der ehemaligen Sowjetunion, eingeschleppter Diphtheriefälle.

6.1.4 Pertussis (Keuchhusten)

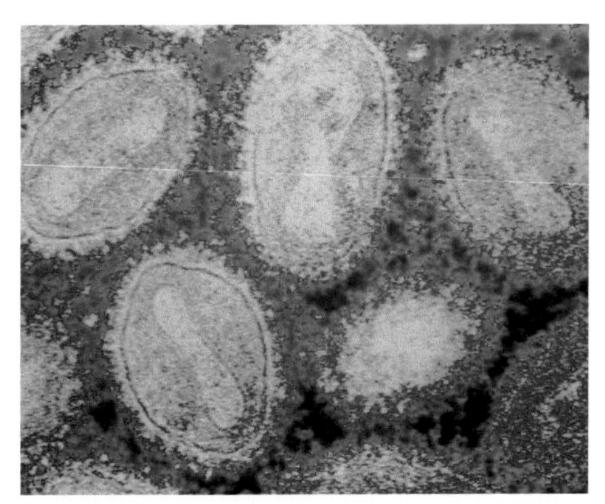

Abb. 2 Bordetella pertussis

1. Impfung (3 Monate)	
	aP
2. Impfung (4 Monate)	
	aP
3. Impfung (5 Monate)	
	aP
4. Impfung (12.-15. Monat)	
	aP
5. Impfung (5-6 Jahre)	
	aP
weitere Impfungen (alle 10 Jahre)	
	Tdap

Erreger: Bordetella pertussis
Infektionsweg: Tröpfchen bzw. aerogen
Inkubationszeit: 7-14 Tage
Symptome: Pertussis verläuft im typischen Fall (bei Kindern) in drei Stadien:
Stadium 1: zwei Wochen lang uncharakteristischer Schnupfen und Husten. Stadium 2: zwei Wochen lang Hustenanfälle mit typischem ziehendem Atemgeräusch und anschließendem Erbrechen. Stadium 3: nachlassende Anfälle über Wochen und ggf. Monate.
Bei jedem auf den Keuchhusten folgenden Atemwegsinfekt, z. B. grippalen Infekten, können bis zu zwei Jahre lang pertussistypische Hustenanfälle ausgelöst werden. Diese nennt man Erinnerungshusten.
Diagnose: Nasenabstrich, Blutbild, Antikörper; der Pertussis-Nachweis kommt oft zu spät für eine Antibiotikatherapie.
Komplikationen: Otitis media, Pneumonie, Bindehautblutungen. Bei Säuglingen kommen Atemstillstände und plötzliche Todesfälle ohne vorausgehende Symptome vor.
Therapie: Antibiotika helfen nur in der Inkubationszeit, den Ausbruch zu verhindern. Hustenmittel helfen nicht. Säuglinge werden in der Klinik überwacht.
Prävention: Impfung aller Säuglinge und *vor deren Geburt* aller Familienmitglieder, da der volle Impfschutz erst nach Monaten besteht. Impfstoff bis 10 Jahre **aP**, ab 10 Jahren **ap**. Der ap-Impfstoff ist antigenärmer und ähnlich wie d-Impfstoff ab 10 Jahren besser verträglich.
Besonderheiten: Eine durchgemachte Erkrankung schützt nur ca. 10 Jahre lang; da Kinder überwiegend Impfschutz haben, erkranken fast nur noch Erwachsene; Meldepflicht.

6.1.5 Tetanus (Wundstarrkrampf)

1. Impfung (3 Monate)	
	T
2. Impfung (4 Monate)	
	T
3. Impfung (5 Monate)	
	T
4. Impfung (12.-15. Monat)	
	T
5. Impfung (5-6 Jahre)	
	T
weitere Impfungen (alle 10 Jahre)	
	T z. B. Tdap

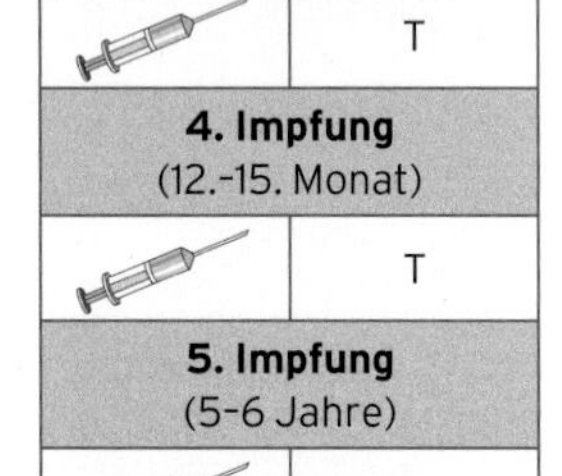

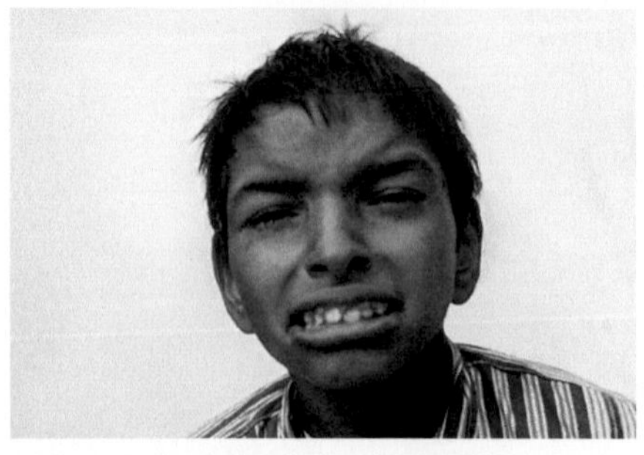

Abb. 1 Gesichtskrampf bei Tetanus

Erreger: Clostridium tetani; der Anaerobier befindet sich in Erde und auf fast allen Böden.
Infektionsweg: Wundinfektion; v. a. tiefe, stark verschmutzte Wunden sind gefährlich.
Inkubationszeit: 3-21 Tage
Symptome: Das Tetanus-Toxin führt zu schwersten „starren" Verkrampfungen erst der Kiefer-, Rachen- und Speiseröhrenmuskulatur, dann der Skelett- einschließlich Atemmuskulatur.
Diagnose: wird klinisch gestellt
Komplikationen: Tod durch Ersticken (Atemmuskelkrampf) bei vollem Bewusstsein
Therapie: Intensivmedizinisch (Narkose zur Muskellockerung, Beatmung); oft verläuft die Therapie jedoch erfolglos.
Prävention: Impfung ab der Säuglingszeit mit regelmäßigen Auffrischungen
Besonderheiten: Man unterscheidet bei der Wahl der Impfung zwischen dem Verletzungsfall und der reinen Vorbeugung. Ist die letzte Impfung mehr als 10 Jahre her und *liegt eine Verletzung vor*, erhält der Patient eine Simultanimpfung (Aktiv- und Passivimpfung). Liegt die letzte Impfung mehr als 5 Jahre zurück, wird eine Aktivimpfung, möglichst mit Tdap-Impfstoff, gegeben. Bei tiefen bzw. zerfetzten Wunden kann bereits nach 5 Jahren simultan geimpft werden. Erfolgte die letzte Impfung vor mehr als 10 Jahren und liegt *keine Verletzung* vor, muss *keine* neue Grundimmunisierung durchgeführt werden, sofern eine solche einmal abgeschlossen war. Zur Auffrischung genügt dann eine einzige Injektion (Tdap).

Tetanusschutz nach Verletzung → Bd. 3, LF 10, S. 122
Simultanimpfung → LF 3, S. 295
Aktivimpfung → LF 3, S. 293

6.1.6 Bakterielle Gastroenteritis und Enteritis (Magen-Darm- bzw. Darmentzündung)

Erreger: Salmonellen, Campylobacter, Yersinien und nach Auslandsurlauben auch Shigellen sind hierzulande die häufigsten Erreger bakterieller Magen-Darm-Infektionen. Staphylokokken erzeugen über Toxine eine Magenreizung mit schwerem Erbrechen.
Infektionsweg: oral bzw. fäkal-oral (Lebensmittel/Wasser)
Inkubationszeit: Stunden bis 2 Tage (Staphylokokkentoxin 3 h, übrige Bakterien 24-48 h)
Symptome: Erbrechen, (ggf. blutiger) Durchfall, Kreislaufschwäche und Austrocknung durch Flüssigkeitsverlust
Diagnose: Anamnese / klinisch / ggf. Erregernachweis im Stuhl, bei Yersinien Serologie
Therapie: symptomatisch; v. a. Flüssigkeitsgabe und reizlose Kost
Komplikationen: ggf. lebensbedrohliche Austrocknung
Besonderheit: Wochen nach überstandener Enteritis (v. a. Yersinien-Enteritis) kann eine sog. reaktive **Arthritis** (Gelenkentzündung) durch Fehlleitung des Immunsystems entstehen.

Therapie Gastroenteritis/ Enteritis → Bd. 3, LF 9, S. 42

6.1.7 Borreliose (Lyme-Borreliose)

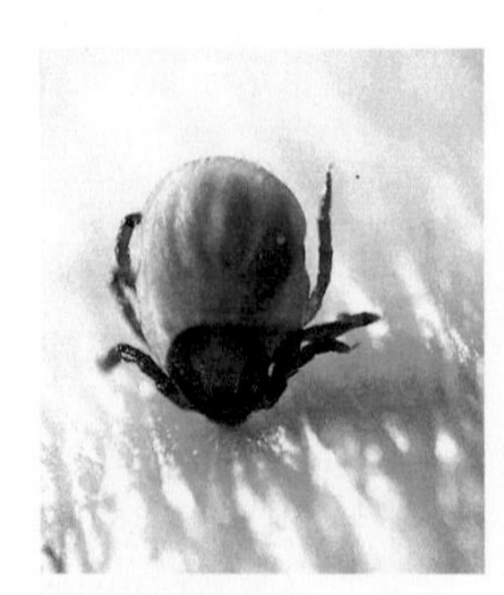

Abb. 2 Zecke

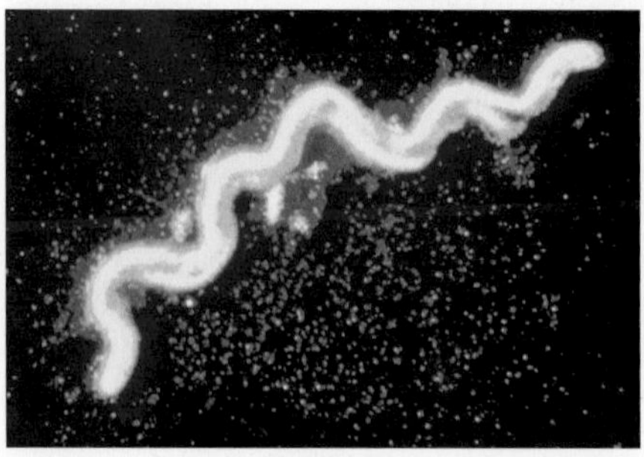

Abb. 3 Borrelia burgdorferi

Nach der amerikanischen Stadt Lyme (sprich Laim) heißt die Erkrankung Lyme-Borreliose.
Erreger: Borrelia burgdorferi (Spiralbakterium)
Infektionsweg: perkutan (Zeckenstich)
Inkubationszeit: 1 Tag bis Monate.
Symptome: Drei Stadien: Stadium I (nach Tagen bis Wochen): unspezifische Symptome (Kopfschmerzen, Grippegefühl), ggf. Wanderröte (Erythema migrans); Stadium II (nach Wochen bis Monaten): **neurologische** Symptome (Kopfschmerzen, Lähmungen, Nervenschmerzen u. v. m.) sowie Entzündungen der Unterhaut; Stadium III (nach Monaten bis Jahren): a) wandernde Arthritis, b) bleibende Hautschäden, c) vielgestaltige neurologische Symptomatik

Diagnose: Klinisch und serologisch; in den ersten Wochen nach Zeckenstich ist eine serologische Untersuchung sinnlos, da die Antikörperbildung länger dauert. Die Serologie fällt oft uneindeutig aus und soll nur bei klinischem Verdacht angefordert werden. Tests der Zecken auf Borrelien zeigen deren Infektion, nicht aber eine Übertragung an.
Komplikationen: Bleibende Hautschäden sind bei verspäteter Diagnose bzw. Therapie möglich; ggf. fehlen die Symptome der Stadien I und II.
Therapie: Antibiotika (Doxycyclin, Amoxicillin oder Cephalosporin) über 2-3 Wochen
Prävention: Vermeidung von Zeckenstichen durch geeignete Kleidung. Gründliche Hautkontrolle und Zeckenentfernung nach Wanderungen usw., da die Infektionswahrscheinlichkeit mit der Saugdauer der Zecke ansteigt. Keine Impfung möglich; Immunität entsteht nicht, d. h., man kann immer wieder an Borreliose erkranken.

HINWEIS

Zecken *stechen*; sie beißen nicht, da sie keinen Mund, sondern einen mit Widerhaken besetzten, stachelartigen Saugapparat besitzen.

Stadium I	Stadium II	Stadium III
Erythema migrans	**Lähmung des Gesichtsnervs (Facialisparese)**	**Arthritis (hier des Knies)**

6.1.8 Tuberkulose (Tbc; Tb)

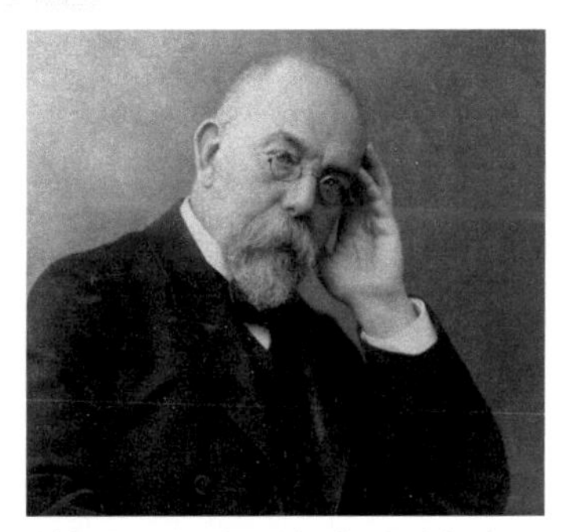

Abb. 1 Robert Koch, der Entdecker des Tuberkelbakteriums

Erreger: Mykobakterium tuberculosis, das von Robert Koch 1882 entdeckte sog. Tuberkelbakterium
Infektionsweg: bei Lungen-Tbc Tröpfchen/aerogen
Inkubationszeit: Wochen bis Jahre
Symptome: Bei gutem Allgemeinzustand ggf. keine; unspezifisch: Mattigkeit, Gewichtsverlust (daher die Bezeichnung „Schwindsucht" für die Tbc), leichtes Fieber. Organspezifische Symptome: Husten, ggf. mit Auswurf und Luftnot, da meistens die Lunge befallen wird. Bei Lungenzerstörung schwerste Luftnot
Diagnose: Erregernachweis; gelingt am besten nach Lungenspülung (sog. bronchoalveoläre Lavage; BAL)
Therapie: Da Tuberkelbakterien sich sehr langsam vermehren und häufig multiresistent sind, müssen 3-4 spezielle Antibiotika über Monate konsequent eingenommen werden.
Komplikationen: Eine Ausbreitung mit Zerstörung der Lunge und Befall aller Organe ist möglich; bei Abwehrschwäche (z. B. durch Aids) kommt es oft zu einem raschen, tödlichen Krankheitsverlauf.
Besonderheiten: Extrem resistente Erreger aus Ländern mit häufiger Tbc und (wegen Armut) inkonsequenter Therapie sind ein globales Problem. Tbc verursacht weltweit mehr Todesfälle als Aids. Nach unbemerkter Infektion können die Bakterien viele Jahre im Körper verharren, bis sie sich bei Immunschwäche (z. B. im Alter) vermehren und die Krankheit ausbrechen lassen.

HINWEIS

Rechts und Links werden - z. B. bei der Beschreibung von Röntgenbildern - immer vom Patienten aus gesehen.

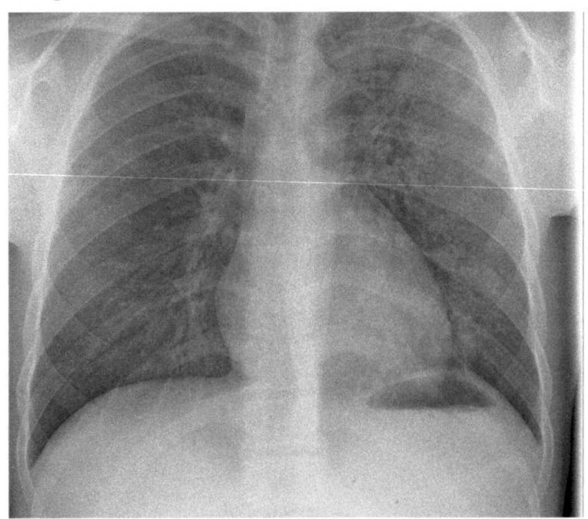

Abb. 2 Das Röntgenbild zeigt ausgedehnten Tbc-Befall in den oberen Lungenbereichen, vor allem links

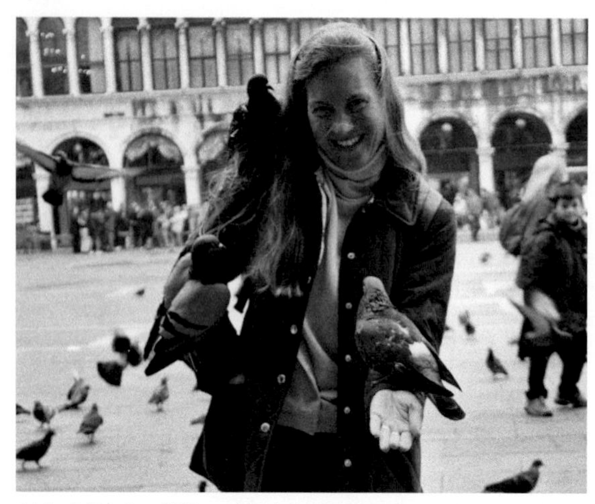

Abb. 1 Taubenfüttern birgt das Risiko einer Atemwegsinfektion durch Chlamydien.

6.1.9 Chlamydieninfektionen

Erreger: Chlamydien (sprich Klamüdien); sehr kleine, intrazellulär lebende Bakterien

1. Variante: Genitalinfektion mit sexueller Übertragung; bei > 10 % der sexuell aktiven jungen Menschen nachweisbar

Symptome/Komplikationen: Meistens **asymptomatisch**; die Chlamydieninfektion kann zur Verklebung der Eileiter und damit zu Eileiterschwangerschaften und zur Unfruchtbarkeit der Frau führen. Beim Mann ggf. Harnröhrenentzündung.

Diagnose: Erregernachweis bei Symptomen sowie vorbeugend bei jungen Frauen und Schwangeren

Therapie: Spezielle Antibiotika, z. B. Erythromycin; gleichzeitig muss eine Therapie des Sexualpartners erfolgen.

2. Variante: Atemwegsinfektion, die aerogen über Tauben- und andern Vogelkot übertragen wird; diese Art der Chlamydieninfektion führt zur Pneumonie.

Diagnose: durch Röntgenbild/Serologie

Therapie: antibiotische Therapie mit Erythromycin

Prävention: 1. Verzicht auf häufigen Wechsel des Geschlechtspartners, Kondombenutzung. 2. Verzicht auf Taubenkontakt bzw. -haltung insbesondere im Alter und bei Abwehrschwäche

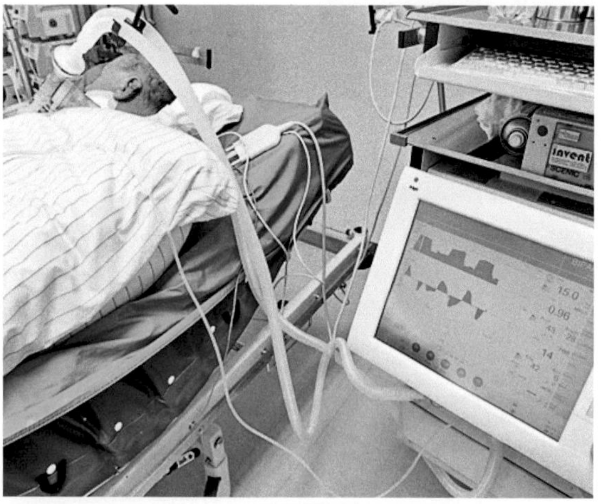

Abb. 2 Intensivstationen können zu Umschlagplätzen für MRSA werden.

6.1.10 Infektionen durch Hospitalkeime/Klinikkeime (MRSA)

Erreger: **m**ethicillin**r**esistenter (**m**ulti**r**esistenter) **S**taphylokokkus **a**ureus **(MRSA)** u. a. Bakterien mit erweitertem Resistenzspektrum, die z. B. Antibiotikamoleküle zerlegen

Risikogruppen: Immunschwache Personen (Diabetiker, Dialysepatienten, Träger von Gelenkersatz u. v. m.) werden besonders leicht besiedelt und erkranken z. T. schwer an MRSA-Infektionen wie Pneumonie und **Sepsis** (Blutvergiftung).

Infektionsweg: Die Ansteckung erfolgt zumeist während der Behandlung in einer Klinik, z. B. über Hände des Personals oder bei unvermeidlichen Verletzungen bzw. Keimeinschleppung durch Injektionen, Infusionen, Blasenkatheter u. v. m.

Inkubationszeit: je nach Resistenz des Patienten und Virulenz der Erreger

Symptome: je nach Organbefall/Erkrankung z. B. eitrige Wundinfektion, Fieber

Diagnose: Abstrich und Erregernachweis, Spezialmethoden zum Nachweis von Übertragungswegen, stets Resistenzprüfung

Komplikationen: tödlicher Verlauf bei fehlender Therapiemöglichkeit; Verbreitung

Therapie/Prävention: Antibiotikatherapie nur nach Antibiogramm; **Sanierung** von MRSA-Trägern mit zugelassenen Desinfektionsmitteln; *wichtigste Maßnahme ist die Händehygiene*!

Besonderheiten: MRSA u. a. multiresistente Erreger wurden durch intensive Antibiotikatherapie Schwerkranker unwillkürlich „gezüchtet". Immunschwache Risikopatienten werden oft MRSA-Träger. Da sie immer wieder stationär behandelt werden, können Kliniken nie MRSA-frei werden. Die starke Zunahme großer Operationen und Implantationen (Einsetzen z. B. künstlicher Hüft- und Kniegelenke), die zunehmende Zahl sehr alter Patienten und sehr junger, untergewichtiger Frühgeborener sowie Hygienemängel, Zeit- bzw. Personalmangel tragen zum MRSA-Problem bei.

Terminologie: Bakterielle Infektionskrankheiten

Angina tonsillaris	Mandelentzündung; Tonsillitis
aP/ap	azelluläre (zellfreie) Impfstoffe gegen Pertussis (Keuchhusten)
Arthritis	Gelenkentzündung
asymptomatisch	symptomfrei; ohne Krankheitszeichen
Borreliose	bakterielle Zeckensticherkrankung
Chlamydien	spezielle kleine, intrazellulär lebende Bakterien
D/d	Impfstoff gegen Diphtherie
Diphtherie	schwere bakterielle Atemwegserkrankung
Enteritis	Darmentzündung
Erythema migrans	Wanderröte; typisches Hautsymptom bei Borreliose
Gastroenteritis	Magen- und Darmentzündung
Meningitis	Hirnhautentzündung
MRSA	methicillin- bzw. multiresistenter Staphylokokkus aureus
Myokarditis	Herzmuskelentzündung
neurologisch	1. das Nervensystem, 2. die Nervenheilkunde betreffend
Otitis media	Mittelohrentzündung
Pharyngitis	Rachenentzündung
Hinweis: Pharyngitis = Rachenentzündung; Rachitis ist eine Vitamin-D-Mangel-Krankheit.	
Pneumonie	Lungenentzündung
Sanierung	Säuberung im hygienischen Sinne; Erregerentfernung
Scharlach	Streptokokkeninfektion mit typischem Hautausschlag
Sepsis	schweres fieberhaftes Krankheitsbild; sog. Blutvergiftung
T	Impfstoff gegen Tetanus
Tdap (TDaP)	Impfstoff gegen Tetanus, Diphtherie und Pertussis
Tetanus	Wundstarrkrampf
Tonsillitis (Syn. **Angina tonsillaris**)	Mandelentzündung (Entzündung der Gaumenmandeln)
Tuberkulose	Infektionskrankheit v. a. der Lunge durch Mykobakterien
Toxin (Adj. **toxisch**)	Gift

AUFGABEN

1. Erklären Sie den Unterschied zwischen Angina tonsillaris und Scharlach.
2. Was unterscheidet die Impfstoffe D und d?
3. In welchen Fällen ist eine Simultanimpfung gegen Tetanus notwendig?
4. Wie viele Impfungen und welchen Impfstoff benötigt ein 40-Jähriger, der als Kind normal geimpft wurde, aber zuletzt mit 18 Jahren eine Tetanusimpfung (T) erhielt?

6.2 Virale Infektionskrankheiten

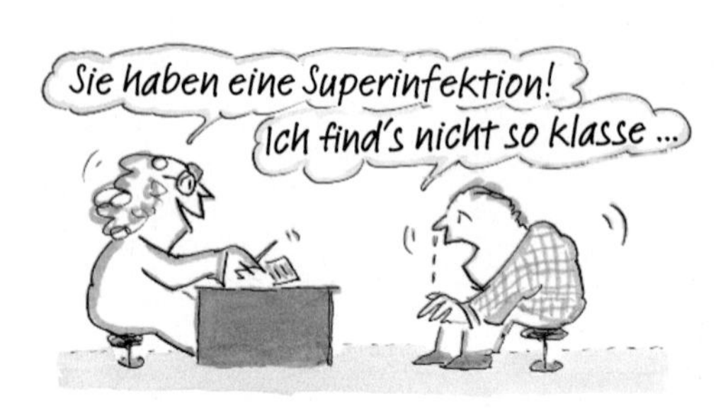

Auch Viruserkrankungen verlaufen mit ❚Prodromalsymptomen, Organsymptomen und Rekonvaleszenzphase. Nur wenige Virusinfektionen, z. B. Windpocken und Gürtelrose, sind klinisch eindeutig diagnostizierbar. Typisch für Virusinfekte ist der gleichzeitige Befall mehrerer Schleimhäute (z. B. von Nase, Rachen, Bronchien und Bindehäuten) und das wasserklare Sekret. Allerdings können von Viren geschädigte Schleimhäute leicht von Bakterien befallen werden. Eine solche Zweitinfektion heißt **Superinfektion**. Anhaltendes oder erneut steigendes Fieber, stets eitriges Sekret und eine Verschlechterung des Allgemeinzustandes lenken den Verdacht auf eine bakterielle Superinfektion. Ob gegen diese ein Antibiotikum verordnet wird, entscheidet der Arzt nach klinischem Befund und ggf. Blutwerten. Eine Leukozytose und ein hoher CRP-Wert sprechen für eine bakterielle (Super-)Infektion, eine Leukopenie (erniedrigte Leukozytenzahl) für einen Virusinfekt.

Prodromalsymptome, Organsymptome, Rekonvaleszenzphase
→ LF 3, S. 262

6.2.1 Grippaler Infekt (Atemwegsinfekt, Erkältung)

Erreger: viele verschiedene Viren, z. B. Rhinoviren (wörtl. Nasenviren)
Infektionsweg: aerogen/Tröpfchen, Hände
Inkubationszeit: wenige Stunden bis Tage
Symptome: Auf Prodromalsymptome (Kopf- und Gliederschmerzen) folgen Organ**symptome:** Niesen, wässriger Schnupfen, Halsweh, Husten und ggf. Ohrenschmerzen.
Diagnose: Die Diagnose wird klinisch gestellt.
Komplikationen: bakterielle Superinfektion der geschädigten Schleimhäute
Therapie: Unterstützung der Selbstheilung durch entsprechendes Verhalten; ggf. symptomatische Therapie mit Schmerz-, Hustenmitteln usw. zur Linderung der Beschwerden
Besonderheiten: Der grippale Infekt ist die häufigste Infektionskrankheit. Immunität entsteht nur gegen die Virusvariante der aktuell überstandenen Krankheit; wegen der Vielzahl unterschiedlicher Viren ist eine häufige Neuerkrankung möglich.

6.2.2 Virusgrippe (Influenza, echte Grippe)

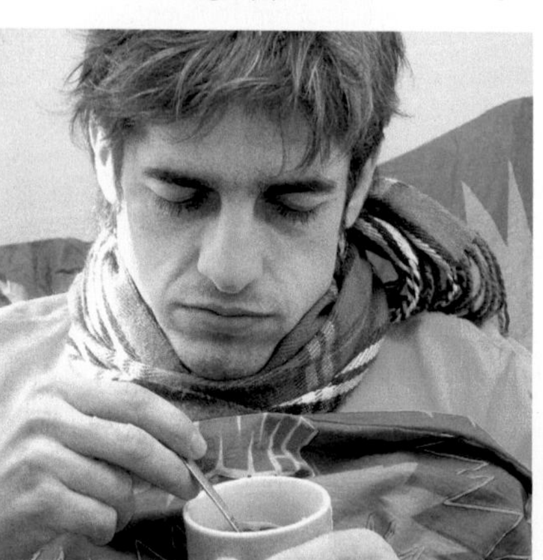

Abb. 1 Patient mit Virusgrippe

Erreger: Influenza-A-Virus, Influenza-B-Virus; A-Virusvarianten werden mit den Antigen-Abkürzungen H und N sowie Zahlen benannt; z. B. H1N1, H5N1.
Infektionsweg: aerogen/Tröpfchen, Hände
Inkubationszeit: wenige Stunden bis Tage
Symptome: Typisch ist der plötzliche Beginn mit starken Muskel-, Kopf- und Gliederschmerzen, trockenem, schmerzhaftem Husten, Pharyngitis und Fieber. Gelegentlich kommt es im Anschluss an eine Influenza zu wochenlanger Abgeschlagenheit.
Diagnose: Anamnese und klinisch; nur im Zweifelsfall Abstrich/PCR
Komplikationen: Pneumonie, bakterielle Superinfektionen, Herz-Kreislauf-Versagen; tödliche Verläufe kommen v. a. bei chronisch Kranken und Schwangeren vor.
Therapie: Ruhe und ggf. lindernde Therapie; Virostatika nur für ungeimpfte Risikopatienten
Prävention: Jährliche Grippeimpfung im Herbst mit aktuellem Impfstoff, hergestellt aus den drei im Vorjahr häufigsten Virusstämmen der Welt. Empfohlen für alle mindestens 60-Jährigen, chronisch Kranken und im Gesundheitswesen Tätigen. Händehygiene!
Besonderheit: Durch ❚Veränderung der Virusantigene H und N sowie Antigen-Austausch zwischen Influenzaviren von Mensch und Tier bilden sich immer neue Virusvarianten. Eine anhaltende, umfassende Immunität entsteht daher weder durch Krankheit noch durch Impfung.

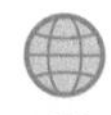

Hier finden Sie Informationen zur Influenza und -impfung: www.grippe-info.de

Veränderungen der Virusantigene
→ LF 3, S. 257

6.2.3 Mononukleose (Pfeiffersches Drüsenfieber)

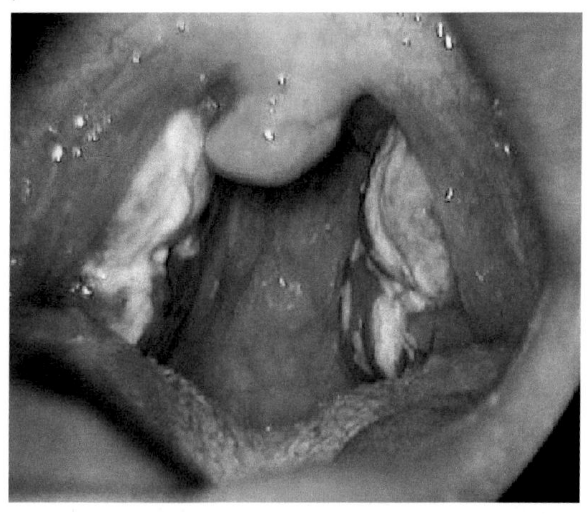

Abb. 1 Angina tonsillaris bei Mononukleose

Erreger: Epstein-Barr-Virus (EBV)
Infektionsweg: Tröpfchen
Inkubationszeit: 1-3 Wochen
Symptome: Ausgeprägte Mandelentzündung mit eitrig wirkenden Belägen (→ Abb. 1), starke Müdigkeit, Lymphknotenschwellungen an vielen Stellen; ggf. kommt es zur Leber- und Milzschwellung.
Diagnose: EBV-Schnelltest, bei negativem Testergebnis Serologie
Komplikationen: Leberbefall **(Hepatitis)** ist häufig und geht mit extremer Müdigkeit über Wochen bis Monate einher.
Therapie: Da keine spezifische Therapie existiert, körperliche Schonung bis zur spontanen Besserung, bei Hepatitis bis zur Normalisierung der Leberwerte (→ Bd. 3, S. 30, 64).
Besonderheiten: Da die Infektion einen engen Kontakt erfordert, wird sie auch Kusskrankheit genannt. Der Patient scheidet monatelang Viren aus, jedoch mit Besserung seines Allgemeinzustandes immer weniger. Es entsteht lebenslange Immunität.

Auf Grund der eitrig aussehenden Angina wird die Mononukleose oft anfangs mit Antibiotika behandelt. „Helfen" diese nicht, wird die EBV-Infektion im Schnelltest bzw. serologisch festgestellt. Das Antibiotikum **Amoxicillin** löst bei 95 % der Mononukleosepatienten einen heftigen (nicht allergischen) Hautausschlag aus und sollte daher bei Angina tonsillaris grundsätzlich nicht verordnet werden.

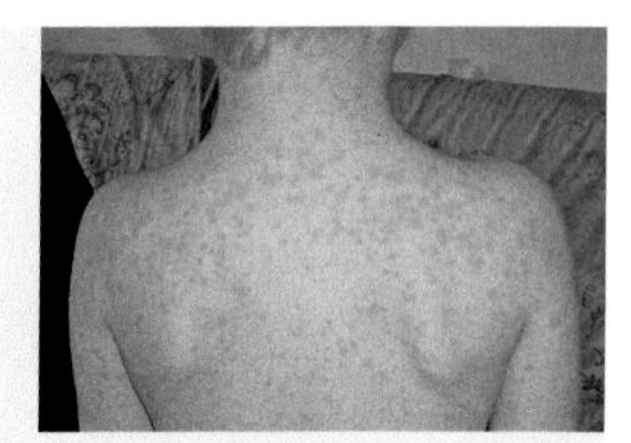

Abb. 2 Masernartiger Hautausschlag

6.2.4 Masern

Erreger: Masernvirus
Infektionsweg: Tröpfchen/aerogen (hochinfektiös)
Inkubationszeit: 8-14 Tage
Symptome: Zunächst Fieber, Husten und **Konjunktivitis** (Bindehautentzündung) sowie weißliche Flecken, sog. Koplik-Flecken an der Wangenschleimhaut. Nach zwei fieberfreien Tagen erneuter Temperaturanstieg und **Exanthem** am Kopf beginnend, hellrot, mit „zusammenfließenden" Flecken.
Diagnose: klinisch
Komplikationen: Otitis media, Pneumonie, **Enzephalitis**, die zu schweren Hirnschäden und zum Tode führen kann. Es besteht eine sechswöchige Immunschwäche nach überstandenen Masern.
Therapie: symptomatisch: Bettruhe, ggf. Abdunkelung des Zimmers und Hustenstiller
Prävention: Zweimalige Lebendimpfung im Alter von ca. 12 und 15 Monaten (**MMR** = gegen Masern, Mumps und Röteln bzw. **MMRV** (mit Varizellenimpfstoff); die meisten Impflinge erlangen lebenslangen Schutz. Da die Impfviren vermehrungsfähig sind, können nach ca. einer Woche (wie nach einer Inkubationszeit) Nebenwirkungen wie Fieber oder Hautausschlag auftreten. Lebendimpfungen sind nicht für Schwangere geeignet; Meldepflicht.

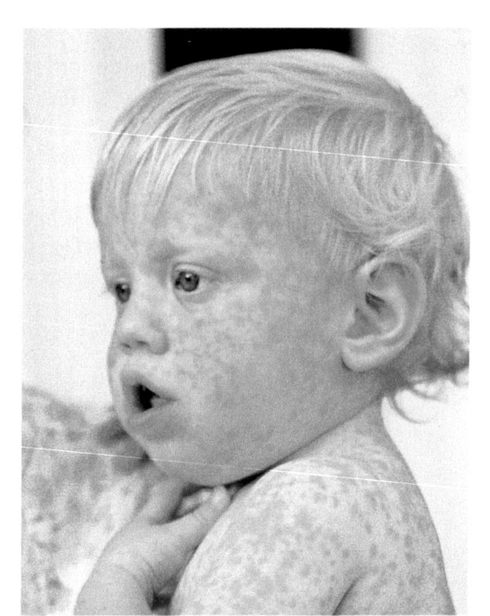

Abb. 3 Kind mit Masern: Exanthem und Husten

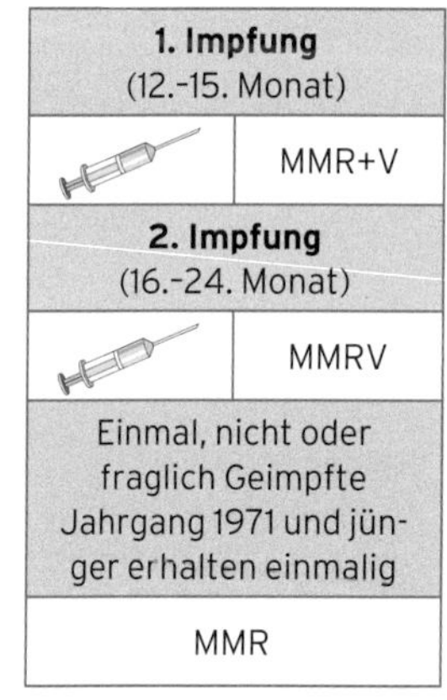

1. Impfung (12.-15. Monat)	
	MMR+V
2. Impfung (16.-24. Monat)	
	MMRV
Einmal, nicht oder fraglich Geimpfte Jahrgang 1971 und jünger erhalten einmalig	
MMR	

6.2.5 Mumps (Parotitis epidemica)

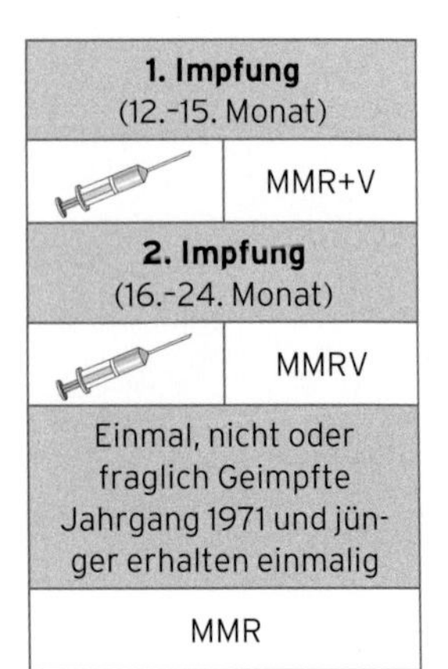

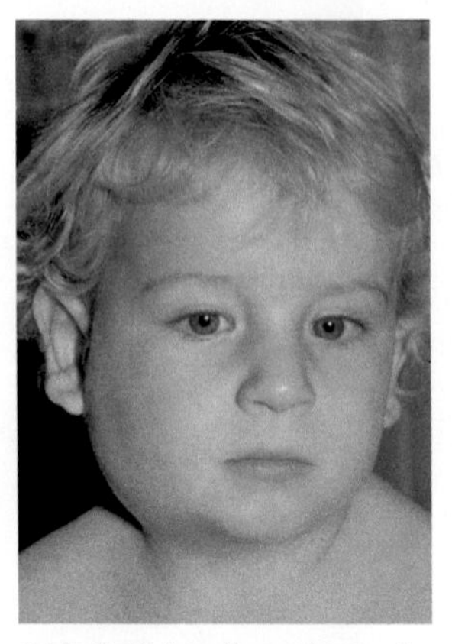

Abb. 1 Schwellung der rechten Ohrspeicheldrüse

Erreger: Mumpsvirus
Infektionsweg: Tröpfchen/aerogen
Inkubationszeit: 14–21 Tage
Symptome: nach Vorläufersymptomen schmerzhafte Schwellung beider Ohrspeicheldrüsen **(Parotitis)**
Diagnose: klinisch
Komplikationen: Meningitis. Bei 25 % der erkrankten Jungen **Orchitis** (Hodenentzündung) mit der Folge lebenslanger Unfruchtbarkeit.
Therapie: Symptomatisch; es gibt keine spezifische Therapie.
Prävention: MMR(+)V-Impfung; s. Masern; Meldepflicht.
Besonderheit: Das Robert Koch-Institut rät, bei der ersten Impfung MMR- und Varizellenimpfstoff getrennt zu geben. Bei der zweiten Impfung kann MMRV-Kombinationsimpfstoff verwendet werden. Der Grund ist eine vermutete Häufung von Fieberkrämpfen bei der Erstimpfung mit MMRV-Impfstoff.

6.2.6 Röteln (Rubella, Rubeola)

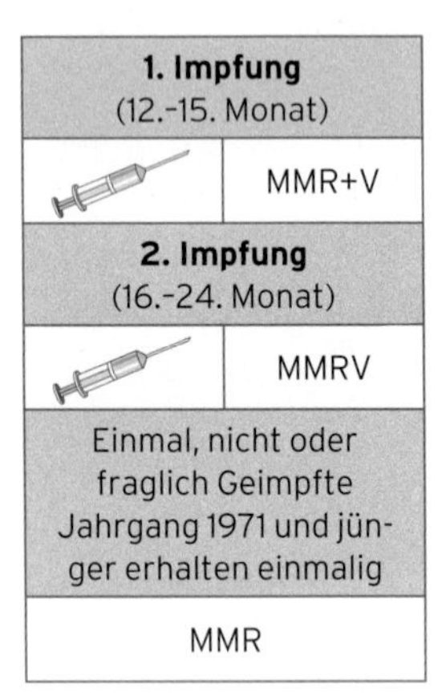

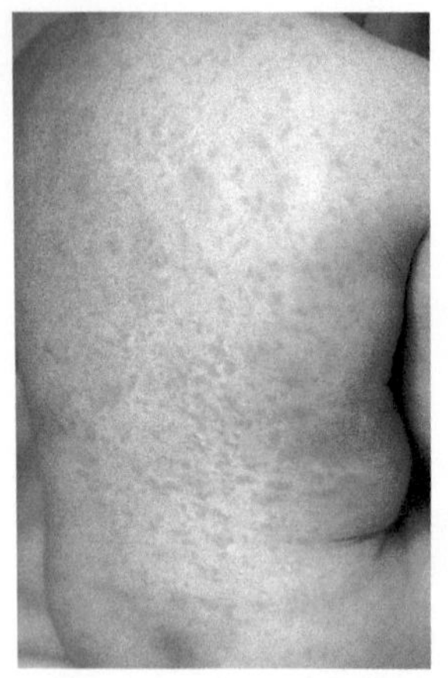

Abb. 2 Exanthem bei Röteln

Erreger: Rötelnvirus
Infektionsweg/Inkubationszeit: Tröpfchen/aerogen sowie von der Mutter auf das ungeborene Kind; 14-21 Tage
Symptome: evtl. asymptomatisch; leichtes Fieber; Lymphknotenschwellungen; tastbarer rötlicher Ausschlag
Diagnose: klinisch; Nachweis durchgemachter Krankheit durch Serologie
Komplikationen: Erkrankt eine Schwangere an Röteln, wird die Entwicklung des Kindes schwer gestört (Röteln-**Embryopathie** mit Herzfehler, Hirnschaden u. v. m.).
Therapie: Eine antivirale, d. h. spezifische Therapie ist nicht möglich.
Besonderheit: Da asymptomatisch erkrankte Kinder Schwangere anstecken, ist es sinnvoll, nicht nur Frauen zu impfen, sondern auch alle Kinder. Die Immunität sollte bei Kinderwunsch überprüft werden; ein Titer von 1 : 32 oder mehr bzw. positiver IgG-Nachweis reicht aus. Nach der Impfung sollte drei Monate lang verhütet werden. Eine versehentliche MMR-Impfung bei (unerkannter) Schwangerschaft ist jedoch kein Grund zum Abbruch.
Prävention: MMR(+)V-Impfung; s. Masern; Meldepflicht, auch für Embryopathie.

HINWEIS

Ringelröteln sind nicht mit Röteln verwandt; es handelt sich um eine eigenständige Viruserkrankung, die ebenfalls Ungeborene gefährdet; eine Impfung existiert nicht.

6.2.7 Virale Gastroenteritis

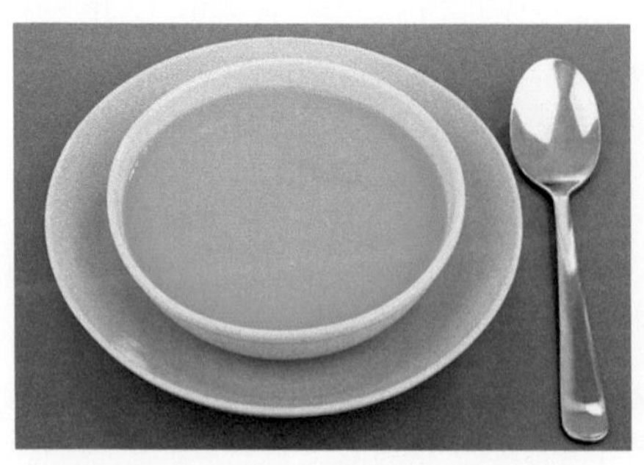

Abb. 3 Durchfalldiät: pektinreiche Möhrensuppe nach Moro

Erreger: Viren, z. B. Noro- und Rotaviren
Infektionsweg/Inkubationszeit: Lebensmittel/aerogen/Hände; Stunden bis ein Tag
Symptome: Je nach Resistenz des Patienten und Virulenz des Virus reicht die Symptomatik von leichtem Unwohlsein und Appetitverlust über Magenschmerzen und Bauchkrämpfe bis zu schwersten blutigen Durchfällen und Erbrechen mit ausgeprägtem Wasserverlust.
Diagnose: klinisch/Anamnese, ggf. Erregernachweis im Stuhl (PCR)
Komplikationen: lebensbedrohliche Austrocknung (v. a. Säuglinge und alte Menschen)
Therapie: Diät und Flüssigkeitsgabe, ggf. **Antiemetika** (Arzneimittel gegen Erbrechen)

Therapie Gastroenteritis → Bd. 3, LF 9, S. 42

6.2.8 Varizellen (Windpocken) und Herpes zoster (Gürtelrose)

Erreger: Varicella-Zoster-Virus (VZV); das Virus ruft zunächst Varizellen hervor, bleibt von da an im Körper und kann später **Herpes zoster** (Gürtelrose) hervorrufen.
Infektionsweg: Tröpfchen/aerogen; Varizellen sind hochinfektiös.
Inkubationszeit: 14-21 Tage
Symptome/Diagnose: Nach Vorläufersymptomen typischer, vom Kopf ausgehender Bläschenausschlag, bei dem sich über 5 Tage immer neue Bläschen bilden. Juckt stark, langsame Abheilung; Narbenbildung durch Aufkratzen. Klinisch fast immer eindeutig zu diagnostizieren.

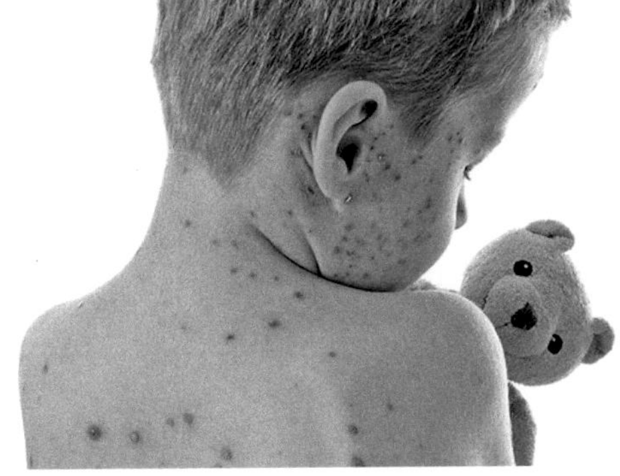
Abb. 1 Bläschenausschlag bei Windpocken

1. Impfung (12.-15. Monat)	
Spritze	MMR+V
2. Impfung (16.-24. Monat)	
Spritze	MMRV

Komplikationen: Gefahr für das Ungeborene bei Infektion einer Schwangeren. Bei Erwachsenen ggf. lebensbedrohliche Pneumonie und Enzephalitis. Schwerer Verlauf bei Neurodermitis oder Immunschwäche.
Therapie: symptomatisch Juckreiz stillende Medikamente; kausal bei Immunschwäche usw. Virostatika (z. B. Aciclovir)
Prävention: Impfung: MMRV bzw. V alleine; gegen Herpes zoster ist eine Impfung für über 50-Jährige in Vorbereitung; Meldepflicht (nur Varizellen, nicht Herpes zoster).
Besonderheit: Nach der Erstinfektion mit Varizellen verbleibt das VZV lebenslang in einem Nervenknoten nahe dem Rückenmark. Dies nennt sich **latente**, d. h. wartende Infektion. Von dort kann das Virus bei jeder Form der Abwehrschwäche (Stress, Tumorleiden, hohes Alter usw.) ausbrechen und entlang des befallenen Nervs ein varizellenähnliches Exanthem erzeugen. Entsprechend dem Verlauf des Rückenmarknervs ist der Ausschlag im Brustbereich gürtelförmig ausgebreitet; daher der Name Gürtelrose. Da Herpes zoster v. a. bei alten Menschen schwere, langwierige Nervenschmerzen hervorrufen kann, ist eine prompte Virostatikatherapie wichtig. Bei jungen, sonst gesunden Patienten kann ggf. auf Virostatika verzichtet werden.

HINWEIS

MMR- und V-Impfstoffe sind als Kombinationsimpfstoff (MMRV) und getrennt als MMR und V erhältlich. Die erste Impfung erfolgt mit zwei Impfstoffen, die zweite mit Kombinationsimpfstoff.

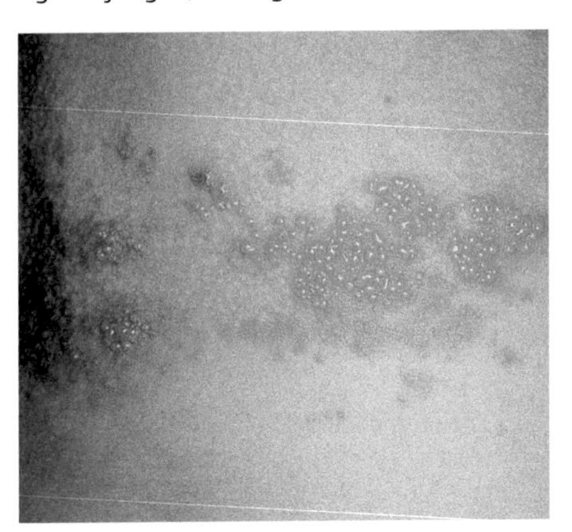
Abb. 2 Gürtelförmige Ausbreitung des Ausschlags bei Herpes-zoster-Erkrankung

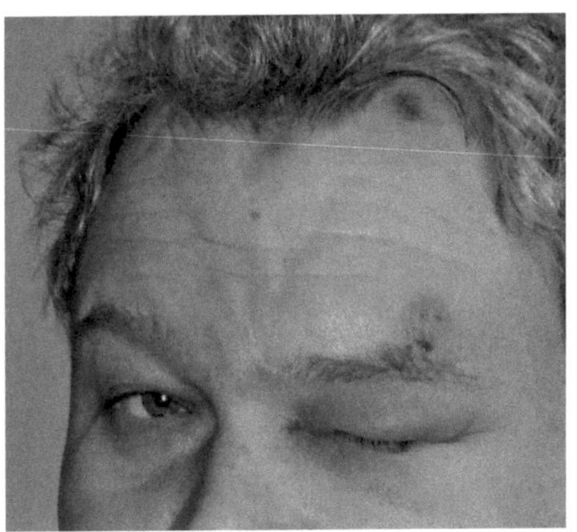
Abb. 3 Herpes zoster mit typischem einseitigem Befall von Stirnhaut und Auge

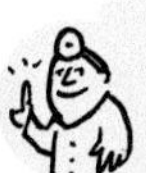
Lippenherpes ... Die Fieber- oder Ekelbläschen genannten Hauterscheinungen treffen fast jeden ein- oder mehrfach im Leben. Das Herpes-simplex-Virus (HSV), das mit VZV verwandt ist, bleibt von der Erstinfektion an in Nervenzellen liegen. Auslösende Faktoren, die die latente Infektion aktivieren, sind solche, die das Immunsystem schwächen bzw. beanspruchen: fieberhafte Infekte, Stress, starke Sonneneinstrahlung, Menstruation und tatsächlich Ekel.

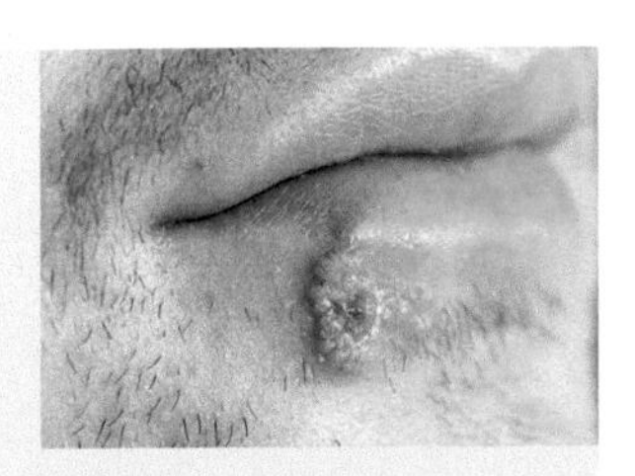
Abb. 4 Lippenherpes

6.2.9 Poliomyelitis (spinale Kinderlähmung)

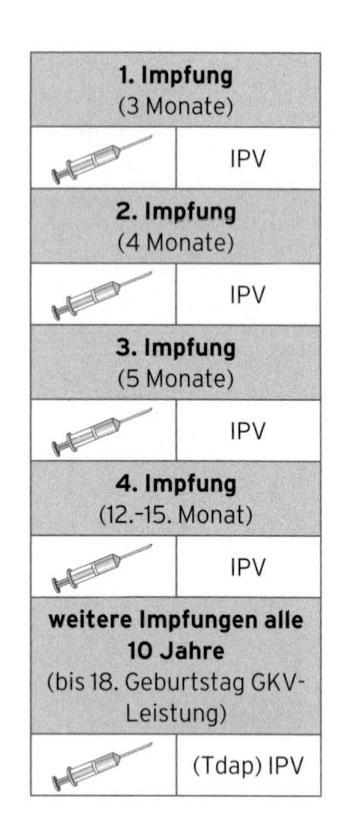

1. Impfung (3 Monate)	
	IPV
2. Impfung (4 Monate)	
	IPV
3. Impfung (5 Monate)	
	IPV
4. Impfung (12.–15. Monat)	
	IPV
weitere Impfungen alle 10 Jahre (bis 18. Geburtstag GKV-Leistung)	
	(Tdap) IPV

Erreger: Poliomyelitisviren Typ I, II und III (Kurzwort Polioviren)
Infektionsweg/Inkubationszeit: Fäkal-oral; 3-6 Tage; die Erregerausscheidung erfolgt wochenlang mit dem Stuhl. Polio kommt derzeit in Nigeria, Afghanistan, Pakistan, Syrien und Israel vor. Einschleppung ist möglich.
Symptome: Oft asymptomatisch; meistens kommt es nur zu Allgemeinsymptomen und Durchfall. Bei einem von ca. 1000 Infizierten entsteht eine bleibende Lähmung durch Zerstörung motorischer Neurone im Rückenmark.
Diagnose: klinisch; PCR aus Stuhl/Nervenwasser (Liquor cerebrospinalis)
Komplikationen: Bleibende Lähmung; bei Befall der Atemmuskeln mit Beatmungspflichtigkeit; das lebenslange Fortschreiten der Krankheit nennt sich Post-Polio-Syndrom.
Prävention: Impfung ab dem Säuglingsalter

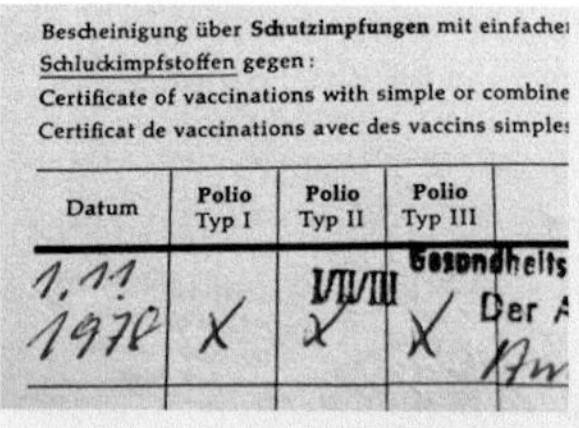

Bescheinigung über Schutzimpfungen mit einfache[n]
Schluckimpfstoffen gegen:
Certificate of vaccinations with simple or combine[d]
Certificat de vaccinations avec des vaccins simple[s]

Datum	Polio Typ I	Polio Typ II	Polio Typ III
1.11. 1970	X	X	X

Abb. 1 Impfbucheintrag einer Polio-Schluckimpfung

Wie alle sog. Kinderkrankheiten heißt auch die Poliomyelitis **Kinderlähmung**, da sie früher so häufig war, dass alle außer den Kindern schon immun (oder gelähmt) waren. Früher wurde die Schluckimpfung mit abgeschwächten, lebenden Impfviren Typ I, II und III durchgeführt. Da immer wieder Immungeschwächte durch die Impfviren erkrankten, wurde die Lebendimpfung durch die **i**naktivierte **P**olio-**V**akzine (**IPV**; Polio-Impfstoff mit abgetöteten Erregern) ersetzt.

6.2.10 FSME (Frühsommer-Meningoenzephalitis)

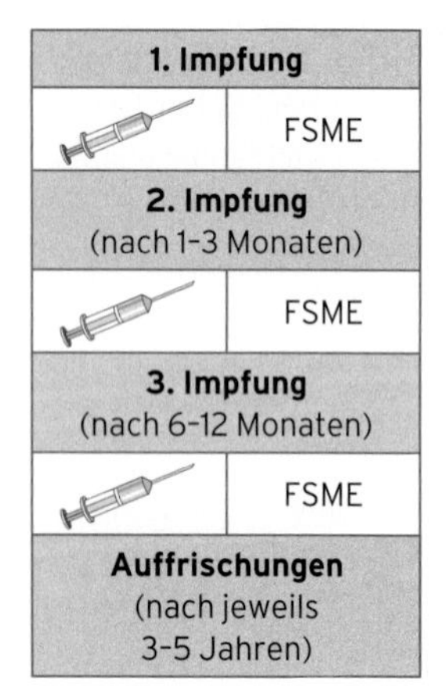

1. Impfung	
	FSME
2. Impfung (nach 1-3 Monaten)	
	FSME
3. Impfung (nach 6-12 Monaten)	
	FSME
Auffrischungen (nach jeweils 3-5 Jahren)	

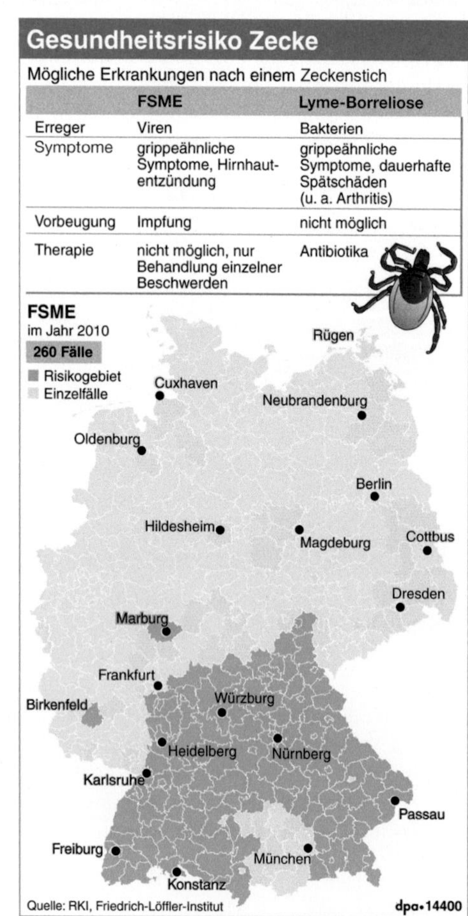

Gesundheitsrisiko Zecke

Mögliche Erkrankungen nach einem Zeckenstich

	FSME	Lyme-Borreliose
Erreger	Viren	Bakterien
Symptome	grippeähnliche Symptome, Hirnhautentzündung	grippeähnliche Symptome, dauerhafte Spätschäden (u. a. Arthritis)
Vorbeugung	Impfung	nicht möglich
Therapie	nicht möglich, nur Behandlung einzelner Beschwerden	Antibiotika

Erreger: FSME-Virus; in Endemiegebieten können Zecken mit dem Virus befallen sein.
Infektionsweg/Inkubationszeit: perkutan durch Zeckenstich im Risikogebiet; 7-14 Tage
Symptome: Erst grippale Symptome, nach fieberfreiem Intervall Fieberanstieg und schweres Krankheitsbild durch Gehirnentzündung (Enzephalitis). Nur wenige Infizierte erkranken überhaupt und nur wenige davon erkranken schwer.
Diagnose: klinisch/Serologie
Komplikationen: **Meningoenzephalitis** (Entzündung von Gehirn und Hirnhäuten), ggf. bleibende Schäden oder Tod
Therapie: Es ist keine spezifische Therapie möglich.
Prävention: Schutz vor Zeckenstichen (s. Borreliose); Impfung (im Inland GKV-Leistung)
Besonderheiten: Gegen die bakterielle Zeckenstichinfektion Borreliose und gegen die Zecken selbst gibt es keine Impfung. Die Bezeichnung „Zeckenimpfung" ist somit falsch.

6.2.11 HIV-Infektion und Aids (AIDS)

Erreger: Humanes Immunschwäche-Virus; es gibt mehrere HI-Virus-Typen.
Infektionsweg: Sexuell, über Blutprodukte, perkutan (medizinische Behandlung, Tätowierungen, Piercing, Friseur/Rasur u. v. m.), vertikal (von der Mutter zum Kind bei der Geburt oder durch Stillen). Küssen, Mückenstiche, Händedruck usw. gelten hingegen als sicher.
Inkubationszeit: Nach 2-6 Wochen kommt es ggf. zur akuten HIV-Krankheit, die einer Mononukleose ähnelt. Der Ausbruch der Immunschwäche Aids erfolgt je nach Gesundheitszustand, Begleitinfektionen (z. B. Tbc) und evtl. Therapie nach Monaten bis Jahrzehnten.
Symptome: akute HIV-Krankheit als mononukleoseartiges Krankheitsbild; später **L**ymph**a**denopathie-**Syndrom (LAS)** mit Lymphknotenschwellungen, später opportunistische Infektionen, d. h. beim **ARC** (**A**ids-**R**elated **C**omplex), bei weiter absinkender Immunfunktion **Aids (A**cquired **I**mmuno**d**eficiency **S**yndrome; erworbenes Immunschwäche-Syndrom): schwerste Abwehrschwäche, starker Gewichtsverlust mit Auszehrung und Tod
Diagnose: Der Antikörpertest, der übliche HIV-Test als ELISA, der mit der Methode Western-Blot bestätigt werden muss, wird nach ca. 6-12 Wochen positiv, was die HIV-Infektion beweist. Einen „Aids-Test" gibt es nicht, nur den HIV-Antikörper-Test. Weitere Stadien (LAS, ARC und Aids) werden klinisch und anhand der Zahl der T-Helferzellen diagnostiziert.
Komplikationen: Therapieversagen durch Resistenz der Viren gegen HIV-spezifische Virostatika. Tod durch Auszehrung bzw. opportunistische Infektionen bei Immunschwäche.
Therapie: Virostatika; die Therapie ist individuell und muss lebenslang gut überwacht werden wegen der Resistenzen und Nebenwirkungen. Gezielte Therapie weiterer Infektionen.
Prävention: Safer Sex (Kondome usw.), Testung von Blutprodukten (möglichst Verzicht auf Blutprodukte), Betreuung der Infizierten; die Infektion unter der Geburt kann medikamentös verhindert werden. Bei wahrscheinlicher Erregeraufnahme, z. B. nach Nadelstich-Unfall, kann eine medikamentöse **Postexpositionsprophylaxe (PEP)** die Infektion ggf. verhindern. Unter der PEP versteht man die prophylaktische Einnahme antiviraler Medikamente unmittelbar nach wahrscheinlich erfolgter HIV-Infektion. Eine Erkrankung wird durch die PEP viel weniger wahrscheinlich. Unter anderem bei Hepatitis B und bei Tetanus ist eine PEP ebenfalls möglich; sie erfolgt jedoch in Form einer Passiv- bzw. Simultanimpfung.

opportunistische Infektionen
→ LF 3, S. 257

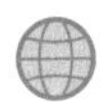

Materialien und Informationen zur Aids-**Prävention:**
www.machsmit.de
Weitergehende Informationen unter:
www.kompetenznetz-hiv.de

Klinischer Verlauf nach HIV-Infektion

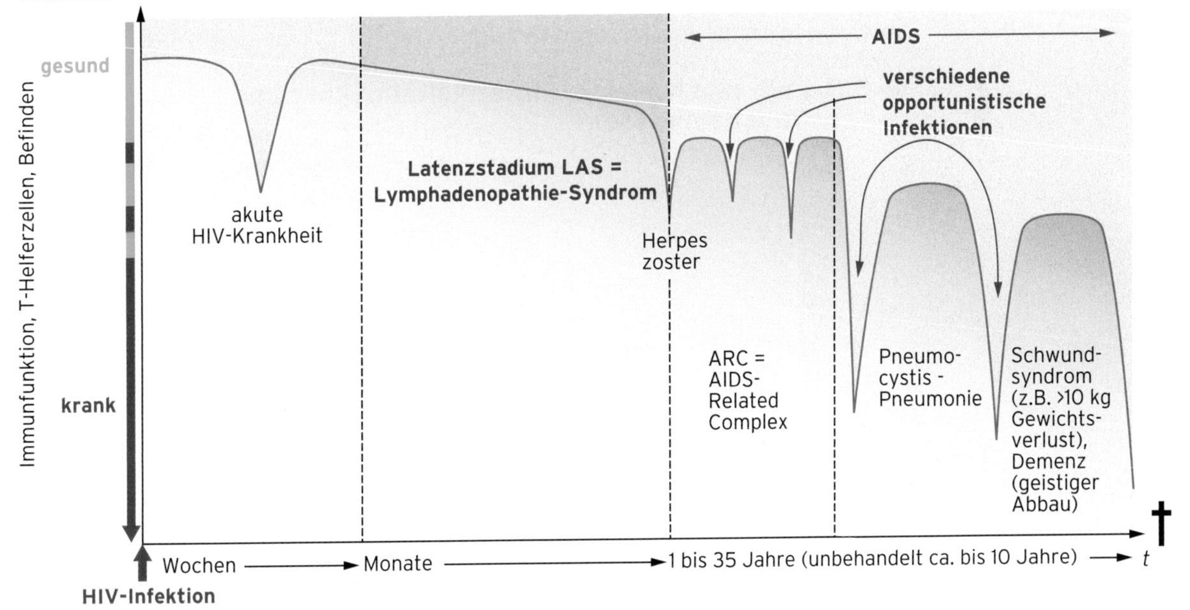

HINWEIS

Die ebenfalls viral bedingten Leberentzündungen Hepatitis A, B, C usw. finden Sie im Kapitel Gasteroenterologie.

Hepatitis A, B, C
→ Bd. 3, LF 9, S. 61

6.3 Pilzinfektionen (Mykosen)

Eine Pilzerkrankung (Mykose) liegt vor, wenn pathogene Pilze eine Infektionskrankheit auslösen. Haut und Schleimhäute jedes Menschen sind mit Pilzen besiedelt. Eine **Besiedelung** allein stellt noch keine Krankheit dar; erst bei Symptomen liegt eine solche vor.

6.3.1 Haut- und Schleimhautmykosen

Viele Pilze sind opportunistische Erreger; ihre Vorliebe für Wärme und Feuchtigkeit erklärt die typischen Stellen, an denen Mykosen auftreten: Zehenzwischenräume, tiefe Hautfalten, Mund- und Genitalbereich. Da Pilze Zucker lieben, sind Diabetiker mit ihrem zuckerreichen Gewebe oft von Mykosen betroffen. Bei schlechter Immunfunktion treten Mykosen häufiger und ausgedehnter auf.

6.3.2 Soor

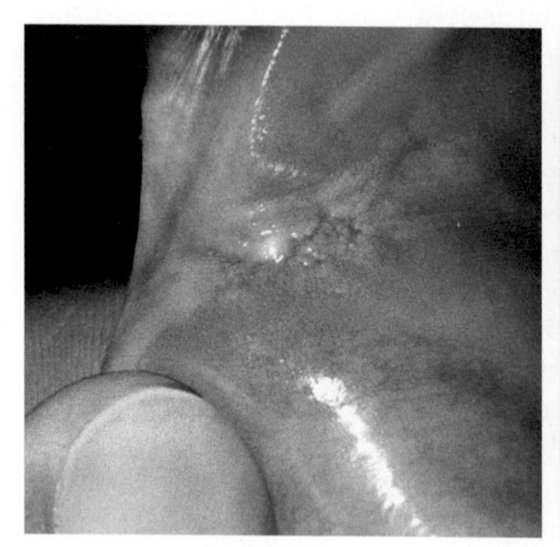

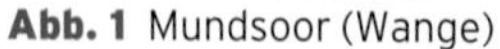

Abb. 1 Mundsoor (Wange)

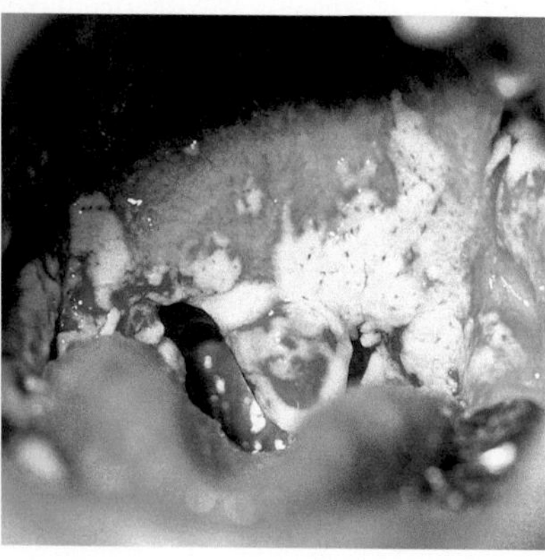

Abb. 2 Mundsoor (Zunge)

Soor (sprich So-or) ist ein pelzartiger, weißer Hefepilzbefall auf Schleimhäuten. Er kommt häufig im Mundraum, auch auf der Zunge, vor. Zu den Soor begünstigenden Faktoren gehören u. a.

- Antibiotikatherapien,
- (falsch durchgeführte) Cortisoninhalation bei Asthma sowie
- die altersbedingte Immunschwäche bei Säuglingen und alten Menschen.

Bei Aids, schwer Krebskranken, hoch dosierter Cortisoneinnahme usw. entstehen Mykosen der Speiseröhre, der Lunge sowie systemische (Ganzkörper-)Mykosen. Die Hormone der Schwangerschaft bzw. der Pille können Vaginalmykosen begünstigen. Die antimykotische Therapie erfolgt je nach Ausdehnung des Befalls lokal oder systemisch.

6.3.3 Fuß- und Nagelpilz (Interdigitalmykose und Onychomykose)

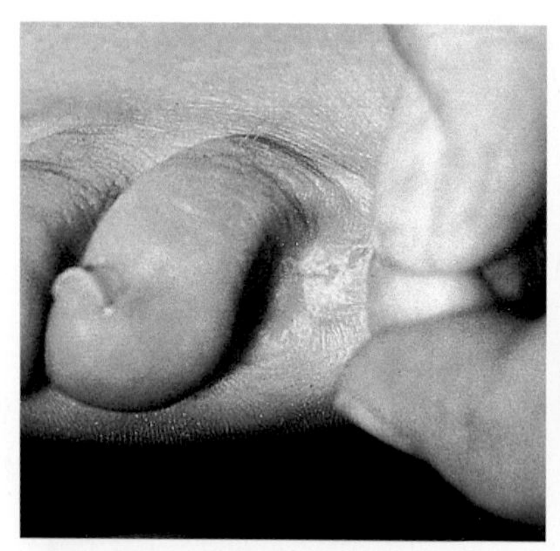

Abb. 3 Mykose in den Zehenzwischenräumen (Interdigitalmykose)

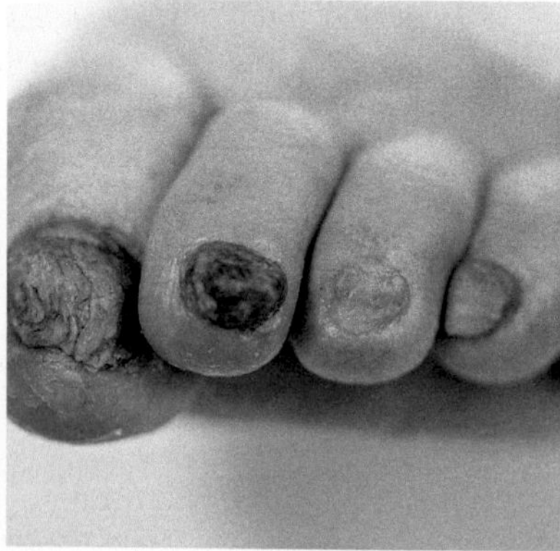

Abb. 4 Nagelpilz (Onychomykose)

Fußpilz ist die häufigste Mykose; sie liegt bei ca. jedem dritten Erwachsenen vor. Geschlossene Schuhe, z. B. Sportschuhe, sowie Schwitzen begünstigen Fußmykosen. Eine erfolgreiche Therapie beinhaltet die konsequente Desinfektion und das Trockenhalten der Schuhe und Strümpfe. Gründliches Abtrocknen der Zehenzwischenräume nach dem Duschen usw. ist die wichtigste Präventionsmaßnahme.

Bei Befall der Finger- bzw. Fußnägel ist das Abtragen der mykotisch veränderten Nagelsubstanz ebenso wichtig wie die konsequente tägliche Lokaltherapie über Wochen bis Monate. Bei Befall mehrerer Nägel verspricht eine systemische Therapie mehr Erfolg. Wiederholte, auch unbemerkte, Verletzungen beim Joggen, Fußball usw. begünstigen Nagelpilz ebenso wie Durchblutungsstörungen durch Rauchen bzw. Gefäßverengung.

6.4 Erkrankungen durch Protozoen

Protozoenerkrankungen sind überwiegend Tropenkrankheiten, die Patienten von Fernreisen mitbringen. Beispiele hierfür sind Malaria, die durch Mücken übertragen wird, sowie Giardiasis und Amöbenruhr. Bei beiden handelt es sich um lang anhaltende Durchfallerkrankungen. Ein hoher Hygienestandard (saubere Nahrung und Trinkwasser) schützt vor vielen Protozoen. Zur Prävention der Malaria sind ein konsequenter Mückenschutz und die Einnahme spezieller Medikamente notwendig.

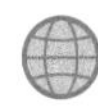

Informationen zur aktuellen Verbreitung und Prophylaxe der Malaria bietet die Universität Bonn unter www.malariainfo.net.

Informationen zur Infektionsprophylaxe auf Reisen bieten www.fit-for-travel.de und www.dtg.de.

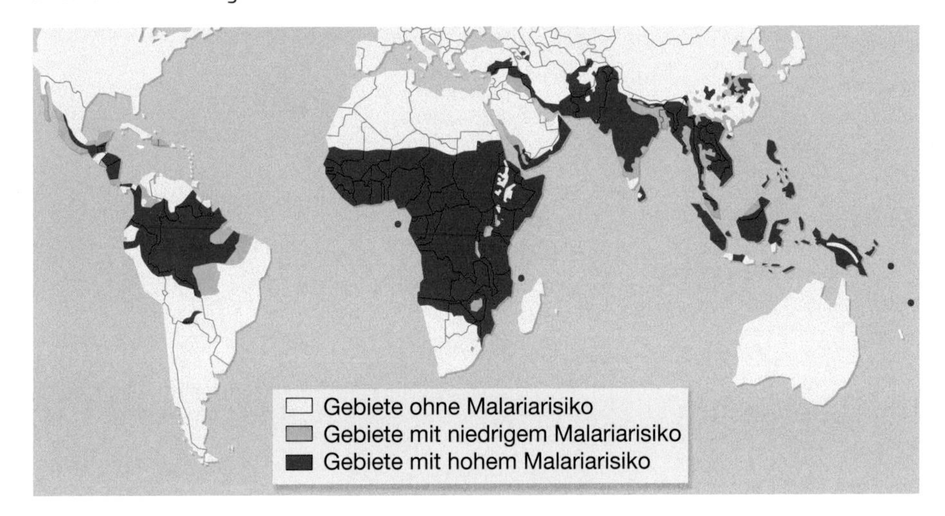

Abb. 1 Karte zur Malariaverbreitung

Toxoplasmose

Erreger: Toxoplasmen sind Protozoen, die u. a. von Schweinen, Katzen und Mäusen ausgeschieden werden und im Erdboden vorkommen. Die Erreger sind im Inland verbreitet; etwa jeder zweite Erwachsene hat sich bereits infiziert bzw. ist immun.
Infektionsweg/Inkubationszeit: Oral: Verzehr kontaminierter Lebensmittel (rohes bzw. geräuchertes Schweinefleisch wie Räucherschinken, Salami usw.) oder Kontakt mit Gartenerde und Tierkot (Katzen, Mäuse); 2-3 Wochen. **Konnatal**, d. h. von der Schwangeren auf das ungeborene Kind; bereits immune Schwangere infizieren ihr Kind nicht mit Toxoplasmose.
Symptome: Bei Gesunden zumeist unbemerkte Krankheit mit Lymphknotenschwellungen, Müdigkeit usw.; bei Schwangeren ebenfalls nur leichte Symptome. Beim ungeborenen Kind kann die Infektion zu Fehlbildungen und ggf. zu einem tödlichen Verlauf führen.
Diagnose: serologisch
Komplikationen: Im ersten Schwangerschaftsdrittel ggf. Fehlgeburt, bei späterer Infektion sind vielfältige Schäden beim Kind wie Gehirn-, Augen- und Herzfehlbildungen möglich. Bei Aids kommt es ggf. zur Toxoplasmose des Gehirns.
Therapie: in der Schwangerschaft und bei Immunschwäche Therapie mit Antibiotika, u. a.
Prävention: Nicht immune Schwangere sollten rohes Schweinefleisch inkl. Mettwurst, Teewurst usw. sowie Kontakt mit Gartenerde, Sandkästen (Katzenkot) und Katzen meiden.

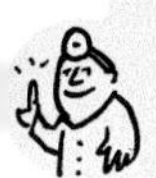

Schwangere sind in gewissem Sinne immunschwach; daher sind sie selbst z. B. durch Influenza und ihre ungeborenen Kinder durch Toxoplasmose gefährdet. Das Immunsystem ist in der Schwangerschaft weniger aktiv, weil es den genetisch gesehen fremden Organismus des Kindes nicht bekämpfen bzw. abstoßen darf. Durch diese sog. Immuntoleranz verlaufen manche Autoimmunkrankheiten während der Schwangerschaft viel leichter; allerdings kann es nach der Entbindung zu einem Krankheitsschub kommen.

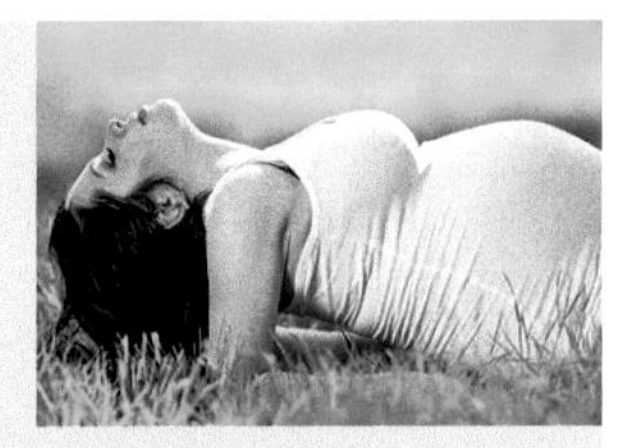

6.5 Prionkrankheiten

Siehe Kapitel 3.2.5, S. 258

6.6 Erkrankungen durch tierische Parasiten

Zahlreiche, v.a. blutsaugende Tiere streben danach, den menschlichen Körper parasitär als Nahrungsquelle zu nutzen. Dabei können die Tiere Krankheiten hervorrufen. Die Abbildung enthält einige Beispiele tierischer Parasiten.

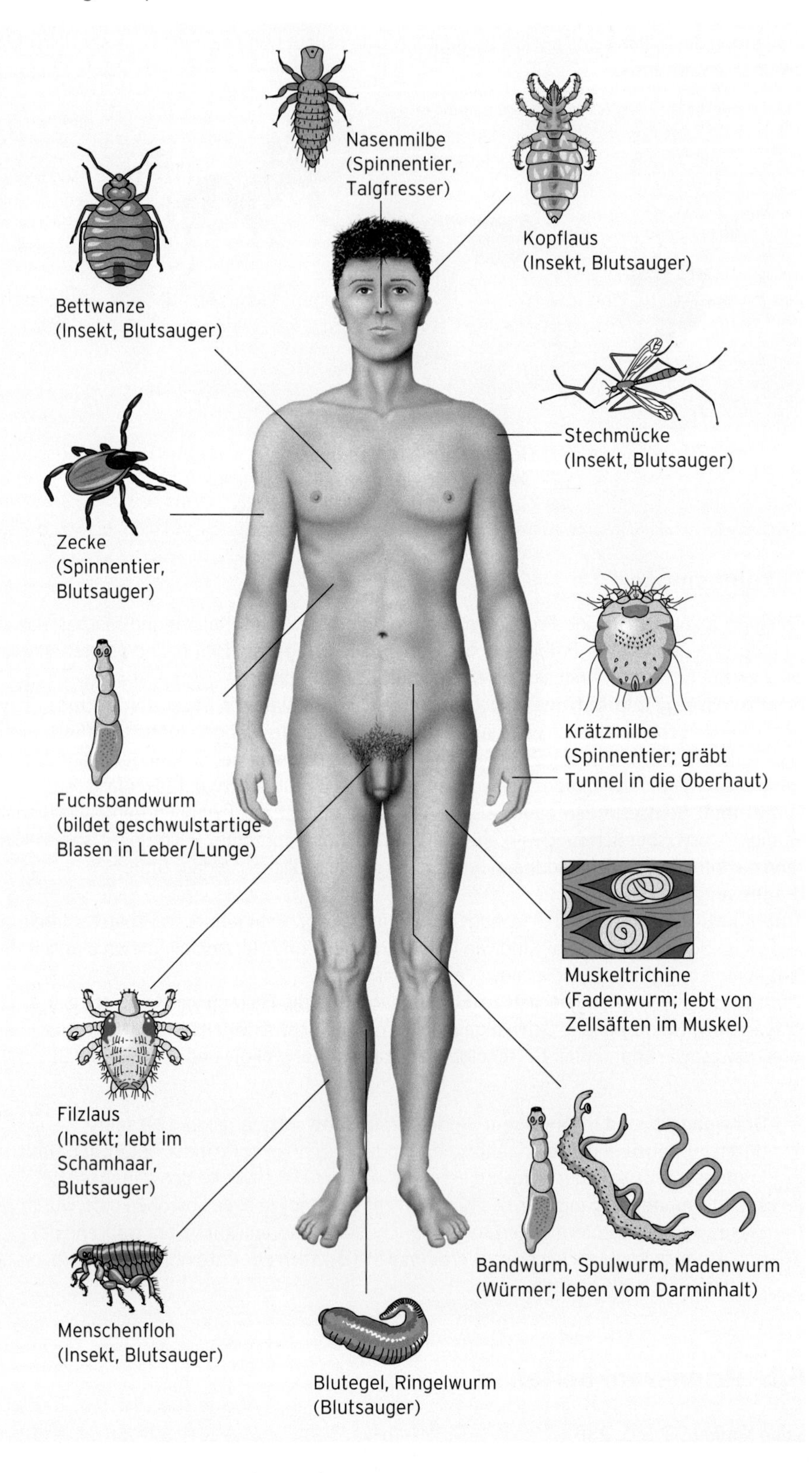

Kopflausbefall (Pedikulose; Pediculosis capitis)

Die häufigste Parasitenerkrankung des Menschen ist der Kopflausbefall. Die Läuse wandern über die Haare von Kopf zu Kopf; lange Haare und „Köpfe-Zusammenstecken" erleichtern den schnell laufenden Insekten den Befall immer neuer Wirte. Läuse unterscheiden nicht nach Pflegezustand, Alter usw.; eine **Pedikulose** ist kein Zeichen von Unsauberkeit.
Die Läuse saugen Blut aus der Kopfhaut. Der Läusespeichel erzeugt starken Juckreiz. Ihre Eier kleben die Läuse direkt an der Kopfhaut mit den sog. **Nissen** (Eihüllen) an Haare an. Da Haare ca. 1 cm im Monat wachsen, beweist eine 2 cm von der Kopfhaut entfernte Nisse eine seit ca. 2 Monaten bestehende Pedikulose.
Die Diagnose erfolgt durch Auffinden der Läuse und ihrer Nissen; beide sind oft hinter den Ohren am besten zu sehen. Nasses Auskämmen der gewaschenen Haare mit Pflegespülung erleichtert das Auffinden bei geringem, d. h. frischem Befall.

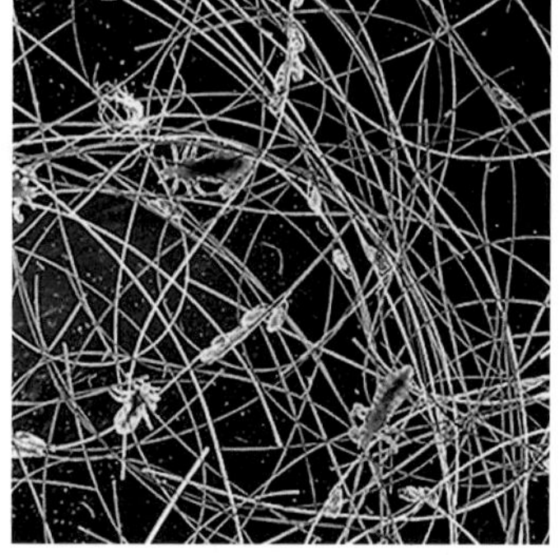
Abb. 1 Pedikulose (Kopflausbefall)

Unabhängige Informationen zur Kopflausbekämpfung inkl. mehrsprachigen Merkblättern
www.rki.de
www.kindergesundheit-info.de
www.pediculosis-gesellschaft.de

Die Therapie erfolgt lokal; es gibt verschieden wirkende **Insektizide**, die bei richtiger Anwendung für den Patienten unschädlich sind. Nassauskämmen nach der Behandlung mit einem feinen sog. Läusekamm dient dazu, die toten Läuse und möglichst viele Nissen zu entfernen. Die insektizide Lokaltherapie wird am 8., 9. oder 10. Tag nach der Erstbehandlung (= Tag 1) wiederholt, da dann neue Läuse aus nicht abgetöteten Nissen geschlüpft sein könnten. Läuse sterben ohne Blutmahlzeit nach 2-3 Tagen ab. Da eine Übertragung über Kleidung usw. nicht nachgewiesen wurde, dienen umfangreiche Waschaktionen usw. eher der Wiederherstellung des Sauberkeits*gefühls* als der tatsächlichen Läusebekämpfung.

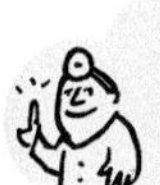

Bienen und **Wespen** sind keine Menschen-Parasiten. Sie leben nicht von Blut und stechen auch nicht, um solches zu gewinnen. Sie sind Gifttiere. Sie stechen nur zur Verteidigung ihrer selbst bzw. ihres Volks. Die einzelne Wespe oder Biene stirbt dabei. Das Gift, das sie beim Stich in die Haut abgibt, erzeugt einen brennenden Schmerz und verursacht eine Entzündung, die dem Abbau bzw. der Verdünnung des Gifts und der Heilung des verletzten Gewebes dient. Gefährlich und sofort therapiebedürftig sind Stiche im Mund-Rachen-Bereich, die die Atemwege verlegen können. Auch allergische Reaktionen, bei denen in anderen Körperteilen als dem, in den der Stich erfolgte, Symptome wie Schwellungen und Quaddeln entstehen, treten auf. Bekannte Insektengiftallergiker sollten daher zur sofortigen medikamentösen Therapie ein Notfallset mit Adrenalin, Cortison und einem Antihistaminikum mit sich führen.

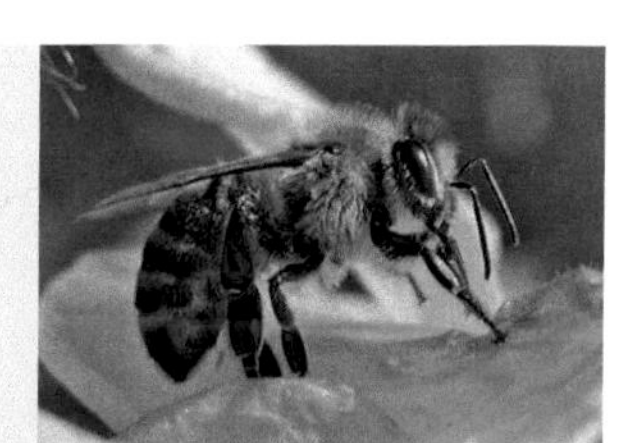
Abb. 2 Die Honigbiene sticht nur im Notfall.

Terminologie: Viruskrankheiten, Mykosen und Parasitenbefall

Aids (AIDS)	**A**cquired **I**mmuno**d**eficiency **S**yndrome; durch HIV-Infektion erworbenes Immunschwäche-Syndrom des Menschen
Antiemetikum	Arzneimittel gegen Übelkeit und Erbrechen
ARC	**A**ids-**R**elated **C**omplex; Vorstadium von Aids mit opportunistischen Infektionen
Besiedelung	Nachweis (fakultativ) pathogener Erreger ohne Symptome
Embryopathie	Krankheit durch Schädigung des Ungeborenen im ersten Schwangerschaftsdrittel (der Embryonalperiode)
Enzephalitis	Gehirnentzündung
Exanthem	Hautausschlag

Hepatitis	Leberentzündung
Herpes zoster	Gürtelrose (Varizellen-Folgekrankheit)
HIV	**H**umanes (d. h. menschliches) **I**mmunschwäche-**V**irus
Infekt	Kurzwort für (leichte) Infektionskrankheit
Insektizid	Insekten abtötendes Mittel
Konjunktivitis	Bindehautentzündung (Entzündung der Augenbindehaut)
konnatal	angeboren (Infektionsart: von der Mutter auf das Ungeborene)
latente Infektion	Infektion, die nur bei Immunschwäche ausbricht (reaktiviert wird)
LAS	**L**ymph**a**denopathie-**S**yndrom (Vorstadium von Aids)
Meningoenzephalitis	Entzündung von Gehirn und Hirnhäuten
MMR	**M**asern-**M**umps-**R**öteln-Impfung bzw. -Impfstoff
MMRV	**M**asern-**M**umps-**R**öteln-**V**arizellen-Impfung bzw. -Impfstoff
Nisse	Eihülle der Kopflaus
Orchitis	Hodenentzündung
Parotitis	Ohrspeicheldrüsenentzündung
Pedikulose	Kopflausbefall
Poliomyelitis (Kurzwort **Polio**)	Viruserkrankung des Rückenmarks; sog. spinale Kinderlähmung
PEP	**P**ost**e**xpositions**p**rophylaxe; Maßnahmen zur Verhinderung einer Erkrankung nach wahrscheinlicher Infektion bzw. Erregeraufnahme
Superinfektion	zusätzliche Infektion; z. B. bakterielle Infektion bei Viruskrankheit
Syndrom	typische Symptomkombination durch eine gemeinsame Ursache
Toxoplasmose	Protozoen-Erkrankung, die ungeborene Kinder gefährdet
Varizellen	Windpocken; Erkrankung durch das Varicella-Zoster-Virus

AUFGABEN

1 Lassen Sie sich im Herbst gegen Virusgrippe impfen? Begründen Sie Ihre Antwort.

2 Erklären Sie den Begriff Superinfektion.

3 Welche Viruskrankheit wird auch Kusskrankheit genannt und warum?

4 Schwangere werden nicht gegen Masern, Mumps, Röteln und Varizellen geimpft. Begründen Sie dieses Vorgehen.

5 Welcher Zusammenhang besteht zwischen Varizellen und Herpes zoster?

6 Erklären Sie den Begriff „latente Infektion" im Zusammenhang mit VZV und Herpes simplex (Lippenherpes).

7 Welche opportunistischen Infektionen sind typisch für Aids?

8 Bewerten Sie den häufig verwendeten Begriff „Aids-Test".

7 Schutzimpfungen

Schwere und vor allem tödliche Krankheiten forderten die Menschen von jeher dazu heraus, sich gegen gefährliche Erreger zu schützen. Im Jahre 1796 impfte der Arzt Edward Jenner in England erstmals Menschen gegen Pocken. Er infizierte sie mit Sekret aus Kuhpocken, da er beobachtet hatte, dass Melkerinnen, die die relativ harmlosen Kuhpocken durchgemacht hatten, nicht an den echten, zumeist tödlichen Pocken erkrankten (→ Abb. 1). Nach lat. vacca = Kuh nannte er seine Methode Vaccination; noch heute ist dies das Fachwort für Impfung. Sekrete von Kranken werden allerdings heute nicht mehr zum Impfen verwendet.

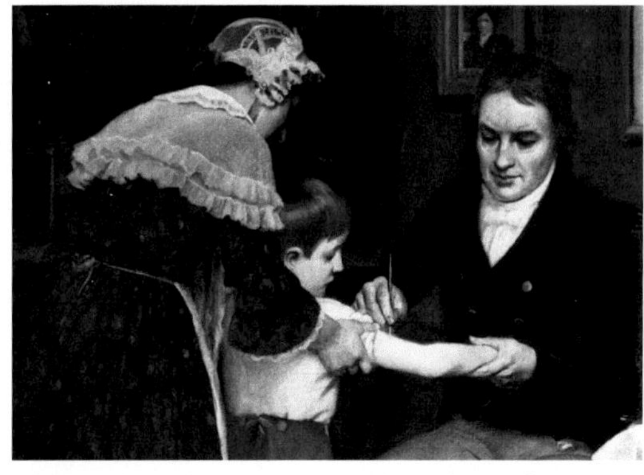

Abb. 1 Edward Jenner (1749-1823) beim Impfen

Das Prinzip jeder Impfung ist es, dem Immunsystem Antigene gefährlicher Erreger zuzuführen und damit – ohne das Risiko einer möglicherweise tödlichen Krankheit – Immunität zu erzeugen. Daher wird eine Impfung auch als **Immunisierung** bezeichnet. Allerdings reagiert unser Immunsystem nicht auf jedes Antigen, z. B. nicht auf tote Erreger. Daher war und ist es sehr schwierig, wirksame Impfstoffe herzustellen, die das Immunsystem zum Lernen anregen, ohne selbst pathogen zu sein. Mikroorganismen, die ihre Antigene häufig ändern, erfordern immer wieder neue Impfstoffe (Influenza) oder machen die Impfstoffherstellung nahezu unmöglich (HIV).

Bei den Schutzimpfungen unterscheidet man Aktiv- und Passivimpfungen und entsprechend Aktiv- und Passivimpfstoffe.

7.1 Aktive Impfung

Bei der **Aktivimpfung** werden Antigene zugeführt: Dadurch wird das Immunsystem selbst aktiv und bildet spezifische Antikörper und Abwehrzellen, d. h. B- und T-Lymphozyten sowie entsprechende Gedächtniszellen zur spezifischen Erregerbekämpfung.

- Krankheitserreger
- Teil des Krankheitserregers bzw. abgetöteter/abgeschwächter Krankheitserreger / Toxoid
- Antikörper

Immunität durch aktive Impfung

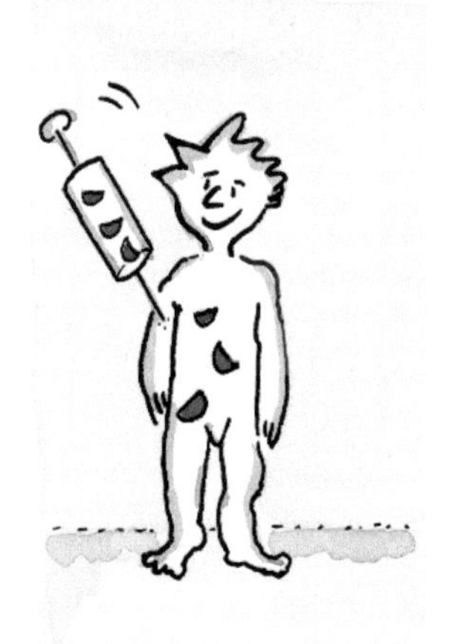

Impfung eines gesunden Menschen mit ungefährlichen Antigenen, ggf. mit Wiederholung(en)

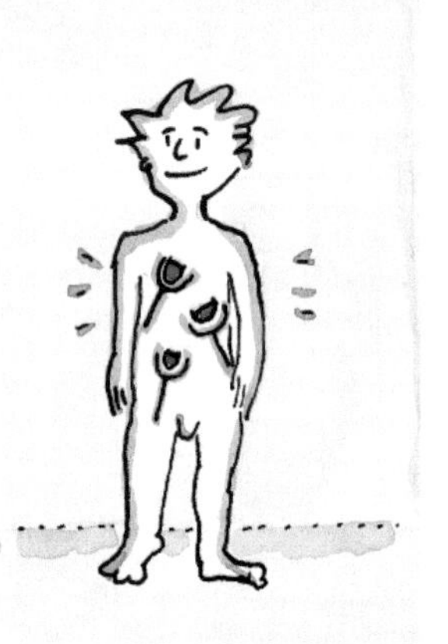

Aktive Bildung eigener Antikörper und Abwehrzellen mit wenigen oder ganz ohne Symptome

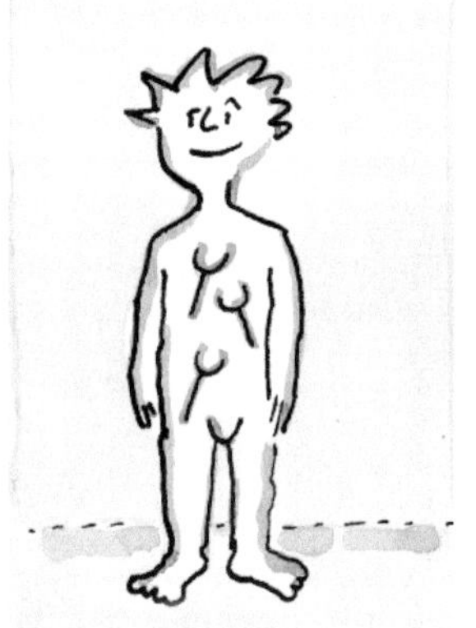

Die aktiv gebildete Immunität beginnt nach ca. 2 Wochen; sie hält lange, ggf. lebenslang an.

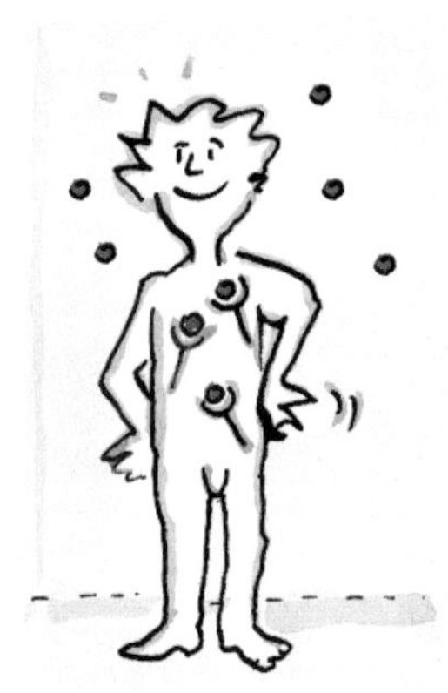

Dringt der echte Erreger in den Körper ein, wird er im Antigen-Antikörper-Komplex gebunden und so rasch unschädlich gemacht.

Für die Aktivimpfung gibt es Lebendimpfstoffe, Totimpfstoffe und Toxoidimpfstoffe. **Lebendimpfstoffe** enthalten lebende, aber gering virulente Erreger. Sie können Nebenwirkungen im Sinne einer leichten „Impfkrankheit" erzeugen, da sie sich im Körper des Geimpften vermehren. Lebendimpfstoffe regen das Immunsystem stark an und bewirken daher einen lang anhaltenden, ggf. lebenslangen Schutz.

Einige **Totimpfstoffe** enthalten Hilfsstoffe, die das Immunsystem anregen, da es normalerweise nicht auf tote Erreger reagiert. Diese Stoffe können auch die Nebenwirkungen der Impfstoffe verstärken.

Toxoidimpfstoffe enthalten ein Toxoid, einen dem Toxin (Gift) des Erregers ähnlichen, aber unschädlichen Stoff, damit das Immunsystem Abwehrstoffe gegen das echte Toxin bildet.

Alle Aktivimpfstoffe sind **immunogen**, d. h., sie regen das Immunsystem zur Tätigkeit an.

Art des Aktivimpfstoffs	Beispiele von Krankheiten, gegen die der Impfstoff schützt	Vor- und Nachteile
Lebendimpfstoff lebende, kaum virulente, vermehrungsfähige Erreger	**Viruskrankheiten:** Masern, Mumps, Röteln, Varizellen, Gelbfieber **Bakterielle Krankheiten:** Tbc (aktuell nicht mehr verwendeter Impfstoff), Typhus (oral, d. h. Schluckimpfstoff)	**V:** hohe Immunogenität, daher ggf. lebenslange Immunität **N:** leichte, nicht ansteckende „Impfkrankheit", Risiko für Immungeschwächte und Schwangere
Totimpfstoff abgetötete Erreger oder Teile davon oder reine, gentechnisch hergestellte Erregerantigene	**Viruskrankheiten:** Hepatitis A und B, FSME, HPV, Tollwut **Bakterielle Krankheiten/Erreger:** Pertussis, Hib, Pneumokokken, Meningokokken, Typhus	**V:** weniger Nebenwirkungen als bei Lebendimpfstoff, ungefährlich bei Immunschwäche **N:** geringe Immunogenität, daher häufigere Impfung erforderlich
Toxoidimpfstoff unschädliche Variante des Erregergifts (des Toxins)	**Bakterielle Krankheiten:** Tetanus und Diphtherie	**V:** schützt vor wichtigem Virulenzfaktor **N:** gering immunogen

Je nach ihrer Immunogenität müssen Impfstoffe mehr oder weniger häufig verabreicht werden, um einen ausreichenden Schutz und Langzeitschutz zu erzeugen. Aus allen Impfungen, die zur Erlangung einer belastbaren, d. h. wirksam schützenden Immunität erforderlich sind, besteht die **Grundimmunisierung**. Sie umfasst zumeist mehrere Impfungen. Die vorgeschriebenen Zeitabstände zwischen den Impfstoffgaben stellen sicher, dass mit der kleinstmöglichen Zahl an Impfungen der größtmögliche Schutz erzeugt wird. Die Impfabstände dürfen ggf. *über*schritten, aber nicht *unter*schritten werden. Da mit der Zeit das immunologische Gedächtnis nachlässt, muss der „Lernstoff wiederholt", d. h. die Impfung im Sinne einer **Auffrischimpfung** erneut durchgeführt werden. Auffrischimpfungen werden in größeren Abständen, z. B. alle zehn Jahre, verabreicht, da sie quasi nur eine Erinnerung des Immunsystems wieder wachrufen.

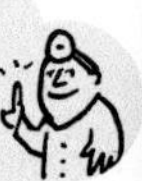

„Ich glaube, ich habe mich heute angesteckt ..." Ausreden, um geplante Impfungen zu verschieben, sind zahlreich. Echte **Kontraindikationen** für Impfungen sind: eine akute therapiebedürftige Krankheit, Fieber ≥ 38,5 °C, eine geplante Operation innerhalb der nächsten drei Tage (Totimpfstoff) bzw. 14 Tage (Lebendimpfstoff) sowie Allergien gegen Inhaltsstoffe. Schwangeren und immunschwachen Personen werden Lebendimpfungen nur in ärztlich begründeten Ausnahmefällen verabreicht. Chronische Krankheiten sind gerade ein Grund zu impfen, da ein kranker Organismus durch Infektionskrankheiten vermehrt belastet bzw. gefährdet ist. Kleinkinder, die häufig an leichten Infekten leiden, sind nicht von den notwendigen Impfungen zurückzustellen, sofern ihr Allgemeinzustand gut ist und kein hohes Fieber besteht.

7.2 Passive Impfung (Immunglobulingabe)

Bei der **Passivimpfung** bleibt das Immunsystem untätig, d. h. passiv: Der Impfstoff enthält fertige Antikörper (Immungobuline) aus dem Blut immuner Spender. Diese werden gespritzt, wenn anscheinend eine Ansteckung mit einem gefährlichen Erreger stattgefunden hat. Ist also jemand wahrscheinlich frisch infiziert, z. B. hat sich eine ungeimpfte MFA an einer kontaminierten Kanüle gestochen, so kann eine Hepatitis-B-Erkrankung durch eine Passivimpfung verhindert werden. Für diese Fälle gibt es konzentriertes Immunglobulin gegen Hepatitis-B-Viren. Gemischte Immunglobuline wie Beriglobin® können außerdem z. B. vor kurzfristig unternommenen Fernreisen gegeben werden, wenn die Zeit für den Aufbau eines aktiven Schutzes nicht mehr ausreicht.

Sofortschutz im Notfall

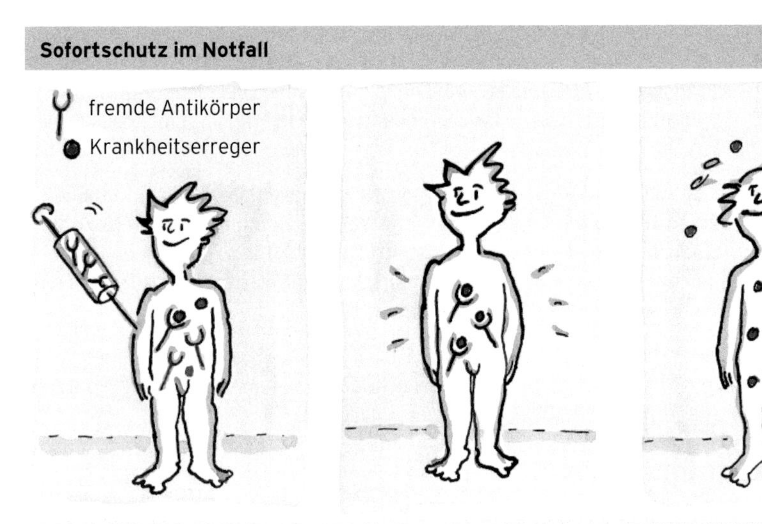

Antikörpergabe nach wahrscheinlicher Infektion

Sofortschutz, der anhält, bis die Antikörper abgebaut sind

Späterer Erregerkontakt führt zur Infektionskrankheit

7.3 Simultanimpfung (kombinierte Aktiv- und Passivimpfung)

Simultan bedeutet gleichzeitig: Bei der Simultanimpfung werden Aktiv- und Passivimpfstoff kurz nacheinander verabreicht. Damit nicht die Antikörper des Passivimpfstoffs die Antigene des Aktivimpfstoffs in Antigen-Antikörper-Komplexen binden und unwirksam machen, werden beide Injektionen getrennt an verschiedenen Körperstellen gespritzt, z. B. in den rechten und linken Oberarm. Sie dienen dem Sofortschutz bei wahrscheinlicher Infektion und gleichzeitig dem Langzeitschutz, wenn anzunehmen ist, dass der Patient immer wieder mit dem Erreger Kontakt haben wird.

HINWEIS

Bei wahrscheinlicher Hepatitis-B-Ansteckung dient die unverzügliche Passiv- bzw. Simultanimpfung als Postexpositionsprophylaxe.

Sofort- und Langzeitschutz: Simultanimpfung aktiv + passiv

passiv + aktiv

Krankheitserreger

Teil des Erregers

fremde Antikörper

Passivimpfung:
Sofortschutz durch Antikörper

Aktivimpfung:
Langzeitschutz durch Antigene

7.4 Bewertung der verschiedenen Impfungsarten

Wenn möglich, sollte der Aktivimpfung der Vorzug gegeben werden, da sie lang anhaltenden Schutz auch für unvorhergesehene Situationen bietet. Die Passivimpfung ist vorwiegend im Notfall anzuwenden, da sie nur kurz wirksam ist (bis ca. vier Wochen), aus Fremdblut gewonnen wird (wobei ein geringes Infektionsrisiko nicht auszuschließen ist) und erheblich teurer ist als die Aktivimpfung. Ein Hepatitis-B-Passivimpfstoff kostet etwa 900 €, drei Aktivimpfstoffe für Erwachsene, ausreichend für eine Grundimmunisierung, ca. 200 €.

7.5 Nebenwirkungen von Schutzimpfungen

Bei jeder Aktivimpfung kann es zu lokalen Nebenwirkungen kommen, da die hohe Antigenkonzentration an der Injektionsstelle dort eine stärkere Immunreaktion hervorruft. Leichte Schmerzen, Rötung, Schwellung, Juckreiz und Hitzegefühl an der Impfstelle sind nicht ungewöhnlich; sie sind Ausdruck der impfbedingten Aktivität des Immunsystems und halten meistens nur einen Tag lang an.

Seltener kommt es nach Aktivimpfungen kurzzeitig zu Allgemeinsymptomen wie Krankheitsgefühl, Muskelschmerzen und Fieber. Anstrengung kann Nebenwirkungen verstärken, weshalb z. B. am Tage einer Tetanusimpfung keine intensive sportliche Aktivität zu empfehlen ist. Passivimpfungen haben bis auf den Einstich und leichte Schmerzen an der Impfstelle nur selten Nebenwirkungen, da das Immunsystem nicht angeregt wird.

Gefährliche allergische Reaktionen können prinzipiell nach jeder Impfung vorkommen; sie erfordern entsprechende Notfallmaßnahmen. **Kollaps**zustände beruhen meistens auf Spritzenangst; gefährdete Patienten erhalten Impfungen stets im Liegen.

Grundsätze der Impftechnik

Mit der richtigen Impftechnik können Nebenwirkungen gering gehalten werden: Wegen möglicher lokaler Nebenwirkungen werden Rechtshänder vorsichtshalber in den linken Oberarm geimpft und umgekehrt. Der Patient soll den Arm bei der Impfung möglichst locker lassen, d. h. die Muskulatur entspannen. So werden durch den Einstich weniger Muskelfäserchen verletzt, was eine geringere Entzündungsreaktion nach sich zieht. Die Impfkanüle soll stets trocken sein, d. h. keinen Impfstoff enthalten, da sonst kleine Impfstoffmengen in die Haut gelangen und dort zu vermehrten lokalen Nebenwirkungen führen. Je dünner die Impfkanüle ist, desto geringer ist die entstehende Verletzung und somit der Einstichschmerz. Impfstoffe werden gekühlt gelagert, sollen aber zimmerwarm verimpft werden.

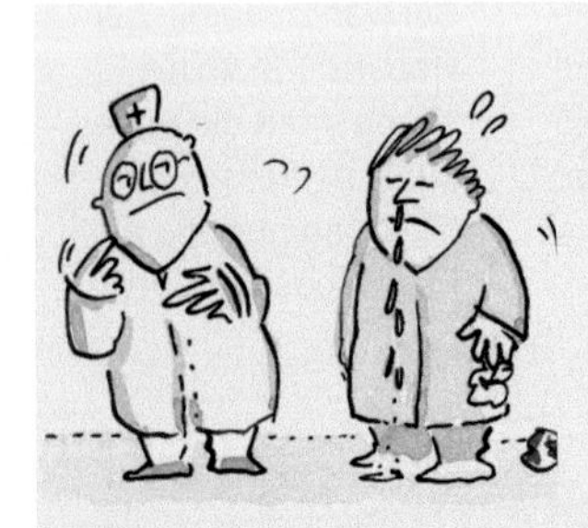

„Nach der Grippespritze hatte ich so schlimm Grippe!" Medizinisch gesehen ist der Zusammenhang anders: 1. Grippeimpfstoff kann – wie jeder Totimpfstoff – keine Infektion hervorrufen, da er keine lebenden Erreger enthält. 2. Die Impfung schützt recht zuverlässig vor echter Grippe, sofern sie früh genug (z. B. im Herbst) verabreicht wird. 3. Grippale Infekte werden oft mit Influenza verwechselt. Da es möglich ist, sich in der Erkältungssaison z. B. im Wartezimmer anzustecken und so am Tag nach der Impfung an einem grippalen Infekt zu erkranken, wird oft die Impfung beschuldigt. Infektanfällige Personen sollte der (geimpfte!) Arzt im Rahmen eines Hausbesuchs oder am Rande der Sprechstunde impfen, damit sie keinen Kontakt zu infektiösen Patienten haben.

7.6 Überprüfung des Impfschutzes

Der Impferfolg bzw. die Schutzwirkung ist nur bei wenigen Impfungen serologisch verlässlich bestimmbar; dazu gehören Röteln und Hepatitis B. Unter anderem bei Tetanus ist es besser und sicherer, die empfohlenen Auffrischimpfungen durchzuführen, als den Antikörpertiter zu bestimmen. Daher dient insbesondere die Kontrolle des Impfpasses der Feststellung, ob der Impfschutz ausreicht oder weitere Immunisierungen **indiziert**, d. h. notwendig sind.

7.7. Aufklärung und Dokumentation bei Schutzimpfungen

Ob ein Patient eine Impfung benötigt, kann die MFA anhand des Impfpasses feststellen. Allerdings muss vor jeder Impfung ein Arzt den Patienten befragen und festlegen, ob die (ggf. schon geplante) Impfung bei ihm tatsächlich indiziert ist. Der Patient muss zum Verlauf der Krankheit, gegen die geimpft wird, sowie zu Risiken und Nebenwirkungen durch den Arzt informiert werden. Dieser befragt den Patienten auch nach früheren allergischen Reaktionen auf Impfstoffe bzw. Impfstoffbestandteile und informiert ihn über die zu erwartende Schutzwirkung.

Injektionstechnik
→ LF 4, S. 405

Stellt der Arzt die **Indikation**, kann eine entsprechend ausgebildete MFA die Impfung durchführen.

MERKE

In den Impfpass eingetragen werden
- das Impfdatum,
- die Krankheit, gegen die geimpft wurde,
- Handelsname und **Charge** des Impfstoffs sowie
- Stempel und Unterschrift des Arztes.

Selbstständiges Durchführen einer Impfsprechstunde durch die MFA allein ist nicht rechtens.

7.8 Öffentlich empfohlene Impfungen (STIKO-Impfplan)

Der Staat hat Interesse an der Gesundheit seiner Bürger. Impfungen gegen Erkrankungen, die durch Immunisierung vermeidbar sind, werden daher öffentlich empfohlen. Die Ständige Impfkommission am Robert Koch-Institut **(STIKO)** empfiehlt eine Vielzahl an Impfungen ab dem Säuglingsalter; sie aktualisiert mindestens einmal jährlich ihre Empfehlungen.

Alle im STIKO-Impfplan empfohlenen **Standard-** und **Indikationsimpfungen** werden von den privaten und gesetzlichen Krankenkassen bezahlt. Standardimpfungen sind für jeden Menschen wichtig. Indikationsimpfungen betreffen nur besonders gefährdete Personengruppen, z. B. chronisch Kranke. Beruflich erforderliche Immunisierungen müssen die Arbeitgeber bezahlen; die Kosten für Reiseimpfungen trägt im Allgemeinen der Reisende selbst. Nachholimpfungen, d. h. versäumte Impfungen, sind z. T. auf Kassenkosten möglich. Dabei gelten bestimmte Altersgrenzen, z. B. der 18. Geburtstag bei Hepatitis B, Meningokokken und Polio.

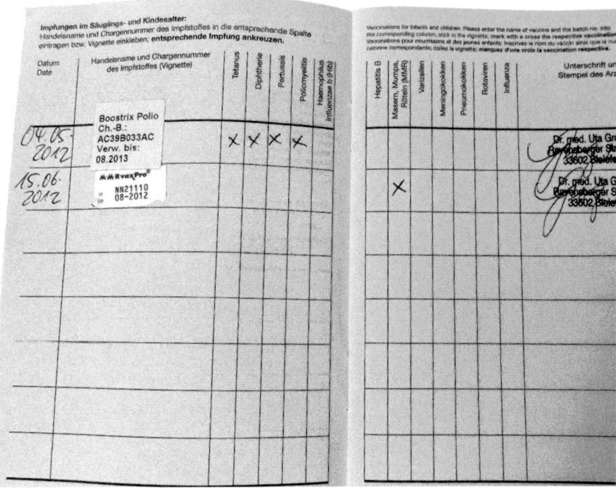

Abb. 1 Impfbucheintrag

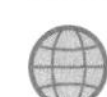

Impfungen A-Z, Impfthemen A-Z, rechtliche Fragen (z. B. Delegierbarkeit), Videos zum Thema Impfungen usw.
www.rki.de

Außergewöhnliche Impfreaktionen sind dem zuständigen Gesundheitsamt zu melden. Erleidet ein Patient durch eine Impfung einen Gesundheitsschaden, hat er Anspruch auf öffentliche Hilfen.

STIKO-Impfplan (Stand Januar 2015; aktuelle Änderungen: www.rki.de, www.pei.de)		
Empfohlenes Impfalter (frühester Zeitpunkt; vollendete Monate/Jahre)	**Von der STIKO öffentlich empfohlene Impfung gegen**	**Abkürzung im Impfpass/ Bemerkung**
2 Monate	**1. Impfung:** Diphtherie-Tetanus-Pertussis, Haemophilus influenzae b, Hepatitis B (› Bd. 3, LF 9, S. 63), Polio (6fach-Impfung), Pneumokokken (Kinderimpfstoff)	DTaP Hib, HB IPV= inaktivierte Poliovakzine (keine Schluckimpfung!) Pneumokokken (Pneu)
6-24 Wochen	2-3 Impfungen gegen Rotaviren	Schluckimpfungen
3 Monate	**2. Impfung:** Diphtherie-Tetanus-Pertussis, Haemophilus influenzae b, Hepatitis B, Polio (6fach-Impfung), Pneumokokken (Kinderimpfstoff)	DTaP (je nach Impfstoff ohne aP) Hib HB IPV Pneu
4 Monate	**3. Impfung:** Diphtherie-Tetanus-Pertussis, Haemophilus influenzae b, Hepatitis B, Polio (6fach-Impfung), Pneumokokken (Kinderimpfstoff)	DTaP Hib IPV Pneu
11-14 Monate	**4. Impfung:** Diphtherie-Tetanus-Pertussis, Haemophilus influenzae b, Hepatitis B, Polio (6fach-Impfung), Pneumokokken (Kinderimpfstoff), **1. Impfung:** Masern-Mumps-Röteln + Varizellen	DTaP Hib HB IPV Pneu MMR+V } Grundimmunisierung abgeschlossen
12-24 Monate	Meningokokken C	einmalige Impfung, die bis zum 18. Lebensjahr nachgeholt werden kann
15-23 Monate ab Geburtsjahr 1971	**2. Impfung:** Masern-Mumps-Röteln-Varizellen einmalig MMR	MMRV für nicht oder nur einmal gegen MMR Geimpfte
5-6 Jahre	**1. Auffrischimpfung:** Diphtherie-Tetanus-Pertussis	TdaP; ab 5 Jahren d-Impfstoff statt D gegen Diphtherie; enthält weniger Antigen, ist daher nebenwirkungsärmer; entsprechend ab 10 Jahren ap- statt aP-Impfstoff gegen Pertussis
9-14 (17) Jahre	HPV-Impfung 2 x im Monat 0 und 6, bei Impfung nach dem 13. (14.) Lebensjahr 3 x (0, 2, 6)	alle Mädchen (gegen Gebärmutterhalskrebs und Genitalwarzen, da HP-Viren deren Entstehung fördern)
9-17 Jahre	**2. Auffrischimpfung:** Diphtherie-Tetanus-Pertussis, **1. Auffrischimpfung:** Polio	Tdap IPV falls Impfungen fehlen, diese nachholen
ab 18 Jahre	Diphtherie-Tetanus-Pertussis	alle 10 Jahre Auffrischung; auch nach längeren Abständen nur eine Impfdosis geben, sofern Grundimmunisierung (4-malige Impfung) erfolgte
ab 60 Jahre	Pneumokokkenimpfung mit Erwachsenenimpfstoff	ab 60 Jahren einmalig als Standardimpfung; bestimmte Risikogruppen alle 6 Jahre
ab 60 Jahre	Grippe (Influenza)	jährlich mit aktuellem Totimpfstoff; auch medizinisches Personal, chronisch Kranke, Schwangere; für Kinder gibt es Lebendimpfstoff-Nasenspray
Weitere Indikationen und beruflich erforderliche Impfungen:	MMRV, Grippe, Hepatitis A und B, FSME, Varizellen, Tollwut, Rotaviren, Meningokokken	sofern eine besondere Gefährdung bzw. Anfälligkeit besteht; bei beruflicher Gefährdung muss der Arbeitgeber die Kosten tragen

Jeder Arztbesuch sollte zur Überprüfung des Impfschutzes und zum Nachholen fehlender Impfungen genutzt werden. Bei Verletzungen ohne Tetanusschutz soll nicht T-Impfstoff allein, sondern grundsätzlich Tdap geimpft werden. Nicht öffentlich empfohlene Impfungen (Wunsch- und Reiseimpfungen) übernimmt die gesetzliche Krankenkasse nicht und evtl. Impfschäden sind nicht wie bei STIKO-Impfungen versichert.

Terminologie: Schutzimpfungen

Aktivimpfung	Immunisierung durch Zufuhr erregerspezifischer Antigene
Auffrischimpfung	Impfung, die der Erhaltung des Langzeit-Impfschutzes dient
Grundimmunisierung	Impfungen, die zur Erzeugung einer Immunität erforderlich sind
Immunisierung	Impfung; Erzeugung von Immunität ohne Krankheit
immunogen (Subst. **Immunogenität**)	Impfstoffeigenschaft; regt das Immunsystem zu einer Reaktion an
Indikation	Heilanzeige; Grund zur Anwendung z. B. eines Arzneimittels
Indikationsimpfung	Impfung für besonders gefährdete Personengruppen
indiziert	medizinisch sinnvoll bzw. notwendig
Kollaps	Zusammensinken als Ausdruck einer Kreislaufstörung
kontraindiziert	aus medizinischem Grund nicht erlaubt
Kontraindikation	Gegenanzeige; Umstand, der eine med. Maßnahme verbietet
Passivimpfung	Immunisierung durch Zufuhr erregerspezifischer Antikörper
Standardimpfung	Impfung, die für jeden Menschen empfohlen wird
STIKO	**St**ändige **I**mpf**ko**mmission am Robert Koch-Institut
Simultanimpfung	Gabe von Aktiv- und Passivimpfstoff nach Erregerkontakt

Kollaps und Synkope
→ Bd. 2, LF 5, S. 59

AUFGABEN

1 Warum werden Impfungen auch als Immunisierungen bezeichnet?

2 Beschreiben Sie das Prinzip der Aktivimpfung.

3 Beschreiben Sie das Prinzip der Passivimpfung.

4 Beschreiben Sie das Prinzip der Simultanimpfung.

5 Nennen Sie zwei typische Situationen, in der Simultanimpfungen zur Anwendung kommen.

6 Gegen wie viele Krankheiten/Erreger werden Kinder in den ersten beiden Lebensjahren geimpft, wenn die STIKO-Empfehlungen richtig umgesetzt werden? Geben Sie an, wie viele Injektionen dafür notwendig sind.

7 Warum gibt es verschiedene Pertussis- und Diphtherieimpfstoffe für kleine Kinder bzw. für Schulkinder und Erwachsene?

8 Nennen Sie drei Beispiele für Impfungen, die aus beruflicher Indikation gegeben werden. Geben Sie dabei auch an, für welche Berufsgruppen diese Impfungen sinnvoll sind.

8 Hygiene

Der Begriff **Hygiene** umfasst alle Maßnahmen zur Erhaltung der Gesundheit. Vor allem ist damit die Vorbeugung (Prävention bzw. Prophylaxe) von Infektionskrankheiten, d. h. die Infektionshygiene, gemeint.
Die Gesundheitswissenschaft zählt dazu als Teilaspekte der Hygiene auch die

- Psychohygiene (Gesunderhaltung der Seele),
- Sozialhygiene (Gesunderhaltung des Menschen als Teil der Gesellschaft) und die
- Umwelthygiene (Gesunderhaltung der Umwelt als Lebensraum des Menschen).

8.1 Infektionsquellen und -wege in der Arztpraxis

Hat jemand Fußpilz? Ich brauch 'ne Sportbefreiung!!
Nur wenn ich deine Windpocken Kriege ...

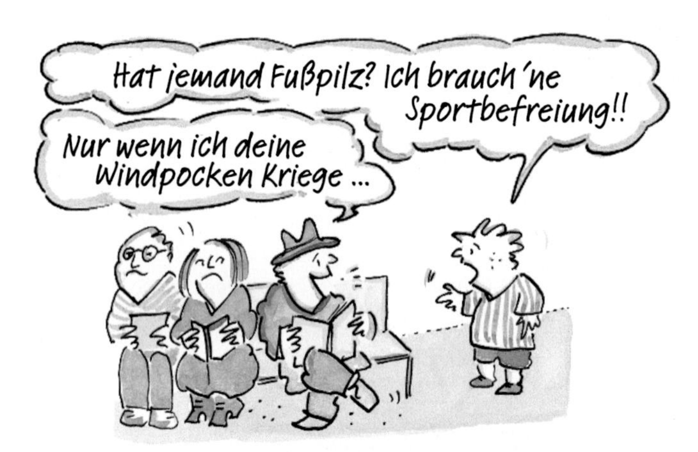

Jeder Mensch kann (in der Inkubationszeit auch unwissentlich) infektiös sein. Der Kontakt mit anderen Menschen und mit Gegenständen, die von vielen benutzt werden, birgt immer ein gewisses Infektionsrisiko. In Arztpraxen befinden sich naturgemäß oft **infektiöse** (ansteckende) Menschen, da viele Patienten den Arzt gerade wegen einer Infektionskrankheit aufsuchen. Die frühen Krankheitsstadien, die mit starken Beschwerden und Arbeitsunfähigkeit einhergehen, sind gleichzeitig die, in denen die **Infektiosität** (Ansteckungsfähigkeit) am höchsten ist. In Haus- und Kinderarztpraxen ist die Infektionsgefahr natürlich entsprechend höher als z. B. bei Orthopäden oder Psychiatern.

Fast alle Infektionswege finden sich auch in Arztpraxen. Besonders häufig sind Hände mit Erregern kontaminiert (verschmutzt) und geben diese bei jeder Berührung und Tätigkeit auf andere Hände, auf Gegenstände usw. weiter.

Infektionswege
→ LF 3, S. 260

Es können alle Arten von Mikroorganismen übertragen werden, außerdem Parasiten und in speziellen Fällen auch Prionen.

8.2 Infektionsvermeidung in der Arztpraxis

Sinn der Praxishygiene ist die Prävention vermeidbarer Infektionen. Dies dient nicht nur dem Schutz der ohnehin oft geschwächten (z. B. chronisch kranken) Patienten, sondern schützt auch alle Praxismitarbeiter sowie Dritte, z. B. deren Familien, vor Ansteckung. Bei aller Vorsicht dürfen infektiöse Patienten allerdings nicht diskriminiert werden.

Infektionsquellen (Beispiele)	Geeignete Hygienemaßnahmen zur Infektionsvermeidung
Hände	Händedesinfektion, Schutzhandschuhe, Händewaschen
Flächen (Tische, Untersuchungsliegen, PCs, Türklinken, Toilettensitze)	Auswahl hygienegerechter Oberflächen, Einmalunterlagen, waschbare Bezüge, Schutzhüllen, Flächendesinfektion
Untersuchungsmaterialien und Sekrete (Blut, Urin, Abstriche, Stuhl)	alle menschlichen Sekrete, Gewebe und Untersuchungsmaterialien als kontaminiert betrachten und hygienebewusst arbeiten
Kanülen und andere verletzungsträchtige Einmalmaterialien	korrekte Auswahl und Anwendung inkl. Lagerung, Entnahme, Benutzung und Entsorgung; ausschließliche Verwendung vorschriftsmäßiger Sammelbehälter
Wiederverwendbare chirurgische Instrumente, Endoskope	nach Gebrauch in Desinfektionslösung einlegen, fachgerechte Wiederaufbereitung, ggf. Sterilisation

Nicht jede Infektion ist vermeidbar. Verschiedene Maßnahmen können jedoch das Übertragungsrisiko in der Arztpraxis minimieren:

- gute Terminplanung, um volle Wartezimmer mit allgemeinem Virenaustausch zu vermeiden
- bei der telefonischen Terminvereinbarung auf Angaben der Patienten achten, die auf Infektionskrankheiten hindeuten
- wahrscheinlich und bekannt infektiöse Patienten einzeln in separate Räume, z. B. ein „Infektionswartezimmer“ setzen (ggf. spezielle Klingel und separaten Eingang benutzen)
- notwendige Desinfektionsmaßnahmen unverzüglich und fachgerecht durchführen, Zimmer lüften
- besonders infektionsgefährdete Patienten für Randzeiten der Sprechstunde einbestellen oder per Hausbesuch behandeln
- als Arzt und MFA nicht im kranken (d. h. infektiösen) Zustand arbeiten und STIKO-Impfungen nutzen

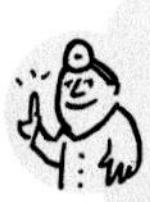

Keimträger Handy ... Mobiltelefone beherbergen eine Vielzahl an Mikroorganismen, die sie u. a. von den tippenden Fingern erhalten und zur Weiterverbreitung immer wieder an diese zurückgeben. Viele elektronische Geräte sind im privaten wie medizinischen Bereich unentbehrlich, ohne dass Hygienefragen gelöst sind. Bei vielen Herstellern erlischt die Garantie, wenn das Gerät desinfiziert wird. Sinnvolle Schutzmaßnahmen sind: Privathandys nicht bei der Arbeit benutzen, häufige Händedesinfektion und ggf. Reinigung/Desinfektion der Geräte mit desinfektionsmittelgetränkten **Inventarwischtüchern**.

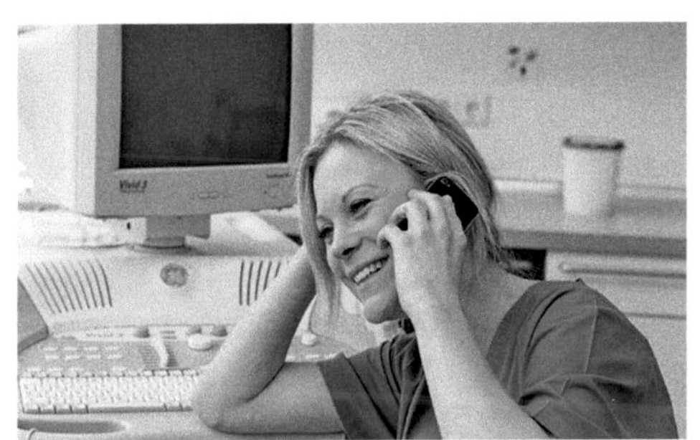

Abb. 1 MFA mit Handy bei der Arbeit

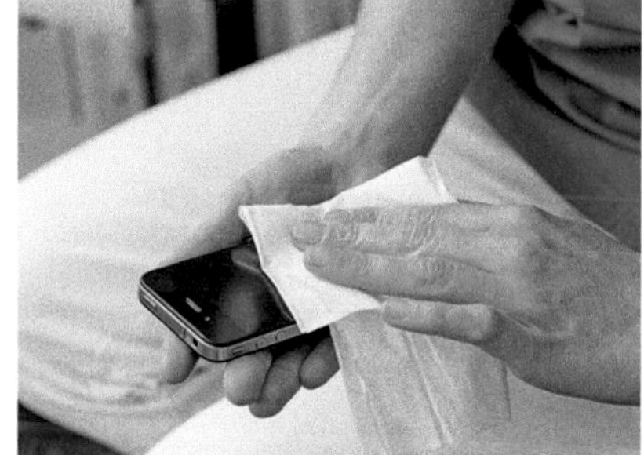

Abb. 2 MFA reinigt Handy mit Desinfektionstuch

8.3 Persönliche Hygiene

Zur persönlichen Hygiene im medizinischen Bereich gehören:

Ich kenn das, mein Piercing hat sich letzte Woche entzündet ...

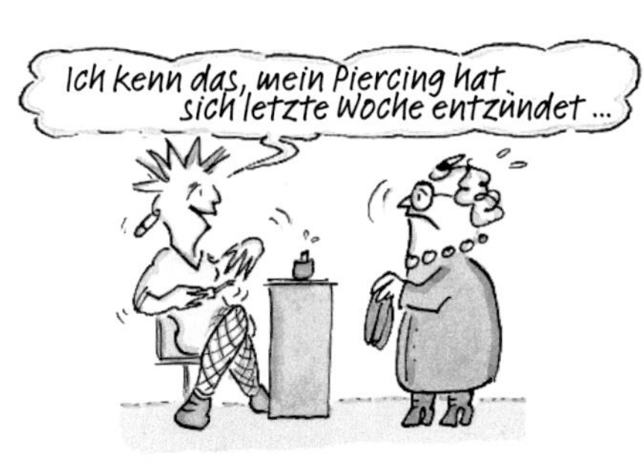

- ausreichend häufige, hautfreundliche Reinigung von Körper und Haaren sowie frische, saubere Wäsche bzw. Kleidung
- Zusammenbinden bzw. Hochstecken langer Haare
- Ablegen von Schmuck an Händen und Unterarmen (auch Armbanduhren und Eheringe); erlaubt sind körpernahe Halsketten sowie Ohrstecker

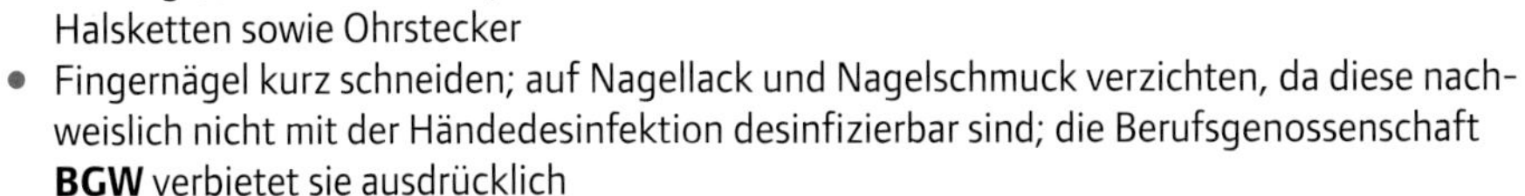

- Fingernägel kurz schneiden; auf Nagellack und Nagelschmuck verzichten, da diese nachweislich nicht mit der Händedesinfektion desinfizierbar sind; die Berufsgenossenschaft **BGW** verbietet sie ausdrücklich
- Verletzungen der Haut bzw. Hände auch in der Freizeit vermeiden, um keine Eintrittspforten für Keime zu bieten; keine Nagelbürsten verwenden (diese erzeugen **Mikroverletzungen**)
- Entzündungsfreie Gesichtspiercings und abgeheilte Tätowierungen sind seitens der BGW nicht verboten, widersprechen aber dem Stil der meisten Arztpraxen.

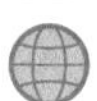

Hygieneregeln, v. a. die wichtige TRBA 250 (Technische Regel zum Umgang mit biologischen Arbeitsstoffen) unter www.bgw-online.de
Berufsgenossenschaft für Gesundheitsdienst und Wohlfahrtspflege (BGW)
Pappelallee 33/35/37,
22089 Hamburg
Telefon (040) 202 07-0,
Telefax (040) 202 07-24 95
E-Mail:
webmaster@bgw-online.de

8.4 Arbeitskleidung

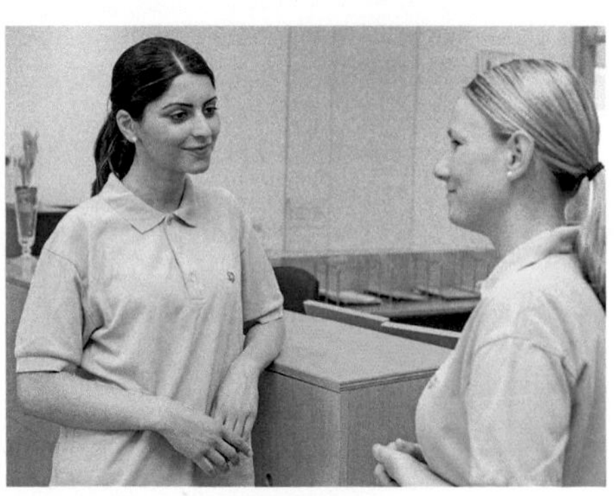

Abb. 1 MFAs in Arbeitskleidung

Arbeitskleidung (Berufskleidung) hat mehrere Funktionen. Sie
- schont die persönliche Kleidung vor Abnutzung und Kontamination,
- betont die Corporate Identity (professionelle Gemeinsamkeit) des Praxisteams und
- bildet eine psychologische und tatsächliche Grenze zum Patienten.

Die Arbeitskleidung für MFAs und Ärzte soll hell sein, um Verschmutzungen sofort erkennbar zu machen, sowie heiß waschbar, um Kontaminationen sicher zu entfernen. Aus Hygienegründen ist es besser, Arbeitskleidung in der Praxis bzw. Wäscherei zu waschen, um nicht Praxiswäsche mit persönlicher, z. B. Küchenwäsche, zu vermischen und diese ggf. zu kontaminieren. Zur Arbeitskleidung gehören geeignete Arbeitsschuhe, die gut und trittsicher sitzen, sauber, luftig, rutschfest und leicht zu reinigen sind. Arbeitskleidung muss der Arbeitgeber nach dem Gesetz *nicht* bereitstellen.

8.5 Bereichskleidung

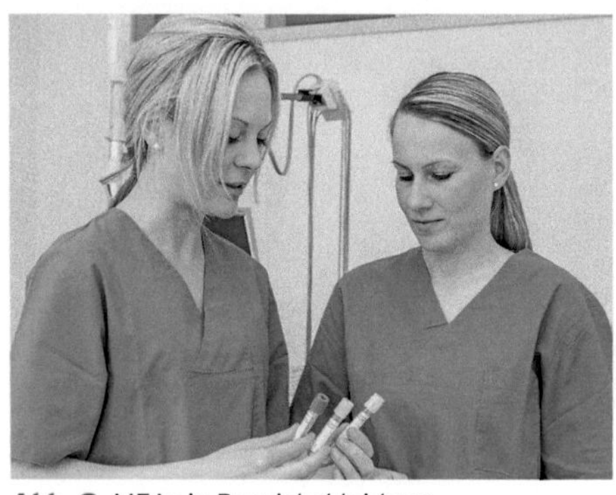

Abb. 2 MFAs in Bereichskleidung

In Arbeitsbereichen mit erhöhten Hygieneanforderungen, z. B. Endoskopie-, Operationsräumen und Intensivstationen, wird Bereichskleidung getragen. Die häufig blauen oder grünen Kleidungsstücke sind weit geschnitten, damit sie keine Verschlüsse brauchen, die verkeimen könnten. Bereichskleidung darf ausschließlich in den entsprechenden Räumen bzw. Bereichen getragen werden, wird täglich und im Bedarfsfall gewechselt und ggf. mit desinfizierenden Waschmitteln gereinigt. Desinfizierbare Schuhe sind Teil der Bereichskleidung. Der Arbeitgeber sorgt für Bereitstellung und Reinigung der Bereichskleidung.

8.6 Schutzkleidung

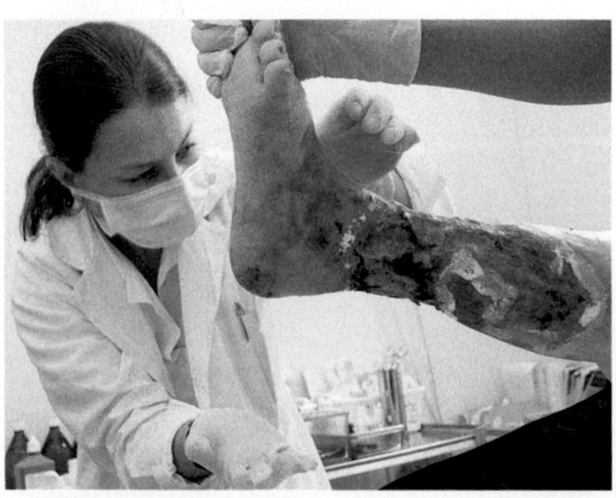

Abb. 3 Schutzkleidung

Bei Arbeiten mit Kontaminationsgefahr für die Arbeitskleidung wird Schutzkleidung getragen. Sie bedeckt Teile des Körpers (z. B. Kittel und Handschuhe) und soll bei Bedarf auch Schleimhäute schützen (Brille, Mund-/Nasenschutz). Auch OP-Kittel, -Hauben und -Schuhe sowie Einmalschürzen sind Schutzkleidung. Das Tragen geeigneter Schutzkleidung ist bei allen Tätigkeiten mit Kontaminations- bzw. Infektionsgefahr und mit Chemikalien Vorschrift. Der Arbeitgeber muss sie in ausreichender Menge, geeigneter Qualität und passender Größe zur Verfügung stellen.

Schutzhandschuhe

Schutzhandschuhe sind Teil der notwendigen und vorgeschriebenen Schutzkleidung. Näheres regelt die Unfallverhütungsvorschrift A1 (BGV A1 und BGR A1) der BGW.
Unsterile (nicht keimfrei gemachte) Schutzhandschuhe dienen vor allem dem Schutz des Anwenders, **sterile** (keim- bzw. erregerfreie) Handschuhe, die z. B. bei Operationen verwendet werden, dienen vorwiegend dem Schutz des Patienten.
Einmalhandschuhe sind für den einmaligen und kurzzeitigen Gebrauch bestimmt; sie sind *nicht* mit Händedesinfektionsmitteln zu desinfizieren (es sei denn, die Hersteller der Handschuhe und Desinfektionsmittel sehen dies ausdrücklich vor).
Je länger Handschuhe getragen werden, desto mehr Feuchtigkeit sammelt sich darunter an und desto mehr Keime vermehren sich dort. Eine zu lange Tragezeit ist daher zu vermeiden. Gegebenenfalls können dünne Baumwollhandschuhe darunter getragen werden, um die Hände trocken zu halten. Vor und nach dem Tragen der Einmalhandschuhe werden die Hände desinfiziert. Vor dem Anziehen müssen die Hände jedoch vollständig getrocknet sein.

BGV A1 und BGR A1
(Berufsgenossenschaftliche Vorschrift bzw. Regel A1: Grundsätze der Prävention); die BGV enthält allgemeine Vorschriften, die BGR konkrete Regeln für Sicherheit und Gesundheit am Arbeitsplatz.

Schutzhandschuhe
B = Beschreibung, V = Vorteile, N = Nachteile, A = typische Anwendungsbereiche

Latexhandschuhe 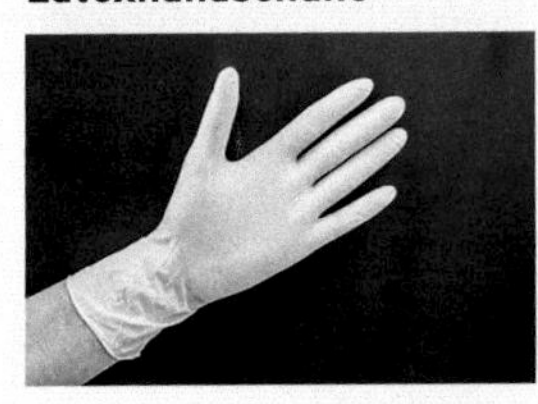	B: dünnwandig, cremefarben, eng anliegend, Einmalgebrauch V: gute Tasteigenschaften, relativ guter Infektionsschutz; bei einer Kanülen-Stichverletzung dringen ca. 50 % weniger Keime ein als ohne Handschuhe N: Reißfestigkeit gering, chemikalienunbeständig; bei Kontakt mit Ölen (Cremes, Salben, Medikamenten) werden sie durchlässig bzw. reißen; Allergien auf Latex, v. a. durch gepuderte Latexhandschuhe A: alle Tätigkeiten mit Infektionsgefahr, z. B. Blutentnahmen, Verbandwechsel, Tastuntersuchungen und andere diagnostische bzw. therapeutische Maßnahmen
Nitrilhandschuhe 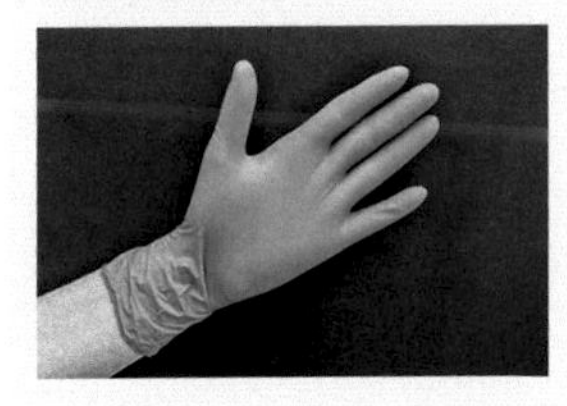	B: dünnwandig, oft blau gefärbt, eng anliegend, Einmalgebrauch V: gute Tasteigenschaften; besserer Infektionsschutz und Chemikalienbeständigkeit als Latex, problemlos bei Latexallergie *Die Vorteile der Nitrilhandschuhe überwiegen die anderer dünnwandiger Handschuhe.* N: ggf. teurer als Latex A: wie Latex, außerdem Chemikalienkontakt inkl. Ölen usw.
Vinylhandschuhe 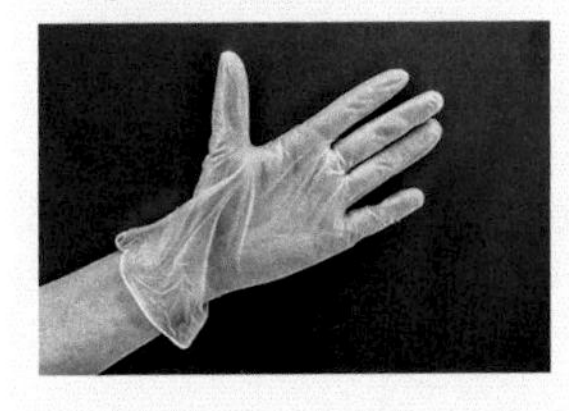	B: farblos, meist gepudert, locker sitzend, Einmalgebrauch V: Material dicker und z. T. chemikalienbeständiger als Latex N: schlechte Tasteigenschaften, ggf. Flüssigkeitseintritt am Rand; können schädliche Weichmacher enthalten A: kurz dauernde Tätigkeiten mit geringer Anforderung an das Tastvermögen und ohne Kontakt mit infektiösem Material
Dickwandige Schutzhandschuhe 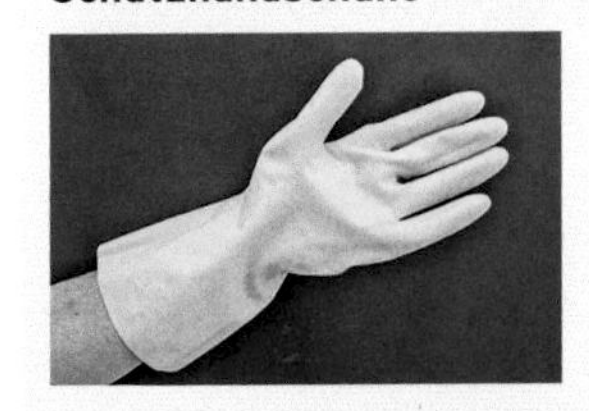	B: lang, dickwandig, mit Unterarmstulpen versehen, für Chemikalien undurchlässig, für die Mehrfachverwendung geeignet V: Sicherheit vor aggressiven Stoffen (sofern intakt und für die entsprechende Anwendung zugelassen) N: schlechte Tasteigenschaften, fördern Schwitzen, müssen nach Gebrauch gereinigt und getrocknet werden A: für Arbeiten mit bestimmten Gefahrstoffen vorgeschrieben

HINWEIS

Das jeweilige Sicherheitsdatenblatt informiert für jedes gefahrstoffhaltige Produkt über die angezeigten Sicherheitsmaßnahmen.

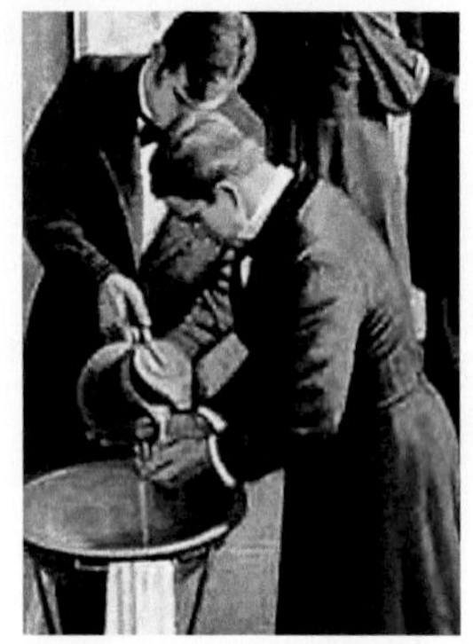

Abb. 1 Der ungarische Arzt Ignaz Semmelweis (1818-1865) führte die Händedesinfektion (sogenannte Schüsselmethode mit Einlegen der Hände in eine Waschschüssel) ein.

8.7 Grundbegriffe der Hygiene: Asepsis und Antisepsis, Sterilisation und Desinfektion

Eine **Sepsis** (Blutvergiftung) ist ein schweres fieberhaftes Krankheitsbild, das auf einer „Überschwemmung" des Körpers mit Krankheitserregern (meistens Bakterien) beruht. Eine Sepsis führt (unbehandelt) zum Tode. Sie ist eine Folge hoher Erregermengen und/oder beeinträchtigter Resistenz.
Der Budapester Arzt Ignaz Semmelweis fand um 1850 die Ursache der hohen Sterblichkeit junger Frauen in den Wiener Gebäranstalten: Ärzte, die zuvor (ohne Handschuhe) Leichen untersucht hatten, um deren Todesursachen zu studieren, infizierten mit ihren Händen die Frauen, denen sie Geburtshilfe leisteten. Die Gebärmutter bietet nach der Entbindung beste Vermehrungsbedingungen für pathogene Keime; Anstrengung und Blutverlust schwächen zusätzlich die Abwehr der Wöchnerinnen.
Semmelweis führte die verpflichtende Händedesinfektion in Chlorkalklösung ein. Die Sepsis verhütenden Maßnahmen nannte er **Antisepsis** (lat. gegen Sepsis). Bakterien waren zu der Zeit noch unbekannt; man sprach von „Leichengift" und „Fäulniserregern".
Seit Semmelweis wurden die Hygienemaßnahmen umfassend weiterentwickelt. Dennoch sind Krankenhäuser heute wieder Stätten hoher Infektionsgefahr, da sich multiresistente Bakterien an Antibiotika angepasst haben und der Anteil schwerstkranker bzw. immunschwacher Patienten beträchtlich gestiegen ist.

MRSA
→ LF 3, S. 280

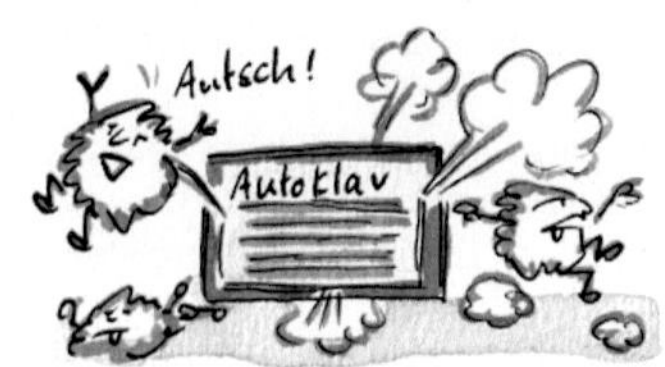

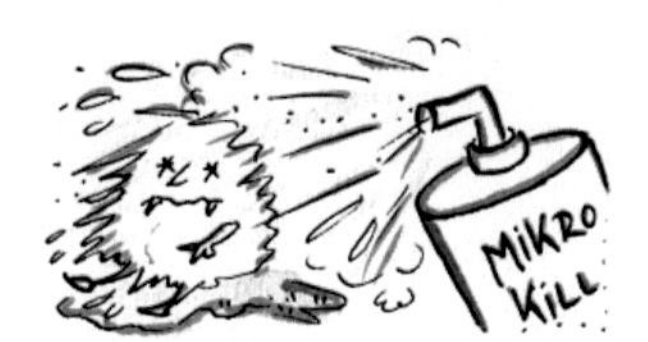

Antisepsis wird durch **Desinfektion** erreicht, d. h. durch Abtöten, Entfernen oder **Inaktivieren** pathogener Mikroorganismen, z. B. durch hygienische Händedesinfektion. Hände bzw. der menschliche Körper können nicht **steril**, d. h. vollkommen keimfrei, werden, da die Haut stets (v. a. apathogene und fakultativ pathogene) Keime beherbergt. Eine Übertragung pathogener Keime, d. h. eine Infektion, wird durch fachgerechte Desinfektion aber unwahrscheinlich.
Während Operationen besteht eine hohe Infektionsgefahr für den Patienten, da seine Körperoberfläche verletzt und sein Körperinneres eröffnet bzw. freigelegt wird. Im Operationssaal wird daher **aseptisch** gearbeitet. **Asepsis** bedeutet, dass z. B. die verwendeten Instrumente, Tücher usw. **steril** (komplett entkeimt) sind. **Sterilität** (völlige Keimfreiheit) bedeutet, dass alle Mikroorganismen einschließlich ihrer Dauerformen (wie Bakteriensporen) abgetötet und/ oder entfernt wurden. Asepsis bzw. Sterilität wird durch **Sterilisation** (vollständige Entkeimung) erreicht.
Vor jeder Operation führen alle Ausführenden (Ärzte, MFAs usw.) die besonders gründliche chirurgische Händedesinfektion durch und ziehen anschließend sterile Handschuhe an.
Völlige Keimfreiheit kann in einem Raum, in dem sich Menschen befinden, jedoch nicht erreicht werden, da z. B. Haut und Atemluft stets Mikroorganismen enthalten. Korrektes antiseptisches bzw. aseptisches Arbeiten verringert aber die Infektionsgefahr entscheidend.

chirurgische Händedesinfektion
→ LF 3, S. 309

Anlegen steriler Handschuhe
→ Bd. 3, LF 10, S. 127

Übersicht wichtiger Hygienebegriffe	
Sepsis	Blutvergiftung; Überschwemmung des Organismus mit pathogenen Mikroorganismen
Asepsis	Sepsis- bzw. Infektionsverhütung durch Keimfreiheit = Sterilität
Antisepsis	Sepsis- bzw. Infektionsverhütung durch Keimarmut = Desinfektion
Desinfektion	Entfernung/Abtötung aller pathogenen Mikroorganismen
Sterilisation	Entfernung/Abtötung aller Mikroorganismen einschließlich ihrer Dauerformen (Sporen)

8.8 Gesetze und Vorschriften über Hygienestandards

Die Einhaltung der Hygienemaßnahmen ist gesetzlich geregelt und rechtlich verbindlich. Die Vorschriften dienen dem Schutz und der Sicherheit von Patienten, Anwendern und Dritten (Familienangehörigen usw.). Hygiene, Arbeits- und Umweltschutz sind eng miteinander verwoben. Für die Arztpraxis gelten insbesondere

- die Unfallverhütungsvorschrift BGV/BGR A1,
- die BGR TRBA 250 (Technische Regel für Biologische Arbeitsstoffe 250),
- das Infektionsschutzgesetz (IfSG),
- das Medizinproduktegesetz (MPG) mit der Medizinprodukte-Betreiberverordnung (MPBetreibV) und
- die Empfehlung „Anforderungen an die Hygiene für die Wiederaufbereitung von Medizinprodukten".

HINWEIS

Die aktuelle TRBA 250 von 2014 kann bei der BGW angefordert bzw. heruntergeladen werden.

Letztere wurde durch das Robert Koch-Institut und das Bundesinstitut für Arzneimittel und Medizinprodukte (BfArM) erarbeitet und enthält konkrete Vorgaben zum Umgang mit Medizinprodukten und medizinischen Geräten. Die Empfehlung beschreibt den Mindeststandard und ist rechtlich bindend.
Umfangreiche Informationen, Broschüren und Schulungsmaterialien zu allgemeinen und speziellen Hygieneproblemen in Arztpraxen sind bei der BGW, dem RKI und den Kassenärztlichen Vereinigungen (KVen) erhältlich. Diese Institutionen sowie die Hersteller von Hygieneprodukten bieten umfangreiche Hilfen und Informationen zu vorgeschriebenen Maßnahmen, z. B. zur Erstellung von Hygieneplänen, zur Haut- und Materialverträglichkeit sowie zur praktischen Anwendung verschiedener Produkte.
Vertreter des Gesundheitsamtes können Begehungen von Arztpraxen zur Hygienekontrolle durchführen. Routinemäßige Prüfungen betreffen vor allem große Praxen, in denen chirurgische Eingriffe und/oder Endoskopien stattfinden. Anlassbezogene Praxisbegehungen können z. B. auf Grund von Infektionen oder Patientenbeschwerden anberaumt werden.

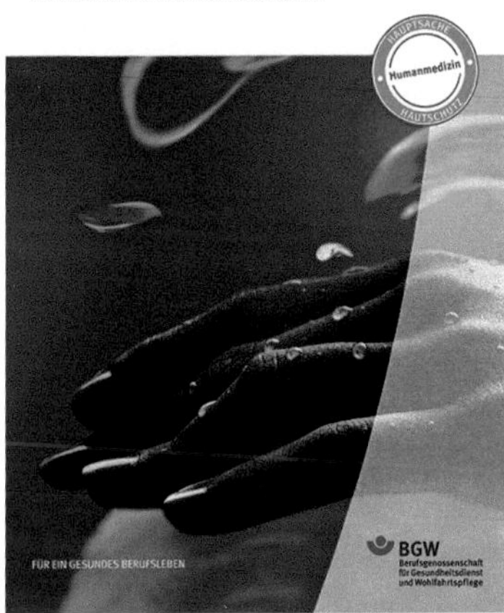

Abb. 1 Informationsbroschüre der BGW

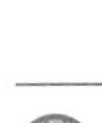

www.bgw-online.de
www.rki.de
www.kvwl.de
bzw. Ihre zuständige KV

Alle Hygienemaßnahmen in Arztpraxen müssen im Sinne des Qualitätsmanagements (QM) klar und verbindlich vorgegeben, durchgeführt und dokumentiert werden.

Da alle Arbeitsmittel sowohl ihren Zweck (die Infektionsverhütung) als auch die gesetzlichen Vorgaben erfüllen müssen, ist es sinnvoll, nur gründlich geprüfte und für die entsprechende Verwendung zugelassene Produkte einzusetzen. Der Verbund für Angewandte Hygiene (VAH) hat eine umfangreiche Liste anerkannter Produkte erarbeitet. Die Präparate aller namhaften Hersteller sind in der VAH-Liste enthalten. Die früher geltende DGHM-Liste wurde durch die VAH-Liste ersetzt.

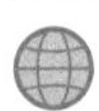

Verbund für Angewandte Hygiene
www.vah.de

Deutsche Gesellschaft für Hygiene und Mikrobiologie
www.dghm.org

8.9 Hygieneplan

In jeder Arztpraxis muss ein auf ihre speziellen Erfordernisse angepasster Hygieneplan vorhanden sein. Dessen Inhalte sind insbesondere Maßnahmen zur Reinigung, Desinfektion und ggf. Sterilisation sowie zur Ver- und Entsorgung. Der Hygieneplan muss für das gesamte Personal (auch Reinigungspersonal) zugänglich und verständlich sein. Er stellt eine verbindliche Dienstanweisung dar. Alle Teammitglieder bestätigen mit ihrer Unterschrift, dass sie die Inhalte des Plans verstanden haben, kennen und anwenden.

Im Hygieneplan müssen die „**6 W**" enthalten sein: **was, wann, wo, womit, wie** und **durch wen** Hygienemaßnahmen durchzuführen sind.

Hygieneplan einer Hausarztpraxis (Beispiel mit zufällig ausgewählten Präparatevorschlägen)				
Was/Wo	**Wann**	**Womit (Präparat, Einwirkzeit = EWZ)**	**Wie**	**Wer**
hygienische Händedesinfektion	nach (wahrscheinlicher) Kontamination, vor und nach Patientenkontakt, nach Labortätigkeit, vor dem Anlegen und nach dem Ablegen der Einmalhandschuhe	Sterillium®, Desderman®, Softa-Man® oder Softa-Man® ViscoRub – 3-5 mL – 30 sec	Spender drücken, Hände vollständig benetzen, verreiben und feucht halten bis zum Ende der EWZ	alle Ärzte und MFAs
Handpflege	bei Bedarf, nach Händewaschen	Stokolan® Handcreme	Hände dünn eincremen	
Händewaschen	vor Arbeitsbeginn, nach Arbeitsende, bei Verunreinigung	Lifosan® soft Waschlotion	aus Wandspender entnehmen, 1 min waschen	
Hautdesinfektion	vor **invasiven** Maßnahmen wie **Injektionen** und **Punktionen** usw.	Softasept® – 15 sec einwirken lassen	aufsprühen oder mit Tupfer satt auftragen	
Instrumentendesinfektion	nach Benutzung	Helipur® – 1,5 % (150 mL auf 9850 mL Wasser = 10 L) – 15 min EWZ – Standzeit ein Arbeitstag	Instrumente vollständig bedeckt einlegen, nach EWZ spülen, trocknen, ggf. pflegen, ggf. sterilisieren (lassen)	
Oberflächen: Arbeitsflächen, Liegen, Tastaturen, Fußböden in Labor/OP, Spritzen-Tabletts, Türklinken usw.	Routinedesinfektion am Ende jedes Arbeitstages, gezielte Desinfektion bedarfsweise bei erkennbarer, d.h. sichtbarer oder wahrscheinlicher Kontamination	Melsept SF®, täglich frische 0,5%-Lösung (EWZ 1 h); gezielte Schnelldesinfektion mit Bacillol® AF-getränktem Einwegtuch oder mit Desinfektionsmittel vorgetränktem Inventarwischtuch, z. B. Meliseptol® wipes	sichtbare Verschmutzung mit getränktem Einwegtuch aufnehmen; Wischdesinfektion mit getränktem Tuch/Mopp; Wiederbenutzung der Fläche nach sichtbarer Trocknung	MFAs bzw. Reinigungskräfte
Fußböden, Wände, Gegenstände, WC	bei Kontamination mit evtl. infektiösem Material, z.B. Blut			
sonstige Fußböden	nach jedem Arbeitstag	handelsübliche Reiniger	Feuchtreinigung	
med. Abfall (Tupfer, Spritzen usw.)	nach Gebrauch bzw. am Ende des Arbeitstages	Abfalleimer mit Müllbeutel	verschlossenen Beutel in den Hausmüll geben	
spitze, scharfe bzw. zerbrechliche Gegenstände (Kanülen, geleerte Glasampullen usw.)	nach Gebrauch	bruch-, druck- und durchstichsicherer, fest verschließbarer Behälter mit Abstreifvorrichtung	vollen, verschlossenen Behälter in den Hausmüll geben	

8.10 Händehygiene

Hände sind die am häufigsten benutzten „medizinischen Instrumente". Daher sind sie auch die häufigsten Überträger pathogener Mikroorganismen. Auf Grund dessen muss die Händehygiene besonders sorgfältig und gewissenhaft betrieben werden. Sie besteht aus hygienischer und chirurgischer Händedesinfektion sowie Händewaschen. Die Hautpflege ergänzt die Hygienemaßnahmen, da eine gut gepflegte Haut weniger anfällig für Mikroverletzungen ist und damit für Infektionen, Entzündungen und Allergien.

8.10.1 Händewaschen

Gründliches Händewaschen reinigt gut, aber es entfettet die Haut auch und greift ihren Säureschutzmantel an. Häufiges Waschen kann zu Reizungen und Entzündungen führen. Risse und offene Stellen dienen dann den Mikroorganismen als Eintrittspforte in den Körper. Sie erleichtern nicht nur Allergenen den Durchtritt, sondern führen auch zur Unverträglichkeit alkoholischer Desinfektionsmittel, da Alkohol in Verletzungen eindringt und „brennt".

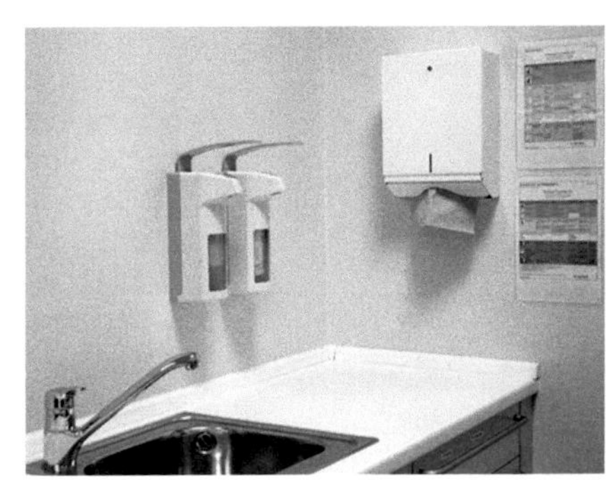

Abb. 1 Handwaschplatz mit vorschriftsmäßigen Spendern, Handpflege- und Hygieneplan

Im medizinischen Bereich werden daher die Hände grundsätzlich nur gewaschen

- bei Arbeitsantritt und nach Arbeitsende,
- nach dem Gang zur Toilette,
- vor und nach dem Essen sowie
- nach sichtbarer oder wahrscheinlicher Verschmutzung.

Mit Verschmutzung ist hier keine mikrobiologische Kontamination gemeint, sondern Schmutz im Sinne von z. B. Staub oder Fett. Vorschriftsmäßige Handwaschplätze nach BGV A1 bieten fließendes kaltes und warmes Wasser, Wandspender mit hautfreundlichem Flüssigwaschmittel und Händedesinfektionsmittel sowie Einmalhandtücher aus Papier oder Textilien.

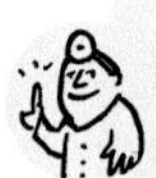

Leere Behälter für die Handwaschmittel- und Händedesinfektionsmittelspender werden im Regelfall durch neue Einwegbehälter ersetzt. Jeder neue Behälter wird mit dem Öffnungsdatum beschriftet. Ist ein Nachfüllen gewünscht, muss der Behälter vollständig entleert, ausgewaschen, desinfiziert und getrocknet werden, bevor er erneut gefüllt und mit dem Auffülldatum versehen wird. Die hygienegerechte Durchführung dieser Arbeitsschritte erfordert eine umfangreiche Spezialausrüstung und wird z. B. in Klinikapotheken durchgeführt.

8.10.2 Hygienische Händedesinfektion

Die hygienische Händedesinfektion ist die wichtigste und am häufigsten durchgeführte Hygienemaßnahme in der Arztpraxis. Händedesinfektionsmittel enthalten neben dem Wirkstoff Alkohol rückfettende Substanzen, damit sie so oft wie nötig angewendet werden können, ohne der Haut zu schaden. Sie trocknen die Haut auch bei vielfacher täglicher Anwendung nicht aus. Unverträglichkeiten sind bei gepflegter, gesunder Haut sehr selten. Die hygienische Händedesinfektion wird nach jeder sicher oder wahrscheinlich erfolgten mikrobiologischen Kontamination durchgeführt, z. B.

- **nach** Patientenkontakt (Berühren, Händedruck), Arbeiten mit (möglicherweise) infektiösem Material, z. B. Laborarbeiten, Toilettengang, Niesen und Naseputzen,
- **vor** Kontakt mit infektionsgefährdeten (sehr jungen, alten, immunschwachen) Patienten,
- **vor** dem Betreten bestimmter Bereiche wie OP- und Endoskopieräumen, der Zubereitung von Injektionen und Infusionen und dem Umgang mit Sterilgut,
- **vor und nach** Blutentnahmen und anderen Punktionen, Verbandwechseln, Kontakt mit Wunden, dem Anlegen von Handschuhen und Arbeitspausen.

Bei intensiver Kontamination der Hände (z. B. mit Blut oder Stuhl) wird zunächst ein Einwegtuch mit Händedesinfektionsmittel getränkt, die Verschmutzung damit vorsichtig entfernt und anschließend die hygienische Händedesinfektion durchgeführt. Abspülen über dem Handwaschbecken sollte wegen der Spritzgefahr vermieden werden. Nur bei massiver Verschmutzung werden die Hände zunächst vorsichtig abgespült, anschließend warm gewaschen und erst dann desinfiziert.

Es gibt mehrere Methoden, nach denen die hygienische Händedesinfektion wirksam durchgeführt werden kann. Bisher wurde die Methode nach DIN EN 1500 in sechs Schritten empfohlen, wobei jeder Schritt fünfmal zu wiederholt wird (Schritt 1 x 5, Schritt 2 x 5, Schritt 3 x 5 usw.). Allerdings hat sich gezeigt, dass es mehr auf die Sorgfalt des Anwenders als auf eine bestimmte Methode ankommt. Wichtig ist, dass genug Desinfektionsmittel verwendet wird. 3-5 mL des Händedesinfektionsmittels aus dem Spender (möglichst Wandspender) werden in die sauberen, trockenen Hände gegeben und so verrieben, dass die gesamten Hände einschließlich Nägeln, Nagelfalzen und Daumen gründlich benetzt und während mindestens 30 Sekunden (bzw. nach Herstellerangabe) feucht gehalten werden (→ Abb. 1 und 2). Eventuell wird nachdosiert. Außerdem muss sich der Anwender bewusst machen, an welchen Stellen die Haut typischerweise schlecht oder überhaupt nicht benetzt wird (→ Abb. 3). Dies sind vor allem die Falten der Handinnenflächen, die Daumen, die Nagelfalze, die Fingerkuppen und die Fingerzwischenräume. Der Desinfektion dieser Hautareale ist besondere Aufmerksamkeit und Sorgfalt zu widmen. Mit den Fingerkuppen und dem Daumen werden die meisten Gegenstände berührt – und bei unzureichender Desinfektion kontaminiert.

MERKE

Eine wirksame Händedesinfektion erfordert, dass die gesamten Hände einschließlich Daumen, Handflächen, Fingerkuppen und Fingerzwischenräumen während 30 Sekunden mit Händedesinfektionsmittel gut feucht gehalten und gründlich eingerieben werden. Die gewählte Methode ist nicht entscheidend, solange diese Ziele erreicht werden.

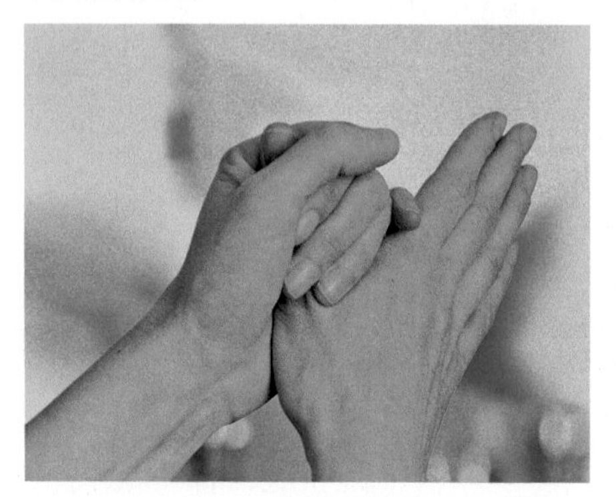

Abb. 1 Beim gründlichen Einreiben der Hände mit ausreichend Desinfektionsmittel wird beachtet, dass die Daumen genügend benetzt werden.

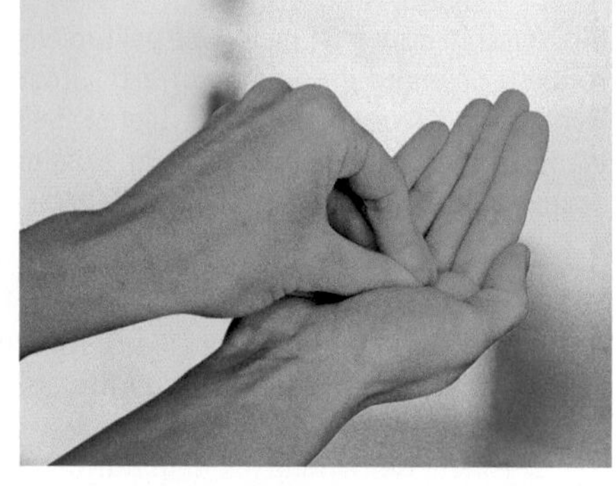

Abb. 2 Kreisendes Reiben der Fingerkuppen der rechten Hand in der linken Handfläche – und umgekehrt – sichert den Desinfektionseffekt der Fingerkuppen, der Nagelfalze und der Handflächen.

HINWEIS

Gegen bestimmte Erreger, z. B. Noroviren, muss ein spezielles, gegen unbehüllte Viren wirksames Händedesinfektionsmittel (z. B. Curacid® Norosept oder Desderman® pure) verwendet und/oder eine längere Einwirkzeit eingehalten werden (z. B. 60 statt 30 sec). Die Herstellerangaben sind zu beachten.

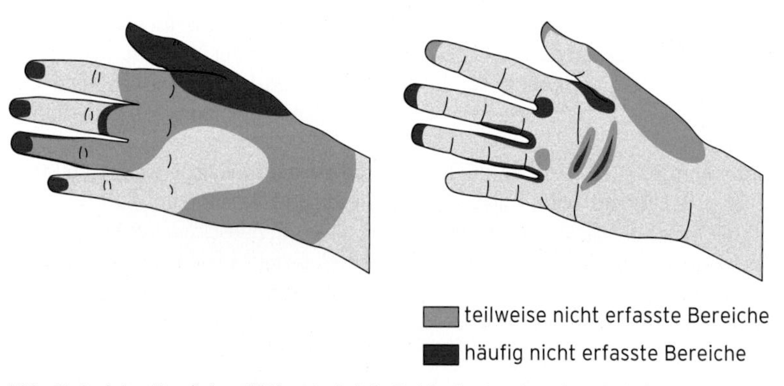

Abb. 3 Auf der Handoberfläche sind viele Bakterien vorhanden. Bei einer unzureichenden Händedesinfektion werden nicht alle Bereiche erfasst (mit Desinfektionsmittel benetzt).

8.10.3 Chirurgische Händedesinfektion

Die bei Arbeitsbeginn gewaschenen Hände brauchen vor der chirurgischen Händedesinfektion nicht erneut gewaschen zu werden, sofern sie nicht erkennbar verschmutzt sind. Nagelbürsten und ähnliche, zu Mikroverletzungen führende Instrumente oder Mittel sind zu vermeiden. Der Händedesinfektionsmittelspender wird mit dem Ellenbogen betätigt und das Mittel in die trockenen Hände gegeben. Zunächst reibt man Hände und Unterarme bis zu den Ellenbogen (*nicht* einschließlich der Ellenbogen) gründlich ein. Abschließend erfolgt die fachgerechte Händedesinfektion. Die Gesamtdauer der beschriebenen Maßnahmen beträgt (je nach Herstellerangabe) z. B. 90 sec (1,5 min). Während und nach der chirurgischen Händedesinfektion werden die Hände über Ellenbogenhöhe gehalten. Nach dem Trocknen des Desinfektionsmittels werden sterile Handschuhe angezogen.

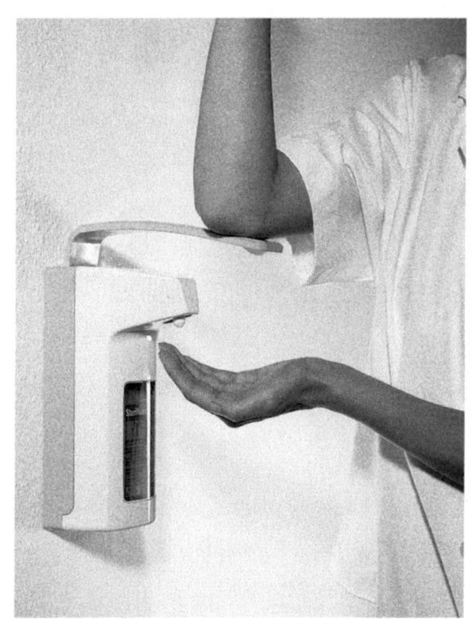

Abb. 1 Wandspender mit Händedesinfektionsmittel

Händesinfektion nach DIN EN 1500
über 30 sec.; jeden Schritt beidseits vollziehen und mindestens 5 x wiederholen, dabei reibend bewegen:
1. Handfläche auf Handfläche,
2. Handfläche auf Handrücken,
3. Handfläche auf Handfläche mit verschränkten, gespreizten Fingern,
4. Außenseite der Finger auf die gegenüberliegende Handfläche
5. Daumen mit der Handfläche umfassen
6. Fingerkuppen in Handfläche

Anlegen steriler Handschuhe
→ Bd. 3, LF 10, S.127

8.10.4 Handpflege

Rissige, raue Haut kann nicht wirksam desinfiziert werden. Handcreme soll daher bei Bedarf, vor allem aber vor längeren Arbeitspausen und am Ende des Arbeitstages angewendet werden. So können die Pflegemittel längere Zeit einwirken. Pflegecreme wird aus Tuben oder Spendern entnommen, da sich in Cremedosen Mikroorganismen gut vermehren können. Die Handcreme trägt man dünn auf, damit sie die Wirksamkeit der Händedesinfektionsmittel nicht beeinträchtigt. In Bereichen mit hoher Beanspruchung der Hände, z. B. durch Nassarbeit, ständiges Handschuhtragen und häufiges Händewaschen, gibt ein Hautschutzplan die einzelnen Schutz- bzw. Pflegemaßnahmen und die jeweiligen Präparate an.

8.11 Grundsätze für Desinfektionsmaßnahmen in der Arztpraxis

Desinfektion soll Antisepsis erzeugen: Desinfektionsmaßnahmen töten, inaktivieren oder entfernen Mikroorganismen. Es erfolgt eine so starke Keimreduktion, dass keine Infektionen mehr von den desinfizierten Gegenständen ausgehen können.

Jede Desinfektionsmaßnahme muss dem jeweiligen Gegenstand bzw. Körperteil angepasst sein. Sie muss Mikroorganismen schädigen, nicht aber Materialien, Haut und Gesundheit.

Das **Wirkspektrum** von Desinfektionsmitteln wird mit speziellen Begriffen bezeichnet: **Bakterizid, viruzid** und **fungizid** heißt, dass Bakterien, Viren und Pilze abgetötet werden. Werden die Erreger lediglich inaktiviert, also an der Vermehrung gehemmt, bezeichnet man die Wirkung als **bakteriostatisch**, **virostatisch** und **fungistatisch**. Die Desinfektionsmittelverpackung gibt diese Eigenschaften an und nennt die Einwirkzeit für normale und spezielle Situationen, z. B. für Problemkeime wie Noro- und Hepatitisviren.

HINWEIS

Desinfektion bewirkt eine Keimreduktion um bis zu 99,999 %. Das heißt: Von 100 000 Mikroorganismen bleibt nur einer übrig - und dieser darf nicht pathogen sein.

Die Endung -zid bedeutet „tötend".

MERKE

Der Erfolg aller Desinfektionsmaßnahmen hängt davon ab, dass
- das richtige Mittel gewählt wird (Wirkspektrum, Materialeignung),
- Menge und **Konzentration** richtig gewählt werden (weder zu hoch noch zu niedrig),
- das Mittel bzw. die angefertigte Lösung frisch und einwandfrei ist **(Standzeit)**,
- die Einwirkzeit eingehalten, d. h. weder unter- noch überschritten wird,
- die vorgeschriebene Temperatur herrscht,
- keine Verschmutzungen, Chemikalien, Sekrete usw. und keine mechanischen und sonstigen Hindernisse das Einwirken des Mittels verhindern.

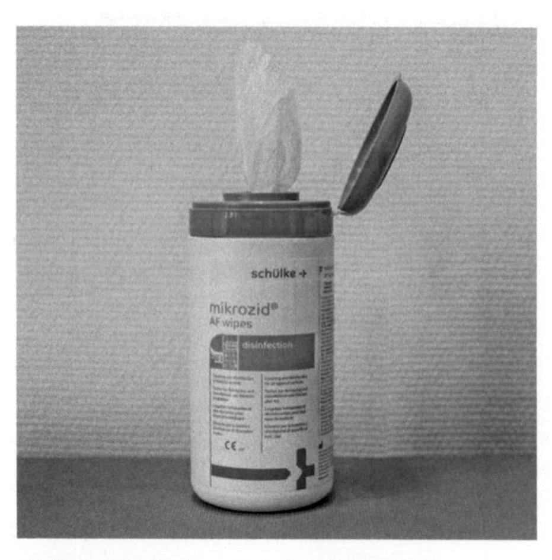

Abb. 1 Mit Flächendesinfektionsmittel vorgetränkte Wischtücher

Entscheidend für die Wirkung und Sicherheit von Desinfektionsmitteln ist die korrekte Zubereitung und Anwendung nach Herstellerangabe. Dosiertabellen zur Herstellung von Gebrauchslösungen aus Wasser und Konzentraten sind auf den Packungen aufgedruckt.

Viel hilft nicht viel: Überdosierungen beeinträchtigen die Wirkung, kosten unnötig Geld, schädigen die Umwelt, die Materialien und die Haut bzw. Atemwege des Anwenders. Die Standzeit, d. h. die Zeitspanne seit dem Anmischen und Einfüllen einer Desinfektionslösung bzw. dem Anbruch einer Fertiglösung, ist begrenzt. Die meisten Gebrauchslösungen, d. h. die angemischten Desinfektionslösungen, die in Arztpraxen verwendet werden, halten sich einen Tag lang. Bei erkennbarer Verschmutzung wird die Lösung vorzeitig erneuert. Das Einfüll- bzw. Anbruchsdatum wird auf dem Gefäß (der Wanne, dem Spender o. Ä.) vermerkt.

Beim Anmischen der Gebrauchslösungen werden dafür zugelassene Handschuhe mit Stulpen und eine Schutzbrille getragen. Zuerst füllt man Wasser, dann das Konzentrat ein: Dies verhindert Spritzer und Schaumbildung. Es wird kaltes Leitungswasser verwendet, da heißes Wasser die Bildung giftiger Dämpfe fördert.

Dosiertabelle für je 1 Liter gebrauchsfertige Lösung		
gewünschte Konzentration der fertigen Lösung	**Desinfektionsmittel-konzentrat**	**Leitungswasser (zuerst einfüllen)**
1,0 %	10 mL	990 mL
1,5 %	15 mL	985 mL
2,0 %	20 mL	980 mL
3,0 %	30 mL	970 mL
5,0 %	50 mL	950 mL

HINWEIS

Sprühdesinfektion wird nur bei anders nicht zugänglichen Gegenständen durchgeführt, da sie zur Einatmung, d. h. Inhalation, giftiger Stoffe führen kann.
Die Einwirkzeit kann bei speziellen Erregern wie Noroviren und MRSA nach oben abweichen.

Außer der häufig angewandten chemischen Desinfektion gibt es die Desinfektion mit physikalischen **(thermischen)** und **chemothermischen**, d. h. kombinierten Methoden.

Medizinische Desinfektionsverfahren		
Verfahren	**Wirkprinzip, Beispiele**	**typisches Anwendungsgebiet**
chemische Desinfektion	Lösungen, z. B. mit Alkoholen, Aldehyden, oxidierenden Stoffen oder Halogenen (Chlor, Jod)	Hände-, Haut-, Wund-, Wäsche-, Flächendesinfektion
physikalische Desinfektion	**thermische** Desinfektion (Hitze, heißes Wasser, Dampf), Bestrahlung mit UV- oder Gammastrahlen	Glasinstrumente, Gummi, Metallinstrumente, Schläuche, Kunststoffe, Räume
chemothermische Desinfektion	Kombination **chemischer und thermischer** Verfahren im Reinigungs- und Desinfektionsgerät **(RDG)**	Aufbereitung von Hohlinstrumenten wie Endoskopen in RDGs

8.12 Medizinprodukte und Medizinproduktegesetz (MPG)

Medizinprodukte (MP) sind alle Gegenstände, Apparate, Instrumente und Stoffe, deren Verwendungszweck laut Hersteller ein medizinischer ist, d. h., die mit dem menschlichen Körper in Berührung gebracht oder in diesen eingebracht werden (und die keine Arzneimittel sind). Zu den MP zählen z. B. Skalpelle (Operationsmesser), Pflaster, Spritzen und Kanülen, künstliche Gelenke, Herzschrittmacher, Mundspatel, Endoskope sowie EKG- und Blutdruckmessgeräte. Für alle MP gilt das umfangreiche Medizinproduktegesetz (MPG). Es regelt u. a. die Verschreibung, den Handel und den Umgang mit MP, zu denen auch die hygienische Aufbereitung wiederverwendbarer MP gehört.

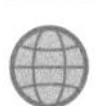

Anforderungen an die Hygiene bei der Aufbereitung von Medizinprodukten
www.rki.de

Alle energiebetriebenen, sog. **aktiven MP** (Untersuchungs- und Therapiegeräte wie EKG-, Lungenfunktions- und Ultraschallgeräte) werden laut Medizinprodukte-Betreiberverordnung (MPBetreibV) im Medizingerätebuch erfasst, regelmäßig kontrolliert und nur durch sachkundige, eingewiesene Fachkräfte betätigt. Das Medizingerätebuch, das u. a. die Gebrauchsanleitungen enthält, ist in unmittelbarer Nähe des Geräts aufzubewahren. Für Röntgengeräte gelten besondere Anforderungen.

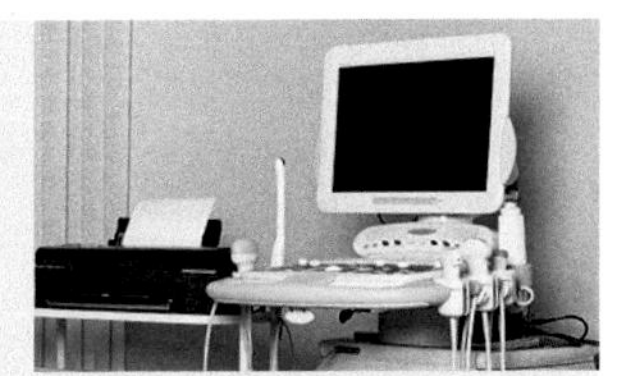

Abb. 1 Aktives Medizinprodukt

8.12.1 Risikoeinstufung von Medizinprodukten nach dem Medizinproduktegesetz

Von MP, die der Anwendung am und im Körper dienen, gehen unterschiedlich große Gesundheits- bzw. Infektionsrisiken aus. Daher werden sie eingestuft

1. nach Art der Anwendung in **unkritische, semikritische** und **kritische MP**,
2. innerhalb dieser Stufen hinsichtlich der Anforderungen an die Aufbereitung: ohne **(A)**, mit besonderen **(B)** oder mit besonders hohen Anforderungen **(C)**; hohe Hygieneanforderungen gelten z. B. für Geräte mit Hohlräumen oder schwer zugänglichen Scharnieren, weil sich darin leichter Mikroorganismen ansammeln, vermehren und vor Hygienemaßnahmen geschützt halten können,
3. innerhalb der Stufe „kritische MP" nach ihrer **Thermostabilität** (Hitzebeständigkeit), d. h. danach, ob sie im **Autoklav** (Dampfsterilisator) bei 134 °C sterilisiert werden dürfen. **Thermolabile**, d. h. hitzeempfindliche Materialien sind nicht dampfsterilisierbar und daher als schwierig aufzubereiten zu betrachten (Gruppe C).

semikritisch
halbkritisch

Einstufung		Medizinprodukt	vorgeschriebene Aufbereitung
unkritisch Kontakt mit intakter Haut		EKG-Elektrode, Blutdruckmessgerät, Stethoskopmembran	Reinigung und ggf. Desinfektion arbeitstäglich
semikritisch Kontakt mit Schleimhaut oder erkrankter Haut	**A**	Spekula, Otoskoptrichter, HNO-Spiegel	Reinigung und Desinfektion, ggf. Sterilisation
	B	Endoskope	Reinigung und Desinfektion im RDG, ggf. Sterilisation
kritisch direkter Kontakt mit Blut, Gewebe bzw. Wunden und/oder Durchdringung der Haut bzw. Schleimhaut	**A**	Wundhaken, Skalpelle, chirurgische Scheren	Reinigung und Desinfektion im RDG, Sterilisation
	B	MIC-Instrumente für die minimal invasive Chirurgie, Biopsiezangen	Reinigung und Desinfektion im RDG, Sterilisation durch Sterilgutfachkraft
	C	Herzkatheter	Aufbereitung inkl. Sterilisation in Spezialbetrieb

Hinweis: Weicht die Verwendung eines unkritischen oder semikritischen MP insofern ab, dass es wahrscheinlich oder sicher kontaminiert wird, wird es entsprechend als kritisch eingestuft. Im Zweifelsfall gilt immer die höhere Einstufung und strengere Aufbereitungsvorschrift. Beispiel: Werden EKG-Elektroden auf frisch rasierter und damit verletzter Haut angewandt, sind sie semikritische oder sogar kritische Medizinprodukte.

8.12.2 Aufbereitung wiederverwendbarer Medizinprodukte laut Medizinproduktegesetz

Deutsche Gesellschaft für Sterilgutversorgung e. V.
www.dgsv-ev.de

Die Aufbereitung von MP ist eine sehr verantwortungsvolle Aufgabe. Für jedes verwendete MP muss das Verfahren im QM-System der Praxis festgelegt sein. Die Aufbereitung muss nach definierten (d. h. klar festgelegten) sowie **validierten**, d. h auf ihre Wirksamkeit hin überprüften und immer in gleicher Weise angewandten Verfahren durchgeführt werden. Alle Verfahren, Räumlichkeiten und Geräte müssen geltenden Normen entsprechen. Dies gilt auch für die Qualifikation der Anwender. Für die Aufbereitung von Medizinprodukten sind bestimmte Aus- und Weiterbildungen erforderlich. Ab der Risikostufe „Medizinprodukt kritisch B" ist eine Ausbildung zur Sterilisationsassistentin (Fachkunde I) erforderlich. Entsprechende Lehrgänge bietet z. B. die DGSV an.

HINWEIS

Nur für die Mehrfachverwendung zugelassene Instrumente dürfen aufbereitet werden. Ist die Aufbereitung zu aufwendig (Biopsiezangen für Endoskope, Herzkatheter usw.), werden Einmalartikel verwendet. Auf Grund der hohen apparativen und personellen Anforderungen an die Wiederaufbereitung wird diese oft an Spezialbetriebe delegiert.

8.12.3 Instrumentenreinigung und -desinfektion

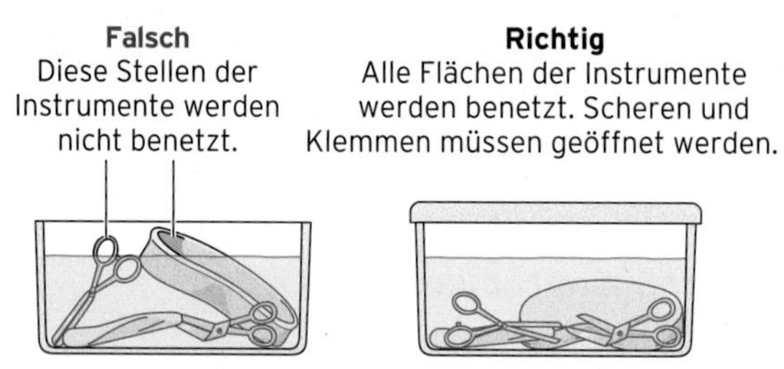

Abb. 1 Instrumentendesinfektion nach dem Einlegeverfahren

Da von gebrauchten Instrumenten, wie Skalpellen, Scheren usw., sowohl eine Verletzungs- als auch eine Infektionsgefahr ausgeht, wird bei ihrer Wiederaufbereitung besonders vorsichtig und systematisch verfahren. Die MFA trägt dabei dickwandige Schutzhandschuhe und bei Spritzgefahr eine Schutzbrille. Die Instrumente werden unverzüglich nach der Benutzung aufbereitet oder so gelagert und transportiert, dass Verschmutzungen nicht antrocknen.

Prinzip der Instrumentenaufbereitung bei Verwendung des Einlegeverfahrens (Tauchbad)
Sammeln, Zerlegen, ggf. Vorreinigung der benutzten Instrumente
↓
Reinigung/Desinfektion
↓
Spülen
↓
Trocknen
↓
Pflege/Instandsetzung
↓
Funktionsprüfung
↓
Verpacken, Kennzeichnen
↓
Sterilisation
↓
Freigabe durch Sterilgutfachkraft
↓
Lagerung

Zunächst werden Einmalteile wie Skalpellklingen und Kanülen in durchstichsichere Behälter, Spritzen und Tupfer in den Abfalleimer gegeben. So weit wie möglich werden die Instrumente zerlegt bzw. geöffnet (Scheren, Klemmen), damit die Lösung auch an kritische Stellen wie Scharniere gelangt. Anschließend werden die Instrumente vollständig in die Desinfektionslösung gelegt. Sie werden behutsam eingelegt, damit sie sich nicht gegenseitig beschädigen. Hohlinstrumente füllt man mit Lösung und achtet darauf, dass sie frei von Luftblasen sind. Man reinigt Instrumente prinzipiell nicht vor dem Einlegen, um Verletzungen mit kontaminierten Instrumenten zu vermeiden. Die handelsüblichen Desinfektionslösungen wirken gleichzeitig desinfizierend und reinigend. Nur starke Verschmutzungen erfordern eine Vorreinigung: Sie werden mit einem Einmaltuch, das mit Desinfektionslösung getränkt wurde, grob entfernt. Die Vorreinigung darf nicht mit anderen, z. B. alkoholischen Mitteln geschehen, da diese **fixierend** wirken, d. h. Kontaminationen fest mit der Unterlage verbinden. Die Desinfektion durch Einlegen in eine Lösung bezeichnet man als manuelles oder Einlegeverfahren (Tauchbad) im Gegensatz zum maschinellen Verfahren im Reinigungs- und Desinfektionsgerät (RDG, S. 313).

Die Instrumentenwanne deckt man nach dem Einlegen ab. Nach Ablauf der Einwirkzeit werden die Instrumente vorsichtig entnommen, abgespült und getrocknet. Bei erkennbarer Verschmutzung reinigt man sie vorsichtig mit einer weichen Bürste nach. Zum Spülen ist VE-Wasser optimal, d. h. voll entmineralisiertes, kalkfreies Wasser. Nach dem Trocknen werden die Instrumente auf Vollständigkeit, Korrosionszeichen (Rost) usw. geprüft. Rostige Instrumente sind auszusortieren. Scharniere werden mit Pflegeöl behandelt und anschließend wird eine Funktionsprüfung durchgeführt. Nun kann, falls erforderlich, eine Sterilisation vorbereitet und durchgeführt werden.

8.12.4 Reinigungs- und Desinfektionsgerät (RDG)

RDGs kombinieren Reinigung und Desinfektion, indem sie entweder thermisch (z. B. mit 93 °C heißem Wasser) oder chemothermisch (z. B. mit einer 60 °C heißen Reinigungs- und Desinfektionslösung) arbeiten. Die Geräte führen Reinigung, Desinfektion, anschließende Spülung und Trocknung aus. Sie sind quasi fortentwickelte Spülmaschinen. Hohlinstrumente werden im RDG auf Düsen aufgesetzt und so effektiv durchspült. Kleinteile werden durch Drahtkörbe und Netze gesichert. Die Behandlung im RDG ist validiert und standardisiert. Sie ist v. a. für Hohlinstrumente besser und sicherer als die manuelle Reinigung und Desinfektion. Das Protokoll jedes RDG-Arbeitszyklus wird ausgedruckt und dient der Dokumentation. Die Geräte geben bei gestörtem Arbeitsablauf Warnsignale ab. Ist eine Vorreinigung erforderlich, kann diese im Ultraschallbad durchgeführt werden. Dieses ähnelt einer Desinfektionswanne, erzielt aber eine intensivere Wirkung als die Lösung allein. Enge Hohlinstrumente wie Schläuche und Endoskope werden vor der Behandlung im RDG ggf. mittels einer sog. Reinigungspistole mit Wasser durchspült und mit Druckluft getrocknet.

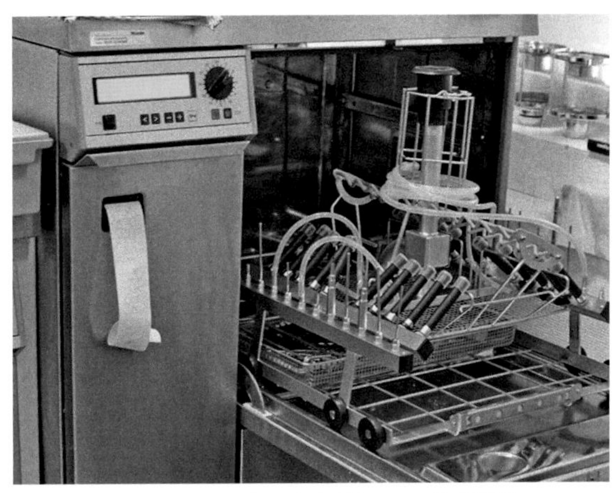

Abb. 1 Reinigungs- und Desinfektionsgerät (RDG)

HINWEIS

Sehr empfindliche Geräte, die im Tauchbad und RDG Schaden nehmen würden, wie Bohrer, Absaug- und Beatmungsgeräte, werden mit Desinfektionslösung und anschließend mit klarem Wasser im Sinne einer Scheuer-Wisch-Desinfektion desinfiziert.

Was du nicht willst, dass man dir tu, das füg auch keinem anderen zu ... Die wichtigste Hygieneregel ist die einfache Frage, ob Sie selbst mit einem so aufbereiteten Medizinprodukt untersucht bzw. behandelt werden möchten. Lautet Ihre Antwort „Nein", dann war die Aufbereitung hygienisch auf keinen Fall ausreichend.

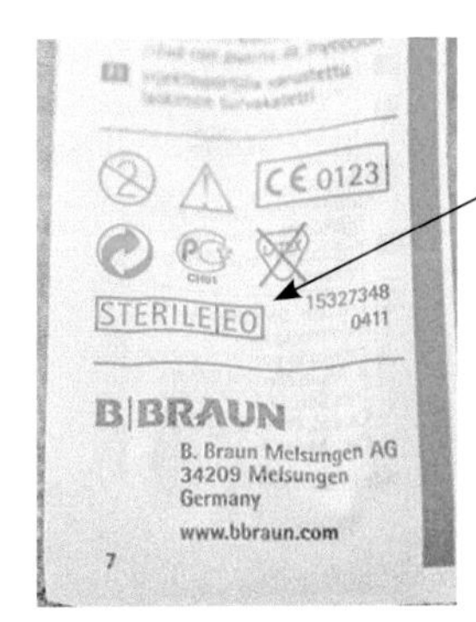

Abb. 2 Einmalspritzen werden mit Ethylenoxid (EO) sterilisiert.

8.13 Sterilisation

Bestimmte pathogene Bakterien wie MRSA können viele Monate, Tuberkelbakterien sogar jahrelang auf trockenen und „sauberen" Instrumenten überleben. Auch Pilze, Viren und Prionen sind z. T. außerordentlich widerstands- und haftfähig. Semikritische MP sollen und kritische MP müssen daher sterilisiert werden.

Durch Sterilisation wird eine vollständige Abtötung bzw. Entfernung aller Mikroorganismen inkl. ihrer Dauerformen, im Idealfall auch von Prionen, erzielt. **Das** Sterilisationsverfahren gibt es nicht. Die jeweilige Methode muss dem zu sterilisierenden Material (dem Sterilisiergut) angepasst werden, damit dieses nicht beschädigt wird. Jedes Verfahren zur Instrumentenwiederaufbereitung endet mit der Freigabe der sterilisierten Charge (Beladung) zur Benutzung.

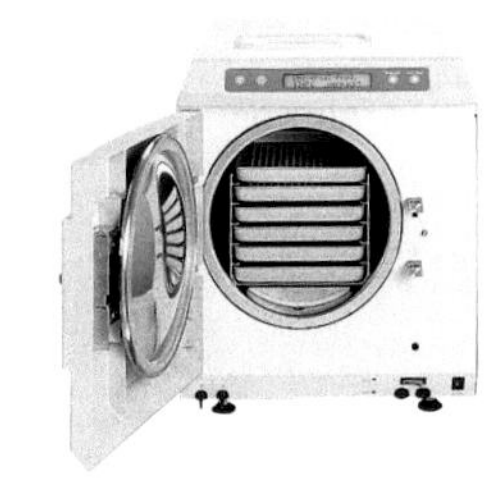

Abb. 3 Autoklav Typ B

Sterilisationsverfahren	Prinzip	Sterilisiergut (Beispiele)
Dampfsterilisation im Dampfsterilisator **(Autoklav)** durch gesättigten, gespannten Dampf, d. h. luftfreien und unter Druck stehenden Dampf	Feuchte Hitze, d. h. heißer, unter Druck stehender Wasserdampf, dringt in alle Mikroorganismen sowie Sporen ein und zerstört sie. Sogar Prionen können zerstört werden.	thermostabile Instrumente und Materialien aus Metall, Porzellan, Textilien (OP-Tücher, Tupfer), Gummi, Watte, Zellstoff, Nährmedien
Heißluftsterilisation mit trockener Hitze bei 180-200 °C soll nicht mehr durchgeführt werden, da die Geräte nicht validiert werden können. Autoklaven sind zu bevorzugen.		
Gassterilisation z. B. mit Ethylenoxid	Gase zerstören Mikroorganismen und Sporen.	thermolabile Materialien: Spritzen, Kanülen, Schläuche
Sterilfiltration	Spezialfilter entfernen Mikroorganismen und Sporen.	Flüssigkeiten: Injektions- und Infusionslösungen
Bestrahlung	Ionisierende Strahlen (Gamma-Strahlen) töten Mikroorganismen ab.	thermolabile Einmalmaterialien, wie Kunststoffschläuche, Spritzen usw.
Verbrennung	geht mit der Vernichtung des Sterilguts einher	Materialien von Patienten mit Prionkrankheiten

Funktionsweise und Arbeitsphasen des Autoklavs

Autoklaven gibt es in drei Typen (Klassen): B, N und S. Typ B ist am leistungsfähigsten und für Hohlkörper geeignet, N und S nur für einfachere Instrumente. Alle Autoklaven ersetzen die Luft in ihrem Innenraum durch gespannten, d. h. luftleeren Wasserdampf. Dafür muss die Luft abgesaugt, also ein luftleerer Raum (ein **Vakuum**) erzeugt werden. Anschließend wird ein hoher Druck erzeugt, der den luftfreien Dampf noch energiereicher und wirksamer macht. Die fünf Arbeitsphasen des Autoklavs bilden zusammen die **Chargenzeit**, die auch den gesamten **Autoklavier-Zyklus** umfasst.

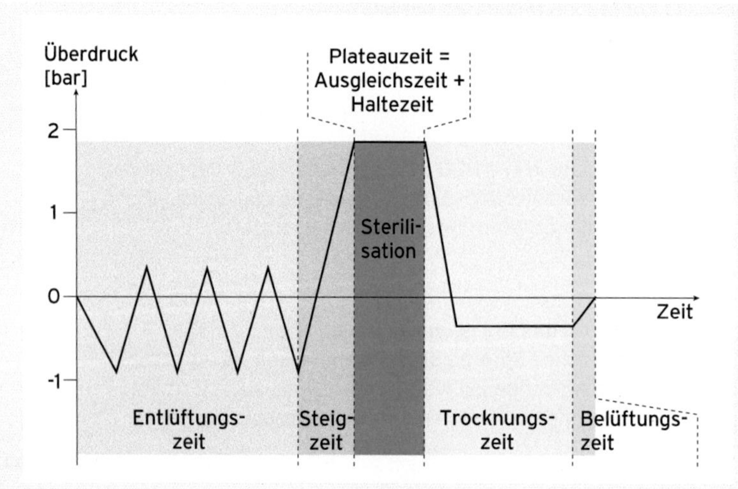

1. Entlüftungszeit	Zeitspanne, in der der Autoklav komplett entlüftet wird, d. h., in der das Vakuum entsteht. Typ B stellt das Vakuum mehrmals (fraktioniert) her, sodass auch aus Hohlkörpern alle Luft abgesaugt wird (Abb. oben).
2. Steigzeit	Zeit von Beginn der Wärmezufuhr bis zum Erreichen der Betriebstemperatur
3. Plateau- oder Sterlisationszeit	Besteht aus **Ausgleichszeit**, d. h. der Zeit vom Erreichen der Betriebstemperatur bis zum Erreichen der Betriebstemperatur an allen Stellen des Sterilisierguts, und der **Haltezeit**, d. h. der eigentlichen **Abtötungszeit**, in der die gewünschte Temperatur überall im Sterilisiergut erreicht wird. Dauer der Haltezeit (= Abtötungszeit) je nach gewählter Temperatur sowie Keimzahl, Keimart und Materialien; sie enthält einen Sicherheitszuschlag. Für Routinesituationen gilt: **15-20 min** bei **121 °C** und zweifachem und **3-5 min** bei **134 °C** und dreifachem Luftdruck.
4. Trocknungszeit	Trocknung und Abkühlen des Sterilguts
5. Belüftungszeit	Wiederbelüftung des Autoklavinneren

Überprüfung der Sterilisation

Jeder Autoklav muss vor der ersten Inbetriebnahme durch den Techniker mit einer für den späteren Betrieb typischen Beladung validiert werden. **Validierung** heißt, dass getestet und bestätigt wird, dass das Gerät eine typische Beladung in einem üblichen Arbeitsgang tatsächlich sterilisiert. Die Validierung wird jährlich wiederholt **(Revalidierung)**. Das Validierungsprotokoll legt fest, welche Werte (z. B. Temperatur und Druck) Voraussetzung für die **Freigabe des Verfahrens** sind. Dies ist die Bestätigung der Fachkraft, dass der Autoklav korrekt arbeitet. Allerdings könnte es sein, dass sich am Arbeitsprozess eines Geräts etwas unbemerkt ändert. Deshalb sind zusätzliche regelmäßige Tests vorgeschrieben. Da Sterilgut nicht direkt getestet werden kann (es wäre dann sofort unsteril), dienen indirekte Verfahren dazu, die regelrechte Einwirkung des heißen Dampfs zu beweisen. Für die verschiedenen Autoklav-Typen (neu angeschaffte Autoklaven sind meistens Typ B) und Beladungen sind Testarten und -intervalle unterschiedlich.

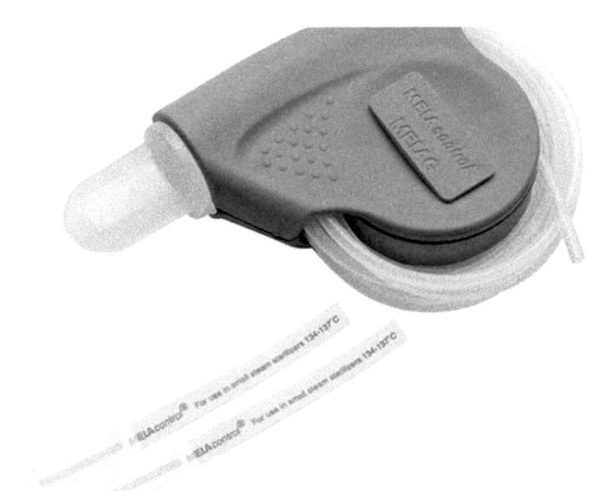

Abb. 1 Helix-Prüfkörper

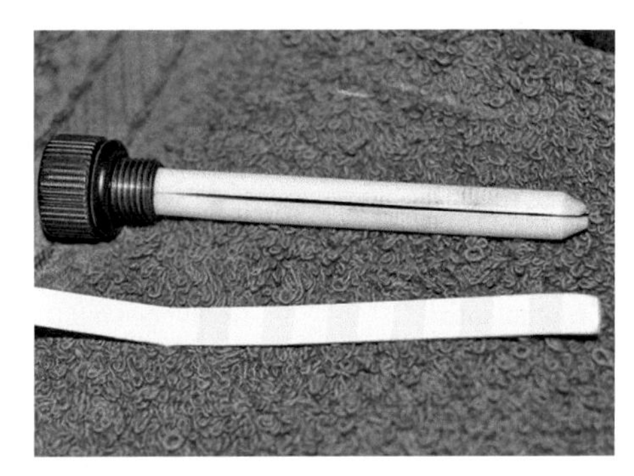

Abb. 2 Helix-Teststreifen

Helixtest und **Bowie-Dick-Test** sind so aufgebaut, dass Dampf die Prüfkörper nur schwer durchdringen kann. An ihrer durch Dampf am schwersten erreichbaren Stelle befindet sich ein **Indikator**, der, wenn er von Dampf durchdrungen wird, eine Farbänderung zeigt. Daher bezeichnet man sie als **Dampfdurchdringungstests**. Zeigt der Indikator den typischen Farbumschlag, ist davon auszugehen, dass der Autoklav auch schwer durchdringbares Sterilisiergut effektiv entkeimen kann. Mit der erfolgreichen Dampfdurchdringung wird indirekt auch das Vakuum getestet. Die Prüfkörper werden unten in den Autoklav direkt vorne an die Tür gelegt, da dort die „kälteste" Stelle der Geräte ist.

Die zuständige Fachkraft dokumentiert das Ergebnis aller Tests mit Datum, Testart, Chargennummern, Testergebnissen und ggf. den Indikatorstreifen. Bei Nichtbestehen eines Tests werden die eingeleiteten Maßnahmen eingetragen. Die Dokumente müssen 30 Jahre lang aufbewahrt werden.

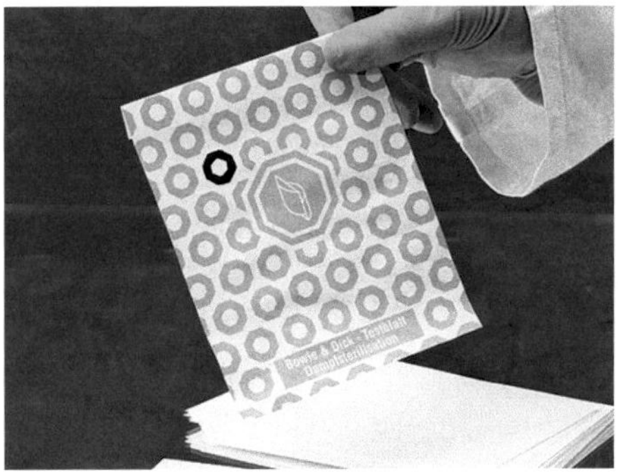

Abb. 3 Bowie-Dick-Test

Das Validierungsprotokoll jedes Geräts legt die durchzuführenden Tests (z. B. Helix- oder Bowie-Dick-Test) und ihre Häufigkeit (z. B. täglich oder bei jeder Charge, d. h. Beladung) fest. Alle Geräte müssen Fehlermeldungen geben können, z. B. „Dampfdruck zu gering" oder „Türdichtungsdruck zu gering". Sie müssen gegen Dampf- oder Druckverlust sowie vorzeitiges Öffnen gesichert sein.

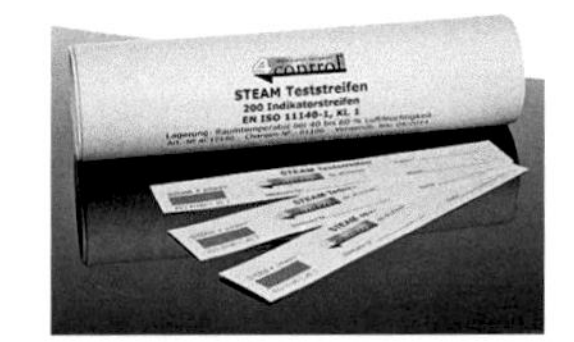

Abb. 4 Multiparameter-Chemoindikator

MERKE

Vakuum- und Dampfdurchdringungstests sowie Bioindikatoren dienen der **Maschinenkontrolle**. Chemoindikator- bzw. Thermoindikator-Teststreifen und Chargenprotokoll dienen der **Chargenkontrolle** (Ladungskontrolle). Die Verfärbung des Klebestreifens auf dem Folienschlauch dient der **Behandlungskontrolle** der einzelnen Sterilgutpackung. Dem entsprechend gibt die verantwortliche Fachkraft das Gerät bzw. Verfahren, die Charge und das einzelne Sterilgutpaket bei einwandfreier Funktion / einwandfreiem Zustand frei.

Kontrollen der Dampfsterilisation	
Testart	**Testprinzip und Durchführungsintervall**
Vakuumtest	Geräte, die mit fraktioniertem Vorvakuum arbeiten (Klasse-B-Autoklaven), durchlaufen morgens vor der Inbetriebnahme einen Selbsttest, der das Absaugen der Luft, d. h. das Vakuum, prüft. Display und Ausdruck bestätigen oder widerlegen die Effektivität.
Dampfdurchdringungstests	
Helixtest	1,5 m langer, 2 mm dicker, zur Spirale (Helix) aufgewickelter Schlauch, an dessen Ende sich in einer verschraubten Kammer ein Indikatorstreifen befindet. Dieser zeigt nach Dampfeinwirkung einen Farbumschlag. Durchführung 1 x täglich in Klasse-B-Autoklaven (bei MP „kritisch C" öfter). Der Prüfkörper wird vielfach, der Indikatorstreifen nur einmal verwendet.
Bowie-Dick-Test	Ursprünglich ein mit 7 kg beladenes, schwer durchdringbares Textilpaket; handelsübliche alternative Testpakte sind kleiner und leichter bei gleicher Aussagekraft. Farbumschlag des innen liegenden Indikators erfolgt durch Dampfeinwirkung.
Wirksamkeitstest	
Bioindikator (Wirksamkeitstest; Sporentest)	Packungen mit Bakteriensporen, die mit in das Sterilisiergut gegeben werden, können auf biologische Weise zeigen, ob die Sterilisation erfolgreich war: werden sie nach dem Entkeimungsvorgang bebrütet und wachsen darin Bakterien, hat keine Sterilisation stattgefunden. Bioindikatoren entsprechen nicht mehr den Hygiene-Normen und dürfen nur ergänzend zu den vorgeschriebenen Tests durchgeführt werden. 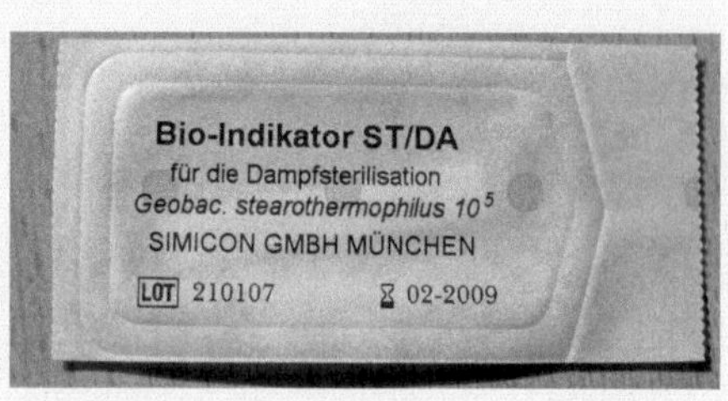 **Abb. 1** Sporenpäckchen
Chargenkontrollen (Ladungskontrollen)	
Chargenprotokoll (Grafik und Protokoll)	Das automatisch erstellte Protokoll des Autoklavs wird nach Ende des Arbeitsgangs ausgedruckt oder auf Medien gespeichert. Die verantwortliche Fachkraft prüft es laut Validierungsprotokoll und gibt das Sterilgut bei einwandfreien Werten und intakter Verpackung mit ihrer Unterschrift frei (Chargenfreigabe). 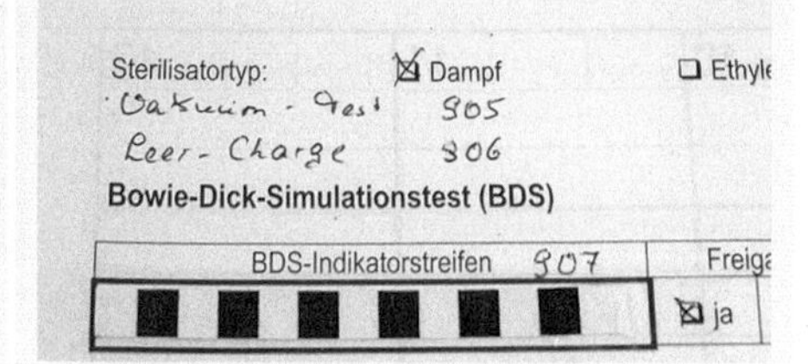 Sterilisatortyp: ☒ Dampf ☐ Ethyl Vakuum-Test 905 Leer-Charge 906 Bowie-Dick-Simulationstest (BDS) BDS-Indikatorstreifen 907 — Freig ☒ ja **Abb. 2** Dokumentation des bestandenen Bowie-Dick-Tests
Chemoindikator Thermoindikator	Chargenkontroll-Teststreifen, der zwischen die Beladung gelegt wird und dessen Farbumschlag anzeigt, dass der Sterilisationsvorgang dieser Charge erfolgreich war. Es können nur die Temperatur (Thermoindikator) oder mehrere Messwerte, z. B. Temperatur, Zeit und Dampfeinwirkung, gemessen werden (Multiparameterindikator = Mehrfachteststreifen). Durchführung bei jeder Charge; jeder Teststreifen ist einmal verwendbar. Gegebenenfalls werden mehrere Steifentests im Sterilisiergut verteilt.
Behandlungskontrolle	
Indikator-Klebeband	Das Klebeband bzw. die Indikatorzone des Folienschlauchs, die sich bei Dampfeinwirkung dunkel verfärbt, dient nur der optischen Kontrolle, ob ein Instrumentenpäckchen schon sterilisiert wurde. Es erlaubt nicht die Aussage, dass der Inhalt wirklich steril ist. 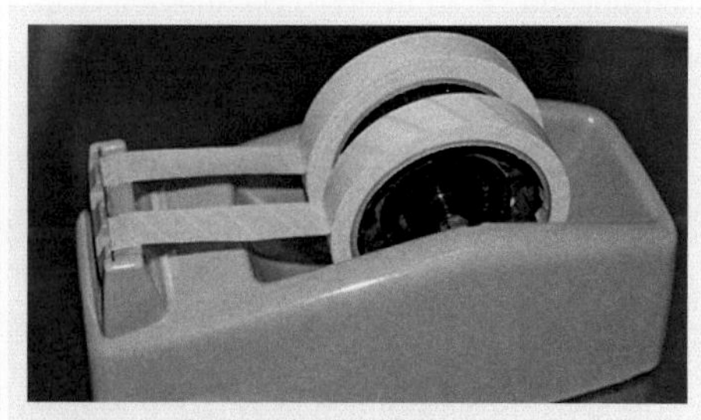 **Abb. 3** Indikator-Klebeband

8.14 Vorbereitung des Sterilisierguts

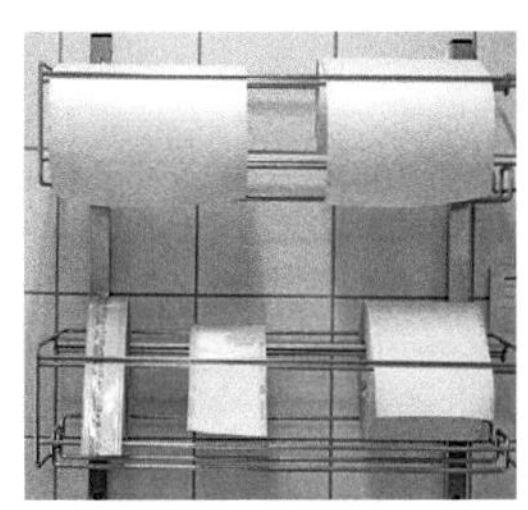

Abb. 1 Wandhalter für Folienschläuche

Vor dem Autoklavieren muss das Sterilisationsgut rückstandsfrei sauber und desinfiziert sein, da der Sterilisationsprozess bei starker Verkeimung sehr lange dauern oder sogar scheitern würde. Ordnungsgemäß vorbereitetes, trockenes Sterilisiergut wird zur Sterilisation in thermostabile, dampfdurchlässige Folienschläuche locker eingepackt und mit einem entsprechenden Gerät fest verschweißt.
Die Schlauchverpackung wird mit Klebeband, dessen Farbstreifen sich durch die Behandlung im Autoklav umfärben, zugeklebt. Für bestimmte chirurgische Eingriffe können Instrumente als Sets vorsortiert zusammengepackt werden. Größere Instrumentensets werden in Metallkassetten gepackt; die Kassettendeckel enthalten ebenfalls sichtbare Indikatoren. Jede Packung bzw. Kassette wird mit einem Aufkleber gekennzeichnet. Dieser gibt Sterilisationsdatum, Chargennummer und Lagerfrist („verwendbar bis") an. Um die Sterilität der Instrumente bei Lagerung, Transport und Handhabung im OP zu gewährleisten, kann die Sterilverpackung aus Folienschlauch bzw. Metall vor der Autoklavierung noch mit einer ggf. mehrschichtigen Schutzverpackung umhüllt werden.

8.15 Lagerung, Haltbarkeit und Handhabung von Sterilgut

Sterilgut, das nach der Freigabe der Charge durch die Fachkraft nicht gleich benutzt wird, wird in gut verschließbaren, regelmäßig desinfizierten Schrankfächern (ggf. einem Spezialschrank) trocken, dunkel, kühl und staubfrei gelagert. Regale sind nicht geeignet. Die Lagerung erfolgt nicht zu dicht, damit keine Packung beschädigt wird und keine Einklemmung in Schubladen o.Ä. vorkommt. Die Verwendbarkeit fachgerecht sterilisierter Materialien ist auf der Packung bzw. Kassette anzugeben und beträgt – abhängig von Material, Verpackung und Lagerung – z.B. sechs Monate bei geschützter Lagerung. Die Handhabung verpackten Sterilguts erfolgt mit desinfizierten Händen. Zeigt sich unmittelbar vor der Benutzung des Sterilguts eine Beschädigung des Folienschlauchs oder Feuchtigkeit in der Packung, gilt das Material als unsteril und wird nicht verwendet.
Wenn Sterilgut unbenutzt aus dem OP zurückgegeben wird, dessen Packung beschädigt oder Lagerfrist abgelaufen ist, wird es wieder zu Sterilisiergut. Es wird ausgepackt, geprüft, neu verpackt und erneut sterilisiert. Reinigung und Desinfektion entfallen, sofern keine erkennbare Kontamination stattgefunden hat. Erst nach erneuter Sterilisation und Freigabe darf es wieder als Sterilgut betrachtet und entsprechend gelagert und benutzt werden.

HINWEIS

Offen, d.h. in Regalen, in Körben oder auf Tabletts in unbeschädigter Verpackung gelagertes Sterilgut (Spritzen, Kanülen, Instrumente, Instrumentensets) ist nur 48 h lang haltbar.

Richtiger Umgang mit Sterilgut

First-in-first-out-Prinzip
Die Packung, die am längsten gelagert (und noch haltbar ist), kommt zuerst zur Anwendung.

Peel-Back-Technik (engl. peel back = schäle zurück)
Instrumente werden nicht durch die Packung gedrückt, sondern die Packungsenden werden „aufgeschält".

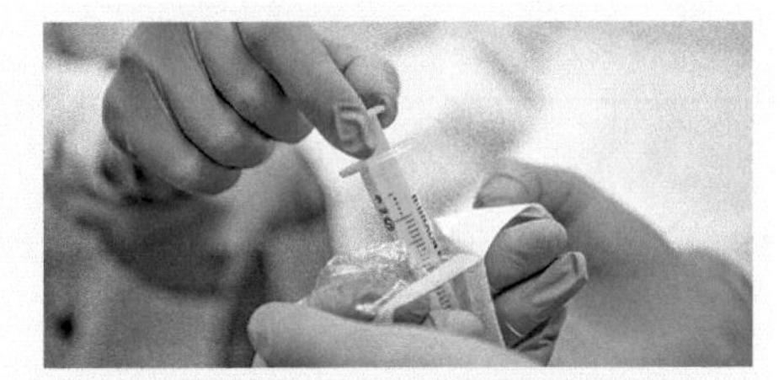

Abb. 2 Vorschriftsmäßiges Öffnen der sterilen Verpackung (Beispiel Spritze)

Non-Touch-Technik (engl. non-touch technique = Nicht-Berührungs-Technik)
Bei der Sterilgutentnahme wird das Instrument nicht bzw. nur an der dafür vorgesehenen Stelle berührt.

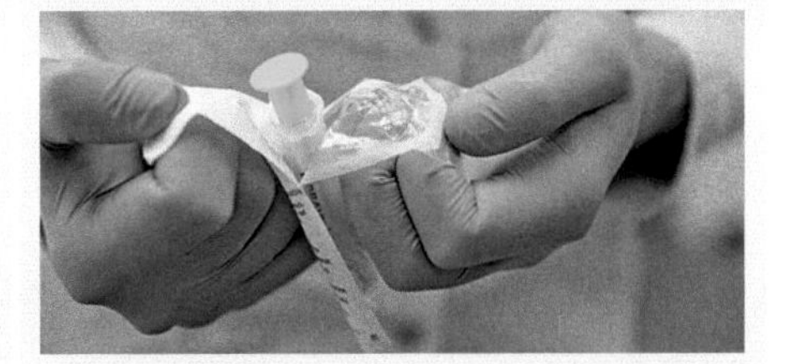

Abb. 3 Vorschriftsmäßiges Anreichen von Sterilgut (Beispiel Spritze)

9 Umwelt- und Arbeitsschutz in der Arztpraxis

Im Berufsalltag können wir täglich Beiträge zum Umweltschutz leisten. Wichtig ist der verantwortungsvolle Umgang mit Energie und Rohstoffen sowie der vorschriftsmäßige und sinnvolle Umgang mit Chemikalien. Putz-, Reinigungs- und Desinfektionsmittel werden so dosiert, dass ein Maximum an Wirkung bei minimalem Verbrauch entsteht. Die exakte Befolgung von Dosier- und Aufbereitungsrichtlinien sowie Herstellerangaben ist dabei unabdingbar.

Hochwertige, haltbare Materialien belasten die Umwelt weniger als schlechte oder Einwegmaterialien. Letztere sollten nur eingesetzt werden, sofern sie aus Hygienegründen unvermeidbar sind. Umsichtiges Arbeiten mit Müllvermeidung, korrekter Mülltrennung und -entsorgung dient nicht nur der Umwelt, sondern auch der Sicherheit aller Beteiligten.

9.1 Gefahrstoffe und ihre Kennzeichnung

Piktogramm
international festgelegtes, leicht verständliches Bild mit bestimmter Bedeutung

In jeder Arztpraxis befinden sich Gefahrstoffe, d. h. gesundheitsgefährdende Stoffe. Beispiele sind Chemikalien zur Herstellung von Desinfektionslösungen und für Laborarbeiten sowie einige Medikamente. Gefahrstoffe werden nach dem **GHS** (**G**lobally **H**armonized **S**ystem of Classification and Labelling of Chemicals) weltweit einheitlich und gut erkennbar beschriftet. Die schwarz-weiß-rote GHS-Kennzeichnung soll ab 2015 die älteren orange-schwarzen Gefahrstoffkennzeichen ersetzen. Bis dahin gelten übergangsweise beide Systeme nebeneinander. Die Piktogramme sollen jedem Anwender auf einen Blick die Gefährdung anzeigen.

GHS-Piktogramm mit Hinweis	Gesundheitsrisiko	Beim Umgang zu beachten (Beispiele)	entspricht den Gefahrstoffkennzeichen
Achtung	reizt Haut und Schleimhäute; Allergiegefahr, ggf. akute Vergiftung möglich	– Vorsicht und Ruhe beim Umgang mit dem Stoff! – ausreichend lange Handschuhe, ggf. mit Stulpen tragen – bei Spritzgefahr Schutzbrille tragen	
ätzend/ reizend	ätzend; enthält z. B. Säure oder Lauge und kann Haut, Schleimhaut und Materialien schädigen		
Gefahr	für den Menschen akut und/oder chronisch schädlich, z. B. krebserregend (C = K = kanzerogen), erbgutschädigend (M = mutagen) oder für ungeborene Kinder schädlich (R = reproduktionstoxisch)	– Hautkontakt vermeiden – Einatmen vermeiden – von Kindern und Schwangeren fernhalten – Schutzkleidung erforderlich – als Sondermüll entsorgen	T
entzündlich	leicht entzündlich	– Der Stoff darf nicht in der Nähe von Wärmequellen gelagert werden. – Es darf nicht in der Nähe des Stoffes geraucht werden.	
oxidierend	oxidierend, d. h. material- bzw. gewebeschädlich, brandfördernd		O

Übrige GHS-Piktogramme:

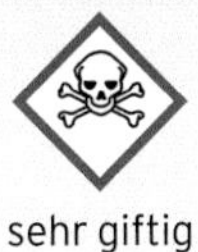

sehr giftig

bedeutet akute Vergiftungs- bzw. Schadensgefahr bei Einatmen, Hautkontakt und Verschlucken

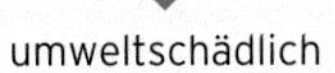

umweltschädlich

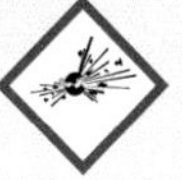

explosiv

verdichtetes Gas

9.2 Abfallentsorgung in der Arztpraxis

Mülltrennung und Wertstoffsammlung sind in Deutschland Standard.

Auch in Arztpraxen werden Papier, Glas und Verpackungen mit dem grünen Punkt, Batterien und Restmüll getrennt gesammelt und entsorgt bzw. dem Recycling zugeführt.

Altmedikamente gehören in den Restmüll, da in Deutschland der Müll fast ausschließlich verbrannt wird. Apotheken müssen sie nicht (mehr) annehmen. Da die Abfallentsorgung kommunal geregelt ist, können die Entsorgungsvorschriften regional abweichen.

Bestimmte Praxisabfälle unterscheiden sich jedoch von Haushaltsabfall. Dafür gelten besondere Bestimmungen:

Informationen und Downloads zu allgemeinen und speziellen Entsorgungsfragen finden Sie unter Bund/Länder-Arbeitsgemeinschaft Abfall www.laga-online.de

Abfallkategorie	Beschreibung der Kategorie (Beispiele)	Besonderheiten bei der Entsorgung
18010**1**	spitze und scharfe Gegenstände (Kanülen, Skalpelle, offene Ampullen, Fertigspritzen)	In vorschriftsmäßigem, durchstichsicherem Behälter mit Abstreifvorrichtung sammeln. Der verschlossene Behälter gehört dann zur Kategorie 18010**4** = Restmüll.
18010**2**	optisch ungewohnte Abfälle aus Chirurgie und Pathologie, wie Organabfälle, Blutkonservenbeutel	Sammlung in undurchsichtigem Spezialbehälter, Abholung/Entsorgung durch Fachunternehmen
18010**3**	Abfälle, die mit meldepflichtigen Erregern nach § 17 IfSG kontaminiert sind (infektiöse Blutproben) sowie Kulturen anderer Erreger (Agarplatten, Nährböden)	Entsorgung in mikrobensicheren Spezialbehältern, Entsorgung durch Fachunternehmen (oder Autoklavierung und anschließende Entsorgung über die Kategorie 18010**4** = Restmüll)
18010**4**	gemischte, nicht infektiöse Abfälle ohne besondere Infektionsgefahren (Einmalhandschuhe, Spritzen- und Kanülenverpackungen, gebrauchte Verbände, Pflaster, Tupfer, Infusionsschläuche und Windeln, Speisereste, Verpackungen, Altmedikamente außer Gefahrstoffen wie Zytostatika)	Im verschlossenen, reißfesten und flüssigkeitsdichten Abfallbeutel in den Restmüllbehälter geben; nicht nachsortieren; ggf. die Tonne abschließen, um Missbrauch durch Drogensüchtige und Unfälle für Kinder und Tiere zu vermeiden. Medikamente mit Blister-Verpackung einwerfen und mit anderem Müll vermischen; möglichst erst am Tage der Abholung in die Tonne geben.
18010**6**	Chemikalien (Säuren, Laugen, Laborchemikalien)	Sondermüllsammlung der Gemeinde; Röntgenfixierer usw. werden von Fachunternehmen abgeholt.
18010**8**	Zellgifte (Zytostatika u. a. Medikamente bzw. Gefahrstoffe)	Sicher sammeln und lagern. Abholung des Sondermülls durch Fachunternehmen.

Die Ziffern setzen sich zusammen aus 18 (Medizinischer Bereich), 01 (Humanmedizin = „Menschenmedizin") und 01, 02 usw. für die verschiedenen Abfallkategorien.

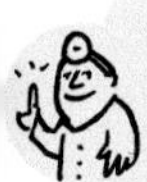

Die große Lücke ... im Entsorgungssystem ist, dass täglich ungezählte Tonnen Medikamente eingenommen werden – und die Wirkstoffe, nachdem sie Leber und Nieren passiert haben, über Stuhl und Urin ins Abwasser gelangen. Die Auswirkungen sind z. B., dass es viel mehr weibliche als männliche Exemplare bestimmter Fische gibt. Ursache ist die große Menge wirksamer Östrogene aus der Antibabypille, die im Abwasser und damit in vielen Flüssen landet. Forscher arbeiten an der Entwicklung biologischer Methoden, um Sexualhormone in Kläranlagen abzubauen.

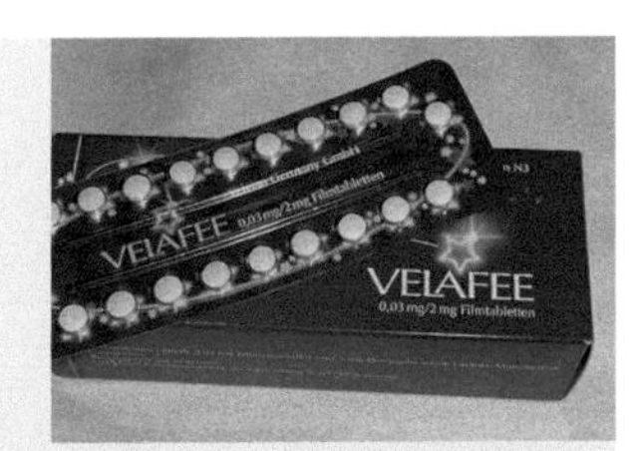

Abb. 1 Antibabypille

Terminologie: Hygiene

Antisepsis	Infektionsverhütung durch Entfernung/Abtötung pathogener Keime (Desinfektion)
Asepsis	Infektionsverhütung durch völlige Keimfreiheit (Sterilität)
Autoklav	Dampfsterilisator
Autoklavier-Zyklus	die Abfolge der fünf Arbeitsphasen des Autoklavs
bakteriostatisch	Bakterien (an der Vermehrung) hemmend, inaktivierend
bakterizid	Bakterien abtötend
BGW	Berufsgenossenschaft für Gesundheitsdienst und Wohlfahrtspflege
Bowie-Dick-Test	Prozessindikator für den Autoklav (Dampfdurchdringungstest)
Charge	(bzgl. Autoklav) Beladung
Chargenzeit	Zeitspanne, die der Autoklav zur Sterilisation einer Charge, d. h. für einen Arbeitszyklus, braucht
Chemoindikator	Test, der durch Farbumschlag einer Chemikalie zeigt, ob ein bestimmter Messwert erreicht wurde (z. B. Druck)
chemothermisch	(Desinfektion) durch Chemikalien und Hitze
Desinfektion	Abtötung oder Inaktivierung pathogener Mikroorganismen
Einlegeverfahren	Tauchbadverfahren zur Reinigung und Desinfektion wiederverwendbarer Instrumente
Endoskop	schlauchförmiges Untersuchungsgerät, z. B. zur Magenspiegelung
fixieren	befestigen, z. B. festkleben
Freigabe	Bestätigung der Korrektheit a) des Sterilisationsverfahrens, b) der sterilisierten Charge, c) des Sterilguts zur Benutzung
fungistatisch	Pilze (an der Vermehrung) hemmend, inaktivierend
fungizid	Pilze abtötend
Helixtest	Dampfdurchdringungstest aus Spiralschlauch und Farbtest
Hygiene	Maßnahmen zur Gesunderhaltung und Infektionsvorbeugung
inaktivieren	Krankheitserreger so behandeln, dass sie sich nicht vermehren
Indikator	Anzeiger, z. B. für einen erfolgreichen Arbeitsgang
infektiös	ansteckend
Infektiosität	Ansteckungsfähigkeit 1. eines Patienten, 2. eines Erregers
Injektion	Einspritzung; Kurzwort „Spritze"
invasiv	eingreifend; die Körperoberfläche verletzend
Inventarwischtuch	getränktes Einmaltuch zur Desinfektion z. B. kleiner Gegenstände
Kanüle	spitze Hohlnadel
manuell	von Hand
Mikroverletzung	kleinste, zumeist unbemerkte Verletzung

Prozessindikator	Test(gerät) zur Überprüfung von Arbeitsabläufen im Autoklav
Punktion	Einstich
RDG	Reinigungs- und Desinfektionsgerät
Routinedesinfektion	regelmäßig durchgeführte Unterhaltsdesinfektion (z. B. von Böden)
Sepsis	Blutvergiftung; schweres fieberhaftes Krankheitsbild
Standzeit	Zeitspanne, während der eine Desinfektionslösung wirksam ist
steril (Ggt. **unsteril**)	keimfrei; frei von vermehrungsfähigen Mikroorganismen
Sterilgut	sterilisierte Materialien und Instrumente
Sterilisation	Abtötung aller Mikroorganismen und ihrer Dauerformen
Sterilisiergut	Materialien und Instrumente, die sterilisiert werden sollen
Sterilität	Keimfreiheit; Asepsis
thermisch	(Desinfektion) durch Hitze
thermolabil	nicht hitzebeständig bzw. nicht autoklavierbar
thermostabil	hitzebeständig bzw. autoklavierbar
Vakuum	luftleerer Raum
Validierung	Prüfung, die Wirksamkeit und Gültigkeit eines Verfahrens bestätigt
virostatisch	Viren hemmend, inaktivierend
viruzid	Viren abtötend
Wirkspektrum	Mikroorganismen, gegen die z. B. ein Desinfektionsmittel wirkt
Zwischendesinfektion	bedarfsweise, gezielt durchgeführte Desinfektionsmaßnahme

AUFGABEN

1 **a** Haben Sie sich schon einmal in der Praxis mit Krankheitserregern angesteckt?
b Wie hätten Sie diese Infektion vermeiden können?

2 Nennen Sie zehn Gegenstände oder Materialien, die in Ihrer Ausbildungspraxis typischerweise kontaminiert werden.

3 Begründen Sie, warum Arbeitskleidung nicht im Privathaushalt gewaschen werden sollte.

4 Welche Art Schutzhandschuhe benötigen Sie jeweils für **a** einen Verbandwechsel, **b** das Anmischen einer Desinfektionsmittel-Gebrauchslösung, **c** eine Blutentnahme, **d** die Vorbereitung einer Kochsalz-Infusion, **e** das Auswischen des Medikamentenschranks und **f** die Durchführung einer Impfung?

5 Definieren Sie die Begriffe Desinfektion und Sterilisation.

6 Welche Informationen muss ein Hygieneplan enthalten?

7 Beschreiben Sie die richtige Durchführung der hygienischen Händedesinfektion.

8 Beschreiben Sie das Funktionsprinzip und den Arbeitszyklus des Autoklavs.

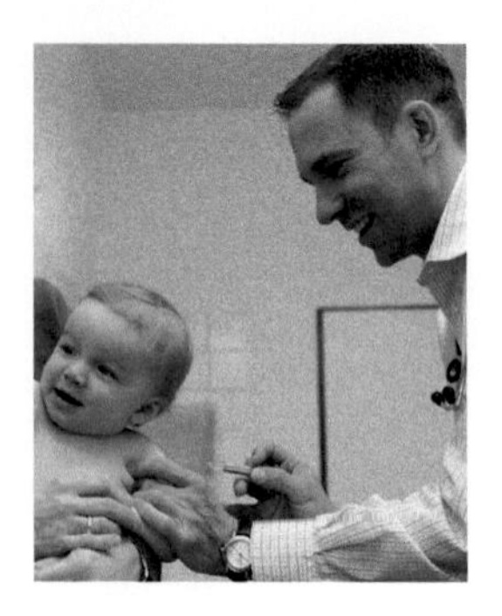

Die MFA Clara Wolf arbeitet heute am Empfang der Praxis von Dr. Klein und begrüßt Frau Walter, die mit ihrem Sohn Finn zum Impfen gekommen ist. Da die Mutter unsicher ist, ob es für eine Impfung nicht zu früh ist, informiert sie Clara Wolf über die von der STIKO empfohlenen Impfungen. Sie rät ihr, sich an diesen Empfehlungen zu orientieren und auch für sich selbst zu prüfen, ob nicht eine Auffrischimpfung notwendig sein könnte. Auch der Arzt bestätigt den Nutzen der Impfung und klärt über mögliche Nebenwirkungen auf. Während Dr. Klein das Kind vor der Impfung untersucht und einen Infekt ausschließt, bereitet Clara Wolf die Dokumentation im Impfbuch vor und notiert die Dokumentationsnummer der Impfleistung.

In vielen ärztlichen Praxen gehört das Erbringen von Impfleistungen zum täglichen Arbeitsablauf. Man unterscheidet hier Schutzimpfungen, die als präventive Maßnahme gegen verschiedene Infektionskrankheiten erfolgen (z. B. Diphtherie), und Impfungen, die in direktem zeitlichem Zusammenhang mit einer Verletzung stehen (z. B. Tetanus).
Bei gesetzlich versicherten Patienten richtet sich die Abrechnung von Impfleistungen nach den Richtlinien des **Gemeinsamen Bundesausschusses (G-BA)**. Demgegenüber werden Impfleistungen bei privat Versicherten nach GOÄ abgerechnet.
Spezielle Impfungen für Auslandsreisen (z. B. Impfung gegen Malaria) müssen in der Regel von allen Patienten privat beglichen werden. Bei Auslandsreisen aus beruflichen Gründen übernimmt dies der Arbeitgeber des Patienten.

MERKE

Abrechnung von Impfleistungen
Gesetzlich Versicherte: Abrechnung nach den Richtlinien des Gemeinsamen Bundesausschusses
Privat Versicherte: Abrechnung nach GOÄ

10 Abrechnung von Impfleistungen für gesetzlich Versicherte (EBM)

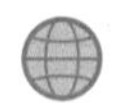

Auf den Seiten des Gemeinsamen Bundesausschusses finden Sie die Richtlinie über Schutzimpfungen.
www.g-ba.de
→ Informationsarchiv
→ Richtlinien
→ Schutzimpfungs-Richtlinie

Das Robert Koch-Institut stellt Informationen rund ums Impfen bereit.
www.rki.de

Satzungsleistungen
→ LF 2, S. 163

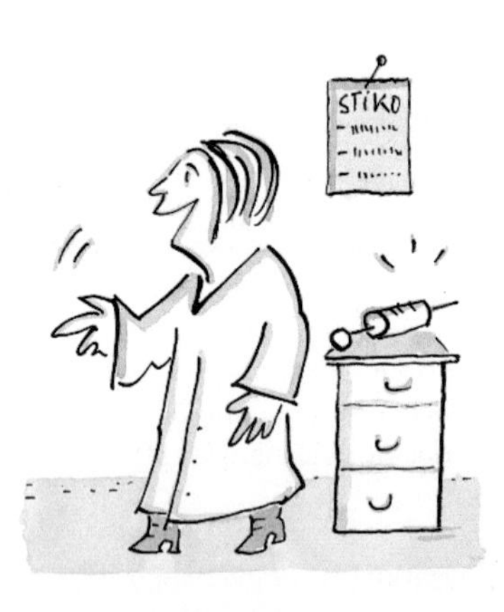

Nach Sozialgesetzbuch V (§ 92 Abs. 1 Satz 2 Nr. 15) haben alle Versicherten einen Anspruch auf Leistungen für Schutzimpfungen. Mit seiner **Schutzimpfungsrichtlinie (SI-RL)** regelt der Gemeinsame Bundesausschuss die Einzelheiten zu Voraussetzungen, Art und Umfang der Leistungen für Schutzimpfungen. Grundlage hierfür sind die Empfehlungen, die die **Ständige Impfkommission (STIKO)** beim Robert Koch-Institut hinsichtlich der **Standardimpfungen** für die jeweiligen Altersgruppen herausgibt.
Neben den Standardimpfungen werden auch Indikationsimpfungen abgerechnet, das sind z. B. Grippeschutzimpfungen für chronisch Kranke und medizinisches Personal. Außerdem bieten die regionalen KVen z. T. weitere Impfungen als **Satzungsleistungen** (Ermessensleistungen) an.

Alle von der STIKO zugelassenen Impfungen werden zulasten des jeweiligen Kostenträgers der Patienten abgerechnet. Für Mitglieder der GKV, der Bundeswehr und Bundespolizei wird der Impfstoff über den **Sprechstundenbedarf** bezogen. Bei Kostenträgern, die nicht an der Sprechstundenbedarfsvereinbarung teilnehmen, ist bei der zuständigen KV nachzufragen, ob die Einzelverordnung des Impfstoffs auf dem Arzneiverordnungsblatt (Muster 16) auf den Namen des Versicherten zulasten des jeweiligen Kostenträgers erfolgt oder ob ein Privatrezept auf den Namen des Patienten ausgestellt wird.

Die Impfleistung umfasst folgende Einzelleistungen:

- Impfberatung mit Informationen über den Nutzen der Impfung und die zu verhütende Krankheit und Erhebung der Impfanamnese
- Hinweise auf mögliche Nebenwirkungen, Kontraindikationen und Komplikationen
- Empfehlungen über Verhaltensmaßnahmen im Anschluss an die Impfung
- Informationen über Beginn und Dauer der Schutzwirkung sowie Hinweise zu Auffrischimpfungen
- Dokumentation der Impfung durch Eintragung in das Impfbuch: Impfdatum, Name der Krankheit, gegen die geimpft wird, Impfstoffpräparat und dessen Chargennummer, Impfdosis, Unterschrift des impfenden Arztes

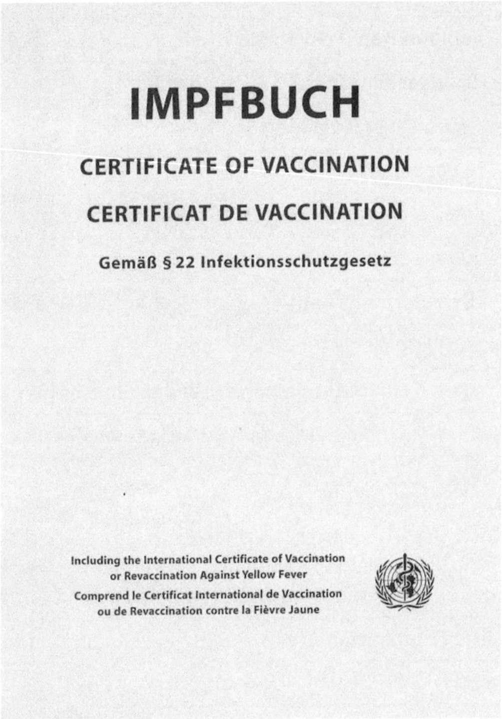

Eine Mehrfachimpfung gilt dabei als eine einzige Leistung. Erfolgt die Impfung als alleinige Leistung, kann keine Versicherten- oder Grundpauschale abgerechnet werden, da es sich um eine **präventive Leistung** handelt.

Abb. 1 Impfbuch

Schutzimpfungen gegen Tetanus und Tollwut im zeitlichen Zusammenhang mit einer Verletzung oder Passivimpfungen sind dagegen mit der Versicherten-/Grundpauschale abgegolten (Ausnahme z. B. bei der KV Hessen: Hier ist die aktive Tetanusimpfung zusätzlich mit der Nummer 89124 abrechenbar). Schließen sich später an diese Impfungen Auffrischimpfungen an, so sind diese mit der entsprechenden Impfpauschale abzurechnen.

Eine weitere Ausnahme stellen Arbeitsunfälle dar: Notwendige Impfungen im Rahmen einer berufsbedingten oder schulischen Verletzung werden zulasten des jeweiligen Unfallversicherungsträgers abgerechnet.

Die Abrechnung von Impfleistungen erfolgt mit **Pauschalen**, die außerhalb der budgetierten Gesamtvergütung liegen und **quartalsweise** mit der zuständigen KV abgerechnet werden. Die MFA notiert hierfür vom G-BA festgelegte und bundeseinheitliche **Dokumentationsnummern**. Diese Dokumentationsnummern werden zusätzlich ergänzt durch die Zusatzbuchstaben A, B und R:

Gesamtvergütung → LF 2, S. 166

- **A** – erste Dosen eines Impfzyklus bzw. unvollständige Impfserie
- **B** – letzte Dosis eines Impfzyklus
- **R** – Auffrischimpfung

Die folgende Liste gibt die Dokumentationsnummern für verschiedene Impfungen bzw. Kombinationsimpfungen an.

89100	**Diphtherie (Standardimpfung)** – Säuglinge, Kinder und Jugendliche bis 17 Jahre
89101	**Diphtherie** – sonstige Indikationen
89102	**Frühsommer-Meningoenzephalitis (FSME)**
89103	**Haemophilus influenzae Typ b (Standardimpfung)** – Säuglinge und Kleinkinder
89104	**Haemophilus influenzae Typ b** – sonstige Indikationen

89105	**Hepatitis A**
89106	**Hepatitis B (Standardimpfung)** – Säuglinge, Kinder und Jugendliche bis 17 Jahre
89107	**Hepatitis B** – sonstige Indikationen
89108	**Hepatitis B** – Dialysepatienten
89110	**Humane Papillomviren (HPV)** – Mädchen und weibl. Jugendliche 12 bis 17 Jahre
89111	**Influenza (Standardimpfung)** – Personen über 60 Jahre
89112	**Influenza** – sonstige Indikationen
89113	**Masern (Erwachsene)**
89114	**Meningokokken Konjugatimpfstoff (Standardimpfung)** – Kinder
89115	**Meningokokken** – sonstige Indikationen
89116	**Pertussis (Standardimpfung)** – Säuglinge, Kinder und Jugendliche bis 17 Jahre
89117	**Pertussis** – sonstige Indikationen
89118	**Pneumokokken Konjugatimpfstoff (Standardimpfung) – Kinder bis 24 Monate**
89119	**Pneumokokken Polysaccharidimpfstoff (Standardimpfung)** – Personen über 60 Jahre
89120	**Pneumokokken** – Personen mit erhöhter gesundheitlicher Gefährdung infolge angeborener oder erworbener Immundefekte mit T- und/oder B-zellulärer Restfunktion oder infolge einer chronischen Krankheit – bei weiterbestehender Indikation (angeborene und erworbene Immundefekte mit T- und/oder B-zellulärer Restfunktion, chronische Nierenkrankheiten / nephrotisches Syndrom)
89121	**Poliomyelitis (Standardimpfung)** – Säuglinge, Kinder und Jugendliche bis 17 Jahre
89122	**Poliomyelitis** – sonstige Indikationen
89123	**Röteln (Erwachsene)**
89124	**Tetanus**
89125	**Varizellen (Standardimpfung)** – Säuglinge, Kinder und Jugendliche bis 17 Jahre
89126	**Varizellen** – sonstige Indikationen
89200	**Diphtherie, Tetanus (DT)**
89201	**Diphtherie, Tetanus (Td)**
89202	**Hepatitis A und Hepatitis B (HA-HB)** – *nur* bei Vorliegen der Indikationen für eine Hepatitis A und eine Hepatitis-B-Impfung
89203	**Haemophilus influenzae Typ b, Hepatitis B (Hib-HB)**
89300	**Diphtherie, Pertussis, Tetanus (DTaP)**
89301	**Masern, Mumps, Röteln (MMR)** – Masern, Mumps, Röteln im Erwachsenenalter bei entsprechender bestehender Indikation
89302	**Diphtherie, Tetanus, Poliomyelitis (TdIPV)**
89303	**Diphtherie, Pertussis, Tetanus (Tdap)**
89400	**Diphtherie, Pertussis, Tetanus, Poliomyelitis (TdapIPV)**
89401	**Masern, Mumps, Röteln, Varizellen (MMRV)**
89500	**Diphtherie, Pertussis, Tetanus, Poliomyelitis, Haemophilus influenzae Typ b (DTaP-IPV-Hib)**
89600	**Diphtherie, Pertussis, Tetanus, Poliomyelitis, Haemophilus influenzae Typ b, Hepatitis B (DTaP-IPV-Hib-HB)**

BEISPIEL

1) Das Kind Lara Schöller erhält im 12. Lebensmonat von ihrem behandelnden Kinderarzt die Erstimpfung gegen Masern, Mumps, Röteln und Windpocken.

1. Behandlungstag	89401A

Der Dokumentationsnummer für MMRV muss der Zusatzbuchstabe A angefügt werden, da es sich um die Erstimpfung handelt. Die Versichertenpauschale ist hier nicht abrechenbar, da ausschließlich eine präventive Leistung erfolgt.

2) Lara Schöller kommt im 20. Lebensmonat zur Zweitimpfung MMRV.

1. Behandlungstag	89401B

3) Vor 10 Jahren erhielt der 55-jährige Michael Meier die erste Tetanusimpfung der danach vervollständigten Grundimmunisierung. Heute kommt er zur Auffrischimpfung.

1. Behandlungstag	89124R

4) Frau Meyer (62 Jahre) kommt in die Sprechstunde ihres Hausarztes Dr. Mischer, um eine Grippeschutzimpfung zu erhalten. Gleichzeitig holt sie eine neue Verordnung für ihr Dauermedikament zur Blutverdünnung (bei Herzrhythmusstörungen I49.3G) ab und lässt sich von ihrem Arzt hierzu ausführlich beraten.

1. Behandlungstag	03000 03230 89111

Die Versichertenpauschale ist neben der Dokumentationsnummer für die Impfung berechenbar, da gleichzeitig eine kurative Inanspruchnahme vorliegt.

5) Herr Linde aus Passau, 45 Jahre alt, kommt termingerecht zur Krebsvorsorge in die internistische Praxis von Dr. Hase. Gleichzeitig bittet er erstmalig um eine FSME-Impfung.

1. Behandlungstag	01731 89102A

Herr Linde erhält eine Indikationsimpfung, da er in einem FSME-Risikogebiet wohnt.

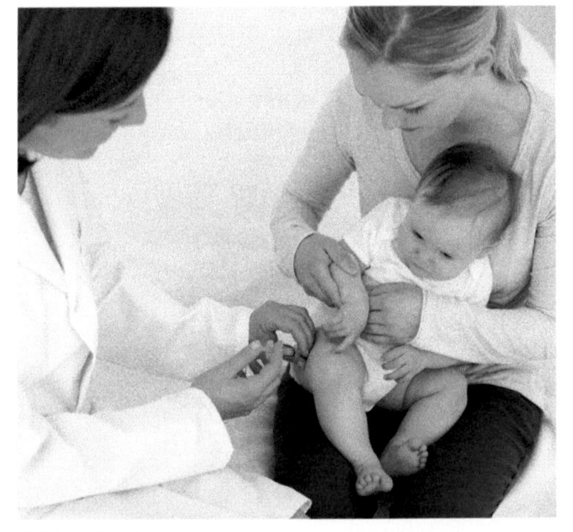

Abb. 1 Impfung

Ach was, Mumps-Masern-Röteln! Haben Sie nicht was gegen Gameboy und Dauerfernsehen??

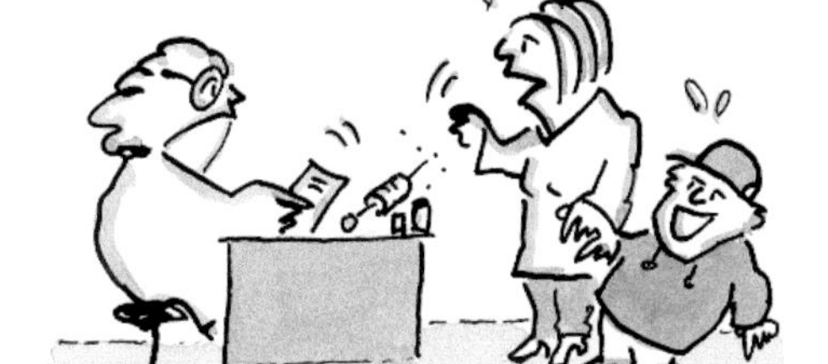

11 Abrechnung von Impfleistungen für Privatpatienten (GOÄ)

Impfungen von Privatpatienten werden nach GOÄ abgerechnet: In Kapitel **C V. der GOÄ, Nicht gebietsbezogene Sonderleistungen**, sind die Impfziffern aufgeführt.
Da es für Privatpatienten keine Sprechstundenbedarfsvereinbarung gibt, muss der Impfstoff auf deren Namen rezeptiert oder ihnen in Rechnung gestellt werden.

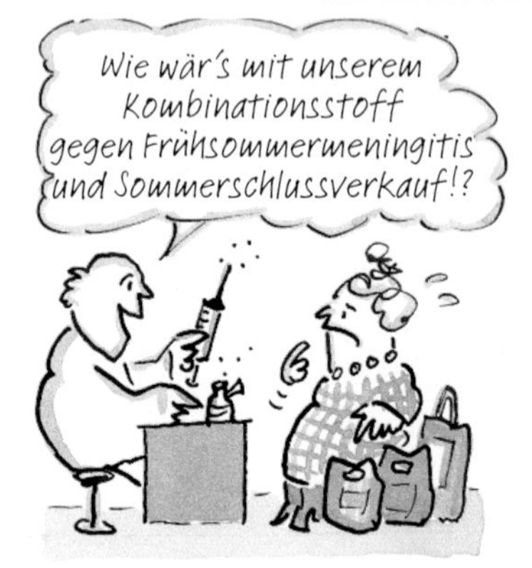

Es sind folgende Bestimmungen zu beachten:

- Neben der Impfung ist die Untersuchung auf Impffähigkeit gesondert nach Ziffer 5 oder ggf. in Einzelfällen nach Ziffer 6 berechnungsfähig.
- Sind Nachbeobachtungen am Tage der Impfung erforderlich, so sind diese in den Leistungssätzen enthalten und nicht gesondert berechnungsfähig.
- Neben Ziffer 375 kann Ziffer 1 für eine Impfberatung berechnet werden.
- Neben den Ziffern 376 bis 378 sind die Ziffern 1 und 2 und die ggf. erforderliche Eintragung in das Impfbuch nicht gesondert berechnungsfähig.
- Erfolgen zwei Einzelimpfungen, so ist Ziffer 375 nicht zweimal berechnungsfähig sondern Ziffer 375 und 377. Daneben kann Ziffer 1 nicht berechnet werden.

Auch Reiseimpfungen als IGeL-Leistung für gesetzliche Versicherte, wie z. B. die Impfung gegen Malaria, werden nach GOÄ abgerechnet.

Ziffer	Leistungsinhalt	1facher Satz	2,3facher Satz	3,5facher Satz
375	**Schutzimpfung (i.m., s.c.)** ggf. einschließlich Eintragung in das Impfbuch	4,66 €	10,72 €	16,32 €
376	**Schutzimpfung (oral)** einschließlich beratendem Gespräch	4,66 €	10,72 €	16,32 €
377	**Zusatzinjektion** bei Parallelimpfung	2,91 €	6,69 €	10,20 €
378	**Simultanimpfung** (gleichzeitige passive und aktive Impfung gegen Wundstarrkrampf)	6,99 €	16,10 €	24,48 €

UV-GOÄ

Sind Impfungen im Rahmen eines Schul- bzw. Arbeitsunfalls notwendig, dann werden diese mit den gleichen Ziffern abgerechnet wie nach GOÄ, allerdings mit festen Eurobeträgen.

Ziffer	Leistungsinhalt	Allgemeine Heilbehandlung	Besondere Heilbehandlung
375	**Schutzimpfung (i.m., s.c.)** ggf. einschließlich Eintragung in das Impfbuch	3,45 €	4,29 €
376	**Schutzimpfung (oral)** einschließlich beratendem Gespräch	5,52 €	6,87 €
377	**Zusatzinjektion** bei Parallelimpfung	3,45 €	4,29 €
378	**Simultanimpfung** (gleichzeitige passive und aktive Impfung gegen Wundstarrkrampf)	8,28 €	10,31 €

BEISPIELE

1) Frau Klein wird nach einer Beratung vom Privatarzt Dr. Schmitt gegen Influenza geimpft. Der Arzt rechnet die Impfung mit dem üblichen Schwellenwert ab.

	Ziffer	Schwellenwert	Eurobetrag
1. Behandlungstag	1	2,3	10,72 €
	375	2,3	10,72 €

Neben der Impfziffer 375 kann die Ziffer 1 für die Impfberatung berechnet werden.

2) Herr Flor lässt sich wegen seiner Reise nach Nepal bei seinem Hausarzt gegen Cholera impfen. Er ist AOK-Patient.

	Ziffer	Schwellenwert	Eurobetrag
1. Behandlungstag	1	2,3	10,72 €
	375	2,3	10,72 €

Reiseimpfungen für gesetzlich Versicherte, die nicht zu den Pflichtleistungen der GKV gehören, müssen privat nach GOÄ beglichen werden.

3) Herr Bucher hat sich zu Hause verletzt und sucht die Praxis seines Hausarztes auf. Eserfolgt eine Wundversorgung, Verband und eine Tetagam- und Tetanol-Injektion.

	Ziffer	Schwellenwert	Eurobetrag
1. Behandlungstag	5	2,3	10,72 €
	2000	2,3	9,38 €
	378	2,3	16,10 €

Neben der Impfziffer 378 ist die Ziffer 1 nicht berechnungsfähig. Die Untersuchung auf Impffähigkeit kann daher mit Ziffer 5 abgerechnet werden.

4) Der Schüler Jonas hat sich im Sportunterricht eine Platzwunde am linken Knie zugezogen. Er sucht die Praxis seines Hausarztes auf. Die Wunde wird ohne Naht versorgt. Danach erfolgt eine Tetanol-Auffrischimpfung. Es ist keine Überweisung zum D-Arzt erforderlich. Die Abrechnung erfolgt nach UV-GOÄ.

	Ziffer	Schwellenwert	Eurobetrag	Besondere Kosten
1. Behandlungstag	1	Symptomzentrierte Untersuchung ...	6,21 €	
	125	Unfallmeldung	6,19 €	0,55 €
	2000	Wundversorgung	4,83 €	
	375	Impfung	3,45 €	

AUFGABEN

1 Geben Sie wieder, wofür die Zusatzbuchstaben A, B und R hinter den Impfpauschalen für GKV-Patienten stehen.

2 Die HIV-infizierte AOK-Patientin Michaela P. (26 J.) lässt sich gegen Pneumokokken impfen. Rechnen Sie diese Impfung ab.

3 Der privat krankenversicherte Sven Kramer (43 J.) lässt nach zehn Jahren seinen Impfschutz gegen Kinderlähmung, Wundstarrkrampf und Keuchhusten durch die Injektion eines Dreifachimpfstoffs in den linken Deltamuskel auffrischen. Geben Sie an, was sein Arzt abrechnet.

LF 4

Bei Diagnostik und Therapie von Erkrankungen des Bewegungsapparates assistieren

Starke **Knochen**...

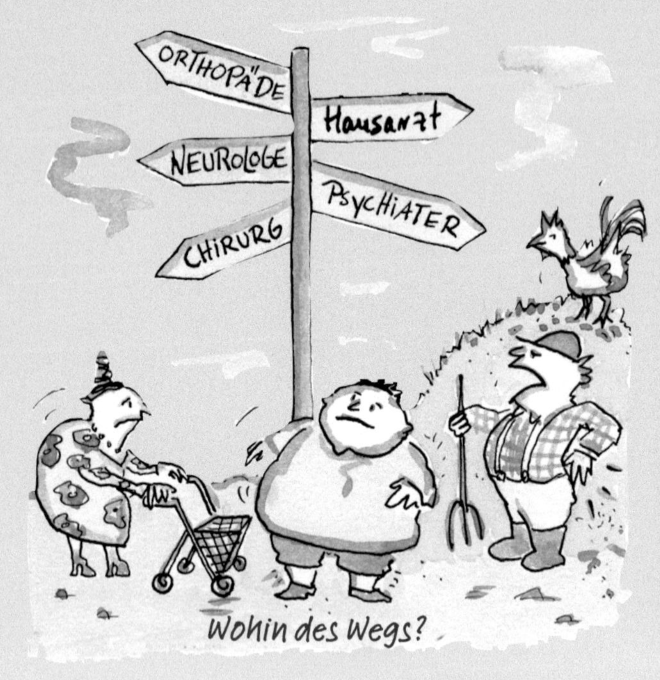

Das kennen Sie bestimmt...

Nach einem langen Tag in der Praxis ist Ihr Rücken verspannt und schmerzt.
Damit sind Sie nicht allein! Erkrankungen des Bewegungsapparates betreffen fast jeden Menschen ein oder mehrere Male im Leben. Chronische Rückenleiden zählen zu den häufigsten Berufskrankheiten in Deutschland; die Folgen sind viel Leid und enorme volkswirtschaftliche Kosten.
Auch Knochenschwund (Osteoporose) ist heute eine Volkskrankheit, die die meisten alten Menschen, ganz besonders Frauen, betrifft – oft kommt es dadurch zu Knochenbrüchen. Eine Million Menschen in Deutschland leiden unter Erkrankungen des „rheumatischen Formenkreises" – Gelenkschmerzen, Medikamente und vielfältige Einschränkungen bestimmen ihren Alltag. Egal in welcher Fachpraxis Sie arbeiten, Sie begegnen täglich Patienten mit Erkrankungen des Bewegungsapparates.

Wo liegt das Problem?

Bis ca. 1900 arbeiteten die meisten Menschen körperlich. Auch lange Strecken ging man zu Fuß. Bewegungsmangel, Übergewicht und Wohlstandskrankheiten waren früher selten und betrafen hauptsächlich die wenigen Reichen. Heute leben die meisten von uns wie die Könige früherer Jahrhunderte: Wir bewegen uns kaum noch und kämpfen gegen Übergewicht und Rückenbeschwerden. Um uns zu bewegen, fahren wir nun mit dem Auto zum Sportstudio! Auch haben wir heutigen Menschen eine viel höhere Lebenserwartung als unsere Vorfahren – der Preis, den wir dafür zahlen, sind Altersbeschwerden.

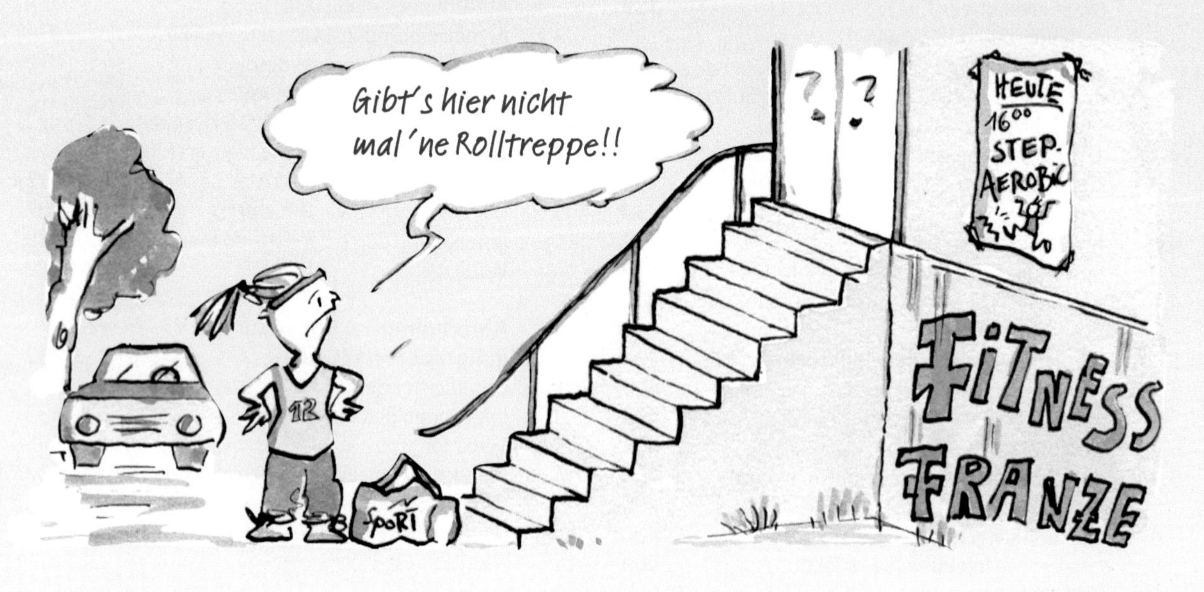

....ein Leben lang!

Therapeutisch ...

werden heute so viele Möglichkeiten wie nie zuvor angeboten.
Trotz großer Fortschritte in Medizin und Pharmazie gibt es aber gegen viele Erkrankungen auch heute noch keine Arzneimittel, die zugleich gut wirksam und nebenwirkungsarm sind. Sparmaßnahmen im Gesundheitswesen setzen der Therapiefreiheit zusätzlich immer engere Grenzen.

Daher ist eine frühe und konsequente Prophylaxe wichtig.
Um stark zu bleiben, brauchen unsere Knochen täglich optimale Bedingungen.
In der Praxis können Sie Patienten für eine gesunde Lebensweise motivieren.
Stellen Sie Kontakt zu Sportvereinen und Selbsthilfegruppen her.
Legen Sie aktuelle Materialien für wohnortnahe Angebote von Krankenkassen und Sportvereinen aus. Sprechen Sie chronisch Kranke auf ihre Alltagsbewältigung an. Vielleicht können Sie auch selbst in der Praxis Patienten schulen, Ernährungsberatungen durchführen und Gruppenabende anbieten. Finden Sie eigene Möglichkeiten.

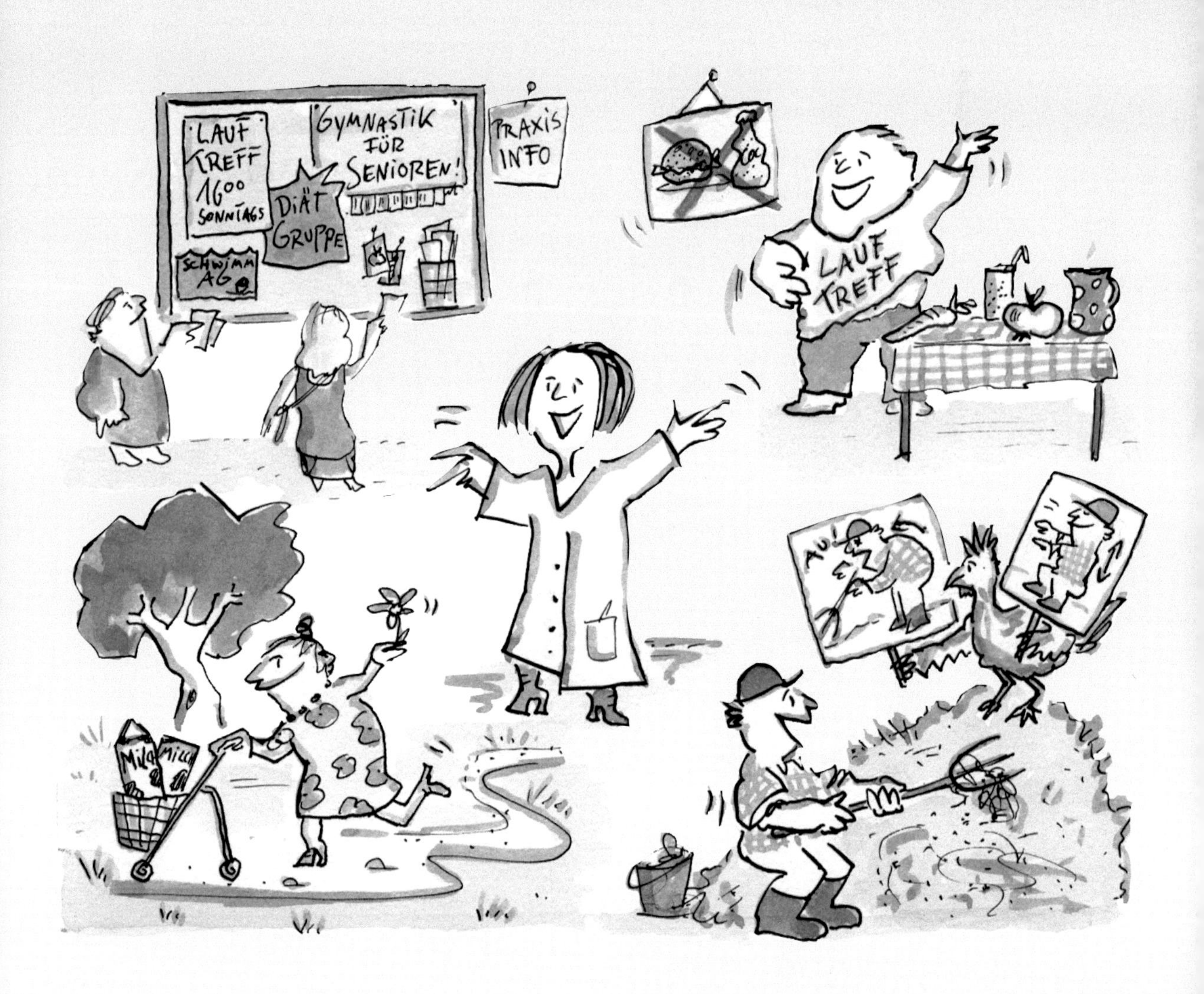

Der Halte- und Bewegungsapparat

1.1 Anatomische Grundbegriffe

Die Anatomie erforscht und beschreibt den Aufbau des Körpers. Zu dessen Verständnis gehören Regionen, Körperteile, Organe und Bewegungsrichtungen. Zur Beschreibung der Beweglichkeit in der Orthopädie oder von Röntgen- oder Kernspinbildern in der Radiologie werden außerdem verschiedene Achsen und Ebenen benannt. Die medizinische und anatomische Fachsprache, die Terminologie, verwendet traditionell für anatomische Begriffe lateinische Wörter. Pathologischen, d. h. Krankhaftes beschreibenden Begriffen liegen griechische Wörter zu Grunde. Neu entdeckte Erkrankungen und neu entwickelte Verfahren werden heute überwiegend englisch benannt, z. B. Aids.

Terminologie: Grundbegriffe der Anatomie

Anatomie	Lehre vom Aufbau des Körpers
anatomisch	den Aufbau des Körpers betreffend
	Regionen und Körperteile
Facies	Gesicht
Cervix; Zervix (Adj. **cervikal/zervikal**)	1. Hals, 2. Gebärmutterhals
Thorax (Adj. **thorakal**)	1. Brustkorb, 2. Brustraum
Dorsum	Rücken
Abdomen; Venter	Bauchraum
Extremitäten	Gliedmaßen (Arme und Beine)

Abduktion Adduktion Innenrotation Außenrotation Pronation Supination

Abb. 1 Bewegungsrichtungen

	Bewegungsrichtungen
Abduktion	Abspreizen einer Extremität
Adduktion	Heranziehen; Anlegen einer Extremität an den Rumpf
Rotation	Drehung
Innenrotation	Drehbewegung nach innen
Außenrotation	Drehbewegung nach außen
Pronation	Drehung der Handfläche oder Fußsohle nach unten
Supination	Drehung der Handfläche oder Fußsohle nach oben

Eselsbrücke: Bei der **Sup**ination bildet die Handfläche einen **Sup**penlöffel, in der **Pro**nation schneidet man **Bro**t.

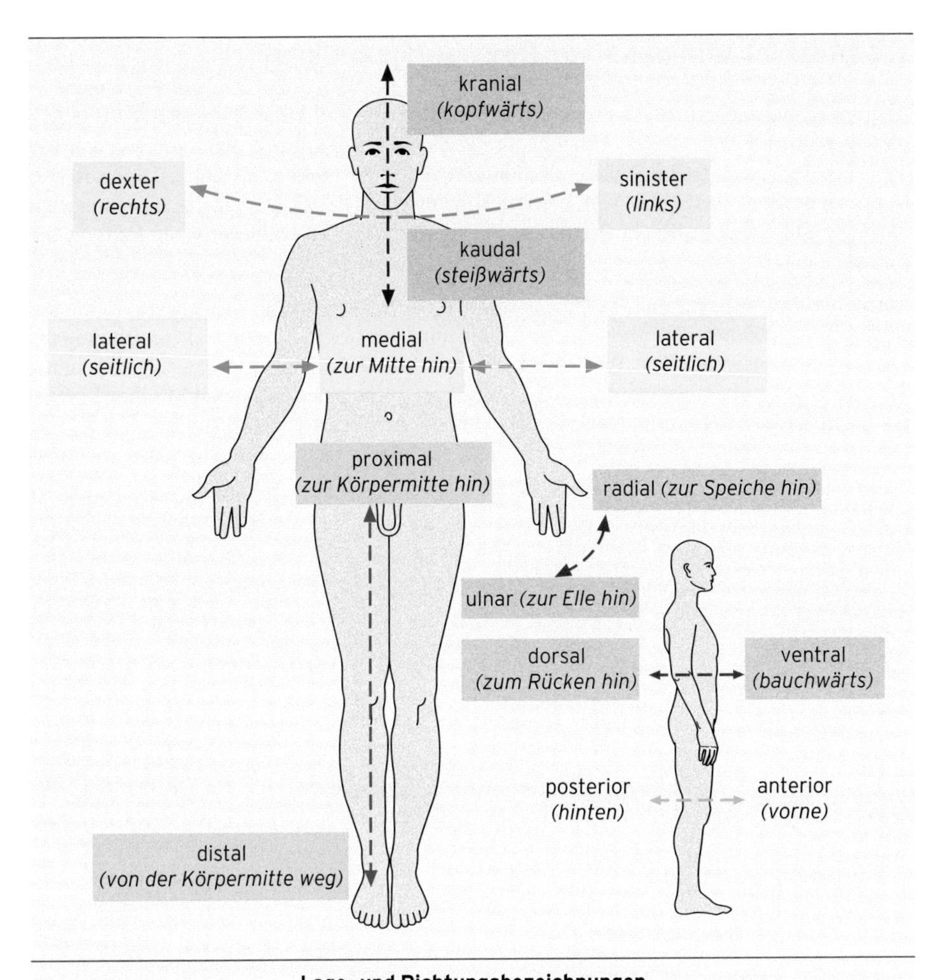

	Lage- und Richtungsbezeichnungen
dexter	rechts; der rechte
sinister	links; der linke
kranial (cranial)	nach oben; schädelwärts
kaudal (caudal)	nach unten; steißwärts
posterior	hinten; der hintere
anterior	vorne; der vordere
dorsal	nach hinten; zum Rücken hin
ventral	nach vorne; zum Bauch hin
medial	zur Mitte hin; der mittlere
lateral	zur Seite; seitlich; seitwärts
proximal	zur Körpermitte hin; rumpfwärts
distal	von der Körpermitte weg; vom Rumpf entfernt
radial	zur Speiche (Unterarmknochen) hin; daumenwärts
ulnar	zur Elle (Unterarmknochen) hin; kleinfingerwärts
superior	oben; der obere
inferior	unten; der untere

1.2 Aktiver und passiver Bewegungsapparat

Der Bewegungsapparat des Menschen besteht aus zwei großen Teilen: dem **aktiven** und dem **passiven Anteil**. Den aktiven Anteil bildet die **Skelettmuskulatur**. Sie bewegt sich selbst, d. h. aktiv. Den passiven Anteil bildet das **Skelett**, das aus **Knochen, Gelenken, Sehnen und Bändern** besteht. Das Skelett wird bewegt, d. h., es bleibt passiv. Der passive Bewegungsapparat verleiht unserem Körper Statur und Größe, während die Muskulatur die Haltung bestimmt.

Das **Zentralnervensystem** (das ZNS, bestehend aus Gehirn und Rückenmark) regelt die Bewegungen des Körpers. Die Skelettmuskulatur können wir bewusst steuern, d. h., sie unterliegt grundsätzlich unserem Willen. Wir können losgehen oder anhalten, wann wir wollen. Nicht nur der freie Wille, auch unbewusste seelische Vorgänge, Gefühle und Stimmungen haben Einfluss auf die Muskelfunktion, d. h., sie verändern Haltung und Bewegung. So kommt es, dass man sich „geknickt" fühlt, „kein Rückgrat hat" oder sich Nackenverspannungen bilden, weil man buchstäblich eine Last auf den Schultern trägt.

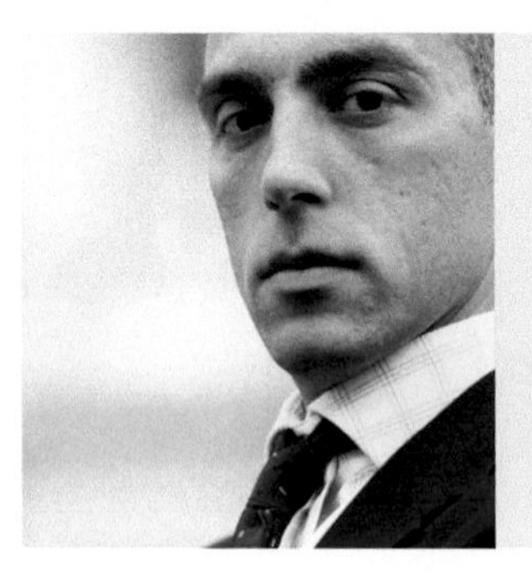

Unsere Mimik haben wir nicht ganz unter Kontrolle, obwohl wir die Gesichtsmuskeln willkürlich bewegen können. Bewusste und unbewusste Gefühle spiegeln sich im Gesichtsausdruck wider. Sobald ein Gefühl aufkommt, wir z. B. jemanden sehen oder er uns etwas erzählt, reagiert unsere mimische Muskulatur für eine Fünftelsekunde - ob wir wollen oder nicht - und zeigt unser „wahres Gesicht". Erst nach diesen 200 Millisekunden haben wir wieder Einfluss auf unseren Gesichtsausdruck. Personen, die geübt im Lesen von Gefühlen und Gesichtern sind, haben Menschenkenntnis. Sie nehmen die sog. Mikroemotionen wahr, auch wenn diese nur flüchtig über unsere Züge huschen ... da hilft auch kein **„Pokerface"**.

1.2.1 Knochenfugen

Synarthrosen

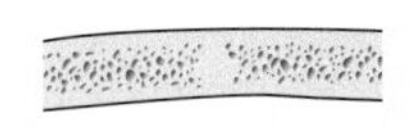

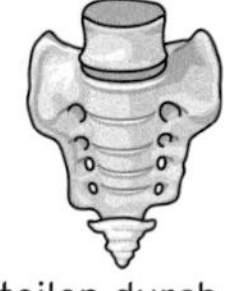

Verbindung von zwei Skeletttteilen durch Knochen (z.B. Kreuzbein, Steißbein)

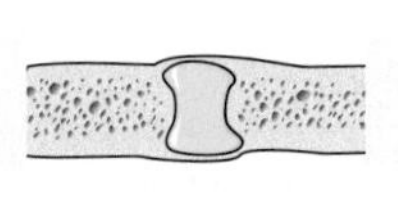

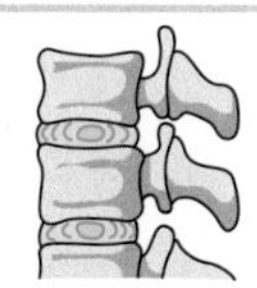

Verbindung von zwei Skeletttteilen durch Knorpel = Knorpelfuge (z.B. Schambeinfuge, Bandscheibe)

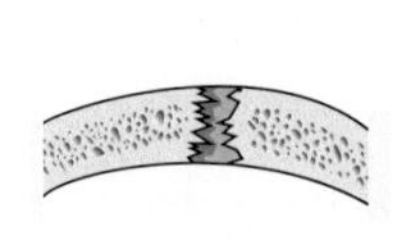

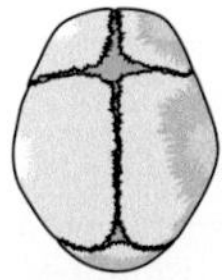

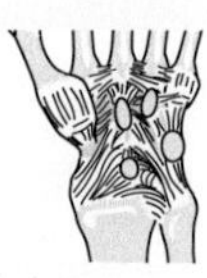

Verbindung von zwei Skeletttteilen durch Bindegewebe (z.B. Schädelnähte beim Kind, Hand- und Fußwurzelknochen)

Abb. 1 Synarthrosen

Die Knochen des Skeletts müssen sinnvoll miteinander verbunden werden. Dazu dienen starre und bewegliche Knochenverbindungen.

Feste Knochenverbindungen ohne Spalt heißen Knochenfugen oder **Synarthrosen**. Sie werden auch unechte Gelenke genannt, weil sie keinen Gelenkspalt haben. Eine Fuge kann aus Knochensubstanz, Knorpel oder Bindegewebe bestehen.

Eine typische **knöcherne Synarthrose** sind die zum Kreuzbein zusammengewachsenen Kreuzbeinwirbel. **Knorpelige Synarthrosen** bilden die Wirbelkörper mit den zwischen ihnen liegenden Bandscheiben. **Bindegewebige Synarthrosen** stellen die kindlichen Schädelnähte dar. Sie wachsen „verzahnt" aufeinander zu und verknöchern mit der Zeit. Zwischen den beiden Unterschenkelknochen Tibia und Fibula (Schien- und Wadenbein) befindet sich ebenfalls Bindegewebe. Auch die Mittelhand- und Mittelfußknochen sind durch bindegewebige Synarthrosen verbunden.

1.2.2 Gelenke

Eine bewegliche Knochenverbindung mit Spalt heißt Gelenk bzw. echtes Gelenk **(Articulatio)**. Gelenke haben einen gemeinsamen Grundaufbau (→ Abb. 1). Die Form der beteiligten Knochen sowie die Art und Menge der Bänder, die das Gelenk umfassen, bestimmen seine Beweglichkeit und Stabilität.

Der knöcherne **Gelenkkopf** liegt in der knöchernen **Gelenkpfanne**. Die Gelenkpartner, d. h. die beiden Knochen, die das Gelenk bilden, müssen dabei nicht in jedem Fall wie ein Kopf und wie eine Pfanne geformt sein. Die aufeinandertreffenden Gelenkflächen sind mit hyalinem (glasartig aussehendem) Knorpel überzogen. Dieser hat eine sehr glatte und optimal gleitfähige Oberfläche, die Stöße abfedert und den Knochen vor Abnutzung schützt. Der Gelenkknorpel wird von der Gelenkflüssigkeit **Synovia**, der sog. Gelenkschmiere, ernährt. Die Synovia ist eine Art „Flüssigknorpel“, die die Knorpeloberfläche ständig benetzt und raue Stellen, Abnutzungen und kleine Defekte auffüllt und repariert.

Knorpelarten
→ LF 3, S. 238

HINWEIS

Jedes **Gelenk** besteht aus denselben Bestandteilen:
- Gelenkpartner (z. B. -kopf und -pfanne)
- Gelenkknorpel
- Gelenkkapsel
- Gelenkspalt
- Bänder

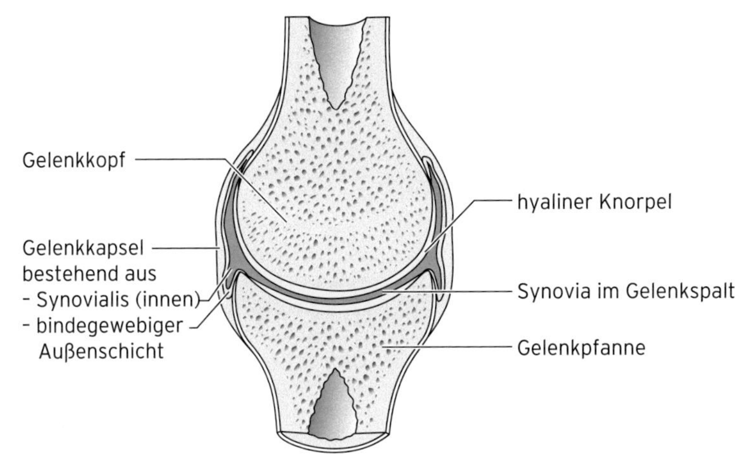

Abb. 1 Aufbau eines Gelenks

Die Synovia wirkt außerdem als effektiver Schmierstoff, der den Gelenkflächen ein nahezu reibungsloses Gleiten ermöglicht. Die Synovia wird von der **Synovialis**, der inneren Schicht der **Gelenkkapsel**, gebildet und fortlaufend regeneriert, d. h. erneuert und frisch gehalten. Die äußere Schicht der Gelenkkapsel besteht aus Bindegewebe. Sie umschließt und schützt das Gelenk. Die Gelenkkapsel und ihr Bandapparat machen die Gelenke stabil (→ Abb 2). Durch ihre festigende Wirkung sind die Gelenke nur in bestimmte Richtungen und einem gewissen Umfang beweglich. So kann man z. B. die Knie- und Fingergelenke nicht seitwärts bewegen.

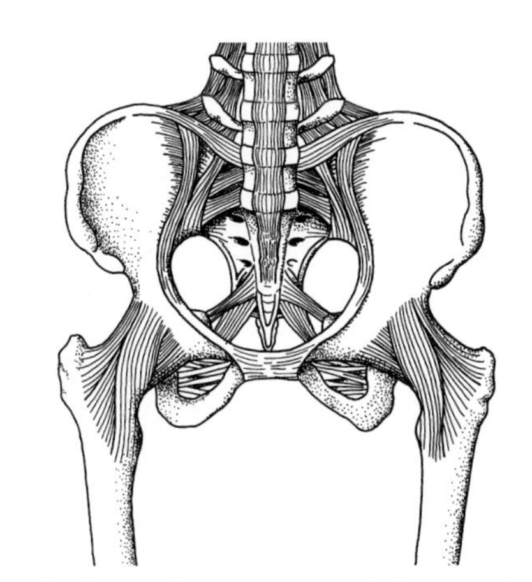

Abb. 2 Starke Bänder umgeben Gelenke und Synarthrosen.

Die hohe Beweglichkeit, die man als Kind hat, kann man durch ständiges Training bzw. Dehnung der gelenknahen Bänder aufrechterhalten wie es Tänzer und Artisten tun. Angeborene Unterschiede und Training führen dazu, dass manche Menschen sehr gelenkig sind und andere eher steif wirken. Werden Gelenke längere Zeit nicht bewegt, z. B. bei längerer Bettlägerigkeit oder im Gipsverband, können sich Bandstrukturen verkürzen. Es kommt zu **Kontrakturen** (Schrumpfungen von Muskeln, Gelenkbändern bzw. -kapseln), die mit schmerzhaften Bewegungseinschränkungen einhergehen.

Gelenkarten

Gelenke kommen in verschiedenen Varianten vor, je nach anatomischer Lage und mechanischen Erfordernissen.

Gelenkarten und Beispiele	Besonderheiten
Gelenke mit drei Bewegungsachsen	
Kugelgelenk: Schulter- und Hüftgelenk	Der kugelförmige Gelenkkopf liegt in der passenden Gelenkpfanne. Bewegungen sind um drei Achsen möglich. Das Hüftgelenk ist ein Sonderfall des Kugelgelenks, da die Pfanne den Kopf um mehr als die Hälfte umschließt.
Gelenke mit zwei Bewegungsachsen	
Eigelenk: Handgelenk	Die Form des Gelenkkopfs, gebildet aus den Handwurzelknochen, erinnert an ein halbes Ei. Die distalen Gelenkenden von Elle und Speiche bilden die Pfanne, die entsprechend an eine halbe Eischale erinnert.
Sattelgelenk: Daumensattelgelenk	Gelenk zwischen dem Trapezknochen (1) und dem Mittelhandknochen des Daumens (2). Zwei gleich geformte sattelartige Gelenkflächen greifen ineinander und ermöglichen es, den Daumen der Handfläche gegenüberzustellen.
Gelenke mit einer Bewegungsachse	
Scharniergelenk: z. B. Ellenbogengelenk, Fingergelenke	Der walzenförmige Gelenkkopf liegt in der rinnenförmigen Pfanne, die das proximale Ende der Elle bildet. Der Arm kann gebeugt und gestreckt werden.
Radgelenk: Gelenk zwischen Elle und Speiche am Ellenbogen 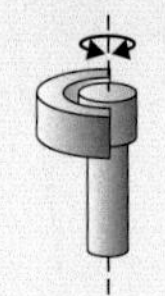 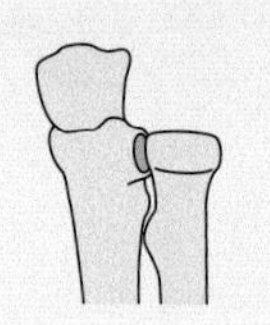	Die von der Elle gebildete Gelenkpfanne umfasst den zapfenförmigen Gelenkkopf der Speiche. Das Gelenk ermöglicht die Drehung der Handfläche nach oben (Supination) und nach unten (Pronation).

Terminologie

Articulatio	Gelenk: bewegliche Knochenverbindung mit Spalt
Synarthrose	Knochenfuge: feste Verbindung zweier Knochen ohne Spalt
Synovia	Gelenkflüssigkeit; Gelenkschmiere
Synovialis	Gelenkinnenhaut, die die Synovia bildet

1.2.3 Skelettmuskulatur

Von den drei Muskelarten des Menschen befindet sich die einzige willkürlich steuerbare im Bewegungsapparat: die **quergestreifte Skelettmuskulatur**. Die einzelnen Muskeln sind durch Sehnen mit den Knochen verbunden und können so das Skelett bewegen. Kontrahiert sich ein Muskel, verkürzt er sich und übt eine Kraft aus. Da die Muskulatur viel Energie verbraucht und reichlich Wärme erzeugt, haben muskulöse und gut trainierte Menschen einen hohen Kalorienbedarf.

Muskelarten (Histologie)
→ LF 3, S. 242

Alle Muskeln haben eine Grundspannung, den **Tonus**. Nur in Narkose, bei Muskel- oder Nervenkrankheiten ist der normale Muskeltonus vermindert bzw. aufgehoben und die Muskulatur schlaff. Ein angespannter, d. h. kontrahierter Muskel hat einen hohen Tonus, ebenso ein krankhaft verspannter Muskel. Bei Verspannungen ist der Muskeltonus pathologisch erhöht.
Muskeln beeinflussen maßgeblich die Körperhaltung. Dabei ermöglichen Gegenspieler **(Antagonisten)**, d. h. Muskeln, die in entgegengesetzte Richtungen ziehen, dass wir aufrecht stehen und gehen können. Auch das Beugen und Strecken, z. B. des Arms, bewerkstelligen Antagonisten (→ Abb. 1). Muskeln und Muskelgruppen können auch gleichsinnig arbeiten, d. h. gemeinsam in die gleiche Richtung ziehen; diese heißen **Agonisten**. Beispielsweise sind alle Muskeln, die den Rumpf beugen, Agonisten.

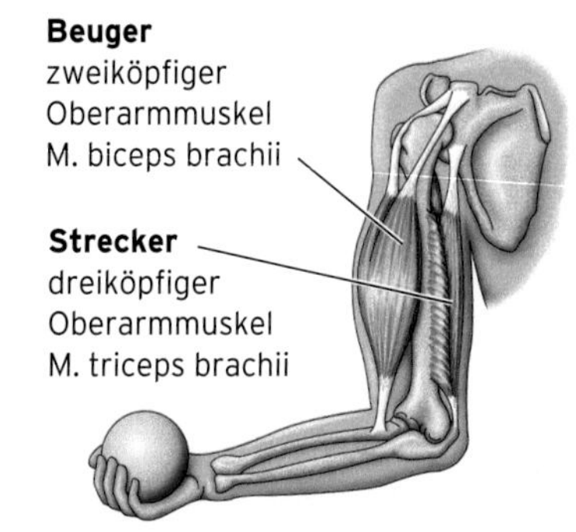

Abb. 1 Armbeuger und Armstrecker

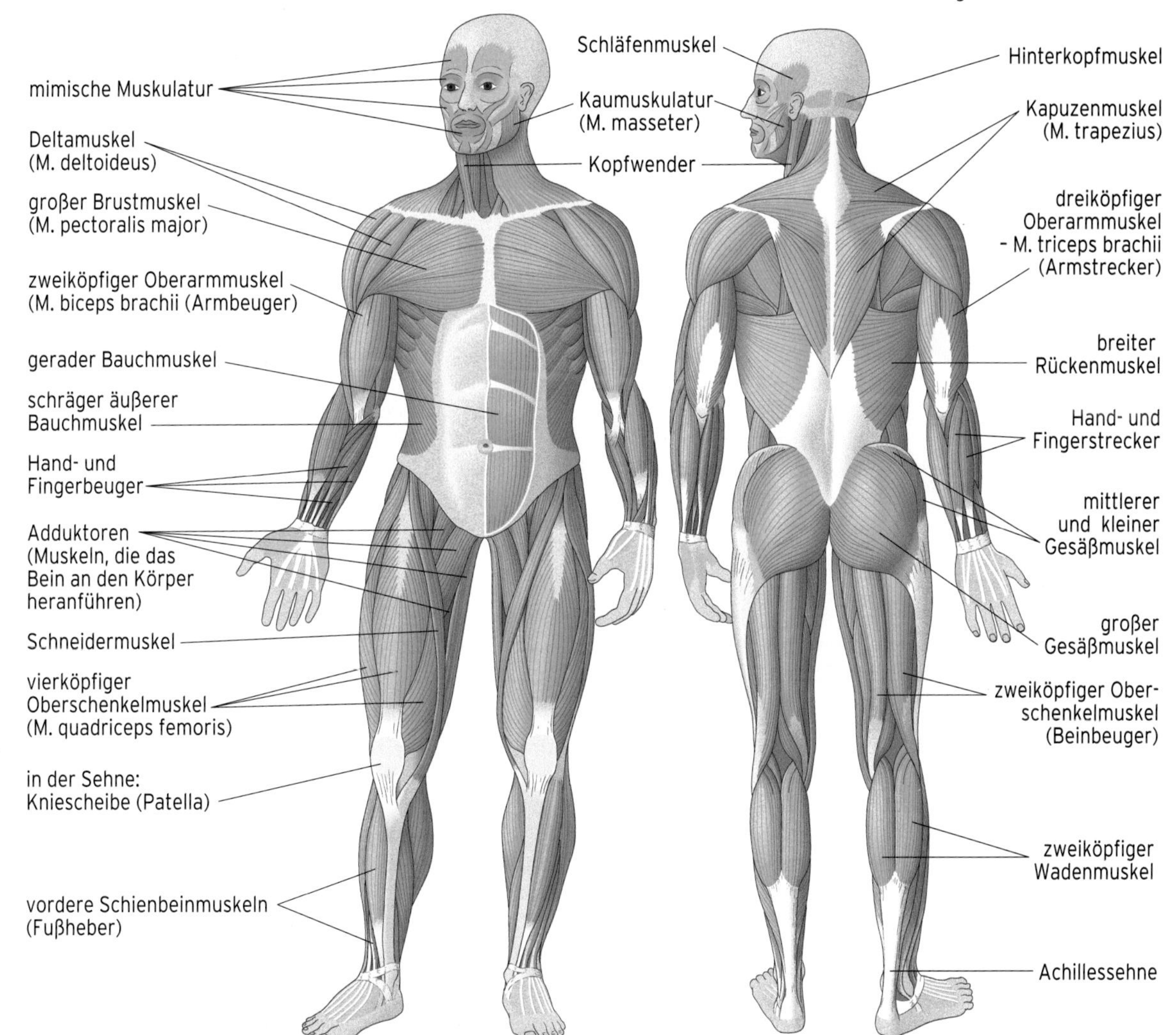

Abb. 2 Die oberflächennahe Muskulatur des Menschen

1.2.4 Skelett

Das menschliche Knochengerüst, das Skelett, besteht aus ca. 210 Knochen. Unterschiede in der Knochenanzahl kommen durch das Zusammenwachsen einzelner Knochen sowie durch Varianten wie zusätzliche Rippen oder Fußknochen zu Stande. Hinzu kommt eine variable Anzahl Sesambeine, d. h. in Sehnen eingebettete Knochen. Diese verhindern, dass Sehnen über Knochen reiben und dabei beschädigt werden. Ein Beispiel hierfür ist die Kniescheibe.
Das Skelettgewicht entspricht beim Erwachsenen ca. 15 % des Körpergewichts. Bei 60 kg Körpergewicht trägt ein Mensch ca. 9 kg Knochen mit sich. Wäre das Skelett nicht in einer ausgefeilten „Leichtbauweise" konstruiert, wöge es etwa das Zehnfache.

Knochenaufbau → LF 3, S. 239

Das Skelett besteht beim Baby überwiegend aus Knorpel, der im Laufe der Kindheit durch Knochen ersetzt wird. Knochenreifung und Längenwachstum sind bei Mädchen mit ca. 16, bei Jungen mit ca. 18 Jahren abgeschlossen. Etwa bis zum 25. Lebensjahr wird Knochensubstanz aufgebaut. Im späteren Leben überwiegt der Verlust an Knochensubstanz. Da lebenslang ein Knochenstoffwechsel mit ständigem Substanzab- und -aufbau stattfindet, ist es wichtig, sich regelmäßig zu bewegen und für eine gute Ernährung mit viel Calcium und Vitamin D zu sorgen.

Knochenauf- und -abbau → LF 3, S. 238

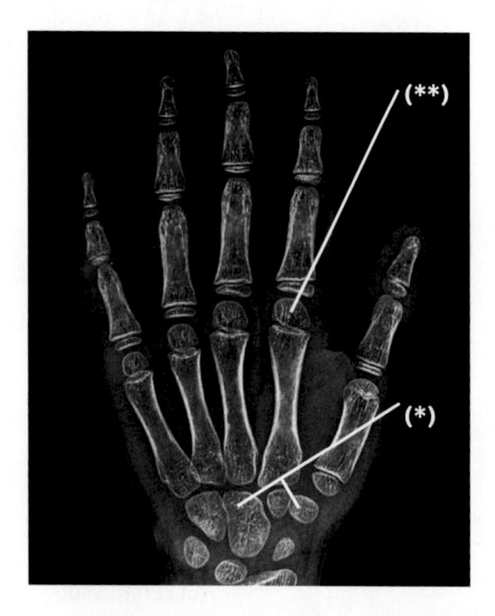

◄ **Abb. 1** Röntgenbild der linken Hand eines Kindes: Die Handwurzelknochen sind noch nicht alle zu sehen (*), da sie noch nicht verknöchert, sondern aus Knorpel vorgebildet sind. Die Mittelhandknochen (**) haben noch einen kugelförmigen Epiphysenkern.

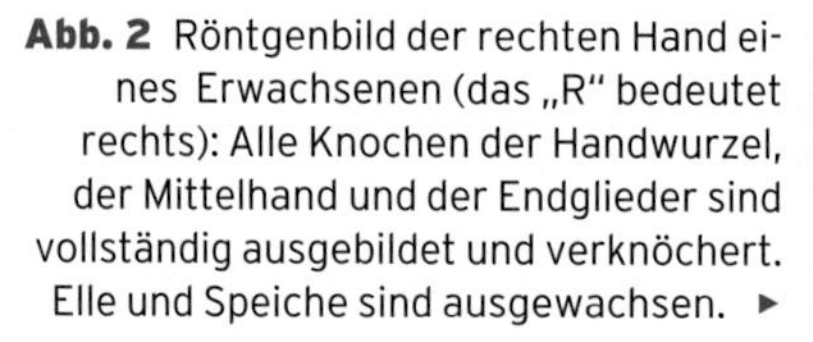
Abb. 2 Röntgenbild der rechten Hand eines Erwachsenen (das „R" bedeutet rechts): Alle Knochen der Handwurzel, der Mittelhand und der Endglieder sind vollständig ausgebildet und verknöchert. Elle und Speiche sind ausgewachsen. ►

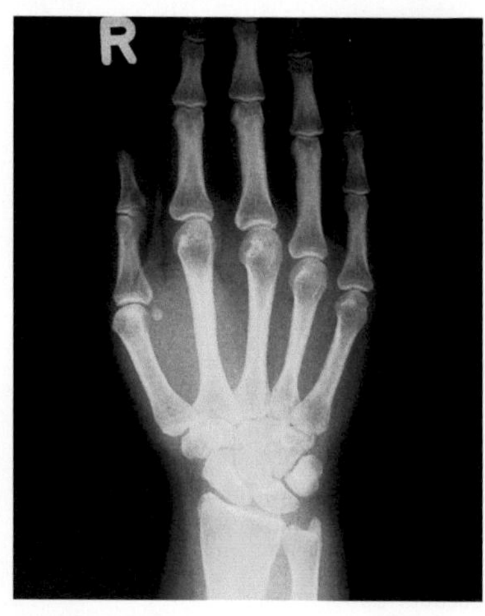

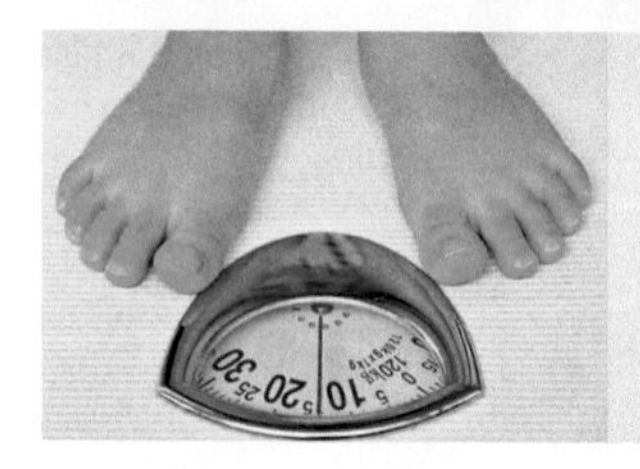

Je nach Statur und Veranlagung kommen Abweichungen des Skelettgewichts vor. Die Sängerin Lady Gaga hat mit 155 cm und 45 kg ein ca. 7 kg leichtes Skelett, während der Basketballer Dirk Nowitzki mit 213 cm und 111 kg mindestens 17 kg Knochen zu bewegen hat. Dennoch gibt es keine **„schweren Knochen"**, schon gar nicht als Entschuldigung dafür, dass die Waage zu viele Kilos anzeigt.

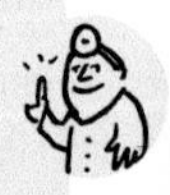

Das Skelett gliedert sich in Schädel, Rumpfskelett, Schulter- und Beckengürtel sowie die vier **Extremitäten** (Gliedmaßen) (→ S. 339, Abb. 1).

Das Rumpfskelett setzt sich zusammen aus der Wirbelsäule (Columna vertebralis), quasi der Längsachse des Skeletts, und dem **Thorax** (Brustkorb). Der knöcherne Thorax besteht aus den 12 Rippenpaaren (Rippe = **Costa**), der Brustwirbelsäule und dem Brustbein **(Sternum)**. Am Rumpfskelett ist der Schultergürtel gelenkig befestigt. Er besteht ventral aus den beiden Schlüsselbeinen (Ez. **Clavicula**) und dorsal aus den Schulterblättern (Ez. **Scapula**). Am Schultergürtel setzen die oberen Extremitäten, d. h. die Arme, an. Auch der Beckengürtel ist gelenkig mit der Wirbelsäule verbunden. Er besteht aus zwei Hüftbeinen (Ez. **Os coxae**) und dem Kreuzbein **(Os sacrum)**. Die unteren Extremitäten, die Beine, setzen am Beckengürtel gelenkig an. Die oberen und unteren Extremitäten bestehen jeweils aus einem langen Röhrenknochen (**Humerus** bzw. **Femur**) sowie den beiden Unterarmknochen (**Radius** und **Ulna**) bzw. Unterschenkelknochen (**Tibia** und **Fibula**). Nach distal folgen Hand- und Fußwurzelknochen, Mittelhand- bzw. Mittelfußknochen sowie die Endglieder, die Finger- und Zehenglieder.

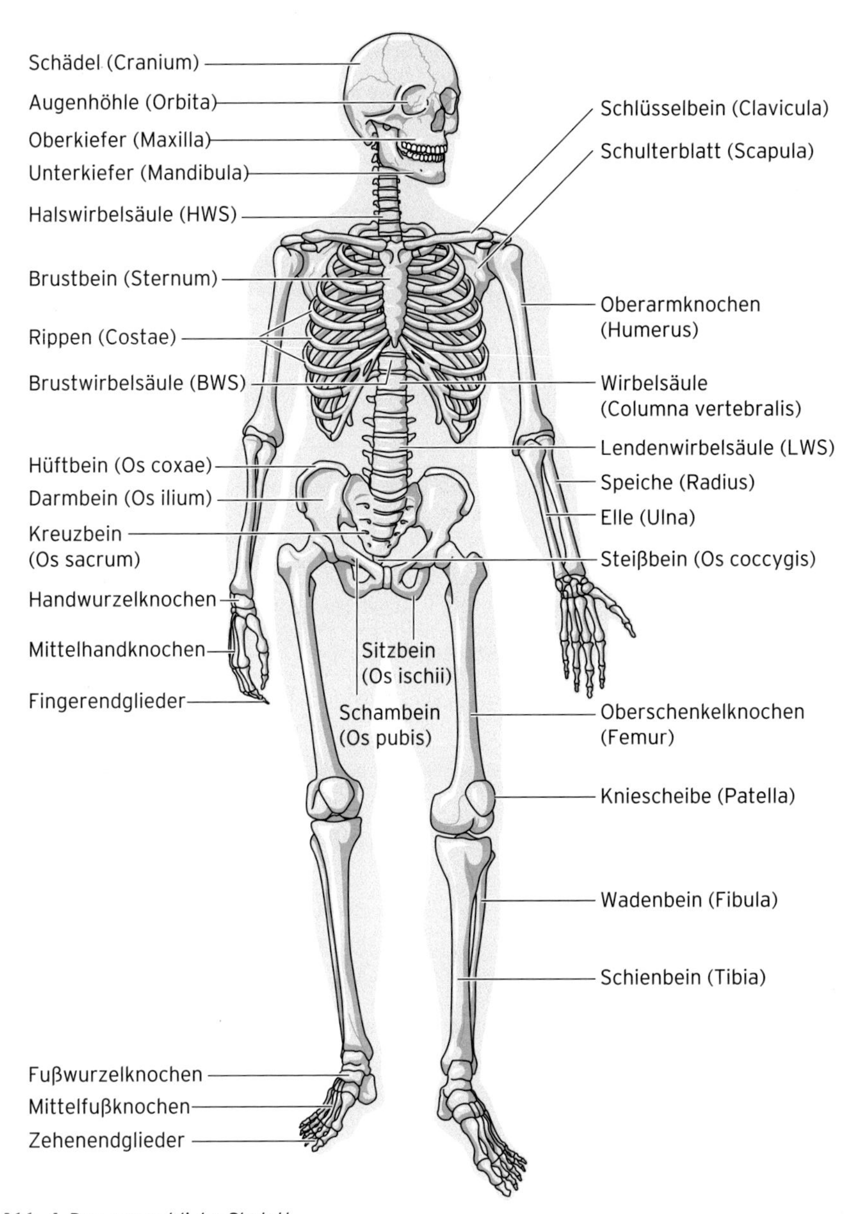

Abb. 1 Das menschliche Skelett

Terminologie: Muskulatur und Skelett

Agonisten	gleichsinnig arbeitende Muskeln; z. B. Beuger
Antagonisten	gegensinnig arbeitende Muskeln; z. B. Beuger und Strecker
Skelett	Knochengerüst
Tonus	Spannungszustand der Muskulatur
	Cranium (Schädel)
Orbita	Augenhöhle
Maxilla	Oberkiefer
Mandibula	Unterkiefer

	Schultergürtel
Clavicula	Schlüsselbein
Scapula	Schulterblatt
	Rumpf
Columna vertebralis	Wirbelsäule; diese gliedert sich in Halswirbelsäule (HWS), Brustwirbelsäule (BWS), Lendenwirbelsäule (LWS), Kreuzbein (Os sacrum) und Steißbein (Os coccygis)
Thorax	1. Brustkorb, 2. Brustraum
Sternum	Brustbein
Costae	Rippen
	Obere Extremität (Arm)
Humerus	Oberarmknochen
Ulna	Elle (Unterarmknochen, der den Ellenbogen bildet)
Radius	Speiche (Unterarmknochen, der zum Daumen führt)
	Beckengürtel
Os coxae	Hüftbein, beidseits bestehend aus Darmbein (Os ilium), Sitzbein (Os ischii) und Schambein (Os pubis)
Os sacrum	Kreuzbein; bestehend aus mehreren verschmolzenen Einzelwirbeln
	Untere Extremität (Bein)
Femur	Oberschenkelknochen
Patella	Kniescheibe
Tibia	Schienbein (Unterschenkelknochen)
Fibula	Wadenbein (Unterschenkelknochen)

AUFGABEN

1. Erklären Sie Gemeinsamkeiten und Unterschiede zwischen Gelenk und Synarthrose.
2. Welche Aufgaben hat die Synovia und wo wird sie gebildet?
3. Nennen Sie je zwei Beispiele für Kugel- und Scharniergelenke.
4. Was versteht man unter dem Muskeltonus?
5. Erklären Sie die Begriffe Antagonisten und Agonisten im Zusammenhang mit der Muskulatur.
6. Welche Anteile hat die Wirbelsäule?
7. Welche Knochen bilden die obere und untere Extremität?
8. Nennen Sie die Fachbegriffe für Schädel, Brustraum, Elle, Wadenbein und Rippe.
9. Nennen Sie die Fachbegriffe für Schulterblatt, Darmbein, Schlüsselbein und Kreuzbein.

1.2.5 Knöcherner Schädel

Der knöcherne Schädel (das **Cranium**) gliedert sich in Gehirn- und Gesichtsschädel.

Der **Gehirnschädel** umschließt das Gehirn (→ Abb. 1, 2). Es wird zusätzlich durch drei Schichten Hirnhäute sowie die Hirn- und Rückenmarkflüssigkeit vor Erschütterungen geschützt. Der Hirnschädel besteht (ohne Gehörknöchelchen) aus sieben Knochen: **Stirnbein**, zwei **Scheitelbeinen**, zwei **Schläfenbeinen, Keilbein** und **Hinterhauptbein**. Kaudal, d. h. an der Unterseite des Schädels, befindet sich das große **Hinterhauptloch**, durch das das Rückenmark aus dem Schädel austritt. Schwillt das Gehirn z. B. bei einer Hirnblutung an, wird das Rückenmark gegen das Hinterhauptloch gedrückt, da sich der Schädel nicht ausdehnen kann. Durch intensiven Druck auf Atem- und Kreislaufzentren setzen Atmung und Kreislauf aus; dies führt zum Tode.

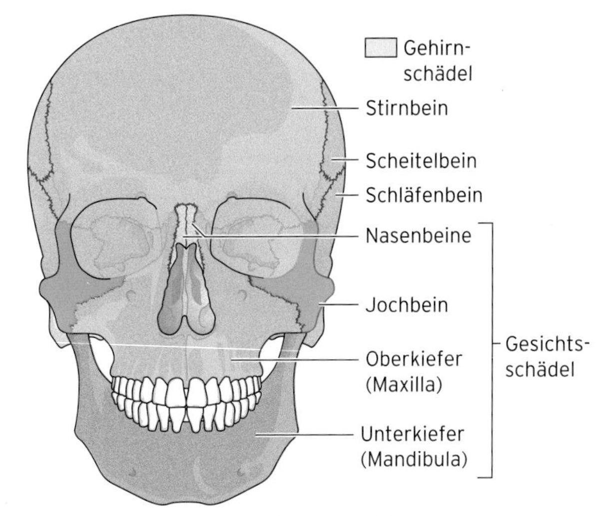

Abb. 1 Hirnschädel und Gesichtsschädel (ventral)

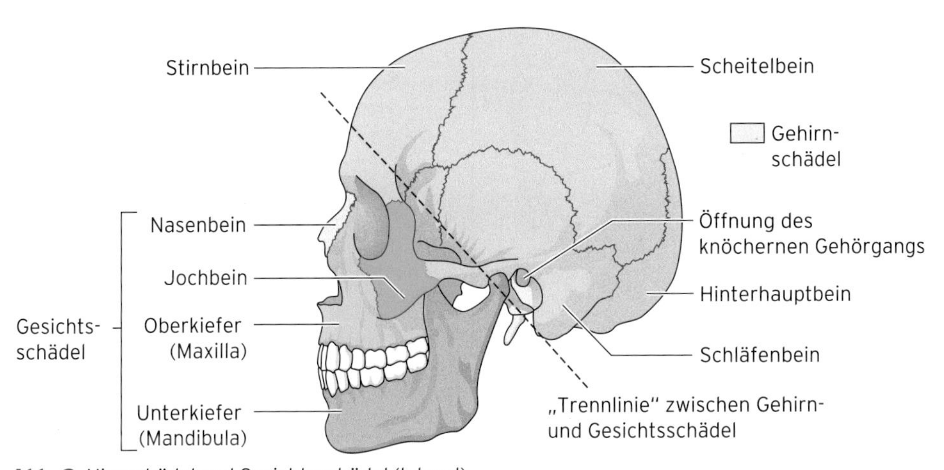

Abb. 2 Hirnschädel und Gesichtsschädel (lateral)

Der **Gesichtsschädel** besteht aus 15 Einzelknochen. Die größten sind von ventral sichtbar: **Maxilla** (Oberkiefer), **Mandibula** (Unterkiefer) und **Nasenbein**. Die Mandibula ist der einzige bewegliche Knochen des Schädels. Kopfbewegungen sind eigentlich Bewegungen der Halswirbelsäule (Heben und Senken des Kopfes) bzw. Drehungen der beiden obersten Halswirbel (Kopfdrehen bzw. -wenden). Damit der knöcherne Schädel nicht zu schwer ist, enthält er mehrere Luftkammern, die **Nasennebenhöhlen**. Sie machen den Schädel leichter, beeinflussen die Stimme und dienen der Aufbereitung der Atemluft. Die Nasennebenhöhlen bilden sich im Laufe von Kindheit und Jugend aus (→ Abb. 3).

Von den Ohren ist am Schädel nur der Eingang des knöchernen Gehörgangs zu sehen, weil die Ohren selbst und ein Teil des Gehörgangs überwiegend aus Knorpel bestehen.

Die Muskulatur des Kopfes setzt sich aus der mimischen Muskulatur, der starken Kaumuskulatur und dorsal aus Ausläufern der Nackenmuskulatur zusammen. Letztere kann sich z. B. bei langem Sitzen verspannen und den sog. Spannungskopfschmerz hervorrufen.

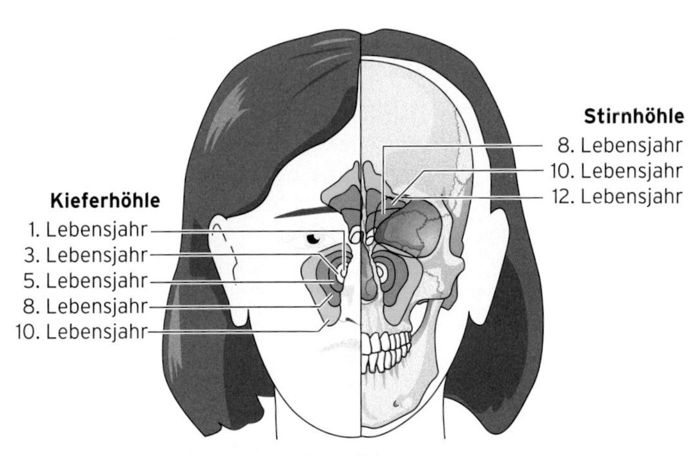

Abb. 3 Wachstum der Nasennebenhöhlen

1.2.6 Wirbelsäule

Die Wirbelsäule **(Columna vertebralis)** heißt Achsenskelett, weil sie die Längsachse des Körpers bildet (→ Abb. 1). Sie besteht aus 24 Einzelwirbeln sowie Kreuz- und Steißbein, die jeweils aus mehreren zusammengewachsenen Wirbeln entstanden sind. Die Abschnitte Halswirbelsäule **(HWS)**, Brustwirbelsäule **(BWS)** und Lendenwirbelsäule **(LWS)** haben jeweils sieben, zwölf bzw. fünf Wirbel. Die Wirbel (Ez. **Vertebra**) zeigen einen gemeinsamen Grundaufbau (→ S. 343 Abb. 1). Nur die beiden obersten Wirbel sind anders aufgebaut; sie tragen den Schädel (**Atlas**, 1. Halswirbel) und ermöglichen dessen Drehungen (**Axis**, 2. Halswirbel). Zwischen Atlas und Axis befindet sich keine Bandscheibe, was Kopfdrehungen erleichtert. Alle Wirbel sind beweglich miteinander verbunden.

Die Wirbelsäule wird in folgende Abschnitte unterteilt:

Halswirbelsäule (HWS)	7 Wirbelkörper
Brustwirbelsäule (BWS)	12 Wirbelkörper
Lendenwirbelsäule (LWS)	5 Wirbelkörper
Kreuzbein	
Steißbein	

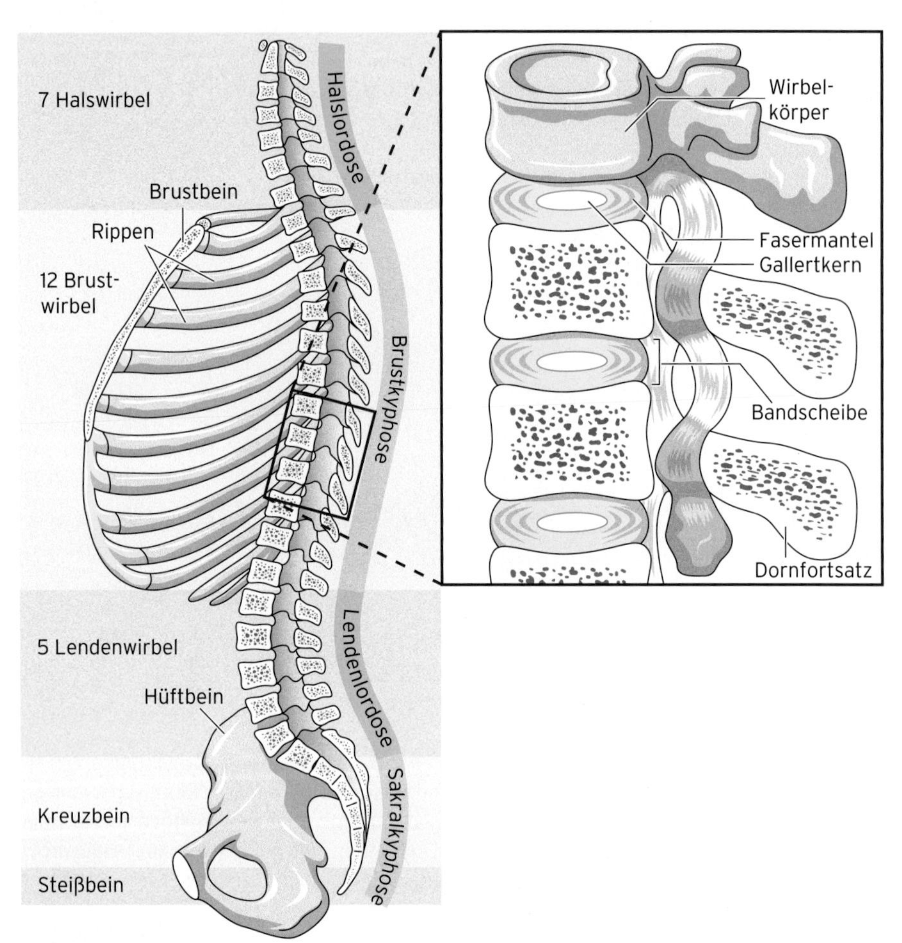

Abb. 1 Wirbelsäule

Zwischen zwei **Wirbelkörpern** befindet sich je eine **Bandscheibe**. Die Bandscheiben ermöglichen Bewegungen der Wirbelsäule und federn Stöße ab. Die festen, dicken, aus robustem Faserknorpel bestehenden Bandscheiben enthalten einen elastischen, wasserreichen Gallertkern. Platzt nach langjähriger Beanspruchung der Faserknorpel und tritt Gallertkernsubstanz nach außen, liegt ein Bandscheibenvorfall vor. Drückt das ausgetretene Material auf einen Nerven, verursacht dies Schmerzen und ggf. weitere Symptome. Bandscheibenvorfälle betreffen vor allem HWS und LWS, da diese Wirbelsäulenabschnitte besonders stark durch Biegen beansprucht werden. Die gesunde Wirbelsäule hat eine Doppel-S-Form. Diese verbessert die Belastbarkeit der Wirbelsäule. Die Biegung der HWS und LWS nach ventral heißt **Lordose**, die Biegung der BWS und des Kreuzbeins nach dorsal **Kyphose**. Sind diese physiologischen Biegungen zu gering oder zu stark ausgeprägt, kommt es leichter zu Wirbelsäulenbeschwerden und -krankheiten.

Bandscheibenvorfall
→ LF 4, S. 361

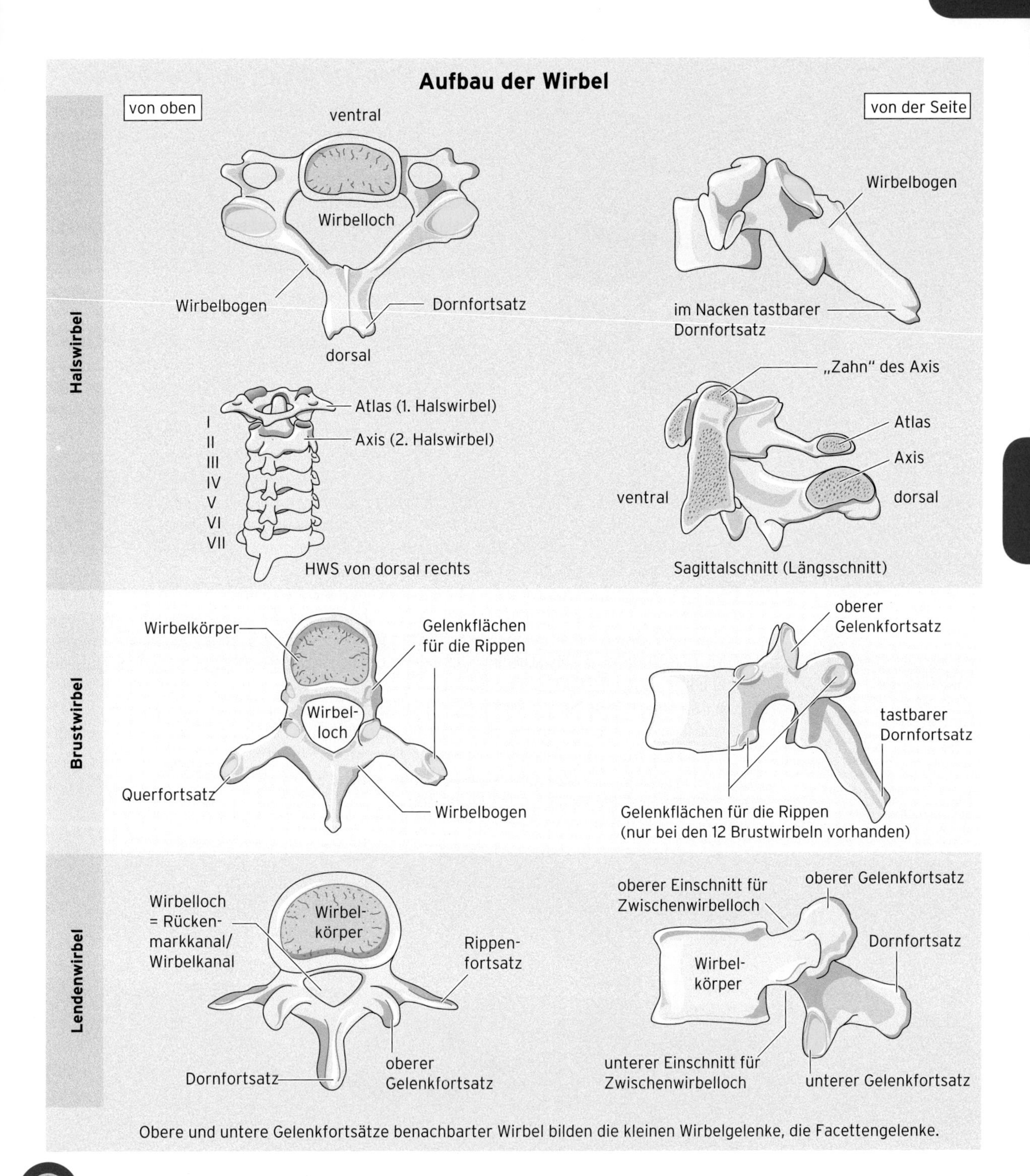

Terminologie: Wirbelsäule

Doppel-S-Form	physiologische Form der Wirbelsäule von lateral betrachtet: Kyphose (BWS, Os sacrum) und Lordose (HWS, LWS)
Kyphose	Biegung der Wirbelsäule nach dorsal
Lordose	Biegung der Wirbelsäule nach ventral
Vertebra	Wirbel; Teil der Wirbelsäule (Columna vertebralis)

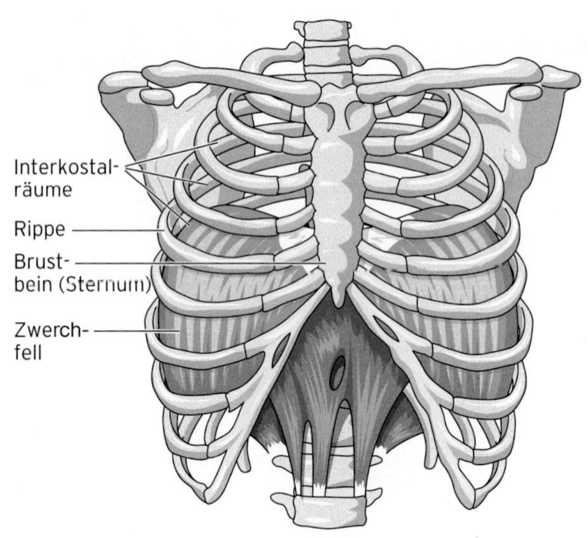

Abb. 1 Thorax (Brustkorb) - Zwerchfell im Ausatmungsstellung

1.2.7 Thorax, Rumpf- und Bauchwand

Der knöcherne **Thorax** besteht aus den zwölf **Brustwirbeln**, zwölf gelenkig mit ihnen verbundenen **Rippenpaaren** und dem **Sternum** (→ Abb. 1). Die oberen zehn Rippenpaare sind über ihren knorpeligen Anteil mit dem Sternum verbunden. Die beiden untersten Rippenpaare enden in der Muskulatur, was leicht zu ertasten ist. Durch die Rippengelenke, den Rippenknorpel und die Elastizität der Rippen selbst kann der Thorax selbst starke Kräfte abfedern, sodass Thoraxprellungen viel häufiger als Rippenbrüche vorkommen.

Der Zwischenraum zwischen zwei Rippen nennt sich **Interkostalraum (ICR)**. Er wird von den Interkostalmuskeln überspannt. Dies sind wichtige Atemmuskeln; sie heben den Thorax beim Einatmen. Durch jeden ICR ziehen eine Arterie, eine Vene und ein Nerv. Bei Verspannungen der Muskulatur kann es zu stechenden einseitigen Thoraxschmerzen kommen, die sich bei Bewegung und beim Atmen verändern. Diese Schmerzen kommen bei jedem Menschen gelegentlich vor und müssen ggf. von ernsten Ursachen, d. h. Erkrankungen der inneren Thoraxorgane, abgegrenzt werden. Der knöcherne Thorax umschließt an inneren Organen u. a. das Herz, die Lungenflügel, die Hauptschlagader und die Speiseröhre.

Atmung
→ Bd. 2, LF 5, S. 87

Das Zwerchfell, ein kuppelförmiger Muskel, begrenzt den Thorax nach kaudal. Unterhalb des Zwerchfells befindet sich das **Abdomen**, der Bauchraum. Das Abdomen wird durch Weichteile begrenzt. Dadurch haben seine Organe die Möglichkeit, sich stark zu dehnen bzw. zu vergrößern. Dies ist bei unterschiedlichem Füllungszustand des Magens und Darms, bei Fettleibigkeit und bei Schwangerschaft erforderlich.

Die Bauchwand besteht aus vier Muskelschichten. Von außen nach innen sind dies

- die längs verlaufende gerade Bauchmuskulatur, die durch Sehnen in Abschnitte unterteilt ist und so bei gutem Trainingszustand als „Waschbrett" sichtbar ist,
- zwei einander entgegengesetzt verlaufende schräge Schichten und
- eine innere, quer verlaufende Muskelschicht.

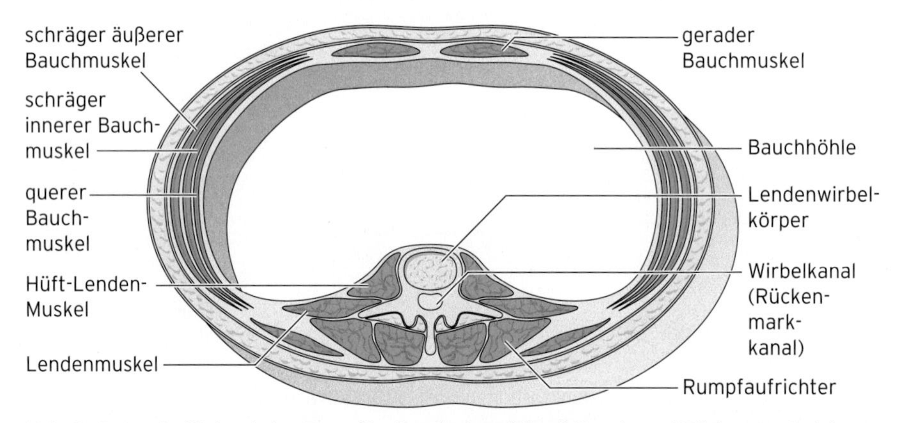

Abb. 2 Querschnitt durch den Rumpf im Lendenbereich mit Bauch- und Rückenmuskulatur

Die in vier Richtungen verlaufenden Muskelschichten sichern das Abdomen quasi wie ein gut verschnürtes Paket. Nur bei Überlastung, Muskel-, Bindegewebsschwäche oder einer Kombination dieser Faktoren kommt es vor, dass sich z. B. Darmschlingen vorwölben und unter der Haut tastbar sind. Man spricht von einem Bruch (einer **Hernie**), z. B. einer Leistenhernie (→ S. 347, Abb. 1), da Organe hervor„brechen". Die Bauchmuskulatur hilft auch beim Atmen, beim Lachen und bei der sog. Bauchpresse. Diese wird bei der Blasen- oder Darmentleerung und unter der Geburt betätigt.

1.2.8 Schultergürtel und obere Extremität

Der **Schultergürtel** verbindet die Arme mit dem Rumpf (→ Abb. 1). Er besteht aus den beiden **Schulterblättern** und **Schlüsselbeinen**. Das Schultergelenk wird durch die Gelenkpfanne des Schulterblatts und den runden Gelenkkopf des Humerus gebildet. Das Kugelgelenk ist um drei Achsen beweglich. Da es durch seinen Kapsel-Band-Apparat gut gesichert ist, kommt es nur bei starker Gewalteinwirkung zu einer Ausrenkung **(Luxation)**. Dabei verlässt der Gelenkkopf die Gelenkpfanne und muss wieder eingerenkt **(reponiert)** werden.

Die Muskulatur des Schultergürtels stärkt die Verbindung der oberen Extremität mit dem Rumpf und dem Kopf. Ihr Zusammenspiel ermöglicht eine Vielzahl an Bewegungen. Dabei dient der Deltamuskel dem Heben bzw. Abspreizen des Armes, der Kapuzenmuskel dem Hochziehen der Schultern und der große Brustmuskel der Armbewegung nach vorn (→ Abb. 2). Liegestütze, Klimmzüge und Expanderübungen stärken die Schultermuskulatur.

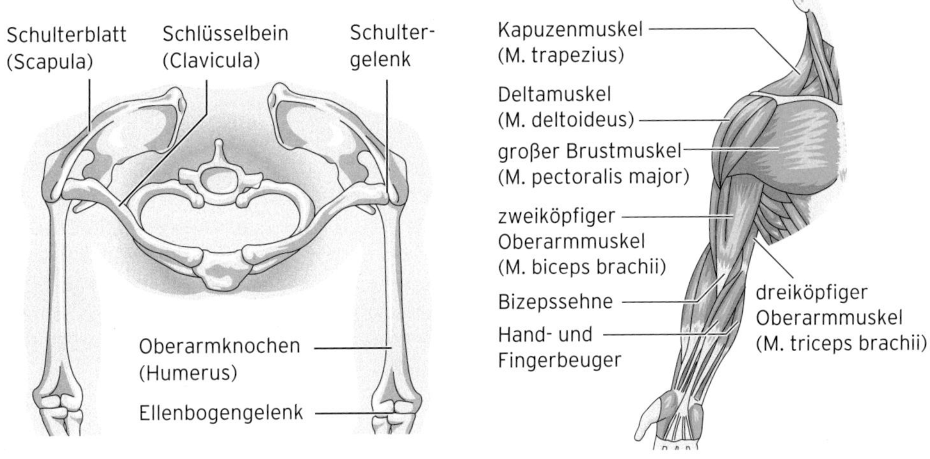

Abb. 1 Schultergürtel und angrenzende Knochen (von kranial betrachtet)

Abb. 2 Armmuskulatur

Das **Ellenbogengelenk** wird aus Humerus, Ulna und Radius gebildet (→ S. 346, Abb. 1). Dabei bilden Humerus, Radius und Ulna ein Scharniergelenk und Radius und Ulna ein Radgelenk; beide Gelenke sind einachsig. Das Radgelenk ermöglicht **Supination** und **Pronation** der Hand (→ Abb. 3).

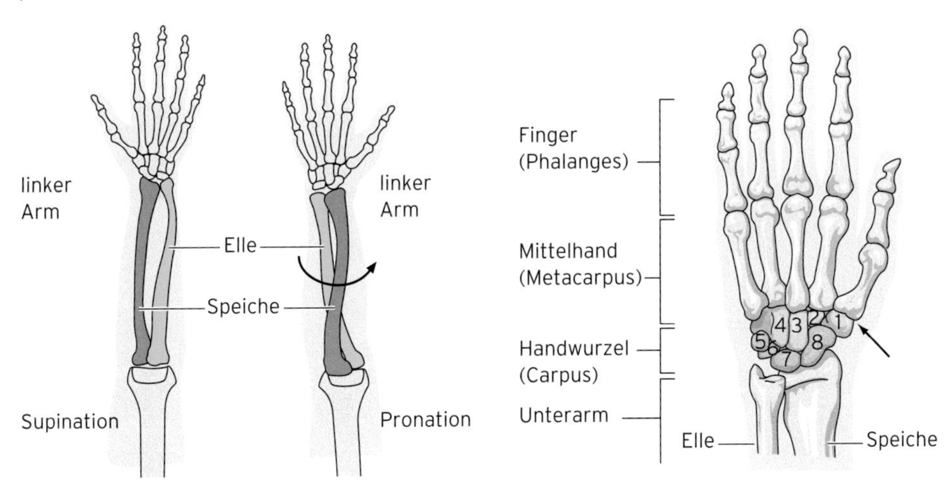

Abb. 3 Supination und Pronation (linker Arm von ventral betrachtet)

Abb. 4 Handskelett

Radius und Ulna bilden zusammen mit den Handwurzelknochen das zweiachsige **Handgelenk** (→ Abb. 4), ein Eigelenk. Die acht Handwurzelknochen sind durch straffe bindegewebige Synarthrosen miteinander verbunden, was beim Greifen und Halten Stabilität gibt.

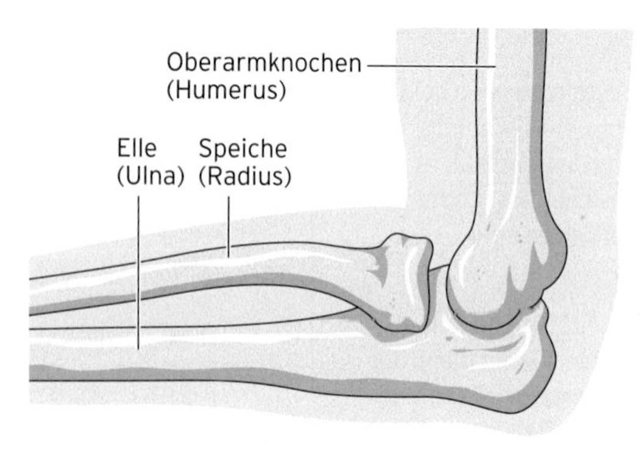

Abb. 1 Oberarmknochen, Elle und Speiche

Tendovaginitis → LF 4, S. 368

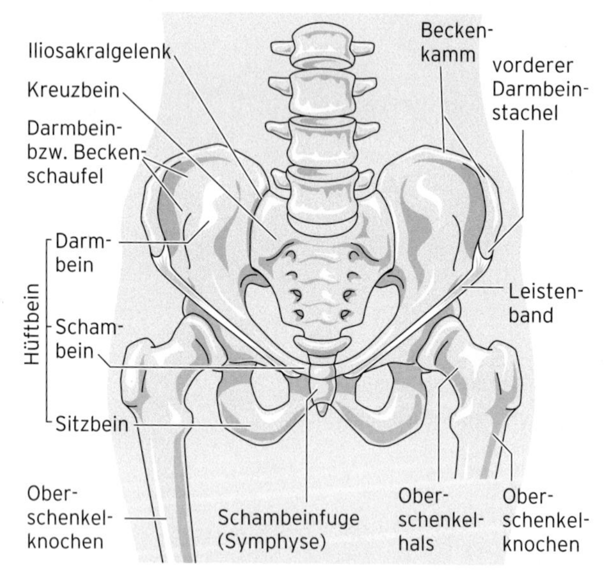

Abb. 2 Beckengürtel mit Hüfte

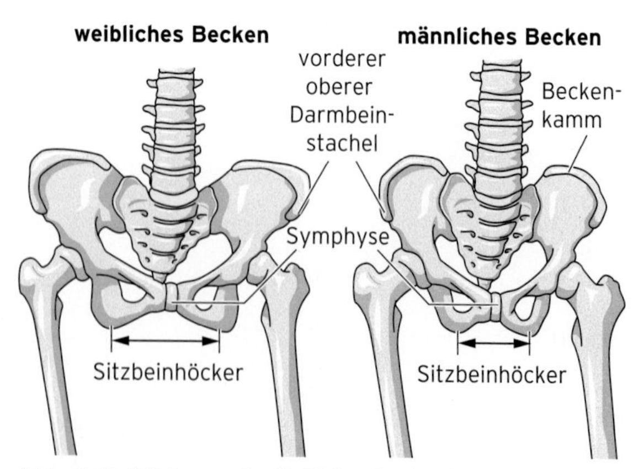

Abb. 3 Weibliches und männliches Becken im Vergleich

Die Mittelhandknochen und Fingerendglieder verbinden Scharniergelenke, die das Beugen der Finger und damit das Greifen ermöglichen. Eine entscheidende Verbesserung der Greiffunktion bietet dem Menschen die Fähigkeit, den Daumen der Handfläche und den Fingern gegenüberzustellen. Dies ermöglicht das zweiachsige Daumensattelgelenk.

Die Armmuskulatur ist mit der Schulter- und Brustmuskulatur eng verbunden. Der **Armbeuger**, der zweiköpfige M. biceps brachii, und der **Armstrecker**, M. triceps brachii (→ S. 345, Abb. 2), sind auch bei wenig muskulösen Menschen gut sicht- bzw. tastbar.

Die straffe Bizepssehne ist in der Ellenbeuge gut tastbar. Sie kann beim Blutabnehmen u. U. mit einer Vene verwechselt werden. Durch Beklopfen der Bizepssehne mit einem Reflexhammer wird der Bizepssehnenreflex ausgelöst.
Die zahlreichen Unterarmmuskeln dienen den Bewegungen der Finger und Hände. Sie ermöglichen das Greifen und Festhalten von Gegenständen sowie Pronation und Supination der Hand. Die langen Sehnen der Unterarmmuskulatur sind von schlauchartigen Sehnenscheiden umhüllt, die sie vor Verletzungen schützen. Die Sehnenscheiden enthalten eine Gleitflüssigkeit, die der Synovia der Gelenke ähnelt. Häufig wiederholte Bewegungen können zur Tendovaginitis, der Sehnenscheidenentzündung, führen. Die Hand selbst enthält nur wenige Muskeln, die der Abduktion und Adduktion der Finger dienen.

1.2.9 Beckengürtel und untere Extremität

Der **Beckengürtel** verbindet den Rumpf mit den unteren Extremitäten. Durch die gelenkige Befestigung des Schulter- und Beckengürtels mit dem Rumpfskelett (der Wirbelsäule) unterstützen die Arme das Gehen und die Beine Bewegungen des Oberkörpers und der Arme.

Der Beckengürtel und die unteren Extremitäten müssen wegen des aufrechten Ganges der Menschen viel Gewicht tragen. Daher sind sie stärker ausgebildet als Schultergürtel und obere Extremitäten. Der Beckengürtel (→ Abb. 2) ist ringförmig; er besteht aus dem Kreuzbein und den Hüftbeinen. Zwischen Kreuz- und Hüftbeinen befinden sich die gering beweglichen **Iliosakralgelenke (ISG)**. Jedes Hüftbein **(Os coxae)** besteht aus

- Darmbein **(Os ilium)**,
- Sitzbein **(Os ischii)** und
- Schambein **(Os pubis)**.

Die einzelnen Knochen der Hüftbeine sind durch knöcherne Synarthrosen fest miteinander verbunden. Die Symphyse (Schambeinfuge) ist eine knorpelige Synarthrose, die sich z. B. unter der Geburt geringfügig dehnen kann.

Das weibliche Becken hat einen größeren Durchmesser als das männliche, was bei der Geburt dem Kind den Durchtritt ermöglicht (→ Abb. 3).

Der vordere obere Darmbeinstachel bildet das ventrale Ende des Beckenkamms; er ist leicht zu ertasten. Er bietet eine wichtige Orientierung beim Auffinden des Injektionsortes bei der intramuskulären Injektion in den mittleren Gesäßmuskel.

intramuskuläre Injektion
→ Bd. 2, LF 5, S. 405

Die Leistenbänder ziehen jeweils vom oberen vorderen Darmbeinstachel zur Symphyse (→ Abb. 2). Kaudal der Leistenbänder liegen die Leisten. Durch sie verlaufen Nerven, Gefäße sowie beim Mann die Samenstränge. Unterhalb der Leistenbänder befinden sich auch Leistenbrüche (Hernien) (→ Abb. 1).

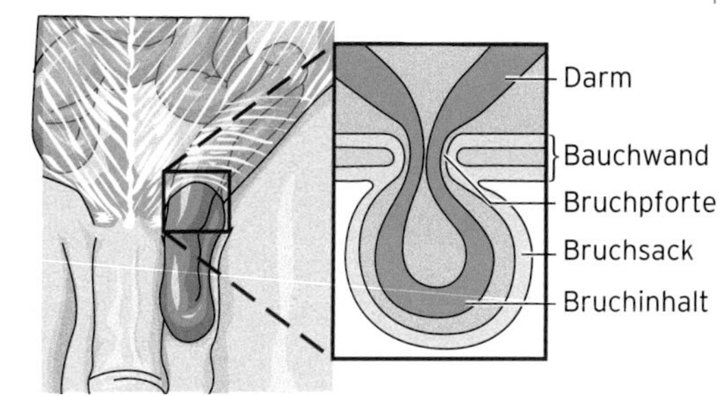

Abb. 1 Leistenhernie

Die Hüftbeine bilden mit dem Femurkopf das gut bewegliche **Hüftgelenk** (→ Abb. 3). Der Femurkopf ist gegenüber dem Femurschaft abgewinkelt; zwischen beiden befindet sich der Femurhals (Oberschenkelhals). Dieser ist bei älteren Menschen bzw. bei Osteoporose oft von Frakturen (Knochenbrüchen) betroffen. Das Hüftgelenk ist das am häufigsten von Arthrose (Gelenkverschleiß) betroffene Gelenk und wird oft durch ein künstliches Gelenk (TEP) ersetzt. Der seitlich tastbare „Hüftknochen" ist der äußere **Trochanter** (großer Rollhügel).

Arthrose
→ LF 4, S. 353
TEP
→ LF 4, S. 354

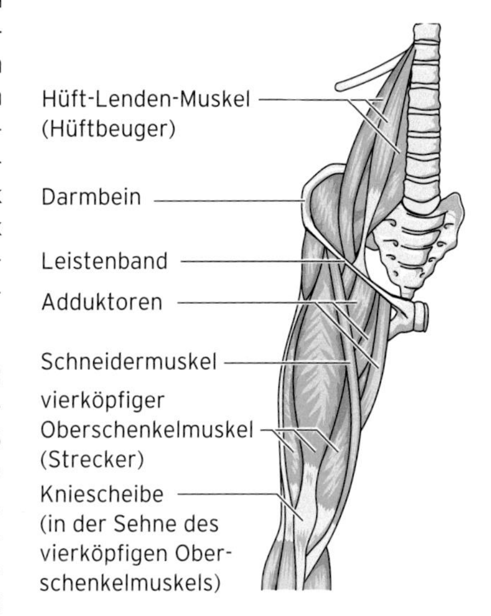

Abb. 2 Ventrale Oberschenkelmuskulatur

Die Muskeln von Gesäß, Hüfte und Beinen arbeiten harmonisch zusammen. Sie verbinden das Becken außen und die LWS innen mit den Oberschenkelknochen. Innen verlaufen die Hüft-Lenden-Muskeln, außen die kräftige Gesäß- und Oberschenkelmuskulatur. Das Gehen ist, vereinfacht gesehen, ein abwechselndes Beugen und Strecken der Beine. Dabei sind nicht nur die Hüft- und Oberschenkelmuskulatur beteiligt; auch die Beteiligung des Rumpfes und die Mitbewegung der Arme sind für ein gut koordiniertes, sicheres Gehen notwendig.

Das Laufen wird im ersten und zweiten Lebensjahr erlernt. Das Laufenlernen erfordert die volle Konzentration. Später erfolgen die gewohnten Bewegungsabläufe unbewusst bzw. automatisch, sodass die Aufmerksamkeit sich beim Laufen anderen Inhalten, z. B. Gesprächen, zuwenden kann.

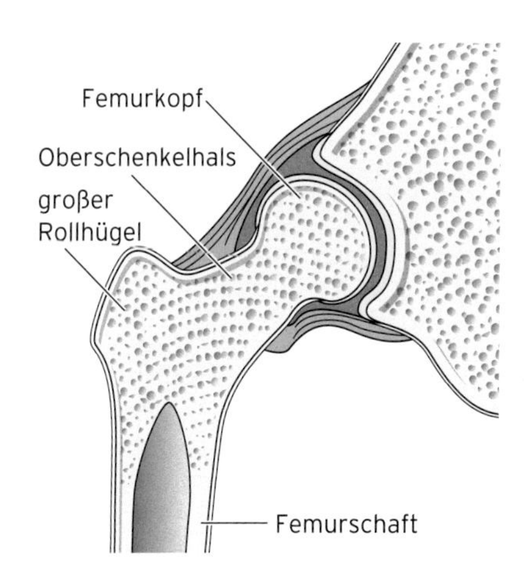

Abb. 3 Hüftgelenk

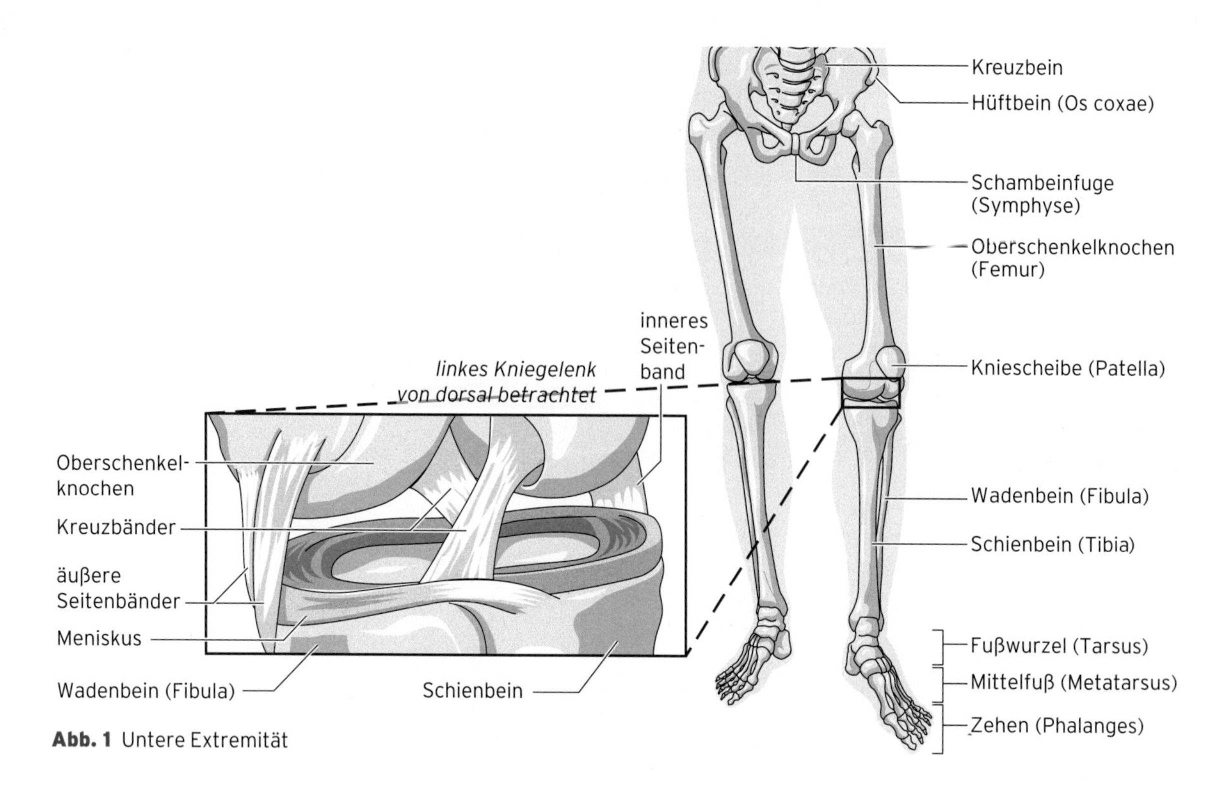

Abb. 1 Untere Extremität

Das **Kniegelenk** wird vor allem durch den kräftigen **vierköpfigen Oberschenkelmuskel** ventral und den **zweiköpfigen Oberschenkelmuskel** dorsal bewegt. Der Hüft-Lenden-Muskel und die Gesäßmuskulatur wirken beim Gehen, Radfahren usw. unterstützend. Das Kniegelenk wird nicht nur beim Sport (Radfahren, Fußball, Tennis usw.), sondern auch bei Alltagsbewegungen wie Treppensteigen stark beansprucht. Die am Kniegelenk beteiligten Knochen sind das **distale Femurende** (Kopf), das **proximale Tibiaende** (Pfanne) und die innere Seite der Kniescheibe **(Patella)**. Die Patella ist in die Sehne des vierköpfigen Oberschenkelmuskels eingelassen. Da Kopf und Pfanne des Kniegelenks nicht optimal zusammenpassen, liegen die halbmondförmigen **Menisken** zwischen den knöchernen Gelenkpartnern. Zur Stabilisierung des Kniegelenks tragen die kräftigen Seitenbänder und die innen liegenden Kreuzbänder bei.

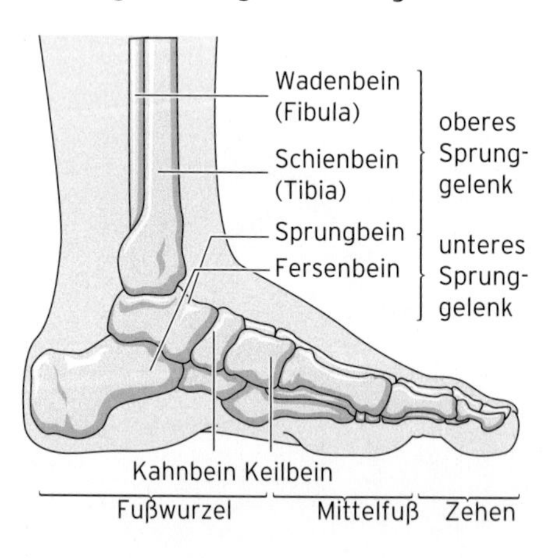

Abb. 2 Fußskelett links von medial

Die beiden Unterschenkelknochen, Tibia und Fibula, bilden mit dem Sprungbein der Fußwurzel das **obere Sprunggelenk** (OSG). Zwischen Sprungbein und Fersenbein befindet sich das **untere Sprunggelenk**. Das obere Sprunggelenk dient dem Heben und Senken des Fußes, das untere der Pronation und Supination. Das Fußskelett (→ Abb. 2) und zahlreiche Bänder bilden das Fußgewölbe, durch das der typische Fußabdruck entsteht. Fehlstellungen des Fußes bzw. des Fußgewölbes, wie Knick-Senkfuß, Plattfuß usw., haben Auswirkungen auf das Gehen und alle daran beteiligten Strukturen, wodurch Beschwerden an Knien, Hüften und Wirbelsäule entstehen können.

Die Fußwurzel- und Mittelfußknochen sind durch kräftige Bänder miteinander verbunden (→ S. 349, Abb. 1). Die Außenbänder sind schweren Belastungen beim Springen, Laufen auf unebenen Böden usw. ausgesetzt. Bei extremer Supination, dem „Umknicken" der Außenknöchel nach lateral, entstehen oft Überdehnungen oder Risse der Außenbänder.

Die Zehenknochen ähneln denen der Finger, sie sind jedoch kürzer. Wie der Daumen hat auch die Großzehe nur zwei Endglieder. Die übrigen Finger und Zehen besitzen jeweils drei Endglieder. Bewegungen des Fußes ermöglicht die Wadenmuskulatur, deren Sehnen sich bis zu den Zehen erstrecken. Dorsal verläuft die Wadenmuskulatur, die in die kräftige Achillessehne mündet. Ventral und lateral befindet sich die Fußheber-Muskulatur.

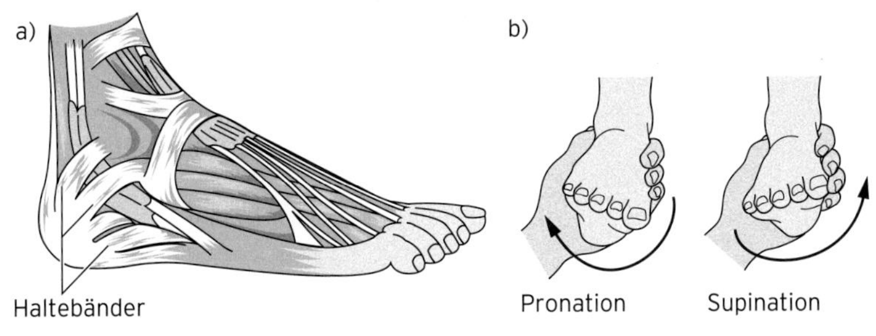

Abb. 1
a) Sehnen- und Sehnenhaltebänder der am Fuß ansetzenden Muskeln
b) Aus- und Einwärtsdrehung des Fußes (Pronation und Supination)

Terminologie: Thorax, Rumpf, Bauchwand und Extremitäten

Abdomen	Bauchraum
Hernie	Bruch (Hervorquellen von Bauchorganen durch eine Gewebelücke), z. B. Leistenhernie
Iliosakralgelenk (ISG)	Kreuz-Darmbein-Gelenk
Interkostalraum (ICR)	Zwischenrippenraum
Luxation	Ausrenkung; Verrenkung (Trennung der Gelenkpartner)
Meniskus (Mz. **Menisken**)	halbmondförmige Faserknorpelscheibe im Kniegelenk
Os coxae	Hüftbein
Os ilium	Darmbein; Teil des Hüftbeins
Os ischii	Sitzbein; Teil des Hüftbeins
Os pubis	Schambein; Teil des Hüftbeins
reponieren (Subst. **Reposition**)	einen ausgerenkten Gelenkteil oder durch Knochenbruch verschobene Knochenanteile wieder einrichten
Symphyse	Schambeinfuge

AUFGABEN

1 Welche Aufgabe erfüllen die Interkostalmuskeln?

2 Beschreiben Sie die Muskelschichten der Bauchwand von außen nach innen.

3 Aus welchen Knochen besteht der Schultergürtel?

4 Welche Knochen sind am Ellenbogen an den beiden Gelenken beteiligt?

5 Nennen Sie die Fachausdrücke für die Armbeuger und -strecker.

6 Aus welchen Knochen bestehen die Hüftbeine?

7 Was versteht man unter dem Oberschenkelhals?

8 Welche Knochen bilden das obere Sprunggelenk?

2 Erkrankungen des Bewegungsapparates

2.1 Pathologische Grundlagen: Degenerationsvorgänge

Die lebenslange Beanspruchung des Bewegungsapparates führt zur Abnutzung bestimmter Gewebe und Strukturen. Allerdings „verschleißen" Gelenke usw. nicht wie technische Werkstoffe. Während ein Autoreifen mit der Zeit abgefahren und immer dünner wird, reagiert der lebende Körper auf Gewebeschäden mit Umbauvorgängen. Das Ausmaß der **Degeneration**, d. h. der Ab- und Umbauvorgänge, die mit einer Verschlechterung der Gewebequalität einhergehen, wird u. a. von Vererbung, Ernährung, Arbeit und Sport beeinflusst.

Osteoporose
→ LF 4, S. 364

Wundheilung
→ Bd. 3, LF 10, S. 120

Den Abbau von Zellen bzw. Geweben, den Gewebsschwund, bezeichnet man als **Atrophie**. Mit zunehmendem Alter ist eine Atrophie aller Gewebe normal; z. B. wird die Haut immer dünner und verliert Haare, Drüsen und Fettgewebe. Knochen- und Muskelmasse nehmen ab dem 30. Lebensjahr um ca. 1 % pro Jahr ab. Neben dieser unvermeidlichen altersbedingten Degeneration gibt es auch pathologisch vermehrten Abbau, z. B. bei der Osteoporose.

Gewebeveränderungen

Die Gewebe unseres Körpers können sich an veränderte Bedingungen durch bestimmte Vorgänge anpassen.

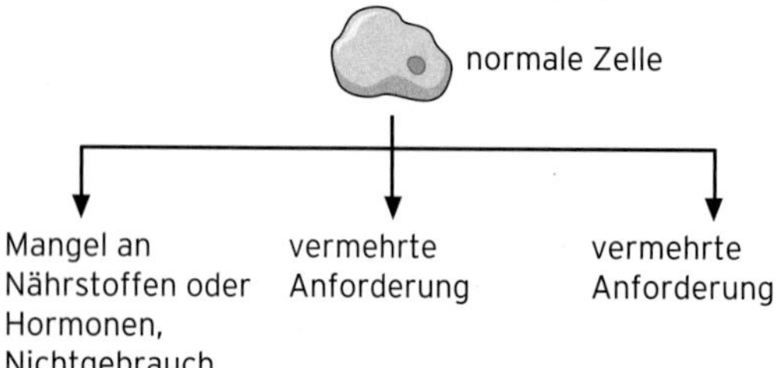

Atrophie	Hypertrophie	Hyperplasie
Gewebsrückbildung durch Zellverkleinerung und/oder Abnahme der Zellzahl	Vergrößerung der einzelnen Zellen	Vermehrung der Zellen
Beispiele		
Muskelatrophie, z. B. im Gipsverband	Herzmuskelhypertrophie bei Bluthochdruck (Hypertonie), da der Herzmuskel viel mehr Kraft aufbringen muss	Hyperplasie der Lymphknoten auf Grund von Infekten

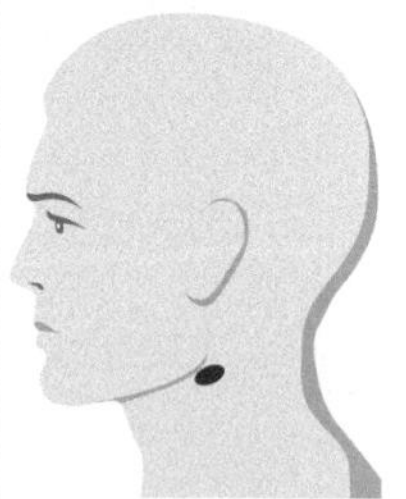

Gewebe können auf verstärkte Beanspruchung auch mit einer Größenzunahme reagieren. Ein stark trainierter Muskel nimmt z. B. durch Vergrößerung seiner Zellen zu. Dies nennt man **Hypertrophie**. Auch eine Zunahme der Zellzahl kann ein Gewebe bzw. Organ vergrößern. Dieser Vorgang heißt **Hyperplasie**. Hyperplasie findet z. B. in der Schilddrüse statt, wenn sie unter Jodmangel größer wird, d. h. einen Kropf (eine Struma) bildet. Auch Lymphknoten werden **hyperplastisch**, wenn sie bei Infekten verstärkte Abwehrleistungen erbringen.

Jeder Mensch erleidet im Laufe seines Lebens Verletzungen, die heilen müssen. Heilungsvorgänge bezeichnet man als **Regeneration**. Das Ziel der Regeneration ist der vollständige Ersatz geschädigter Gewebe bzw. zerstörter Zellen. Oft kann dies jedoch nicht gelingen, da teilungsfähige Zellen verloren gingen und Gewebelücken nun durch minderwertiges Gewebe, d. h. Narbengewebe, ersetzt werden müssen. In diesem Fall geht der Regenerationsversuch des Körpers mit einer Qualitätsminderung einher; es kommt zur **Degeneration**.

Bei ausgeprägten, z. B. tiefen Verletzungen, etwa bei Verbrennungen oder bei zerfetzten Wundrändern, kann es zum lokalen Gewebstod kommen. Abgestorbenes Gewebe am lebenden Körper bezeichnet man als **Nekrose**. Auch beim Liegegeschwür **(Dekubitus)** kommt es zu Nekrosen, da die Blutgefäße der Hautgefäße durch das Gewicht des unbeweglich liegenden Patienten zusammengedrückt werden und das nicht durchblutete Gewebe abstirbt.

Ein Geschwür **(Ulkus)** ist ein tiefer Gewebsdefekt, bei dem das gesamte Epithel zerstört ist. Geschwüre heilen stets unter Narbenbildung ab, da keine Zellen des ursprünglichen Gewebes mehr vorhanden sind.

Nekrosen, die auf Durchblutungsmangel beruhen, bezeichnet man als **Gangrän**. Dabei gibt es die Varianten trockene und feuchte, d. h. bakteriell durchsetzte Gangrän.

Regeneration
Heilung, vollständige Wiederherstellung des Gewebes und seiner Funktion
Hier: gut verheilte Narbe am Hals nach Schilddrüsenoperation

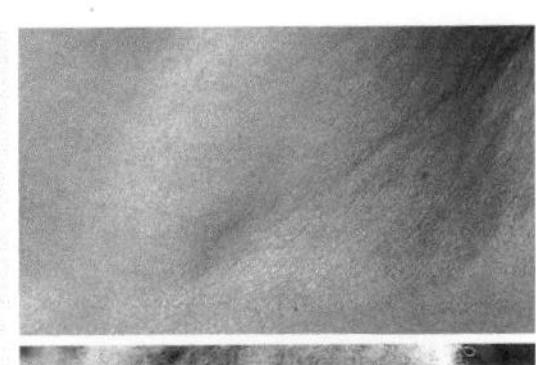

Degeneration
Verschlechterung der Gewebequalität z. B. durch unvollständige Heilung, Umbau oder Abnutzung eines Gewebes
Beispiele: Arthrose (Gelenkdegeneration), Altershaut

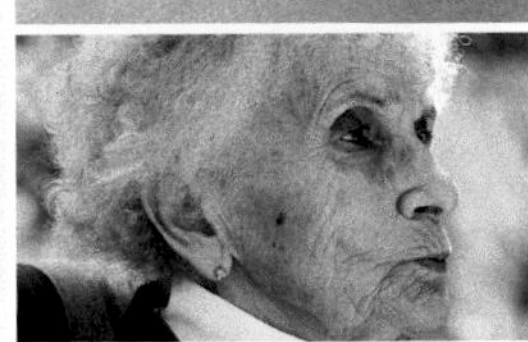

Nekrose
Lokaler Gewebstod am lebenden Organismus, z. B. wenn bei größeren Wunden Gewebsteile absterben; am häufigsten ist das Dekubitusgeschwür. Nekrosen sind oft schwarz.

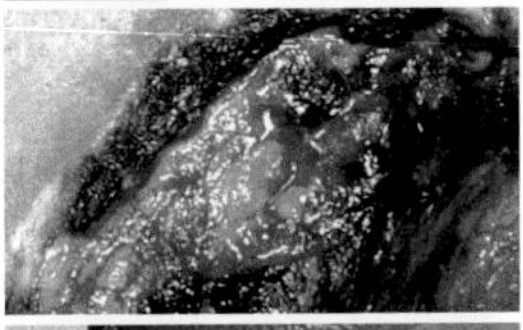

Gangrän
1. trockene Gangrän:
Nekrose mit Eintrocknen und Schrumpfen des abgestorbenen Gewebes, z. B. bei Durchblutungsstörungen (Raucherbein)

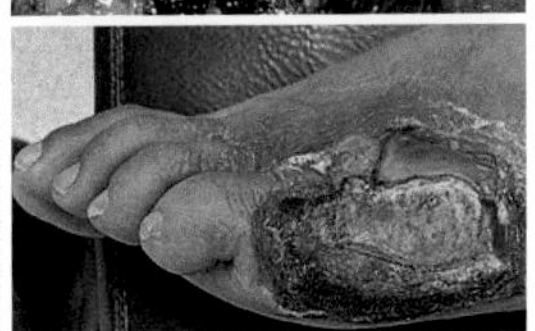

2. feuchte Gangrän:
Nicht ausreichend durchblutetes Gewebe wird nekrotisch und dann von Bakterien zersetzt, es fault (z. B. an den Zehen bei Diabetes mellitus mit schweren Gefäßschäden).

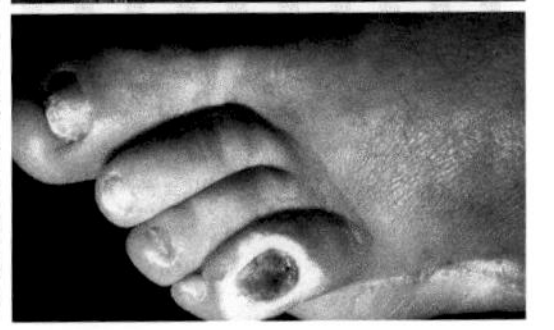

Terminologie: Pathologie des Bewegungsapparates

Atrophie	Gewebsrückbildung; Gewebeschwund
Degeneration (Ggt. **Regeneration**)	Abbauvorgänge von Geweben, die mit einer Qualitätsminderung bzw. Verlust von Eigenschaften einhergehen
Dekubitus	Liegegeschwür
Gangrän	Nekrose auf Grund von mangelnder Durchblutung
Hyperplasie	Gewebe- bzw. Organzunahme durch Vermehrung der Zellen
Hypertrophie	Gewebe- bzw. Organzunahme durch Vergrößerung der Zellen
Nekrose	lokaler Zell- oder Gewebstod am lebenden Körper
Regeneration (Ggt. **Degeneration**)	Heilungsvorgänge mit völliger Wiederherstellung der Gewebeeigenschaften
Ulkus (Ulcus)	Geschwür; tiefer Gewebsdefekt mit komplettem Epithelverlust

AUFGABEN

1 Was versteht man unter einem Geschwür?

2 Erklären Sie die Begriffe Regeneration und Degeneration.

2.2 Diagnostik bei Erkrankungen des Bewegungsapparates

Bei Krankheiten des Bewegungsapparates erhebt der Arzt die Anamnese und untersucht den Patienten. Die klinische Untersuchung erfolgt meistens durch den Hausarzt oder **Orthopäden**. Sie umfasst die Inspektion, die aktive und passive Gelenkbeweglichkeit sowie die Palpation von Muskeln, Sehnen usw., in denen der Patient Schmerzen angibt. Muskelform und -kraft sowie Reflexe geben Auskunft über die Muskulatur und neurologische Funktionen. Gegebenenfalls werden erkrankte Strukturen bildlich dargestellt, z. B. mit Röntgentechnik.

Bildgebende Diagnostikverfahren der Medizin

Diagnostikmethode	Verfahren	Vorteile (V), Nachteile (N)
Sonografie 7 Monate alter Fetus im Mutterleib	Ultraschall, d. h. vom Menschen nicht hörbare Schallwellen >20 000 Hz, wird von Geweben unterschiedlich stark reflektiert.	**V:** unschädlich auch für Kinder und Schwangere, gute Weichteildarstellung, relativ günstig **N:** keine Knochen- und kaum Gelenkdarstellung (außer Säuglingshüfte), für Hohlorgane (Magen usw.) ungeeignet
Röntgen Röntgenbild eines gesunden rechten Hüftgelenks	Röntgenstrahlen werden von Geweben unterschiedlich absorbiert, weshalb Filme bzw. Speichermedien verschiedene Grautöne annehmen.	**V:** gute Knochendarstellung, relativ günstig **N:** schlechte Gelenk- und Weichteildarstellung, Strahlen sind schädlich, v. a. für sich teilende Zellen (Kinder, Schwangere)
Computertomografie (CT) CT der Beckenregion	verfeinerte Röntgentechnik mit Erstellung vieler Schichtbilder	**V:** bessere Weichteildarstellung als im Röntgenbild, v. a. bei Verwendung von Kontrastmitteln **N:** hohe Strahlenbelastung, teuer, Kontrastmittelallergien
Magnetresonanztomografie (MRT, Kernspin) MRT (Kernspin) des Knies	Ein starker Magnet bringt verschiedene Moleküle des Körpers unterschiedlich stark in Schwingung.	**V:** gute Weichteildarstellung auch von Gehirn, Gelenken usw., strahlenfrei **N:** ggf. psychische Belastung durch Untersuchung „in der Röhre", sehr teuer, Lärmbelastung während der Untersuchung
Endoskopie 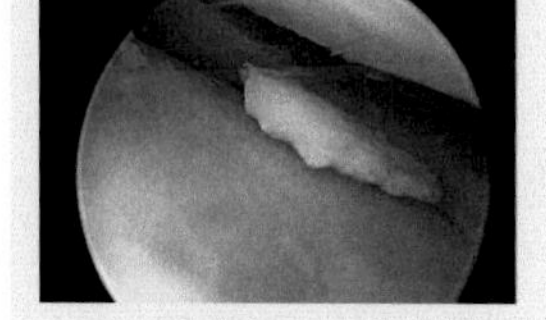 Arthroskopisches Bild nach Kreuzbandriss	Einsicht in Hohlorgane mit Hilfe eines schlauch- oder stabförmigen Endoskops mit Licht und Videotechnik; sog. Spiegelung	**V:** gute Beurteilbarkeit von Hohlorganen, therapeutische Eingriffe und Probenentnahme möglich, z. B. bei **Gastroskopie** (Magen-), **Koloskopie** (Dickdarm-), **Arthroskopie** (Gelenkspiegelung) **N:** Organverletzung und Gelenkinfektion möglich

2.3 Häufige Erkrankungen des Bewegungsapparates

Erkrankungen des Bewegungsapparates gehören zu den häufigsten Anlässen für Arztbesuche. Sie sind eine der Hauptursachen von Arbeitsunfähigkeit bzw. Krankmeldungen und Berufsunfähigkeit. Rücken- und Gelenkbeschwerden sind dabei besonders verbreitet. Kaum ein Mensch über 40 Jahren leidet nicht zumindest gelegentlich an Rücken- bzw. Kreuzschmerzen, **Arthralgien** (Gelenkschmerzen) oder sonstigen Beschwerden im Bewegungsapparat. Neben Bewegungsmangel, sitzender Lebensweise und Fehlbelastungen beim Heben und Tragen spielen oft psychosomatische Ursachen eine Rolle. Redensarten wie „Ich bin geknickt", „Er hat kein Rückgrat", „Sie ist angespannt", „Ich trage die ganze Last alleine", „Er muss das alles allein schultern" zeigen Zusammenhänge zwischen seelischer Befindlichkeit und Funktionsstörungen des Bewegungsapparates auf.

2.3.1 Gelenkerkrankungen

Arthrose

Definition: Degenerative Gelenkerkrankung durch ein Missverhältnis von Belastung und Belastbarkeit. Arthrose wird oft vereinfachend als Gelenkverschleiß bezeichnet.

Epidemiologie: Häufigste Gelenkerkrankung; ab 30 Jahren sind bei jedem Menschen Gelenkdegenerationen nachweisbar; ab 70 Jahren besteht regelmäßig eine symptomatische Arthrose.

Pathogenese: Arthrose beginnt stets mit einer **Knorpelschädigung**. Diese kann u. a. durch Altersatrophie und Über- oder Fehlbelastung bedingt sein. Da der schadhafte Knorpel nicht mehr genügend Druck abfedert und somit mehr Druck auf den Knochen einwirkt, reagiert der gelenknahe Knochen mit einer Verdickung. Er bildet außerdem dornartige Knochenanbauten **(Osteophyten)** am Rand der Gelenkpfanne. Die unregelmäßigen Knochenausläufer stören auf Dauer die Gelenkfunktion. Den schadhaften Knorpel mit seiner rauen Oberfläche sehen Leukozyten als Fremdkörper an. Um das vermeintlich fremde, raue Gewebe abzubauen, werden weitere Immunzellen aktiviert und verursachen so eine schmerzhafte Gelenkentzündung **(Arthritis)**. Man nennt diese besonders nach Belastungen auftretende Arthritis auch **aktivierte Arthrose**, weil sie eine akute Entzündung auf dem Boden der chronischen Degeneration darstellt. Die aktivierte Arthrose geht mit allen fünf Entzündungszeichen einher.

Gelenkschmerzen:
Vier von fünf Deutschen über 40 sind betroffen

Personen über 40 mit Gelenkschmerzen

Personen über 40 ohne Gelenkschmerzen

Quelle: „CH-Alpha Bewegungsstudie 40+"
Repräsentative Bevölkerungsbefragung (40 Jahre und älter) von TNS Emnid

Entzündungszeichen
→ LF 3, S. 264

Risikofaktoren für Arthrose sind

- minderwertige Knochensubstanz, erblich oder durch Mangelernährung bedingt,
- Gelenkfehlstellungen, die zur punktuellen Überlastung des Knorpels führen,
- Übergewicht, das die Gelenke vermehrtem Druck aussetzt,
- Verletzungen mit Schäden an Gelenkknorpel und gelenknahen Knochen,
- unphysiologische Belastungen durch Schwerarbeit und Leistungssport,
- Gelenkentzündungen durch rheumatische und andere Erkrankungen und
- fehlende Beanspruchung, z. B. durch Bettlägerigkeit und Ruhigstellung im Gips.

MERKE

Die „normale Altersarthrose" heißt **primäre Arthrose**. Entsteht eine Arthrose als Folge von Verletzungen, Entzündungen oder anderen Gelenkerkrankungen, heißt sie **sekundäre Arthrose**.

Symptome: Schmerzen im arthrotischen Gelenk, vor allem bei Belastung, später auch in Ruhe. Steifigkeit und entzündliche Gelenkschwellungen lassen den Patienten Bewegung immer mehr vermeiden. Dies verstärkt die Neigung zu Übergewicht, Verkürzungen der Bänder und Muskelverspannungen. Dies fördert wieder die Arthrose; ein Teufelskreis beginnt.
Lokalisation: Am häufigsten sind die Arthrose des Kniegelenks **(Gonarthrose)**, des Hüftgelenks **(Coxarthrose)** und der Wirbelsäule (**Spondylarthrose** und **Osteochondrose**).

Spondylarthrose → LF 4, S. 360
Osteochondrose → LF 4 S. 360

Übergewicht und Arthrose: ein Teufelskreis

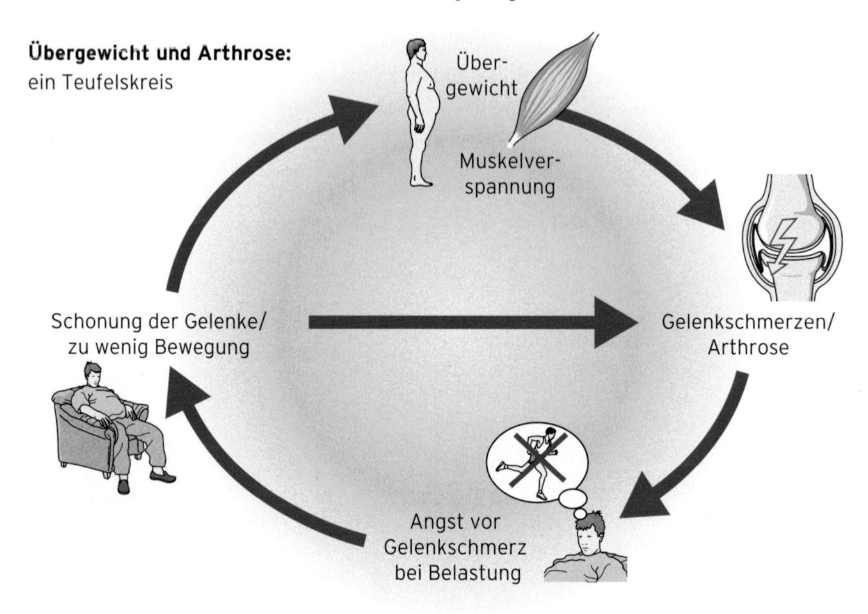

Quelle: „CH-Alpha Bewegungsstudie 40+"
Repräsentative Bevölkerungsbefragung (40 Jahre und älter) von TNS Emnid

Diagnostik: Bei der Untersuchung fallen Gelenkknirschen, Bewegungseinschränkung und Bewegungsschmerzen, Gangstörungen und Druckschmerz über den Gelenken auf. Für aktivierte Arthrose ist ein Gelenkerguss typisch, d. h. pathologisch vermehrte Flüssigkeit im Gelenkspalt sowie Wärme, Rötung, Schmerz und Funktionsstörung. Der klinische Arthroseverdacht kann durch Röntgenbilder und ggf. CT oder MRT bestätigt werden. Eine Arthroskopie (Gelenkspiegelung) ermöglicht es, ggf. Diagnostik und Therapie zu verbinden.

Arthroskopie → LF 4, S. 352

Coxarthrose (Arthrose des Hüftgelenks)

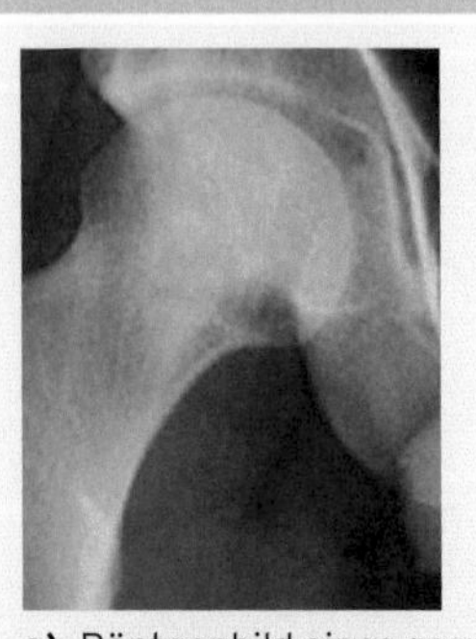

a) Röntgenbild eines gesunden rechten Hüftgelenks: Der Femurkopf ist rund und glatt; die Knochen von Gelenkkopf und -pfanne haben ein gleichmäßiges, milchglasartiges Aussehen; der Gelenkspalt ist normal weit.

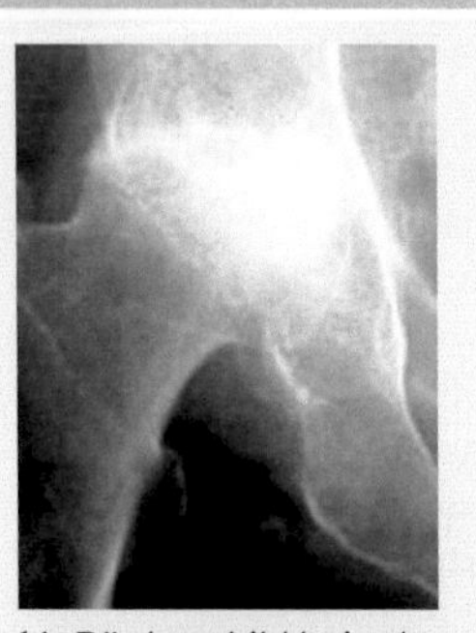

b) Röntgenbild bei schwerer Coxarthrose rechts: Der Femurkopf ist nicht mehr rund; der gelenknahe Knochen ist verhärtet (weiße Stellen); am Gelenkrand entstehen zackige Knochenausläufer, die Osteophyten; der Gelenkspalt ist stark verschmälert.

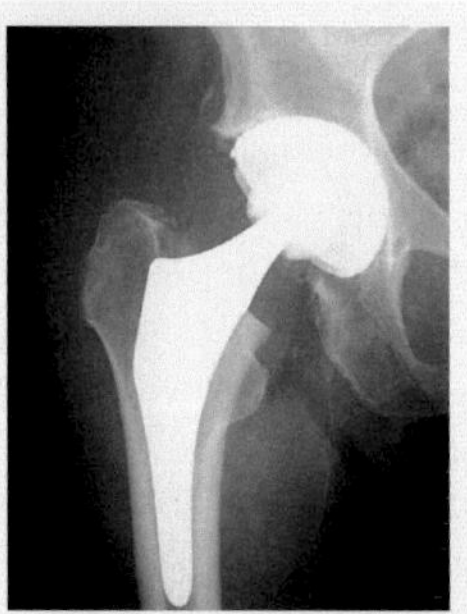

c) Total-Endoprothese (Hüft-TEP) als Ersatz für das abgebildete arthrotische Hüftgelenk; es gibt viele TEP-Modelle mit unterschiedlicher Haltbarkeit.

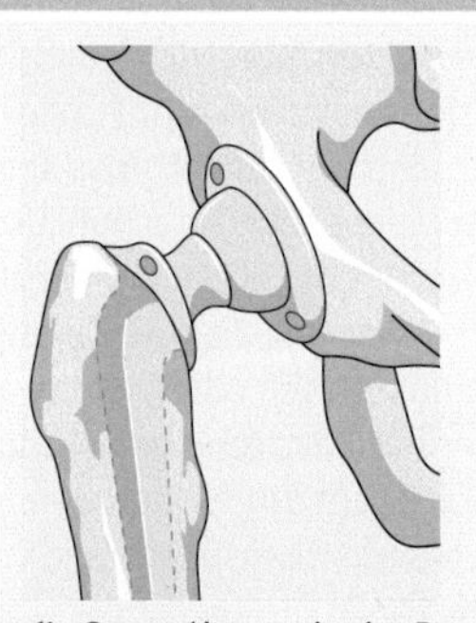

d) Operationsprinzip: Der Gelenkkopf wird entfernt, die Pfanne ausgefräst; die beiden Endoprothesenteile werden z. B. mit Knochenzement (einem verträglichen „Zweikomponentenkleber") in der Markhöhle des Femurs bzw. im Hüftbein verankert.

Therapie: Bei akuten Entzündungen können Kühlung, Ruhigstellung und Schmerzmittel kurzfristig die Symptome lindern. Nicht entzündete Gelenke sollen hingegen regelmäßig bewegt werden, da Bewegung die Ernährung des Gelenkknorpels entscheidend verbessert und die Gelenkfunktion bei vernünftiger Beanspruchung länger erhalten bleibt. Sportarten, die mit viel Bewegung und wenig Belastung einhergehen, wie Schwimmen, Wassergymnastik und Radfahren in niedrigen Gängen, sind besonders gut geeignet. Reicht diese **konservative** Therapie nicht aus, wird ggf. **operativ**, d. h. **chirurgisch**, behandelt. Oft werden arthrotische Hüft- und Kniegelenke durch künstliche Gelenke, sog. **Totalendoprothesen (TEP)**, ersetzt.
Nach der TEP-Operation erfolgt **Physiotherapie** mit Anleitung zum selbstständigen Üben, bis wieder ein gesundes Bewegungsbild entstanden ist. Entschließen sich Patienten erst bei fortgeschrittener Arthrose zur TEP-Operation, besteht oft eine ausgeprägte Schon- bzw. Fehlhaltung mit chronischen Rückenbeschwerden und Muskelatrophie. Die TEP-Operation lindert dann nicht umgehend die langjährigen Beschwerden, sondern erzeugt zunächst sogar durch den ausgedehnten Eingriff mit Verletzung von Knochen, Muskeln, Haut usw. neue.

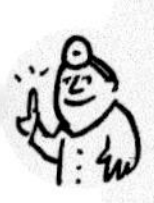

TEP-Operationen gehen mit hohen Blutverlusten einher. Einige Kliniken lassen daher Patienten, deren Alter und Gesundheitszustand es zulässt, in den Wochen vor der OP **Eigenblut** spenden. Dieses wird korrekt gelagert und bei Bedarf dem Spender während des Eingriffs zurückgegeben. Es ist sinnvoll, einige Zeit vor und nach der Operation Eisenpräparate zur Unterstützung der Blutbildung einzunehmen.

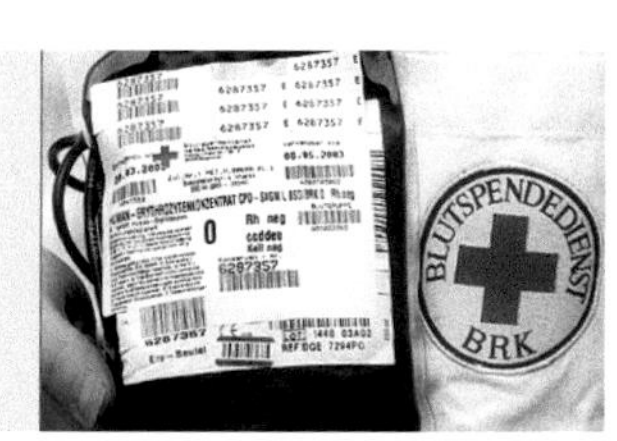

Prävention: Vorbeugend gegen Arthrose wirken eine gesunde Ernährung, ausreichend vernünftige, d. h. gelenkschonende Bewegung sowie die Therapie von Fehlstellungen und anderen gelenkschädigenden Erkrankungen.

Terminologie: Arthrose

Arthralgie	Gelenkschmerz
Arthritis	Gelenkentzündung
chirurgisch	durch eine Operation
Coxarthrose	Hüftgelenksarthrose
Epidemiologie	Lehre von der Häufigkeit von Krankheiten in der Bevölkerung
Gonarthrose	Kniegelenksarthrose
konservativ	bzgl. Therapie: ohne Operation, z. B. mit Medikamenten
Operation	chirurgischer Eingriff
Orthopäde	Facharzt für Erkrankungen des Bewegungsapparates
Osteophyt	arthrosetypischer Knochenausläufer am Gelenkrand
Physiotherapie	Oberbegriff für Therapie mit aktiver und passiver Bewegung, z. B. Krankengymnastik und Massage

AUFGABEN

1 Erklären Sie in wenigen Sätzen, wie Arthrose entsteht.

2 Erläutern Sie den Teufelskreis „Übergewicht-Arthrose".

3 Welche Therapie wirkt bei arthrosebedingter Entzündung lindernd?

Arthritis

Arthralgien, d. h. unspezifische Gelenkschmerzen, betreffen jeden Menschen gelegentlich. Oft kommen sie im Rahmen fieberhafter Infekte vor; Entzündungsstoffe erzeugen dabei Muskel- und Gelenkschmerzen. Seltener kommt es zur Gelenkentzündung, der Arthritis.
Arthritiden können akut und chronisch verlaufen, aber auch **chronisch-rezidivierend**, d. h. über einen langen Zeitraum oft wiederkehrend. Man spricht dann von Entzündungsschüben.
Die Arthritis eines Gelenks heißt **Monarthritis**, die Arthritis vieler Gelenke **Polyarthritis**.
Es gibt viele Arthritis-Ursachen. Um kausal und wirksam therapieren zu können, ist es wichtig, die jeweilige Ursache der Gelenkentzündung herauszufinden:

Arthritis-Art	Ursache bzw. Pathogenese	Lokalisation (z. B.)
degenerativ	Entzündungsreaktion auf die krankhaft veränderten Gelenkflächen bei Arthrose (aktivierte Arthrose)	Hüften, Knie, Schultern, Hände, Füße
infektiös	Bei Eingriffen, z. B. Arthroskopien, Injektionen in den Gelenkspalt oder Operationen, gelangen Bakterien direkt ins Gelenk.	das Gelenk, an dem der Eingriff stattfand
	Bei Infektionskrankheiten erreichen Erreger auf dem Blutwege Gelenke, z. B. bei Tbc, Gonorrhö (Tripper) und MRSA-Infektionen.	große Gelenke, wie Knie, Hüfte, Sprunggelenke
immunologisch	Bei rheumatischen Krankheiten reagiert das Immunsystem irrtümlich auf Gelenk-Antigene und greift z. B. die Synovialis an.	je nach Erkrankung große und/oder kleine Gelenke
	Reaktive Arthritis nach Infektionskrankheiten; es kommt zur Arthritis, ohne dass sich Erreger im Gelenk befinden.	meistens ein Kniegelenk
Gichtarthritis	Erhöhte Harnsäurespiegel können zur Bildung von Harnsäurekristallen in Gelenken und so zur Arthritis, dem Gichtanfall, führen.	meistens ein Großzehen-Grundgelenk

Die Diagnostik umfasst neben der klinischen und bildgebenden Diagnostik auch serologische und ggf. bakteriologische Untersuchungen. Bei der Anamnese ist nach Zeckenstichen, Durchfallerkrankungen, Husten, Haut- und Allgemeinsymptomen zu fragen.

Neben unspezifischer, schmerz- und entzündungshemmender Therapie ist es wichtig, rheumatologische und erregerbedingte Erkrankungen gezielt zu behandeln.

Rheumatoide Arthritis (rA) = chronische Polyarthritis (cP)

Rheuma bedeutet „Reißen“: Gemeint ist ein reißender Schmerz im Bewegungsapparat. Da es viele entzündliche Erkrankungen des Bewegungsapparates gibt, die mit rheumatischen Beschwerden einhergehen, spricht man vom rheumatischen Formenkreis. Dieser schließt die **rheumatoide Arthritis** (rA) ein, die auch **chronische Polyarthritis** (cP) genannt wird.

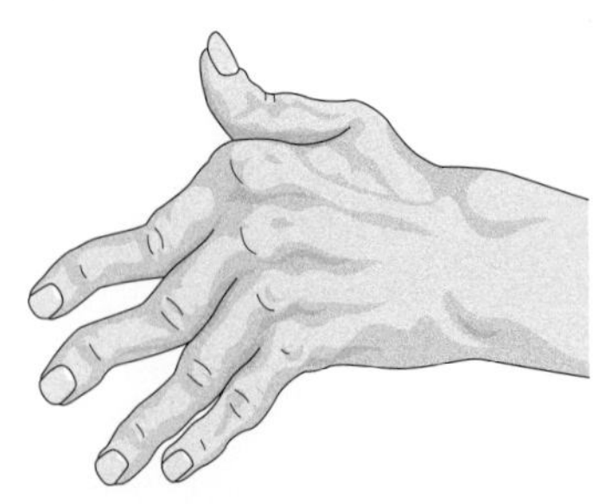

Abb. 1 Gelenkverformung der Hand im Spätstadium der chronischen Polyarthritis

Definition: Entzündliche, chronisch bzw. in Schüben verlaufende **Systemerkrankung**, die v. a. Gelenke bzw. deren Synovialis und gelenknahe Strukturen befällt. Sie kann Schäden an Knochen, Knorpel und Sehnen hervorrufen und so zu Behinderungen führen.

Epidemiologie: Fast ein Prozent der Bevölkerung ist an rA erkrankt; überwiegend sind Frauen betroffen. Besonders häufig beginnt die Krankheit im 4. Lebensjahrzehnt.

Pathogenese: Eine Kombination aus genetischer Veranlagung und äußeren Faktoren, z. B. Virusinfektionen, bewirkt, dass das Immunsystem irrtümlich die Synovialis und andere Strukturen des eigenen Körpers angreift. Die Lebensweise (z. B. Kälte) hat keinen Einfluss auf Entstehung und Verlauf einer rA.

Symptome: Schmerzhafte Arthritis mit ausgeprägter Morgensteifigkeit; die Patienten können die betroffenen Gelenke morgens ca. eine Stunde lang kaum bewegen. Die Krankheit verläuft chronisch bzw. chronisch-rezidivierend. Der Verlauf ist individuell unterschiedlich. Gelenke können nach und nach zerstört und Gliedmaßen stark verformt werden. Auch andere Organe können durch die Entzündung Schaden nehmen (Lunge, Augen, Leber usw.). Allgemeinsymptome wie Abgeschlagenheit und Fieber können die Lebensqualität kurz- und langfristig stark beeinträchtigen.

Diagnostik: Um die Diagnose rA zu stellen bzw. zu sichern, sind anamnestische, klinische, radiologische und serologische Befunde zu berücksichtigen. Wichtige Messwerte der Rheumaserologie sind **Autoantikörper** wie der Rheumafaktor und Anti-CCP-Antikörper. Es gibt allerdings keinen Blutwert, der allein die rA beweist oder ausschließt. Oft kann erst der spezialisierte Facharzt, der **Rheumatologe**, die genaue Diagnose stellen.

Therapie: Physiotherapie (Krankengymnastik) zum Erhalt von Beweglichkeit und Kraft; im akuten Schub ggf. Kälteanwendung. Kurzfristig Schmerzmittel, v. a. NSAR wie Diclofenac, Ibuprofen usw. sowie das entzündungshemmende Hormon Cortison. Wegen der Nebenwirkungen ist es sinnvoll, langfristig verträglichere Medikamente zu geben, die die Immunaktivität möglichst spezifisch dämpfen, z. B. Chloroquin, Methotrexat und die moderneren TNF-alpha-Blocker (sog. **Biologika**). Jedes bei Rheuma wirksame Medikament hat spezifische und z. T. schwere Nebenwirkungen und ist bei verschiedenen Patienten unterschiedlich wirksam. Die unbehandelte Arthritis bringt jedoch u. U. schwere Schäden mit sich.

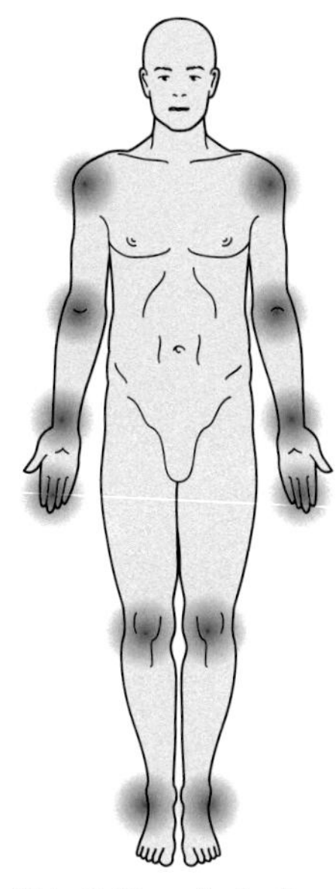

Abb. 1 Chronische Polyarthritis mit symmetrischem Befall mehrerer Gelenke: Meist sind Hände, Kniegelenke, Ellenbogen und Schultern betroffen.

NSAR
→ LF 4, S. 396

Informationen und Adressen lokaler Selbsthilfegruppen unter www.rheuma-liga.de

Besonderheiten: Zu den Krankheiten des rheumatischen Formenkreises zählt auch der **M. Bechterew**, die **Spondylitis ankylosans**. Die Krankheit befällt häufiger Männer als Frauen und geht mit starken Schmerzen in Wirbelsäule und Sehnenansätzen einher. Auf Dauer kann sich die Wirbelsäule versteifen. Oft kommt es auch zu Entzündungen innerhalb der Augen. Auch die Hautkrankheit **Psoriasis** (Schuppenflechte) kann – sogar ohne Hauterscheinungen – eine schwere Polyarthritis hervorrufen. Tritt eine Polyarthritis im Kindesalter auf, wird sie **juvenile** (jugendliche) **Polyarthritis** genannt.

Psoriasis
→ Bd. 3, LF 10, S. 114

Prävention: Auf Grund der genetischen Komponente gibt es keine wirksame Vorbeugung.

Terminologie: Arthritis

Autoantikörper	gegen körpereigene Strukturen gerichtete Antikörper
Biologikum (Mz. **-a**)	Arzneimittel, das bestimmte Entzündungsstoffe hemmt
chronisch-rezidivierend	langfristig in Schüben verlaufend
Monarthritis	Arthritis eines Gelenks
Polyarthritis	Arthritis vieler Gelenke
Rheuma	Oberbegriff für entzündliche Erkrankungen des Bewegungsapparates, v. a. die rheumatoide Arthritis
rheumatoide Arthritis (rA) **chronische Polyarthritis (cP)**	chronische Entzündung vieler Gelenke und anderer Organe; im Volksmund Rheuma genannt
Rheumatologe	Facharzt für entzündliche Erkrankungen des Bewegungsapparates (spezialisierter Internist, Orthopäde oder Kinderarzt)
Spondylarthritis	entzündliche Erkrankung der Wirbelsäule, z. B. M. Bechterew
Systemerkrankung	Erkrankung, die mehrere Organe bzw. Organsysteme befällt

2.3.2 Erkrankungen der Wirbelsäule und der Rückenmuskulatur

Die Wirbelsäule wird von mehreren Hundert kleinen Muskeln umfasst, die sie aufrecht halten und quasi ihr Stützkorsett bilden. Die wirbelsäulennahe Muskulatur schützt das Rückgrat vor Verletzungen und bei gutem Trainingszustand auch vor Fehlhaltungen, Verspannungen und verfrühter Degeneration. Muskeln, Bänder, Knorpel und Knochen des Achsenskeletts arbeiten stets zusammen. Störungen oder Verletzungen eines Teils wirken sich daher auf die übrigen Funktionspartner aus. **Funktionelle** Veränderungen wie Muskelverspannungen beeinträchtigen Durchblutung und Ernährung des gesamten anatomisch-funktionellen Systems. Daher ist es wichtig, Rückenbeschwerden ernst zu nehmen und zu behandeln, bevor sie **chronifizieren** und bleibende strukturelle bzw. anatomische Schäden erzeugen.

Myalgien und Myogelosen

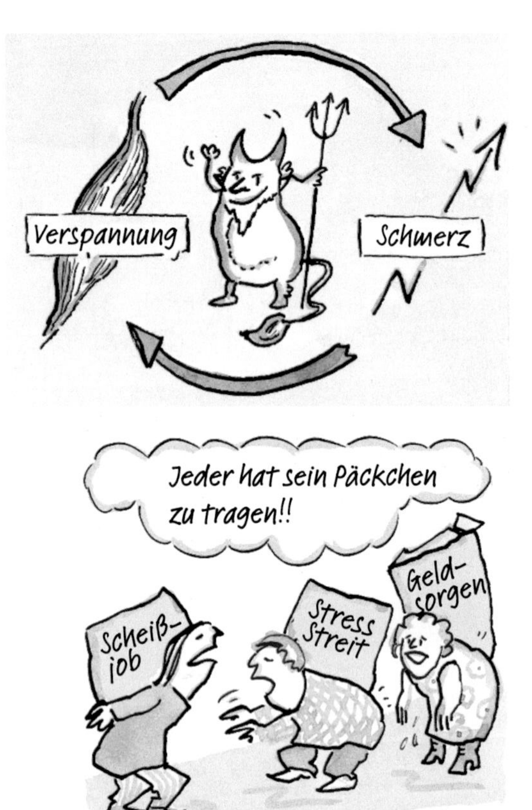

Muskelschmerzen **(Myalgien)** entstehen häufig durch einseitige Haltung, die über lange Zeit beibehalten wird. Stundenlanges Sitzen am Bildschirm z. B. führt bei vielen Menschen zu Muskelverspannungen im Bereich von Nacken und LWS. Erfolgt kein Ausgleich durch Bewegung oder Entspannung, entwickelt sich eine Daueranspannung der betroffenen Muskelpartien. Zu den Nackenschmerzen kommt oft gegen Abend der typische **Spannungskopfschmerz** im Stirn- und Schläfenbereich hinzu. Im LWS-Bereich entsteht schmerzbedingt leicht eine Fehlhaltung, d. h. eine Abflachung der physiologischen Lordose. Damit steigt das Risiko weiterer Beschwerden an.

Bei der klinischen Untersuchung zeigt sich verhärtete, verspannte Muskulatur. Der Muskelhartspann kann flächenhaft, aber auch wulst- oder punktförmig tastbar sein **(Myogelose)**. Die betroffenen Muskelpartien erscheinen leicht gerötet und geschwollen, weil das Blut darin nicht optimal zirkulieren kann. Die Durchblutungsstörungen fördern auf Dauer degenerative Veränderungen, d. h., auf Funktionsstörungen folgen schließlich strukturelle Veränderungen. Nicht nur zu wenig Bewegung, sondern auch Arbeitsüberlastung, Zeitdruck und seelische Anspannung fördern Verspannungen. Der Volksmund spricht treffend von „Hartnäckigkeit“.

Therapie: Therapeutisch helfen kurzfristig Wärme und ggf. Massagen, die Muskulatur zu lockern. Quaddelartig in die Haut gespritzte **Lokalanästhetika**, d. h. Arzneimittel zur örtlichen Betäubung, können den Schmerz-Verspannungs-Kreislauf für einige Stunden durchbrechen und so die Beschwerden lindern.

Prophylaxe: Mittel- und langfristig ist es wichtig, dass der Patient ein Gleichgewicht zwischen Anspannung und Entspannung erreicht. Sport ist hilfreich, weil trainierte Muskulatur weniger zu Verspannungen neigt und Ausdauersport die Stressanfälligkeit senkt. Schmerzmittel sollten höchstens kurzfristig eingenommen werden, weil sie sowohl eine Chronifizierung des Schmerzes als auch Nebenwirkungen mit sich bringen können.

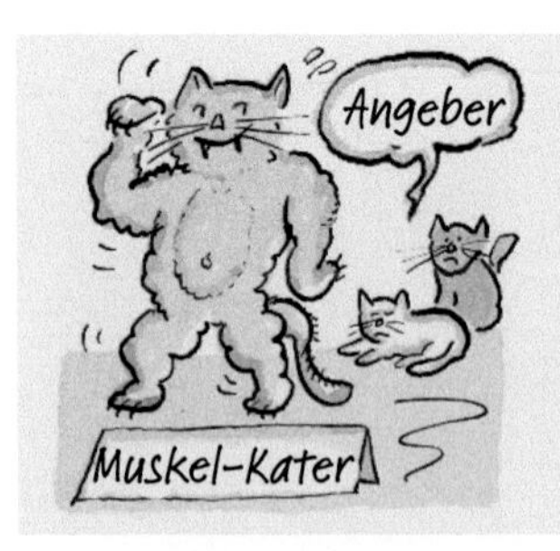

Muskelkater entsteht nach Überlastung v. a. untrainierter Muskulatur. Er beruht auf Rissen winziger Muskelfäserchen. Der Körper heilt die Muskelschäden mit Hilfe einer Entzündung. Diese erzeugt Schmerzen und eine leichte Schwellung der betroffenen Muskelpartien; die Beschwerden sind nach ein bis zwei Tagen am stärksten. Hilfreich wirken leichte Bewegung und warme Bäder, da beides die Durchblutung und damit Stoffwechsel und Heilung fördert.

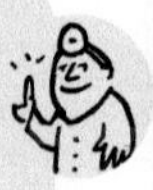

HWS- und LWS-Syndrom

Die beschriebenen Funktionsstörungen in bestimmten Abschnitten der Wirbelsäule kommen im Praxisalltag oft vor. Auf Grund der hohen Beweglichkeit und Beanspruchung der HWS und LWS sind Beschwerden in diesen Bereichen besonders häufig. Sofern nicht klar erkennbar ist, welche anatomischen Strukturen die Schmerzen verursachen, spricht man vereinfachend vom HWS- oder LWS-„Syndrom". Ursächlich sind oft eine Schwäche (sog. Dysbalance) der Muskulatur, eine Fehlhaltung oder Fehlstellung der Wirbelsäule oder auch sog. Wirbelblockaden. Unter Blockaden werden Funktionsstörungen der kleinen Wirbelgelenke verstanden. Entsprechend ausgebildete Physiotherapeuten oder Ärzte können durch manuelle Therapie bzw. Chirotherapie, z. B. das sog. Einrenken, die Beweglichkeit wiederherstellen und helfen, Schmerzen und Verspannungen zu lindern.

manuelle Therapie → LF 4, S. 379
Chirotherapie → LF 4, S. 379

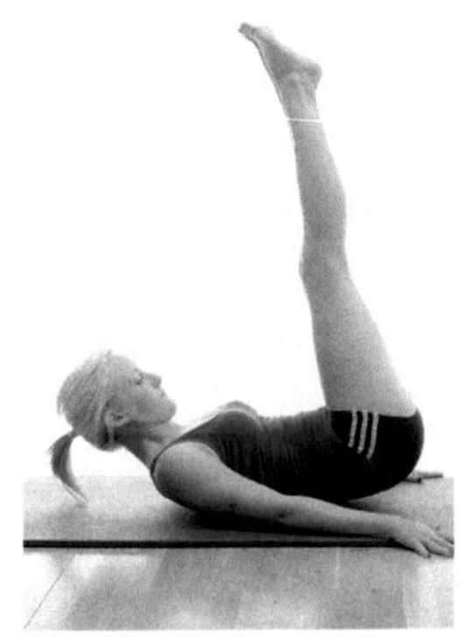

Abb. 1 Kräftigungsübung der Bauchmuskulatur

Lumbago, Lumbalgie und Lumboischialgie

Definition: Als **Lumbago** bezeichnet man einen akuten Kreuzschmerz, als **Lumbalgie** einen chronischen. Bei der **Lumboischialgie** strahlt der Schmerz bis ins Bein aus, d. h., er folgt dem Verlauf des sog. Ischiasnervs, der von der LWS ins Bein zieht.
Pathogenese: Ein Rückenmarknerv wird in lokal verspannter Muskulatur eingeengt und reagiert auf den Druck mit Schmerz. Dieser löst reflexartig eine Muskelverspannung aus, die den Schmerz wiederum verstärkt. Oft löst eine ruckartige Bewegung die Lumbago aus.
Symptome: Der Patient nimmt auf Grund des plötzlich einschießenden Schmerzes und der Verspannung sogleich eine Fehlhaltung ein. Die Fehlhaltung verstärkt die Beschwerden bzw. erzeugt weitere. Daher nehmen der LWS-Schmerz und die Bewegungsstörung über einige Tage zu, bis sie sich langsam wieder lösen.
Diagnostik: Der betroffene Patient berichtet von einer ungewohnten Belastung, z. B. Gartenarbeit, oder einer plötzlichen „falschen" Bewegung in Kälte oder Zugluft, die seine Beschwerden ausgelöst hat. Die klinische Untersuchung wird durch die typische Fehlhaltung und Schmerzen erschwert, jedoch muss eine orientierende **neurologische Untersuchung** durchgeführt werden. **Motorik, Sensibilität** und **Reflexe** werden geprüft, um die Schädigung eines Rückenmarknervs erkennen zu können. Sind diese Funktionen gestört, besteht nicht nur eine Lumbago, sondern z. B. Verdacht auf einen Bandscheibenvorfall. Eine Röntgenuntersuchung ist bei einfacher Lumbago oder Lumboischialgie nicht indiziert.
Therapie: Alles, was den Schmerz lindert und die Verspannungen lockert, beschleunigt die Selbstheilung. Schmerzmittel, Wärmeanwendung, Stufenlagerung (→ Abb. 2) und ggf. Massagen sind hilfreich. Sofern der Schmerz es zulässt, soll der Patient sich weiter bewegen und seiner normalen Tätigkeit nachgehen. Bewegung bessert die Durchblutung und trägt zur Lockerung bei. Nur bei starkem Schmerz kann kurzzeitig Bettruhe sinnvoll sein.

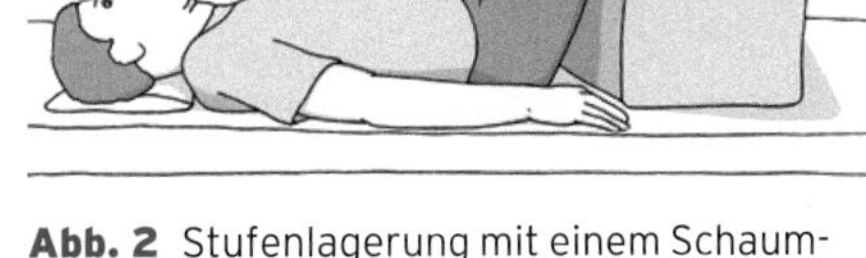

Abb. 2 Stufenlagerung mit einem Schaumstoffblock

Prävention: Eine gut trainierte Rücken- und Bauchmuskulatur wirkt als natürliches „Korsett" und schützt am besten vor Lumbalgien (→ Abb. 1). Vor Anstrengungen wie Heben und Tragen sollte die Muskulatur durch einfache Bewegungsübungen aufgewärmt werden. Viele Sportvereine bieten eine sog. Rückenschule an. In den Kursen lernen die Teilnehmer, wie sie ihren Rücken stärken und vor Fehlbelastung schützen können.

HINWEIS

Die nationale Versorgungsleitlinie Kreuzschmerz (von mehreren medizinischen Fachgesellschaften erstellt) sieht keine Spritzen zur Schmerzlinderung vor. Injektionen in den Gesäßmuskel, die früher üblich waren, bergen zahlreiche Risiken, sind aber nicht wirksamer als eingenommene Schmerzmittel.

Plötzlich einschießende Lendenschmerzen begleiten die Menschheit seit Anbeginn. Den Namen Hexenschuss erhielt die Lumbago im Mittelalter, als es legitim war, sog. weise Frauen, d. h. heilkundige, intelligente Frauen, als Hexen zu beschimpfen und zu verfolgen. An allem Unerklärlichen waren „natürlich" die Hexen schuld.

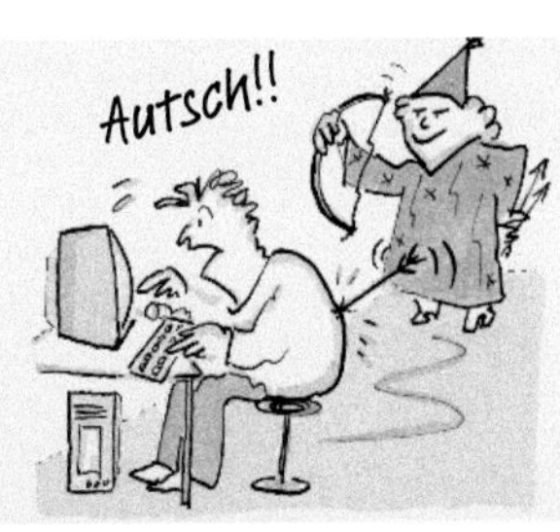

Degenerative Wirbelsäulenerkrankungen

Aufbau der Wirbel
→ LF 4, S. 343

Im Laufe des Lebens unterliegt die Wirbelsäule unausweichlich degenerativen Veränderungen. Die Bandscheiben verlieren Wasser und werden immer dünner. Ihre Faserringe bekommen Risse. Die Wirbelkörper verändern sich arthrotisch und bilden Osteophyten. Diese Degenerationsvorgänge der Wirbel und Bandscheiben werden als **Osteochondrose** bezeichnet. Verlieren die Bandscheiben an Höhe, steigt der Druck auf die kleinen Wirbelgelenke an. Diese sog. Facettengelenke, mit denen die Wirbel mit den über und unter ihnen liegenden Wirbeln verbunden sind, degenerieren dann verstärkt. Dies nennt man **Spondylarthrose** (Wirbelgelenkarthrose). Die Spondylarthrose engt unter Umständen die Zwischenwirbellöcher, d. h. die Öffnungen, durch die die Rückenmarknerven den Wirbelkanal verlassen, ein. Dies kann die Rückenmarknerven stören und schädigen. Eine solche Schädigung hat verschiedene Störungen der Nervenfunktionen, sog. **neurologische Ausfälle**, zur Folge. Bei fortgeschrittener Wirbelsäulendegeneration wird auch der Rückenmarkkanal durch Osteophyten eingeengt **(Spinalkanalstenose)**. Auch dadurch werden Nerven geschädigt. Je nachdem, wie stark ein Nerv beeinträchtigt wird, reagiert er mit Schmerzen, Sensibilitäts-, d. h. Gefühlsstörungen, und motorischen Ausfällen (Schwäche bzw. Lähmungen).

Wirbelsäulendegeneration

1. Gesunde Wirbelsäule
Die Bandscheibe ist normal hoch, der Gallertkern liegt in der Mitte des Faserrings. Das Zwischenwirbelloch ist glatt begrenzt und ausreichend weit für die Wurzel des Rückenmarknervs.

2. Beginnende Osteochondrose
Die Bandscheibe ist flacher geworden. Sie wölbt sich nach außen vor und beginnt, das Zwischenwirbelloch einzuengen. Im kleinen Wirbelgelenk beginnt die Spondylarthrose.

3. Bandscheibenvorfall
Der Fasermantel der Bandscheibe ist geplatzt. Ihr Gallertkern hat sich ins Zwischenwirbelloch verlagert. Er drückt auf die Wurzel des Rückenmarknervs und stört dessen Funktion.

4. Fortgeschrittene Osteochondrose
Die abgeflachte Bandscheibe ragt in das Zwischenwirbelloch hinein, was den Nerven ständig reizt. Chronischer Schmerz und neurologische Ausfälle sind die Folge. Auch die Spondylarthrose trägt zu den Störungen bei.

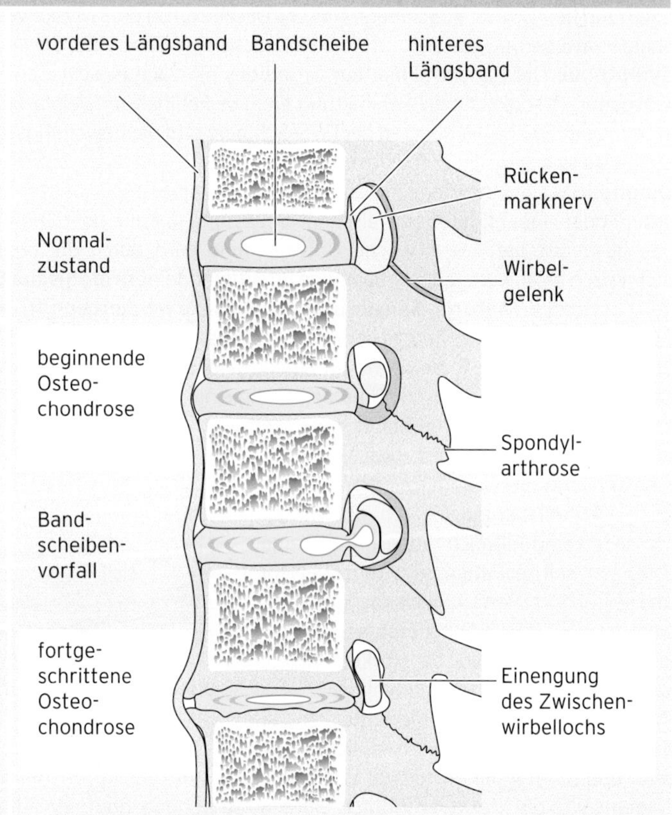

Diagnostik: Degenerative Wirbelsäulenveränderungen werden bei klinischem Verdacht radiologisch, d. h. mit Röntgen-, CT- oder MRT-Technik, abgebildet. Der radiologische Nachweis degenerativer Veränderungen allein ist keine therapiebedürftige Krankheit.
Therapie: Bestehen zum Befund passende Beschwerden, werden diese therapiert. Physiotherapie, ggf. Wärmeanwendung und Schmerzmittel sind die Basis der konservativen Therapie. Ist diese nicht erfolgreich bzw. ausreichend, kann ggf. ein **neurochirurgischer** Eingriff eingeengte Nerven entlasten und die Symptome bessern.
Prävention: Lebenslang gesunde Ernährung und regelmäßige, maßvolle Bewegung schützen alle Gelenke vor frühzeitiger Degeneration. Veranlagung spielt jedoch auch eine Rolle.

Bandscheibenvorfall (BSV)

Definition: Einriss im Faserring und Hervorquellen des Gallertkerns einer Bandscheibe in Richtung des benachbarten Rückenmarknervs. Je nach Ausmaß werden **Protrusio** (Hervorquellen) und **Prolaps** (Vorfall) unterschieden.

Pathogenese: Degenerative Veränderungen der Wirbelsäule sind v. a. Alterserscheinungen. Zunächst ist wie bei jeder Arthrose der Knorpel von Qualitätseinbußen betroffen. Durch die veränderte Druckeinwirkung folgen Knochen- und Gelenkveränderungen. Reißt der Faserring einer Bandscheibe auf und ihr Gallertkern tritt aus, ist ein **Diskusprolaps** (Bandscheibenvorfall) entstanden. Dieser erzeugt v. a. dann Symptome, wenn das verlagerte Material nach dorsal und lateral auf eine Nervenwurzel drückt. Das vordere und hintere Längsband der Wirbelsäule verhindern Vorfälle nach ventral und dorsal. Jeweils zwischen zwei Wirbelkörpern liegen eine Bandscheibe und ein Paar Rückenmarknerven. Man gibt daher die ober- und unterhalb der Bandscheibe gelegenen Wirbelkörper als Lokalisation des Bandscheibenvorfalls an. Ein Prolaps zwischen den Wirbelkörpern L4 und L5 wird mit **BSV L4/L5** abgekürzt. Jeder Rückenmarknerv versorgt ein streifenförmiges Gebiet einer Körperhälfte. Ein solches Versorgungsgebiet der Haut heißt **Dermatom** (Hautabschnitt, Hautsegment). Beschwerden bzw. Funktionsausfälle in entsprechenden Dermatomen lassen darauf schließen, welche Bandscheibe bzw. welcher Rückenmarknerv betroffen ist. Schmerzen, die auf der Schädigung einer Nervenwurzel beruhen, nennt man **radikuläre** Schmerzen. Radikuläre Beschwerden sind oft, aber nicht immer durch einen BSV bedingt.

C = Cervikal-, also Halswirbel,
Th = Thorax-, also Brustwirbel,
L = Lumbal-, also Lendenwirbel,
S = Sakral-, also Kreuzbeinwirbel

Lokalisation: Wegen der hohen Beanspruchung von HWS und LWS durch Biegen, Drehen und Beugen kommen Bandscheibenvorfälle am häufigsten bei C5/C6 und C6/C7 im HWS- sowie bei L4/L5 und L5/S1 im LWS-Kreuzbeinbereich vor.

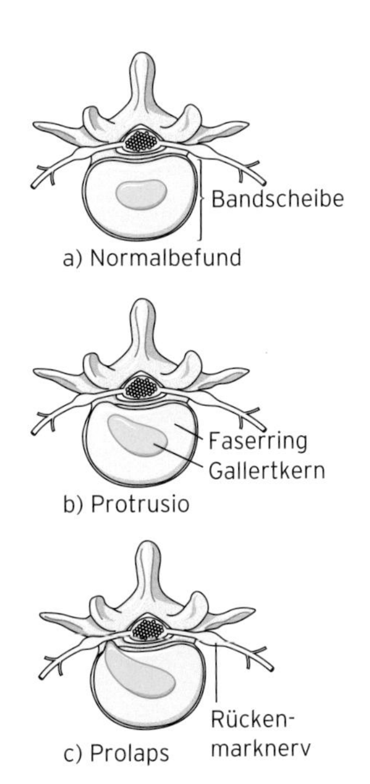

Abb. 1 Stadien des Bandscheibenvorfalls

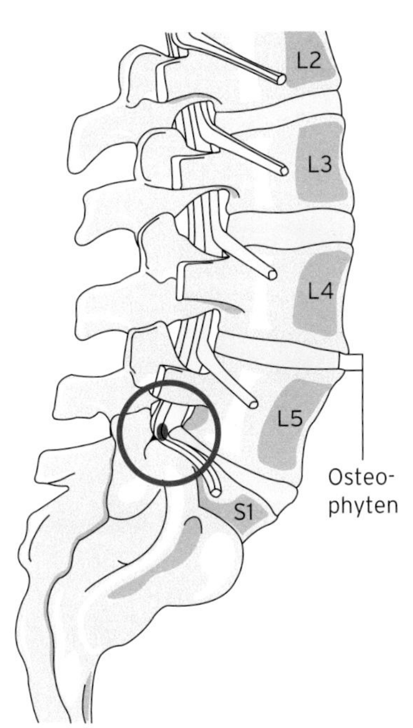

Abb. 2 Arthrose der Wirbelsäule mit Bandscheibenvorfall (L5/S1)

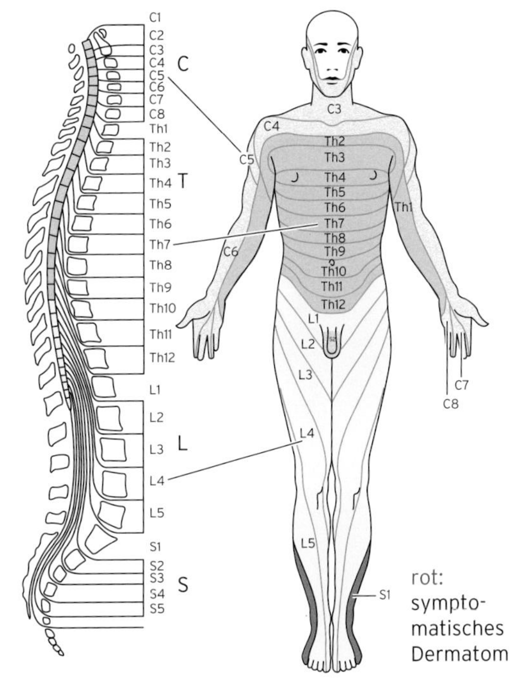

Abb. 3 An jedem Wirbelkörper verlässt das zugehörige Paar Rückenmarknerven den Wirbelkanal.

Symptome: Rücken- bzw. Nackenschmerz an der Stelle des Diskusprolaps und ausstrahlende Schmerzen im Versorgungsgebiet des betroffenen Nervs. Bei ausgeprägter Druckschädigung der Nervenwurzel treten neben Schmerzen auch Kribbeln und Taubheitsgefühl auf. Da Muskeln ihre Befehle von Nerven erhalten, kann es durch Nervenschädigung auch zu Lähmungen der Muskeln kommen, die der Nerv normalerweise versorgt. Man unterscheidet dabei zwischen **Parese** (Schwäche, teilweise Lähmung) und **Plegie** (vollständige Lähmung). Gegebenenfalls sind Reflexe nicht mehr auslösbar. Wenn Kreuzbeinsegmente betroffen sind, können Störungen der Blasen- und Darmfunktion sowie sexuelle Funktionsstörungen auftreten.

Diagnostik: Bei ausgeprägten bzw. anhaltenden Beschwerden und/oder neurologischen Ausfällen wird eine bildgebende Diagnostik durchgeführt. Die Bandscheiben werden am besten im MRT dargestellt, da Röntgenaufnahmen Knorpelsubstanz nicht abbilden können.
Therapie: Bandscheibenvorfälle können sich von selbst bessern und ausheilen, indem das ausgetretene Material des Gallertkerns durch Vernarbung schrumpft und dadurch der Druck auf die Nervenwurzel zurückgeht. Dies dauert allerdings einige Zeit. Die wichtigste Maßnahme ist in den meisten Fällen eine konsequente Schmerztherapie. Dabei werden oft mehrere Medikamente kombiniert, um Nebenwirkungen gering zu halten. Auch Physiotherapie zur Lockerung der verspannten Muskulatur ist sinnvoll. Führt die konservative Behandlung nicht zum Erfolg oder liegen **Alarmsymtome** wie Muskel- oder Blasenlähmung vor, ist eine Operation indiziert. Bei der Operation wird von ventral (HWS) oder dorsal (LWS) ein kleiner Einschnitt gemacht und das verschobene Bandscheibenmaterial entnommen. Ein Platzhalter aus Metall kann an Stelle der Bandscheibe eingesetzt werden, damit der ursprüngliche Abstand zwischen den Wirbelkörpern erhalten bzw. wiederhergestellt wird. Operationen sind keine Allheilmittel beim BSV; sie können zu Vernarbungen und weiteren Problemen führen. Die Nachbehandlung dauert viele Wochen und entspricht der konservativen BSV-Therapie.
Prävention: Lebenslang Sport zu treiben und die Grundsätze des rückengerechten Arbeitens, Hebens und Tragens zu befolgen, ist die beste BSV-Prävention. Veranlagung und altersbedingte Degeneration sind jedoch nicht beeinflussbar.

Richtig

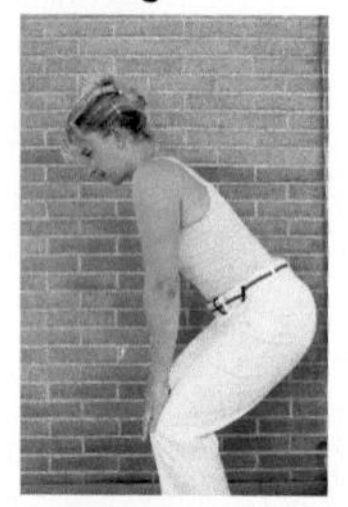

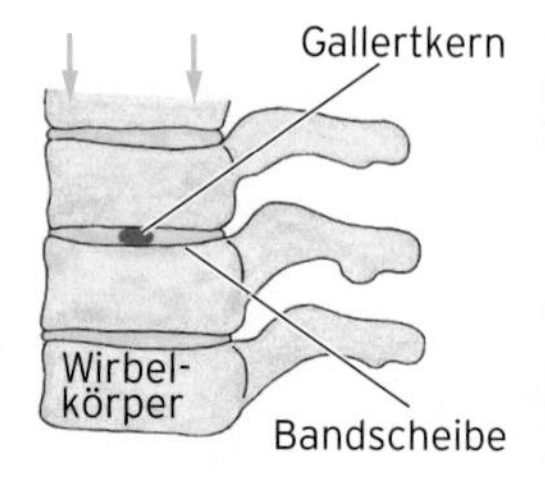

Falsch

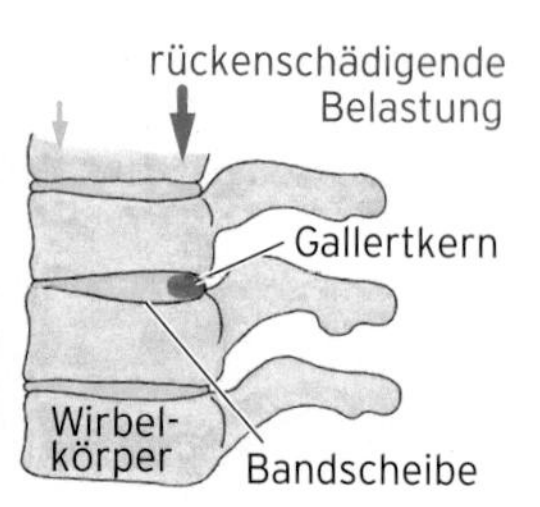

Abb. 1 Beugen

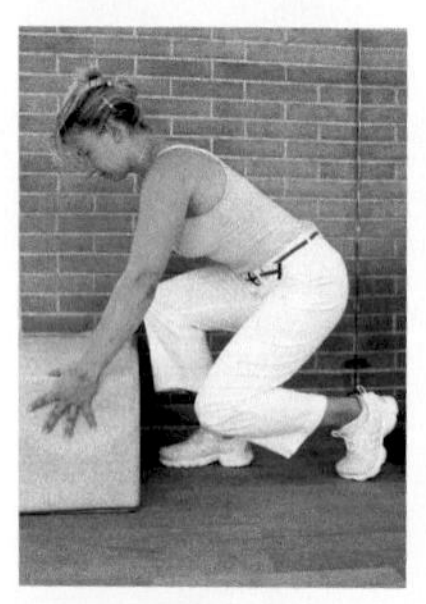

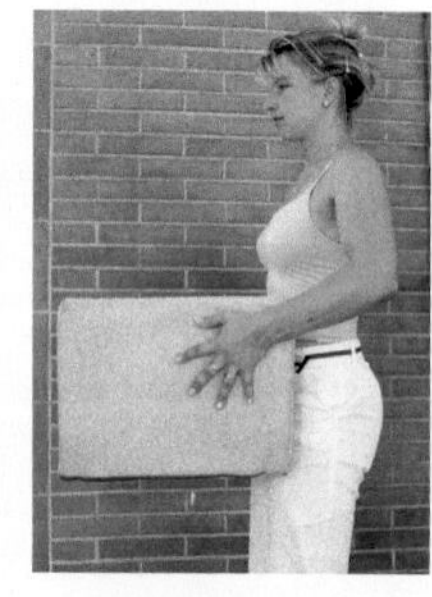

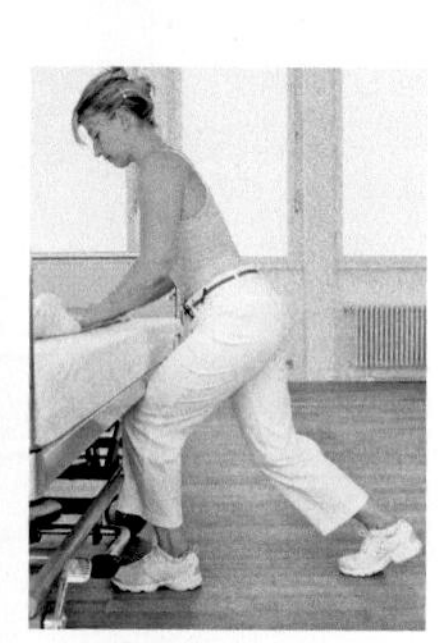

Abb. 2 Richtig

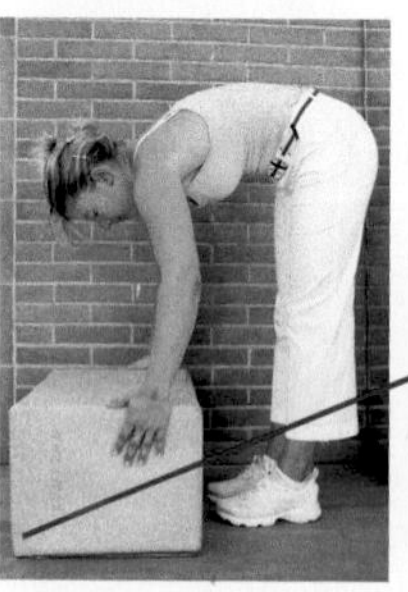

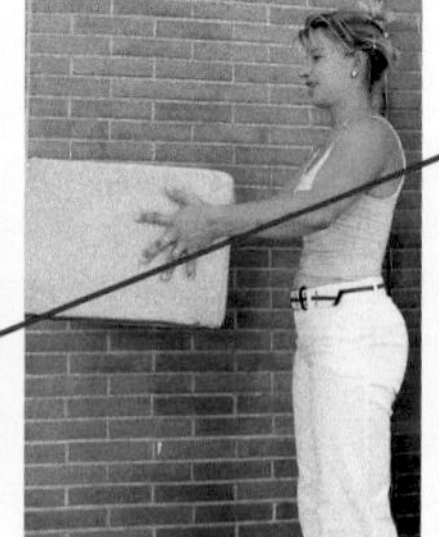

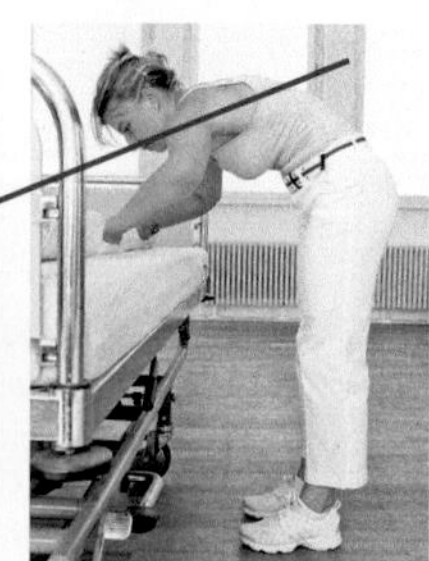

Abb. 3 Falsch

Terminologie: Wirbelsäulenerkrankungen

Alarmsymptom	Symptom, das auf einen gefährlichen Verlauf hindeutet
BSV	Bandscheibenvorfall
chronifizieren	chronisch, d. h. dauerhaft werden
Dermatom	Hautabschnitt, der von einem Rückenmarknerv versorgt wird
Diskusprolaps	Bandscheibenvorfall
funktionell	die Funktion (d. h. nicht die Anatomie) betreffend
Lokalanästhetikum	Arzneimittel zur örtlichen Betäubung
Myalgie	Muskelschmerz
Myogelose	umschriebene Muskelverhärtung; Muskelhartspann
Neurochirurgie	Spezialgebiet der Chirurgie für Eingriffe am Nervensystem und angrenzenden Organen (Gehirn-, Bandscheiben-OPs usw.)
neurologische Ausfälle	Störungen der Nervenfunktion, z. B. Lähmung, Taubheitsgefühl
neurologische Basisuntersuchung	klinische Untersuchung der grundlegenden Nervenfunktionen Motorik (Bewegung), Sensibilität (Hautgefühl) und Reflexe
Osteochondrose	Arthrose der Wirbelkörper und Bandscheiben
Parese	teilweise Lähmung; Schwäche
Plegie	vollständige Lähmung
Prolaps	vollständiger Bandscheibenvorfall
Protrusio	teilweiser Bandscheibenvorfall
Spannungs-kopfschmerz	Kopfschmerz durch Verspannung der Nackenmuskulatur
Spinalkanalstenose	arthrotische Einengung des Rückenmarkkanals
Spondylarthrose	Arthrose der kleinen Wirbelgelenke (Facettengelenke)

AUFGABEN

1 Welche Symptome einer Arthritis kennen Sie?

2 Beschreiben Sie typische Symptome der rheumatoiden Arthritis.

3 Wie kommt es zu Verspannungen der Nackenmuskulatur?

4 Wie lauten die Fachbegriffe für verschiedene Arten des Kreuzschmerzes?

5 Viele Patienten möchten gegen Kreuzschmerz lieber eine Spritze als Tabletten bekommen. Nehmen Sie hierzu Stellung.

6 Beschreiben Sie, welche Veränderungen den Begriffen Osteochondrose und Spondylarthrose zu Grunde liegen.

7 Was versteht man unter einem Bandscheibenvorfall?

8 Viele Menschen haben Bandscheibenvorfälle, von denen sie nichts wissen und spüren. Bei über 50-Jährigen ist mindestens jeder Zweite betroffen. Sollten diese Menschen zur Diagnostik zum Orthopäden bzw. Radiologen gehen?

2.3.3 Knochenerkrankungen

Osteoporose

Definition: pathologisch verminderte Knochenmasse mit erhöhter **Frakturneigung**
Epidemiologie: Osteoporose ist die häufigste Skeletterkrankung. Sie betrifft jede 3. Frau und jeden 5. Mann im Alter. Etwa jeder 3. Betroffene erleidet einen Wirbelbruch, jeder 6. eine Hüftfraktur und jeder 8. eine Radiusfraktur. Osteoporose verursacht daher enorme Kosten.
Pathogenese: Knochensubstanz wird lebenslang auf- und abgebaut. Ab ca. dem 30. Lebensjahr überwiegt der Abbau. Einige Risikofaktoren beschleunigen den Knochenabbau.

Risikofaktor	Auswirkung auf die Knochenqualität
hohes Alter	Alle Gewebe unterliegen altersbedingten Degenerationsvorgängen, d. h. zunehmendem Zell- und Substanzverlust.
weibliches Geschlecht, frühe Wechseljahre	Frauen haben ab den Wechseljahren bzw. nach der letzten Monatsregel (Menopause) einen niedrigen Geschlechtshormonspiegel. Der Sexualhormonmangel bremst den Knochenaufbau.
Veranlagung	Osteoporose kommt familiär gehäuft vor.
Untergewicht	Untergewicht geht mit geringer Knochenmasse einher. Erkrankungen wie Essstörungen und chronisch-entzündliche Krankheiten (rA) gehen stets mit Untergewicht und Osteoporose einher.
Bewegungsmangel	Knochensubstanz wird nur aufgebaut, solange das Skelett belastet wird. Sport wirkt nicht nach, d. h., nur lebenslange Bewegung kann die Knochensubstanz langfristig schützen.
Fehlernährung	Knochensubstanzaufbau erfordert bestimmte Bausteine in ausreichender Menge, v. a. Calcium und die Vitamine D, B_{12} und K.
Medikamente	Cortison, Krebsmittel, Immunsuppressiva (die gegen Autoimmunkrankheiten und nach Transplantationen gegeben werden), Antikoagulanzien und andere Arzneimittel vermindern den Knochenaufbau.
Genussmittel, Alltagsdrogen	Alkohol und Nikotin sowie extreme Koffeinmengen hemmen den Knochenaufbau. Cola bindet Calcium aus der Nahrung.
andere Erkrankungen	Schilddrüsenüberfunktion, chronische Magen-Darm-Krankheiten und Infektionen, Nierenschwäche, Typ-2-Diabetes, COPD, Krebs sowie längere Bettruhe fördern den Knochenabbau ebenso wie Depressionen und Stress.

Antikoagulanzien → LF 4, S. 396

Das höchste Osteoporose- und Frakturrisiko hat ...

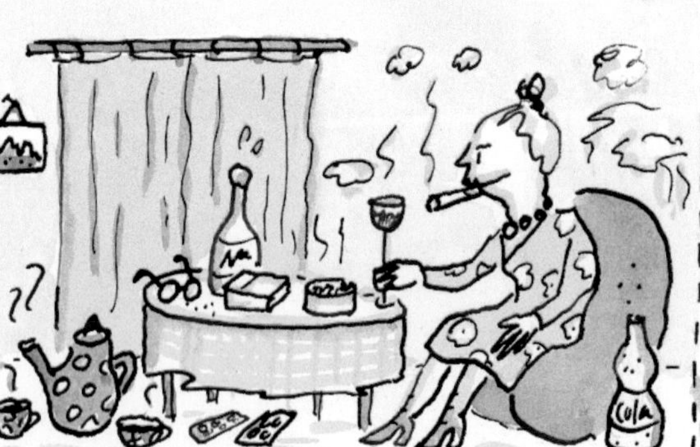

Das niedrigste Osteoporoserisiko hat ...

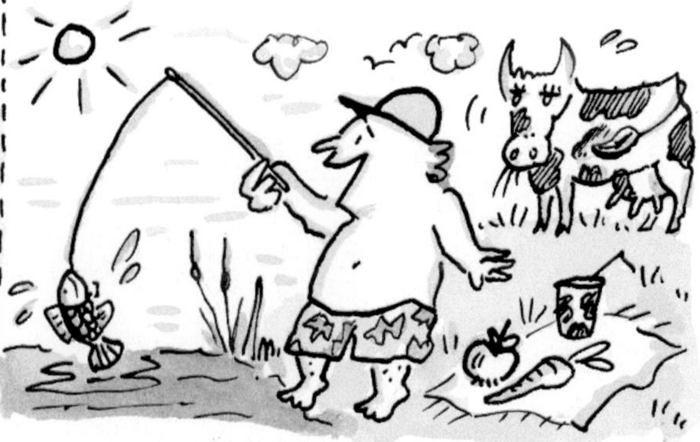

Symptome: Osteoporose erzeugt keine Frühsymptome. Oft ist eine Fraktur das erste Zeichen, dass Knochensubstanz fehlt (→ Abb. 2). Tritt sogar ohne Unfallereignis ein Knochenbruch auf, spricht man von einer **Spontanfraktur**. Wirbelkörperfrakturen können zu extremen Verformungen der Wirbelsäule mit schweren Schmerzen führen. Osteoporosebedingte Frakturen treten v. a. an folgenden Lokalisationen auf:
Wirbelkörper, Oberschenkelhals, Oberarmkopf und handgelenknaher Radiuskopf.
Die Körpergröße kann durch Höhenverlust der Wirbelkörper bis zu 20 cm abnehmen. Möglich ist auch, dass sich der Rücken langsam verformt und an Höhe verliert (→ Abb. 1).

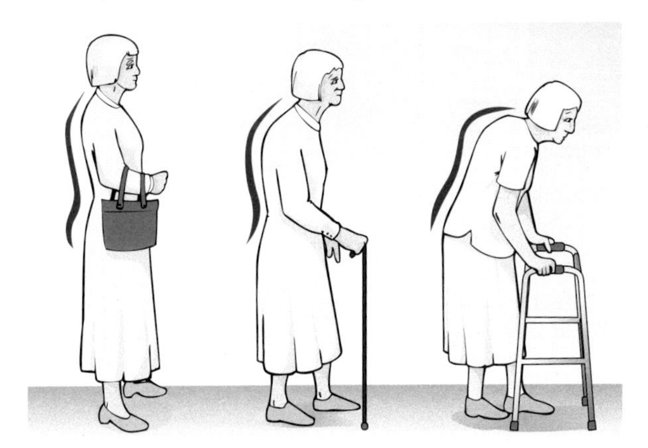

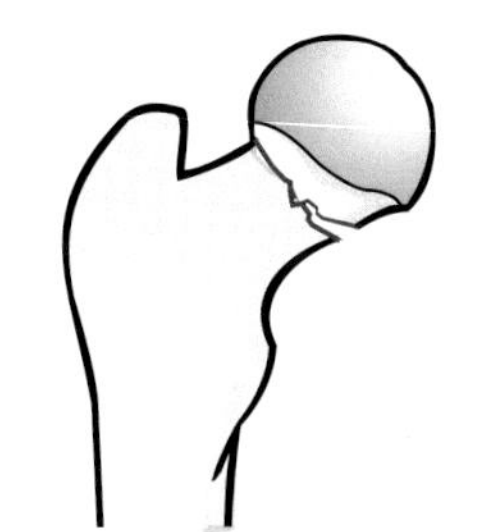

Abb. 2 Oberschenkelhalsfraktur: typische Frakturlinie im Femurhals

Abb. 1 Zunehmender Rundrücken durch Osteoporose

Diagnostik: Für Menschen mit Risikofaktoren ist eine frühzeitige Knochendichtemessung zu empfehlen. Diese wird nur nach Spontanfraktur von den Kassen bezahlt und kostet ca. 40 Euro. Die Fachgesellschaften empfehlen die **DEXA**-Methode, die auf Röntgentechnik beruht, aber mit einer geringen Strahlenbelastung einhergeht. Hier werden mehrere Wirbelköper der LWS sowie der Femurhals (Oberschenkelhals) vermessen. Man vergleicht das Ergebnis mit dem Altersdurchschnitt und bildet es in Zahlen sowie als Grafik ab.

Bereich	BMD (g/cm²)	Junge Erw. T-Wert	Altersvergl. Z-Wert
L1	0.859	-2.3	-2.3
L2	1.016	-1.5	-1.5
L3	0.989	-1.8	-1.8
L4	1.061	-1.2	-1.2
L1-L4	0.993	-1.6	-1.6

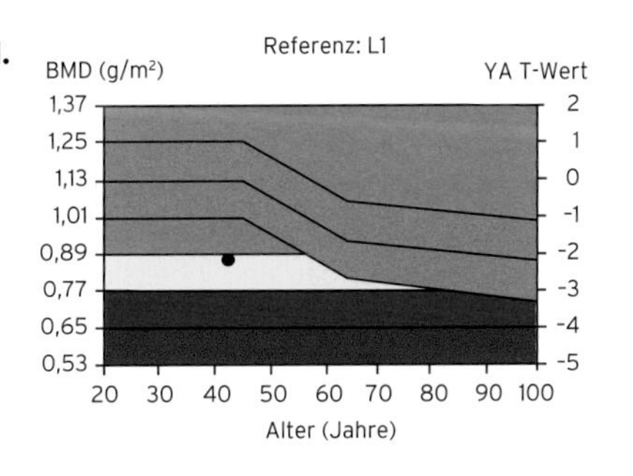

Abb. 1 Osteodensitometrie (DEXA) einer 42 Jahre alten Frau, Cortisontherapie seit 3 Monaten, 59 kg; Befund: Osteopenie

Therapie: Ist eine andere Erkrankung Ursache der Osteoporose, wird diese nach Möglichkeit therapiert. Die Grundbehandlung der Osteoporose selbst beinhaltet mehrere Maßnahmen:

- Ausreichende Calcium- und Vitamin-D-Zufuhr: 1 g Calcium/Tag sollte mit Nahrungsmitteln und Mineral- oder Leitungswasser aufgenommen werden. Die benötigten 1000 I. E. Vitamin D/Tag sind aus der Nahrung kaum zu beziehen. Neben dem Verzehr fettreichen Seefisches sind daher Tabletten à 1000 I. E. zu empfehlen. Durch täglichen Aufenthalt im Freien kann die Vitamin-D-Produktion in der Haut v. a. im Sommer angeregt werden.
- Regelmäßige Bewegung: Diese fördert nicht nur den Knochenaufbau, sondern trainiert auch Kreislauf, Beweglichkeit und Koordination, was Stürzen und Frakturen vorbeugt.
- Medikamente, die den Knochenabbau hemmen, v. a. Bisphosphonate (z. B. Alendronat)
- Sturzprophylaxe: Befreiung der Wohnung und des Umfeldes von „Stolperfallen“; Verwendung von Gehhilfen; Optimierung des Sehvermögens bei Fehlsichtigkeit und grauem Star, damit Hindernisse rechtzeitig erkannt werden; ggf. Hüftschoner (Hüftprotektor)
- Ausreichende Schmerztherapie und Verzicht auf müde machende (sedierende) Arzneimittel, damit die Patienten beweglich und aktiv bleiben

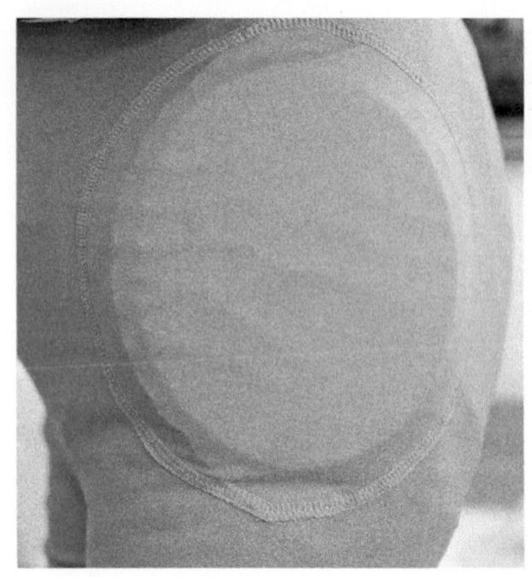

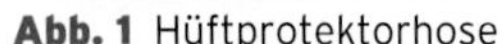

Abb. 1 Hüftprotektorhose

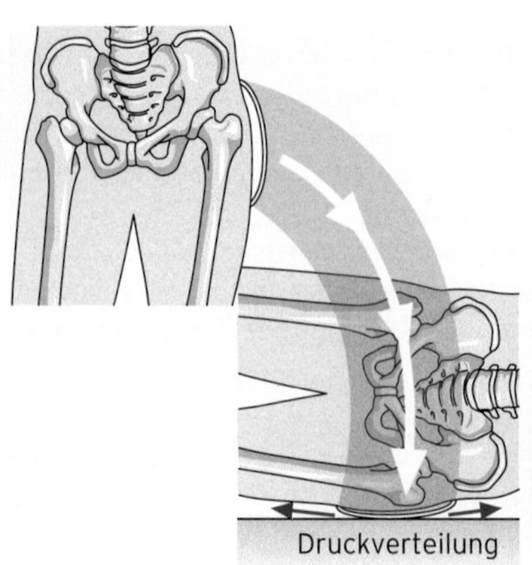

Abb. 2 Wirkung des Hüftprotektors

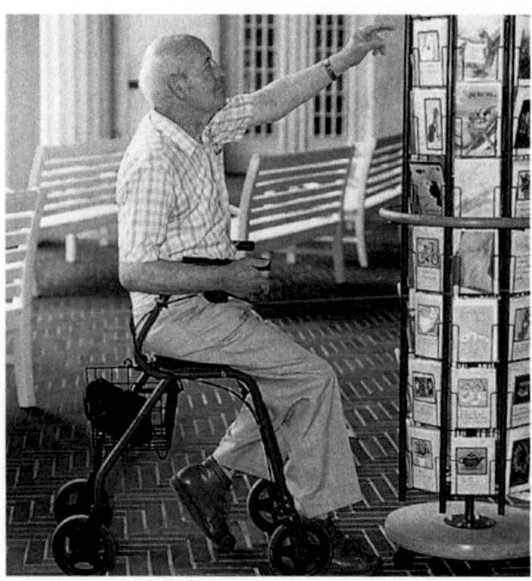

Abb. 3 Bei Gehstörungen und allgemeiner Schwäche können Gehwagen Stürzen vorbeugen.

Prävention: Die Maßnahmen der Osteoporoseprävention entsprechen denen der Therapie, mit Ausnahme der Medikamente. Bei Risikofaktoren frühzeitige Knochendichtemessung.

Osteoporose-Selbsttest und Leitlinien zu Diagnostik und Therapie der Osteoporose
www.dv-osteologie.de

1 g **Calcium** sind jeweils enthalten in ca.
1 Liter Milch oder Joghurt 3,5 % Fett (650 kcal),
1 Liter Buttermilch (370 kcal),
1,3 kg Quark (ab 900 kcal je nach Fettgehalt),
250 g Fetakäse (580 kcal),
120 g Gouda (480 kcal),
70 g Parmesan (300 kcal),
380 g Grünkohl (120 kcal) und
2 Litern calciumreichem Mineral- oder Leitungswasser (0 kcal).

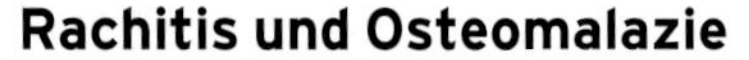

Rachitis und Osteomalazie

Definition: Vitamin-D-Mangel erzeugt beim wachsenden Skelett, d. h. beim Kind, die Krankheit **Rachitis**. Beim ausgewachsenen Skelett des Erwachsenen führt der Mangel zur **Osteomalazie** (wörtl. Knochenerweichung), die der Osteoporose ähnelt und diese verstärkt.
Pathogenese: Aufbau und lebenslang stattfindender Umbau der Knochen erfordert ausreichend Vitamin D. Das Vitamin wird mit der Nahrung aufgenommen und durch Sonnenlicht in der Haut gebildet. Die Nieren wandeln es in seine wirksame Form um. Fehlt das Vitamin in der Kindheit, wird das Knochenwachstum schwer gestört. Die fehlende Festigkeit des Knochens führt zu Skelettverformungen und mangelnder Knochenmasse. Bei Erwachsenen nimmt die Knochenmasse und -qualität ab. Auch Immunabwehr, seelische Funktionen u. v. m. verschlechtern sich unter Vitamin-D-Mangel.

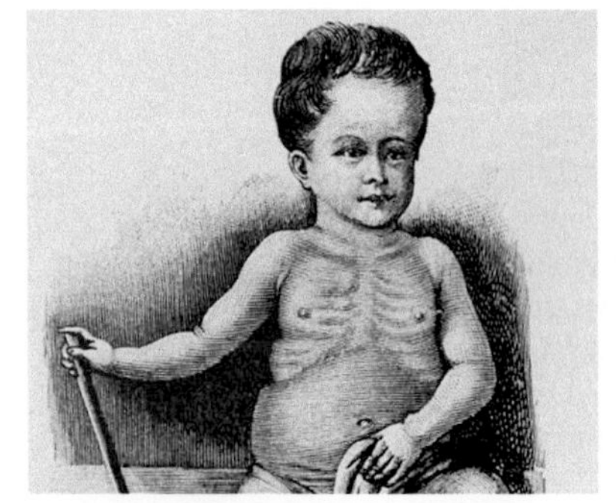

Abb. 4 Rachitisches Kind um 1900

Risikofaktoren: Säuglinge ohne Vitamin-D-Prophylaxe, Menschen, die sich selten im Freien aufhalten, wie Altenheimbewohner und Schwerbehinderte, sowie Nierenkranke, deren Nieren das Vitamin D nicht aktivieren können, haben meistens einen Vitamin-D-Mangel.
Epidemiologie: Ohne die Vitamin-D-Gabe an Säuglinge käme Rachitis, die in der Zeit der frühen Industrialisierung sehr verbreitet war, auch heute noch oft vor. Lichtmangel und schlechte Ernährung führten damals vor allem bei armen Arbeiterfamilien unweigerlich zu schwerer Rachitis. Mit Lebertran und anderen Vitamin-D-Gaben wurde sie in späteren Jahren seltener. Heute besteht bei vielen Schulkindern und den meisten Erwachsenen ein Vitamin-D-Mangel, da sie sich überwiegend in Räumen aufhalten und sich ungünstig ernähren.

Symptome: Bei Kindern kommt es durch Rachitis zu einer am Schädel tastbaren Knochenerweichung und anderen Skelettveränderungen, die ohne Therapie dauerhaft bestehen bleiben (→ Abb. 1). Erwachsene entwickeln eine verstärkte Frakturneigung; eine Osteoporose wird verstärkt. Störungen des Allgemeinbefindens und der Immunabwehr sowie Skelettschmerzen kommen in allen Altersklassen vor.
Diagnostik: Bei klinischem Verdacht Messung des Vitamin-D-Spiegels im Blutserum.
Therapie: Bei symptomatischem Vitamin-D-Mangel (Rachitis oder Osteomalazie) wird mit mindestens 1000 I. E./Tag in Tablettenform behandelt. Ggf. kann das Vitamin injiziert werden.
Prävention: Tägliche Gabe von Vitamin-D-Tabletten an Säuglinge und Kleinkinder, ggf. kombiniert mit Fluorid zum Schutz der Zähne vor Karies (Zahnfäule). Vitamineinnahme auch für Erwachsene mit Vitamin-D-Mangel und/oder Osteoporose. Täglicher Aufenthalt im Freien unter Beachtung des Hautschutzes. Sonnenschutzmittel ab LSF 8 hemmen die Vitamin-D-Produktion der Haut. Die Ernährung sollte viel fettreichen Seefisch wie Hering, Makrele und Lachs enthalten. Fettreiche Milchprodukte und Eier tragen ebenfalls zur Vitamin-D-Versorgung bei.

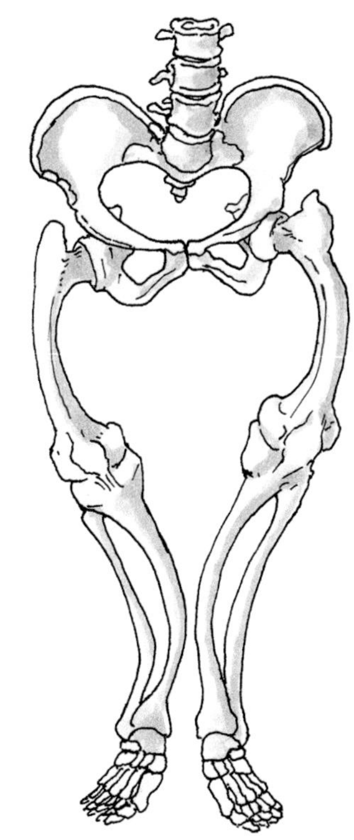

Abb. 1 Schwere Skelettverformungen bei Rachitis

2.3.4 Erkrankungen der Sehnen und des Sehnengleitgewebes

Sehnen sind feste Bindegewebsstränge, die Muskeln mit Knochen verbinden. An den Ansatzstellen werden sie durch Zug strapaziert. An den Unterarmen befinden sich sehr lange Sehnen für die Bewegung der Finger. Diese liegen zum Schutz in Hüllen, die ein synoviaähnliches Gleitgel enthalten, den **Sehnenscheiden**. Sehnenansätze und Sehnenscheiden können sich durch ständig wiederholte, gleichartige Bewegungen entzünden. Die Entzündung stellt den Versuch des Körpers dar, winzige Einrisse des Gewebes zu reparieren. Die Risse selbst werden nicht bemerkt; erst die nach Tagen ausgeprägte Entzündung geht mit Schmerzen, Schwellung und weiteren Entzündungszeichen einher. Der Schmerz kommt also zu spät, um rechtzeitig vor den Sehnenverletzungen zu warnen. Auf Grund der geringen Blutversorgung der Sehnen heilen Verletzungen und Entzündungen des Sehnen- und Sehnengleitgewebes sehr langsam und erfordern eine konsequente Schonung der betroffenen Extremität.

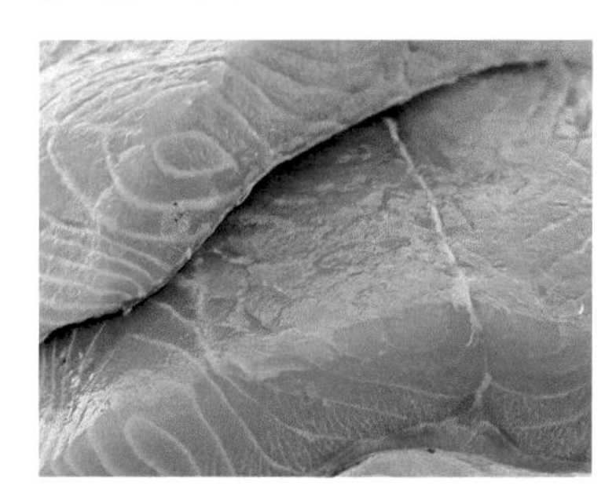

Abb. 2 Der Verzehr von Lachs trägt zur Prävention von Vitamin-D-Mangel bei.

Insertionstendopathie (Enthesiopathie)

Definition: Sehnenansatzentzündung durch Überlastung und Degeneration
Lokalisation: Die Ansätze der Bizepssehne kaudal des M. deltoideus, des M. supraspinatus (kranial des Schultergelenks) und die Achillessehne sind besonders oft betroffen.
Symptome: Schmerzen am Sehnenansatz einen Tag bis mehrere Tage nach der Überlastung
Diagnostik: Anamnese und klinisch (Druckschmerz am betroffenen Sehnenansatz). Bei chronischem Verlauf ggf. Nachweis entzündungsbedingter Verkalkungen im Röntgenbild.
Therapie: Schonung; Ruhigstellen, lokales Kühlen; ggf. Schmerzmittel und lokale Cortisoninjektion. Schmerz- und entzündungshemmende Medikamente können jedoch durch die Schmerzlinderung zur erneuten Überlastung des entzündeten Gewebes führen, was der weiteren Degeneration der Sehne Vorschub leistet. Bei chronischen Beschwerden, ausgeprägter Verkalkung und Sehnenriss ist ggf. ein operativer Eingriff nötig.

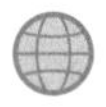

Das Bundesinstitut für Risikobewertung bietet Informationen zur Vitamin-D-Versorgung unter: www.bfr.bund.de
→ Fragen und Antworten
→ Vitamin D

Epikondylitis

Definition: Insertionstendopathie am radialen oder ulnaren Epikondylus des Oberarmknochens durch wiederholte Mikroverletzungen. Die **Epikondylen** (Ez. Epikondylus) sind die beiden Fortsätze des knöchernen Gelenkendes des Humerus.
Symptome: Schmerzen am radialen oder ulnaren Epikondylus. Beruht die Schädigung des Sehnenansatzes auf wiederholten Anstrengungen mit Beugung, entzündet sich der ulnare Sehnenansatz (Epikondylitis humeri ulnaris = Golfarm). Liegen der Erkrankung angestrengte Bewegungen mit Streckung zu Grunde, ist der radiale Sehnenansatz betroffen (Epikondylitis humeri radials = Tennisarm). Auch andere Tätigkeiten, z. B. Anstreichen, Sägen, Haus- und Gartenarbeit, können eine Epikondylitis auslösen.
Diagnostik: Anamnese und klinisch; es besteht Druckschmerz am betroffenen Epikondylus.
Therapie: Ruhigstellen. Eine **Bandage** oder **Orthese**, d. h eine leicht anwendbare Stütz- und Entlastungsschiene, kann die Ruhigstellung erleichtern (→ Abb. 2). Gegebenenfalls können andere Tätigkeiten schmerzfrei ausgeführt werden. Bei Chronifizierung bzw. häufigen Rezidiven kann eine Operation indiziert sein.

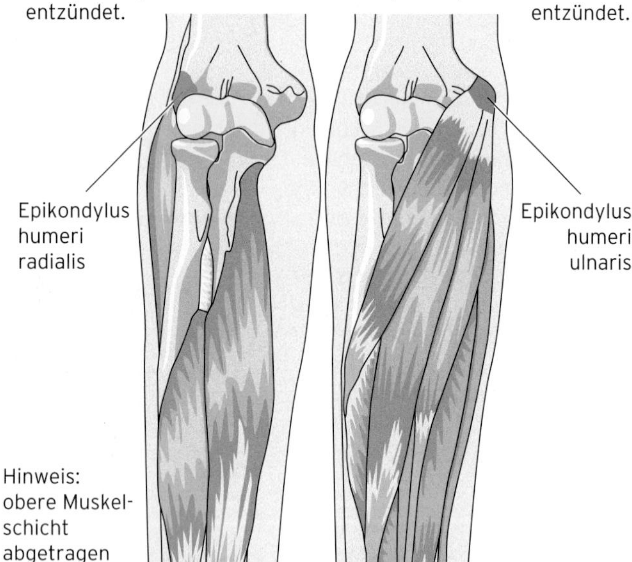

Abb. 1 Rechte Ellenbeuge (von ventral)

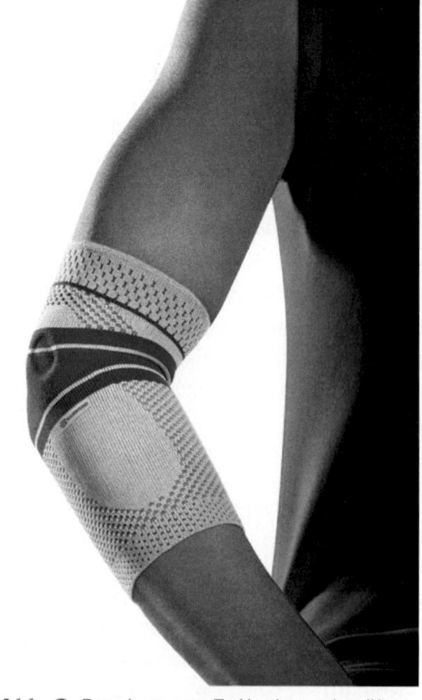

Abb. 2 Bandage zur Entlastung des überlasteten Sehnenansatzes

Abb. 3 Handgelenk-Orthese

Tendovaginitis

Definition: Sehnenscheidenentzündung; Entzündung des Sehnengleitgewebes
Symptome/Diagnose: Schmerzen, Druckschmerz, strangförmige Rötung und Schwellung im Verlauf der betroffenen Sehne(n), meist am Unterarm bzw. Handgelenk der dominanten Hand; ggf. ist über der betroffenen Sehnenscheide ein Reiben bei Bewegung zu tasten.
Therapie: Schonung; teilweise Ruhigstellung, z. B. mit Bandage oder Orthese. Kühlung, ggf. vorübergehend Schmerzmittell. Bei Chronifizierung ggf. Operation.
Prävention: Vermeidung ständig wiederholter, einseitiger Tätigkeiten, wie Betätigung der PC-Maus, Putzen, Kartoffelschälen, Stricken u. v. m.

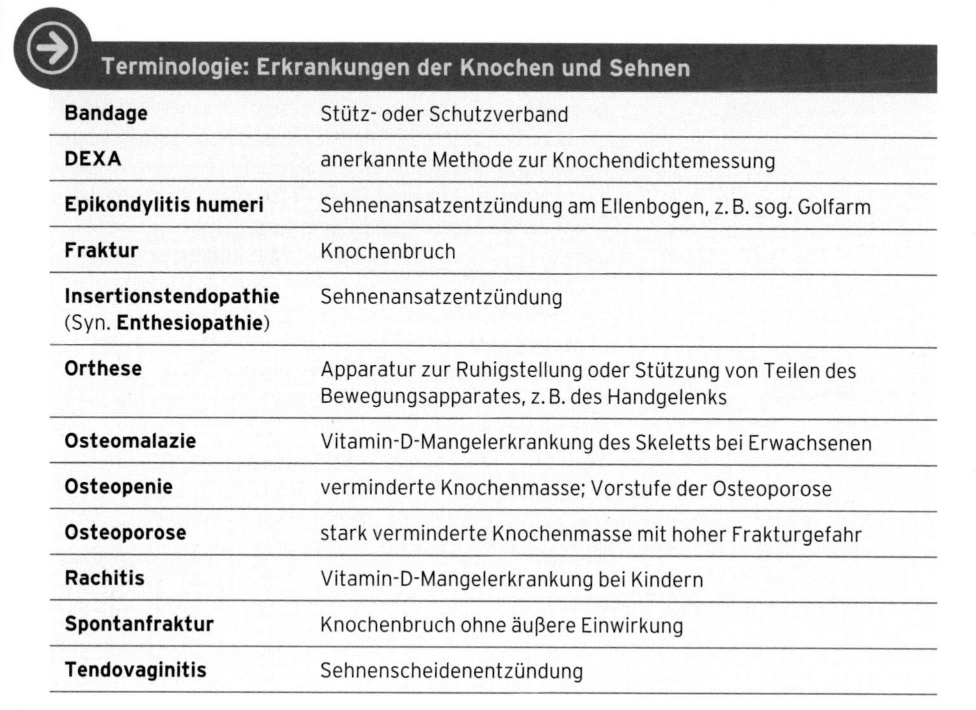

Terminologie: Erkrankungen der Knochen und Sehnen

Bandage	Stütz- oder Schutzverband
DEXA	anerkannte Methode zur Knochendichtemessung
Epikondylitis humeri	Sehnenansatzentzündung am Ellenbogen, z. B. sog. Golfarm
Fraktur	Knochenbruch
Insertionstendopathie (Syn. **Enthesiopathie**)	Sehnenansatzentzündung
Orthese	Apparatur zur Ruhigstellung oder Stützung von Teilen des Bewegungsapparates, z. B. des Handgelenks
Osteomalazie	Vitamin-D-Mangelerkrankung des Skeletts bei Erwachsenen
Osteopenie	verminderte Knochenmasse; Vorstufe der Osteoporose
Osteoporose	stark verminderte Knochenmasse mit hoher Frakturgefahr
Rachitis	Vitamin-D-Mangelerkrankung bei Kindern
Spontanfraktur	Knochenbruch ohne äußere Einwirkung
Tendovaginitis	Sehnenscheidenentzündung

HINWEIS

Verwechslungsgefahr: Der Fachbegriff für Rachenentzündung lautet Pharyngitis, nicht Rachitis.

2.3.5 Verletzungen des Bewegungsapparates

Der Bewegungsapparat ist in Beruf, Alltag und Freizeit vielen Gefahren und Belastungen ausgesetzt, die zu Verletzungen führen können. Am häufigsten sind leichte Verletzungen, die in der Allgemeinarztpraxis behandelt werden können.

Prellung

Definition: Eine Prellung **(Kontusion)** ist eine geschlossene Verletzung, die durch stumpfe Gewalteinwirkung auf unterschiedliche Gewebe entsteht.
Pathogenese: Viele Stürze und Stöße ziehen Prellungen nach sich. Das Gewebe, auf den die Kraft eingewirkt hat, wird verletzt. Aus verletzten Blutgefäßen läuft Blut ins Gewebe aus. Dabei entsteht ein **Hämatom**, ein Bluterguss. Gewebsverletzung und Hämatom tragen zur Weichteilschwellung bei.
Symptome: Schmerz, Schwellung und schmerzhafte Bewegungseinschränkung; ggf. Verfärbung durch ein Hämatom
Diagnostik: Bestehen Zweifel daran, dass „nur" eine Prellung vorliegt, ist ggf. eine radiologische Diagnostik erforderlich. So kann z. B. eine Fraktur ausgeschlossen werden.
Therapie: Prellungen heilen von selbst ab. Zur Linderung der Symptome ist es sinnvoll, lokal zu kühlen und z. B. die Extremität hochzulagern. Bei Bedarf können Schmerzmittel gegeben werden. Sogenannte Sportsalben sind kaum hilfreich.

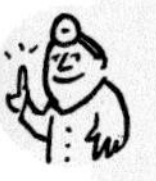

Grün und blau ... Die Farbe eines Hämatoms ändert sich mit der Zeit. Zunächst ist es dunkelrot, dann blau-lila, sobald das Blut gerinnt. Über zwei bis drei Wochen wird das ausgetretene Blut komplett abgebaut. Dabei wandelt sich Hämoglobin zunächst in grünes Biliverdin um. Dieses wird anschließend zu gelbem Biliverdin. Daher geht die Hämatomfarbe langsam von Grün in Gelb über, welches allmählich verblasst. Große Hämatome werden fühlbar warm, geschwollen und schmerzhaft, da der Blutabbau mit einer Entzündungsreaktion einhergeht.

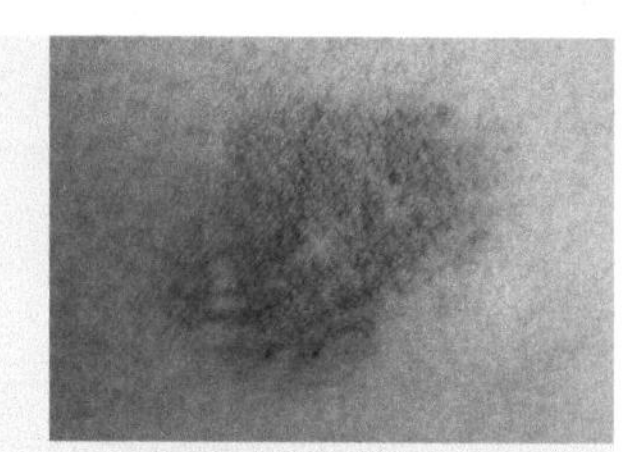

Abb. 1 Hämatom

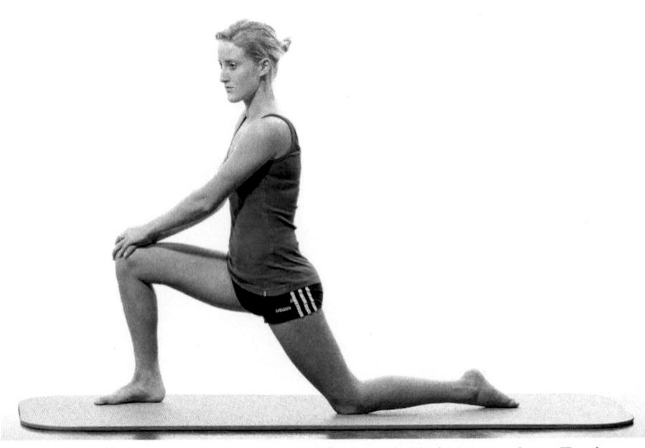

Abb. 1 Dehnübungen wärmen die Muskulatur vor dem Training.

Muskelzerrung und Muskelfaserriss

Definition/Pathogenese: Vor allem bei akuter oder chronischer Überforderung eines Muskels bzw. bei unzureichendem Aufwärmen kommt es zu mikroskopisch kleinen Rissen, zum Einreißen einzelner Muskelfäserchen oder sogar zum Riss größerer Muskelfaserbündel. So entstehen je nach Ausmaß des Schadens **Muskelkater, Muskelzerrung** oder ein **Muskelfaserriss**.

Symptome/Diagnostik: Beim Muskelkater ist die gesamte Muskelpartie schmerzhaft, aber kaum geschwollen. Bei der Zerrung ist der Schmerz ausgeprägter, aber stärker lokalisiert. Beim Muskelfaserriss entsteht an der Stelle des Risses eine tastbare Delle.

Therapie: Bei Zerrung und Faserriss akut: Kühlung und Hochlagern; zur Heilungsförderung Wärme (Baden, leichte Bewegung). Präventiv sind gründliches Aufwärmen vor dem Sport und die Vermeidung plötzlicher Überlastungen ohne ausreichendes Training sinnvoll.

Distorsion und Bandruptur

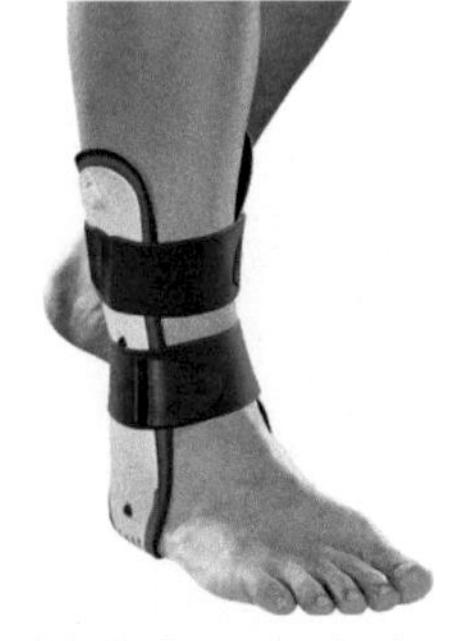

Abb. 2 Sprunggelenk-Orthese

Definition/Pathogenese: Bei der **Distorsion** (Verstauchung, Verdrehung) handelt es sich um eine geschlossene Gelenkverletzung durch überstarke Drehung bzw. Biegung eines Gelenks. Dabei werden die Bänder, die das Gelenk stabilisieren, überdehnt und können einreißen (Teilruptur) oder durchreißen (komplette **Bandruptur**).

Lokalisation: Am häufigsten treten Distorsion und Bandruptur lateral am oberen Sprunggelenk (OSG) auf. Typischer Unfallmechanismus ist das Supinationstrauma, das „Umknicken" (→ Abb. unten).

Symptome: Sofort auftretender Schmerz, Schwellung und ggf. Hämatom im Bereich des verstauchten Sprunggelenks. Bei Sehnen- und Bandrupturen ist ggf. das Reißen als Knall hörbar. Nach schweren und wiederholten Bandrupturen kann das OSG instabil, d. h. „wackelig", werden.

Diagnostik: Anamnese, klinisch; bei V. a. Bandruptur bildgebende Diagnostik

Therapie: Akut kühlen, hochlagern, Schmerzmittel. Sobald der Schmerz es zulässt, Bewegung und Physiotherapie mit Orthese (→ Abb. 2). Nur ausnahmsweise wird operiert. Bei Instabilität nach rezidivierenden Rupturen kann eine Orthese das Gelenk bei Belastung unterstützen.

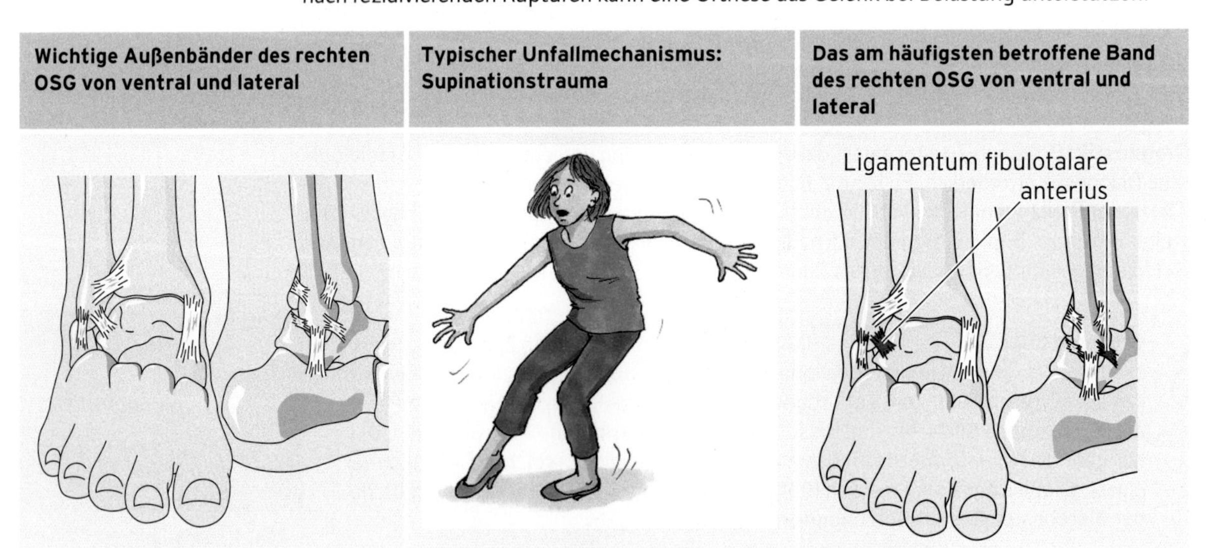

Luxationen

Definition/Pathogenese: Verlässt der Gelenkkopf die Gelenkpfanne, kommt es zu einer **Luxation** (Ausrenkung, Verrenkung). Luxationen entstehen meistens **traumatisch**, d. h. durch ein Unfall- bzw. Verletzungsereignis. Am häufigsten ist die Schulterluxation.
Symptome: Nach dem Sturz bzw. Unfall kann der Arm nicht mehr gehoben werden; es bestehen starke Schmerzen und eine Muskelverspannung im Bereich der betroffenen Schulter.
Diagnostik: Klinisch; eine Röntgenaufnahme ist hilfreich, um eine Fraktur auszuschließen.
Therapie: Der luxierte Gelenkteil wird in Kurznarkose **reponiert**, d. h. zurückverlagert.
Besonderheit: Ein Sonderfall der Luxation ist die angeborene Hüftluxation beim Säugling. Der Hüftkopf liegt dabei nicht in der Pfanne bzw. verlagert sich nach kranial, da die Pfanne nicht richtig ausgebildet ist. Die angeborene Fehlbildung der Hüfte **(Hüftdysplasie)** kommt familiär gehäuft vor. Sie wird beim Säugling mittels Ultraschall diagnostiziert. Oft reicht es aus, dem Kind eine Zeitlang eine Spreiz-Beuge-Schiene anzulegen. Diese hält den Femur in einer für die Hüftentwicklung günstigen Position.

Traumatische Schulterluxation beim Erwachsenen	Angeborene Hüftluxation (Dysplasie) beim Säugling	Spreiz-Beuge-Schiene bei angeborener Hüftdysplasie
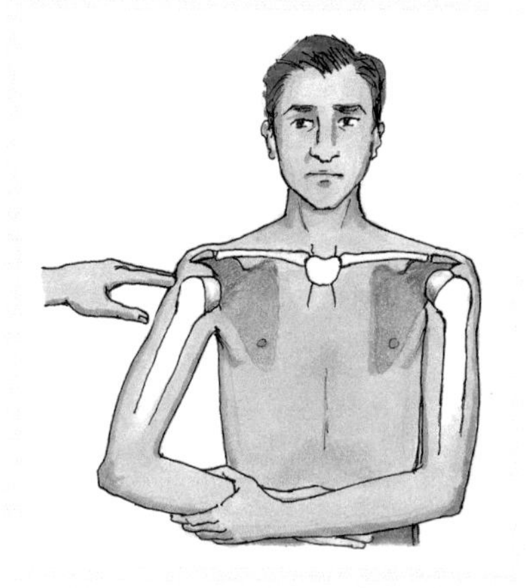	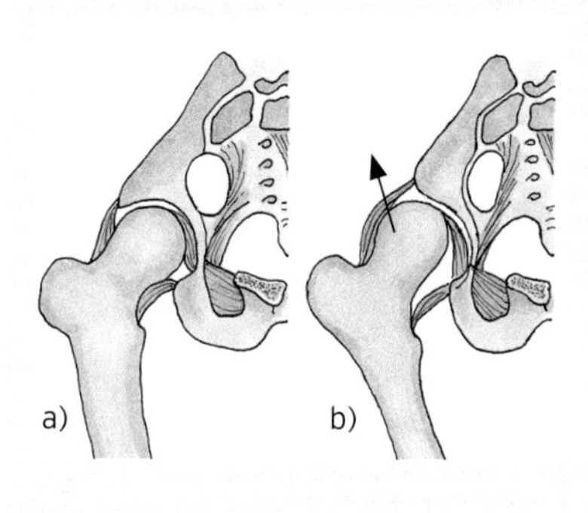	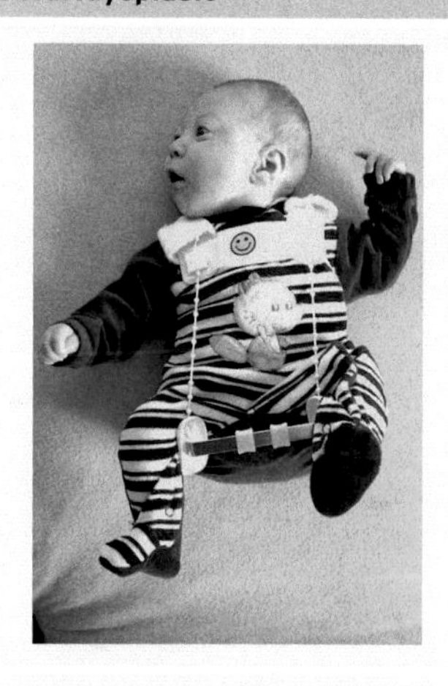
Der Humeruskopf ist aus der Gelenkpfanne herausgetreten, d. h. luxiert.	a) Normales Hüftgelenk: Die Gelenkpfanne umschließt den Kopf. b) Hüftluxation: Der Kopf gleitet an der Pfanne vorbei nach kranial.	Die Spreiz-Beuge-Schiene hält den Hüftkopf in einer für die Ausreifung des Hüftgelenks günstigen Position.

Fußdeformitäten

Die komplizierte Anatomie der Füße und ihre Funktion als Träger des Körpergewichts können zu Fußfehlstellungen und -deformitäten (pathologischen Verformungen) führen. Diese verursachen jedoch häufig keine Beschwerden. Leichte Ausprägungen von Spreizfuß, Plattfuß und Knick-Senkfuß beispielsweise sind meistens symptomlos und ohne Krankheitswert. Eine Therapie, z. B. durch Einlagen bzw. Physiotherapie, erfolgt bei Bedarf.

Die häufigste im Laufe des Lebens erworbene Fußdeformität ist der **Hallux valgus**. Er entsteht durch das Tragen spitzer, hoher Schuhe und entsprechende Veranlagung. Durch die Fehlbelastung weicht der Mittelfußknochen der Großzehe nach medial ab. Die Mehrbelastung des Großzehengrundgelenks führt zu dessen Verdickung. Es kommt zu Schmerzen und zunehmender Verformung. Die Therapie erfolgt bei ausgeprägtem Befund chirurgisch. Dabei wird u. a. der überschüssige Knochen entfernt. Es gibt zahlreiche Operationstechniken zur Therapie des Hallux valgus.

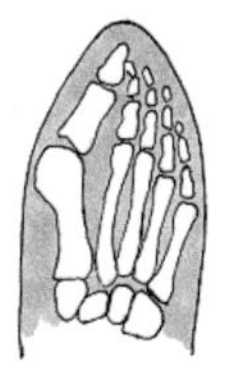
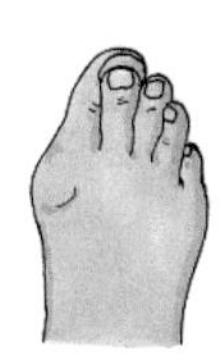

Abb. 1 Hallux valgus (Großzehe) und Hammerzehe (2. Zehe)

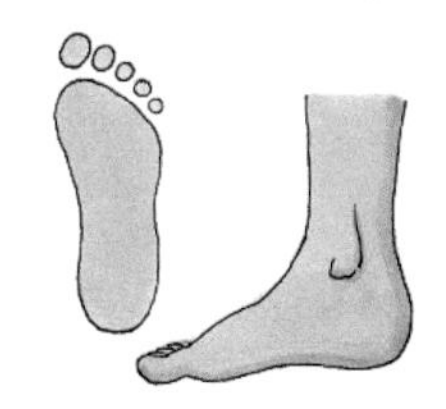

Abb. 2 Spreizfuß (ventral leicht verbreiterter Fußabdruck)

Frakturen

Definition: Eine Fraktur ist ein Knochenbruch, d. h. die Unterbrechung eines Knochens mit Bildung von **Fragmenten** (Bruchstücken). Die meisten Frakturen entstehen **traumatisch**, d. h. durch Unfälle bzw. Gewalteinwirkung. Bei **pathologischen Frakturen** bricht der Knochen ohne äußeren Auslöser. Eine solche Spontanfraktur kann z. B. durch Osteoporose oder einen Knochentumor ausgelöst werden.

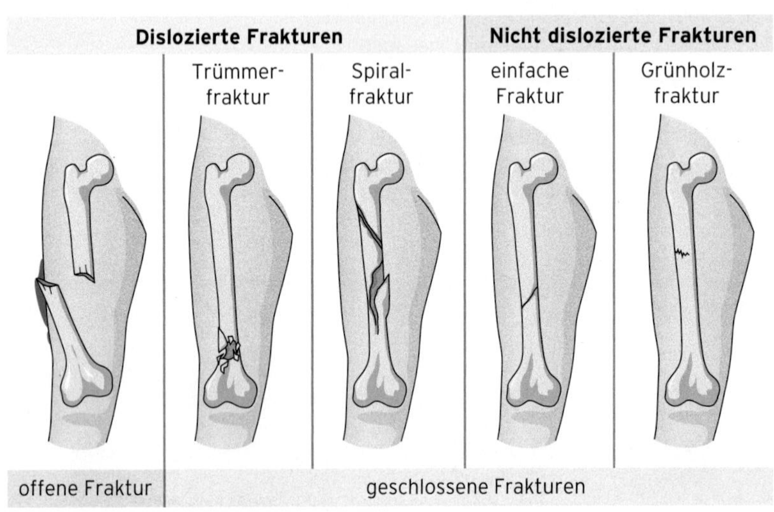

Frakturen werden nach mehreren Kriterien eingeteilt:

- **Offene** Fraktur: Ein Knochenfragment durchspießt die Haut.
- **Geschlossene** Fraktur: Die Fragmente sind vollständig von Haut bedeckt.
- **Dislozierte**, d. h. verschobene Fraktur: Die Fragmente liegen nicht mehr aneinander.
- **Nicht dislozierte** Fraktur: Die Fragmente liegen regelrecht aneinander.

Symptome: Bei Verdacht auf eine Fraktur untersucht man den Patienten auf Symptome, die für bzw. gegen einen Knochenbruch sprechen. Es gibt sichere und unsichere Zeichen:

Unsichere Frakturzeichen	Sichere Frakturzeichen
Schmerz	sichtbares, die Haut durchspießendes Knochenstück
Schwellung	abnorme Beweglichkeit
Hämatom	knirschendes Geräusch durch Reiben der Fragmente
Bewegungseinschränkung	Fehlstellung

Diagnostik: Bei klinischem Frakturverdacht wird ein Röntgenbild der Extremität bzw. des betroffenen Körperteils angefertigt. Gegebenenfalls sind Aufnahmen in zwei Ebenen, d. h. von vorn und von seitlich, erforderlich. Die ausreichende Darstellung der Fraktur ist wichtig, um die Lage aller Bruchstücke, z. B. bei Trümmerfrakturen, zu erkennen. Puls, Blutdruck und der Allgemeinzustand des Patienten sind eng zu überwachen, da Frakturen mit hohen, lebensbedrohlichen Blutverlusten ins Gewebe einhergehen können.

Therapie: Dislozierte Frakturen werden in Narkose eingerichtet, d. h. reponiert. Bei offenen Frakturen werden ggf. auch Haut und Weichteile operativ verschlossen. Komplizierte Brüche erfordern eine **Osteosynthese**, d. h. eine Operation, bei der die Knochenbruchstücke richtig aneinandergefügt und durch Metallteile zusammengehalten werden.

Damit ein verletzter Knochen optimal heilen kann, d. h. der Bruchspalt mit neuer Knochensubstanz haltbar verbunden wird, ist eine Ruhigstellung der direkt aneinanderliegenden Fragmente für einige Wochen erforderlich. Dies kann mit Hilfe eines Gipsverbands oder einer vergleichbaren, leichteren Apparatur geschehen. Osteosynthetisch versorgte Brüche können früher als eingegipste Frakturen belastet werden. Dies ist von Vorteil, wenn eine längere Bettlägerigkeit den Patienten gefährden könnte. So wird etwa bei der häufig bei älteren Frauen vorkommenden Oberschenkelhalsfraktur aus diesem Grund eine TEP eingesetzt. Eine längere Bettlägerigkeit würde die Gefahr einer Thrombose und einer lebensbedrohlichen Lungenembolie erhöhen.

TEP
→ LF 4, S. 354
Thrombose
→ Bd. 2, LF 5, S. 69
Lungenembolie
→ Bd. 2, LF 5, S. 69

Besonderheiten: Wird eine Fraktur nicht fachgerecht reponiert und ruhig gestellt, bildet der Körper **Kallus**, d. h. eine weniger harte Knochenart, um den Frakturspalt dennoch so gut es geht zu überbrücken. In seltenen Fällen bleibt der Frakturspalt ganz offen und der Knochen bleibt dauerhaft instabil. Offene Frakturen sind stark infektionsgefährdet. Durch eingedrungene Bakterien kann es zu einer **Osteomyelitis**, einer Knochenmarkentzündung, kommen.

Distale Radiusfraktur
mit 25 % die häufigste Fraktur

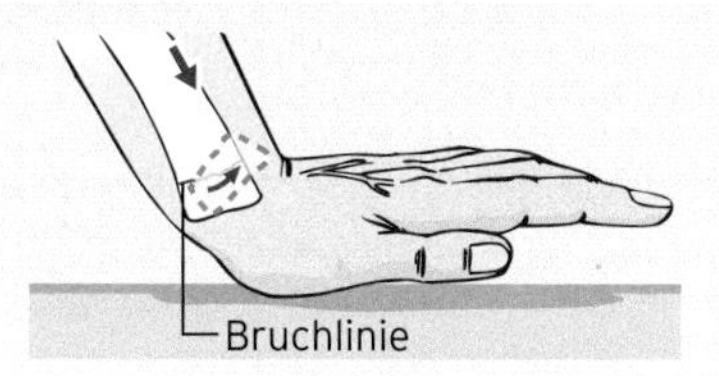

typischer Unfall: Sturz auf die ausgestreckte Hand

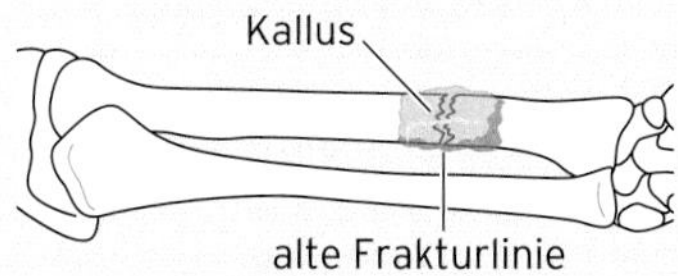

schlecht geheilte Radiusfraktur mit Kallusbildung

Subkapitale Humerusfraktur
häufige osteoporotische Fraktur

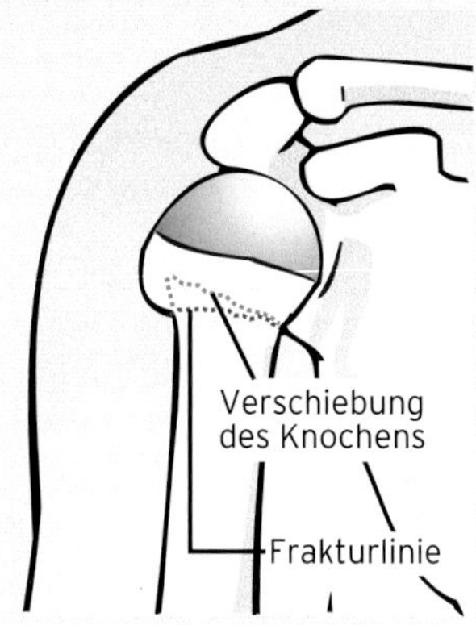

Kopf und Schaft des Humerus können durch die Fraktur getrennt oder (hier) ineinandergedrückt werden

Terminologie: Verletzungen des Bewegungsapparats

Bandruptur	Bänderriss
Deformität	Verformung
disloziert	verschoben
Distorsion	Verstauchung; Verdrehung
Fragment	Knochenbruchstück; Ergebnis einer Fraktur
Hallux valgus	Ballengroßzehe (erworbene Fußverformung)
Hämatom	Bluterguss
Hüftdysplasie	angeborene Fehlbildung der Hüfte, ggf. mit Luxation
Kallus	neu gebildetes Knochengewebe nach einer Fraktur
Kontusion	Prellung
Luxation	Verrenkung; Ausrenkung
Osteomyelitis	bakteriell bedingte Knochenmarkentzündung
Osteosynthese	Zusammenfügen von Knochenfragmenten mit Metallteilen usw.
Reposition (Verb **reponieren**)	Wiedereinrichtung nach Luxation oder Fraktur
traumatisch	durch eine Verletzung, d. h ein Trauma, entstanden

AUFGABEN

1 Erklären Sie den Begriff Supinationstrauma bei der Bandruptur des OSG.

2 Was bedeutet Reposition? Bei welchen Erkrankungen wird reponiert?

3 Was versteht man unter einer offenen Fraktur?

4 Nennen Sie die Vorteile der chirurgischen Versorgung einer Fraktur.

3 Physikalische Therapie und Physiotherapie

Die Oberbegriffe **physikalische Therapie** und **Physiotherapie** umfassen vielfältige Behandlungsformen, die mit physikalischen Faktoren arbeiten. „Physikalisch" bedeutet wörtlich „die Natur betreffend". Medizinisch genutzt werden davon z. B. Kälte, Wärme, Elektrizität, Druck und Bewegung. Auch verschiedene elektromagnetische Wellen bzw. Strahlen kommen zur Anwendung: Mikrowellen und Licht einschließlich UV-Licht und Laser. Besonders aggressive Strahlen wie **Röntgenstrahlen** werden v. a. diagnostisch, andere **ionisierende Strahlen** auch therapeutisch eingesetzt. Der Zweig der Medizin, der mit ionisierenden, zellschädigenden Strahlen z. B. Tumorkranke behandelt, nennt sich Strahlentherapie.

Die **Physiotherapie** (s. Kap. 3.3) umfasst vielfältige Therapiemethoden, die v. a. auf aktiver und passiver Bewegung beruhen. Physikalische Methoden wie Wärme- und Kälteanwendung werden dabei häufig einbezogen bzw. mit Maßnahmen der Physiotherapie kombiniert. Auch Wasser findet vielfältige Anwendungen in Sport, Physiotherapie und Medizin.

3.1 Physikalische Grundlagen: Wellen und Strahlung

Viele physikalische Erscheinungen und therapeutische Anwendungen, z. B. Licht und Kurzwellenbestrahlung, beruhen auf elektromagnetischen Wellen. Diese Energie, die sich wellenförmig ausbreitet, kann man sich wie ein auf einer Wellenlinie fliegendes Energieteilchen vorstellen. Je energiereicher Wellen bzw. Strahlen sind, desto schneller bewegen sich diese „Teilchen" und desto mehr können sie im Gewebe bewirken. Wellen bzw. Strahlen unterscheiden sich in ihrer Höhe, der **Amplitude**, und ihrer Häufigkeit. Die Wellenanzahl pro Sekunde, die **Frequenz**, wird in **Hertz (Hz)** gemessen. Je höher ihre Frequenz ist, desto wirksamer und ggf. auch schädlicher sind elektromagnetische Wellen. Bei ultraviolettem Licht z. B. ist der langwelligste Anteil, das UV-A, am wenigsten schädlich (und am geringsten hautbräunend): UV-A hat eine geringe Frequenz und Energie. UV-B hat eine höhere Frequenz und erzeugt schnell einen Sonnenbrand, bewirkt aber auch anhaltende Bräune. Beide UV-Licht-Arten sind energiereich genug, um Sonnenbrand, Faltenbildung und Hautkrebs hervorzurufen – auch bei therapeutischem Einsatz, z. B. gegen Hautkrankheiten.

Elektromagnetische Wellen (Strahlen)

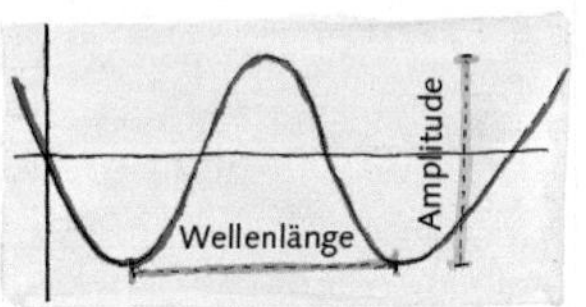

Aufbau einer Welle
Frequenz = Anzahl der Wellen pro Sekunde

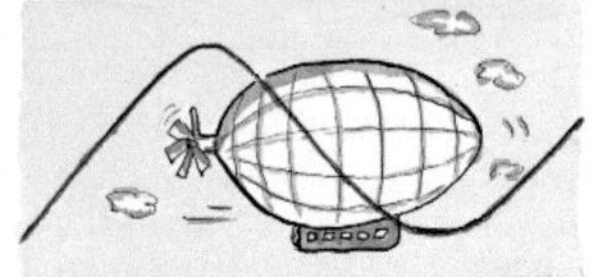

lange Wellenlänge
→ niedrige Frequenz
→ niedrige Energie

kurze Wellenlänge
→ hohe Frequenz
→ hohe Energie
→ starke Wirkung

Die biologische Wirkung elektromagnetischer Wellen beruht darauf, dass sie beim Auftreffen bzw. Eindringen in Gewebe ihre Energie auf die Zellen übertragen. Dabei kann eine angenehme Wärme entstehen wie beim ersten Sonnenbad im Frühling oder bei einer Kurzwellenbehandlung des LWS-Bereichs wegen Rückenschmerzen. Hochenergetische Wellen wie Röntgenstrahlen oder radioaktive Strahlen können jedoch auch Zellbestandteile schädigen, v. a. die empfindliche DNA. Solche Strahlen sind so energiereich, dass sie Bestandteile aus Molekülen der Erbsubstanz „herausschießen" können. Dadurch wird die Erbsubstanz verändert; sie **mutiert**. Die meisten kleinen **Mutationen** können repariert werden. Dies geschieht z. B. während eines Sonnenbrandes mit Hilfe der Entzündung. Durch Mutationen können aber auch gesunde Zellen zu Krebszellen werden. Man nimmt an, dass sich durch Sonnenlicht, andere Strahlen und Alterungsvorgänge im menschlichen Körper täglich Krebszellen bilden. Das gesunde Immunsystem

DNA
→ LF 3, S. 234

nimmt mutierte Zellen fast immer wahr und tötet sie ab. Oft sterben sie auch von selbst ab, da sie nicht mehr funktionsfähig sind. Dieses Absterben von Zellen ist ein Grund, warum die Haut mit zunehmendem Alter immer dünner, d. h. zellärmer wird. Zur Krebsentstehung tragen viele Faktoren bei: Neben genetischer Veranlagung sind dies Stoffe und Einflüsse, die Mutationen auslösen, sowie die im Alter schwächer werdende Immunabwehr.

Krebsentstehung
→ Bd. 3, LF 9, S. 54

Strahlenschutz

Zum Schutz aller Beteiligten ist es wichtig, im medizinischen Bereich energiereiche Strahlen so wenig und so gezielt wie möglich einzusetzen. Laut Röntgenverordnung (RöV) werden Röntgen- und CT-Aufnahmen daher nur angefertigt, wenn sie medizinisch indiziert und strahlenfreie Methoden wie Ultraschall ungeeignet sind. Besonders strahlenempfindliche Körperbereiche der Patienten, v. a. die Keimdrüsen (Eierstöcke und Hoden), werden so weit wie möglich abgedeckt. Personal, das bei Röntgenaufnahmen anwesend sein muss, schützt sich durch größtmöglichen Abstand, ggf. eine Schutzwand sowie durch Strahlenschutzkleidung wie Bleischürze und Schutzbrille.

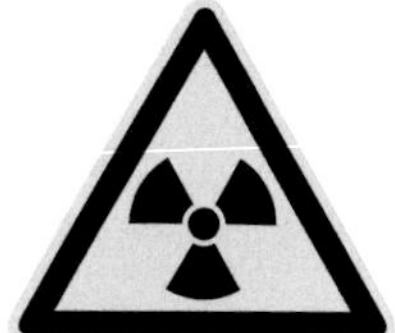

Abb. 1 Sicherheitskennzeichen Röntgen

Röntgenverordnung
www.forum-roev.de/richtlinien.php

Informationen zu Strahlung und Strahlenschutz (Sonne, Handys, Röntgen, Kernenergie u. v. m.) beim Bundesinstitut für Strahlenschutz
www.bfs.de

Die DNA von Zellen, die sich gerade teilen, ist besonders mutationsgefährdet. Da bei Kindern im Mutterleib ständig unzählige Zellteilungen stattfinden, dürfen Schwangere nur im Notfall geröntgt werden.

Zunehmende biologische Wirkung bzw. Schädigung durch Strahlen

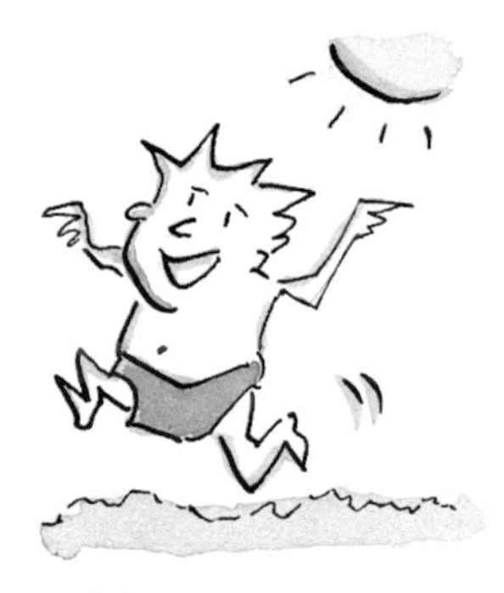

UV-Strahlung hebt die Stimmung und erzeugt Vitamin D.

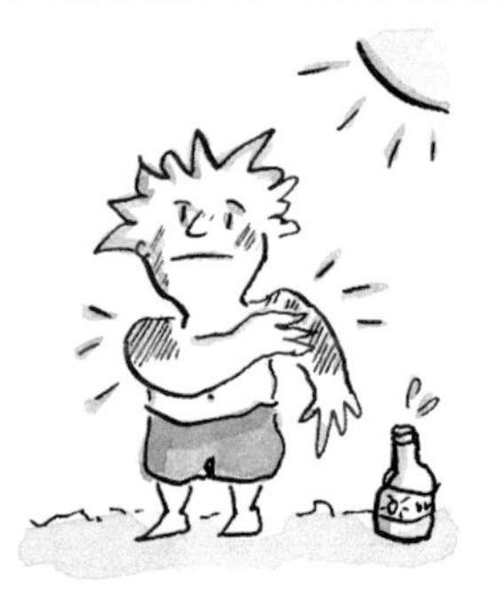

Zu viel UV-Strahlung erzeugt DNA-Schäden (unbemerkt oder als Sonnenbrand).

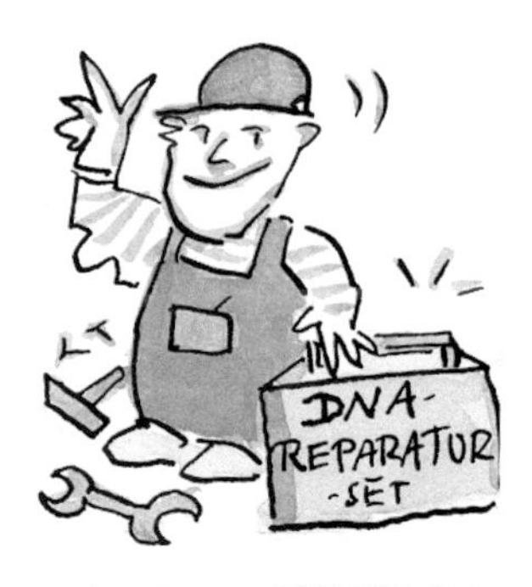

Kleinere DNA-Schäden werden von Reparaturenzymen repariert.

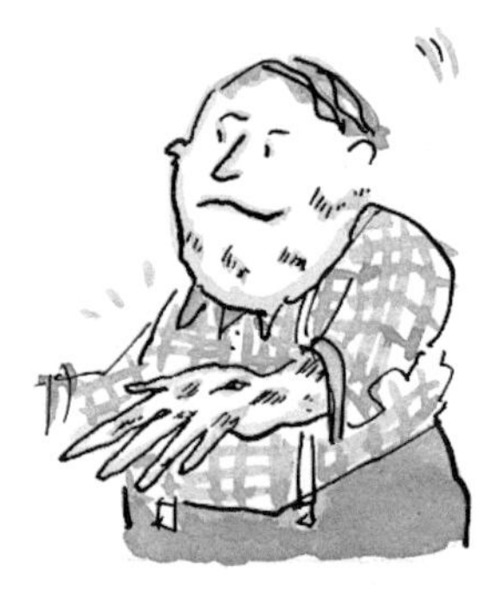

Strahlenschäden können zu Funktionsstörungen führen.

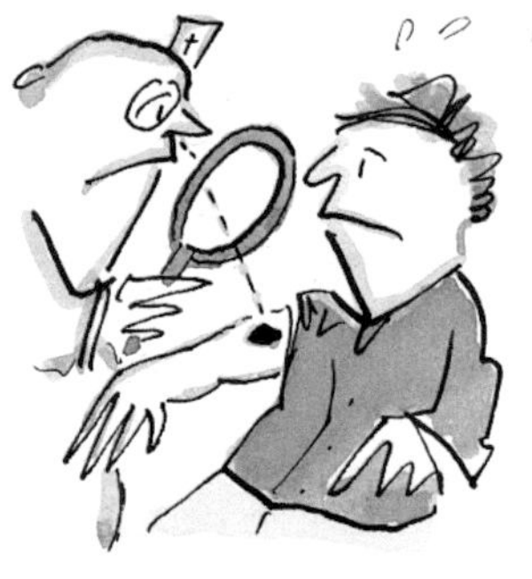

Größere Strahlenschäden können Zellen in Krebszellen umwandeln.

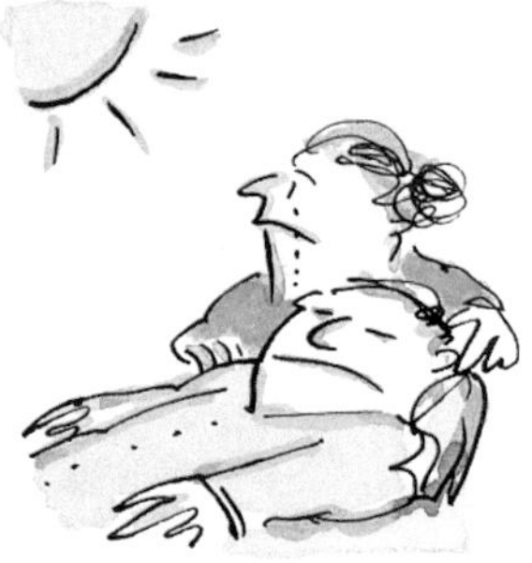

Sehr große Strahlenmengen sind tödlich für Zelle und Organismus.

3.2 Beispiele physikalischer Therapien

3.2.1 Wärmetherapie

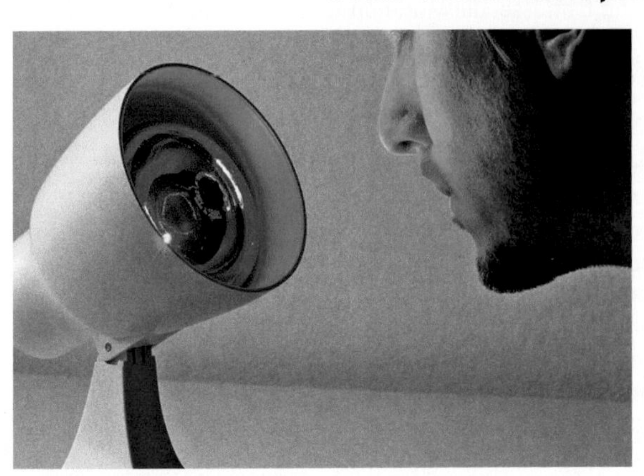

Abb. 1 Rotlichtlampe

Wirkung: Wärme erweitert Blutgefäße, wodurch sie Durchblutung, Stoffwechsel und Selbstheilung unterstützt. Sie trägt zur Lockerung verspannter Muskulatur bei. Chronische Entzündungen werden aktiviert, d. h. „akuter“ und wirksamer bezüglich der Reparatur erkrankter Gewebe.
Art der Anwendung: Wärmflasche, Gelkissen, Körnerkissen, Infrarotlampe, Teil- oder Vollbad, Sauna, durchblutungsfördernde Salbe oder Pflaster
Indikationen: Verspannungen bzw. Myogelosen, chronische Entzündungen, Arthrose (außer aktivierte Arthrose)
Kontraindikationen: lokal: akute Entzündung, Verletzung, offene Wunde, Blutung, Hauterkrankung, akute Schmerzen; systemisch: Herzschwäche, chronische Entzündung, Infektionskrankheit, zu niedriger Blutdruck mit Kollapsneigung, Osteosynthesematerial, TEP und Herzschrittmacher (Metallteile erhitzen sich); in der Schwangerschaft mit Vorsicht anwenden, um keine Wehen auszulösen
Nebenwirkungen: Schmerz und Entzündung können sich verstärken. Der Blutdruck kann ansteigen oder abfallen. Salben können Juckreiz und allergische Reaktionen hervorrufen.
Cave: Zu heiße Anwendungen können zu gefährlichen Verbrennungen führen. Dies betrifft v. a. Patienten mit Sensibilitätsstörungen der Haut wie Diabetiker mit Nervenschäden. Säuglinge und Patienten, die sich nicht ausreichend äußern können, sind ebenfalls gefährdet.

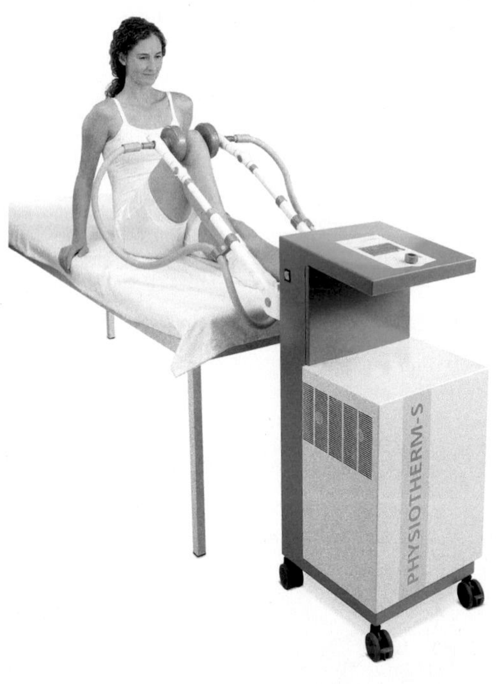

Abb. 2 Kurzwellentherapie

3.2.2 Hochfrequenztherapie und therapeutischer Ultraschall

Wirkung: Auch die Hochfrequenztherapie, im Alltag oft Kurzwellen-, Mikrowellentherapie oder vereinfacht „Bestrahlung“ genannt, erwärmt Gewebe. Sie erreicht ggf. tiefer gelegene Gewebsschichten als die Wärmetherapie mit Körnerkissen u. Ä. Der therapeutische Ultraschall, der mit speziellen Geräten bzw. Zusatzteilen für diagnostische Ultraschallgeräte durchgeführt wird, wirkt über eine Art „tiefe Vibrationsmassage“ ebenfalls wärmend.
Cave: Nebenwirkungen und Kontraindikationen entsprechen der Wärmetherapie. Die Wachstumszonen der Knochen bei Kindern werden nicht behandelt.

3.2.3 Kältetherapie

Wirkung: Kälte führt zu einer Gefäßverengung und damit zu einer Verminderung der Durchblutung. Dies wirkt Schwellung, Schmerz und Blutungen bzw. einer Hämatombildung entgegen. Juckreiz und Entzündungen werden gemildert.
Art der Anwendung: kalte Auflagen (feuchtes bzw. nasses Tuch oder Gelkissen), Kältespray (sog. Vereisungsspray), Wasser (als Teilbad oder fließend angewandt)
Indikationen: Akuttherapie leichter Hautverletzungen und -entzündungen (Sonnenbrand, Insektenstich, Verbrühung, Verbrennung) und des Bewegungsapparates (Prellung, Distorsion)
Kontraindikationen: offene Verletzungen, Säuglinge, Sensibilitätsstörungen und die Unfähigkeit, sich bei Unwohlsein passend zu äußern (siehe Wärmetherapie)
Nebenwirkungen: Frieren, bei falscher Anwendung Unterkühlung bzw. Erfrierungen. Kühlauflagen aus Sicherheitsgründen nicht im Tiefkühlfach lagern, sondern im Kühlschrank bei mindestens +4 °C. Zwischen Kühlauflage und Haut wird ein trockenes Tuch gelegt.

Kälteanwendung

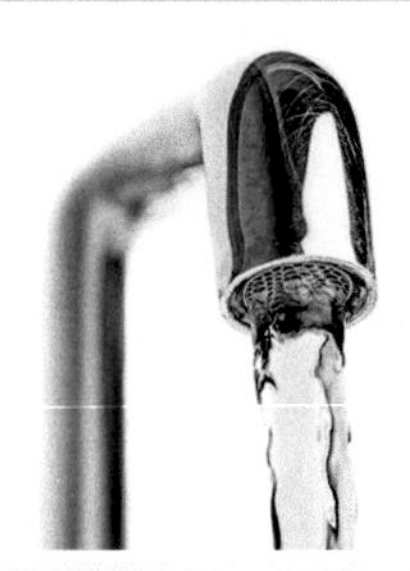

Wasser: zum Kühlen als fließender Strahl oder als Teilbad

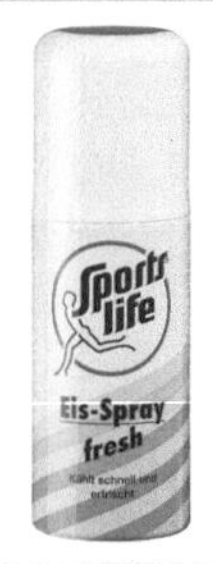

Vereisungsspray: schnelles Kühlen zur Schmerzstillung bei Sportverletzungen

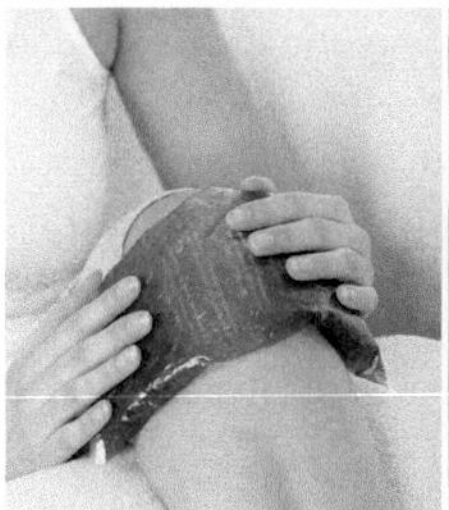

Kühlkompresse: mit Gel gefüllt, für Wärme- und Kältetherapie geeignet

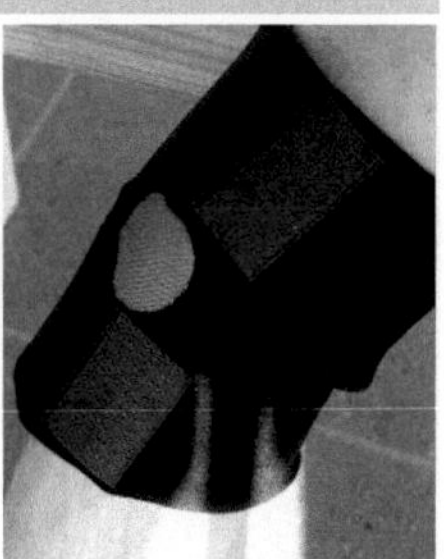

Kühlkompresse: für eine bestimmte Körperregion passend gefertigt

3.2.4 Elektrotherapie: Reizstrom und TENS

Wirkung: Durch verschiedenartige Varianten elektrischer Ströme kann eine vermehrte Muskelaktivität, aber auch eine Schmerzlinderung erreicht werden.
Art der Anwendung: Reizstromgeräte und **TENS**-Geräte
Indikationen: bestimmte Arten von Lähmungen, bei TENS chronische, lokalisierte Schmerzen
Kontraindikationen: Herzschrittmacher, offene Wunden, Hautkrankheiten, Schwangerschaft
Nebenwirkungen: Kribbeln und Taubheitsgefühl, bei falscher Anwendung auch Schmerzen. Bei Anwendung im HWS-Bereich sind Kopfschmerzen und Schwindelgefühl möglich.
Besonderheiten: Elektrische Stimulationsgeräte sind nicht in der Lage, eine muskulöse Figur ohne Training oder eine Gewichtsabnahme herbeizuführen, auch wenn dies immer wieder in Werbetexten suggeriert wird.

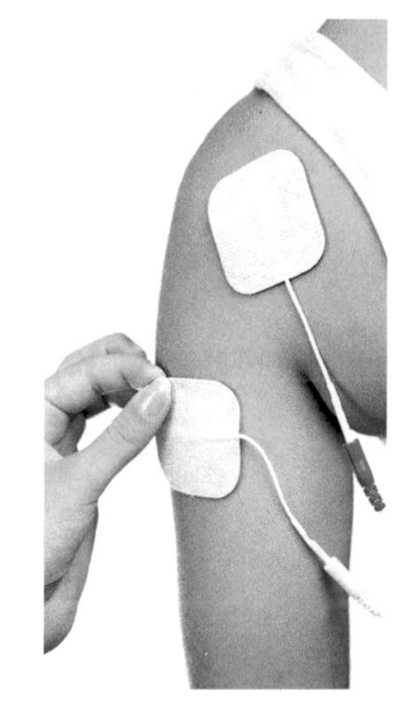

Abb. 1 TENS-Klebeelektroden bei Schulterschmerzen

3.2.5 Licht- und UV-Licht-Bestrahlung (Phototherapie)

Wirkung: Licht- und UV-Licht-Strahlen können die Haut durch verstärkte Durchblutung wärmen, sie zu Lichtschutzmaßnahmen anregen und dadurch weniger entzündungsbereit machen. Die hauteigene Vitamin-D-Bildung wird durch UV-Licht-Bestrahlung angeregt.
Art der Anwendung: Meistens wird UV-A-Licht angewandt, das weniger leicht Sonnenbrand auslöst als UV-B. Die Wirkung auf die Haut kann durch entsprechende Medikamente und durch Baden mit speziellen Zusätzen vor der Bestrahlung gesteigert werden.
Indikationen: chronische Hautkrankheiten wie Neurodermitis und Psoriasis (Schuppenflechte), zur Sonnengewöhnung auch bei polymorpher Lichtdermatose (sog. Sonnenallergie)
Kontraindikationen: Lichtbedingte Hautschäden, Hautkrebs, auch in der Familie des Patienten. Immunschwäche, z. B. durch bestimmte Medikamente, weil Immunschwäche die Abwehr von Krebszellen, auch Hautkrebszellen, unterdrücken bzw. stören kann.
Nebenwirkungen: Sonnenbrand, Verschlimmerung der Beschwerden bei zu starker Lichtintensität, verstärkte Hautalterung und andere lichtbedingte Hautschäden, Hautkrebs, grauer Star (Linsentrübung) v. a. bei fehlendem Augenschutz
Besonderheit: Phototherapie kann mit Bestrahlungsgeräten, aber auch im Sinne einer Kur am Meer o. Ä. stattfinden. Das Tote Meer wird zur Phototherapie bei Hautkrankheiten empfohlen, da das Sonnenlicht dort besonders langwellig, d. h. gut verträglich ist (fast reines UV-A). Die Kombination aus Baden und Phototherapie nennt sich Balneo-Phototherapie. Diese wirkt z. B. bei Schuppenflechte oft günstig.

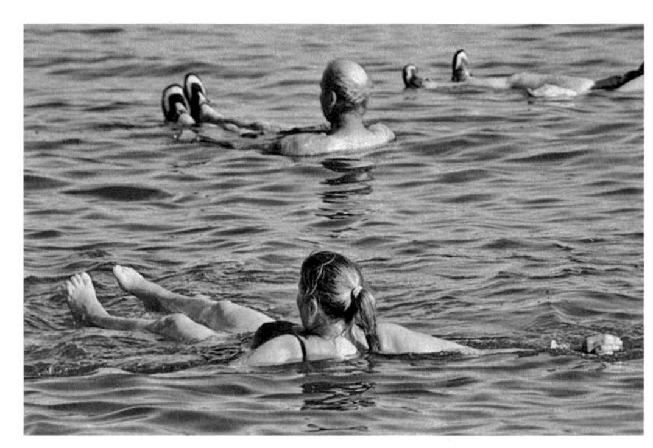

Abb. 2 Patienten bei der Balneo-Phototherapie am Toten Meer

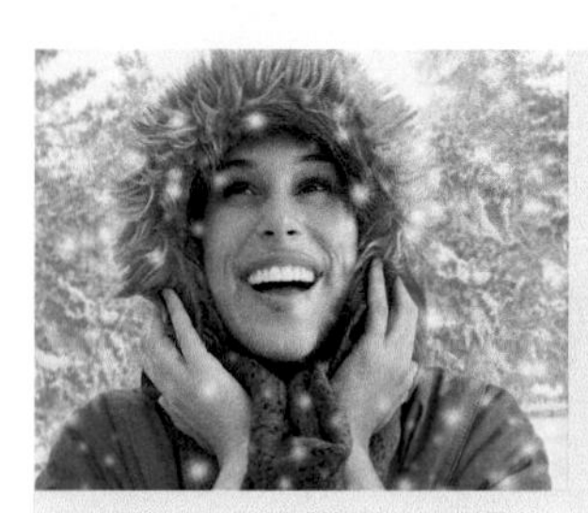

Abb. 1 Bewegung im Freien hebt die Stimmung.

Saisonabhängige Depression ist der Fachausdruck dafür, dass es vielen Menschen im Winter an Stimmung und Antrieb mangelt. Intensives Licht bewirkt die Ausschüttung bestimmter Neurotransmitter (Überträgerstoffe des Gehirns), die für Wohlfühlen, Initiative und Aktivität notwendig sind. Täglicher Aufenthalt im Freien ist selbst an bedeckten Tagen wirksam gegen den Lichtmangel und seine deprimierende Wirkung. Noch besser hilft Licht zusammen mit Bewegung. Speziallampen, die besonders intensives Licht ausstrahlen, können unterstützend wirken. Entwickelt sich das Wintertief zur Krankheit, ist eine ärztliche Behandlung ratsam.

3.2.6 Lasertherapie

Abb. 2 Sicherheitswarnzeichen LASER

Wirkung: LASER bzw. Laser ist die Abkürzung für extrem gebündeltes, sehr energiereiches Licht. Lasertherapie ist daher eine abgewandelte Form der Lichttherapie. Das so aufbereitete Licht kann am Ort seiner Einwirkung Gewebe gezielt schädigen oder verändern. Je nachdem, wie das Gerät den Laserstrahl erzeugt, heißt dieser Argon-Laser, CO_2-Laser usw.
Art der Anwendung: Laser können zu chirurgischen Zwecken ähnlich wie sehr feine Skalpelle eingesetzt werden. Das Blutungsrisiko ist bei der Laser-Anwendung gering. Pigmente, d. h. körpereigene und -fremde Farbstoffe sowie Blutgefäße können zerstört werden.
Indikation: Laser werden zu verschiedenen therapeutischen und kosmetischen Zwecken eingesetzt, z. B. am Auge (Netzhautablösung, Hornhautchirurgie), an der Haut (Entfernung von Altersflecken, erweiterten Äderchen, Blutschwämmchen, Tumoren und Tätowierungen), im Magen-Darm-Trakt (Stillung von Magenblutungen) u. v. m.
Kontraindikationen: wachsende Gewebe, Ekzeme, Entzündungen, Neigung zu starker Narbenbildung, unklare Diagnose (wird ein „Pigmentfleck" entfernt, indem das Pigment zerstört wird, muss zuvor klar sein, dass es sich nicht um Krebs handelt)
Nebenwirkungen: Narbenbildung, Pigmentveränderungen, Schmerzen
Cave: Der Blick in einen Laserstrahl kann die Augen stark schädigen.

3.3 Physiotherapie

Das große Gebiet der Physiotherapie umfasst vielfältige Verfahren und Methoden, die auf aktiver und passiver Bewegung beruhen. Physiotherapie wird im Rahmen der Prävention, der Therapie und der Rehabilitation eingesetzt.

Rehabilitation Maßnahmen zur Wiederherstellung der Gesundheit → Bd. 3, LF 11, S. 156

3.3.1 Klassische Massage

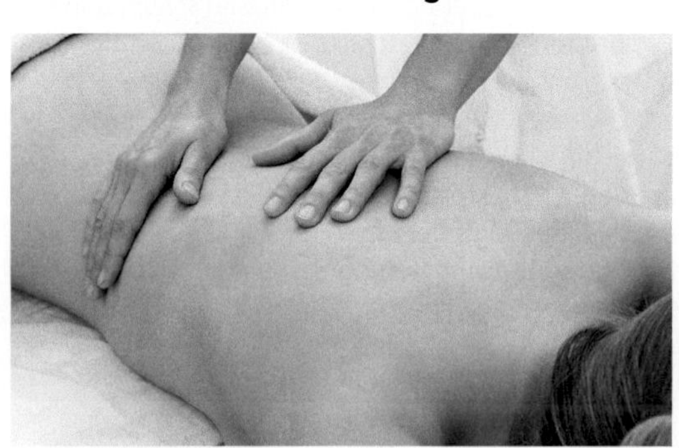

Abb. 3 Durch Massage wird die Muskulatur gelockert.

Bei der klassischen **Massage** wird das Gewebe durch spezielle, für den Patienten stets passive Bewegungen behandelt. Der Therapeut streicht, reibt, knetet, walkt, zupft oder klopft die entsprechenden Körperpartien nach bestimmten Prinzipien. Das Behandlungsziel einer Teilmassage ist z. B. eine Verringerung des Muskeltonus, um einen lokalen oder ausgedehnten Muskelhartspann zu lösen. Die Beweglichkeit soll wiederhergestellt und Schmerzen gelindert werden. Das Gewebe um die verspannte Muskulatur herum wird gelockert und die gestörte Zirkulation verbessert.

Ein zusätzlicher Effekt von Massagen kann eine allgemeine, körperlich-seelische Entspannung sein. Vielfach wird Massage als erholsame „Streicheleinheit" empfunden. Die Krankenkassen sehen Massagenverordnungen kritisch, da der Patient dabei passiv bleibt. Ganzkörpermassagen sind nicht verordnungsfähig und gehören dem Wellnessbereich an.

3.3.2 Bewegungstherapie (Krankengymnastik)

Bewegungstherapie, die sog. **Krankengymnastik**, ist ein großer und wichtiger Teil der Physiotherapie. Um die Belastbarkeit, Kraft und Beweglichkeit des Patienten bzw. erkrankter Körperbereiche zu verbessern, erhält dieser Anleitung und Hilfe bei entsprechenden Übungen. Er erlernt auch, Bewegungsübungen selbstständig durchzuführen, um den Therapieerfolg dauerhaft zu sichern. Art und Intensität der Bewegungstherapie wird individuell angepasst und der Allgemeinzustand des Patienten dabei ebenso berücksichtigt wie seine Diagnose und sein Genesungsfortschritt. Der Therapeut bringt seine erlernten Methoden und persönlichen Erfahrungen in die Therapieplanung und den Behandlungsprozess ein.

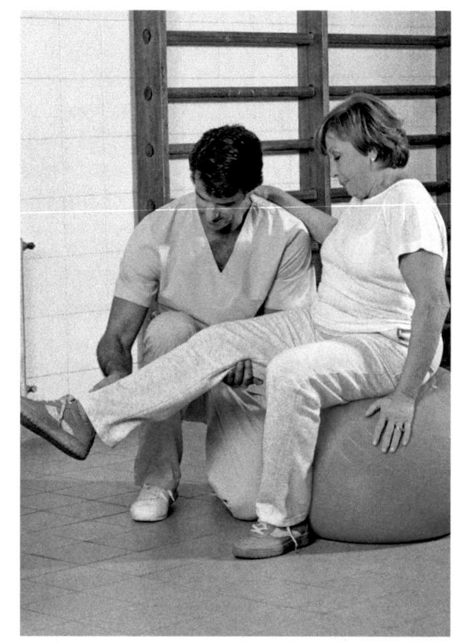

Abb. 1 Mit Bewegungstherapie wird die Beweglichkeit verbessert.

Krankengymnastik kann und soll Sport nicht ersetzen, sondern ergänzen und körperliches Training, z. B. nach Verletzungen, wieder möglich machen. Auf die Krankengymnastik beim Physiotherapeuten soll quasi Gesundengymnastik folgen. Die Übergänge zwischen Physiotherapiepraxis und Fitnessstudio sind fließend; einige Physiotherapeuten bieten z. B. Kurse zur Muskelkräftigung sowie die sog. Rückenschule für Patienten mit rezidivierenden Wirbelsäulenbeschwerden an.

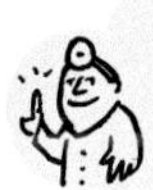

Besondere „Schulen" der Bewegungstherapie sind die Therapien nach **Bobath** und **Vojta**. Die nach ihren Begründern benannten Methoden nutzen natürliche Bewegungsreflexe des ZNS, die jeder Mensch besitzt, um motorische und andere Entwicklungsschritte zu fördern. Die Vojta-Therapie wird besonders bei frühkindlichen Lähmungen und bei Hüftdysplasie eingesetzt. Die Bobath-Behandlung kommt z. B. bei kindlichen Entwicklungsverzögerungen zur Anwendung.

3.3.3 Manuelle Therapie und Chirotherapie

Beide Begriffe bedeuten „Behandlung mit den Händen". Diese Verfahren dienen dazu, eingeschränkte Beweglichkeit zu bessern bzw. wiederherzustellen und Schmerzen zu lindern.

Die **manuelle Therapie** mobilisiert, d. h. macht verspannte Muskelpartien beweglicher, indem die Muskulatur an bestimmten Punkten durch die Hände des geschulten Physiotherapeuten gezielt behandelt wird. Dadurch verbessert sich indirekt auch die Gelenkbeweglichkeit. Der Therapeut wirkt jedoch nicht direkt auf Gelenke ein.

Die **Chirotherapie** wird zumeist von Ärzten mit entsprechender Zusatzbezeichnung durchgeführt. Sie beruht auf der Technik der sog. **Manipulation**, d. h. Handgriffen, mit denen in ihrer Beweglichkeit gestörte Gelenke wieder „frei", d. h. mobilisiert, werden. Vereinfacht spricht man von „Einrenken". Die Manipulation, bei der mit sog. Impulsstößen blockierte Gelenke wieder beweglich gemacht werden, birgt verschiedene Risiken. Daher muss der Chirotherapeut zahlreiche Kontraindikationen beachten und ggf. vor Anwendung bestimmter Griffe den zu behandelnden Partien röntgen.

Sowohl manuelle Therapie als auch Chirotherapie können die Funktion innerer Organe indirekt verbessern, da bestimmte Wirbelsäulenbereiche mit inneren Organen nervlich „verschaltet" sind. Mit der manuellen und der Chirotherapie verwandte Methoden sind die **Osteopathie**, die **craniosacrale Therapie** und die **Atlastherapie**.

3.3.4 Lymphdrainage

Lymphbahnen
→ Bd. 2, LF 5, S. 37

Die Lymphdrainage ist eine spezielle Massageform, deren Ziel es ist, durch Lymphstau bedingte Schwellungen bzw. **Ödeme** zu bessern. Sie wird z. B. nach Brustamputationen angewandt, da bei Brustkrebs in manchen Fällen Lymphknoten entnommen und die Lymphbahnen unterbrochen werden müssen. Der Verlust von Lymphgefäßen führt oft zum Flüssigkeitsstau im Arm der operierten Seite. Die manuelle, d. h. mit den Händen durchführte, Lymphdrainage erleichtert den Abfluss im Gewebe gestauter Flüssigkeit in Richtung Herz. Sie ist keine Therapie für alle Ödemarten; z. B. bei Varizen ist eine kausale Therapie sinnvoller.

Terminologie: Physikalische Therapie und Physiotherapie

Cave	Warnhinweis in der Medizin (lat. hüte dich)
Frequenz	Häufigkeit pro Sekunde (Einheit Hertz bzw. Hz)
Hz (nach H. Hertz)	Hertz; Maßeinheit für Frequenz (1 Hz = 1 Welle/sec)
ionisierende Strahlen	energiereiche Strahlen, die Atome verändern können
Laser	energiereicher, stark gebündelter Lichtstrahl
Lymphdrainage	Massagetechnik zur Verbesserung des Lymphabflusses
Manipulation	bzgl. Gelenken: Einrenken; Wieder-beweglich-Machen
Mobilisation	bzgl. Muskeln und ggf. Gelenken: Wieder-beweglich-Machen
Mutation	Veränderung der Erbsubstanz
Ödem	Flüssigkeitsansammlung im Gewebe
physikalische Therapie	Behandlungsmethoden mit Nutzung physikalischer Faktoren
Physiotherapie	Bewegungstherapie und andere Therapien, die auf aktiver und passiver Bewegung beruhen
Röntgenstrahlen	energiereiche Strahlen zur medizinischen Bildgebung
TENS	**t**ranskutane **e**lektrische **N**erven**s**timulation; Therapiemethode, die mit leichten Dauerströmen Schmerzen lindert

AUFGABEN

1 Welche Wirkungen hat Wärme auf das Gewebe?

2 Welche Indikationen für lokale Wärmetherapie kennen Sie?

3 Unter welchen Umständen ist Wärmetherapie kontraindiziert?

4 Welche Wirkungen hat Kälte auf Gewebe?

5 Welche Indikationen und Kontraindikationen gelten für die Kältetherapie?

6 Nennen Sie Vorsichtsmaßnahmen bei der Kältetherapie.

7 Erklären Sie das Prinzip der Lymphdrainage.

8 Welche Risiken birgt die UV-Bestrahlung?

9 Bei welchen Indikationen wird UV-A eingesetzt bzw. empfohlen?

10 Welche Wirkungen sind von einer Teilkörpermassage zu erwarten?

11 Was bedeutet in einer Patientenakte der Eintrag „Cave Penicillin"?

4 Arzneimittel

»Dosis sola facit venenum.«

Lat. sinngemäß: „Alles ist Gift und nur die Dosis macht, ob etwas ein Gift ist".

Diese Worte sprach Paracelsus, ein großer Arzt des Mittelalters, zum Thema Arzneimittel. Seine Aussage ist noch heute gültig. Selbst mit harmlos erscheinenden Alltagsstoffen wie Zucker und Salz kann man sich vergiften bzw. durch übermäßigen Verzehr Schaden zufügen. Oft ist von Gift in der Nahrung die Rede und gleichzeitig liest man „unterhalb der Grenzwerte" – und hofft, dass so geringe Dosen nicht schaden.

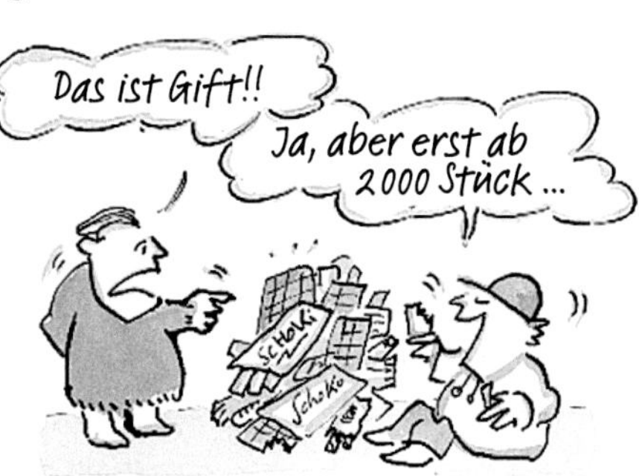

Definition: Arzneimittel sind Stoffe und Zubereitungen von Stoffen, die dazu dienen,

- Krankheiten zu heilen, zu verhüten, zu lindern oder zu erkennen,
- die Beschaffenheit, den Zustand oder die Funktion des Körpers oder der Seele zu erkennen oder zu beeinflussen,
- körpereigene Stoffe zu ersetzen.

Arzneimittel heißen auch **Medikamente** oder **Pharmaka**. Der Apotheker, der ein Pharmaziestudium abgeschlossen hat, ist berechtigt, Arzneimittel zu entwickeln, zuzubereiten, zu lagern und abzugeben. Die meisten Arzneimittel sind heute Fertigarzneimittel. Darunter versteht man abgepackte Medikamente, die in Industriebetrieben der pharmazeutischen Industrie hergestellt werden. Vor allem individuelle Salbenmischungen, die von Hautärzten verordnet werden, werden auch heute noch in Apotheken zubereitet.

Für alle Arzneimittel gilt das **Arzneimittelgesetz (AMG)**. Es regelt die Herstellung, Prüfung, Zulassung, Registrierung, Verschreibung und Abgabe der in Deutschland erhältlichen Medikamente. Das AMG regelt auch die Verbraucherinformation, die jedes Medikament begleiten: die sog. Gebrauchsinformation, die vereinfacht Beipackzettel genannt wird. Zielsetzung des AMG ist die größtmögliche Sicherheit für Testpersonen, Anwender und Patienten.

Beispiele für verschiedene Arzneimittelanwendungen	
1. Heilung, Verhütung, Linderung oder Erkennung von Krankheiten	– Antibiotika: Therapie bakterieller Infektionen – Cholesterinsenker: Verhütung von Herzinfarkten – Vitamin-D-Gabe an Säuglinge: Schutz vor Rachitis – Schmerzmittel: Linderung von Gelenkbeschwerden – Morphin: Linderung der Atemnot bei Sterbenden – Nikotinersatzprodukte gegen Entzugserscheinungen – Kontrastmittel: Verbesserung der Darstellung von Blutgefäßen u. v. m. bei Röntgen- oder MRT-Aufnahmen
2. Erkennung bzw. Beeinflussung der Beschaffenheit oder Funktion des Körpers oder der Seele	– radioaktive Stoffe für die Schilddrüsendiagnostik – Farbstoffe zur Erkennung von Epithelschäden am Auge – Medikamente zur Pupillenerweiterung für die Diagnostik – verschiedene Psychopharmaka zur Besserung von Depressionen, Schlaflosigkeit , Wahnzuständen u. v. m.
3. Ersatz körpereigener Stoffe	– Schilddrüsenhormone bei Schilddrüsenunterfunktion – Insulin bei Diabetes mellitus Typ 1 – weibliche Geschlechtshormone bei starken Wechseljahrsbeschwerden – Augentropfen als Tränenersatz bei trockenen Augen – Gerinnungsstoffe für Bluter

Nicht zu den Arzneimitteln gehören Lebensmittel (auch Nahrungsergänzungsmittel und Sportlernahrung), Tabakerzeugnisse, Kosmetika und Medizinprodukte. Dies gilt auch, wenn sie die gleichen Inhaltsstoffe wie Medikamente haben. Einige Vitamine und Mineralstoffe werden beispielsweise sowohl als Nahrungsergänzungsmittel als auch als Arzneimittel angeboten. Allerdings fehlen bei den Nahrungsergänzungsmitteln die ausführlichen Gebrauchsinformationen und bei Kauf im Drogeriemarkt o. Ä. die Beratung durch den Apotheker.

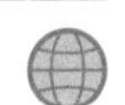

Bundesministerium für Arzneimittel und Medizinprodukte (BfArM)
www.bfarm.de

Das AMG ist eng mit dem **Medizinproduktegesetz (MPG)** verwoben. Medizinprodukte (MP) wie Herzschrittmacher und Endoprothesen werden zu ähnlichen Zwecken in den menschlichen Körper eingebracht, nämlich zur Heilung oder Linderung von Krankheiten. Enthält ein MP Arzneisubstanzen, z. B. ein hormonbeschichtetes Intrauterinpessar (eine sog. Spirale) zur Empfängnisverhütung, gilt für dieses Produkt das Arzneimittelgesetz. Das Bundesministerium für Arzneimittel und Medizinprodukte ist für beide Produktgruppen zuständig.

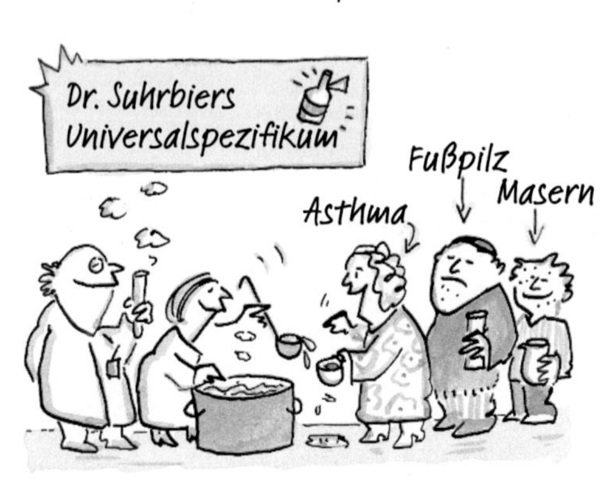

Gesetze regeln auch die Werbung für Medikamente. In Deutschland darf sich Werbung für verschreibungspflichtige Medikamente, z. B. für Antidepressiva oder Cholesterinsenker, nicht an Patienten oder ihre Angehörigen richten. Es sind weder Heilungsversprechen noch Vergleiche erlaubt, wie „Hiermit nehmen Sie sicher ab" oder „das Beste gegen Heuschnupfen". Allerdings wird oft eine bestimmte Wirkung suggeriert, wie „verbessert die Fettverbrennung", „Ich tue etwas für mein Gedächtnis", „Rauchervitamine" u. v. m.

4.1 Zusammensetzung von Arzneimitteln

Arzneimittel bestehen aus Wirkstoff(en) und Hilfsstoff(en). Der **Wirkstoff** ist der Stoff bzw. die Substanz in einem Arzneimittel, die dessen Wirkung im Körper hervorruft. Wirkstoffe haben einen international verwendeten Namen, den **Generic Name**. Die Generic Names erleichtern die internationale Kommunikation über Medikamente. Beispielsweise ist der Generic Name des bekannten Arzneimittels Aspirin® **Acetylsalicylsäure (ASS)**, auf Englisch „acetylsalicylic acid". Im Gegensatz zum Markennamen Aspirin® kann der Generic Name nicht gesetzlich geschützt werden. Er kann daher von allen Herstellern genutzt werden.

Fast alle Arzneimittel enthalten außer dem Wirkstoff oder den Wirkstoffen auch **Hilfsstoffe**. Diese beeinflussen die Eigenschaften der Medikamente wie, Geschmack, Farbe, Löslichkeit und Haltbarkeit. So kann z. B. ein bitterer Wirkstoff mit Zucker ummantelt werden, um die Einnahme zu erleichtern. Sogenannte Sprengmittel bewirken, dass sich Brausetabletten schnell und sprudelnd auflösen. Farbstoffe, Konservierungsstoffe und andere Hilfsstoffe werden eingesetzt, um Medikamenten die gewünschten Eigenschaften zu geben. Alle Inhaltsstoffe müssen in den Arzneimittellisten und -datenbanken sowie der Gebrauchsinformation angegeben werden, damit Patienten Inhaltsstoffe, die sie nicht vertragen oder die sie ablehnen, meiden können. Medikamentenkapseln, die aus Schweinegelatine bestehen, werden z. B. von Muslimen und Vegetariern abgelehnt.

HINWEIS

Viele Tabletten enthalten als Füllstoff Laktose (Milchzucker). Die geringen Mengen sind jedoch selbst für Patienten mit Laktoseintoleranz (Milchzucker-unverträglichkeit) unproblematisch.

Abb. 1 Mono- und Kombinationspräparat

Enthält ein Medikament einen Wirkstoff, so ist es ein **Monopräparat**, z. B. Aspirin®. Enthält es zwei oder mehr Wirkstoffe, ist es ein **Kombinationspräparat**, z. B. Aspirin® plus C. Kombinationspräparate können die Anzahl an Tabletten, die ein Patient einnehmen muss, senken. Sie können aber durch die zusätzlichen Inhaltsstoffe auch mehr Neben- und Wechselwirkungen hervorrufen. Wird nur eine Substanz benötigt, ist ein Monopräparat sinnvoller und sicherer.

4.2 Generika

Die Entwicklung eines neuen Arzneimittels bis zur Marktreife dauert Jahre und erzeugt sehr hohe Kosten. Die Entwicklungskosten müssen Pharmaunternehmen durch den Verkauf des neuen Medikaments finanzieren. Darüber hinaus wollen die Hersteller Gewinne erzielen. Während der ersten zehn Jahre nach der Zulassung bzw. Einführung eines neuen Medikaments steht der Wirkstoff unter Patentschutz und darf nur vom Originalhersteller verkauft werden. Nach Ablauf dieser Frist können auch andere Firmen Medikamente mit diesem Wirkstoff herstellen und unter dem Generic Name bzw. eigenen Namen vertreiben. Diese sog. Nachahmerpräparate heißen **Generika**. Beispielsweise wurde der Wirkstoff Atorvastatin, ein Cholesterinsenker, zuerst unter dem Markennamen Sortis® verkauft. Inzwischen gibt es zahlreiche Generika, die den Wirkstoffnamen und den Namen der Herstellerfirma tragen, z. B. Atorvastatin-ratiopharm®. Das Originalpräparat ist meistens deutlich teurer als wirkstoffgleiche Generika. Oft weicht die Zusammensetzung der Generika aber hinsichtlich der Hilfsstoffe – und damit verschiedener Arzneimitteleigenschaften – vom Original ab. Dies kann Vorteile, aber auch erhebliche Nachteile hinsichtlich des Wirkungseintritts, der Wirkungsintensität, der Wirkdauer und der Verträglichkeit haben.

10 Kautbl. (N1)
20 Kautbl.
Aspirin® Effect Granulat **05 136**
Wirkst.: Acetylsalicylsäure
Ap FS (Bayer Vital)
10 Btl.
20 Btl.
Aspirin® i.v. 500 mg **05 137**
Pulver und Lösungsmittel zur Herstellung einer Injektions-/Infusionslösung
Wirkst.: Acetylsalicylsäure
Rp FS (Bayer Vital)
5 Durchstechfl. (N1) zu 1 g Plv. z. Herst. einer Inj.-/Inf.-lsg. + 5 Amp. zu 5 ml Wasser f. Inj.zwecke
20 Durchstechfl. (N3) zu 1 g Plv. z. Herst. einer Inj.-/Inf.-lsg. + 20 Amp. zu 5 ml Wasser f. Inj.zwecke
Aspirin® Migräne **61 020**
Brausetabletten
Wirkst.: Acetylsalicylsäure
Ap FS (Bayer Vital)
6 x 2 Brausetbl.
12 x 2 Brausetbl.
Aspirin® N 100 mg/-300 mg **79 002**
Tabletten
Wirkst.: Acetylsalicylsäure
Ap FS (Bayer Vital)
14 Tbl. N 100 mg
98 Tbl. N 100 mg
98 Tbl. N 300 mg

Brausetabletten
Ap FS (CT Arzneimittel)
10 Brausetbl.
20 Brausetbl. (2 x 10)
ASS-ratiopharm 100 TAH **79 006**
Tabletten
Wirkst.: Acetylsalicylsäure
Ap FS (ratiopharm)
50 Tbl. (N2)
100 Tbl. (N3)
ASS-ratiopharm® 300 mg/-500 mg Tabletten **05 140**
Wirkst.: Acetylsalicylsäure
Ap FS (ratiopharm)
50 Tbl. (N3) 300 mg
100 Tbl. 300 mg
30 Tbl. (N2) 500 mg
50 Tbl. (N3) 500 mg
100 Tbl. 500 mg
ASS-ratiopharm® PROTECT 100 mg **79 007**
magensaftresistente Tabletten
Wirkst.: Acetylsalicylsäure
Ap FS (ratiopharm)
50 msr. Tbl. (N2)
100 msr. Tbl. (N3)
ASS STADA® 500 mg Tabletten **05 141**
Wirkst.: Acetylsalicylsäure
Ap FS (STADApharm)
10 Tbl. (N1)
30 Tbl. (N2)
100 Tbl.

Abb. 1 Auszug aus ROTE LISTE® 2012: Aspirin® und ASS-Generika

Das Gesetz schreibt Ärzten vor, dass sie gesetzlich Versicherten nur **Wirkstoff und Dosierung** (z. B. Ramipril 10 mg), Arzneimittelform (z. B. Filmtabletten) sowie die Menge (z. B. 100 Stück) verschreiben dürfen. Das Präparat, das der Patient erhält, muss der Apotheker entsprechend der Rabattverträge auswählen, die die Krankenkasse des Patienten mit Pharmaunternehmen geschlossen hat. Der wiederholte Austausch von Arzneimitteln bringt Probleme mit sich. Manche Patienten nehmen neue, unbekannte Präparate nicht oder nicht regelmäßig ein. Fremde Namen und ungewohnte Arzneimittelpackungen können zu Verwechslungen führen. Fehler wie das Weglassen oder die Mehrfacheinnahme von Wirkstoffen kommen vor - mit entsprechenden Folgen.

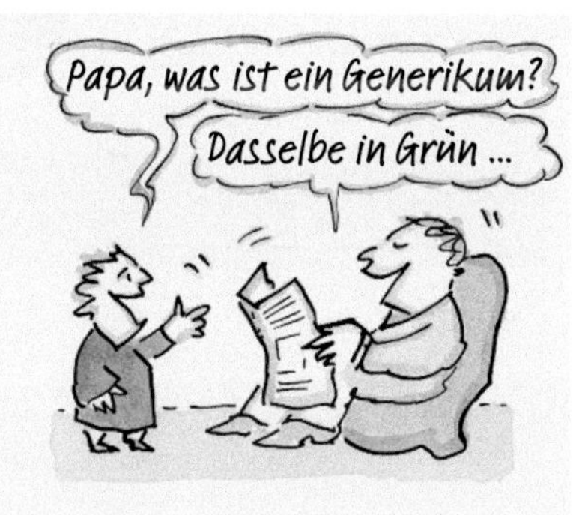

4.3 Arzneimittelformen (Applikationsformen)

Arzneistoffe, d. h. Wirkstoffe, werden nur ausnahmsweise als Reinstoff, z. B. als Pulver, verabreicht. Müsste sich der Patient von jedem verordneten Wirkstoff die einzelnen Dosen auf Milligramm oder Mikrogramm genau abwiegen, wären Fehldosierungen und schwere Vergiftungen an der Tagesordnung. Auch ist der Geschmack vieler Wirkstoffe extrem schlecht, was die Einnahme von Pulvern erschweren würde. Die pharmazeutische Industrie stellt daher Fertigarzneimittel in vielen, zur jeweiligen Anwendungsart passenden Formen her.

Viele Wirkstoffe werden in mehreren Arzneimittelformen angeboten, z. B. gibt es den schmerz- und entzündungshemmenden Wirkstoff Diclofenac als Tablette, Kapsel, Lösung zum Einnehmen, Injektionslösung, Pflaster, Zäpfchen, Salbe, Gel und Augentropfen.

Es gibt feste, flüssige, streichfähige und gasförmige Arzneimittel:

Feste Arzneimittel		
Bezeichnung (Abkürzung)	**Beschreibung**	**Vorteile (V), Nachteile (N)**
Tablette (Tbl.) **Filmtablette** **Brausetablette**	Häufigste Arzneimittelform; Wirk- und Hilfsstoff(e) werden zusammengepresst und ggf. überzogen (Filmtabletten) oder mit sog. Sprengmitteln versetzt (Brausetabletten).	**V:** klein, leicht zu schlucken und zu dosieren, ggf. teilbar **N:** Bei Patienten mit Schluckstörungen schwierig einzugeben, eine genaue Teilung gelingt oft nicht.
Dragee (Drg.)	Mit einer glatten Zuckerschicht überzogene Tabletten; das Dragieren ist ein Verfahren der Süßwarenindustrie (vgl. Smarties®).	**V:** Wie Tabletten; Dragees sind leichter zu schlucken als diese, da der Geschmack besser ist. **N:** siehe Tabletten; nicht auflösbar
Retardtablette (Retardtbl.) bzw. Retardkapsel (Retardkps.)	Tablette oder Kapsel mit verzögerter **(retardierter)** Wirkstofffreisetzung	**V:** ersetzt mehrere Einzeldosen **N:** Zu langsamer Wirkungseintritt bei akuten Beschwerden. Darf nicht geteilt bzw. geöffnet werden, da dies die Wirkstofffreisetzung verändern kann.
Kapsel (Kps.)	Pulver, Öl, Flüssigkeit oder Wirkstoffkörnchen (Granulat) in einer glatten, verdaulichen Hülle (z. B. aus Gelatine); es gibt Hart- und Weichkapseln.	**V:** Die Kapsel kann den Geschmack überdecken und den Inhalt z. B. vor dem Magensaft schützen. **N:** Viele Zusatzstoffe, groß, Gelatine ist für Muslime und Vegetarier bzw. Veganer nicht akzeptabel.
Pulver	fein zermahlene oder zermörserte feste Arzneistoffe oder feine Granulate	**V:** leicht herzustellen (sehr alte Arzneiform) **N:** schlechter Geschmack, ggf. ungenaue Dosierung
Suppositorium (Supp.)	Zubereitung für die rektale Anwendung, d. h. zum Einführen in den Mastdarm. Vaginalsuppositorien zum Einführen in die weibliche Scheide.	**V:** Kein Schlucken nötig, der Patient kann z. B. vor einer OP nüchtern bleiben. **N:** Unangenehme Anwendung, ggf. unsichere Wirkstoffaufnahme. Muss kühl gelagert werden (fetthaltig).
Arzneimittelpflaster (TTS = transkutanes therapeutisches System)	selbstklebende Zubereitung, aus der der Wirkstoff langsam durch die Haut in den Kreislauf gelangt	**V:** leicht anzuwenden auch bei Schluckstörungen **N:** Wirkung und NW können nach Entfernung noch länger anhalten. Hohe Kosten.

Streichfähige Arzneimittel

Sie dienen der äußerlichen Anwendung auf der Haut und haben einen doppelten Effekt:
1. Sie pflegen die Haut und 2. sie geben Wirkstoffe ab. Letztere können nur wirken, wenn bei der Auswahl die Hautbeschaffenheit (nässend, feucht, fettreich, fettarm) beachtet wird.

Bezeichnung (Abkürzung)		Beschreibung	Vorteile (V), Nachteile (N)
Salbe (Slb.) **Fettsalbe**	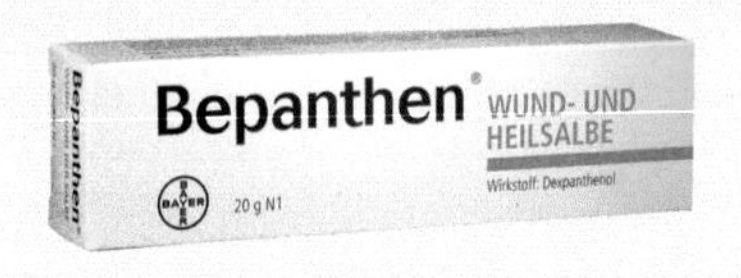	Fettreiche Zubereitung mit wenig (Salbe) oder ganz ohne Wasser (Fettsalbe). Salben und Fettsalben lassen sich nur schlecht abwaschen.	**V:** Geeignet für trockene, d. h. fettarme Haut. Salben und Fettsalben haften und pflegen intensiv und anhaltend. **N:** Auf fettiger Haut bilden sich Komedonen („Pickel").
Creme	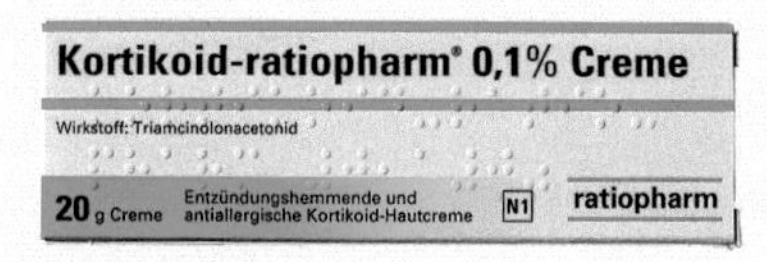	Cremes enthalten mehr Wasser als Salben und sind daher leichter abzuwaschen. Hinweis: Nicht jede „Creme" ist auch eine Creme; Penaten-Creme® ist eine Paste, Nivea®-Creme eine Salbe.	**V:** Sowohl pflegend als auch kühlend. Gut als Feuchtigkeitscreme für Mischhaut und fettige Haut, da nicht viel Fett zugeführt wird. **N:** geringerer Pflegeeffekt, der nur kurz anhält
Paste	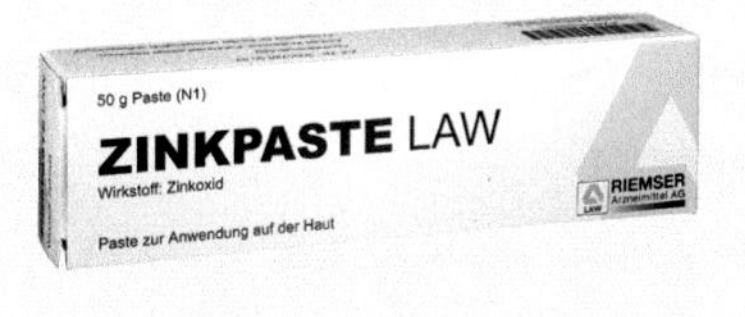	Pasten bestehen aus Salben oder Fettsalben und Puder. Sie nehmen Flüssigkeit aus nässender Haut auf und wirken lindernd bei Entzündungen.	**V:** gute Austrocknungswirkung bei Entzündungen, z. B. im Windelbereich oder in Hautfalten **N:** auffallend durch die weiße Farbe; ggf. zähe Konsistenz und dadurch schwieriges Auftragen
Gel	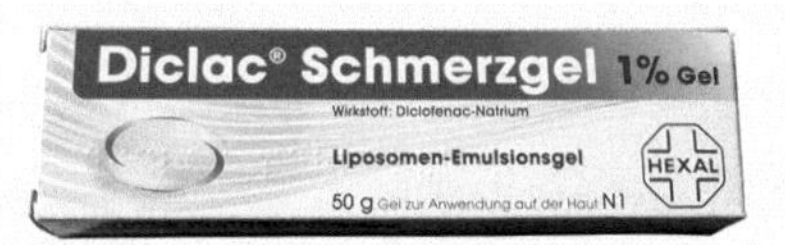	Gele sind fettfrei und wasserreich; sie enthalten ein sog. Gelgerüst, das einem Geliermittel ähnelt. Dieses bindet das Wasser und hält es in Gelform. Gele geben viel Wasser ab und wirken daher kühlend.	**V:** Kühlende Wirkung bei Insektenstichen und Sonnenbrand; die lindernde Wirkung wird bei Lagerung im Kühlschrank verstärkt. **N:** Wirkung hält nur kurz an. Gel trocknet die Haut aus.

Flüssige Arzneimittel

Bezeichnung (Abkürzung)		Beschreibung	Vorteile (V), Nachteile (N)
Lösung (Lsg.) **Tinktur**	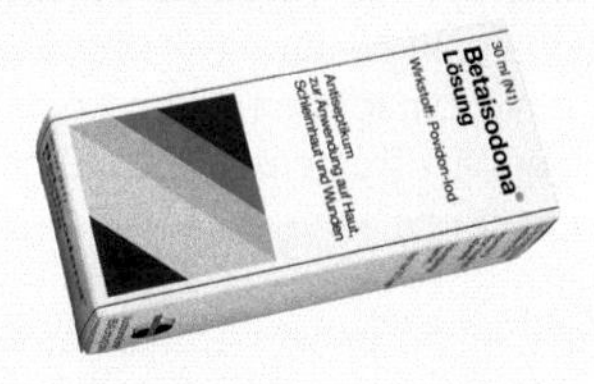	Lösungen bestehen aus Wasser oder einer Wasser-Alkohol-Mischung mit einem oder mehreren Wirkstoffen. Tinkturen bestehen aus Alkohol und z. B. Pflanzenauszügen.	**V:** Je nach Herstellerangabe innerlich oder äußerlich anwendbar. Verteilen sich gut und dringen in Hautritzen ein (Vorteil bei Fußpilztherapie mit Tinktur). Tinkturen sind lange haltbar. **N:** trocknen die Haut aus
Injektionslösung **Infusionslösung**	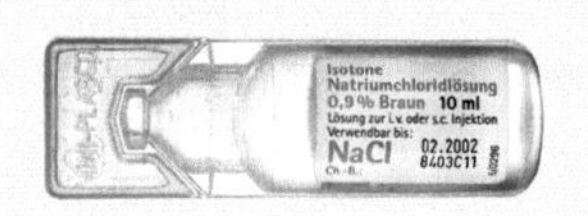	Wässrige Lösungen, die entweder nur NaCl 0,9 % enthalten oder Wirkstoffe bzw. Nährstoffe in Wasser oder Kochsalzlösung enthalten.	**V:** schneller Wirkeintritt durch Einspritzen (Injektion) oder Einleitung z. B. in eine Vene (Infusion) **N:** relativ großer Aufwand bei der Anwendung
Suspension	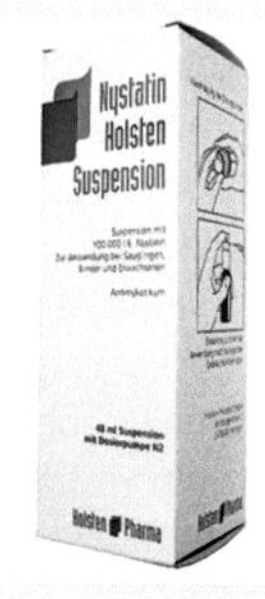	Pulverförmige Feststoffe sind in einer Flüssigkeit verteilt. Z. B. Zink-Schüttelmixtur für die äußerliche Anwendung und Antazida sowie Antibiotikazubereitungen („Säfte") für die innerliche.	**V:** Die flüssige Form erleichtert die Einnahme bzw. das Auftragen. **N:** Die einzunehmende Menge ist relativ groß, die Suspension ist nur kurz haltbar. Schütteln vor der Anwendung ist notwendig,

Gasförmige Arzneimittel			
Bezeichnung (Abkürzung)		**Beschreibung**	**Vorteile (V), Nachteile (N)**
Gas	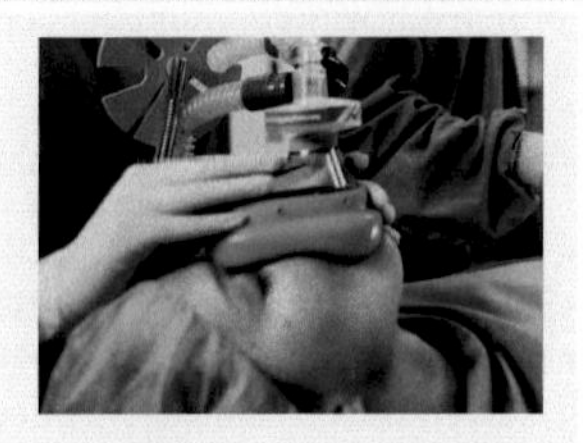	Gasförmige Arzneimittel werden in die Atemluft gemischt und vom Patienten eingeatmet. Sie dienen vor allem als Narkosegase bei Operationen. Sauerstoff wird vielfältig eingesetzt.	**V:** Dosis und Wirkung sind durch den Anästhesisten (Narkosearzt) gut zu steuern. **N:** Nur mit speziellen Geräten anwendbar; treten teilweise in die Raumluft über und belasten das Personal.
Aerosol	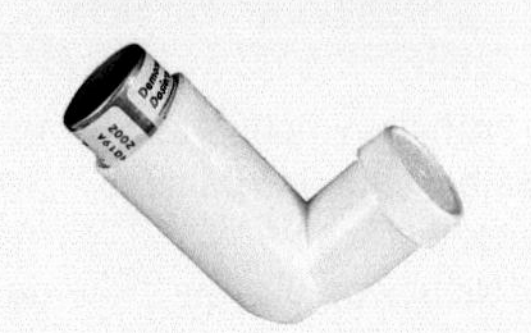	in Gas verteilter flüssiger oder fester Stoff; Anwendung als Dosieraerosol, als Pulverinhalator oder mit Hilfe eines Inhaliergeräts; v. a. in der Therapie des Asthma bronchiale	**V:** ermöglicht eine lokale Therapie der Atemwege **N:** Die Anwendung ist ggf. schwierig und ist – falsch durchgeführt – kaum wirksam. Lokale und systemische NW möglich.

4.4 Arzneimittellagerung

Alle Arzneimittel müssen
- kühl, d. h. nicht über Zimmertemperatur,
- licht- und staubgeschützt und
- stets für Kinder unzugänglich

aufbewahrt werden.

Daher sind nur Schränke zur Medikamentenlagerung geeignet. Es ist in der Praxis wichtig, dass auch unbefugte Erwachsene einschließlich Medikamentensüchtigen und Kriminellen keinen Zugang zu Arzneimitteln erhalten. Die Lagerung hat jedoch so zu erfolgen, dass Medikamente für das befugte Personal leicht zu finden sind, z. B. indem sie alphabetisch nach Präparatnamen oder nach Arzneimittelgruppen (z. B. Antibiotika, Asthmamittel, Salben, Schmerzmittel usw.) geordnet werden. Nach dem Prinzip **„first in, first out"** wird jeweils die älteste Packung nach vorn gelegt und zuerst entnommen. Der Arzneimittelschrank ist regelmäßig durchzusehen. Dabei werden die Verfallsdaten kontrolliert und nicht mehr verwendbare Präparate fachgerecht entsorgt. Das Verfallsdatum ist kein Mindesthaltbarkeitsdatum wie bei Lebensmitteln: Arzneimittel dürfen nach Ablauf des Verfallsdatums nicht mehr verwendet werden.

Abfallentsorgung → LF 3, S. 319

Die **Lagerungstemperatur** weicht bei einigen Medikamenten ab, z. B. müssen Impfstoffe im Kühlschrank gelagert werden. Jede Medikamentenpackung enthält die entsprechenden Lagerungshinweise. Wurde ein Arzneimittel falsch aufbewahrt, z. B. ein Impfstoff eingefroren oder zu warm gelagert, oder ist die Qualität eines Medikaments erkennbar beeinträchtigt, so ist dieses zu entsorgen.

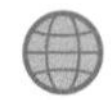

Genaueres zum BtMG unter www.gesetze-im-internet.de/btmg_1981/BJNR106810981.html

Sprechstundenbedarf wird in der Regel getrennt von Arzneimittelmustern platziert.
Präparate, die unter das **Betäubungsmittelgesetz (BtMG)** fallen, z. B. bestimmte starke Schmerzmittel und einige Beruhigungs- und Narkosemittel, werden verschlossen gelagert. Sie dürfen ausschließlich Befugten zugänglich sein. Auch die Lagerung der BtM-Rezepte sowie die Vernichtung und Entsorgung abgelaufener oder nicht mehr benötigter BtM-Arzneimittel ist streng geregelt.

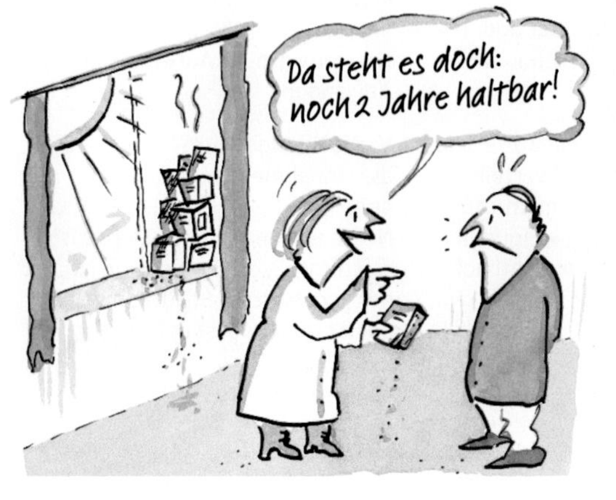

Bringen Patienten neue oder angebrochene Arzneimittelpackungen in die Praxis, so dürfen diese Medikamente nicht weitergegeben werden. Das AMG verbietet es Ärzten und MFAs, Arzneimittel abzugeben. Dies ist nur Apothekern erlaubt. Eine Ausnahme bilden Ärztemuster. Diese können Ärzte von Pharmafirmen in geringer Menge erhalten (zwei Packungen der kleinsten Größe pro Jahr und Arzneimittel), um sich mit neuen Arzneimitteln vertraut zu machen. Ärztemuster sind als solche gekennzeichnet und stets unverkäuflich.

4.5 Arzneimittelverpackung und Abgabevorschrift

Die Kartonverpackungen von Medikamenten dienen der übersichtlichen Lagerung, dem Licht- und Staubschutz sowie der Information. Sie enthalten auch die Packungsbeilage.
Das Gesetz gibt vor, wie Arzneimittelpackungen zu beschriften sind.

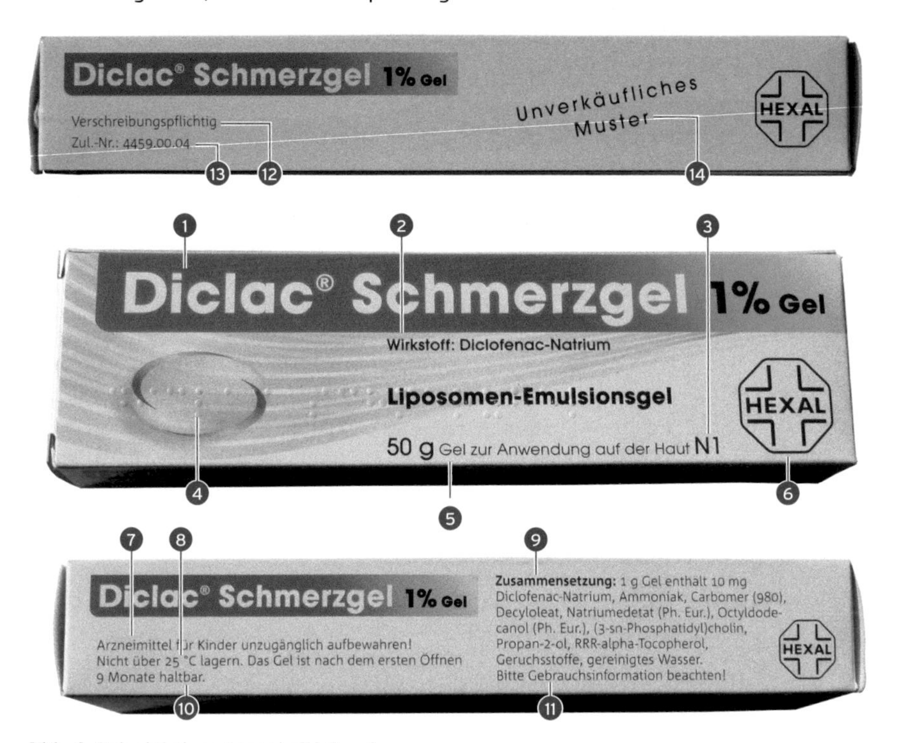

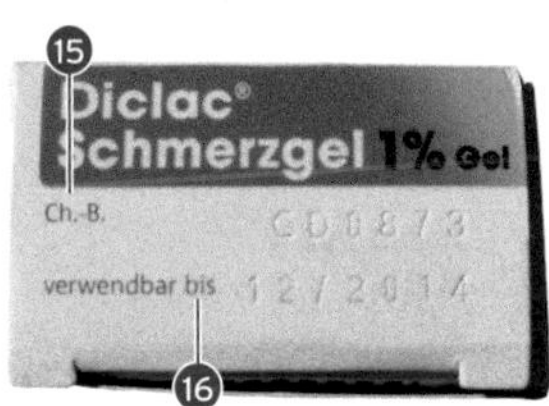

Abb. 1 Beispiel einer Arzneimittelpackung

1. **Name** des Arzneimittels, sowie bei unterschiedlichen Stärken Konzentration oder mg
2. **Wirkstoff(e)** mit Mengenangabe z. B. pro Tablette oder pro Gramm Gel
3. **Packungsgröße** in absoluter Menge, z. B. 20 Tabletten, sowie mit der Bezeichnung **N1** (Packung für kurzfristigen Therapiebedarf), **N2** (Packung für mittelfristigen Therapiebedarf) oder **N3** (Packung für mehrmonatigen Therapiebedarf)
4. ggf. **Präparatname in Blindenschrift**
5. **Arzneiform**, z. B. Gel, Hartkapsel oder Injektionslösung
6. **Hersteller**, z. B. mit Logo
7. **Hinweis zum Kinderschutz:** Für Kinder unzugänglich lagern.
8. **Lagerungshinweis:** Kühl, trocken und lichtgeschützt gilt immer; eine zusätzliche Information betrifft die Lagerungstemperatur, z. B. „gekühlt bei +2 °C bis +8 °C, nicht einfrieren" bei Totimpfstoffen, zusätzlich „Kühlkette beachten" bei Lebendimpfstoffen.
9. **Zusammensetzung** des Arzneimittels inkl. Wirk- und Hilfsstoffen
10. **Haltbarkeit nach Öffnen**; dies ist z. B. bei Augentropfen und Salben wichtig.
11. **Hinweis auf die Gebrauchsinformation**, die sich in der Packung befindet.
12. **Abgabehinweis** (Ap, Rp oder BtM)

Apothekenpflichtig (Ap)
Das Arzneimittel kann ohne Rezept, aber nur in einer Apotheke gekauft werden. Man nennt diese Arzneimittel auch frei verkäufliche Arzneimittel oder **OTC**-Medikamente.

Verschreibungspflichtig (Rp)
Die Abgabe des Arzneimittels ist nur gegen ärztliches bzw. zahnärztliches Rezept möglich.

Betäubungsmittel (BtM)
Das Arzneimittel wird nur bei Vorlage eines vorschriftsmäßigen BtM-Rezeptes abgegeben.

OTC
engl. over the counter = über den Ladentisch; Begriff für nicht rezeptpflichtige Medikamente

⑬ **Zulassungsnummer**
⑭ bei Ärztemusterpackungen der Hinweis **„unverkäufliches Muster"**, sonst die Pharma-Zentralnummer (PZN), ggf. auch als Strichcode
⑮ **Chargennummer**; diese ist v. a. bei Impfstoffen wichtig
⑯ **Verfallsdatum**, das bei sachgerechter Lagerung gültig ist.

Manche Hersteller drucken kurze Erklärungen zur Art des Arzneimittels auf die Packung, z. B. „Schmerzmittel", „gegen Übelkeit und Erbrechen" oder „bei Vitamin-D-Mangel".

4.6 Packungsbeilage (Gebrauchsinformation)

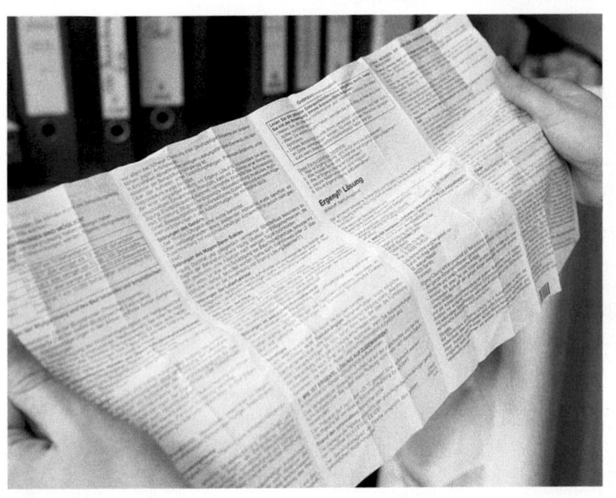

Abb. 1 Gebrauchsinformation eines Arzneimittels

Der Inhalt der **Packungsbeilage (Gebrauchsinformation, Beipackzettel)** ist im AMG geregelt. Dies hat den Sinn, dass Anwender bzw. Patienten sachlich informiert werden und kein Hersteller die Risiken seines Produktes verharmlosen kann. Auf der Verpackung und in der Werbung muss zum Lesen der Packungsbeilage aufgefordert werden. Aus rechtlichen und medizinischen Gründen ist die Packungsbeilage oft sehr lang und ausführlich. Manchmal ist sie schwer verständlich geschrieben und oft wirkt sie abschreckend auf den Patienten, der beim Lesen das Gefühl hat: „So krank bin ich doch nicht, dass ich ein so gefährliches Medikament einnehmen sollte." Hier hilft es, wenn der verschreibende Arzt dies anspricht und dem Patienten klarmacht, dass er trotz der bekannten Arzneimittelrisiken für ihn, den Patienten, deutlich mehr Vor- als Nachteile sieht. Auch sollte der Arzt bei einer Verordnung wichtige Gründe für das Absetzen des Medikaments und zur Wiedervorstellung in der Praxis nennen. Dies wäre z. B. bei Auftreten eines Hautausschlags oder bei Magenschmerzen der Fall.

Warum hat er die Tabletten nicht rechtzeitig genommen?
Er war noch nicht fertig mit dem Beipackzettel ...

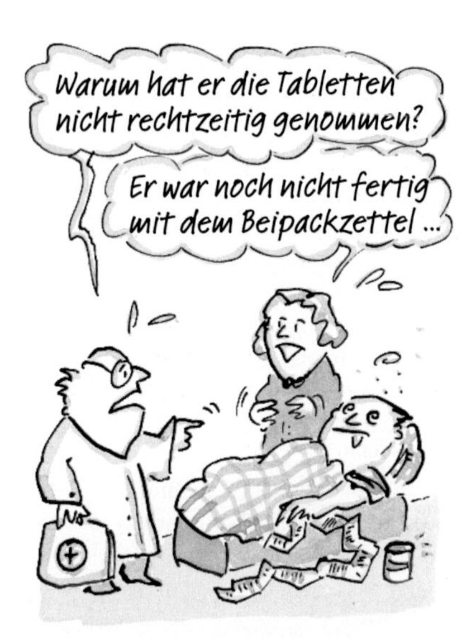

4.6.1 Indikation(en)

Die **Indikation** ist die Heilanzeige, d. h. der Grund für die Anwendung eines Arzneimittels oder einer medizinischen Maßnahme. Beispielsweise ist bei einer bakteriellen Mandelentzündung ein Antibiotikum indiziert. In der Gebrauchsinformation wird der deutsche Begriff „Anwendungsgebiete" für Indikationen verwendet.

4.6.2 Kontraindikation(en)

Kontraindikationen sind Gegenanzeigen, d. h. Umstände, die die Anwendung eines Medikaments oder einer medizinischen Maßnahme verbieten. Es gibt **absolute Kontraindikationen** wie eine bekannte Penicillinallergie, die die Anwendung von Penicillin in jedem Fall verbietet. Der Patient könnte durch das Medikament an einer schweren allergischen Reaktion sterben. Eine **relative Kontraindikation** schränkt die Anwendung ein, verbietet sie aber nicht völlig. Ein Diabetiker sollte kein Cortison erhalten, da das Hormon den Blutzuckerspiegel anhebt. Bei einer lebensbedrohlichen allergischen Reaktion kann aber durchaus Cortison gegeben werden, weil die Lebensrettung dann wichtiger ist als ein optimaler Blutzuckerspiegel. Cortison ist bei Diabetikern somit relativ, aber nicht absolut kontraindiziert. Ähnlich verhält es sich bei **Antiepileptika** (Arzneimitteln gegen Anfallsleiden) in der Schwangerschaft. Zwar können diese dem ungeborenen Kind schaden, aber eine unbehandelte Epilepsie schadet ihm noch mehr als die Arzneimitteltherapie.

4.6.3 Unerwünschte Arzneimittelwirkungen (Nebenwirkungen)

Unerwünschte Arzneimittelwirkungen (UAW), d. h. **Nebenwirkungen (NW)**, sind sowohl bei bestimmungsgemäßem als auch bei nicht bestimmungsgemäßem Gebrauch von Arzneimitteln auftretende unerwünschte Begleiterscheinungen. Für Arzneimittel gilt: „Was wirkt, wirkt neben." Damit ist die Erfahrung gemeint, dass sich die Hauptwirkung bzw. erwünschte Medikamentenwirkung nicht von Nebeneffekten trennen lässt, weil sie ein unausweichlicher Effekt des Wirkstoffs ist. Der menschliche Organismus ist so kompliziert, dass es kaum möglich ist, mit einem Arzneimittel ganz gezielt nur eine einzige Wirkung hervorzurufen.

Bei manchen Verordnungen muss sogar zusätzlich ein zweites Medikament gegen die Nebenwirkungen des ersten rezeptiert werden. Beispiele sind die Magenschleimhaut schützende Säureblocker zu NSAR-Schmerzmitteln, z. B. Pantoprazol zu Diclofenac oder Ibuprofen. Auch die Einnahme eines zweiten Medikamentes kann nicht sicher Nebenwirkungen verhindern – und verursacht ggf. sogar selbst unerwünschte Effekte.

NSAR-Schmerzmittel
→LF 4, S. 396

In der Gebrauchsinformation werden Nebenwirkungen nach ihrer Häufigkeit genannt:

	Die Nebenwirkung tritt bei
sehr häufig tritt mindestens bei jedem 10. Patienten auf	≥ 10 % der Patienten auf.
häufig tritt mindestens bei jedem 100. Patienten auf	≥ 1 % bis ≤ 10 % der Patienten auf.
gelegentlich tritt mindestens bei jedem 1000. Patienten auf	≥ 0,1 % bis ≤ 1 % der Patienten auf.
selten tritt mindestens bei jedem 10 000. Patienten auf	≥ 0,01 % ≤ 0,1 % der Patienten auf.
sehr selten tritt mindestens bei jedem 100 000. Patienten auf	< 0,01 % der Patienten auf.

Es ist zu beachten, dass die Informationen auf Erfahrungen mit dem jeweiligen Medikament beruhen. Diese stammen bei neuen Arzneimitteln zumeist aus Studien, die mit gesunden freiwilligen Versuchspersonen durchgeführt wurden. Seltene Nebenwirkungen kommen in kleinen Gruppen jedoch nicht vor und können daher erst einige Zeit nach der Markteinführung erkannt werden. Eine Nebenwirkung, die bei etwa jedem 10 000. Patienten auftritt, fällt ggf. erst Jahre nach der Zulassung auf. Sie kann so schwer sein, dass das Produkt deshalb vom Markt genommen wird.

Viele Medikamente werden gegen **Placebo**, d. h. ein wirkstofffreies Scheinmedikament, geprüft. Es ist bekannt, dass selbst Placebos allein durch die Erwartung des Patienten Wirkungen und Nebenwirkungen hervorrufen. Daher muss immer verglichen werden, ob ein neues Medikament mehr Wirkungen und Nebenwirkungen als das Placebo hervorruft.

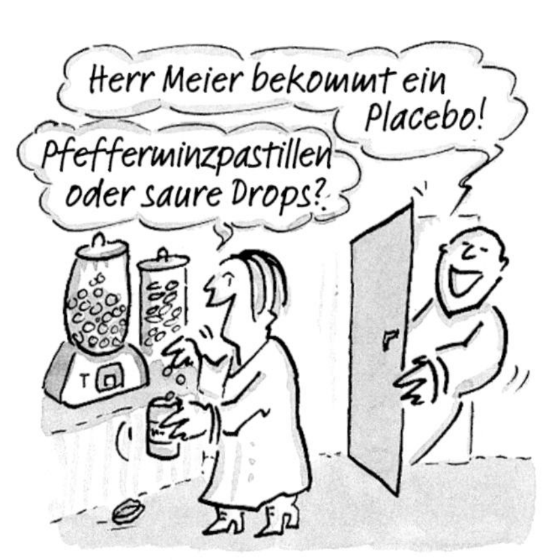

Die häufigsten NW betreffen den Magen-Darm-Trakt (Übelkeit, Erbrechen, Durchfall, Verstopfung). Auch die Haut ist recht oft betroffen; Hautausschlag, das sog. **Arzneimittelexanthem**, kommt vor allem bei Allergien gegen Medikamente vor.

Wichtig ist die Beachtung von Krankheiten, die den Abbau oder die Ausscheidung von Wirkstoffen beeinträchtigen. Patienten mit Nierenschwäche kommen ggf. mit Bruchteilen der normalen Dosis aus, da der Wirkstoff bei ihnen viel länger im Körper bleibt als bei Gesunden. Leberzirrhose-Patienten können z. B. durch Viagra® unangenehme Dauererektionen erleiden.

Arzneimitteltherapie im Alter
→Bd. 3, LF 11, S. 171

Kuriose Arzneimittelnebenwirkungen

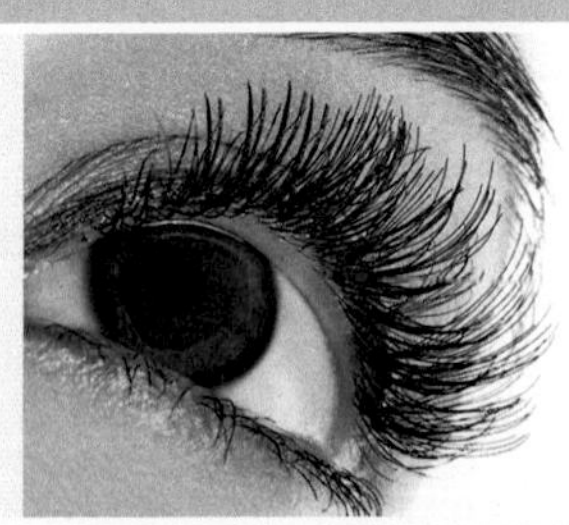

Die Augentropfen Xalatan® lassen bei manchen Patienten die Wimpern wachsen. Nebenwirkungen und Kosten verbieten jedoch eine kosmetische Anwendung.

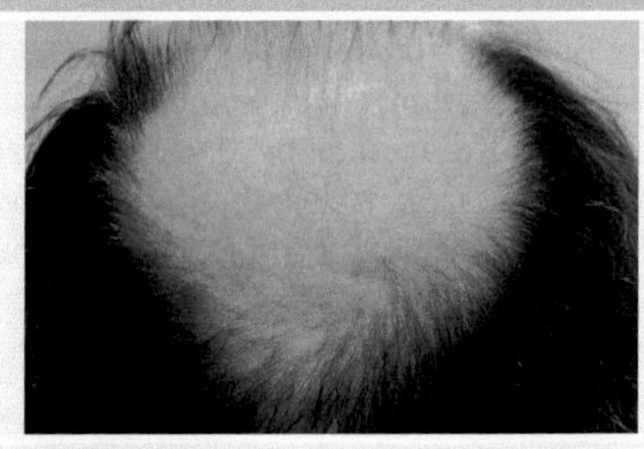

Das Herzmittel Mexiletin wirkt Haarausfall entgegen und kann auf die Kopfhaut aufgetragen werden. Diese Nebenwirkung zu nutzen ist jedoch sehr teuer.

4.6.4 Arzneimittelinteraktionen (Wechselwirkungen)

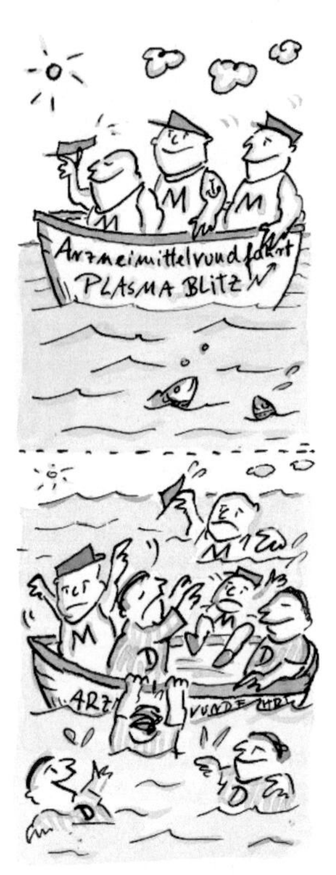

Diclofenac verdrängt Marcumar® aus der Plasmaeiweißbindung.

Viele Patienten sind multimorbide, d. h., sie haben mehrere therapiebedürftige Erkrankungen gleichzeitig. **Multimorbidität** ist oft chronisch und erfordert über lange Zeit eine Therapie mit mehreren Arzneimitteln **(Multimedikation)**. Verschiedene Wirk- und Hilfsstoffe können einander jedoch unterschiedlich beeinflussen, d. h. in **Wechselwirkung** treten, z. B.:

- Arzneimittel binden sich schon im Magen-Darm-Trakt aneinander und sind daher wirkungslos. Tetrazyklin-Antibiotika können sich mit Antazida, Calcium (auch aus Milch) und Eisenpräparaten fest verbinden, was jeweils beide Stoffe wirkungslos macht.
- Arzneimittel können ähnliche Wirkungen und/oder Nebenwirkungen haben und diese verstärken oder vervielfachen. Das Risiko für ein Magengeschwür steigt unter dem Schmerzmittel Diclofenac etwa auf das Vierfache an. Cortison hebt es ebenfalls auf das Vierfache. Werden Diclofenac und Cortison kombiniert, steigt das Risiko auf das Sechzehnfache.
- Wirkstoffe werden durch Eiweiße der Blutflüssigkeit, die sog. Plasmaeiweiße, transportiert. Befinden sich mehrere Wirkstoffe im Blut, konkurrieren diese um die Plasmaeiweißbindung. Sie verdrängen einander quasi von den wenigen Plätzen. Phenprocoumon (Marcumar®, Falithrom®) wird z. B. von Diclofenac verdrängt und wirkt dann frei im Plasma schwimmend erheblich stärker.
- Abbau und Ausscheidung der Wirkstoffe wird verändert. Tuberkulosemittel oder Antiepileptika können die Leber so stark „trainieren“, dass diese die Wirkstoffe der „Pille“ schnell unwirksam macht.
- Auch Nahrungsmittel können die Wirkung von Medikamenten beeinflussen. Grapefruitsaft erhöht die Konzentration vieler Arzneimittel, z. B. Blutdruckmittel, Cholesterinsenker, Antibiotika und Immunsuppressiva. Damit nehmen Wirkung und Nebenwirkungen zu.
- Viele Patienten betreiben eine umfangreiche **Selbstmedikation**, d. h., sie nehmen außerhalb der ärztlichen Verordnung noch andere Medikamente ein. Da auch Johanniskraut, Vitamine und Mineralstoffe mit verordneten Medikamenten interagieren, d. h. Wechselwirkungen erzeugen können, sollte der Arzt stets nach allen eingenommenen Arzneimitteln fragen.

4.6.5 Arzneimittel in Schwangerschaft und Stillzeit

In der Schwangerschaft und Stillzeit bestehen oft Indikationen für Medikamente. Schwangere leiden ebenso wie Nichtschwangere unter Schmerzen, Infektionskrankheiten, chronischen Erkrankungen, wie Diabetes, Autoimmunkrankheiten, seelischen Störungen u. v. m. Das Kind im Mutterleib wird aber vollständig über das mütterliche Blut ernährt, das es über die Nabelschnur erhält. Die meisten Stoffe, die das Blut der Mutter enthält, treten daher zum Kind über. Da der Organismus des ungeborenen Kindes noch unreif ist und Wirkstoffe nicht ausreichend abbauen kann, reagiert er sehr empfindlich und ggf. völlig anders auf Arzneisubstanzen als der Körper der Mutter. Deshalb muss jede einzelne Medikamentengabe bzw. -einnahme in der Schwangerschaft gut überlegt sein. Ähnliches gilt in der Stillzeit, da viele Wirkstoffe in die Muttermilch übertreten und der Säugling unwillkürlich mitbehandelt wird.

Kontraindiziert sind Zytostatika, d. h. die Zellteilung hemmende Mittel, da sie Wachstum und Entwicklung des Kindes hemmen. Auch Tetrazykline, bestimmte Antibiotika, sind kontraindiziert, da sie Knochen und Zähne des Kindes bleibend verändern und verfärben können.

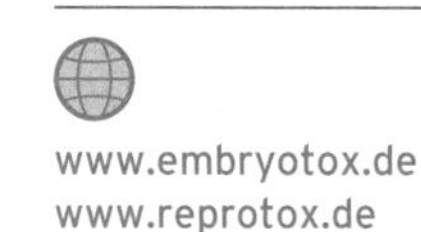

www.embryotox.de
www.reprotox.de

Bei schweren Erkrankungen wie Epilepsie (Anfallsleiden) müssen oft selbst in der Schwangerschaft Medikamente eingenommen werden. Da nicht nur die **Antiepileptika** auf das Kind **teratogen** wirken können, sondern auch Krampfanfälle der Schwangeren Risiken für das Kind bergen, ist abzuwägen, wie die Therapie der werdenden Mutter weitergeführt wird. Beratungsstellen wie Embryotox und Reprotox können Schwangere und Ärzte kompetent beraten. Die Informationsstellen sammeln systematisch Daten und Erfahrungen und helfen zeitnah bei schwierigen Therapieentscheidungen.

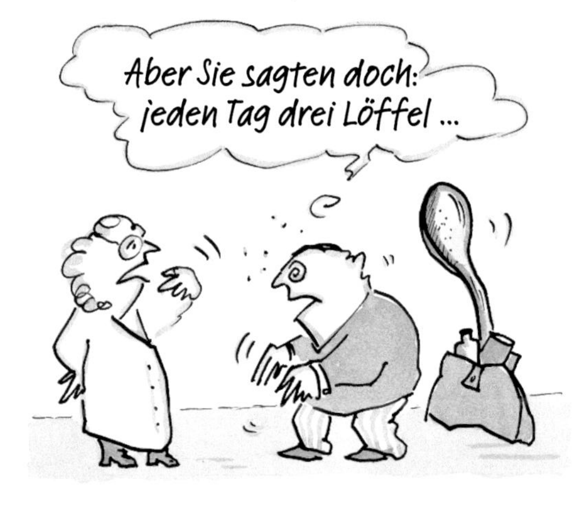

4.6.6 Arzneimitteldosierung

Dosis bedeutet Gabe. Gemeint ist die verabreichte bzw. eingenommene Menge eines Arzneimittels. Die meisten Wirkstoffe werden in Milligramm (mg) dosiert, z. B. 20 mg Atorvastatin täglich zur Senkung des Cholesterinspiegels. Die Dosis des Schilddrüsenhormons L-Thyroxin gibt man in Mikrogramm (µg, 1/1000 mg) an, z. B. 75 µg täglich bei Schilddrüsenunterfunktion. Manche Wirkstoffe werden in **Internationalen Einheiten (I. E.)** dosiert, z. B. 1000 I. E. (entsprechend 25 µg) Vitamin D täglich gegen Osteoporose.

Dosisbegriff	Definition	Beispiele
Einmaldosis	verabreichte Menge bei einmaliger Einnahme	1500 µg Levonorgestrel oder 30 mg Ulipristilacetat als „Pille danach"
Einzeldosis	auf einmal eingenommene Dosis	500 mg Amoxicillin oder 1 Million I. E. Penicillin 3 x tgl. bei bakterieller Infektion
Tagesdosis	Summe der Einzeldosen in 24 Stunden	3 Millionen I. E. Penicillin am Tag bei bakterieller Mandelentzündung
Gesamtdosis	im Rahmen einer Behandlung benötigte Menge	bei einer Nierenbeckenentzündung 3 x tgl. 500 mg Amoxicillin über 10 Tage = 1500 mg täglich und 15 g Gesamtdosis
Erhaltungsdosis	für eine gleichmäßige Wirkung regelmäßig notwendige Dosis	eine Tablette à 500 mg Amoxicillin alle 8 Stunden
toxische Dosis	Dosis, die Vergiftungserscheinungen bewirkt	200 µg L-Thyroxin (zweifache Normaldosis) für eine normalgewichtige Frau
letale Dosis	tödliche Dosis	Abhängig von der Toxizität der Substanz: reicht von 3facher Einzeldosis bei einigen Wirkstoffen bis zur 1000fachen Dosis bei wenig toxischen Substanzen
Überdosis	ugs. Bezeichnung für eine toxische oder letale Dosis	

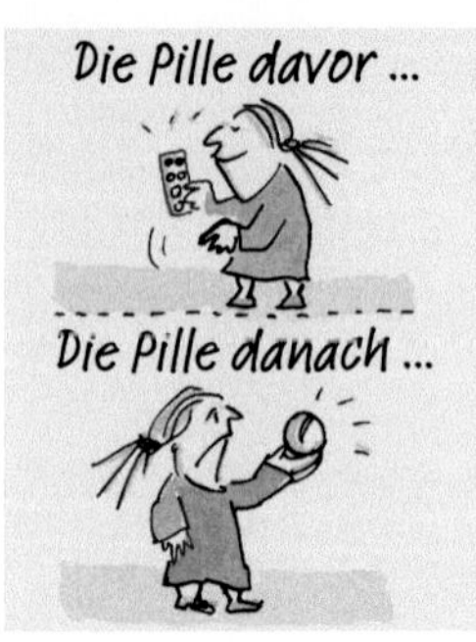

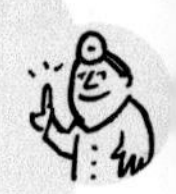

Zur **hormonellen Verhütung** kann eine Frau täglich eine Einzeldosis von 30 µg Levonorgestrel (z. B. 1 Drg. Microlut®) einnehmen. Dies ist sowohl **Tages-** als auch **Erhaltungsdosis**. Vergisst sie diese, kann eine **Einmaldosis** von 1500 µg Levonorgestrel (PiDaNa®) ggf. eine Schwangerschaft verhindern. Verhütet eine Frau 30 Jahre lang mit der Pille Yasmin®, beträgt die **Gesamtdosis** 24,6 g Drospirenon und 2,46 g Ethinylestradiol – 8212 Dragees aus 391 Packungen. Mehrere der Dragees auf einmal wirken als **toxische Dosis**, die Übelkeit und Erbrechen erzeugt. Dass ein Mensch eine **letale Dosis** der „Pille" einnimmt, ist bei ihrer geringen Toxizität unwahrscheinlich.

4.7 Arzneimittelapplikation (Darreichung)

Die Anwendung von Arzneimitteln heißt **Applikation** oder Darreichung. Beispiele für die Arzneimittelapplikation sind die Einnahme einer Tablette oder das Auftragen einer Salbe. Man unterscheidet **lokale** (örtliche) und **systemische** (den gesamten Körper betreffende) Applikationsarten. Im Gegensatz zu den Applikations*arten* sind Applikations*formen* ‖Arzneimittelformen. Bei der Einnahme einer Tablette ist die Applikations*art* die orale Einnahme (das Schlucken), die Applikations*form* ist die Tablette.

Arzneimittelformen
→ LF 4, S. 383

Applikation

lokale Applikation

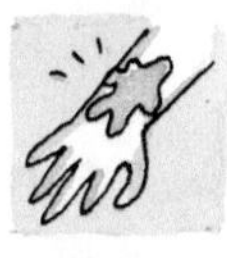
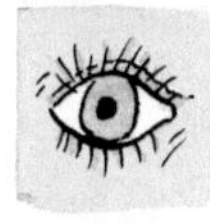
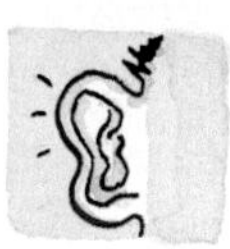
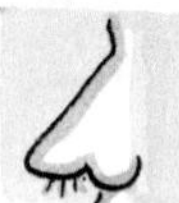
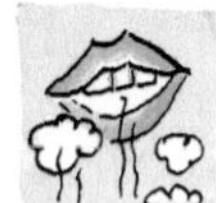

systemische Applikation

enteral: über den Verdauungstrakt

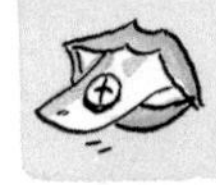
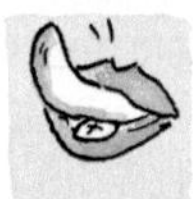
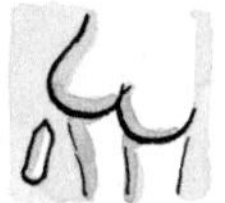

parenteral: unter Umgehung des Magen-Darm-Trakts

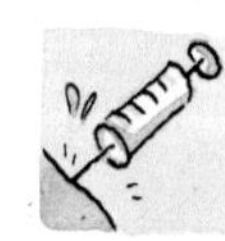
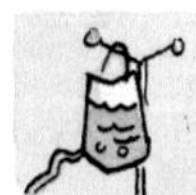
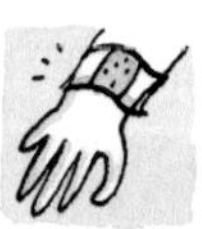

lokale = örtliche Applikation

Applikationsart		Besonderheiten
auf der Haut z. B. Cremes, Salben, Gele	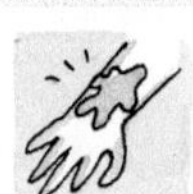	Beim Eincremen von Patienten trägt man Handschuhe, um die eigene Haut nicht mitzubehandeln (u. a. zum Schutz vor Allergien).
in den Bindehautsack Augentropfen oder -salbe	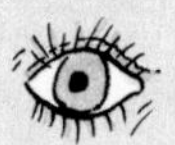	Die Augentropfenflasche darf nicht die Wimpern berühren, um eine bakterielle Kontamination des Inhalts zu vermeiden.
in den äußeren Gehörgang Ohrentropfen oder -salbe	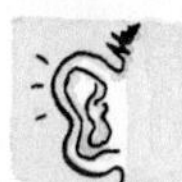	Der Patient sollte beim Einträufeln und kurz danach auf der Seite liegen. Keine Wattestäbchen verwenden (cave Trommelfellverletzung).
auf die Nasenschleimhaut Nasentropfen oder -spray	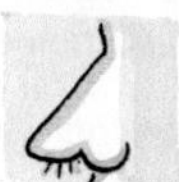	Abschwellende Nasentropfen und -sprays schädigen auf Dauer die Nasenschleimhaut. Bei Säuglingen sind schwere NW möglich.
inhalativ Aerosole (Gemische aus Luft und Wirkstoffen)	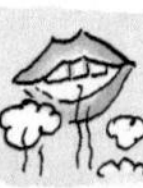 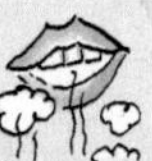	Inhalation dient der Therapie von Atemwegserkrankungen wie Asthma, Bronchitis und COPD. Dosieraerosole usw. erleichtern die Applikation.

HINWEIS

Auch lokale Applikation kann systemische Nebenwirkungen hervorrufen. Dies gilt v. a. für großflächig, hoch dosiert und wiederholt lokal angewandte **Therapeutika** (Arzneimittel).

Systemische = im ganzen Körper wirksame Applikation

Applikationsart | **Besonderheiten**

enteral = Applikation über den Magen-Darm-Trakt
Das Medikament wird über die Schleimhaut des Magen-Darm-Trakts (Mund, Magen und/oder Darm) ins Blut aufgenommen und mit dem Blut im gesamten Körper verteilt.

oral
durch den Mund

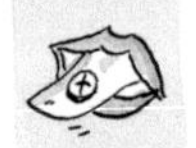

Das Medikament wird geschluckt, löst sich im Magen bzw. Darm auf und wird ins Blut aufgenommen. Häufigste Applikationsart.

sublingual
unter die Zunge gesprüht oder gelegt

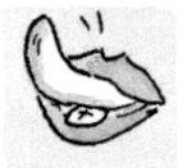

Das Medikament wird von der Mundschleimhaut aufgenommen und wirkt schnell. Auch erlaubt, wenn der Patient nüchtern bleiben soll.

rektal
in den Mastdarm eingeführt

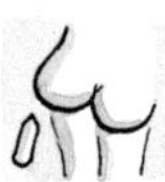

Schneller Wirkungseintritt; bei Übelkeit einfache Applikationsart. Die aufgenommene Wirkstoffmenge ist ggf. unklar. Unangenehm.

Nachteile der enteralen Applikation sind Probleme bei Schluckstörungen, evtl. Magenreizung mit Übelkeit und Erbrechen und ein teilweiser Abbau des Wirkstoffs in der Leber. Parenteral ist die Dosis ggf. kleiner, da die Leber „umgangen" wird.
Manche Medikamente werden in Magen und Darm verdaut bzw. zerstört, z. B. Insulin.
Es kann zu einem Wirkverlust durch Verbindung des Wirkstoffs mit Nahrung kommen.
Die orale Applikation ist kontraindiziert, wenn ein Patient nüchtern bleiben muss. Hat der Patient zuvor gegessen, ist es nicht klar, wann das Medikament aufgenommen wird und wirkt.

parenteral = Applikation unter Umgehung des Magen-Darm-Trakts
Das Medikament wird in den Blutkreislauf eingebracht, ohne den Magen-Darm-Trakt zu passieren. Wird es direkt in die Blutbahn injiziert oder infundiert, wirkt es besonders schnell.

Injektion
(Verb **injizieren**)
Einspritzen

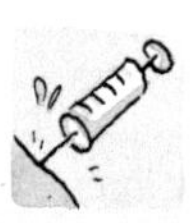

Die Injektion (ugs. Spritze) wird durch die Haut
- in eine Vene = **intravenös (i.v.)**,
- ins Unterhautfettgewebe = **subkutan (s.c.)**
- oder in einen Muskel gespritzt = **intramuskulär (i.m.)** appliziert.

Injektionstechnik
→ LF 4, S. 405

Infusion
(Verb **infundieren**)
Tropf

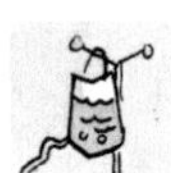

Eine große Flüssigkeitsmenge mit oder ohne Wirkstoffzusatz wird in der Regel in eine Vene eingeleitet (infundiert).

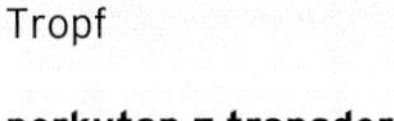

perkutan = transdermal

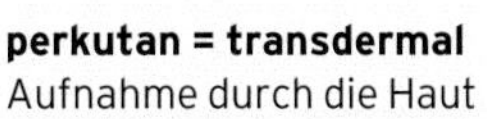

Aufnahme durch die Haut

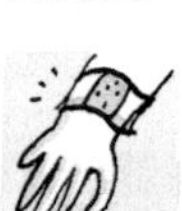

U. a. Hormone und Schmerzmittel können mit Medikamentenpflastern appliziert werden. Die Wirkung ist allerdings schlecht zu steuern.

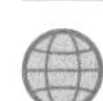

Informationen und Videos zur Inhalationstechnik finden Sie unter www.atemwegsliga.de „Richtig inhalieren"

Nachteile der parenteralen Applikation sind der technische und personelle Aufwand bei Injektionen und Infusionen und die Tatsache, dass der Körper verletzt wird und Krankheitserreger eingebracht werden können.
Medikamentenpflaster wirken erst, wenn genug Wirkstoff durch die Haut ins Blut gelangt ist. Der Effekt tritt verzögert ein und hält nach Entfernung des Pflasters noch eine Zeitlang an.

Richtige Anwendung eines Dosieraerosols

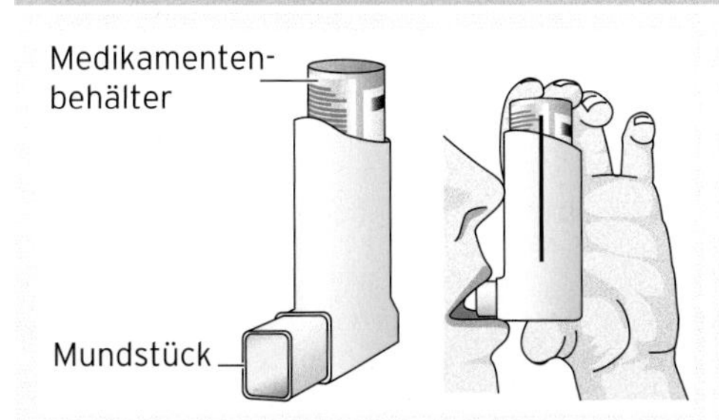

Die Wirkung inhalierter Substanzen hängt vor allem von der richtigen Anwendung ab:
1. DA 5 x schütteln und Schutzkappe abziehen
2. tief ausatmen und den Kopf leicht zurücklegen
3. Mundstück mit Zähnen und Lippen umschließen
4. gleichzeitig Sprühstoß auslösen und langsam und tief einatmen
5. 5–10 sec die Luft anhalten
6. langsam ausatmen durch Mund oder Nase
7. falls verordnet, Schritte 1–6 wiederholen

Sofern die Anwendung des DA zu schwierig ist, kann eine Inhalierhilfe (Spacer) oder ein Pulverinhalator verwendet werden (→ S. 394).

HINWEIS

Im Gegensatz zum Dosieraerosol wird bei Verwendung eines Pulverinhalators **schnell** und tief eingeatmet.

Weitere Beispiele für Geräte zur Inhalation von Atemwegstherapeutika

Dosieraerosol mit Dosierkammer (Spacer)	Pulverinhalator	Elektrisch betriebenes Inhalationsgerät (Vernebler)
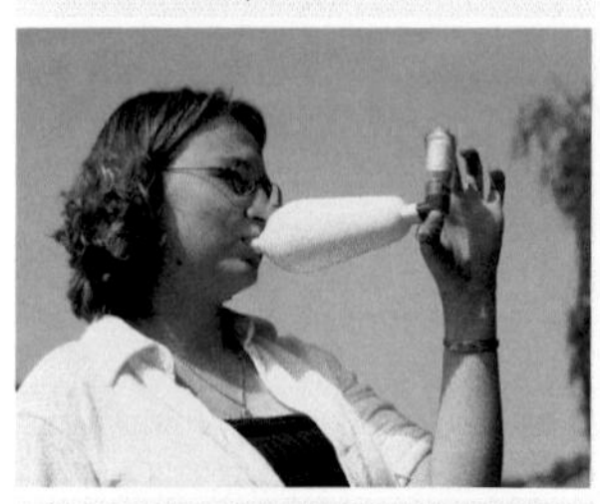	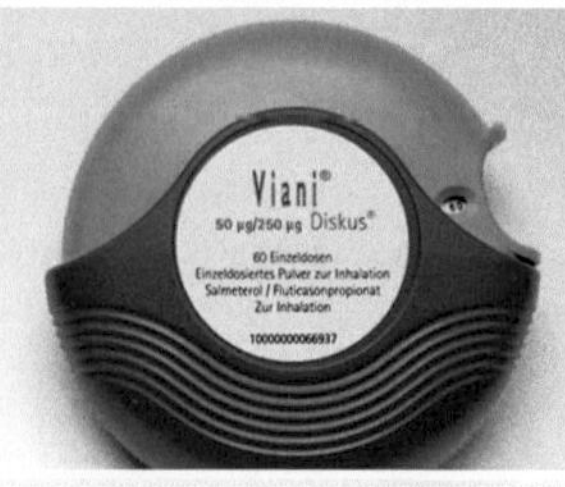	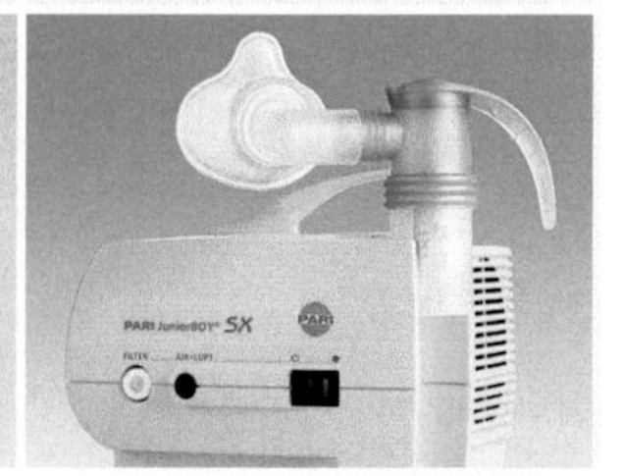
Erleichtert die Anwendung des Dosieraerosols, z. B. beim Säugling	Dosierer, der bei jedem Atemzug eine bestimmte Wirkstoffmenge freigibt	Erleichtert die Inhalation bei Säuglingen und Kleinkindern

Therapietreue (Compliance und Adhärenz)

Hält sich ein Patient an die Verordnungen seines Arztes, so spricht man von Therapietreue oder **Compliance**. **Adhärenz** bedeutet, dass sich ein Patient an gemeinsam mit dem Arzt gefasste Therapiebeschlüsse hält. Angst vor Nebenwirkungen, mangelnde Erklärungen des Arztes, Gewohnheit, Geldmangel und andere Gründe wirken sich negativ auf die Therapietreue bei regelmäßig anzuwendenden Arzneimitteln aus. Je mehr Medikamente und Tagesdosen verordnet werden, desto geringer ist die Wahrscheinlichkeit, dass die **Medikation** tatsächlich eingenommen wird. Hilfreich sind partnerschaftliche Gespräche und patientennahe Erklärungen über Sinn und Wirkweise der Medikamente. Ein gut lesbarer Einnahmeplan und die Vorbereitung von Tages- bzw. Wochenspendern verbessern die Therapietreue (→ Abb. 1).

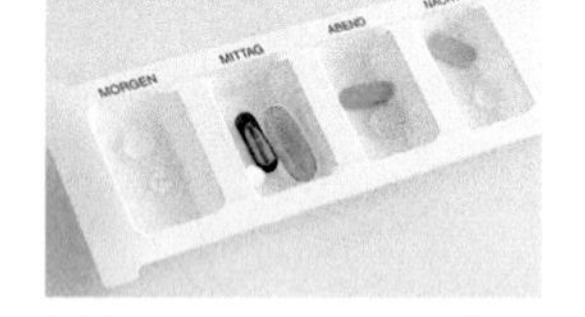

Abb. 1 Tagesspender für Medikamente

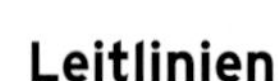

Leitlinien

Viele medizinische Maßnahmen, auch die Arzneimitteltherapie, werden heute nach nationalen oder internationalen Leitlinien durchgeführt. Dies sind Richtlinien, die von medizinischen Fachgesellschaften beschlossen wurden und den aktuellen Kenntnisstand wiedergeben. Beispiele sind die WHO-Leitlinie Schmerztherapie und die nationalen Versorgungsleitlinien Kreuzschmerz, Depression, koronare Herzkrankheit, Asthma und Diabetes. Leitlinien sind keine absolut bindenden Vorschriften für Ärzte. Ihr medizinisches Niveau sollte jedoch nicht unterschritten werden und gilt bei Rechtstreitigkeiten als Maßstab.

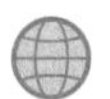

Nationale Versorgungsleitlinien unter www.versorgungsleitlinien.de

Schmerztherapie-Stufenplan der WHO (Weltgesundheitsorganisation)

Voraussetzung für die medikamentöse Schmerztherapie ist, dass die Schmerzursache nicht beseitigt bzw. anders als mit Medikamenten behandelt werden kann. Begleitende Maßnahmen, wie Physiotherapie, Entspannung usw., sollen ausgeschöpft werden. Schmerzmittel sollen v. a. bei chronischem Schmerz regelmäßig, d. h. nach der Uhrzeit und nicht erst bei starken Beschwerden eingenommen werden, weil so die Lebensqualität steigt und der Arzneimittelverbrauch sinkt. Die Suchtgefahr ist bei wirksam behandelten Schmerzen gering.

Stufe 1: leichte Schmerzen
- mehrmals tgl. Einnahme peripher (nicht im ZNS) wirksamer Schmerzmittel wie ASS, Paracetamol, Metamizol, Diclofenac oder Ibuprofen, ggf. in sinnvoller Kombination
- ggf. unterstützende Einnahme von Antidepressiva, die niedrig dosiert Schmerzen lindern

Stufe 2: mittelstarke bis starke Schmerzen
- im ZNS wirksame Schmerzmittel (Opioide) wie Tilidin, Tramadol oder Codein
- unterstützend Medikamente der Stufe 1 (Schmerzmittel und ggf. Antidepressiva)

Stufe 3: starke bis stärkste Schmerzen
- Opioide (Morphin und verwandte Medikamente wie Oxycodon, Buprenorphin oder Fentanyl)
- Begleitmedikation gegen die Nebenwirkungen der Opioide, z. B. Abführmittel
- unterstützend Medikamente der Stufe 1 und unterstützende Maßnahmen und Arzneimittel, aber keine Kombination mit Opioiden der Stufe 2 (diese hebt die Wirkung der Opioide auf)

4.8 Arzneimittelgruppen

Arzneimittel (AM) teilt man nach Anwendungsgebieten in **Arzneimittelgruppen** ein. Wichtige Beispiele nennt die folgende Tabelle. Auch das Arzneimittelverzeichnis ROTE LISTE® ordnet Arzneimittel nach Indikationen in Arzneimittelgruppen ein. Arzneimitteldatenbanken, die mit der Praxissoftware verbunden sind, ermöglichen die Suche nach Präparatenamen, Wirkstoffen, Herstellern und Indikationen. Auch Hilfsstoffe, Informationen zu Kontraindikationen, Neben- und Wechselwirkungen sowie Informationen zur Anwendung in Schwangerschaft, Stillzeit und anderen besonderen Situationen sind in diesen Informationsquellen gelistet. Sie ermöglichen auch Preisvergleiche bezogen auf Wirkstoffe oder Präparate.

MERKE

Endet der Fachbegriff in der Einzahl auf **-um**, z. B. Antibiotikum, so endet der Fachbegriff in der Mehrzahl auf **-a**, z. B. Antibiotika; das Analgetikum, die Analgetika; das Antidepressivum, die Antidepressiva.

Arzneimittelgruppe **Erklärung**	**Ggf. Untergruppen (UG)** (Beispiele für Wirkstoffe und ggf. Handelsnamen)	**Wichtige Nebenwirkungen (NW)** **und Besonderheiten**
Analgetika Schmerzmittel	– ASS – Ibuprofen – Diclofenac – Paracetamol – Metamizol (Novaminsulfon) – Tramadol – Tilidin – Morphin – Fentanyl	– ASS, Diclofenac, Ibuprofen: Magen- und Nierenschäden – Diclofenac: Herzschwäche, Herzschäden – Paracetamol: Leberschäden bei Überdosierung – Metamizol: Knochenmarkschäden – Tramadol, Tilidin, Morphin, Fentanyl: Schwindel, Übelkeit, Erbrechen, Verstopfung, Benommenheit, Sucht
Antiallergika AM gegen Allergien	1. **Antihistaminika** verhindern die Wirkung des bei Allergien freigesetzten Entzündungsstoffs Histamin. – Cetirizin – Loratadin 2. AM zur spezifischen Immuntherapie (SIT)	– Einige Antihistaminika machen müde und setzen die Reaktionsfähigkeit herab. Allerdings macht die allergische Erkrankung selbst auch müde. – Nicht jedes Mittel hilft jedem Allergiker; ggf. müssen mehrere Wirkstoffe ausprobiert werden.
Antibiotika AM gegen bakterielle Infektionen	– Penicillin – Amoxicillin – Cefaclor, Cefuroxim, Cefadroxil – Doxycyclin – Ciprofloxacin – Levofloxacin – Cotrimoxazol	– Penicillin, Cefaclor u. a. Cefalosporine, Sulfonamide: schwere Allergien. – Wechselwirkungen u. a. mit der „Pille“, fördern Pilzinfektionen und Durchfälle, Resistenzen
Antidiabetika AM zur Behandlung des Diabetes mellitus (der Zuckerkrankheit)	1. **orale Antidiabetika** (OAD); AM zum Einnehmen (Metformin, Glibenclamid) 2. **Insulin**, das stets gespritzt werden muss 3. **neue Antidiabetika** (S. Bd. 3, LF 9, S. 86)	– Orale Antidiabetika: Unterzuckerung, Leber- und Nierenschäden, nur bei Typ 2 einsetzbar – Insulin muss individuell, passend zu Nahrung und Aktivität dosiert werden; Patientenschulung ist notwendig.
Antiemetika AM gegen Übelkeit und Erbrechen	– Metoclopramid (MCP) – Dimenhydrinat	– MCP: unwillkürliche Bewegungsstörungen wie bei M. Parkinson – Dimenhydrinat: Benommenheit
Antihypertensiva **Antihypertonika** AM gegen Bluthochdruck	1. **ACE-Hemmer:** Ramipril 2. **AT1-Blocker:** Candesartan 3. **Betablocker:** Metoprolol 4. **Calcium-Antagonisten:** Amlodipin	– in der mehrwöchigen Einstellungsphase Müdigkeit – ACE-Hemmer: Husten bei 10 %, AT_1-Blocker: bei 1 %, Betablocker: Bradykardie, Asthma – Ca-Antagonisten: Ödeme

Arzneimittelgruppe **Erklärung**	**Ggf. Untergruppen (UG)** (Beispiele für Wirkstoffe und ggf. Handelsnamen)	**Wichtige Nebenwirkungen (NW) und Besonderheiten**
Antikoagulanzien AM, die die Blutgerinnung hemmen bzw. verlangsamen	– zum Schutz vor Schlaganfällen bei Vorhofflimmern, zur Thromboseprophylaxe – Phenprocoumon (Marcumar®) – Heparin (z. B. Fraxiparin®) – **n**eue **o**rale **A**nti**k**oagulanzien = NOAK: Dabigatran (Pradaxa®), Rivaroxaban (Xarelto®), Apixaban (Eliquis®)	– Phenprocoumon: Blutungen, Anämie, viele Wechselwirkungen, regelmäßige INR-Messungen erforderlich – Heparin: Blutbildschäden, Osteoporose, reversibler Haarausfall – NOAK: Blutungen, Anämie, Magen-Darm-Beschwerden
Antimykotika AM gegen Pilzinfektionen	1. **Lokaltherapie:** Clotrimazol 2. **systemische Therapie:** Fluconazol	– lokal: NW selten, Dauertherapie aber nicht ratsam – systemisch: Leberschäden, Wechselwirkungen
Antiphlogistika, nicht steroidale Antirheumatika AM gegen Schmerz und Entzündung	**NSAR:** – ASS – Ibuprofen – Diclofenac – Piroxicam – Naproxen – Indometacin	– Magenschmerzen, Magengeschwür und -blutung, Nierenschäden v. a. bei Langzeiteinnahme – vielfältige Wechselwirkungen – Auslösung von Asthma bronchiale – Auslösung bzw. Verschlimmerung von Hypertonie und Herzinsuffizienz
Antiphlogistika werden auch NSAR genannt, **n**icht **s**teroidale **A**ntiphlogistika. Dies bedeutet, dass sie entzündungshemmende Mittel ohne Verwandtschaft zu dem ebenfalls entzündungshemmenden Steroidhormon Cortison sind. NSAID ist die englische Abkürzung für NSAR.		

Antitussiva
AM gegen Husten
	1. **Hustenstiller:**
	  – Codein, Clobutinol
	  – Pentoxyverin
	2. **Schleimlöser:**
	  – Ambroxol (Mucosolvan®)
	  – Acetylcystein (ACC®)
	3. **pflanzliche Hustenmittel**
		– Hustenstiller: Benommenheit, ausbleibende Wirkung, Codein Verstopfung, Benommenheit
		– Schleimlöser und pflanzliche AM: Allergien, nicht spürbare Wirkung

Das Hustenmittel existiert nicht. Behandlungsbedürftiger Husten bedarf einer ärztlichen Untersuchung und Diagnose, da Asthma bronchiale und asthmaähnliche Bronchitis auf hustenstillende und schleimlösende Mittel nicht reagieren. Schleimlöser sind nur bei Mukoviszidose, einer schweren erblichen Lungenkrankheit mit extrem zähem Schleim, sinnvoll.		

Bronchospasmolytika, Broncholytika
AM zum Lösen von Verkrampfungen der Bronchialmuskulatur
	1. **kurz wirksame Broncholytika:**
	  – Salbutamol
	2. **lang wirksame Broncholytika:**
	  – Formoterol
	  – Salmeterol
	3. Kombinationen aus 2. und Kortikoiden
		– Herzrhythmusstörungen, Herzrasen, Händezittern, Schlaflosigkeit, Unruhe, erhöhter Antrieb (daher Dopingmittel im Sport)
		– Die Kombination mit Betablockern macht Bronchospasmolytika unwirksam.

Cortison und **Kortikoide**
Cortison und verwandte AM wirken entzündungshemmend und **immunsuppressiv** (unterdrücken die Immunabwehr)
	1. **systemische Therapie:**
	  – Prednison, Prednisolon, Methylprednisolon
	  – Dexamethason
	2. **Lokaltherapie:**
	  – Hydrocortison
	  – Triamcinolon für die Haut
	  – Budesonid für die Schleimhaut
		– systemisch bei kurzer Anwendung Anstieg von Blutzucker und Blutdruck, Gesichtsrötung
		– langfristig Immunschwäche, Nebennierenrindenschwäche, Diabetes, Adipositas, Depression, Osteoporose, grauer Star
		– lokal Pilzbefall, Epithelatrophie
		Kortikoide wirken unterschiedlich stark entzündungshemmend.

Dermatika AM zur Behandlung der Haut	1. **Externa** für die äußerliche Therapie 2. AM zur innerlichen = systemischen Therapie	Bei Externa ist die Hautbeschaffenheit zu beachten: auf trockener, fettarmer Haut Salben, auf fettreicher Haut Cremes anwenden.
Diuretika harntreibende, entwässernde AM	– Furosemid – Torasemid – Hydrochlorothiazid (HCT) – Triamteren	vermehrtes Wasserlassen, Durst, Schwächegefühl, Gicht, Blutzuckeranstieg, Kaliumverlust; harntreibende Wirkung durch hohe Dosen; durch niedrige v. a. Blutdrucksenkung

Arzneimittelgruppe Erklärung	Ggf. Untergruppen (UG) (Beispiele für Wirkstoffe und ggf. Handelsnamen)	Wichtige Nebenwirkungen (NW) und Besonderheiten
Hormone AM, die die Funktion endokriner Drüsen beeinflussen oder ersetzen	– weibliche Sexualhormone bei Wechseljahrsbeschwerden, Verhütung – Schilddrüsenhormon L-Thyroxin bei Unterfunktion	– L-Thyroxin bei Überdosierung Herzrasen, Händezittern, Osteoporose, Haarausfall, Durchfall – Sexualhormone: Thrombose, Depression, Schlaganfall
Hypnotika Schlafmittel	– Benzodiazepine (Diazepam, Flunitrazepam) und Abkömmlinge (Zopiclon)	Benommenheit, mangelnde Reaktionsfähigkeit, Teilnahmslosigkeit, Sturzgefahr, Abhängigkeit
Kardiaka AM zur Behandlung von Herzkrankheiten	1. **Antiarrhythmika** AM gegen Herzrhythmusstörungen: – Bisoprolol – Propafenon – Amiodaron 2. **AM gegen Herzinsuffizienz** (Herzschwäche): – ACE-Hemmer, z. T. Betablocker, Diuretika	Antiarrhythmika müssen genau dosiert und regelmäßig eingenommen werden, da sie selbst Rhythmusstörungen erzeugen können. Nicht plötzlich absetzen. ACE-Hemmer und andere Antihypertonika sowie Diuretika können die Herzleistung verbessern.
Kontrazeptiva, hormonelle AM zur Empfängnisverhütung	– Östrogen-Gestagen-Kombinationen – reine Gestagenpräparate (sog. Minipille)	Thrombosen, v. a. bei familiärer Veranlagung und Raucherinnen, Hypertonie, Schlaganfall, Depression, geringe Wassereinlagerung, vielfältige Wechselwirkungen
Laxanzien (Ez. **Laxans**) Abführmittel	1. **darmreizende AM:** – Laxoberal® – Liquidepur® 2. **salzartige Laxanzien:** – Endofalk® – Kleanprep® 3. **Quellstoffe:** – Macrogol 4. **Lactulose:** – Bifiteral®	– 1. Gruppe: Abhängigkeit, Mineralstoffverlust – 2. und 3. Gruppe: zur Darmreinigung vor Darmspiegelung geeignet – 3. Gruppe: am besten verträgliche Laxanzien ohne Gewöhnungseffekt; Einnahme mit viel Wasser, nicht gleichzeitig mit anderen Medikamenten – 4. Gruppe: erzeugt Blähungen
Lokalanästhetika AM zur örtlichen Betäubung	lokale Betäubung vor kleinen operativen Eingriffen, bei Verspannungen u. a.: Lidocain (Xylocain®), Procain	Blockieren die Nervenleitung, was neben Schmerzhemmung auch vorübergehend lähmen kann. Allergien, Benommenheit, reduziertes Reaktionsvermögen
Lipidsenker AM gegen erhöhte Cholesterin- bzw. Fett(Lipid-)spiegel	– Simvastatin – Atorvastatin	Anstieg der Leber- und Muskelwerte im Blut, daher Blutkontrollen wichtig; Muskelschmerzen; zum Schutz vor Herzinfarkt usw. ist die tägliche Einnahme wichtig.
Magen-Darm-Therapeutika (siehe auch → Antiemetika)	1. **Protonenpumpenblocker**, sog. PPI, hemmen die Magensäureproduktion: – Omeprazol – Pantoprazol – Esomeprazol 2. Ranitidin (Ranitic®) 3. **Antazida:** säurebindende Mittel – Maaloxan®	– PPI helfen besser als 2. und 3. Gruppe gegen Säurereflux und Gastritis. NW der PPI: Müdigkeit, Verstopfung, Osteoporose, gehäufte Magen-Darm-Infektionen, v. a. bei Omeprazol viele Wechselwirkungen; keine Langzeittherapie! – Antazida binden Medikamente, was zur Abschwächung bzw. zum Verlust der Wirkung führen kann.
Ophthalmika Arzneimittel zur Behandlung von Augenkrankheiten	1. **lokal** am Auge anwendbare AM 2. **systemisch** anwendbare AM, z. B. Tabletten	Auch Augentropfen und -salben, die in den Bindehautsack gegeben werden, können systemische Nebenwirkungen hervorrufen.

Arzneimittelgruppe **Erklärung**	**Ggf. Untergruppen (UG)** (Beispiele für Wirkstoffe und ggf. Handelsnamen)	**Wichtige Nebenwirkungen (NW)** **und Besonderheiten**
Psychopharmaka AM, die auf die Seele, die Stimmung, den Antrieb, den Schlaf sowie gegen Wahnerleben und Zwänge wirken	1. **Sedativa** und **Tranquillanzien** (Beruhigungsmittel) und **Hypnotika** (Schlafmittel) – Benzodiazepine (Diazepam = Valium®, Lorazepam = Tavor®) und verwandte Substanzen wie Zopiclon und Zolpidem (sog. Z-Drugs) 2. **Antidepressiva:** – Citalopram – Fluoxetin – Mirtazapin – Imipramin – Venlafaxin – Duloxetin (Antidepressiva: → Bd. 3, LF 11, S. 167) 3. **Neuroleptika** = AM gegen Unruhe und Wahn: – Promethazin (Atosil®) – Haloperidol (Haldol®) – Risperidon (Risperdal®) – Olanzapin (Zyprexa®)	– 1. Gruppe: Abhängigkeit, Teilnahmslosigkeit, nachlassender Antrieb, Sturzneigung – 2. Gruppe: zu Beginn Unruhe, Schlaflosigkeit, sexuelle Funktionsstörungen, Magen-Darm-Störungen; Mirtazapin: Gewichtszunahme; Wirkeintritt erfolgt nach Wochen! – 3. Gruppe: auf Dauer unwillkürliche Bewegungen der Mund- bzw. Gesichtsmuskulatur, Apathie Cave: Wechselwirkungen mit anderen Medikamenten, Drogen und Alkohol
Psychopharmakon ist nicht gleich Psychopharmakon. Abhängigkeit entsteht oft bei Benzodiazepinen, aber nicht bei Antidepressiva. Sedierende (beruhigende, sog. dämpfende) Psychopharmaka setzen die Fahrtüchtigkeit herab und verstärken die sedierende Wirkung von Alkohol.		
Sera (Ez. **Serum**) und **Impfstoffe**	1. **Sera:** – Immunglobulin-Mischungen (Beriglobin®) – Hyperimmunglobuline (Tetagam®, Hepatect® CP) für passive Impfungen 2. **Impfstoffe** für aktive Impfungen: – Boostrix® und Repevax® gegen Tetanus, Diphtherie, und Pertussis	– Sera werden aus Serum von Menschen oder Tieren gewonnen; selten Allergie gegen Tiereiweiß. Sera beeinflussen die Wirkung von Aktivimpfungen; daher simultan impfen oder Zeitabstand beachten. – Aktivimpfstoffe: lokale NW an der Impfstelle und systemische NW wie leichter Infekt, selten Allergien
Spasmolytika AM gegen krampfartige Schmerzen	– Butylscopolamin (Buscopan®) bei Krämpfen in Darm, Gallenblase und -wegen, Harnleiter und Uterus – Trospiumchlorid bei überaktiver Blase	Verstopfung, Hitzegefühl, Unruhe, Herzrasen, Auslösung eines Glaukoms (grüner Star), Mundtrockenheit
Thrombozyten-aggregationshemmer (TAH) bzw. **Thrombozyten-funktionshemmer** (TFH) AM, die die Verklumpung von Blutplättchen hemmen und so die Blutstillung verlangsamen	1. **Acetylsalicylsäure** (ASS) wird als TAH langsam aus der Tablette freigesetzt und wirkt daher nicht schmerzhemmend. – ASS TAH – Aspirin® protect 2. **Clopidogrel** (Plavix®); nach Stentimplantation indiziert und bei ASS-Unverträglichkeit	TAH sollen nach Schlaganfall und Herzinfarkt einen erneuten Arterienverschluss verhindern. Die Thrombozyten werden geglättet und lagern sich nicht mehr so leicht aneinander und an arteriosklerotische Plaques. Die Blutstillung dauert mit TAH länger, weshalb sie vor chirurgischen Eingriffen abgesetzt werden. TAH ersetzen keine Antikoagulanzien, da sie nur in Arterien wirken und Thrombosen zumeist im venösen Teil des Gefäßsystems entstehen.
Zytostatika die Zellteilung hemmende AM zur Behandlung von Krebs	– Methotrexat (MTX) – Vincristin – Cytarabin – 5-FU – Paclitaxel MTX ist auch immunsuppressiv wirksam.	AM, die die Zellteilung hemmen, unterdrücken auch Blutbildung, Immunzellbildung und die Regeneration von Haut, Schleimhaut und Haaren. NW: Anämie, Immunschwäche, Haarausfall, Durchfall

Terminologie: Arzneimittellehre

Adhärenz	Therapietreue bzgl. Beschlüssen von Arzt und Patient
Antiepileptikum	Arzneimittel zur Behandlung von Krampfleiden (Epilepsie)
Ap, Rp, BtM	Abgabehinweise für apothekenpflichtige, verschreibungspflichtige (rezeptpflichtige) und Arzneimittel nach dem BtM-Gesetz
Applikation	Arzneimittelanwendung; Arzneimitteldarreichung
Applikationsart	Anwendungsart eines Arzneimittels, z. B. oral oder rektal
Applikationsform	Anwendungsform eines Arzneimittels, z. B. Tablette
Arzneimittelexanthem	Hautausschlag als Nebenwirkung eines Arzneimittels
ASS	**A**cetyl**s**alicyl**s**äure; Analgetikum und Thrombozytenaggregationshemmer, z. B. Aspirin®
Compliance	Therapietreue bzgl. ärztlicher Verordnungen und Anordnungen
Dosis	verabreichte Menge eines Arzneimittels
First-in-first-out	Lagerungs- und Entnahmeprinzip für begrenzt haltbare Waren
Generic Name	international gültiger Wirkstoffname
Generikum	Nachahmerpräparat
Hilfsstoff	Inhaltsstoff eines Arzneimittels, der nicht dessen Wirkung erzeugt, aber dessen Eigenschaften beeinflusst
Indikation (Adj. **indiziert**)	Heilanzeige; Grund für die Anwendung eines Arzneimittels oder einer medizinischen Maßnahme
Kombinationspräparat	Arzneimittel mit mehr als einem Wirkstoff
Kontraindikation (Adj. **kontraindiziert**)	Gegenanzeige; Umstand, der die Anwendung eines Arzneimittels oder einer medizinischen Maßnahme verbietet bzw. beschränkt
Medikament	Arzneimittel
Medikation	Medikamenteneinnahme, -verabreichung, -verordnung
Monopräparat	Arzneimittel mit nur einem Wirkstoff
Multimedikation	Arzneimitteltherapie mit mehreren Wirkstoffen
Multimorbidität	Vorliegen mehrerer Krankheiten bei einem Patienten
N1, N2, N3	Normalpackung für kurzfristige, mittelfristige und langfristige Therapie (z. B. mit 20, 50 oder 100 Tabletten)
NSAR	**n**icht **s**teroidale **A**nti**r**heumatika, z. B. Diclofenac, Ibuprofen
OTC-Medikament	in Apotheken frei verkäufliches Medikament (engl. OTC = **o**ver **t**he **c**ounter; wörtl. über den Ladentisch, d. h. ohne Rezept)
Pharmaka (Mz.)	Arzneimittel
Placebo, das	wirkstofffreies Scheinmedikament
retardiert	bzgl. Arzneimittel: mit verzögerter Wirkstofffreigabe
Selbstmedikation	nicht verordnete Medikamente und deren Einnahme
teratogen	Missbildungen beim Ungeborenen hervorrufend
Therapeutikum	Behandlungsmittel, z. B. Arzneimittel
Wirkstoff	Inhaltsstoff eines Arzneimittels, der dessen Wirkung verursacht

4.9 Missbrauch, Abhängigkeit und Sucht

Missbrauch, Abhängigkeit und Sucht
→ Bd. 3, LF 11, S. 163

Einige Arzneimittel wirken als Haupt- oder Nebenwirkung im ZNS. Vor allem Analgetika und Tranquillanzien bergen die Gefahr von ▮Missbrauch, ▮Abhängigkeit und ▮Sucht. Je nach Veranlagung, Lebenssituation und Wirkstoff ist eine Abhängigkeit mehr oder weniger wahrscheinlich. Die Zweckentfremdung von Medikamenten, z. B. zur Leistungssteigerung, zum Doping oder um eine bessere Stimmung oder einen bestimmten Bewusstseinszustand zu erlangen, ist **Missbrauch**. Auch bei der Einnahme entgegen dem Wissen, dass dies schädlich ist und ggf. schon Schäden eingetreten sind, wird Missbrauch betrieben.

Abhängigkeit bedeutet, dass es beim Absetzen des Arzneimittels zu körperlichen oder seelischen Entzugserscheinungen kommt. Bei der **Sucht** vernachlässigt der Patient außerdem andere Lebensbereiche bzw. Pflichten, um sich das Suchtmittel zu beschaffen und zuzuführen. Typisch für Sucht ist, dass die Dosis gesteigert und sehr viel „vertragen" wird; die Wirkung nimmt ab. Letzteres wird als Toleranzentwicklung bezeichnet.

Suchtgefahr muss schon bei der Verordnung beachtet werden. Wirkstoffe mit hohem Abhängigkeitspotenzial sind zu vermeiden. Es sollten nur kleine Packungen (N1) verordnet werden. Besteht der Verdacht auf Missbrauch, sollte dies angesprochen und eine therapeutische Lösung gefunden werden, bevor sich eine Abhängigkeit oder Sucht entwickeln.

4.10 Arzneimittel alternativer Therapierichtungen

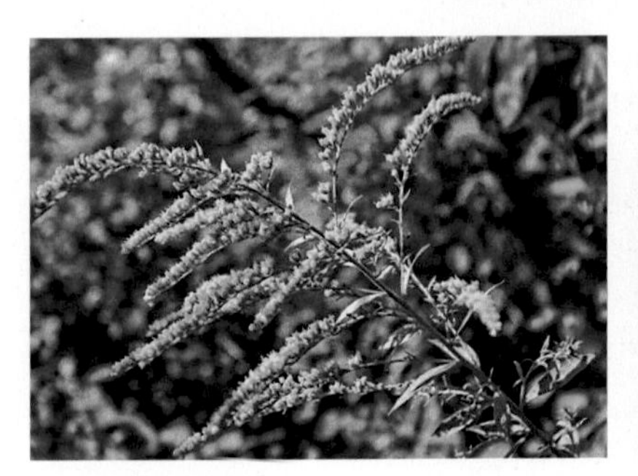
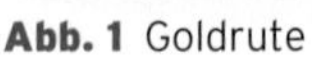
Abb. 1 Goldrute

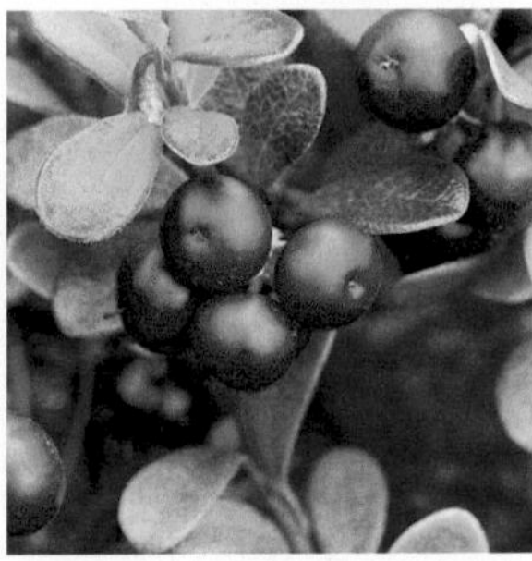
Abb. 2 Bärentraube

Die meisten heute verordneten Arzneimittel werden in Laboren entwickelt und in Fabriken hergestellt. Viele Patienten haben das Gefühl, dass diese „Chemie" ihnen nicht guttut und wünschen sich natürliche Mittel. Mehrere Therapierichtungen verwenden pflanzliche Arzneimittel, die **Phytopharmaka**. Sie zeichnen sich dadurch aus, dass sie nicht nur einen Wirkstoff enthalten, sondern Pflanzenauszüge, die aus einer Vielzahl an Wirk- und Begleitstoffen bestehen (→ Abb. 1, 2). Phytopharmaka werden oft bei Befindlichkeitsstörungen eingesetzt, d. h. bei Einschränkungen des Wohlbefindens, die noch nicht als Krankheit zu verstehen sind. Beispiele sind Blasentees aus Bärentraubenblättern und Goldrute sowie Cranberrysaft bei Harnwegsinfekten. Auch sog. Bauchweh-Tees für Kinder aus Fenchel und Anis sind bekannte Hausmittel. Beliebt sind außerdem Johanniskraut-Präparate gegen leichte Depressionen. Deren Wirkstoff Hypericin wirkt auf die gleiche Weise im Gehirn wie chemische Antidepressiva, z. B. Citalopram. Er muss hoch dosiert werden und ruft zahlreiche Wechselwirkungen hervor, z. B. mit der „Pille" und Schmerzmitteln.

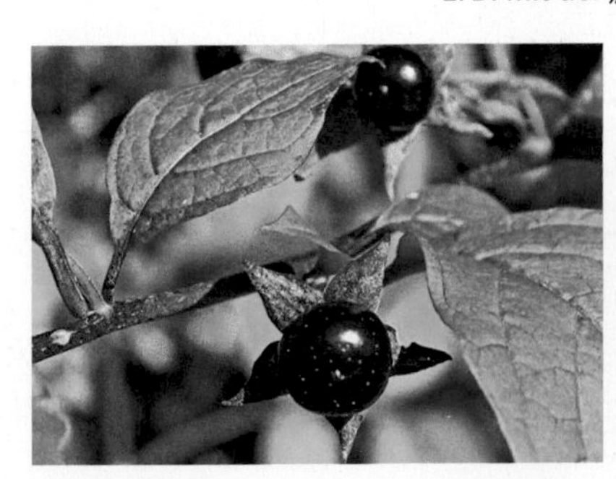
Abb. 3 Tollkirsche

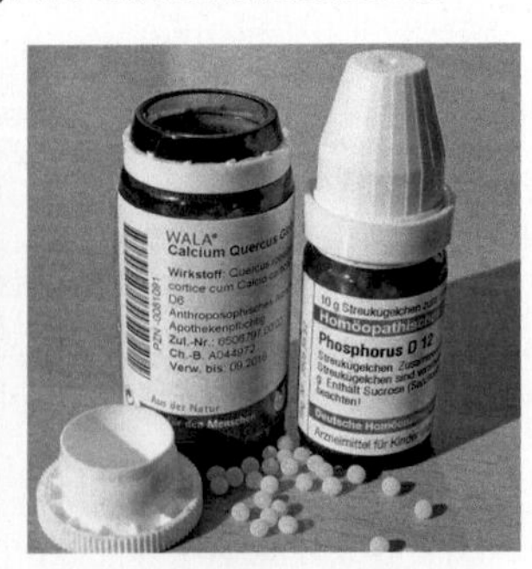

Abb. 4 Globuli

Die **Homöopathie** ist eine um 1800 von Samuel Hahnemann begründete Therapierichtung. Unter dem Eindruck, dass Quacksalber mit Quecksilber, Aderlässen u. Ä. mehr Menschen umbrachten als kurierten, entwickelte er seine sanfte Methode. Dabei werden extrem verdünnte, sog. potenzierte Stoffe natürlicher Herkunft, z. B. in Form von Kügelchen (Globuli), verabreicht (→ Abb. 4). Die Therapie erfolgt individuell, d. h., es ist für die Auswahl des homöopathischen Mittels nicht wichtig, ob jemand Grippe oder Scharlach hat, sondern wie er sich fühlt, wie, wann und wo er Schmerzen spürt, ob seine Haut blass oder gerötet erscheint u. v. m. Es wird dann das Mittel gewählt, das unverdünnt beim Gesunden die gleichen Symptome als Vergiftungserscheinungen hervorrufen würde, die der Patient zeigt. Aus diesem Grund heißt die Therapierichtung Homöopathie: wörtl. „gleiches Leiden". Gegen hohes Fieber mit

Herzrasen und roten Wangen wird z. B. Tollkirsche (Atropa belladonna; → S. 400, Abb. 3) hochverdünnt gegeben. Tollkirschengift ist sehr toxisch und erzeugt u. a. Fieber, Herzrasen und Gesichtsröte. Das entsprechende Mittel heißt nach der Tollkirsche Belladonna, die Verdünnungsstufe z. B. D6 oder C100.
Bisher konnte die Wirkung der Homöopathie nicht wissenschaftlich bewiesen werden.

Terminologie: Arzneimittel alternativer Therapierichtungen

Homöopathie	Naturheilverfahren mit hochverdünnten Arzneimitteln
Phytopharmakon	pflanzliches Arzneimittel
Globuli (Mz.) **Globulus** (Ez.)	homöopathische Arzneikügelchen

AUFGABEN

1 Zu welchen Zwecken werden Arzneimittel eingesetzt?

2 Was versteht man unter einem Generikum?

3 Nennen Sie drei Wirkstoffe, die zu den NSAR gehören.

4 Was ist ein Antihypertensivum und mit welcher Nebenwirkung muss zu Beginn der Einnahme gerechnet werden?

5 Erklären Sie den Begriff Diuretikum und nennen Sie drei Indikationen. Sehen Sie ggf. in der ROTE LISTE® oder einer Gebrauchsinformation nach.

6 a Welcher Wirkstoff wird sowohl als Thrombozytenaggregationshemmer als auch als Analgetikum eingesetzt?
b Welche Nebenwirkungen sind typisch für diesen Wirkstoff? Nennen Sie drei.

7 Lesen Sie in der ROTE LISTE® die Informationen zu einem Diclofenac-Präparat zur oralen Anwendung durch, z. B. Diclac® oder Voltaren®. Alternativ können Sie die Gebrauchsinformation eines solchen Arzneimittels lesen. a Nennen Sie wichtige Indikationen, Kontraindikationen und Nebenwirkungen. b Würden Sie bei Lumbago das Präparat einnehmen? Begründen Sie Ihre Antwort.

Lumbago
→ LF 4, S. 359

8 Was bewirken die beiden Wirkstoffe Omeprazol und Pantoprazol?

9 Wie lautet der Fachbegriff für ein krampflösendes Arzneimittel?

10 Nennen Sie zehn Arzneimittelformen.

11 Welche Lagerungsvorschriften gelten für alle Arzneimittel?

12 Wie müssen Arzneimittel, die unter das BtMG fallen, gelagert und entsorgt werden? Recherchieren Sie dazu ggf. unter www.gesetze-im-internet.de/btmg.

13 Nennen Sie je drei enterale und parenterale Applikationsarten.

14 Erläutern Sie die richtige Anwendung eines Dosieraerosols für die Asthmatherapie.

15 Welche Arten von Wechselwirkungen können auftreten, wenn mehrere Medikamente zugleich eingenommen werden?

5 Injektionen und Injektionstechnik

Für Injektionen werden Injektionslösungen verwendet. Dies sind sterile, flüssige Arzneimittel, die in **Ampullen** geliefert werden. Es gibt verschiedene Ampullenarten:

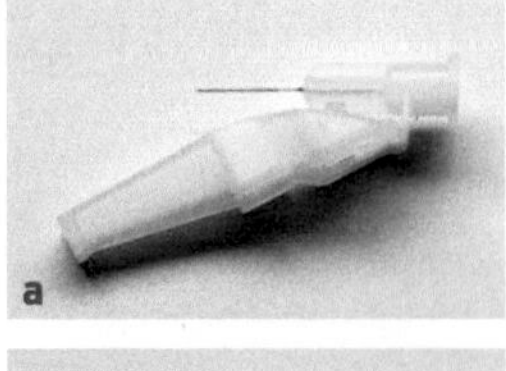

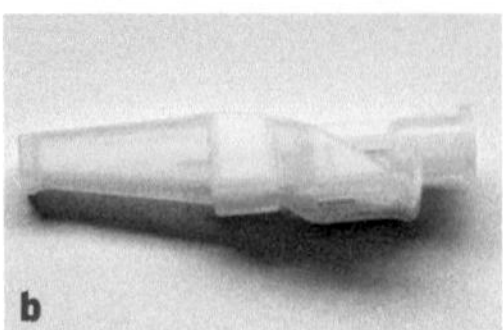

Abb. 1 Sicherheitskanüle für s.c.-Injektionen
a) offen, b) gesichert

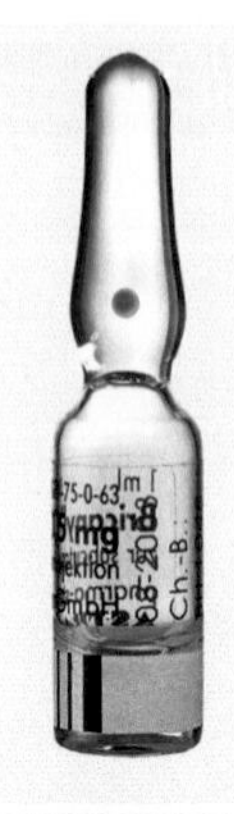

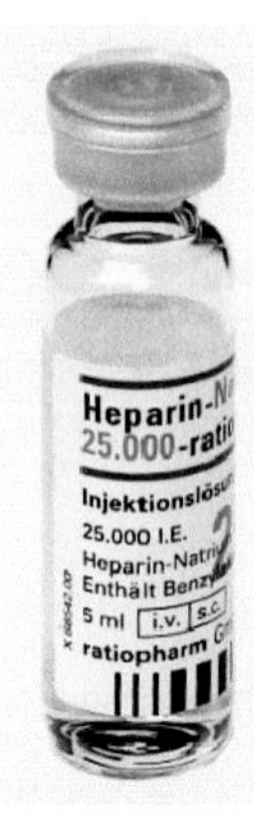

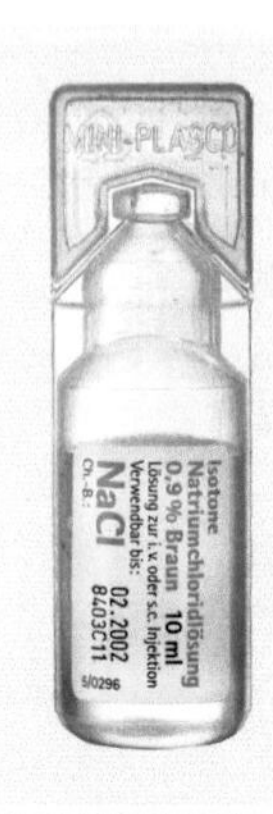

Brechampulle	**Stechampulle**	**Kunststoffampulle**
Glasampulle mit aufgedrucktem Lackpunkt oder -ring am Ampullenhals zur Markierung der Sollbruchstelle	Glasampulle mit Gummiverschluss und Kunststoffschutzkappe	weiche Ampulle mit leicht abdrehbarem Hals für Flüssigkeiten, deren Auslaufen unproblematisch wäre
Handhabung und Besonderheiten		
Die Ampulle wird an der Sollbruchstelle „vom Lackpunkt weg" abgebrochen. Der Ampullenkopf wird dabei mit einem Wattetupfer umfasst, um Verletzungen durch Glassplitter zu vermeiden.	Die Schutzkappe wird unmittelbar vor Gebrauch entfernt, der Gummiverschluss ggf. desinfiziert (Herstellerangabe beachten) und anschließend der Inhalt in eine Spritze aufgezogen.	Die Ampulle wird von Hand aufgedreht und der Inhalt in eine Spritze aufgezogen. Kunststoffampullen sind eine preiswerte Ampullenart für unschädliche Inhalte wie **NaCl 0,9 %**.

Der Ampulleninhalt wird stets mit einer Kanüle (Nr. 1) in eine Spritze aufgezogen, damit keine Glassplitter bzw. Ampullenteile in die Spritze gelangen können.

5.1 Vorbereitung von Injektionen

Schutzhandschuhe → LF 3, S. 303

Die Vorbereitung von Injektionen und Infusionen muss mit Ruhe und Sorgfalt geschehen, da Kontaminationen den Patienten und Nadelstichverletzungen die MFA bzw. den Arzt gefährden. Vor dem Richten der Materialien führt man eine hygienische Händedesinfektion durch. Um einen Hautkontakt mit Arzneisubstanzen zu vermeiden, trägt man dünnwandige Schutzhandschuhe. Auf das desinfizierte Spritzentablett legt man folgende Materialien:

- Spritze (für 1 mL, 2 mL, 5mL, 10 mL oder 20 mL Inhalt)
- 2 Kanülen (eine zum Aufziehen, eine für die Injektion)
- die Medikamentenampulle
- Hautdesinfektionsspray
- 3 Wattetupfer (je einen für die Hautdesinfektion, das Öffnen der Ampulle und für die Kompression der Einstichstelle)
- Pflaster
- vorschriftsmäßiger Abwurfbehälter

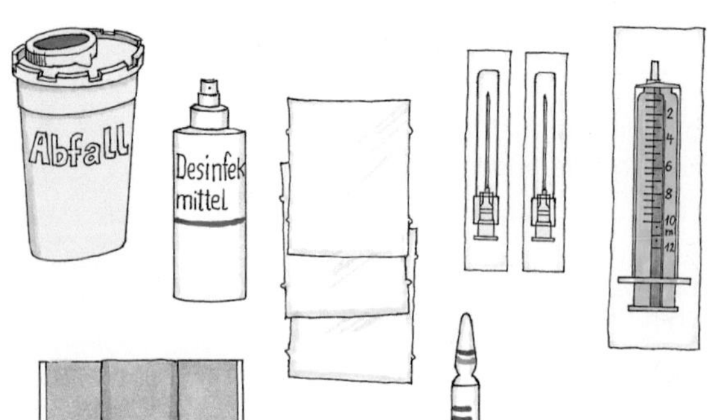

Abb. 2 Materialien für eine Injektion

Sterile Einmalkanülen sind genormt und passen daher genau auf die handelsüblichen Kunststoffspritzen. Der schräge Schliff der Kanülenspitze dient dazu, dass Einstiche mit minimaler Gewebsverletzung und möglichst geringem Schmerz erfolgen.

HINWEIS

Durch eine Vierteldrehung im Uhrzeigersinn verankert man die aufgesetzte Kanüle so auf der Spritze, dass sie nicht versehentlich abrutschen kann.

Kanülen unterscheiden sich in Länge und Durchmesser (Außendurchmesser) (→ Abb. 1). Beide Maße sind in mm auf der Verpackung angegeben. Für den internationalen Einsatz wird auch der Außendurchmesser in **Gauge** (**G**; sprich Gohsch) und die Länge in Zoll (") angegeben. Um Verwechslungen zu vermeiden, werden Kanülen durch Nummern und verschiedene Farben des Spritzenansatzes gekennzeichnet. Gebräuchliche Kanülen sind:

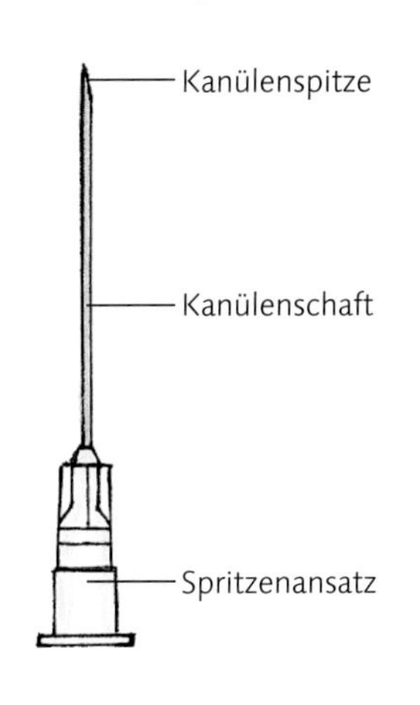

Abb. 1 Kanüle (Hohlnadel)

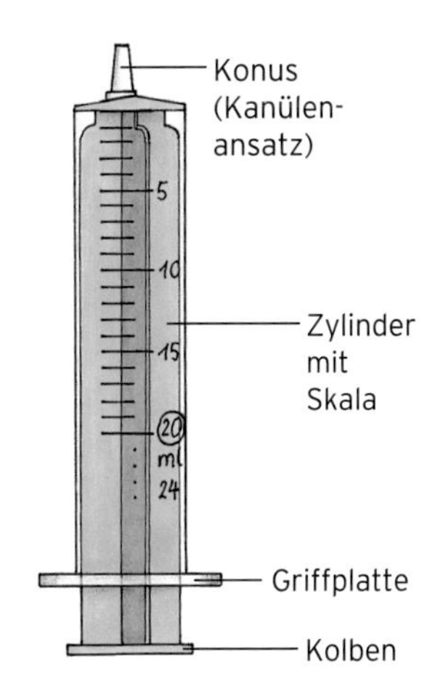

Abb. 2 Einmalspritze aus Kunststoff

Kanülenfarbe	Nr.	Gauge, Außendurchmesser	Länge z. B	typische Anwendung
gelb	1	20 G = 0,9 mm	40 mm 70 mm	Aufziehen von Spritzen, Blutentnahmen, i.v.-Injektionen, i.m.-Injektionen (bei Übergewichtigen mit 70 mm Länge)
grün	2	21 G = 0,8 mm	40 mm 50-60 mm	i.v.-Injektionen, i.m.-Injektionen; i.m.-Injektionen bei Übergewichtigen
schwarz	12	22 G = 0,7 mm	30 mm	s.c.-Injektionen und i.m.-Injektionen, z. B. Impfungen in den M. deltoideus bei kräftigen Erwachsenen und Jugendlichen
hellgrau	20	27 G = 0,4 mm	20 mm 12 mm	s.c.-Injektionen, 12 mm senkrecht (90°), 20 mm schräg (45°) einstechen. Bei Schlanken, Säuglingen und Kindern gut für schmerzarme Impfungen geeignet.

Vorgehen beim Aufziehen

Die Spritzenpackung wird am dafür vorgesehenen Ende durch Auseinanderziehen der beiden Anteile entsprechend der ❙Peel-Back-Technik geöffnet. Man fasst nur den Kolben der Spritze an und berührt sie ansonsten nicht (❙Non-Touch-Technik). Anschließend nimmt man die Kanüle zum Aufziehen des Medikaments mit der geöffneten Verpackung in eine Hand und nimmt mit der anderen Hand die Spritze aus der Verpackung. Dann steckt man den Spritzenansatz der Kanüle fest auf den Konus der Spritze.

Peel-Back-Technik
→ LF 3, S. 317
Non-Touch-Technik
→ LF 3, S. 317

Danach legt man die Spritze mit Kanüle ab und nimmt die Ampulle zur Hand. Befindet sich Flüssigkeit im Ampullenkopf, klopft man mit dem Fingernagel leicht dagegen, sodass die Flüssigkeit in den Ampullenbauch abfließt. Man umfasst den Ampullenkopf mit einem Wattetupfer und bricht den Hals in die dem Punkt entgegengesetzte Richtung ruckartig ab (→ Abb. 3). Der Glaskopf wird sofort in ein Abwurfgefäß entsorgt. Nun wird das Medikament aufgezogen (→ Abb. 4). Dabei hält man die Ampulle schräg und bringt die Kanülenspitze in den untersten Teil des Ampullenbodens, damit die Flüssigkeit vollständig aufgezogen werden kann.

Abb. 3 Öffnen der Brechampulle

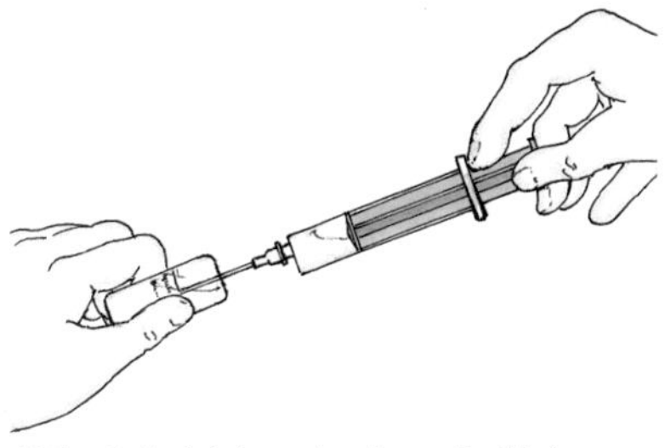
Abb. 4 Aufziehen des Arzneimittels aus der Glasampulle

Anschließend gibt man die Kanüle in den bereitstehenden Abwurfbehälter.

MERKE

Keinesfalls darf die Kappe wieder auf die Kanüle aufgesteckt werden (sog. **Recapping**). Durch diesen Fehler passieren sehr viele Nadelstichverletzungen.

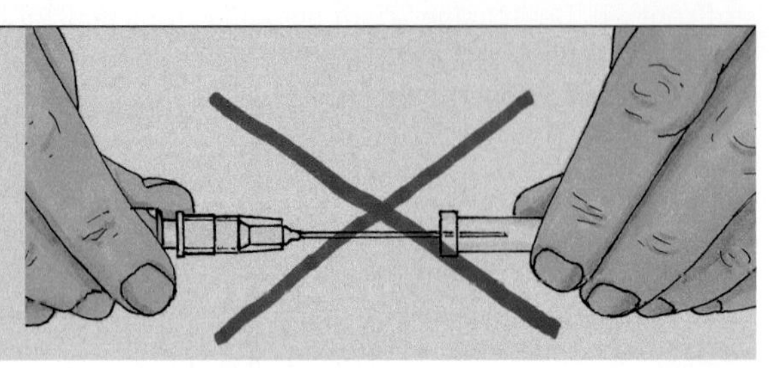

Nun hält man die Spritze senkrecht mit der Spitze nach oben und beklopft sie leicht mit dem Finger, um Luftblasen nach oben entweichen zu lassen. Jetzt kann man die Luft vorsichtig hinausdrücken. Dabei soll keine Flüssigkeit entleert werden. Anschließend steckt man die zweite Kanüle, die Injektionskanüle, fest auf den Spritzenkonus auf. Dann legt man die fertig vorbereitete Spritze auf das Tablett neben die Arzneimittelampulle, damit für den Arzt eindeutig erkennbar ist, welches Medikament sich darin befindet. Liegen zwei oder mehr Spritzen auf einem Tablett, beschriftet man sie eindeutig, um Verwechslungen auszuschließen.
Auf Anordnung des Arztes können zwei Ampullen eines Medikaments in eine Spritze aufgezogen werden. Sog. Mischspritzen aus mehr als einem Medikament sollten jedoch nicht hergestellt werden, da die meisten Medikamente nicht miteinander kombinierbar sind.

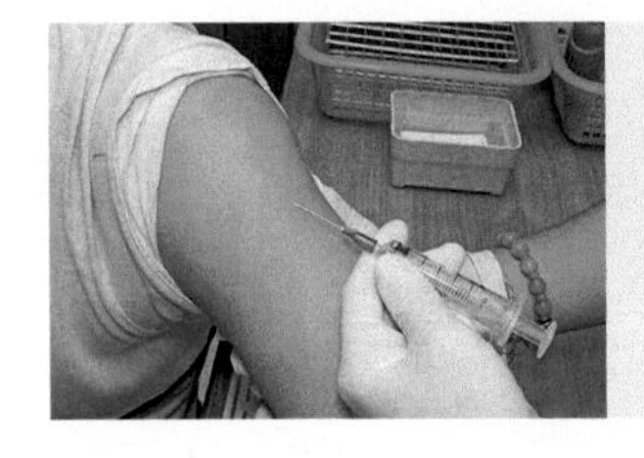

Impfungen sind besser verträglich, wenn die Impfkanüle trocken und frei von Impfstoff ist. Sonst gelangen Spuren der Vakzine beim Injizieren in die Haut und das Unterhautfettgewebe, wo sie Juckreiz, Schmerzen und Knötchenbildung verursachen können. Kleine Luftmengen in der Impfspritze sind hingegen kein Problem; ins Gewebe injizierte Luft wird rasch aufgenommen und ist völlig ungefährlich.

5.2 Hautdesinfektion

Alle Einstiche **(Punktionen)** und Injektionen sind Körperverletzungen – im medizinischen wie im rechtlichen Sinne. Dabei muss der Patient vor vermeidbaren Keimeinschleppungen ins Körperinnere so weit wie möglich geschützt werden. Dies geschieht durch vorschriftsmäßige Vorbereitung von Injektionen bzw. Punktionen und die für die jeweilige Situation optimale Hautdesinfektion.

Infektionsrisiko (Beispiele)	Vorgehen bei der Hautdesinfektion
geringes Infektionsrisiko i.v., s.c. und i.c. (intrakutane) Injektionen; gilt nicht für i.v.-Injektionen mit Verweilkatheter	Alkoholisches Hautdesinfektionsspray aufsprühen oder mit satt getränktem Tupfer auftragen und 30 Sekunden bzw. nach Herstellerangabe einwirken lassen. Es soll kein „See" auf der Haut stehen, da Alkohol in der Punktionsstelle brennt. Daher überschüssiges Desinfektionsmittel mit einem Tupfer aufnehmen, Haut erneut besprühen, Mittel einwirken und trocknen lassen.
mittleres Infektionsrisiko Venenverweilkatheter, i.m.-Injektionen, Abnahme von Venenblut für Blutkulturen	Injektions- bzw. Punktionsstelle mit sterilem, mit Hautdesinfektionsmittel getränktem Tupfer mehrfach abreiben. Nach Vorschrift einwirken lassen. Nach Ablauf der Einwirkzeit den Vorgang einmal wiederholen.
hohes Infektionsrisiko Punktion von Körperhöhlen, z. B. Gelenkpunktion, Pleurapunktion, Leberpunktion	Haut reinigen, behaarte Stellen ggf. mit Spezialgerät enthaaren, aber nicht rasieren (Verletzungen sind Eintrittspforten für Keime). Zugelassenes, z. B. jodhaltiges Hautdesinfektionsmittel aufsprühen, nach Herstellerangabe z. B. 2,5 Minuten einwirken lassen. Den Vorgang einmal wiederholen.

Injektionen werden am häufigsten s.c., i.m. oder i.v. gegeben. Ausnahmsweise werden Medikamente **intrakutan** (i.c.; in die Haut), **intraarteriell** (i.a.; in eine Arterie) und **intraartikulär** (in den Gelenkspalt) appliziert (→ S. 405, Abb. 1).

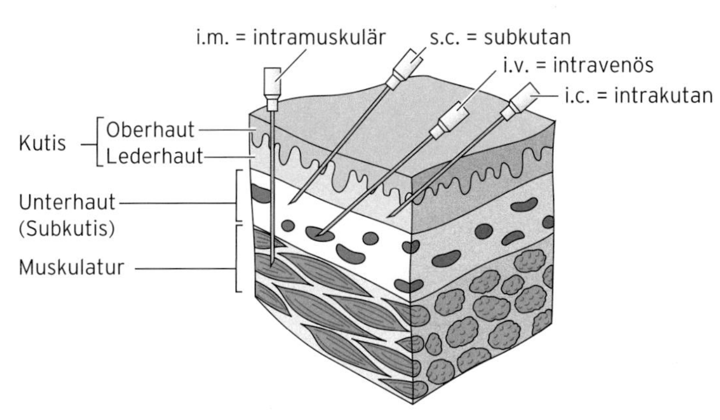

Abb. 1 Injektionsarten: schematische Darstellung eines Ausschnitts der Haut mit Unterhautfettgewebe, Muskulatur und Blutgefäßen

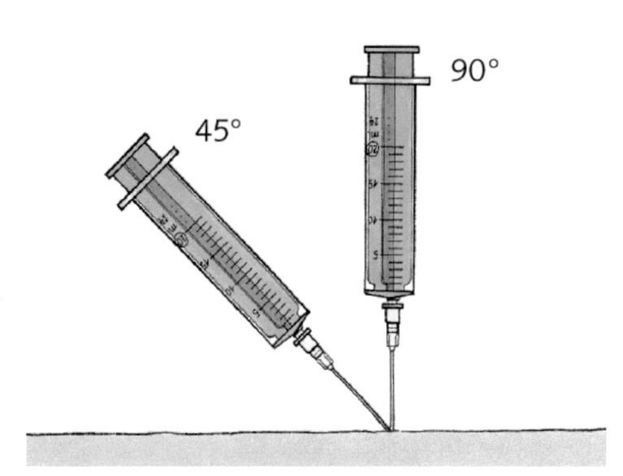

Abb. 2 Verschiedene Einstichwinkel

5.3 Intramuskuläre Injektion (i.m.-Injektion)

Die **i.m.-Injektion** bietet den Vorteil, dass das Arzneimittel sicher und relativ rasch aufgenommen wird. Das Medikament bildet im Muskel ein kleines Depot, aus dem es nach und nach ins Blut übertritt. Es wirkt nicht so schnell wie nach intravenöser, aber schneller als nach subkutaner Injektion. Die Technik der i.m.-Injektion muss perfekt beherrscht werden. Die MFA darf mit dieser Technik nur spritzen, wenn der Arzt es anordnet und er sich davon überzeugt hat, dass die MFA die Injektionstechnik fachgerecht ausführen kann.

Deltamuskel
→ LF 4, S. 345

Bei **Impfungen** gibt es keine besser wirksame und verträgliche Applikationsart als die i.m.-Injektion in den Deltamuskel. Impfungen werden mit relativ dünnen Kanülen und kleinen Injektionsmengen durchgeführt, sodass sie fast immer gut vertragen werden. I.m.-Injektionen in den Gesäßmuskel hingegen sind relativ riskant: Neben allergischen Reaktionen auf Arzneimittel kommen Verletzungen von Blutgefäßen vor, die Blutungen bzw. Hämatome (Blutergüsse) zur Folge haben. Auch Nervenverletzungen mit bleibenden Lähmungen sind möglich. **Spritzenabszesse**, d. h. eitrige Entzündungen in der Muskulatur, kommen durch Keimeinschleppungen v. a. nach Cortisoninjektionen zu Stande, da Cortison die Immunabwehr am Injektionsort besonders stark unterdrückt. Die Indikation zur i.m.-Injektion von Medikamenten muss somit streng gestellt werden. Dass ein Patient lieber eine Spritze möchte, als z. B. Tabletten einzunehmen, ist keine Indikation für diese risikobehaftete Applikationsart.

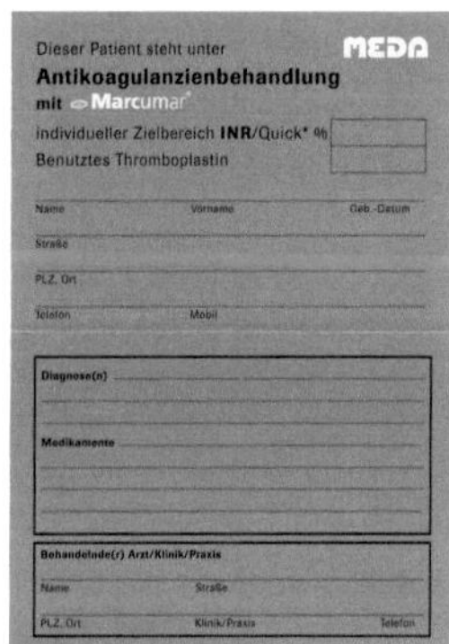
MEDA
Dieser Patient steht unter
Antikoagulanzienbehandlung
mit Marcumar®
individueller Zielbereich **INR**/Quick* %
Benutztes Thromboplastin
Name | Vorname | Geb.-Datum
Straße
PLZ, Ort
Telefon | Mobil

Diagnose(n)

Medikamente

Behandelnde(r) Arzt/Klinik/Praxis
Name | Straße
PLZ, Ort | Klinik/Praxis | Telefon

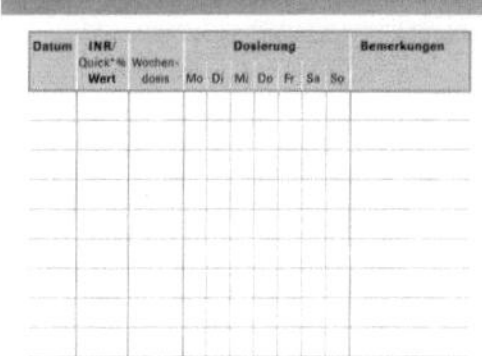

Datum	INR/ Quick* % Wert	Wochendosis	Dosierung Mo	Di	Mi	Do	Fr	Sa	So	Bemerkungen

Abb. 3 Patientenpass für die Therapie mit Phenprocoumon (Marcumar®)

MERKE

Patienten, die mit Antikoagulanzien wie Marcumar® behandelt werden, dürfen keine i.m.-Injektionen erhalten. Impfungen erhalten sie s.c. Die Patienten werden angehalten, nach Punktionen einige Minuten lang die Einstichstelle zu **komprimieren** (d. h. mit einem Tupfer auf die Punktionsstelle zu drücken), um Nachblutungen und Hämatome zu vermeiden.

Durchführung

Zuerst wird der richtige Injektionsort ausgewählt und lokalisiert.

- **Injektion in den M. deltoideus (Deltamuskel)**

Impfstoffe injiziert man bevorzugt in den Arm, mit dem der Patient nicht schreibt. Dadurch wird der Patient im Falle lokaler Nebenwirkungen nicht bei Alltagstätigkeiten beeinträchtigt. Die Injektionsstelle liegt im Muskelbauch des **M. deltoideus** ca. 5 cm unterhalb der Schulterhöhe, dem tastbaren lateralen Ausläufer des Schulterblattes. Hier dürfen bis zu 2 mL injiziert werden, sodass Impfstoffe, die 0,5 bis 2 mL umfassen, hier appliziert werden können. Nur bei Säuglingen und sehr muskelschwachen Personen weicht man auf den **M. vastus lateralis** des Oberschenkels aus. In den M. deltoideus injiziert man in der Regel im 90°-Winkel (→ Abb. 2).

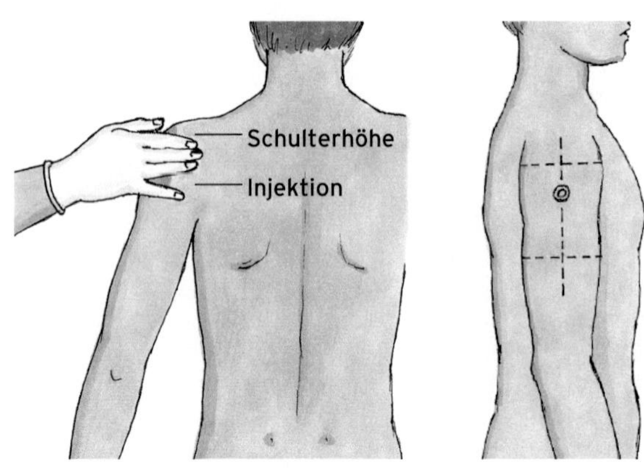

Abb. 1 Injektion in den M. deltoideus

• Ventrogluteale Injektion nach Hochstetter

Darmbeinstachel
→ LF 4, S. 346

Für Arzneimittelmengen über 2 mL, die intramuskulär injiziert werden müssen, wählt man die Gesäßmuskulatur nahe dem vorderen oberen Darmbeinstachel. Die **ventrogluteale Injektion** nach **Hochstetter** erfolgt somit nicht in das Gesäß, sondern ventral-lateral in die Muskulatur nahe am Beckenkamm. Die Methode ist beim Erwachsenen die sicherste Art der intraglutealen Injektion. Eine Schädigung des **Nervus ischiadicus**, des Ischiasnervs, die mit einer bleibenden Fußheberlähmung einhergehen kann, kommt bei korrekter Durchführung nicht vor.

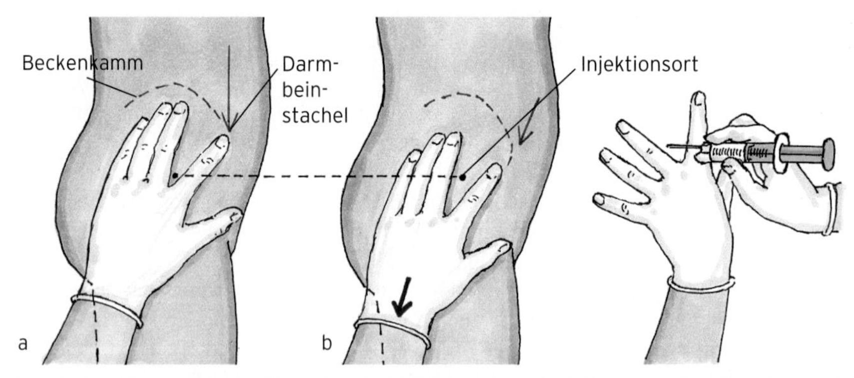

Abb. 2 Injektion in den Gesäßmuskel (Methoden nach Hochstetter): a) Aufsuchen des Injektionsortes, b) Die palpierende Hand wird zu ihrem Schutz vor der Injektion nach kaudal verlagert.

Zuerst sucht man mit dem Zeigefinger den am vorderen Rand des Beckenkamms gut tastbaren **vorderen oberen Darmbeinstachel** auf. Dann legt man die gespreizte Hand auf den Beckenkamm (die linke Hand an den rechten Darmbeinstachel des Patienten bzw. die rechte an dessen linker Seite). Das untere Ende des „V", das Zeige- und Mittelfinger nun bilden, ist der richtige Injektionsort. Nach der Hautdesinfektion (für mittleres Infektionsrisiko) weist man den Patienten an, sich auf das andere Bein zu stellen, damit er die Gesäßmuskulatur auf der Injektionsseite locker lässt. Er kann auch liegen und das Bein auf der Injektionsseite entspannen. Man sticht die Kanüle rasch ein; bei normalgewichtigen und übergewichtigen Patienten im 90°-Winkel, bei sehr schlanken Personen etwas flacher, mit ca. 45°. Nun **aspiriert** man, d. h. saugt mit der Spritze an, ohne die Kanüle zu verlagern. Kommt bei der Aspiration kein Blut, hat man kein Blutgefäß getroffen und kann nun das Medikament vorsichtig und vollständig in den Muskel injizieren. Sodann zieht man die Kanüle ganz heraus und **komprimiert** sofort die Punktionsstelle mit einem Tupfer. Die Kompression kann ggf. der Patient weiterführen. Schließlich versorgt man die Einstichstelle mit einem Pflaster.
Lässt sich hingegen Blut aspirieren, zieht man die Spritze heraus und komprimiert den Injektionsort mehrere Minuten lang. Die geplante Injektion erfolgt dann nach der beschriebenen Methode auf der anderen Körperseite.

- Injektion in den M. vastus lateralis

Die Injektionsstelle im **M. vastus lateralis** liegt im mittleren Drittel einer gedachten Linie zwischen dem **großen Rollhügel (Trochanter major)**, dem im Hüftbereich tastbaren Vorsprung des Femurs, und der Patella (Kniescheibe) (→ Abb. 2). An dieser Stelle ist der Muskel am stärksten und eine Nervenverletzung nicht wahrscheinlich. Man punktiert im 90°-Winkel und aspiriert auch hier vor der Injektion des Arzneimittels.

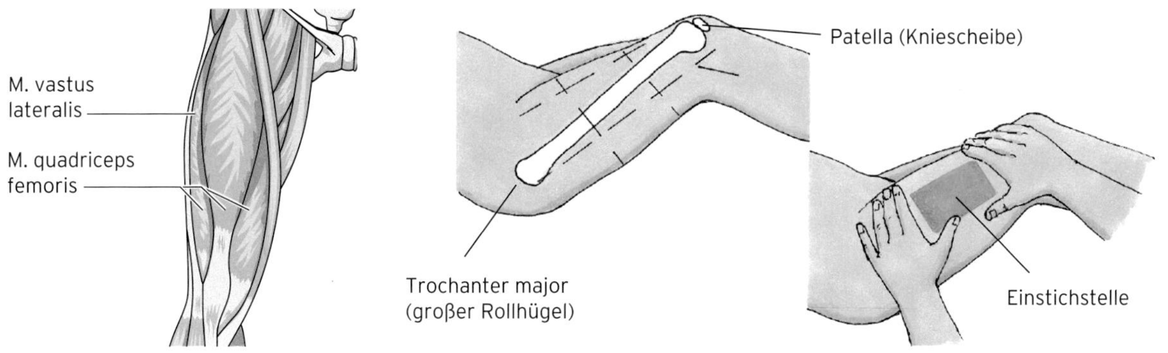

Abb. 1 Oberschenkelmuskeln von ventral

Abb. 2 Injektion in den M. vastus lateralis

Intramuskuläre Injektionen

Injektion in den M. deltoideus	**ventrogluteale Injektion nach Hochstetter**	**Injektion in den M. vastus lateralis**
Aufforderungen an den Patienten		
„Sind Sie Rechts- oder Linkshänder?" (den Arm freimachen lassen, Injektionsstelle desinfizieren) *„Bitte den Arm ganz locker lassen."* (Injektion) *„Bitte den Tupfer fest auf diese Stelle drücken."* (Pflaster aufkleben)	(bei Injektion rechts) *„Bitte stellen Sie sich so auf das linke Bein, dass das rechte ganz locker ist."* (Injektion) *„Bitte drücken Sie den Tupfer fest auf diese Stelle."* (Pflaster aufkleben)	*„Bitte legen Sie sich mit dem Rücken auf die Liege."* (Injektionsort aufsuchen und desinfizieren) *„Bitte drücken Sie den Tupfer fest auf diese Stelle."* (Pflaster aufkleben)

5.4 Subkutane Injektion (s.c.-Injektion)

Subkutane Injektionen sind risikoärmer und leichter durchzuführen als i.m.- und i.v.-Injektionen. Viele Patienten spritzen sich Insulin, Heparin und andere Medikamente mit dieser Technik selbst.

Einige Impfstoffe, z. B. MMR-Vakzinen, sind für die s.c.-Injektion zugelassen. Bei Patienten mit Blutungsneigung, z. B. unter Antikoagulanzien-Therapie, impft man grundsätzlich s.c., weil dies die Nachblutungsgefahr senkt.

Bei der subkutanen Injektion wird in das **subkutane Fettgewebe** gespritzt. Bestimmte Hautareale sind besonders für die s.c.-Injektion geeignet, weil dort das Unterhautfettgewebe gut ausgeprägt ist. Voraussetzung für die Injektion ist, dass die Haut gesund und unverletzt ist. Es wird eine Hautdesinfektion für geringes Infektionsrisiko durchgeführt. Dann nimmt man eine Hautfalte des Patienten zwischen Daumen und Zeigefinger und injiziert mit der anderen Hand in die Hautfalte. 12-mm-Kanülen werden im 90°-Winkel, 20-mm-Kanülen im 45°-Winkel eingestochen (→ S. 405, Abb. 2). Bei Impfungen wird vor der Injektion aspiriert. Bei Insulin ist dies wegen der wiederholten Gewebeverletzungen durch das Aspirieren und wegen der viel dünneren Kanülen, durch die ohnehin nicht aspiriert werden kann, nicht sinnvoll. Nach dem Herausziehen der Kanüle komprimiert man den Injektionsort mit einem Tupfer.

Geeignete Hautareale für s.c.-Injektionen | **Technik der s.c.-Injektion**

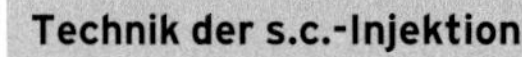

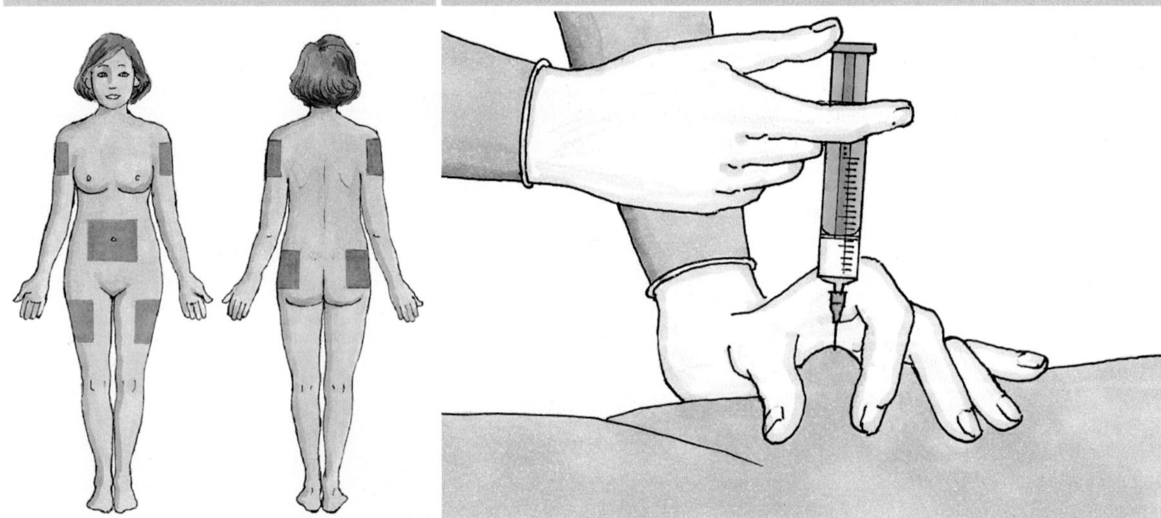

Erklärung und Aufforderungen für den Patienten:
„Ich gebe Ihnen nun eine Spritze unter die Haut; dies hat den Vorteil, dass das Medikament langsam und gleichmäßig wirkt. Bitte machen Sie Ihren Bauch frei. Ich desinfiziere nun eine Hautstelle für die Spritze."
(Desinfektion, Injektion)
„Bitte drücken Sie mit dem Tupfer kurz auf diese Stelle, für den Fall, dass ein kleiner Tropfen herauskommt."

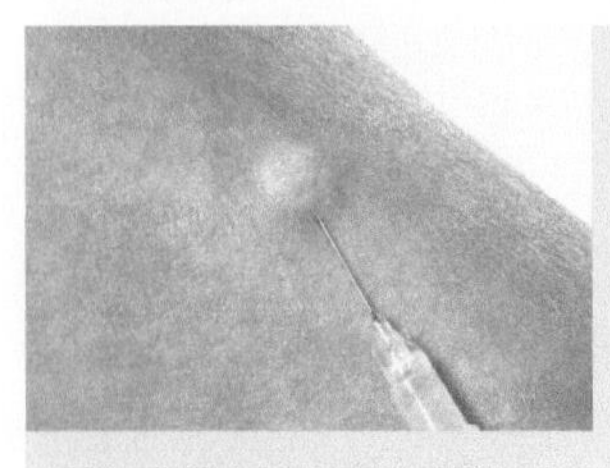

Abb. 1 Bei der i.c.-Injektion entsteht eine weiße Quaddel.

Intrakutane Injektionen (i.c.) werden nur selten angewandt; sie dienen der Testung der Immunreaktion auf Tuberkulin, d. h. Tuberkulose-Antigen, sowie speziellen Allergietests. Es wird mit einer 20er-Kanüle sehr flach in die Haut eingestochen; dabei darf kein Blutstropfen erscheinen, denn die Oberhaut, in die die i.c.-Injektion zielt, enthält keine Blutgefäße.

5.5 Intravenöse Injektion (i.v.-Injektion)

I.v.-Injektionen sind aus medizinischen und rechtlichen Gründen dem Arzt vorbehalten. Bei intravenöser Applikation gelangt das Arzneimittel sofort in den Blutkreislauf. Die Wirkung tritt unverzüglich ein; auch Nebenwirkungen können rasch und heftig auftreten.
Die MFA bereitet die intravenöse Gabe von Medikamenten vor. Der Arzt benötigt außer der Spritze eine Staubinde, um die Vene besser palpieren (ertasten) und punktieren zu können. Ein Injektionskissen ist von Vorteil, um den Arm des Patienten ruhig und sicher zu lagern. Der Patient sollte sich hinlegen, da eine i.v.-Injektion einen Kollaps auslösen kann. Dies ist häufig eine Reaktion auf den kurzen Schmerz beim Einstich, seltener auf das Arzneimittel. Manche Patienten neigen aus psychologischen Gründen zum Kreislaufkollaps bei Injektionen.

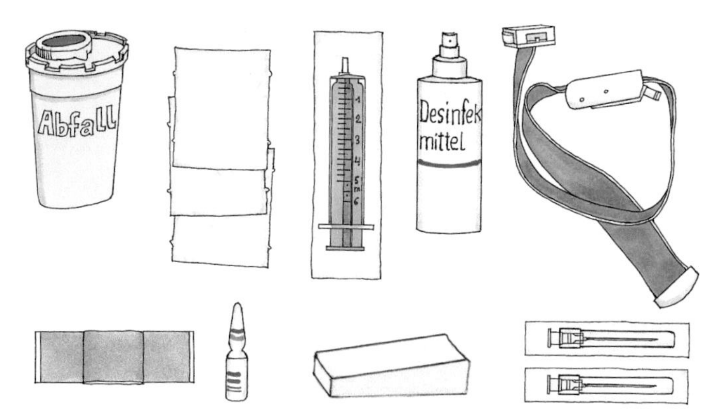

Abb. 1 Vorbereitetes Spritzentablett für eine i.v.-Injektion

Wie bei der venösen Blutentnahme staut der Arzt die Venen. Hat er ein geeignetes Blutgefäß palpiert, löst er die Stauung und desinfiziert die Punktionsstelle. Nach Ablauf der Einwirkzeit punktiert er die Vene, ohne sie erneut zu berühren. Lässt sich Blut aspirieren, liegt die Kanüle richtig in der Vene. Dann wird die Staubinde gelöst und die Injektion je nach Wirkstoff langsam oder schnell durchgeführt. Gleich nach dem Zurückziehen der Kanüle aus der Vene wird die Punktionsstelle mit einem Tupfer komprimiert. Der Patient übernimmt in der Regel die Kompression. Schließlich wird die Punktionsstelle mit einem Pflaster versorgt.

5.6 Venenverweilkatheter

Venenverweilkatheter sind kurze, dünne Kunststoffschläuche, die mittels einer Kanüle in eine Vene eingebracht werden und dort eine Zeitlang verbleiben können. Sie bieten einen ständigen Zugang zum Blutkreislauf des Patienten. Daher werden sie auch „Venenzugang“ oder kurz „Zugang“ genannt. Häufig werden Verweilkatheter als Venenverweilkanülen bezeichnet. Dies ist nicht korrekt, da keine Kanüle (d. h. Hohlnadel) in der Vene verbleibt, sondern nur ein kleiner, dünner Kunststoffschlauch, der **Katheter**. Solange dieser in der Vene liegt, können immer wieder Injektionen und Infusionen verabreicht werden, ohne dass erneut punktiert werden muss. Dies ist auch für den Patienten schonender als mehrere Einstiche. Zu beachten ist jedoch, dass Venenverweilkatheter Eintrittspforten für Bakterien sind. Dies begrenzt ihre Einsatzdauer auf wenige Stunden.

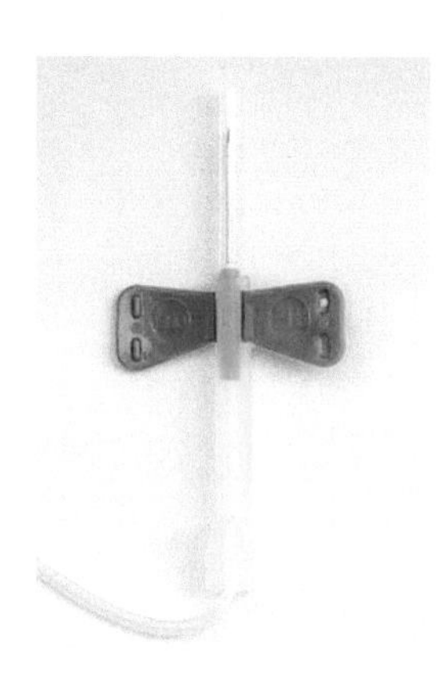
Abb. 2 Butterfly-Sicherheitskanüle

HINWEIS

Venenverweil**kanülen** sind Butterfly-Kanülen (→ S. 412). Sie verweilen, d. h. bleiben während einer Blutentnahme oder Kurzinfusion in der Vene. Der Begriff wird oft fälschlich für Venenverweil**katheter** verwandt.

Aufbau eines Venenverweilkatheters

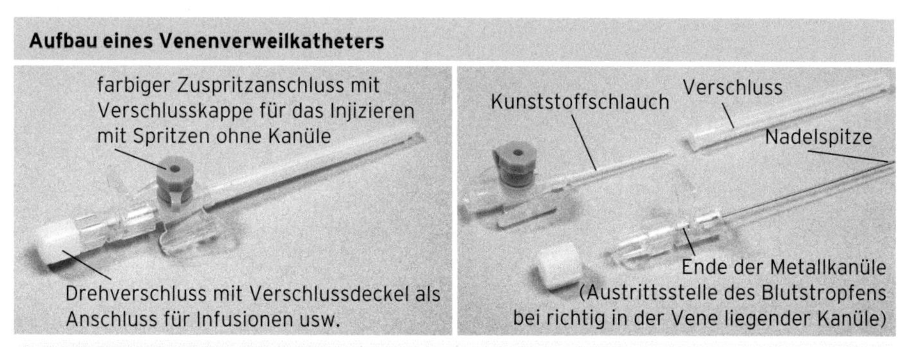

Erklärung für den Patienten:
„Sie erhalten gleich einen Venenverweilkatheter; das ist ein kleiner Plastikschlauch, der in der Vene bleibt und durch den Sie mehrmals Infusionen bekommen können, ohne jedes Mal neu gestochen werden zu müssen. Keine Sorge, es bleibt keine Nadel in der Vene. Das Anlegen der Kanüle funktioniert wie eine Blutentnahme.“

Vorbereitung

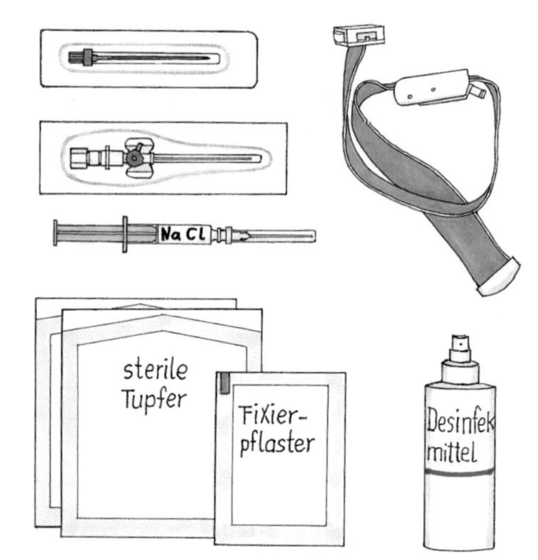

Abb. 1 Vorbereitung für das Legen eines Venenverweilkatheters

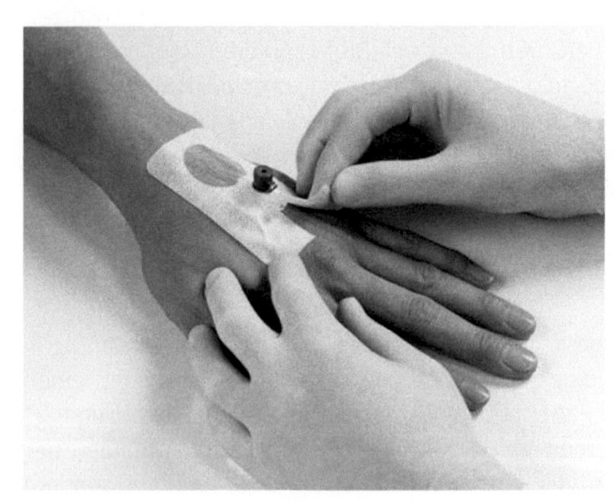

Abb. 2 Fixierpflaster für Venenverweilkatheter

Die Materialien für das Legen eines Venenverweilkatheters entsprechen im Wesentlichen denen für die i.v.-Injektion. Statt der Kanüle wird der Verweilkatheter bereitgelegt (→ Abb. 1). Zusätzlich werden benötigt:

- spezielles Fixierpflaster für Venenverweilkatheter
- ggf. eine wasserfeste Unterlage
- Spritze mit NaCl 0,9 % zum Testen der Durchgängigkeit des Katheters
- ein **Mandrin** oder ein Schraubverschluss zum Verschließen des Katheters oder
- eine vorbereitete Infusion

Durchführung

Eine geeignete Vene findet man oft am Unterarm oder Handrücken. Die ideale Kathetervene ist dick genug für den Einstich der Kanüle, die den Katheter trägt, und verläuft gerade. Nach dem Ertasten der Vene entstaut man, desinfiziert die Haut und staut die Vene erneut. Man sticht im 45°-Winkel ein. Sobald die Kanülenspitze in der Vene liegt, erscheint am Kanülenende ein Blutstropfen. Nun schiebt man gleichzeitig den Katheter in die Vene vor und zieht die Kanüle heraus. Dann durchspült man den Katheter mit NaCl und schließt entweder eine Infusion an oder verschließt den Katheter mit einem Mandrin bzw. Schraubverschluss. Das Fixierpflaster wird aufgeklebt, sobald der Katheter richtig liegt (→ Abb. 2). Zum Schutz kann ein lockerer Mullverband angelegt werden.

Oft wird der Venenverweilkatheter entsprechend gebräuchlicher Handelsnamen als Braunüle® oder Viggo® bezeichnet. In der Praxis sind bestimmte Größen gebräuchlich:

Farbe des Zuspritzanschlusses	**Gauge (G) bzw. mm Außendurchmesser**	**typischer Einsatz**
rosa	20 G = 1,1 mm	Infusionen bei Kindern und bei Erwachsenen mit zarten Venen
grün	18 G = 1,3 mm	Infusionen und **Transfusionen** bei Erwachsenen mit normalen Venen
weiß	17 G = 1,5 mm	
orange	14 G = 2,1 mm	schnelle Infusion im Notfall

5.7 Infusionen

Infusionen sind (zumeist intravenöse) Einleitungen von Flüssigkeitsmengen über 20 mL. Sie dienen der Flüssigkeits- und/oder Medikamentenzufuhr. Infusionen werden unmittelbar vor dem Anlegen vorbereitet, da sich in Schlauchsystem und Lösung Bakterien vermehren können. In Praxen werden Infusionen vorwiegend in periphere Venen, d. h. in Arm- oder Handvenen eingeleitet. In der Klinik und in Spezialpraxen zur Behandlung von Krebskranken haben viele Patienten **Zentralvenenkatheter**, die Zugang in große, herznahe Venen bieten.

Bei Infusionslösungen und zuzusetzenden Medikamenten sind vor der Verwendung Verfallsdatum und Zustand zu prüfen. Bei Trübungen, Flocken oder sonstigen Auffälligkeiten wird das Medikament bzw. die Lösung entsorgt und ersetzt. Nicht jede Infusionslösung ist mit jedem Medikament mischbar. Mischinfusionen sollten daher genau wie Mischspritzen vermieden werden.

Vorbereitung

Sofern der Patient bereits einen Venenzugang besitzt, stellt die MFA Folgendes bereit:
- einen Infusionsständer
- die Infusionsflasche aus Kunststoff oder Glas
- ggf. eine passende Halterung zum Aufhängen der Flasche
- ein Infusionssystem, auch Infusionsbesteck genannt
- eine Rolle kurzzeitig haftendes Pflaster wie Leukosilk®
- falls ein Medikament zugegeben werden soll, dieses in aufgezogener Spritze
- einen wasserfesten Filzstift

Durchführung

Nach hygienischer Händedesinfektion und Anziehen dünnwandiger Schutzhandschuhe entfernt man die Schutzkappe bzw. -folie vom Verschluss der stehenden Infusionsflasche. Je nach Herstellerangabe wird der nun freiliegende Gummistopfen zunächst desinfiziert. Fertig aufgezogene Medikamente injiziert man anschließend durch den Gummistopfen in die Infusionslösung (→ Abb. 2). Müssen mehr als 5 mL injiziert werden, aspiriert man zwischendurch Luft aus der Flasche. Name und Menge des Medikaments werden mit wasserfestem Stift auf dem Etikett der Flasche notiert, z. B. + 1 Ampulle Aspirin® i.v. 500 mg. Auf dem Etikett ist die Schrift besser lesbar als auf der Flaschenwand und es kann kein Lösungsmittel aus dem Stift durch den Kunststoff der Flaschenwand in die Lösung übertreten. Die Information sollte bei hängender Flasche gut lesbar sein.

Nun öffnet man die Verpackung des sterilen Infusionssystems und nimmt dieses zur Hand. Die Radklemme am Schlauch verschließt man, indem man das Rädchen nach unten dreht (→ Abb. 3).

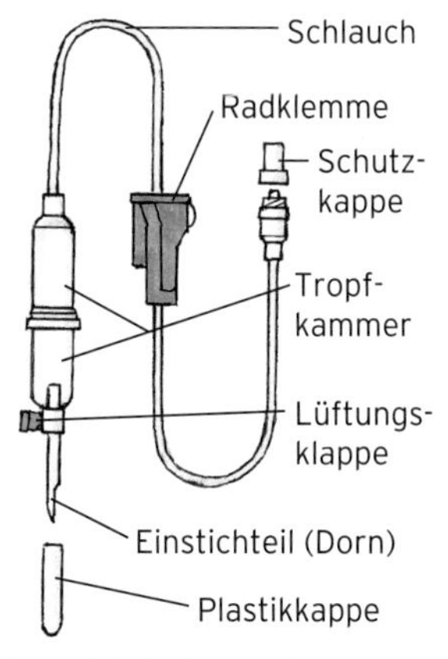

Abb. 1 Infusionssystem

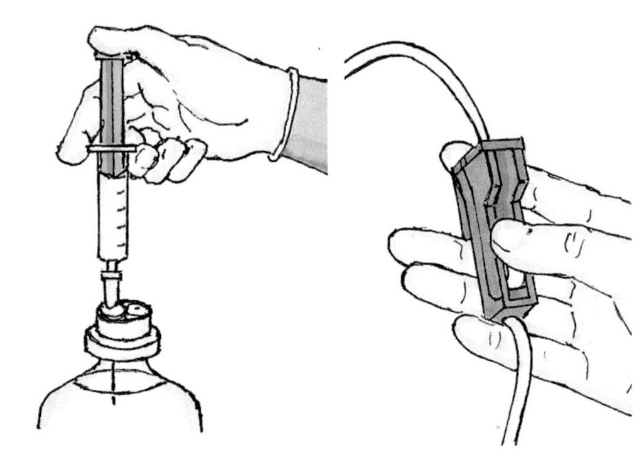

Abb. 2 Einspritzen des Medikaments durch den Gummiverschluss

Abb. 3 Verschließen des Schlauchs

Jetzt entfernt man die Plastikkappe vom Dorn des Infusionssystems und sticht diesen fest durch den Gummistopfen der stehenden Flasche (→ Abb. 1). Nun dreht man die Flasche um und hängt sie an den Infusionsständer. Jetzt öffnet man die Lüftungsklappe der Tropfkammer und drückt ein paar Mal auf die Tropfkammer, sodass diese sich zur Hälfte mit Flüssigkeit füllt (→ Abb. 2).

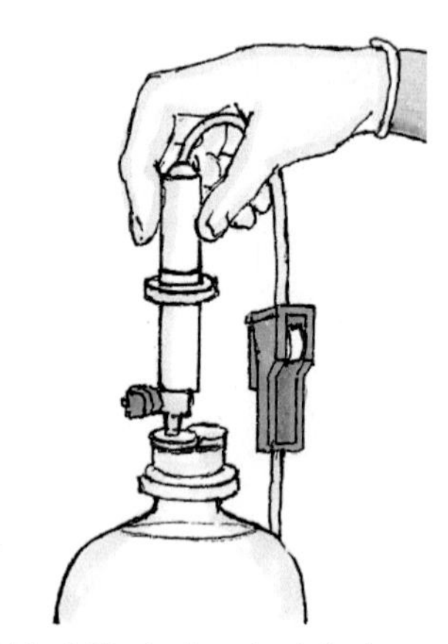

Abb. 1 Einstechen des Infusionssystems

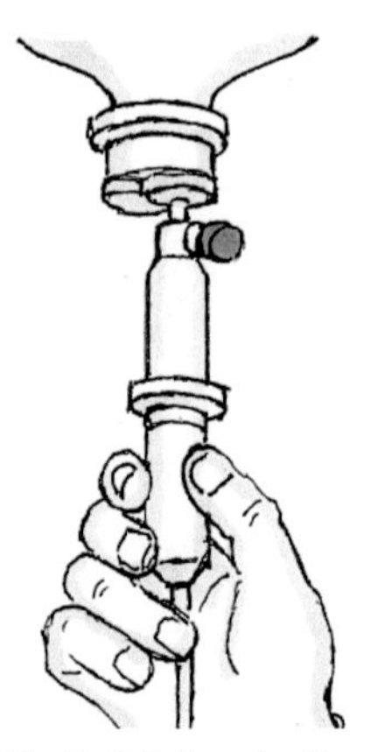

Abb. 2 Drücken der Tropfkammer

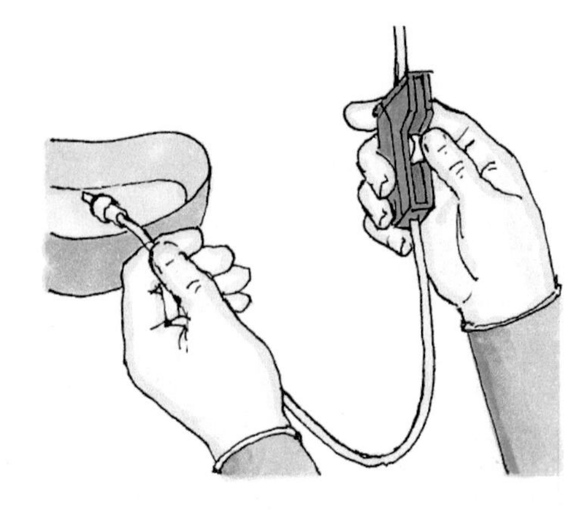

Abb. 3 Entlüften des Schlauchs

Nun wird der Schlauch entlüftet, indem man die Radklemme teilweise aufdreht und die Flüssigkeit langsam in den Schlauch fließen lässt, bis sie die Verschlusskappe erreicht (→ Abb. 3). Man hält das Schlauchende dabei über das Abtropfglas am Infusionsständer, ein Waschbecken oder eine Nierenschale. Nun kann der Arzt die Infusion an den Venenverweilkatheter oder eine Butterfly-Kanüle anschließen. Um Zug am Schlauchsystem zu vermeiden, kann man z. B. eine Schlinge des Infusionsschlauches am Unterarm des Patienten mit Pflaster fixieren.

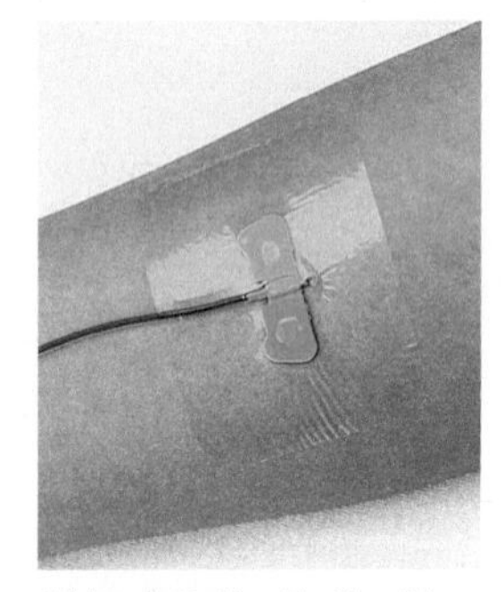

Abb. 4 Butterfly-Kanüle

Eine **Flügelkanüle**, die wegen ihrer „Schmetterlingsflügel" auch **Butterfly** genannt wird, wird ebenso wie Verweilkatheter für Blutentnahmen, Injektionen und Infusionen genutzt (→ Abb. 4). Man nennt sie auch **Venenverweilkanüle**. Sie eignet sich besonders zur Punktion zarter Venen, z. B. am Handrücken. Ein Nachteil ist der geringe Durchmesser der Kanüle. Man kann nur kleine Mengen Infusionslösung einleiten. Da die Kanüle in der Vene verbleibt, solange sie genutzt wird, verletzt die Spitze oft die Venenwand und die Nadel muss vorzeitig gezogen werden, weil Blut und/oder Injektionsflüssigkeit neben die Vene ins Gewebe läuft.

HINWEIS

Bei Schwellungen an der Injektionsstelle, Schmerzen oder Brennen sowie jeder Art von Unverträglichkeit stoppt die MFA die Infusion durch Schließen der Radklemme. Sie entfernt den Katheter nur auf Weisung des Arztes. Bei Allergien usw. wird der Venenzugang für Notfallmedikamente gebraucht.

Patientenbeobachtung bei Infusionen

Der Arzt legt die von der MFA richtig vorbereitete Infusion an. Die MFA beobachtet den Patienten, während er die Infusion erhält und achtet darauf, dass diese richtig läuft.

Vor Anlegen der Infusion prüfen Sie:
- den Namen des Patienten
- Art und Menge der Infusionslösung und des Medikaments
- Zustand und Haltbarkeit der Lösungen
- ob der Patient Gelegenheit hat, zur Toilette zu gehen
- ob der Patient gut informiert und beruhigt ist

Nach Anlegen der Infusion prüfen Sie:
- ob der Patient unter Beobachtung ist und jederzeit gehört werden kann
- ob die Infusion kontinuierlich und in der richtigen Geschwindigkeit läuft
- ob die Infusion in die Vene und nicht ins Gewebe läuft (Schwellung?)
- ob die Infusion nach dem Durchlaufen zeitnah abgenommen wird

Die Infusion wird durch Schließen der Radklemme gestoppt. Dann schraubt man sie von der Anschlussstelle des Venenverweilkatheters ab. Der Venenkatheter wird entweder mit einem passenden Mandrin bis zur weiteren Verwendung geschlossen oder ebenfalls entfernt. Nach dem Entfernen wird die Punktionsstelle mit einem Tupfer bedeckt und komprimiert.

Terminologie: Injektionen und Infusionen

Ampulle	(Glas-)Behälter mit Hals zur Lagerung von Arzneimittellösungen
aspirieren	Injektionen betreffend: mit der Spritze ansaugen
fixieren	befestigen, z. B. festkleben
intraarteriell (i.a.)	Injektionen betreffend: in eine Arterie (Schlagader)
intraartikulär	Injektionen betreffend: in ein Gelenk
intramuskulär (i.m)	Injektionen betreffend: in einen Muskel
intrakutan (i.c.)	Injektionen betreffend: in die Haut (Kutis)
intravenös	Injektionen betreffend: in eine Vene (Blutader)
Kanüle	Hohlnadel für Injektionen usw.
Katheter	schlauchförmiges Instrument zum Einführen in Hohlorgane, z. B. in eine Vene oder die Harnblase
komprimieren	zusammendrücken
Mandrin	Einlegestab zum Verschließen eines Venenverweilkatheters (sprich Mandrä)
NaCl 0,9 %	physiologische Kochsalzlösung (sprich N-A-C-L 0,9 Prozent)
N. ischiadicus	Ischiasnerv; Nerv, der durch das Gesäß ins Bein zieht
Punktion	Einstich, z. B. zum Zweck einer Blutentnahme oder Injektion
Recapping	verbotenes Wiederaufstecken der Kanülenkappe
Spritzenabszess	eitrige Infektion am Injektionsort, z. B. nach i.m.-Injektion
subkutan (s.c.)	Injektionen betreffend: in das Unterhautfettgewebe
Transfusion	Blutübertragung
ventrogluteale Injektion nach Hochstetter	i.m.-Injektionstechnik mit Applikation des Arzneimittels in den M. gluteus medius nahe des Beckenkamms

HINWEIS

NaCl 0,9 % ist eine Salzlösung, die der natürlichen Salzkonzentration des Körpers entspricht. Sie dient Injektions- und Infusionszwecken sowie zum Spülen z. B. von Wunden.

AUFGABEN

1 Welche Injektionsstellen eigenen sich am besten für i.m.-Injektionen **a** bei Impfungen und **b** für Arzneimittelinjektionen > 2 mL?

2 Was versteht man unter Aspirieren und wozu dient es z. B. bei Impfungen?

3 Welche Hautareale eignen sich am besten für s.c.-Injektionen?

4 Erklären und demonstrieren Sie Ihrer Kollegin das Auffinden des Injektionsorts für die ventrogluteale i.m.-Injektion nach Hochstetter.

5 Erklären und demonstrieren Sie Ihrer Kollegin die Vorbereitung einer Infusion mit Zusatz einer Ampulle eines geeigneten Arzneimittels.

6 Worauf achten Sie als MFA, wenn ein Patient eine Infusion erhält?

7 Ein Patient erleidet eine allergische Reaktion auf eine Infusion. Er entwickelt rote Schwellungen der Haut am ganzen Körper. Wie reagieren Sie richtig?

8 Warum ist ein Venenverweilkatheter keine „Venenverweilkanüle"?

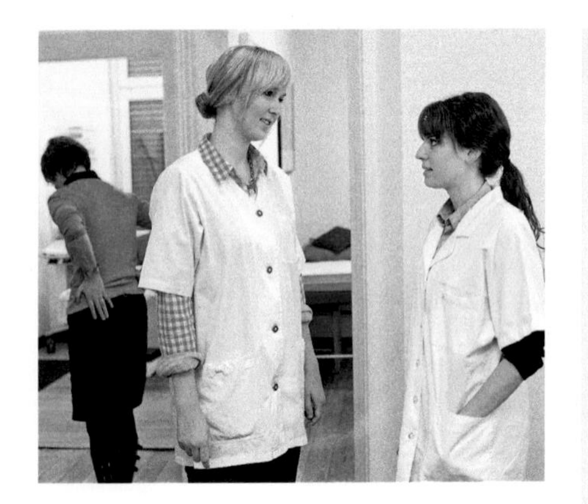

Gebückt und mit vorsichtigen Schritten betritt Verena Schulz, 42 Jahre alt, die Hausarztpraxis von Dr. Klein: Sie leide unter starken Schmerzen und bittet um einen Behandlungstermin noch am gleichen Vormittag. Die MFA Clara Wolf kommt ihr sogleich zu Hilfe, nimmt ihren Versichertennachweis entgegen und begleitet sie in ein Behandlungszimmer. „Oh je", seufzt die Auszubildende Scrap, „das ist bestimmt ein Bandscheibenvorfall." Aber Clara Wolf beruhigt sie: „Warte es doch ab, hierzu muss Dr. Klein die Patientin erst untersuchen. Notfalls müssen wir eine Überweisung zum Orthopäden für eine Röntgendiagnostik oder eine Kernspinuntersuchung vorbereiten. Aber bis dahin können wir sie auch schon unterstützen: Viele Patienten wünschen eine Injektion von Schmerzmitteln oder der Doktor verschreibt auf einem Arzneiverordnungsblatt ein Schmerzmittel in Tablettenform. Auch mit Wärmetherapie oder Elektrotherapie kann man ihr gut helfen. Und dann kann Frau Schulz z. B. auch noch eine Heilmittelverordnung für Krankengymnastik bekommen."

Bei Erkrankungen des Bewegungsapparats steht zunächst die ärztliche Untersuchung bei Hausärzten und Orthopäden im Vordergrund, aber auch medikamentöse und therapeutische Behandlungen und das Anlegen von Verbänden können durchgeführt und abgerechnet werden. Auch die Vorbereitung von Arzneimittel- oder Heil- und Hilfsmittelverordnungen kann notwendig sein. Daneben sind Laboruntersuchungen eine Möglichkeit, zu einer gesicherten Diagnose zu kommen.

Abrechnung von Laboruntersuchungen
→ Bd. 2, LF 8, S. 309, 318

6 Abrechnung bei Erkrankungen des Bewegungsapparats (EBM)

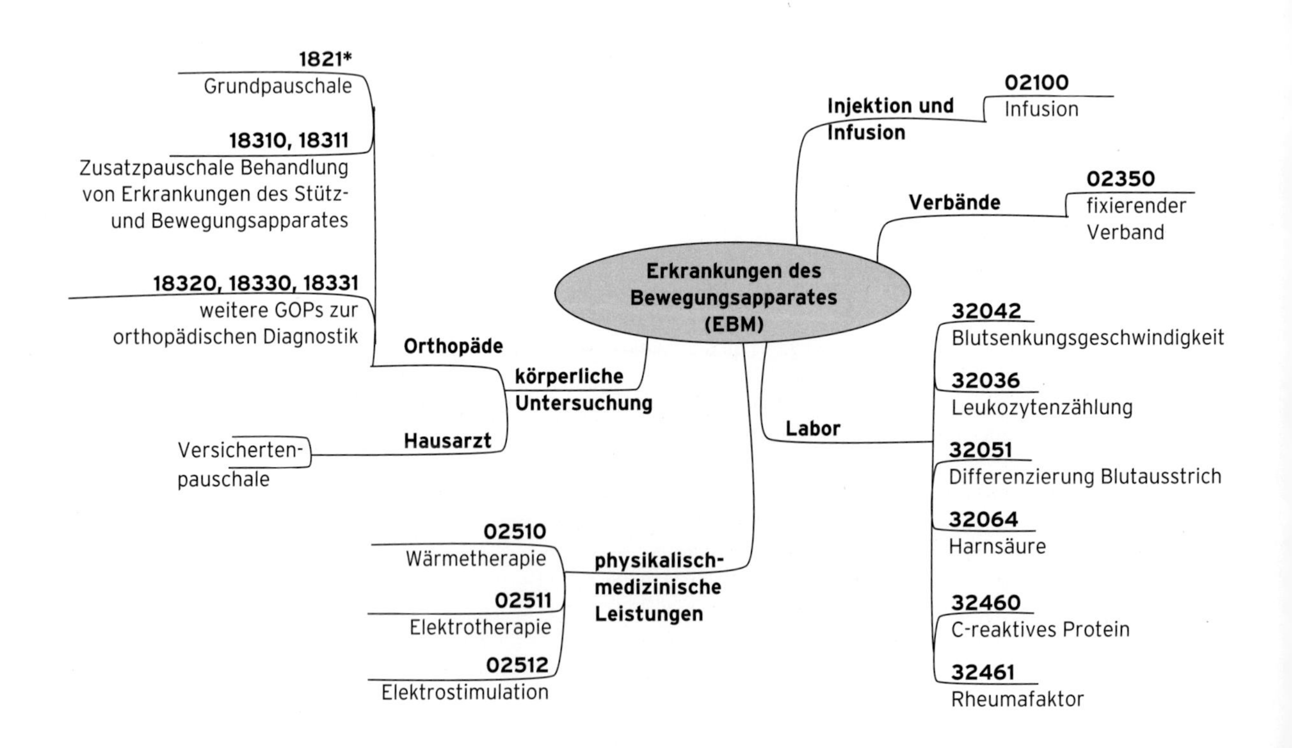

6.1 Hausärztliche Grundleistungen

Der Hausarzt untersucht und berät Frau Schulz, die Kassenpatientin ist, und kann hierfür, da es sich um den ersten Arzt-Patienten-Kontakt handelt, die hausärztliche Versichertenpauschale berechnen.

03000	Versichertenpauschale

Obligater Leistungsinhalt:
- Persönlicher Arzt-Patienten-Kontakt ...

Neben der körperlichen Untersuchung werden bei Beschwerden bzw. Erkrankungen im Bereich des Stütz- und Bewegungsapparates oft medikamentöse Behandlungen zur Schmerztherapie durchgeführt, die krampflösend und entzündungshemmend wirken. Hierfür können Injektionen und Infusionen notwendig sein.

Injektionen sind jedoch, unabhängig davon, ob sie subkutan, intramuskulär oder intravenös erfolgen, nicht als Einzelleistung berechenbar. Sie sind als Leistungen im Anhang 1 des EBM Bestandteil der Versicherten- bzw. Grundpauschale. Die **Infusion** nach GOP 02100 ist zwar nicht mit GOP 03000 abrechenbar, sie ist jedoch zusätzlich zu Grundpauschalen (auch die Notfallpauschale im organisierten Notdienst gehört dazu) berechnungsfähig.

Verbände oder Verbandwechsel können, sofern sie für eine Erkrankung erforderlich sind, nicht neben der hausärztlichen Versichertenpauschale berechnet werden: Der einfache Verband ist ebenso wie der fixierende Verband in der Leistung enthalten (siehe Verzeichnis der nicht gesondert berechnungsfähigen Leistungen im EBM-Anhang 1). Bei Behandlungen im organisierten Notfalldienst ist ein fixierender Verband jedoch berechenbar.

organisierter Notfalldienst
→ Bd. 2, LF 5, S. 102

MERKE

Behandlungen des Bewegungsapparats durch den Hausarzt außerhalb des ärztlichen Notdienstes:
Infusionen, **Injektionen** und **Verbände** sind nicht als Einzelleistungen berechenbar, sondern in der hausärztlichen **Versichertenpauschale** enthalten.

BEISPIELE

1) Frau Schulz wird von Dr. Klein untersucht und ausführlich beraten. Ihre Muskulatur im Bereich der Lendenwirbelsäule ist schmerzhaft verspannt. Dr. Klein verordnet schmerz- und entzündungshemmende Tabletten, stellt eine Arbeitsunfähigkeitsbescheinigung für zwei Tage aus und gibt ihr eine Überweisung zum Orthopäden.

1. Behandlungstag	03000 (Versichertenpauschale Hausarzt) 03230 (ärztliches Gespräch)

Die Ausstellung der Verordnung und der Arbeitsunfähigkeitsbescheinigung ist wie die Überweisung nicht zusätzlich berechnungsfähig, weil diese Leistung in der Versichertenpauschale enthalten ist.

2) Der 66-jährige Ferdinand Bohr ist mit dem Fahrrad gestürzt und hat sich eine handtellergroße Schürfwunde am rechten Schienbein zugezogen. Sein Hausarzt Dr. Klein untersucht und berät ihn. Herrn Bohr wird ein Verband angelegt.

1. Behandlungstag	03000 (Versichertenpauschale Hausarzt)

Zu einer gesicherten Diagnose der Erkrankung können auch Laboruntersuchungen notwendig sein. Bei Erkrankungen des Stütz- und Bewegungsapparats sind folgenden **Laboruntersuchungen** denkbar:

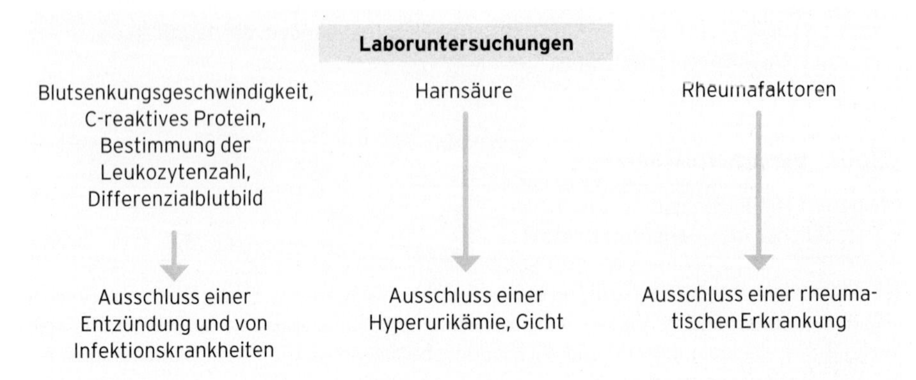

Hinweise zum Vorgehen und zur Abrechnung von Laboruntersuchungen finden Sie in LF 8.

6.2 Physikalische Therapie

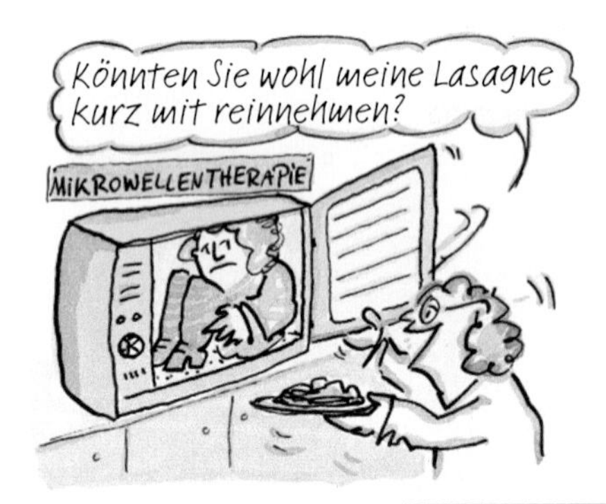

Die Patientin Verena Schulz erhält zur Schmerzlinderung physikalische Therapie.

Eine solche Therapie dient zur Verbesserung der Durchblutung von Haut und Muskulatur sowie dem Lösen von Blockaden und Verspannungen. Hierzu zählen Wärmetherapie, Kurz- und Mikrowellen- und Reizstrombehandlungen. Frau Schulz wird mit einer Wärmetherapie mittels Mikrowelle behandelt.

Neben der Versichertenpauschale sind verschiedene physikalische Therapiebehandlungen berechnungsfähig:

02510	Wärmetherapie

Obligater Leistungsinhalt:
- mittels Packungen mit Paraffinen und/oder
- mittels Peloiden und/oder
- mittels Heißluft und/oder
- mittels Kurz-, Dezimeterwelle und/oder
- mittels Mikrowelle und/oder
- mittels Hochfrequenzstrom und/oder
- mittels Infrarotbestrahlung und/oder
- mittels Ultraschall mit einer Leistungsdichte von weniger als 3 Watt pro cm^2

je Sitzung

Peloide Schlammpackungen, z. B. Fangomatten

Die (Material-)Kosten für diese Leistung sind in der GOP enthalten und können nicht gesondert berechnet werden.

Der EBM kennt neben der Wärmetherapie keine GOPs für die Anwendung von Kältetherapien, wie sie etwa in der Behandlung akuter, verletzungsbedingter Schwellungen oder zur Vorbeugung größerer Blutergüsse nach stumpfen Muskelverletzungen zum Einsatz kommen. Diese müssen ggf. privat beglichen werden.

private Abrechnung → LF 1, S. 56

02511	Elektrotherapie unter Anwendung niederfrequenter und/oder mittelfrequenter Ströme

Obligater Leistungsinhalt:
- Galvanisation und/oder
- Reizstrom und/oder
- neofaradischer Schwellstrom und/oder
- Iontophorese und/oder
- amplitudenmodulierte Mittelfrequenztherapie und/oder
- Schwellstromtherapie und/oder
- Interferenzstromtherapie

je Sitzung

Die GOP 02511 ist im Behandlungsfall höchstens achtmal berechnungsfähig.

Galvanisation
Behandlung mit Gleichstrom mittels fester Elektroden oder in Form von Elektrobädern, z. B. Stangerbad

02512	Gezielte Elektrostimulation bei spastischen und/oder schlaffen Lähmungen

Obligater Leistungsinhalt:
- Elektrostimulation
- Festlegung der Reizparameter

je Sitzung

BEISPIELE

1) Nach Untersuchung, Beratung und Arzneimittelverordnung (für den ersten Behandlungstag bereits abgerechnet) erhält Frau Schulz von ihrem Hausarzt eine Mikrowellentherapie. Am Folgetag (2. Behandlungstag) kommt sie erneut zur Wärmebehandlung.

1. Behandlungstag	03000 (Versichertenpauschale) 02510 (Wärmetherapie)
2. Behandlungstag	02510 (Wärmetherapie)

2) Dr. Klein möchte kurz nach Ende der Sprechstunde am Dienstag um 19:10 Uhr gerade die Praxis abschließen, als zum dritten Mal in diesem Quartal Paul Wagner zu ihm kommt. Seine schmerzhaften muskulären Verspannungen im Bereich des rechten Trapezmuskels haben sich im Laufe des Tages so verstärkt, dass er befürchtet, heute nicht schlafen zu können. Dr. Klein führt eine Reizstromtherapie durch.

3. Behandlungstag	01100 (Unvorhergesehene Inanspruchnahme) 02511 (Elektrotherapie)

unvorhergesehene Inanspruchnahme
→ LF 2, S. 190, 196

6.3 Vertragsärztliche Formulare (1)

Bei der Behandlung von GKV-Patienten kommen standardisierte **vertragsärztliche Formulare** zum Einsatz, die Bestandteil der Vordruckvereinbarungen sind. Zu ihnen gehören beispielsweise der Abrechnungsschein (Muster 5), aber auch Formulare für Überweisungen zu Fachärzten und Arzneimittelverordnungen.
Für privat Krankenversicherte gibt es mit Ausnahme des Betäubungsmittelrezepts keine Vorschriften über zu verwendende Vordrucke.

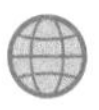

Alle Vordrucke stehen über **www.kbv.de** zum öffentlichen Download bereit.

6.3.1 Abrechnungsschein (Muster 5)

Ersatzverfahren → LF 2, S.158
Versichertenkarte → LF 2, S.156

Die Abrechnung der ärztlichen Leistungen für GKV-Patienten erfolgt über entsprechend KV-zertifizierte EDV-Programme online oder übergangsweise noch mittels Datenträger. Der im Folgenden erklärte Abrechnungsschein (Muster 5) kommt in analoger oder digitaler Form nur noch im Rahmen des sogenannten ‖ Ersatzverfahrens zum Einsatz.

1 Das Personalienfeld, der „Kopfteil" des Formulars, kann automatisch mithilfe der ‖ Versichertenkarte beschriftet werden. Dies beinhaltet folgende Informationen:

Krankenkasse bzw. Kostenträger
Musterkrankenkasse 72
Name, Vorname des Versicherten
Mustermann
Martin geb. am
Musterweg 1 01.01.60
D 12345 Musterhausen 12/18
Kostenträgerkennung | Versicherten-Nr. | Status
101234567 | 123456789 | 1 5
Betriebsstätten-Nr. | Arzt-Nr. | Datum
123456789 | 123456789 | 01.05.15

- Name der Krankenkasse und WOP-Kennzeichen
- Name, Vorname und postalische Adresse des Versicherten
- Kostenträgerkennung
- Versichertennummer
- Versichertenstatus
- Gültigkeitszeitraum der Versichertenkarte

Das EDV-System der Praxis ergänzt außerdem die ‖ Betriebsstätten- und die ‖ Arztnummer der Arztes sowie das aktuelle Datum.

Betriebsstätten-nummer → LF 1, S.57
lebenslange Arztnummer → LF 1, S.57
Arbeitsunfälle → Bd. 3, LF 10, S.145
Formular 1050 → Bd. 3, LF 10, S.146

2 Zu kennzeichnen sind die Felder
- ambulante Behandlung: bei Behandlung des Patienten in der ärztlichen Praxis,
- belegärztliche Behandlung: bei Behandlung des Patienten im Krankenhaus durch einen Belegarzt.

3 Das Feld Unfall, Unfallfolgen muss gekennzeichnet werden, wenn ein privater Unfall die Ursache der Behandlung ist. Durch diese Markierung können die Krankenkassen ggf. Kosten gegenüber Dritten einfordern. Demgegenüber muss für ‖ Arbeitsunfälle das ‖ Formular 1050 für die Abrechnung mit dem Unfallversicherungsträger verwendet werden.

4 Unter Quartal werden das Quartal und Jahr eingetragen, z. B. 2 13 für das zweite Quartal 2013.

5 Die Felder
- Abklärung somatischer (= körperlicher) Ursachen vor Aufnahme einer Psychotherapie und
- anerkannte Psychotherapie

sind zu kennzeichnen, wenn die Behandlung der Abklärung somatischer (körperlicher) Ursachen vor Aufnahme einer Psychotherapie durch einen psychologischen Psychotherapeuten dient.

6 Das Geschlecht des Patienten oder der Patientin wird markiert.

7 Das Feld Diagnosen / ggf. Abrechnungsbegründungen dient der Angabe der Diagnose. Diese ist nach **ICD-10** verschlüsselt anzugeben.

MERKE

Die WHO gibt ein weltweit anerkanntes **Diagnoseklassifikationssystem** der Medizin heraus, die internationale statistische Klassifikation der Krankheiten und verwandter Gesundheitsprobleme (engl. **I**nternational Statistical **C**lassification of **D**iseases and Related Health Problems). ICD-10 ist die derzeit gültige Version; in Deutschland verwendet man für die Verschlüsselung die **ICD-10-GM** (GM = German Modification = deutsche Version) Auflage 2012.
Die Schlüsselnummer einer akuten Bronchitis ist z. B. die Nummer J 20.9.

Das Feld muss bei psychotherapeutischer Behandlung außerdem das Datum des Bewilligungsbescheides angeben.

8 Im Leistungsfeld werden die erbrachten ärztlichen Leistungen eingetragen: Hierfür trägt man hinter dem Datum der Leistungserbringung die fünfstellige Gebührenordnungsposition nach dem EBM ein. Sind mehrere GOPs abzurechen, wodurch sich diese über mehrere Zeilen erstrecken, dann muss die Datumsangabe nicht wiederholt werden.

9 Für ärztliche Leistungen im Rahmen der Mutterschaftsvorsorge trägt man den Tag der mutmaßlichen Entbindung nach der ▌„Naegele-Regel" ein; ebenso ist bei belegärztlicher Behandlung die Dauer des stationären Aufenthaltes einzutragen.

Naegele-Regel
Regel zur Berechnung des voraussichtlichen Geburtstermins: erster Tag der letzten Periode plus sieben Tage minus drei Monate plus ein Jahr

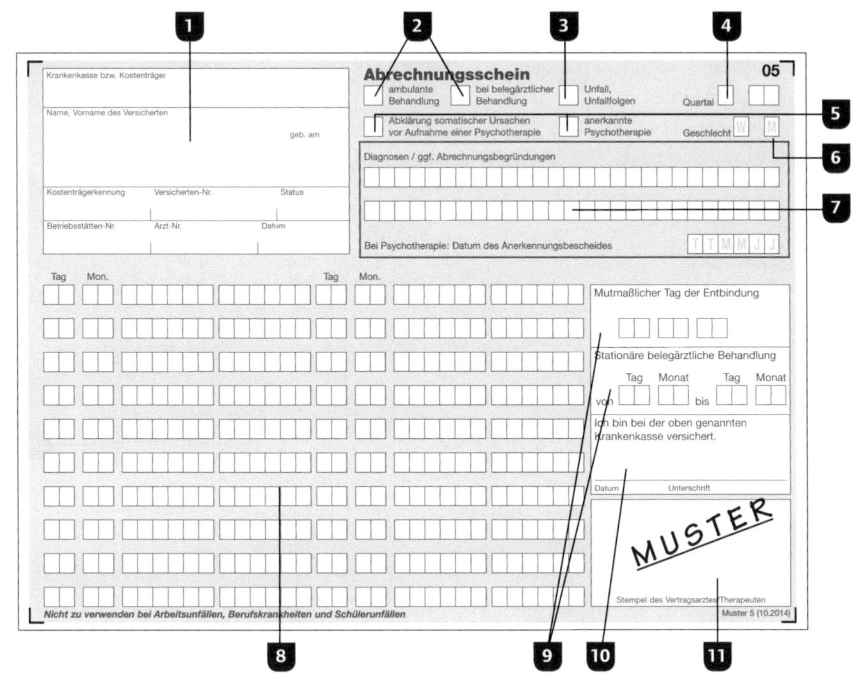
Krankenkasse bzw. Kostenträger
Name, Vorname des Versicherten
geb. am
Kostenträgerkennung | Versicherten-Nr. | Status
Betriebsstätten-Nr. | Arzt-Nr. | Datum

Abrechnungsschein 05
ambulante Behandlung | bei belegärztlicher Behandlung | Unfall, Unfallfolgen | Quartal
Abklärung somatischer Ursachen vor Aufnahme einer Psychotherapie | anerkannte Psychotherapie | Geschlecht W M
Diagnosen / ggf. Abrechnungsbegründungen
Bei Psychotherapie: Datum des Anerkennungsbescheides T T M M J J

Tag | Mon. | Tag | Mon.
Mutmaßlicher Tag der Entbindung
Stationäre belegärztliche Behandlung
Tag Monat Tag Monat
von bis
Ich bin bei der oben genannten Krankenkasse versichert.
Datum | Unterschrift
MUSTER
Stempel des Vertragsarztes/Therapeuten
Muster 5 (10.2014)
Nicht zu verwenden bei Arbeitsunfällen, Berufskrankheiten und Schülerunfällen

Abb. 1 Abrechnungsschein (Muster 5)

10 Ein Abrechnungsschein kann verwendet werden, wenn die Versichertenkarte des Patienten nicht vorliegt (Ersatzverfahren). Der Patient bestätigt dann in diesem Feld mit Datum und Unterschrift, dass er bei der angegebenen Krankenkasse versichert ist.

11 Das Formular ist mit dem Vertragsarztstempel (mit KV-Nummer) zu kennzeichnen.

6.3.2 Arzneiverordnungsblatt (Muster 16)

Bei Erkrankungen des Bewegungsapparats kann eine weitere Therapiemaßnahme in der Verordnung von Arzneimitteln (z. B. Arzneimittel mit entzündungshemmenden, abschwellenden und schmerzstillenden Eigenschaften), Heil- und Hilfsmitteln liegen: Der Hausarzt verordnet im vorliegenden Beispiel seiner Patientin ein Schmerzmittel.

Verordnung von Arzneimitteln

Arzneimittel sind nach dem Arzneimittelgesetz (AMG) Stoffe und Zubereitungen aus Stoffen, die dazu bestimmt sind, durch Anwendung am oder im menschlichen Körper Krankheiten oder krankhafte Beschwerden zu heilen, zu lindern, zu verhüten oder zu erkennen. Dabei können sie auch zur Abwehr von Krankheitserregern, Parasiten oder körperfremden Stoffen verwendet werden.

Der Vertragsarzt kann mit dem **Arzneiverordnungsblatt (Muster 16; auch: Arzneimittelverordnungsblatt)** verschreibungspflichtige Arzneimittel und Verbandmittel verordnen. Rezeptfreie Medikamente sind jedoch nur in Ausnahmefällen bei bestimmten Indikationen verordnungsfähig, z. B. Acetylsalicylsäure (ASS) nach Schlaganfall. Außerdem sind rezeptfreie Medikamente bis zum 12. Lebensjahr oder bei Jugendlichen mit Entwicklungsstörungen verordnungsfähig.

Jeder Vertragsarzt muss seine eigenen Verordnungsblätter verwenden, die unten rechts in dem weißen Feld mit seiner Vertragsarztnummer kenntlich gemacht sind. Auf diese Weise können die Verordnungen des Arztes maschinell erfasst und ihm zugeordnet werden.

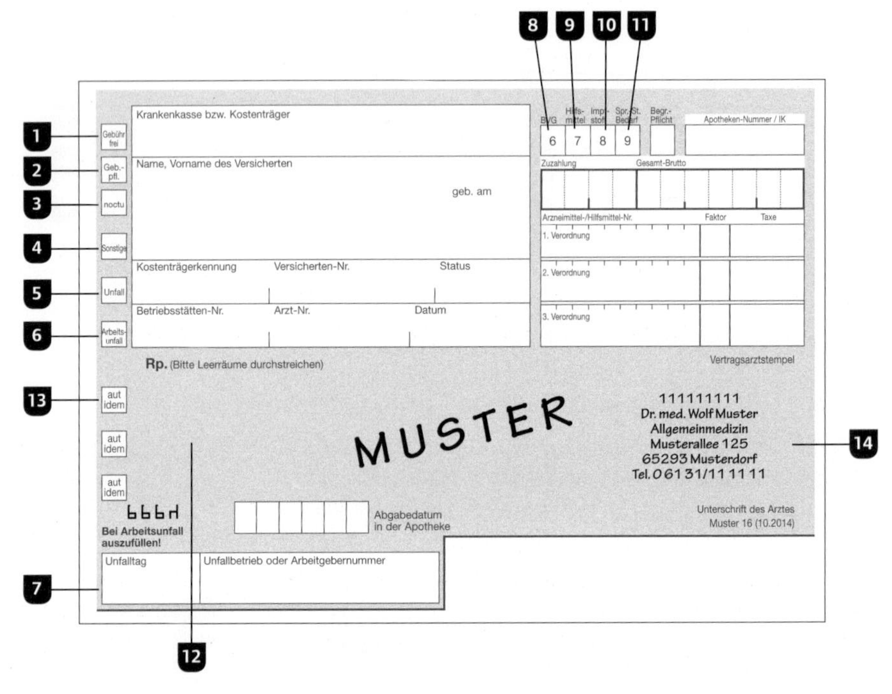

Abb. 1 Arzneiverordnungsblatt (Muster 16)

Wie alle vertragsärztlichen Formulare wird auch das Personalienfeld des Rezeptes mit Hilfe der Versichertenkarte bedruckt.

Zuzahlung bei Arzneimitteln → LF 2, S. 159

Links neben dem Personalienfeld finden sich sechs Felder, die u. a. die Zuzahlung des Patienten regeln. Von diesen ist mindestens eines anzukreuzen:

1 Gebührenfrei:

- bei Versicherten vor Vollendung des 18. Lebensjahres
- bei Versicherten, die von der Zuzahlung befreit sind (Vorlage des Befreiungsnachweises notwendig)
- Arznei-, Verband- und Hilfsmittel, die im Zusammenhang mit einer Schwangerschaft oder Entbindung verordnet werden
- Verordnungen zu Lasten eines Unfallversicherungsträgers nach Arbeitsunfall
- bei Patienten einiger Sonstiger Kostenträger, z. B. Bundespolizei

Sonstige Kostenträger → LF 2, S. 169

2 Gebührenpflichtig: Im Regelfall sind Verordnungen grundsätzlich gebührenpflichtig.

3 Noctu: Kreuzt der Arzt dieses Feld an, so muss der Patient außerhalb der Ladenschlusszeiten (bzw. zwischen 20:00 und 07:00 Uhr) in der Apotheke keine Nachttaxe zahlen.

4 Sonstige: Das Feld „Sonstige" ist bei Patienten von Sonstigen Kostenträgern anzukreuzen.

5 Unfall: Bei Verordnungen nach einem privaten Unfall muss das Feld Unfall gekennzeichnet werden.

Arbeitsunfall → Bd. 3, LF 10, S. 145

6 Arbeitsunfall: Dieses Feld muss angekreuzt werden, wenn die Verordnung in Zusammenhang mit einem Arbeits- oder Schulunfall oder einer Berufskrankheit erfolgt. Daneben wird das Feld „Gebühr frei" angekreuzt.

7 Bei Arbeitsunfällen sind unten links zusätzlich der **Unfalltag** und der **Unfallbetrieb** einzutragen.

MERKE

Private Unfälle:
- Feld „Unfall" ankreuzen
- Abrechnung über die Krankenkasse des Patienten

Arbeitsunfälle:
- Feld „Arbeitsunfall" und „Gebühr frei" ankreuzen, Unfalltag und Unfallbetrieb ausfüllen
- Abrechnung über den Unfallversicherungsträger (z. B. Berufsgenossenschaft): Kostenträger oben eintragen (die Felder „Kostenträgerkennung", „Versicherten-Nr.", „Status", „eGK gültig bis" entfallen)

8 BVG: Das **Feld 6** muss bei Patienten angekreuzt werden, die nach dem Bundesentschädigungsgesetz (BEG) oder dem Bundesversorgungsgesetz (BVG) anspruchsberechtigt sind. Diese Patienten sind außerdem von der Zuzahlung befreit; es muss zusätzlich „Gebühr frei" angekreuzt werden.

9 Hilfsmittel: Bei der Verordnung von Hilfsmitteln ist **Feld 7** zu kennzeichnen.

10 Impfstoff: Für die Verordnung von Impfstoffen ist **Feld 8** anzukreuzen. Dies gilt nur für Impfstoffe im Rahmen der gültigen Impfvereinbarung, wogegen Reiseimpfstoffe auf Privatrezept verordnet werden müssen. Sollen die Impfstoffe für den Sprechstundenbedarf bezogen werden, dann muss gleichzeitig das Feld 9 und das Feld „Gebühr frei" markiert werden.

11 Spr.St.Bedarf: Bei der Verordnung von Sprechstundenbedarf ist das **Feld 9** anzukreuzen oder durch eine „9" zu markieren. Gleichzeitig muss das Feld „Gebühr frei" angekreuzt werden. Da diese Verordnungen nicht auf den Namen eines Patienten erfolgen, wird der Kostenträger für Sprechstundenbedarf eingetragen.

12 Rezept: Das eigentliche Verordnungsfeld dient der Angabe des **Wirkstoffs** oder des **Handelsnamens** der Verordnung (12a). Außerdem ist die **Darreichungsform** (12b), die **Wirkstoffmenge** (12c), die **Packungsgröße** (12c) und ggf. die **Einnahmeempfehlung** (12d) anzugeben.
Pro Rezept dürfen nur **maximal drei Arzneimittel oder Verbandmittel** verordnet werden; frei bleibender Platz muss entwertet werden.

13 Aut idem: Dieses Feld muss angekreuzt oder durchgestrichen werden, wenn der Apotheker nur genau das verordnete Medikament herausgeben darf. Die Abgabe des Arzneimittels eines anderen Herstellers mit demselben Wirkstoff ist in diesem Fall nicht möglich. Um sich vor Regressen (Rückforderungen) der KV und der gesetzlichen Krankenkassen zu schützen, sollte davon nur in begründeten Ausnahmefällen Gebrauch gemacht werden, z. B. bei nachgewiesenen, herstellerbezogenen Unverträglichkeiten eines Arzneimittels. Ist das Aut-idem-Feld nicht angekreuzt bzw. durchgestrichen, dann ist der Apotheker verpflichtet, vor Herausgabe des Medikaments zu überprüfen, ob nicht von der Krankenkasse des Patienten mit einem bestimmten Hersteller ein Rabattvertrag über ein wirkstoffgleiches, aber preiswerteres Medikament abgeschlossen wurde. Lehnt der Patient dieses preiswertere Medikament ab, dann muss er die entstehenden Mehrkosten vor Ort in der Apotheke selbst bezahlen und kann allenfalls versuchen, über seine Krankenkasse im Rahmen einer Ermessensleistung davon etwas erstattet zu bekommen.

Ohne Rezept läuft hier gar nix!
Kochense sich selber was ...
SUPER FORTE

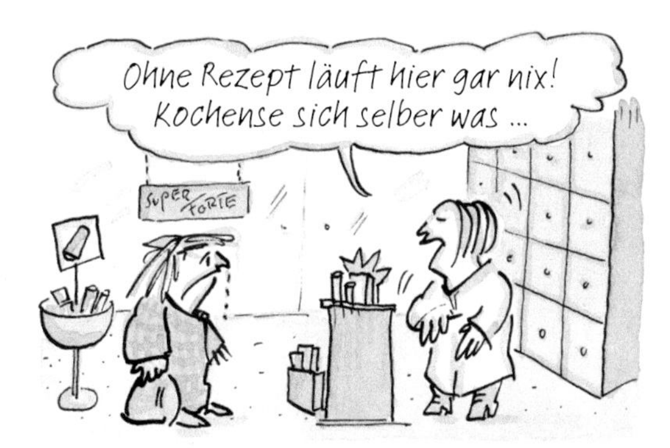

14 **Stempel** und **Unterschrift** des Vertragsarztes

Bundesentschädigungsgesetz
→ LF 2, S. 172

Bundesversorgungsgesetz
→ LF 2, S. 170

Privatrezept
→ LF 4, S. 439

Sprechstundenbedarf
→ Bd. 2, LF 6, S. 168

aut idem
lat. = oder dasselbe, derselbe Wirkstoff

Ermessensleistung
→ LF 2 S. 163

Verordnung von Hilfsmitteln

Mit dem Arzneiverordnungsblatt (Muster 16) können auch **Hilfsmittel** verordnet werden. Hierbei handelt es sich um Gegenstände oder technische Produkte, die fehlende oder beeinträchtigte Körperfunktionen ersetzen oder ausgleichen. Dies können z. B. Inkontinenzartikel,

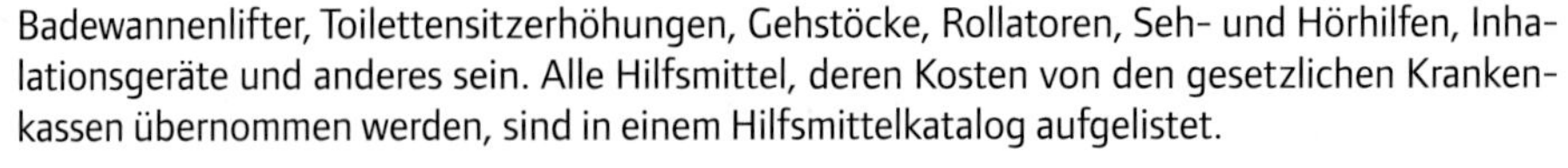

Badewannenlifter, Toilettensitzerhöhungen, Gehstöcke, Rollatoren, Seh- und Hörhilfen, Inhalationsgeräte und anderes sein. Alle Hilfsmittel, deren Kosten von den gesetzlichen Krankenkassen übernommen werden, sind in einem Hilfsmittelkatalog aufgelistet.

Hilfsmittelkatalog der gesetzlichen Krankenkassen: **http://db1.rehadat.de/gkv2/Gkv.KHS**

Bei der Verordnung von Hilfsmitteln wird auf dem Verordnungsblatt (Muster 16) das Feld 7 markiert und zusätzlich zur besseren Orientierung des Leistungserbringers (z. B. Sanitätshaus) die Diagnose im Klartext angegeben.
Die **Rückseite des Verordnungsblattes** dient als Empfangsbescheinigung für die verordneten Hilfsmittel: Der Patient bestätigt mit Datum und Unterschrift den Erhalt eines Hilfsmittels und der Apotheker/Lieferant setzt seinen Stempel in das dafür vorgesehene Feld.

6.3.3 Betäubungsmittelrezept (BtM-Rezept)

Die Verordnung über das Verschreiben, die Abgabe und den Nachweis des Verbleibs von Betäubungsmitteln finden Sie unter **www.bundesrecht.juris.de/btmvv_1998/**

Arzneimittel, die unter die Betäubungsmittel-Verschreibungsverordnung fallen, dürfen nicht mit dem Arzneiverordnungsblatt (Muster 16) verordnet werden, sondern können nur auf dem amtlichen **Betäubungsmittelrezept (BtM-Rezept)** rezeptiert werden. Dieses Formblatt ist kein vertragsärztliches Formular: Es gilt für alle Krankenkassen und alle Sonstigen Kostenträger, d. h. auch für Privatpatienten. Die damit verbundenen besonderen Regelungen sind in der Betäubungsmittel-Verschreibungsverordnung nachzulesen.

MERKE

Das BtM-Rezept gilt für **alle** Patienten, auch für Privatpatienten.

Bundesinstitut für Arzneimittel und Medizinprodukte, Kurt-Georg-Kiesinger-Allee 3, 53175 Bonn

Dokumentation im Betäubungsmittel-Abgabe-Buch → Bd. 2, LF 6, S. 172

Das ‖ Bundesinstitut für Arzneimittel und Medizinprodukte gibt die Betäubungsmittelrezepte heraus. Der Arzt muss sie dort schriftlich oder mit einer Anforderungskarte anfordern. Die BtM-Rezepte sind mit einer fortlaufenden neunstelligen Rezeptnummer versehen, mit der sie dem verschreibenden Arzt eindeutig zugeordnet werden können. Sie dürfen nur im Vertretungsfall übertragen werden. In Praxen, in denen mehrere Ärzte BtM verschreiben, erhält jeder Arzt eigene BtM-Rezepte, deren Verwendung jeweils getrennt ‖ dokumentiert werden muss. BtM-Rezepte sind mit besonderen Sicherheitsmerkmalen vor Missbrauch geschützt: Das Linienmuster ist schwer zu scannen; außerdem erscheint das Rezept unter UV-A-Licht grünlich-fluoreszierend. BtM-Rezepte müssen gegen Diebstahl gesichert und ihr Verlust unverzüglich dem Bundesinstitut für Arzneimittel mitgeteilt werden. Verschreibt sich der Arzt bei der Ausstellung des Rezepts, dann muss auch das ungültige Formular noch drei Jahre in der Praxis aufbewahrt werden.
Betäubungsmittelrezepte sind dreiteilig:

- Blatt 1 (Teil II): für die Apotheke zur Verrechnung
- Blatt 2 (Teil III): zum Verbleib in der Praxis (‖ Aufbewahrungspflicht drei Jahre)
- Blatt 3 (Teil I): für die Apotheke zur Aufbewahrung (drei Jahre)

Aufbewahrungspflicht von BtM-Rezepten → Bd. 2, LF 6, S. 172

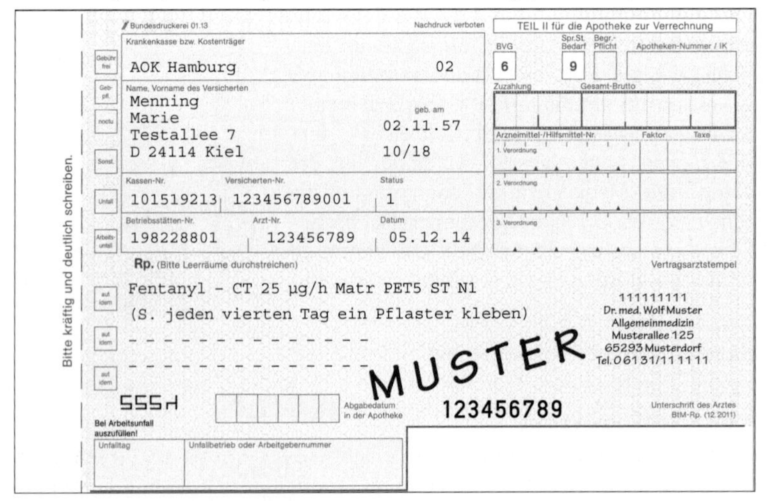

Bundesdruckerei 01.13 Nachdruck verboten
TEIL II für die Apotheke zur Verrechnung

Gebühr frei | Geb.-pfl. | noctu | Sonst. | Unfall | Arbeits-unfall

Krankenkasse bzw. Kostenträger
AOK Hamburg 02

Name, Vorname des Versicherten
Menning
Marie
Testallee 7
D 24114 Kiel
geb. am 02.11.57
10/18

Kassen-Nr. 101519213 | Versicherten-Nr. 123456789001 | Status 1

Betriebsstätten-Nr. 198228801 | Arzt-Nr. 123456789 | Datum 05.12.14

BVG 6 | Spr.St. Bedarf 9 | Begr.-Pflicht | Apotheken-Nummer / IK

Zuzahlung | Gesamt-Brutto

Arzneimittel-/Hilfsmittel-Nr. | Faktor | Taxe
1. Verordnung
2. Verordnung
3. Verordnung

Rp. (Bitte Leerräume durchstreichen)

aut idem – Fentanyl - CT 25 µg/h Matr PET5 ST N1
(S. jeden vierten Tag ein Pflaster kleben)
aut idem – - - - - - - - - - - - - - - -
aut idem – - - - - - - - - - - - - - - -

Vertragsarztstempel
111111111
Dr. med. Wolf Muster
Allgemeinmedizin
Musterallee 125
65293 Musterdorf
Tel. 06131/111111

MUSTER

555H
Abgabedatum in der Apotheke
123456789
Unterschrift des Arztes
BtM-Rp. (12.2011)

Bei Arbeitsunfall auszufüllen!
Unfalltag | Unfallbetrieb oder Arbeitgebernummer

Bitte kräftig und deutlich schreiben.

Abb. 1 BtM-Rezept, ausgefüllt

HINWEIS

Seit März 2013 sind die BtM-Rezeptformulare mit zusätzlichen Sicherheitsmerkmalen im ersten Blatt ausgestattet.

Die Ausfüllregeln für das Arzneiverordnungsblatt in Bezug auf das **Personalienfeld** und die **Markierungsfelder** gelten auch hier.
Für die Verschreibung im Verordnungsfeld müssen genauere **Verordnungsvorschriften** berücksichtigt werden:

- **Arzneimittelbezeichnung**, Menge in Gramm oder Milliliter, Stückzahl, Größe, Anzahl der Packungseinheiten
- **Dosierungsanweisung** mit Einzel- und Tagesdosis oder Vermerk „Gemäß schriftlicher Anweisung" (im Falle der Verordnung eines Substitutionsmittels, z. B. Methadon, nach § 5 Abs. 8 BtMVV, ist zusätzlich die Dauer in Tagen anzugeben, nach der das Substitutionsmittel verbraucht ist)
- **Name, Berufsbezeichnung** des verordnenden Arztes sowie zusätzlich Anschrift einschließlich Telefonnummer sind anzugeben, wenn der Arzt in Vertretung verordnet.
- vollständige Unterschrift des Arztes

Es ist außerdem festgelegt, dass die in der Verordnungsvorschrift angegebene **Verschreibungshöchstmenge** nur für einen Zeitraum von 30 Tagen verordnet werden darf. Diese Höchstmenge kann in begründeten Einzelfällen überschritten werden; in diesem Fall ist das Rezept mit einem „A" (Ausnahme) zu kennzeichnen.
In Ausnahmefällen darf ein Betäubungsmittel im Notdienst auch auf einem Arzneiverordnungsblatt (Muster 16) verordnet und mit dem Vermerk **„Notfallverschreibung"** kenntlich gemacht werden. Das BtM-Rezept muss dann umgehend nachgereicht und mit einem „N" versehen werden.

6.3.4 Arbeitsunfähigkeitsbescheinigung (Muster 1)

Die Beispielpatientin Verena Schulz wird von ihrem Hausarzt auf Grund ihrer starken Schmerzen für zwei Tage krankgeschrieben.

Der Arzt verwendet hierfür das vertragsärztliche Formular für die Arbeitsunfähigkeitsbescheinigung (Muster 1; → S. 424, Abb. 1). Sie darf nur nach einer ärztlichen Untersuchung ausgestellt werden. Es ist immer der Tag der Feststellung der Arbeitsunfähigkeit (AU) anzugeben. Entsprechend darf die Bescheinigung nur in Ausnahmefällen höchstens zwei Tage rückdatiert werden.
Die Bescheinigung ist ein dreiteiliges Formular, das im Durchschreibeverfahren ausgefüllt oder in drei Teilen ausgedruckt wird:

- Muster 1a: zur Vorlage bei der Krankenkasse
- Muster 1b: zur Vorlage beim Arbeitgeber (enthält keine Diagnose- oder Befundmitteilung)
- Muster 1c: zum Verbleib beim ausstellenden Arzt (Aufbewahrungsfrist ein Jahr)

Wie bei jedem vertragsärztlichen Formular kann das **Personalienfeld** mit der elektronischen Gesundheitskarte ausgedruckt werden.
1 Das Feld **Erstbescheinigung** muss angekreuzt werden, wenn die Arbeitsunfähigkeit erstmalig festgestellt wird. Sofern die AU auf Grund der gleichen Erkrankung verlängert werden muss, wird Feld **2 Folgebescheinigung** angekreuzt.

Für | Arbeitsunfälle gelten die folgenden Felder:
3 Es wird das Feld **Arbeitsunfall, Arbeitsunfallfolgen, Berufskrankheit** markiert.

Arbeitsunfall
→ Bd. 3, LF 10, S. 145

4 „dem | Durchgangsarzt überwiesen" wird angekreuzt, wenn diese Überweisung notwendig war.

Durchgangsarzt
→ Bd. 3, LF 10, S. 150

Zusätzlich werden folgende Felder beschriftet:
5 Die Erstbescheinigung führt im Feld **„arbeitsunfähig seit"** sechsstellig das Datum des Beginns der AU auf. Folgebescheinigungen geben in der Regel das Datum des Beginns der AU nicht mehr an; in mancher Arztsoftware wird er automatisch mit ausgedruckt.

6 Das Feld **„voraussichtlich arbeitsunfähig bis"** gibt die anhand der ärztlichen Untersuchung anzunehmende voraussichtliche Dauer der AU an. Bei gleichzeitiger Krankenhauseinweisung ist dieses Feld mit „stationär" zu beschriften (→ S. 424, Abb. 2).

7 Das Datum im Feld **„Festgestellt am"** ist in der Regel identisch mit dem Ausstellungsdatum.

8 Vertragsarztstempel und **Unterschrift** des ausstellenden Arztes

Die folgenden Abschnitte des Formulars gelten nur für die Teile, die für den Arzt und die Krankenkasse bestimmt sind:
9 Die nach der Untersuchung gestellte **Diagnose** muss nach ICD-10 verschlüsselt angegeben werden.

10 Bei Unfällen im privaten Bereich ist das Feld **„Sonstiger Unfall, Unfallfolgen"** anzukreuzen.

11 Das Feld **„Versorgungsleiden (BVG)"** kann nur markiert werden, wenn es sich bei der Erkrankung um ein vom Bundesversorgungsamt anerkanntes Leiden handelt.

12 Der untere Teil der Bescheinigung dient der Mitteilung des Arztes an die Krankenkasse, wenn er z. B. ein Heilverfahren für angezeigt hält.

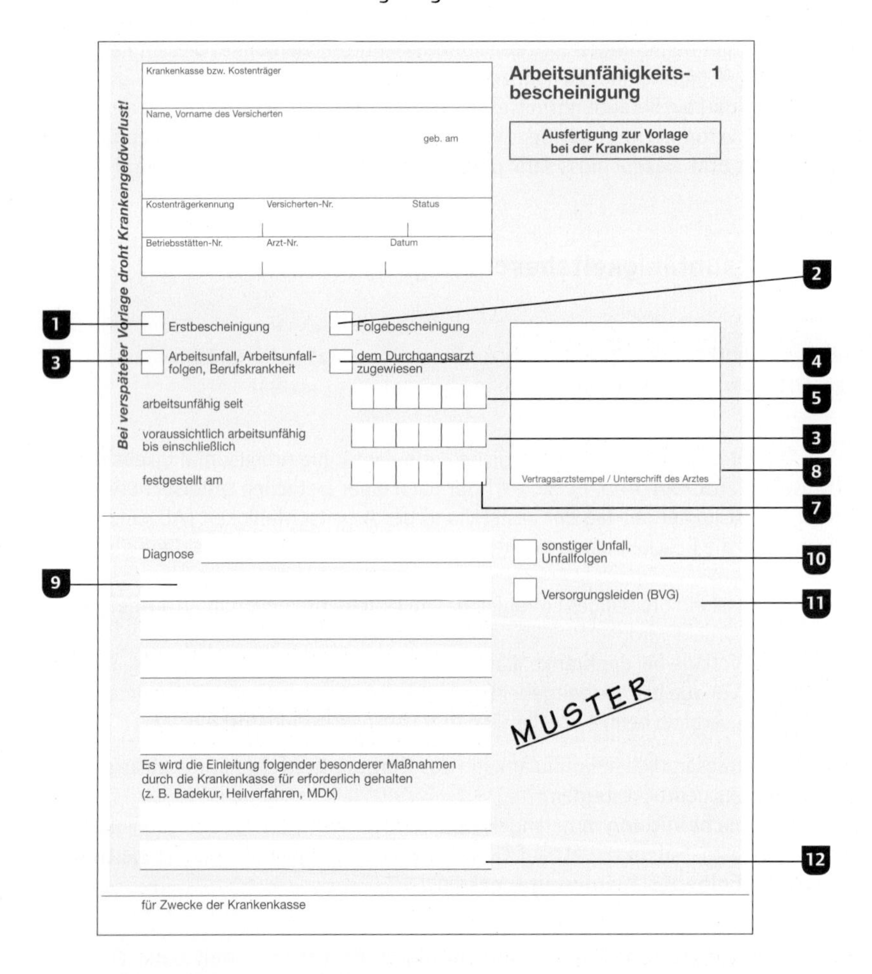

Arbeitsunfähigkeits-bescheinigung 1

Ausfertigung zur Vorlage bei der Krankenkasse

Bei verspäteter Vorlage droht Krankengeldverlust!

Krankenkasse bzw. Kostenträger

Name, Vorname des Versicherten

geb. am

Kostenträgerkennung | Versicherten-Nr. | Status

Betriebsstätten-Nr. | Arzt-Nr. | Datum

☐ Erstbescheinigung ☐ Folgebescheinigung

☐ Arbeitsunfall, Arbeitsunfallfolgen, Berufskrankheit ☐ dem Durchgangsarzt zugewiesen

arbeitsunfähig seit

voraussichtlich arbeitsunfähig bis einschließlich

festgestellt am

Vertragsarztstempel / Unterschrift des Arztes

Diagnose

☐ sonstiger Unfall, Unfallfolgen

☐ Versorgungsleiden (BVG)

MUSTER

Es wird die Einleitung folgender besonderer Maßnahmen durch die Krankenkasse für erforderlich gehalten (z. B. Badekur, Heilverfahren, MDK)

für Zwecke der Krankenkasse

Abb. 1 Arbeitsunfähigkeitsbescheinigung (Muster 1)

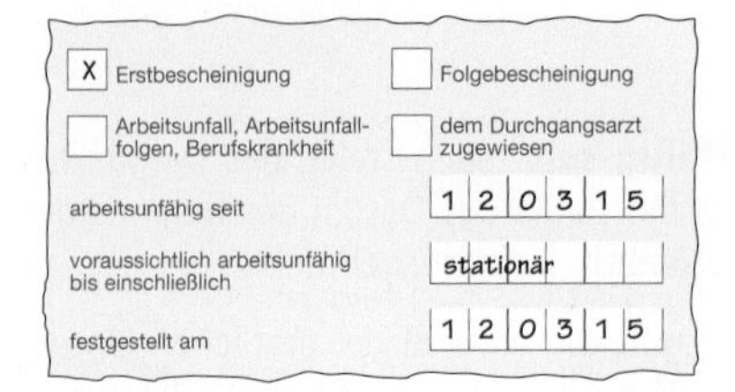

☒ Erstbescheinigung ☐ Folgebescheinigung

☐ Arbeitsunfall, Arbeitsunfallfolgen, Berufskrankheit ☐ dem Durchgangsarzt zugewiesen

arbeitsunfähig seit 1 2 0 3 1 5

voraussichtlich arbeitsunfähig bis einschließlich stationär

festgestellt am 1 2 0 3 1 5

Abb. 2 Arbeitsunfähigkeitsbescheinigung bei gleichzeitiger Krankenhauseinweisung (Auszug)

6.3.5 Heilmittelverordnung (Muster 13, 14 und 18)

Heilmittel können therapeutische Maßnahmen sein, die zur Unterstützung der Heilung einer Krankheit verordnet werden, ihre Beschwerden lindern und einer Verschlimmerung entgegenwirken. Der Verordnung geht stets die ärztliche Untersuchung voraus.

Die Beispielpatientin Verena Schulz bekommt von ihrem Hausarzt zur Linderung ihrer Schmerzen und zur Vorbeugung einer Verschlimmerung Krankengymnastik verschrieben.

Der Arzt verwendet hierfür das Heilmittelverordnungsblatt (Muster 13).

MERKE

Nicht verwechseln!
Heilmittel sind **Dienstleistungen**: Sie helfen, eine Krankheit zu heilen, ihre Verschlimmerung zu verhüten oder Krankheitsbeschwerden zu lindern.
Hilfsmittel sind **Sachleistungen**: Sie ersetzen fehlende oder beeinträchtigte Körperfunktionen oder gleichen sie aus.

Heilmittel sind in drei Bereiche gegliedert, für die jeweils eigene Verordnungsformulare zu verwenden sind:

- Maßnahmen der Physikalischen Therapie/Podologischen Therapie (Muster 13)
- Maßnahmen der Stimm-, Sprech- und Sprachtherapie (Muster 14)
- Maßnahmen der Ergotherapie (Muster 18)

BEISPIEL

Physikalische Therapie: z. B. Krankengymnastik, Massagen und Wärmeanwendungen
Sprachtherapie: z. B. Übungen zur Verbesserung der sprachlichen Kommunikationsfähigkeit
Ergotherapie: z. B. sensomotorisch-perzeptive Behandlungen krankheitsbedingter Störungen von Körperfunktionen

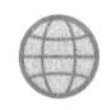

Den Heilmittelkatalog finden Sie unter **www.g-ba.de**
→ Richtlinien
→ Heilmittel-Richtlinie

Die Verordnung von Heilmitteln ist über die **Heilmittel-Richtlinien des G-BA (Gemeinsamer Bundesausschuss der Ärzte und Krankenkassen)** und den dortigen indikationsbezogenen **Heilmittelkatalog** geregelt. Der Heilmittelkatalog gibt an, welche Maßnahmen in welcher Menge bei einer bestimmten Diagnose bei Erst- und Folgeverschreibung verordnet werden können. Dabei unterscheidet der Katalog zwischen **vorrangigen** (d. h. im Regelfall zu verordnenden) und **optionalen** (d. h., wenn aus bestimmten Gründen die Verordnung des vorrangigen Heilmittels nicht möglich ist) Heilmitteln. Ergänzende Heilmittel können außerdem nur gleichzeitig mit einem vorrangigen oder einem optionalen Heilmittel verordnet werden. Abweichungen von den Bestimmungen des Katalogs, d. h. vom Regelfall, müssen gesondert begründet und von der Krankenkasse genehmigt werden. Dies ist z. B. bei Dauerverordnungen der Fall.

HINWEIS

Ein Regelfall liegt vor, wenn die im Heilmittelkatalog aufgeführten Heilmittel verordnet werden und die Verordnungshöchstmenge nicht überschritten wird. Erkrankungsrückfälle oder neue Erkrankungsphasen können dazu führen, dass diese als neuer Regelfall gewertet werden. Allerdings muss zwischen beiden Verordnungen ein Abstand von zwölf Wochen liegen.

1 Das Personalienfeld wird ausgefüllt und gekennzeichnet.

2 Zur Verordnung sind grundsätzliche Angaben zu machen:

- **Art der Verordnung**
  - Erstverordnung
  - Folgeverordnung
  - Gruppentherapie
  - Verordnung außerhalb des Regelfalles
- Angabe des **Zeitpunkts des Therapiebeginns** (sofern der Beginn von dem in den Heilmittelrichtlinien vorgegebenen Zeitpunkt abweicht)
- **Hausbesuch** ja/nein
- **Therapiebericht** an den verordnenden Arzt ja/nein

3 Es folgen Angaben zum verordneten Heilmittel:

- **Verordnungsmenge**
- **Bezeichnung des Heilmittels** nach Maßgabe des Kataloges (auch Abkürzung)
- **Anzahl der Anwendungen** pro Woche

Entsprechend dem Regelfall sollte das vorrangige Heilmittel für die betreffende Diagnose verordnet werden.

4 Die folgenden Zeilen sind für die Angaben zur Diagnose und Therapiezielen zu nutzen. Diese sind dem Heilmittelkatalog zu entnehmen:

- **Indikationsschlüssel** und **Diagnose** mit Leitsymptomatik (Spalte eins und zwei im Heilmittelkatalog), außerdem ist auch der **ICD-10-Code** einzutragen
- gegebenenfalls Spezifizierung der **Therapieziele** (Spalte drei im Heilmittelkatalog)
- Begründung bei Verordnungen außerhalb des Regelfalls

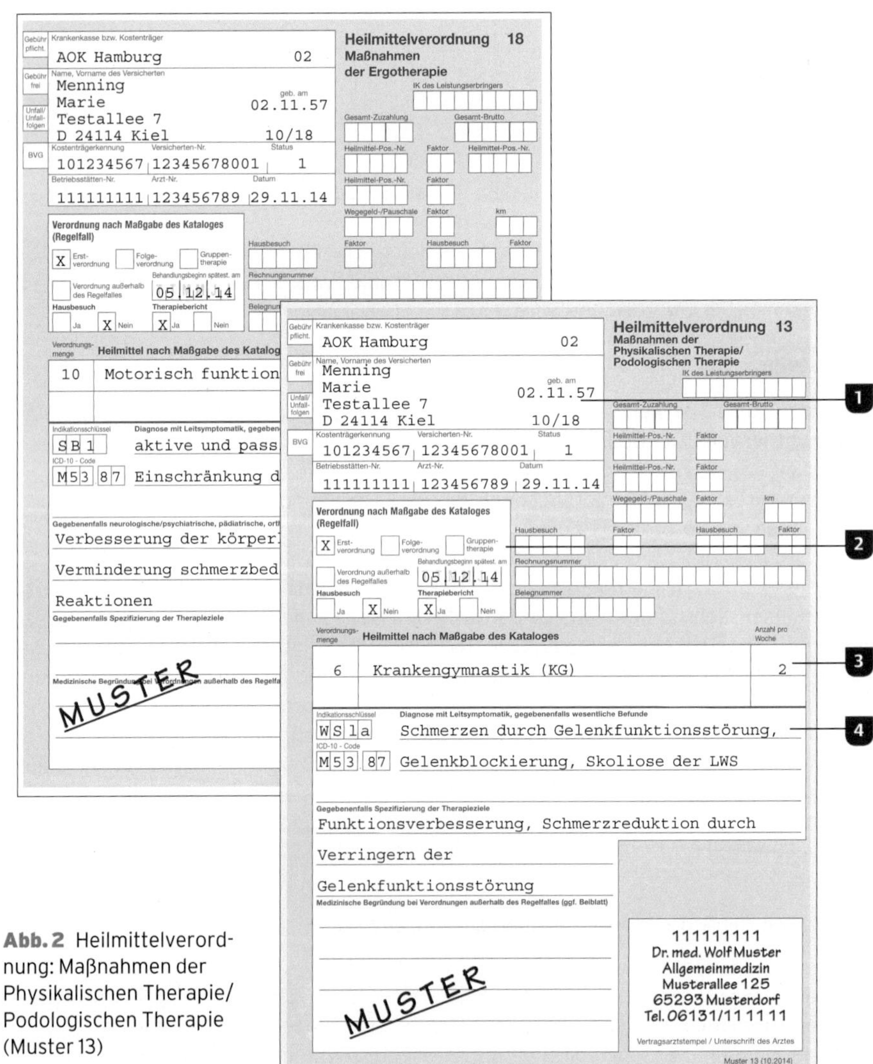

Heilmittelverordnung 18
Maßnahmen der Ergotherapie

Krankenkasse bzw. Kostenträger: AOK Hamburg 02
Name, Vorname des Versicherten: Menning Marie, Testallee 7, D 24114 Kiel
geb. am: 02.11.57, 10/18
Kostenträgerkennung: 101234567 | Versicherten-Nr.: 12345678001 | Status: 1
Betriebsstätten-Nr.: 111111111 | Arzt-Nr.: 123456789 | Datum: 29.11.14

Verordnung nach Maßgabe des Kataloges (Regelfall)
[X] Erstverordnung [ ] Folgeverordnung [ ] Gruppentherapie
[ ] Verordnung außerhalb des Regelfalles
Behandlungsbeginn spätest. am: 05.12.14
Hausbesuch: [ ] Ja [X] Nein
Therapiebericht: [X] Ja [ ] Nein

Verordnungsmenge | Heilmittel nach Maßgabe des Kataloges
10 | Motorisch funktion…

Indikationsschlüssel: SB1 | Diagnose mit Leitsymptomatik: aktive und pass…
ICD-10-Code: M53.87 | Einschränkung d…

Gegebenenfalls neurologische/psychiatrische, pädiatrische, ort…
Verbesserung der körper…
Verminderung schmerzbed…
Reaktionen
Gegebenenfalls Spezifizierung der Therapieziele
Medizinische Begründung bei Verordnungen außerhalb des Regelfa…
MUSTER

Heilmittelverordnung 13
Maßnahmen der Physikalischen Therapie/Podologischen Therapie

Krankenkasse bzw. Kostenträger: AOK Hamburg 02
Name, Vorname des Versicherten: Menning Marie, Testallee 7, D 24114 Kiel
geb. am: 02.11.57, 10/18
Kostenträgerkennung: 101234567 | Versicherten-Nr.: 12345678001 | Status: 1
Betriebsstätten-Nr.: 111111111 | Arzt-Nr.: 123456789 | Datum: 29.11.14

IK des Leistungserbringers; Gesamt-Zuzahlung; Gesamt-Brutto; Heilmittel-Pos.-Nr.; Faktor; Wegegeld-/Pauschale; km; Hausbesuch; Rechnungsnummer; Belegnummer

Verordnung nach Maßgabe des Kataloges (Regelfall)
[X] Erstverordnung [ ] Folgeverordnung [ ] Gruppentherapie
[ ] Verordnung außerhalb des Regelfalles
Behandlungsbeginn spätest. am: 05.12.14
Hausbesuch: [ ] Ja [X] Nein
Therapiebericht: [X] Ja [ ] Nein

Verordnungsmenge	Heilmittel nach Maßgabe des Kataloges	Anzahl pro Woche
6	Krankengymnastik (KG)	2

Indikationsschlüssel: WS1a | Diagnose mit Leitsymptomatik, gegebenenfalls wesentliche Befunde: Schmerzen durch Gelenkfunktionsstörung,
ICD-10-Code: M53.87 | Gelenkblockierung, Skoliose der LWS

Gegebenenfalls Spezifizierung der Therapieziele
Funktionsverbesserung, Schmerzreduktion durch
Verringern der
Gelenkfunktionsstörung
Medizinische Begründung bei Verordnungen außerhalb des Regelfalles (ggf. Beiblatt)
MUSTER

111111111
Dr. med. Wolf Muster
Allgemeinmedizin
Musterallee 125
65293 Musterdorf
Tel. 06131/111111
Vertragsarztstempel / Unterschrift des Arztes

Muster 13 (10.2014)

Abb. 1 Heilmittelverordnung: Maßnahmen der Ergotherapie (Muster 18)

Abb. 2 Heilmittelverordnung: Maßnahmen der Physikalischen Therapie/Podologischen Therapie (Muster 13)

Auf der Rückseite der Formulare Muster 13, 14 und 18 kann die Krankenkasse Verordnungen außerhalb des Regelfalls genehmigen. Außerdem bestätigen hier die Patienten den Erhalt des Heilmittels. Daneben vermerkt der Arzt oder Therapeut ggf. den Therapieabbruch oder die Änderung der Therapie.

6.3.6 Überweisungsschein (Muster 6)

Die Patientin Verena Schulz wurde von ihrem Hausarzt wegen ihrer Schmerzen im Bereich der Lendenwirbelsäule behandelt. Zur genaueren Abklärung der Ursachen ihrer Schmerzen überweist er sie zu einem Facharzt, einem Orthopäden.

Zur gezielten Überweisung eines Patienten von einem Arzt (meist Hausarzt) zu einem anderen Vertragsarzt, meist einem Facharzt, aber auch zwischen Fachärzten, verwendet man den **Überweisungsschein (Muster 6)**. Das Formular wird auch verwendet für gezielte Überweisungen zu einer Behandlung nach § 116b SGB V (spezialisierte ambulante Behandlung durch Krankenhäuser).
Eine Überweisung darf nur ausgestellt werden, wenn eine gültige Versichertenkarte bzw. elektronische Gesundheitskarte vorgelegt wurde, es sei denn, Muster 85 wurde vorgelegt (Ersatz der eGK bei eingeschränktem Leistungsanspruch auf Grund von Beitragsrückständen).

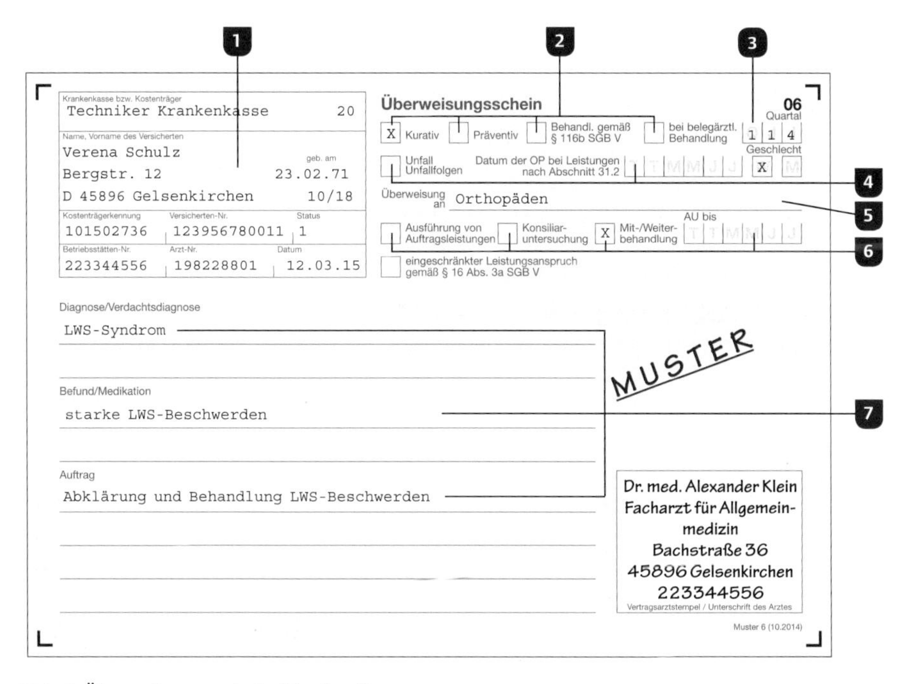

Krankenkasse bzw. Kostenträger: Techniker Krankenkasse 20
Name, Vorname des Versicherten: Verena Schulz
Bergstr. 12 — geb. am 23.02.71
D 45896 Gelsenkirchen 10/18
Kostenträgerkennung: 101502736 | Versicherten-Nr.: 123956780011 | Status: 1
Betriebsstätten-Nr.: 223344556 | Arzt-Nr.: 198228801 | Datum: 12.03.15

Überweisungsschein 06 Quartal 1 1 4
[X] Kurativ [ ] Präventiv [ ] Behandl. gemäß § 116b SGB V [ ] bei belegärztl. Behandlung
Geschlecht [X] W [ ] M
[ ] Unfall Unfallfolgen — Datum der OP bei Leistungen nach Abschnitt 31.2 T T M M J J
Überweisung an: Orthopäden
[ ] Ausführung von Auftragsleistungen [ ] Konsiliaruntersuchung [X] Mit-/Weiterbehandlung — AU bis T T M M J J
[ ] eingeschränkter Leistungsanspruch gemäß § 16 Abs. 3a SGB V

Diagnose/Verdachtsdiagnose: LWS-Syndrom
Befund/Medikation: starke LWS-Beschwerden
Auftrag: Abklärung und Behandlung LWS-Beschwerden

Dr. med. Alexander Klein
Facharzt für Allgemeinmedizin
Bachstraße 36
45896 Gelsenkirchen
223344556
Vertragsarztstempel / Unterschrift des Arztes

MUSTER

Muster 6 (10.2014)

Abb. 1 Überweisungsschein (Muster 6)

1 Die **Patientendaten** werden mit Hilfe des Lesegerätes oder der EDV-Anlage auf den Kopfteil des Scheins übertragen.

2 Der überweisende Arzt kennzeichnet, ob die Überweisung zu **kurativen**, **präventiven** oder **belegärztlichen** Leistungen oder zu Leistungen nach **§ 116b SGB V** erfolgt. In Fällen, in denen nach ambulanten Operationen eine Überweisung zu einem anderen Arzt erfolgt, ist das Datum der OP-Leistung unter dem Feld für belegärztliche Behandlung auszufüllen. Daneben wird unter „Auftrag" die Kennziffer der jeweiligen ambulanten Operation notiert.

ambulante Operation
OPS-Schlüssel für operative Prozeduren im Anhang 2 des EBM

MERKE

Kurative Medizin dient dazu, einen Kranken oder Verletzten zu heilen: Die Überweisung erfolgt wegen einer bestehenden Erkrankung.
Präventive Medizin soll vorbeugend das Entstehen von Gesundheitsschäden verhindern: Die Überweisung erfolgt zum Zweck einer Vorsorgeuntersuchung.

3 Das laufende **Quartal** ist anzugeben. Die Überweisung gilt über das Quartal hinaus, in dem sie ausgestellt ist, auch im Folgequartal. Allerdings muss die Versichertenkarte des Patienten auch dann noch gültig sein.
4 Bei privaten Unfällen ist **Unfall/Unfallfolgen** anzukreuzen.
5 **„Überweisung an"** gibt die ärztliche Fachrichtung an, an die überwiesen wird, z. B. Orthopäde. Wegen der freien Arztwahl wird kein konkreter Name genannt.
6 Außerdem ist die Auftragsart zu kennzeichnen: **Ausführung von Auftragsleistungen, Konsiliaruntersuchung** oder **Mit-/Weiterbehandlung.**

MERKE

- **Auftragsleistung:** Der die Überweisung annehmende Arzt darf ausschließlich die nach Art und Umfang genau benannte Leistung erbringen, z. B. Zielauftrag mit Röntgen-Thorax-Untersuchung.
- **Konsiliaruntersuchung:** Der die Überweisung annehmende Arzt wird ausschließlich zur Diagnose zu Rate gezogen. In der Wahl der diagnostischen Maßnahmen ist er frei. Therapeutische Maßnahmen werden vom Konsiliararzt jedoch nicht durchgeführt.
- **Mitbehandlung:** Der überweisende Arzt wünscht gebietsbezogene begleitende bzw. ergänzende diagnostische und therapeutische Maßnahmen. **Weiterbehandlung:** Die gesamten diagnostischen und therapeutischen Maßnahmen gehen auf den die Überweisung annehmenden anderen Arzt über.

Die Dauer einer bescheinigten **Arbeitsunfähigkeit** ist daneben mitzuteilen.

Ein **eingeschränkter Leistungsanspruch gemäß § 16 Abs. 3a SGB V** ist bei Versicherten zu markieren, die mit ihren Krankenkassenbeiträgen im Rückstand sind. Hier wird von der gesetzlichen Krankenversicherung die Versichertenkarte eingezogen und der Versicherte erhält als Anspruchsnachweis „Muster 85". Er kann nur noch Leistungen zur Behandlung akuter Erkrankungen, akuter Schmerzzustände sowie Schwangerschaft, Mutterschaft und Prävention erhalten.

7 In den Feldern **„Diagnose/Verdachtsdiagnose", „Befund/Medikation"** und **„Auftrag"** gibt der überweisende Arzt alle bisher erhobenen Befunde und/oder Behandlungsmaßnahmen weiter, um Mehrfachuntersuchungen zu vermeiden. Die Diagnosen werden hier in der Regel nicht im ICD-10-Format angegeben.

... und vielleicht bau ich dieses Quartal einen Unfall, da bräuchte ich noch eine Überweisung zum Chirurgen ...
ANMELDUNG
öttel...

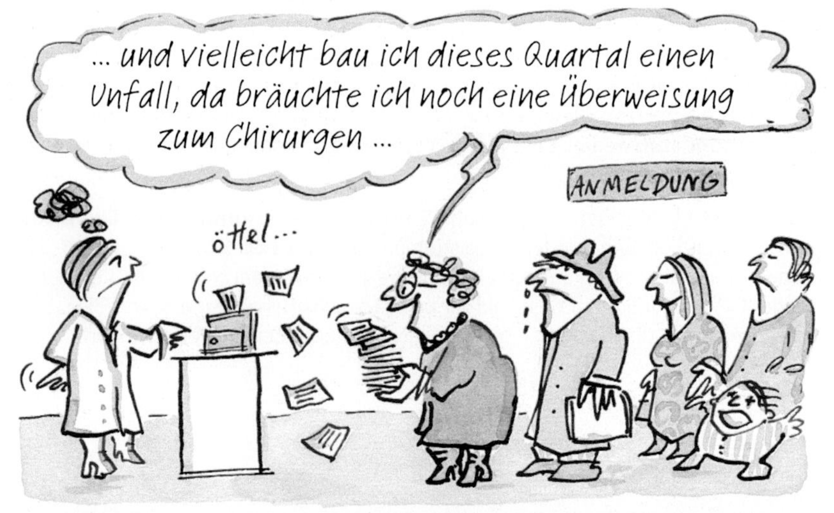

6.4 Abrechnung durch den Orthopäden

Mit der Überweisung ihres Hausarztes sucht Frau Schulz einen Orthopäden auf, der um Mit-/Weiterbehandlung gebeten wird.

Der Orthopäde kann bei der Erstuntersuchung im Behandlungsfall die Grundpauschale seiner Fachrichtung abrechnen.

Grundpauschale nach Altersklassen
→ LF 2, S. 186

18210, 18211, 18212	**Grundpauschale**

Obligater Leistungsinhalt:
- Persönlicher Arzt-Patienten-Kontakt

Fakultativer Leistungsinhalt:
- Weitere persönliche oder andere Arzt-Patienten-Kontakte gemäß 4.3.1 der Allgemeinen Bestimmungen
- ärztlicher Bericht entsprechend der Gebührenordnungsposition 01600
- individueller Arztbrief entsprechend der Gebührenordnungsposition 01601
- in Anhang 1 aufgeführte Leistungen

einmal im Behandlungsfall

MERKE

Der Orthopäde kann die **Grundpauschale** berechnen, weil er in der Überweisung um Mit-/Weiterbehandlung gebeten wird. Ist in der Überweisung **„Auftragsleistung"** angekreuzt, darf er nur die Auftragsleistung durchführen. Er rechnet hierfür die **Konsultationspauschale** GOP 01436 sowie die angeforderte Leistung, z. B. Röntgen, ab. Ist aber die angeforderte Leistung in Anhang 1 des EBM enthalten, so kann an Stelle der Konsultationspauschale die halbe Grundpauschale berechnet werden.

Konsultations-pauschale
→ LF 2, S. 200

Je nach Behandlungsverlauf ist es für den orthopädisch tätigen Arzt auch möglich, weitere Zusatzpauschalen abzurechnen, z. B.:

18310	**Zusatzpauschale Behandlung und ggf. Diagnostik von Erkrankungen des Stütz- und Bewegungsapparates (angeboren, traumatisch, posttraumatisch, perioperativ) und/oder von (einer) entzündlichen Erkrankung(en) des Stütz- und Bewegungsapparates und/oder von (einer) Skelettanomalie(n) bei Neugeborenen, Säuglingen, Kleinkindern und Kindern**

einmal im Behandlungsfall

18311	**Zusatzpauschale Behandlung und ggf. Diagnostik von Erkrankungen des Stütz- und Bewegungsapparates (angeboren, erworben, degenerativ, posttraumatisch, perioperativ) und/oder einer entzündlichen Erkrankung des Stütz- und Bewegungsapparates bei Jugendlichen und bei Erwachsenen (außer degenerativen und funktionellen Erkrankungen der Wirbelsäule)**

einmal im Behandlungsfall

18320	Orthopädische oder orthopädisch-rheumatologische Funktionsdiagnostik bzw. Assessment mittels Untersuchungsinventaren

einmal im Behandlungsfall

18330	Diagnostik und/oder orthopädische Therapie eines Patienten mit einer Funktionsstörung der Hand

einmal im Behandlungsfall

18331	Diagnostik und/oder Behandlung von degenerativen Erkrankungen der Wirbelsäule bei Jugendlichen und bei Erwachsenen

einmal im Behandlungsfall

Die obligaten und fakultativen Inhalte der GOPs 18310, 18311, 18320, 18330 und 18331 sowie deren Ausschlüsse sind im EBM nachzulesen. Nur bei Kenntnis der Ausschlüsse ist ein ordnungsgemäßes Abrechnen möglich.

BEISPIEL

Der Orthopäde untersucht und berät Frau Schulz. Er stellt schmerzhafte Muskelverspannungen bei einer vorbestehenden LWS-Skoliose fest. Wegen der Beschwerden quaddelt der Orthopäde zunächst den LWS-Bereich von Frau Schulz mit einem intrakutan verabreichten Lokalanästhetikum. Er bestellt sie für den Folgetag zur genaueren Untersuchung und Diagnose ein. Dem überweisenden Hausarzt Dr. Klein teilt er danach in einem ärztlichen Brief seine Diagnose und Therapieempfehlungen mit.

1. Behandlungstag	18211 (Grundpauschale für Versicherte ab Beginn des 6. Lebensjahres bis zum vollendeten 59. Lebensjahr)
2. Behandlungstag	18331 (Zusatzpauschale Diagnostik und/oder Behandlung von degenerativen Erkrankungen der Wirbelsäule bei Jugendlichen und Erwachsenen) 40120 (Kostenpauschale für Brief bis 20 g)

Der Orthopäde berechnet die Grundpauschale. Der ärztliche Brief ist nicht zusätzlich berechenbar, weil er in der Leistung enthalten ist. Für das Briefporto kann jedoch eine Kostenpauschale abgerechnet werden.

Verbände

Auch in der orthopädischen Grundpauschale sind einfache Verbände und Verbandwechsel in der Leistungsbeschreibung enthalten (siehe Verzeichnis nicht gesondert berechnungsfähiger Leistungen im EBM Anhang 1).

Für den Orthopäden ist es aber möglich, die einzige GOP zur Berechnung von Verbänden zur Abrechnung zu bringen, die der EBM vorsieht.

02350	Fixierender Verband

mit Einschluss mindestens eines großen Gelenkes unter Verwendung unelastischer, individuell anmodellierbarer, nicht weiterverwendbarer Materialien

Als große Gelenke werden dabei folgende Gelenke angesehen:
- Schultergelenk
- Ellenbogengelenk
- Handgelenk
- Kniegelenk
- Fußgelenk

Als unelastische, individuell anmodellierbare, nicht weiterverwendbare Materialien sind hier zugelassen:

- Gips
- Kunststoff
- Tape

Auch für das Wiederanlegen einer Gipsschiene kann die GOP 02350 berechnet werden, wenn dabei mindestens ein großes Gelenk fixiert ist.
Fixierende Verbände kleiner Gelenke sind ebenso wie Verbände mit weiterverwendbaren Materialien nicht berechnungsfähig und mit der Grundpauschale abgegolten.

Das Gelenk ist gut fixiert, aber das Material schmälert die Beweglichkeit ...

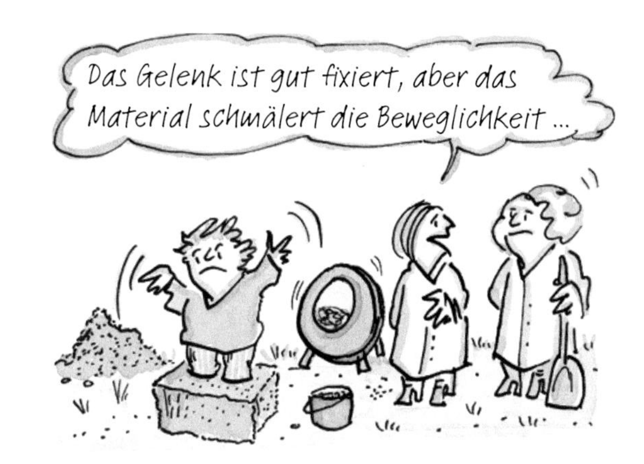

AUFGABEN

1 Notieren Sie die Abrechnungsziffern der Hausarztes und des Orthopäden für folgenden Kassenpatienten: Der Patient Udo Kelm kommt zum ersten Mal im Quartal mit Knieschmerzen in die Hausarztpraxis. Der Arzt untersucht und berät ihn, legt eine Infusion von zehn Minuten Dauer und überweist ihn zum Orthopäden, den er um ein Röntgenbild des Knies bittet. Der Patient erhält eine Arbeitsunfähigkeitsbescheinigung. Füllen Sie die notwendigen Formulare aus und ergänzen Sie fehlende Angaben logisch.

2 Welche GOPs sind für die AOK-Patientin Theresa Reuss (17 J.) abzurechnen? Frau Reuss kommt mit einem verstauchten Fuß zum Orthopäden, den sie vor der Praxis antrifft, weil er gerade seine Sprechstunde beendet hat. Der Arzt untersucht und berät sie, er verschreibt ein Schmerzmittel und legt einen Verband an. Füllen Sie das notwendige Formular aus und ergänzen Sie fehlende Angaben logisch.

3 Unterscheiden Sie die Begriffe präventiv und kurativ.

4 Korrigieren Sie die Fehler in folgenden Abrechnungen.
Patient Kramer, 86 Jahre alt, beim Hausarzt: 03110, 18311
Patientin Weißer, 37 Jahre alt, beim Orthopäden: 01812, 01435
Patient Paul, 4 Jahre alt, beim Hausarzt: 18310, 04000, 03220

5 Geben Sie an, aus wie vielen Teilen das BtM-Rezept besteht und wer welchen Teil erhält.

6 Erklären Sie, wer welchen Teil einer Arbeitsunfähigkeitsbescheinigung erhält.

7 Nennen Sie die möglichen Überweisungsarten, die auf einem Überweisungsschein eingetragen werden können.

7 Abrechnung bei Erkrankungen des Bewegungsapparats (GOÄ)

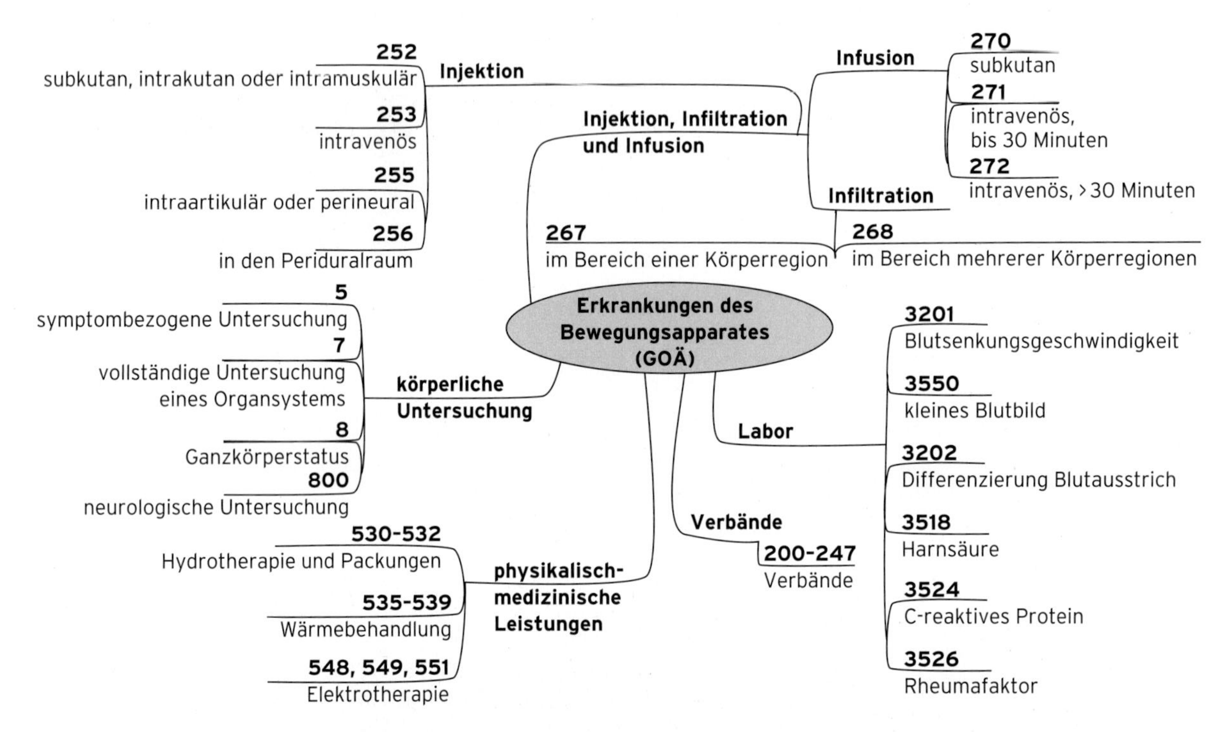

Die Patientin Petra Gerber ist Privatpatientin und kommt mit Schmerzen im Lendenwirbelbereich in die Praxis. Der Hausarzt untersucht die Patientin und führt medikamentöse sowie Wärme- und Elektrotherapie durch.

Nach GOÄ können bei Erkrankungen des Bewegungsapparats verschiedene **Untersuchungen**, Ziffern zur **physikalischen Therapie, Strahlendiagnostik, Laborleistungen** und **Verbände** berechnet werden.
Punktzahlen, Steigerungssätze, Beträge und Ausschlüsse sind hier z. T. gekürzt wiedergegeben; Sie finden sie, wenn sie hier nicht aufgeführt sind, jeweils im angegebenen Kapitel dieses Buches oder in der GOÄ. Dies gilt für die hier genannten Ziffern sowie für die der folgenden Abschnitte und Lernfelder.

7.1 Grundleistungen

5	**Symptombezogene Untersuchung**

Ziffer 5 → LF 2, S. 218
Zuschläge → LF 2, S. 219

Ziffer 5 ist nur einmal im Behandlungsfall neben den Leistungen der Kapitel C bis O berechenbar. Sollte die Untersuchung jedoch zu außergewöhnlichen Zeiten stattfinden, können neben der Untersuchung entsprechende Zuschläge berechnet werden.

7	**Vollständige körperliche Untersuchung ... eines der folgenden Organsysteme: ...**

Ziffer 7 → LF 2, S. 218
Besuche → LF 2, S. 220

Für die Untersuchung des Stütz- und Bewegungsapparats enthält die Ziffer 7 folgende Teilleistungen: Inspektion, Palpation und eine orientierende Funktionsprüfung der Wirbelsäule und Gelenke, einschließlich der Prüfung von Reflexen, d. h. eine vollständige Untersuchung des Bewegungsapparats. Die Ziffer 7 ist auch bei Hausbesuchen sowie zu zuschlagspflichtigen Zeiten berechnungsfähig.

8	Untersuchung zur Erhebung des Ganzkörperstatus, ...

Ziffer 8
→ LF 2, S. 219

800	Eingehende neurologische Untersuchung – ggf. einschließlich der Untersuchung des Augenhintergrundes			
	1fach	2,3fach	3,5fach	1,2fach
195 Punkte	11,37 €	26,14 €	39,78 €	13,64 €

Die Ziffer ist von allen Fachgebieten abrechenbar; allerdings ist sie nicht neben Ziffer 8 (Ganzkörperstatus) abrechnungsfähig.

7.2 Injektionen und Infusionen

Anders als bei der Abrechnung nach EBM enthält die GOÄ eigene Ziffern für die Abrechnung von Injektionen. Diese können z. B. im Rahmen einer Schmerztherapie für Privatpatienten Anwendung finden.

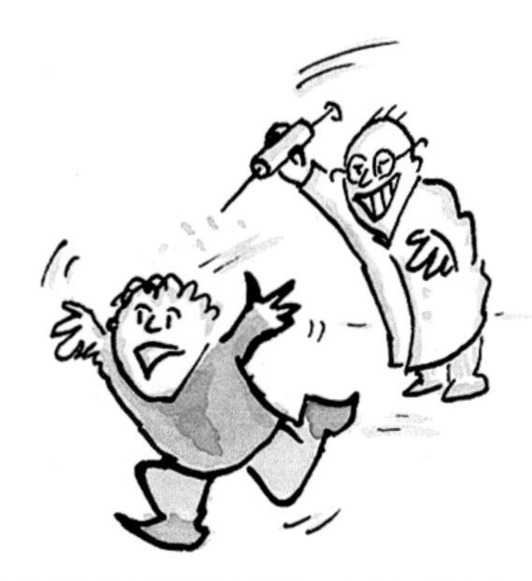

252	Injektion, subkutan, submukös, intrakutan oder intramuskulär			
	1fach	2,3fach	3,5fach	1,2fach
40 Punkte	2,33 €	5,36 €	8,16 €	2,80 €

Mehrere i.m.-Injektionen (d. h. mit mehreren Einstichstellen) sind mehrfach und auch als delegationsfähige Leistung abrechnungsfähig. Für Impfleistungen ist sie nicht berechenbar.

253	Injektion, intravenös			
	1fach	2,3fach	3,5fach	1,2fach
70 Punkte	4,08 €	9,38 €	14,28 €	4,90 €

Werden bei liegender Kanüle mehrere Medikamente nacheinander verabreicht, sind die Ziffern 252 und 253 dennoch nur einmal abrechnungsfähig.

254	Injektion, intraarteriell			
	1fach	2,3fach	3,5fach	1,2fach
80 Punkte	4,66 €	10,73 €	16,23 €	5,60€

255	Injektion, intraartikulär oder perineural			
	1fach	2,3fach	3,5fach	1,2fach
95 Punkte	5,54 €	12,74 €	19,38 €	6,64€

Es kann stets die höher bewertete Leistungsziffer abgerechnet werden, wenn die Injektion im Zusammenhang mit einer Punktion (z. B. bei Erguss) gegeben wird.

256	Injektion in den Periduralraum			
	1fach	2,3fach	3,5fach	1,2fach
185 Punkte	10,78 €	24,80 €	37,74 €	12,94 €

267	**Medikamentöse Infiltrationsbehandlung im Bereich einer Körperregion, auch paravertebrale oder perineurale oder perikapsuläre oder retrobulbäre Injektion und/oder Infiltration, je Sitzung**			
	1fach	2,3fach	3,5fach	1,2fach
80 Punkte	4,66 €	10,73 €	16,32 €	5,60 €

268	**Medikamentöse Infiltrationsbehandlung im Bereich mehrerer Körperregionen (auch eine Körperregion beidseitig), je Sitzung**			
	1fach	2,3fach	3,5fach	1,2fach
130 Punkte	7,58 €	17,43 €	26,52 €	9,09 €

270	**Infusion, subkutan**			
	1fach	2,3fach	3,5fach	1,2fach
80 Punkte	4,66 €	10,73 €	16,32 €	5,60 €

271	**Infusion, intravenös, bis zu 30 Minuten Dauer**			
	1fach	2,3fach	3,5fach	1,2fach
120 Punkte	7,00 €	16,09 €	24,48 €	8,39 €

272	**Infusion, intravenös, von mehr als 30 Minuten Dauer**			
	1fach	2,3fach	3,5fach	1,2fach
180 Punkte	10,49 €	24,13 €	36,72 €	12,59 €

Je Gefäßzugang können i.v. Infusionen (Ziffern 271, 272) einmal, insgesamt aber nicht mehr als zweimal pro Behandlungstag abgerechnet werden. Bei Infusionen kann die verwendete Venenverweilkanüle sowie das Infusionsbesteck als Auslage zusätzlich berechnet werden.

BEISPIEL

Der Hausarzt untersucht und berät die Privatpatientin Petra Gerber. Sie erhält außerdem zunächst ein Rezept über ein Schmerzmittel in Tablettenform und eine Arbeitsunfähigkeitsbescheinigung (AU).

Datum	GOÄ-Nr.	Leistung	Steigerungssatz	Betrag in €
15.10.	5	sympt. Untersuchung	2,3	10,72
	1	Beratung	2,3	10,72
	70	Kurze Bescheinigung, AU	2,3	5,36

Der Arzt kann sowohl die Untersuchung als auch die Beratung abrechnen. Daneben ist die Ausstellung der Arbeitsunfähigkeitsbescheinigung zusätzlich abrechenbar.

7.3 Verbände

In Kapitel C der GOÄ (Nicht gebietsbezogene Sonderleistungen) sind von Ziffer 200 bis 247 verschiedene Ziffern für die Abrechnung von vielen Arten von Verbänden zu finden, z. B. Tape, Schienenverband, Gipsverband, Klebeverband, Gipsschienen.

MERKE

Das Verbandmaterial, Schienen und Gipsbinden sind nicht in der jeweiligen Leistung enthalten und können nach §10 GOÄ zusätzlich als Auslagen berechnet oder über Privatrezept verordnet werden.

200	**Verband – ausgenommen Schnell- und Sprühverbände, Augen-, Ohrenklappen oder Dreiecktücher**			
	1fach	2,3fach	3,5fach	1,2fach
45 Punkte	2,62 €	6,03 €	9,18 €	3,15 €

Ziffer 200 ist nicht abrechnungsfähig nach operativen Eingriffen („künstlich" erzeugten Wunden); dort ist der Verband ebenso wie nach Punktion, Infusion, Transfusion oder Injektion in der Leistung enthalten. Nach Wundversorgungen nach den Ziffern 2000 bis 2005 ist Ziffer 200 auch nicht berechenbar, jedoch neben | Ziffer 2006. Ein Verbandwechsel kann für jede Wunde immer einzeln abgerechnet werden. Gleichzeitig mit dem Wundverband können auch Verbände abgerechnet werden, die anderen therapeutischen Zwecken dienen, z. B. Kompressionsverbände, Gipsverbände, Schienen: 200 + 204, 200 + 208, 200 + 210.

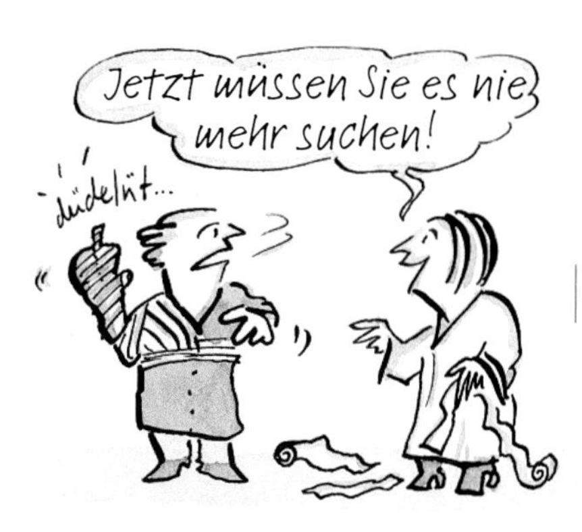

Ziffer 2006
→ Bd. 3, LF 10, S. 141

201	**Redressierender Klebeverband des Brustkorbs oder dachziegelförmiger Klebeverband – ausgenommen Nabelverband**			
	1fach	2,3fach	3,5fach	1,2fach
65 Punkte	3,79 €	8,71 €	13,26 €	4,55 €

204	**Zirkulärer Verband des Kopfes oder des Rumpfes (auch als Wundverband); stabilisierender Verband des Halses, des Schulter- oder Hüftgelenks oder einer Extremität über mindestens zwei große Gelenke; Schanz'scher Halskrawattenverband; Kompressionsverband**			
	1fach	2,3fach	3,5fach	1,2fach
95 Punkte	5,54 €	12,74€	19,38 €	6,64 €

Unter Ziffer 204 genannte Verbände können Wundverbände sein oder zur Ruhigstellung dienen. Kompressionsverbände sind zusätzlich berechenbar zu Operationsziffern, zu Punktionsziffern (hier auch als Druckverband) sowie zu Salbenverbänden.

206	**Tape-Verband eines kleinen Gelenks**			
	1fach	2,3fach	3,5fach	1,2fach
70 Punkte	4,08 €	9,38 €	14,28 €	4,90 €

207	**Tape-Verband eines großen Gelenks oder Zinkleimverband**			
	1fach	2,3fach	3,5fach	1,2fach
100 Punkte	5,83 €	13,41 €	20,40 €	6,99 €

208	**Stärke- oder Gipsfixation, zusätzlich zu einem Verband**			
	1fach	2,3fach	3,5fach	1,2fach
30 Punkte	1,75 €	4,02 €	6,12 €	2,10 €

Ziffer 208 zusätzlich berechnet, wenn ein bestehender Verband verstärkt wird.

210	**Kleiner Schienenverband - auch als Notverband bei Frakturen**			
	1fach	**2,3fach**	**3,5fach**	**1,2fach**
75 Punkte	**4,37 €**	**10,05 €**	**15,30 €**	**5,25 €**

Ein kleiner Schienenverband ist z. B. bei Verdacht auf Fraktur oder Distorsion anzulegen. Die zugehörige Ziffer 210 ist zusätzlich zu chirurgischen Leistungen am gleichen Tag abrechnungsfähig, ebenso als zusätzlicher Verband.

211	**Kleiner Schienenverband - bei Wiederanlegung derselben, gegebenenfalls auch veränderten Schiene**			
	1fach	2,3fach	3,5fach	1,2fach
60 Punkte	3,50 €	8,04 €	12,24 €	5,94 €

212	**Schienenverband mit Einschluss von mindestens zwei großen Gelenken (Schulter-, Ellenbogen-, Hand-, Knie-, Fußgelenk) - auch als Notverband bei Frakturen**			
	1fach	2,3fach	3,5fach	1,2fach
160 Punkte	9,33 €	21,45 €	32,64 €	11,19 €

213	**Schienenverband mit Einschluss von mindestens zwei großen Gelenken (Schulter-, Ellenbogen-, Hand-, Knie-, Fußgelenk) - bei Wiederanlegung derselben, gegebenenfalls auch veränderten Schiene**			
	1fach	2,3fach	3,5fach	1,2fach
100 Punkte	5,83 €	13,41 €	20,40 €	6,99 €

214	**Abduktionsschienenverband - auch mit Stärke- oder Gipsfixation**			
	1fach	2,3fach	3,5fach	1,2fach
240 Punkte	13,99 €	32,17 €	48,96 €	16,79 €

217	**Streckverband**			
	1fach	2,3fach	3,5fach	1,2fach
230 Punkte	13,41 €	30,83€	46,92 €	16,09 €

Die Ziffer 217 kann auch zusätzlich zu Frakturbehandlungen berechnet werden.

246	**Abnahme des zirkulären Gipsverbandes**			
	1fach	2,3fach	3,5fach	1,2fach
150 Punkte	8,74 €	20,11 €	30,60 €	10,49 €

Nur bei zirkulär angelegten Gipsverbänden ist Ziffer 246 abrechenbar.

7.4 Physikalisch-medizinische Leistungen

In den Arztpraxen gelten die **physikalisch-medizinischen Leistungen** als **technische Leistungen** und sind somit mit **reduziertem Gebührenrahmen**, nämlich dem 1,8fachen des Gebührensatzes, abzurechnen. Der reduzierte Gebührenrahmen ist mit einem Stern nach der Ziffer kenntlich gemacht.

reduzierter Gebührenrahmen
→ LF 2, S. 217

Das Kapitel E der GOÄ (Physikalisch-medizinische Leistungen) sieht auch Abrechnungsziffern für Krankengymnastik und Übungsbehandlungen (Ziffern 505 bis 518) sowie Massagen (Ziffern 520 und 527) vor. Diese Leistungen werden aber eher von ärztlichen Praxen verordnet, als dass sie in der Praxis erbracht werden. Eine größere Rolle spielen im Bereich der Erkrankungen des Bewegungsapparats die Hydrotherapie, Wärmebehandlungen und Elektrotherapie.

Hydrotherapie

530*	**Kalt- oder Heißpackung(en) oder heiße Rolle, je Sitzung**			
	1fach	1,8fach	2,5fach	1,0fach
35 Punkte	2,04 €	3,67 €	5,10 €	2,04 €

Wärmebehandlung

535*	**Heißluftbehandlung eines Körperteils (z. B. Kopf oder Arm)**			
	1fach	1,8fach	2,5fach	1,0fach
33 Punkte	1,92 €	3,46 €	4,81 €	1,92 €

536*	**Heißluftbehandlung mehrerer Körperteile (z. B. Rumpf oder Beine)**			
	1fach	1,8fach	2,5fach	1,0fach
51 Punkte	2,97 €	5,35 €	7,43 €	2,97 €

538*	**Infrarotbehandlung, je Sitzung**			
	1fach	1,8fach	2,5fach	1,0fach
40 Punkte	2,33 €	4,20 €	5,83 €	2,33 €

539*	**Ultraschallbehandlung**			
	1fach	1,8fach	2,5fach	1,0fach
44 Punkte	2,56 €	4,62 €	6,41 €	2,56 €

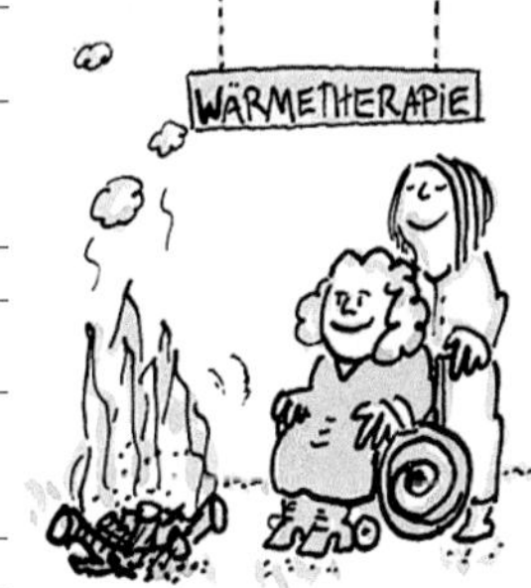

Elektrotherapie

548*	**Kurzwellen-, Mikrowellenbehandlung (Anwendung hochfrequenter Ströme)**			
	1fach	1,8fach	2,5fach	1,0fach
37 Punkte	2,16 €	3,88 €	5,39 €	2,16 €

549*	**Kurzwellen-, Mikrowellenbehandlung (Anwendung hochfrequenter Ströme) bei Behandlung verschiedener Körperregionen in einer Sitzung**			
	1fach	1,8fach	2,5fach	1,0fach
55 Punkte	3,21 €	5,77 €	8,01 €	3,21 €

551*	**Reizstrombehandlung (Anwendung niederfrequenter Ströme) – auch bei wechselweiser Anwendung verschiedener Impuls- oder Stromformen und ggf. unter Anwendung von Saugelektroden**			
	1fach	1,8fach	2,5fach	1,0fach
48 Punkte	2,80 €	5,04 €	6,99 €	3,64 €

BEISPIELE

1) Die Privatpatientin Petra Gerber kommt nach der Behandlung am ersten Behandlungstag (Untersuchung, Beratung, Medikamentenverordnung) erneut in die Praxis und erhält eine Mikrowellentherapie.

Datum	GOÄ-Nr.	Leistung	Steigerungssatz	Betrag in €
15.10.	5	sympt. Unters.	2,3	10,72
	1	Beratung	2,3	10,72
16.10.	1	Beratung	2,3	10,72
	~~548*~~	~~Mikrowelle~~	~~1,8~~	~~3,88~~

Der Arzt rechnet am zweiten Behandlungstag die Mikrowellenbehandlung mit reduziertem Gebührenrahmen ab. Außerdem kann er erneut die Ziffer 1 berechnen. Da Ziffer 1 aber nur einmal im Behandlungsfall zusammen mit Ziffern aus den Kapiteln C bis O abgerechnet werden darf, kann nur die höher bewertete Ziffer angerechnet werden. In diesem Fall wird die 548* gestrichen.

2) Der Hausarzt Dr. Klein macht am Mittwochvormittag einen Hausbesuch bei seinem 3,5 km entfernt wohnenden gehbehinderten Privatpatienten Friedrich Felder. Es ist der erste Arzt-Patienten-Kontakt im Behandlungsfall. Er berät ihn und untersucht den Stütz- und Bewegungsapparat vollständig. Anschließend erneuert er den Tape-Verband am linken Knie von Herrn Felder.

Datum	GOÄ-Nr.	Leistung	Steigerungssatz	Betrag in €
24.07.	50	Besuch	2,3	40,90
	7	Vollständige Untersuchung eines Organsystems	2,3	21,45
	207	Tape-Verband	2,3	13,41
	Wegegeld			6,64

Dr. Klein rechnet den Besuch mit dem Wegegeld sowie die vollständige Untersuchung und den Verband ab. Die Ziffer 50 für den Besuch enthält auch eine Beratung und eine symptombezogene Untersuchung. Da Ziffer 7 einen höheren Aufwand darstellt, ist sie neben der Ziffer 50 berechenbar.

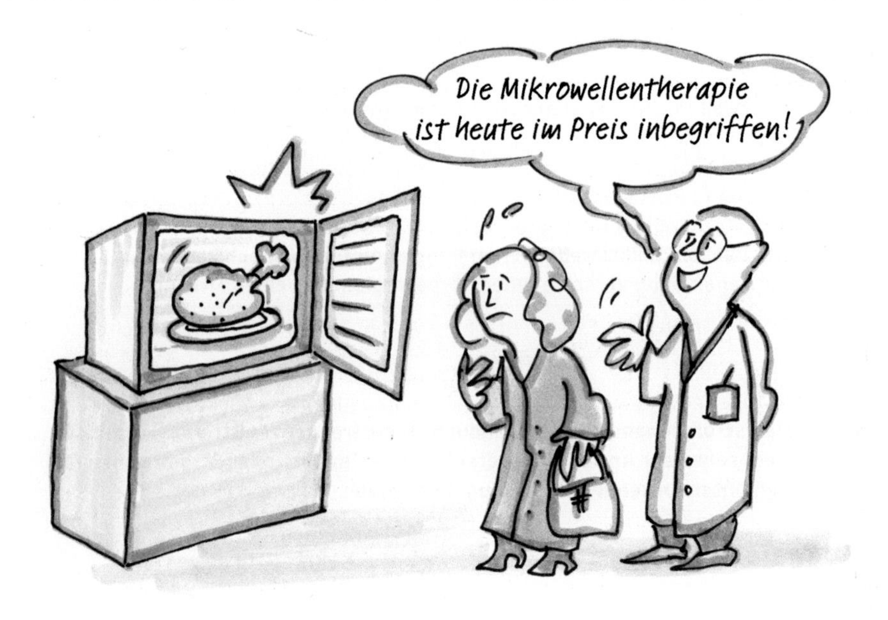

7.5 Verordnung von Arzneimitteln bei Privatpatienten (Privatrezept)

Zur medikamentösen Behandlung zu Hause verordnet der Arzt der Patientin Petra Gerber ein Schmerzmittel.

Arzneimittelverschreibungen für Privatpatienten werden nicht auf dem vertragsärztlichen Formular Muster 16 verordnet, sondern mittels Privatrezept. Neben Verschreibungen für Privatpatienten sind hierauf auch Verordnungen für gesetzlich Versicherte möglich, wenn diese ihre Versichertenkarte nicht vorlegen oder aber ein Arzneimittel verschrieben bekommen, dessen Kosten nicht von der gesetzlichen Krankenkasse getragen wird. Private Verordnungen für Kassenpatienten werden oft auch auf sog. „grünen" Rezepten verordnet.

Der Privatpatient bezahlt das verordnete Medikament in der Apotheke und lässt sich den Betrag von seiner privaten Krankenkasse erstatten.

Für das Privatrezept gibt es keine festen formalen Bestimmungen, weshalb es in jeder Praxis unterschiedlich gestaltet sein kann. Häufig ähnelt es aber Muster 16 und unterscheidet sich nur in der Farbe.

Das Privatrezept sollte folgende Informationen enthalten:
- Name, Geburtsdatum und Anschrift des Patienten
- Datum
- Rezept: Name des Arzneimittels, Darreichungsform, Packungsgröße
- Unterschrift des Arztes und Privatarztstempel

Name, Vorname des Versicherten
Gerber
Petra geb. am 02.11.47
Münchener Str. 8
D 65529 Musterstadt
Versicherungsnummer Personennummer
Unfall
Karte gültig bis Datum 28.3.15
Rp. (Bitte Leerräume durchstreichen)
aut idem Tramal Trp. 20,0
aut idem
aut idem
PKVH
Bezugsdatum Apotheken-Nummer
Gesamt-Brutto
Arzneimittel-/Hilfsmittel-/Heilmittel-Nr. Faktor Taxe
111111111
Dr. med. Wolf Muster
Allgemeinmedizin
Musterallee 125
65293 Musterdorf
Tel. 06131/111111
Unterschrift des Arztes
systemform MediaCard GmbH & Co. KG - 83209 Prien - Tel.: 0 80 51 / 602-330 od. 331 od. 346

HINWEIS

Achtung: Privatrezepte müssen stets mit dem Privatarztstempel oder einem entsprechenden Aufdruck versehen werden. Mit einem Kassenarztstempel wird das Rezept zum Vertragsarztformular.

AUFGABEN

1 Unterscheiden Sie die Abrechnung von Verbänden nach EBM und nach GOÄ.

2 Notieren Sie die Abrechnungsziffern des Hausarztes und des Orthopäden für folgenden Privatpatienten: Der Patient Fabian Kerres kommt zum ersten Mal im Quartal mit Knieschmerzen in die Hausarztpraxis. Der Arzt untersucht und berät ihn und behandelt das Knie mit Reizstrom. Er überweist ihn zum Orthopäden, der ihn untersucht und dem Hausarzt einen Brief schreibt, in dem er die Diagnose mitteilt.

3 Welche Ziffern sind für die Privatpatientin Tina Alling (17 J.) abzurechnen? Frau Alling kommt mit einem verstauchten Fuß zum Orthopäden, den sie vor der Praxis antrifft, weil er gerade um 20:00 Uhr seine Sprechstunde beendet hat. Der Arzt untersucht und berät sie. Er legt einen Verband an.

4 Der Hausarzt Dr. Niehaus erhebt am 27.06. bei der Privatpatientin Carla Jansen wegen ihrer Arthritis einen Ganzkörperstatus. An den Tagen 28.06., 04.07. und 29.07. berät er sie jeweils telefonisch. Was rechnet der Arzt jeweils ab?

Abkürzungsverzeichnis

"	Zoll (engl. inch); 1 Zoll = 25,4 mm
3D	dreidimensional
A.	Arteria; Arterie
ACE	Angiotensin-Converting Enzyme
ADH	antidiuretisches Hormon
Adj.	Adjektiv; Eigenschaftswort
ad man. med.	ad manum medici (lat. = zu Händen des Arztes)
ad us. prop.	ad usum proprium (lat. = zum eigenen Gebrauch)
Aids	Acquired Immunodeficiency Syndrome
ÄK	Ärztekammer
ALT = ALAT	Alaninaminotransferase = GOT
AM	Arzneimittel
AMD	altersbedingte Makuladegeneration
AMG	Arzneimittelgesetz
Anti-HBs	Antikörper gegen Hepatitis-B-Virus-Oberflächen-Antigen
Ap	apothekenpflichtig
Ap/ap	azellulärer (zellfreier) Pertussis-Impfstoff
APK	Arzt-Patienten-Kontakt
AOK	Allgemeine Ortskrankenkassen
ARC	Aids-Related Complex; Vorstadium von Aids
ASAT	Aspartataminotransferase = AST= GPT
AST	Aspartataminotransferase = ASAT = GPT
ASS	Acetylsalicylsäure
AT_1	Angiotensinogen-II-Rezeptor Typ 1
ATP	Adenosintriphosphat
AU	Arbeitsunfähigkeit
aVR, aVL, aVF	augmented Voltage (verstärkte Spannung) Right, Left, Foot
BÄK	Bundesärztekammer
BAL	bronchoalveoläre Lavage (Lungenspülung)
BB	Blutbild; kl. BB = kleines Blutbild, gr. BB = großes Blutbild
BBS	Bundesbehandlungsschein
BC	Bronchialkarzinom
BEG	Bundesentschädigungsgesetz
Beta-HCG	humanes Chorion-Gonadotropin Beta
BfArM	Bundesinstitut für Arzneimittel und Medizinprodukte
BG	Berufsgenossenschaft
BGA	Blutgasanalyse
BGB	Bürgerliches Gesetzbuch
BGR/BGV	Berufsgenossenschaftliche Regel bzw. Vorschrift
BGW	Berufsgenossenschaft für Gesundheitsdienst und Wohlfahrtspflege
BKK	Betriebskrankenkasse
BMI	Body-Mass-Index
BNP	B-type natriuretic peptide (Herzinsuffizienzmarker)
BE	Broteinheit; Berechnungseinheit bei Diabetes
BKS	Blutkörperchensenkungsgeschwindigkeit
BMÄ	Bewertungsmaßstab – Ärzte
BMV-Ä	Bundesmantelvertrag für Ärzte
BPOL	Bundespolizei
BSG	Blutsenkungsgeschwindigkeit
BSNR	Betriebsstättennummer
BSV	Bandscheibenvorfall
BtMG	Betäubungsmittelgesetz
BTMVV	Betäubungsmittelverschreibungsverordnung
BWS	Brustwirbelsäule
BZ	Blutzucker; Blutzuckerspiegel
bzgl.	bezüglich
C	Kohlenstoff (lat. Carboneum)
C bzw. °C	Celsius bzw. Grad Celsius
ca., Ca, Ca.	1. circa, 2. Calcium, 3. Carcinoma
CAGE	Cut down, Annoyed, Guilty, Eye-opener (Alkoholismus-Screeningtest)
CE	Conformité Européenne (europäisches Sicherheitskennzeichen)
CED	chronisch-entzündliche Darmerkrankung(en)
CFU	Colony Forming Units (koloniebildende Einheiten)
CIN	zervikale intraepitheliale Neoplasie
Cl	Chlor; Chlorid
CLED	Cystine Lactose Electrolyte Deficient (Spezial-Nährboden)
CMA	Centrale Marketing-Gesellschaft der Agrarwirtschaft
CO2	Kohlen(stoff)dioxid
COPD	Chronic Obstructive Pulmonary Disease
CPR	Cardiopulmonary Resuscitation
CRP	C-reaktives Protein
CT	1. Computertomografie, 2. konventionelle Insulintherapie
CTG	Cardiotokografie, Cardiotokogramm
D/d	Diphtherieimpfstoff
DAK	Deutsche Angestellten-Krankenkasse
DEXA	Dual-Energy X-ray Absorptiometry (Knochendichtemessung)
DGE	Deutsche Gesellschaft für Ernährung
DGHM	Deutsche Gesellschaft für Hygiene und Mikrobiologie
DGSV	Deutsche Gesellschaft für Sterilgutversorgung
d. h.	das heißt
Diff.-BB	Differenzialblutbild; großes Blutbild
DIN	Deutsches Institut für Normung; in Deutschland gültige Norm
DMP	Disease-Management-Programm
DNA/DNS	Desoxyribonukleinsäure
DPP-4	Dipeptidylpeptidase-4
EBM	Einheitlicher Bewertungsmaßstab für die ärztlichen Leistungen
EBV	Epstein-Barr-Virus
ED	erektile Dysfunktion (Impotenz)
EDTA	Ethylendiamintetraessigsäure
E-GO	Ersatzkassen-Gebührenordnung
eGK	elektronische Gesundheitskarte
EHEC	enterohämorrhagische Escherichia coli
EKV	Arzt-/Ersatzkassenvertrag
ELISA	Enzym-Immunoassay

EN Europäische Norm
EPO Erythropoetin
ER endoplasmatisches Retikulum
ERCP endoskopische retrograde Cholangiopankreatikografie
ETEC enterotoxische Escherichia coli
evtl. eventuell
Ez. Einzahl
FAMK Freie Arzt- und Medizinkasse
FAS fetales Alkoholsyndrom
FSME Frühsommer-Meningoenzephalitis
fT_3, fT_4 freie, d. h. nicht an Plasmaproteine gebundene Schilddrüsenhormone
G Gauge (Maßeinheit für den Außendurchmesser von Kanülen)
GFR glomeruläre Filtrationsrate
ggf. gegebenenfalls
Ggt. Gegenteil
GHS Globally Harmonized System of Classification and Labelling of Chemicals
GKV Gesetzliche Krankenversicherung
GLP-1 Glucagon-like Peptide 1
GOÄ Gebührenordnung für Ärzte
gr. altgriechisch
h Stunde (lat. hora)
HAH Hämagglutinin-Hemmtest
HAV Hepatitis-A-Virus
Hb Hämoglobin
HbA_{1c} Hämoglobinanteil A1c (Langzeit-Blutzuckerwert)
HB Hepatitis B
HBsAg Hepatitis-B-Oberflächen-Antigen (engl. surface = Oberfläche)
HBV Hepatitis-B-Virus
HCl Salzsäure
HCV Hepatitis-C-Virus
HDM Herzdruckmassage
HdO-Gerät Hinter-dem-Ohr-Hörgerät
Hg Hydrargyrum (Quecksilber)
Hib Hämophilus influenzae b
HIV humanes Immunschwäche-Virus
Hkt Hämatokrit
HLW Herz-Lungen-Wiederbelebung
HNO-Arzt Hals-Nasen-Ohren-Arzt
HPV humanes Papillomvirus
HSV Herpes-simplex-Virus
HT Herzton
HWG häufiger Wechsel des Geschlechtspartners
HWI Harnwegsinfekt; Hinterwandinfarkt
HWS Halswirbelsäule
Hz Hertz; Einheit für Wellen pro Sekunde
ICD Implantable Cardioverter Defibrillator
ICD-10 International Statistical Classification of Diseases and Related Health Problems
ICR Interkostalraum (Zwischenrippenraum)
ICT intensivierte Insulintherapie
ICW Initiative chronische Wunde
I. E./I. U. Internationale Einheiten/International Units
IfSG Infektionsschutzgesetz
IGeL Individuelle Gesundheitsleistung (Privatleistung)
IgG, IgM, IgE Immunglobulin G, M oder E
inkl. inklusive; einschließlich
IKK Innungskrankenkassen
INR International Normalized Ratio (Blutgerinnungstest)
IO-Gerät Im-Ohr-Hörgerät
ISG Iliosakralgelenk (Kreuz-Darmbein-Gelenk)
ISO International Organization for Standardization (internationale Norm)
ITN Intubationsnarkose
i.v., i.m., i.a., i.c. Injektionen: intravenös, intramuskulär, intraarteriell, intrakutan
IUP Intrauterinpessar
J Joule (Einheit für Energie)
JArbSchG Jugendarbeitsschutzgesetz
K Kalium
KBV Kassenärztliche Bundesvereinigung
kcal Kilokalorie(n)
KHK koronare Herzkrankheit
kcal Kilokalorien
KE Kohlenhydrateinheit
kJ Kilojoule
KTW Krankentransportwagen
KV Kassenärztliche Vereinigung
KVB Krankenversorgung der Bundesbahnbeamten
KVK Abkürzung für die frühere Krankenversichertenkarte
Kw. Kurzwort
L Liter
LÄK Landesärztekammer
LAS Lymphadenopathie-Syndrom (Vorstadium von Aids)
LASER Light Amplification by Stimulated Emission of Radiation
LASIK Laser-in-situ-Keratomileusis
LAST Lübecker Alkoholismus-Screening-Test
lat. lateinisch
LDH Laktatdehydrogenase
LF Lernfeld
LWS Lendenwirbelsäule
M2-PK Pyruvatkinase M2 (Darmkrebsmarker)
MBG mittlere Blutglukose
MCH mittleres Erythozytenvolumen
MCHC mittlere Hämoglobinkonzentration des Zellanteils
MCL Medioklavikularlinie
MCP Metoclopramid
MCV mittleres Erythrozytenvolumen
MDK Medizinischer Dienst der Krankenversicherung
MDRD Modification of Diet in Renal Disease Study Group
med. medizinisch; die Heilkunde betreffend
Mg Magnesium
MIC minimal invasive Chirurgie

min Minute(n)
Mio. Million
MMR Masern-Mumps-Röteln-Impfstoff bzw. -Impfung
MMRV Masern-Mumps-Röteln-Varizellen-Impfstoff bzw. -Impfung
MMS Mini Mental Status
MP Medizinprodukt
MPBetreibV Medizinprodukte-Betreiberverordnung
MPG Medizinproduktegesetz
MRSA methicillin- bzw. multiresistenter Staphylokokkus aureus
MRT Magnetresonanztomografie (Kernspin)
MuSchG Mutterschutzgesetz
MuVo Mutterschaftsvorsorge
MVZ Medizinisches Versorgungszentrum
Mz. Mehrzahl
N. Nervus; Nerv
N1, N2, N3 Arzneimittelpackungen für kurzen, mittleren und langfristigen Bedarf
Na Natrium
NaCl Natriumchlorid (Kochsalz)
NAKOS Nationale Kontakt- und Informationsstelle für Selbsthilfegruppen
NBSNR Nebenbetriebsstättennummer
NEF Notarzt-Einsatzfahrzeug
neg. (-) negativ
NOAK neue orale Antikoagulanzien
NSAID Non-steroidal Anti-inflammatory Drugs
NSAR nicht steroidale Antiphlogistika
NW Nebenwirkung
NYHA New York Heart Association
O; O2 Sauerstoff (Oxygenium)
OAD orale Antidiabetika
o. B. ohne (krankhaften) Befund; Normalbefund
ÖGD Ösophago-Gastro-Duodenoskopie
OGTT oraler Glukose-Toleranztest
OP 1. Operation, 2. Operationssaal
OSAS obstruktives Schlafapnoesyndrom
OSG oberes Sprunggelenk
OTC over the counter; apothekenpflichtig
P Phosphat
Pap Papanicolaou
pAVK periphere arterielle Verschlusskrankheit
PC Personal Computer
p.c./p.m. post conceptionem/post menstruationem
PCI perkutane koronare Intervention
PEP Postexpositionsprophylaxe
pH potentia hydrogenii (gibt den Säuregrad eines Stoffs an)
PKV Private Krankenversicherung
PMS prämenstruelles Syndrom
PNS peripheres Nervensystem
pos. (+) positiv
p.p. (Wundheilung) per primam
PPI Protonenpumpeninhibitoren (-hemmer)
p.s. (Wundheilung) per secundam
PSA prostataspezifisches Antigen
PTT (aPTT) (aktivierte) partielle Thromboplastinzeit
PVP-Jod Polyvinylpyrrolidon-Jod
PZN Pharmazentralnummer
QM Qualitätsmanagement
RDG Reinigungs- und Desinfektionsgerät
RKI Robert-Koch-Institut
RöV Röntgen-Verordnung
Rh+, Rh- Rhesus-positiv, Rhesus-negativ
Rp rezeptpflichtig; verschreibungspflichtig
RR Blutdruck (gemessen nach Riva-Rocci)
RTH Rettungstransporthubschrauber
RTW Rettungstransportwagen
s. siehe
S. Seite
s.c. Injektion: subkutan
sec Sekunde(n)
SGLT2 sodium/glucose cotransporter 2
SGB Sozialgesetzbuch
SHT Schädelhirntrauma
SI Systême International d´Unités
SIT spezifische Immuntherapie (Hyposensibilisierung)
s. o. siehe oben
sog. so genannte
SSE-Agar Streptokokken-Selektiv-Elektiv
SSRI selektiver Serotonin-Wiederaufnahmehemmer (Reuptake-Inhibitor)
SS Schwangerschaft
SSW Schwangerschaftswoche(n)
STD/I sexually transmitted diseases/infections
STIKO
Subst. Substantiv; Hauptwort
Syn. Synonym (gleichbedeutendes Wort)
T Tetanusimpfstoff
T_3, T_4 Thyroxin, Trijodthyronin
TAH/TFH Thrombozytenaggregations- bzw. -funktionshemmer
Tbc/Tb Tuberkulose
TENS transkutane elektrische Nervenstimulation
TEP Totalendoprothese; Gelenkersatz
TGAK Autoantikörper gegen Thyreoglobulin
tgl. täglich
TNM/pTNM Tumor-Klassifikation nach Tumorgröße (T), Lymphknoten- (N) und Metastasenanzahl (M), ggf. postoperativ (p) erstellt
TPHA Treponema-pallidum-Hämagglutinationstest
TPPA Treponema-pallidum-Partikelagglutinationstest
TPO Autoantikörper gegen thyroidale Peroxidase
TRAK Autoantikörper gegen TSH-Rezeptor
TRBA 250 Technische Regel für biologische Arbeitsstoffe 250 der BGW
TSH Thyroidea stimulierendes Hormon
U Units (engl. Einheiten)
u. a. unter anderem
u. Ä. und Ähnliches
ugs. umgangssprachlich
u. U. unter Umständen

UV ultraviolettes Licht
UVA, UVB, UVC ultraviolettes Licht langer, mittlerer und kurzer Wellenlänge
UVV Unfallverhütungsvorschriften
V Varizellen-Impfstoff bzw. -Impfung
V. Vena; Vene
V_1-V_6 Brustwandableitungen nach Wilson (V steht für Voltage = Spannung)
v. a. vor allem
V. a. Verdacht auf
VAH Verbund für angewandte Hygiene e.V.
VE-Wasser vollständig entmineralisiertes Wasser
vgl. vergleiche
VHF Vorhofflimmern
Vit. Vitamin
VZV Varicella-Zoster-Virus
W Watt (Einheit für Leistung)
WHO World Health Organization; Weltgesundheitsorganisation
wörtl. wörtlich
z. B. zum Beispiel
Z. n. Zustand nach
ZNS zentrales Nervensystem (Gehirn und Rückenmark)
z. T. zum Teil

Präfixe

Präfixe (Wortanfänge) für medizinisch relevante Bruchteile (Abkürzung)									
Dezi (d)	10^{-1}	Zenti (c)	10^{-2}	Milli (m)	10^{-3}	Mikro (µ)	10^{-6}	Nano (n)	10^{-9}
Piko (p)	10^{-12}	Femto (f)	10^{-15}						
Präfixe (Wortanfänge) für medizinisch relevante Vielfache (Abkürzung)									
Hekto (h)	10^{2}	Kilo (k)	10^{3}	Mega (M)	10^{6}	Giga (G)	10^{9}	Tera (T)	10^{12}

Stichwortverzeichnis

Blau markierte Seitenzahlen beziehen sich auf den Bereich Behandlungsassistenz, rot markierte Seitenzahlen auf den Bereich Organisation und Verwaltung bzw. Wirtschafts- und Sozialkunde, grün markierte Seitenzahlen auf den Bereich Leistungsabrechnung.
Die in diesem Buch aufgeführten Gebührenordnungspositionen (EBM) sind unter „GOP" aufgelistet, die aufgeführten GOÄ-Ziffern unter „Ziffer", die Ziffern der UV-GOÄ unter „UV-GOÄ-Ziffer".

B

C

D

E

F

G

H

I

J

K

L

M

N

O

P

Q

R

S

T

U

V

W

Z

Bildquellenverzeichnis

Titelfoto: Krüper, W., Bielefeld; **S. 8/1:** Welz, N., Berlin; **S. 8/2:** Welz, N., Berlin; **S. 9/1:** Welz, N., Berlin; **S. 9/2:** Welz, N., Berlin; **S. 10/1:** akg-immages, Berlin; **S. 10/2:** Museum Burgstädt (Sa.); **S. 10/3:** vitaledesign, Berlin; **S. 11/1:** picture-alliance/dpa-infografik; **S. 13/1:** Gönner, H.-R., Rhodt u. R.; **S. 13/2:** Gönner, H.-R., Rhodt u. R.; **S. 13/3:** Gönner, H.-R., Rhodt u. R.; **S. 13/4:** Gönner, H.-R., Rhodt u. R.; **S. 13/5:** Gönner, H.-R., Rhodt u. R.; **S. 13/6:** Gönner, H.-R., Rhodt u. R.; **S. 14/1:** vitaledesign, Berlin; **S. 15/1:** Krüper, W., Bielefeld; **S. 15/2:** Krüper, W., Bielefeld; **S. 16/1:** vitaledesign, Berlin; **S. 18/1:** picture-alliance/dpa-infografik; **S. 21/1:** vitaledesign, Berlin; **S. 22/1:** Welz, N., Berlin; **S. 23/1:** vitaledesign, Berlin; **S. 24/1:** Berufsgenossenschaft für Gesundheitsdienst und Wohlfahrtspflege, Hamburg; **S. 25/1:** Mair, J., München; **S. 25/2:** Mair, J., München; **S. 25/3:** Mair, J., München; **S. 26/1:** vitaledesign, Berlin; **S. 27/1:** UNECE_GHS; **S. 27/2:** Wikipedia/Dr. Torsten Hennig; **S. 27/3:** Wikipedia/epop; **S. 31/1:** vitaledesign, Berlin; **S. 33/1:** picture-alliance/dpa-infografik; **S. 33/2:** vitaledesign, Berlin; **S. 34/1:** vitaledesign, Berlin; **S. 35/1:** picture-alliance/dpa-infografik; **S. 36/1:** picture-alliance/dpa-infografik; **S. 37/1:** Welz, N., Berlin; **S. 38/1:** picture-alliance/dpa-infografik; **S. 38/2:** picture-alliance/dpa-infografik; **S. 39/1:** picture-alliance/dpa-infografik; **S. 40/1:** picture-alliance/dpa-infografik; **S. 41/1:** Welz, N., Berlin; **S. 42/1:** Krüper, W., Bielefeld; **S. 42/2:** Krüper, W., Bielefeld; **S. 43/1:** vitaledesign, Berlin; **S. 44/1:** Deutsches Ärzteblatt, Köln; **S. 45/1:** Mair, J., München; **S. 46/1:** Krüper, W., Bielefeld; **S. 47/1:** Mair, J., München; **S. 48/1:** Krüper, W., Bielefeld; **S. 49/1:** Welz, N., Berlin; **S. 51/1:** Mair, J., München; **S. 52/1:** Krüper, W., Bielefeld; **S. 52/2:** Welz, N., Berlin; **S. 56/1:** BVMed-Bilderpool, www.bvmed.de; **S. 56/2:** BVMed-Bilderpool, www.bvmed.de; **S. 57/1:** Kassenärztliche Bundesvereinigung, Berlin; **S. 61/1:** Welz, N., Berlin; **S. 63/1:** Welz, N., Berlin; **S. 70/1:** Welz, N., Berlin; **S. 70/2:** Welz, N., Berlin; **S. 71/1:** Welz, N., Berlin; **S. 72/1:** Welz, N., Berlin; **S. 72/2:** Welz, N., Berlin; **S. 75/1:** Welz, N., Berlin; **S. 76/1:** Setzinger Photographie, Tuttlingen; **S. 76/2:** Setzinger Photographie, Tuttlingen; **S. 76/3:** Setzinger Photographie, Tuttlingen; **S. 76/4:** CBB; **S. 76/5:** CBB; **S. 77/1:** Welz, N., Berlin; **S. 77/2:** Welz, N., Berlin; **S. 78/1:** Welz, N., Berlin; **S. 80/1:** Project Photos; **S. 80/2:** Siemens AG, München; **S. 81/1:** vitaledesign, Berlin; **S. 84/1:** vitaledesign, Berlin; **S. 86/1:** vitaledesign, Berlin; **S. 86/2:** vitaledesign, Berlin; **S. 87/1:** vitaledesign, Berlin; **S. 87/2:** vitaledesign, Berlin; **S. 88/1:** vitaledesign, Berlin; **S. 90/1:** vitaledesign, Berlin; **S. 92/1:** vitaledesign, Berlin; **S. 93/1:** Bristol-Myers Squibb GmbH & Co. KGaA/BvMed, Berlin; **S. 93/2:** Project Photos; **S. 93/3:** Project Photos; **S. 93/4:** Project Photos; **S. 95/1:** vitaledesign, Berlin; **S. 96/1:** picture-alliance/OKAPIA KG, Germany; **S. 98/1:** Welz, N., Berlin; **S. 100/1:** Welz, N., Berlin; **S. 104/1:** Welz, N., Berlin; **S. 105/1:** Welz, N., Berlin; **S. 106/1:** Welz, N., Berlin; **S. 107/1:** Welz, N., Berlin; **S. 107/2:** Welz, N., Berlin; **S. 108/1:** Welz, N., Berlin; **S. 109/1:** vitaledesign, Berlin; **S. 110/1:** Welz, N., Berlin; **S. 111/1:** Shutterstock/Oleg Senko; **S. 112/1:** vitaledesign, Berlin; **S. 113/1:** Welz, N., Berlin; **S. 114/1:** Welz, N., Berlin; **S. 114/2:** Welz, N., Berlin; **S. 114/3:** Welz, N., Berlin; **S. 116/1:** DeTe Medien Deutsche Telekom Medien GmbH; **S. 118/1:** Welz, N., Berlin; **S. 119/1:** Welz, N., Berlin; **S. 119/2:** Welz, N., Berlin; **S. 120/1:** Welz, N., Berlin; **S. 122/1:** vitaledesign, Berlin; **S. 123/1:** vitaledesign, Berlin; **S. 124/1:** picture-alliance/dpa; **S. 126/1:** Welz, N., Berlin; **S. 127/1:** vitaledesign, Berlin; **S. 129/1:** Arztinformationssystem x.concept der medatixx GmbH & Co. KG, Eltville/Rhein, www.medatixx.de; **S. 130/1:** Welz, N., Berlin; **S. 135/1:** Spitta Verlag GmbH & Co. KG, Balingen; **S. 135/2:** Spitta Verlag GmbH & Co. KG, Balingen; **S. 136/1:** Mair, J., München; **S. 137/1:** Spitta Verlag GmbH & Co. KG, Balingen; **S. 137/2:** Krüper, W., Bielefeld; **S. 138/1:** Meyer-Wagenfeld, Espelkamp; **S. 139/1:** vitaledesign, Berlin; **S. 140/1:** Dr.-Ing. habil. Horst Konrad Zuse, Berlin; **S. 141/1:** MEDISTAR Praxiscomputer GmbH, Hannover; **S. 141/2:** mediDOK Software-Entwicklungs GmbH, Dossenheim; **S. 142/1:** vitaledesign, Berlin; **S. 142/2:** Krüper, W., Bielefeld; **S. 144/1:** Krüper, W., Bielefeld; **S. 144/2:** Welz, N., Berlin; **S. 145/1:** picture-alliance/dpa; **S. 146/1:** Bundesärztekammer (BÄK); **S. 146/2:** picture-alliance/dpa; **S. 147/1:** istockphoto/Halvorson, Daniel; **S. 148/1:** MEDISTAR Praxiscomputer GmbH, Hannover; **S. 149/1:** G Data Software AG, Bochum; **S. 154/1:** Krüper, W., Bielefeld; **S. 156/1:** CBB; **S. 156/2:** CBB; **S. 158/1:** CompuGroup Medical Deutschland AG, GB Arztsysteme, Koblenz; **S. 162/1:** Kassenärztliche Bundesvereinigung, Berlin; **S. 162/2:** Kassenärztliche Bundesvereinigung, Berlin; **S. 163/1:** Kassenärztliche Bundesvereinigung, Berlin; **S. 164/1:** Welz, N., Berlin; **S. 166/1:** Mair, J., München; **S. 173/1:** Europäische Kommission, Brüssel; **S. 174/1:** Kassenärztliche Bundesvereinigung, Berlin; **S. 174/2:** Kassenärztliche

Bundesvereinigung, Berlin; **S. 176/1:** Fotolia/Simon Kraus; **S. 176/2:** Fotolia/Markus Schieder; **S. 177/1:** Welz, N., Berlin; **S. 181/1:** Mair, J., München; **S. 181/2:** Mair, J., München; **S. 184/1:** Welz, N., Berlin; **S. 186/1:** Project Photos; **S. 186/2:** Welz, N., Berlin; **S. 190/1:** Welz, N., Berlin; **S. 193/1:** Welz, N., Berlin; **S. 196/1:** Welz, N., Berlin; **S. 198/1:** Welz, N., Berlin; **S. 202/1:** Welz, N., Berlin; **S. 202/2:** Welz, N., Berlin; **S. 203/1:** Welz, N., Berlin; **S. 204/1:** Welz, N., Berlin; **S. 206/1:** Deutscher Ärzte-Verlag, Köln; **S. 206/2:** Mair, J., München; **S. 206/3:** Mair, J., München; **S. 207/1:** CBB; **S. 211/1:** CBB; **S. 211/2:** CBB; **S. 211/3:** CBB; **S. 212/1:** Welz, N., Berlin; **S. 213/1:** CBB; **S. 214/1:** CBB; **S. 215/1:** Welz, N., Berlin; **S. 218/1:** Welz, N., Berlin; **S. 223/2:** Welz, N., Berlin; **S. 224/1:** Fotolia/bittedankeschön; **S. 225/1:** CBB; **S. 226/1:** Welz, N., Berlin; **S. 230/1:** Welz, N., Berlin; **S. 230/2:** Welz, N., Berlin; **S. 231/1:** Welz, N., Berlin; **S. 231/2:** Welz, N., Berlin; **S. 232/1:** Mair, J., München; **S. 233/1:** Welz, N., Berlin; **S. 233/2:** Mair, J., München; **S. 234/1:** Shutterstock/BioMedical; **S. 234/2:** Mair, J., München; **S. 234/3:** Mair, J., München; **S. 234/4:** Mair, J., München; **S. 235/1:** Mair, J., München; **S. 235/2:** Flicke, T., München; **S. 235/3:** Mair, J., München; **S. 236/1:** Okapia, Berlin (De Meyr/CNRJ); **S. 236/2:** CBB; **S. 236/3:** Nilsson, L. (© Boehringer Ingelheim International GmbH); **S. 237/1:** Eucerin®, Beiersdorf AG, Hamburg; **S. 237/2:** Okapia, Berlin (M. Kage); **S. 237/3:** Lieder, Ludwigsburg; **S. 237/4:** Lieder, Ludwigsburg; **S. 237/5:** Silvestris (Robba), Kastl.; **S. 238/1:** Mair, J., München; **S. 238/2:** Mair, J., München; **S. 238/3:** Mair, J., München; **S. 239/1:** Mair, J., München; **S. 239/2:** Mair, J., München; **S. 240/1:** Mair, J., München; **S. 240/2:** Mair, J., München; **S. 240/3:** Mair, J., München; **S. 240/4:** Mair, J., München; **S. 240/5:** Mair, J., München; **S. 240/6:** Mair, J., München; **S. 241/1:** Mair, J., München; **S. 242/1:** Krischke, K., Marbach; **S. 242/2:** Welz, N., Berlin; **S. 243/1:** Mair, J., München; **S. 243/2:** Mair, J., München; **S. 243/3:** Mair, J., München; **S. 243/4:** Mair, J., München; **S. 243/5:** Mair, J., München; **S. 244/1:** Schroers, M., Bad Dürkheim; **S. 246/1:** Welz, N., Berlin; **S. 246/2:** Welz, N., Berlin; **S. 246/3:** Shutterstock/ArtKolo; **S. 247/1:** Welz, N., Berlin; **S. 247/2:** Welz, N., Berlin; **S. 248/1:** Welz, N., Berlin; **S. 248/2:** Welz, N., Berlin; **S. 249/1:** Welz, N., Berlin; **S. 251/1:** Welz, N., Berlin; **S. 251/2:** Welz, N., Berlin; **S. 251/3:** Welz, N., Berlin; **S. 252/1:** Welz, N., Berlin; **S. 252/2:** Welz, N., Berlin; **S. 252/3:** Welz, N., Berlin; **S. 252/4:** Welz, N., Berlin; **S. 252/5:** Welz, N., Berlin; **S. 252/6:** Welz, N., Berlin; **S. 253/1:** Mair, J., München; **S. 254/1:** Mair, J., München; **S. 254/2:** Robert Koch-Institut, Berlin; **S. 254/3:** Robert Koch-Institut, Berlin; **S. 254/4:** Robert Koch-Institut, Berlin; **S. 254/5:** Mair, J., München; **S. 254/6:** Mair, J., München; **S. 255/1:** Welz, N., Berlin; **S. 255/2:** Welz, N., Berlin; **S. 255/3:** Welz, N., Berlin; **S. 255/4:** Welz, N., Berlin; **S. 255/5:** picture-alliance/dpa; **S. 255/6:** Mair, J., München; **S. 256/1:** Okapia, Berlin (Institut Pasteur/CNRI); **S. 256/2:** Telschow-Malz, S., Berlin; **S. 256/3:** Mair, J., München; **S. 257/1:** Mair, J., München; **S. 257/2:** Döring, V., Berlin; **S. 257/3:** Döring, V., Berlin; **S. 257/4:** Fotofinder/docStock.; **S. 258/1:** Okapia, Berlin (Birke); **S. 258/2:** Shutterstock/molekuul.be; **S. 260/1:** Shutterstock/Yiargo; **S. 260/2:** Shutterstock/aquariagirl1970; **S. 260/3:** Shutterstock/Henrik Larsson; **S. 260/4:** picture-alliance/dpa (dpa/Frey); **S. 261/1:** Döring, V., Berlin; **S. 261/2:** Paul Hartmann AG, Heidenheim; **S. 261/3:** arteria-photography, Kassel; **S. 261/4:** Shutterstock/Cheberkus; **S. 261/5:** Fotofinder/Okapia/Neil Bromhall; **S. 262/1:** Welz, N., Berlin; **S. 262/2:** Welz, N., Berlin; **S. 262/3:** Welz, N., Berlin; **S. 262/4:** Welz, N., Berlin; **S. 262/5:** Welz, N., Berlin; **S. 263/1:** Welz, N., Berlin; **S. 264/1:** Mair, J., München; **S. 264/2:** Mair, J., München; **S. 264/3:** Mair, J., München; **S. 264/4:** Mair, J., München; **S. 264/5:** Mair, J., München; **S. 264/6:** Mair, J., München; **S. 264/7:** Mair, J., München; **S. 264/8:** Mair, J., München; **S. 264/9:** Mair, J., München; **S. 265/1:** akg-images, Berlin; **S. 265/2:** Shutterstock/Ivaschenko, Roman; **S. 265/3:** Shutterstock/Rencelj, Tina; **S. 266/1:** Groger, Dr. U., Bielefeld; **S. 267/1:** Welz, N., Berlin; **S. 268/1:** Nordmark Arzneimittel GmbH, Uetersen; **S. 268/2:** Nordmark Arzneimittel GmbH, Uetersen; **S. 268/3:** Nordmark Arzneimittel GmbH, Uetersen; **S. 268/4:** Nordmark Arzneimittel GmbH, Uetersen; **S. 268/5:** Nordmark Arzneimittel GmbH, Uetersen; **S. 268/6:** Nordmark Arzneimittel GmbH, Uetersen; **S. 268/7:** Sarstedt AG & Co., Nümbrecht; **S. 269/1:** Groger, Dr. U., Bielefeld; **S. 269/2:** Groger, Dr. U., Bielefeld; **S. 269/3:** Welz, N., Berlin; **S. 270/1:** megro GmbH, Wesel; **S. 270/2:** Groger, Dr. U., Bielefeld; **S. 270/3:** Fotolia/Urowetterau; **S. 270/4:** Streuber, D., Berlin; **S. 271/1:** Alex Breuer GmbH, Köln; **S. 271/2:** dock-stock/VisualsUnlimited; **S. 271/3:** Groger, Dr. U., Bielefeld; **S. 271/4:** medco Diagnostika GmbH, München; **S. 271/5:** MVZ Diamedis - Diagnostische Medizin Sennestadt GmbH, Bielefeld; **S. 273/1:** akg-images, Berlin; **S. 273/2:** Reinbacher, L., Kempten; **S. 273/3:** ProfilFotografie Marek Lange, Berlin; **S. 274/1:** Wikipedia/Alcibiades; **S. 274/2:** Krüper, W., Bielefeld; **S. 274/3:** G. Pohl-Boskamp GmbH, Hohenlockstedt; **S. 276/1:** Wikipedia/Martin Kronawitta, Kellberg; **S. 276/2:** Raichle, G., Ulm; **S. 277/1:** Prof. Dr. Burghard Stück/DGK; **S. 277/2:** Fotofinder/Okapia/Manfred Kage; **S. 277/3:** Raichle, G., Ulm; **S. 278/1:** Stück, Prof. Dr. B.; Copyright: DGK; **S. 278/2:** www.zecken.de; **S. 278/3:** www.zecken.de; **S. 278/4:** Raichle, G., Ulm; **S. 279/1:** InfectoPharm Arzneimittel und Consilium GmbH, Heppenheim; **S. 279/2:** Stück, Prof. Dr. B.; Copyright: DGK; **S. 279/3:** Hassler, PD Dr. D., Münzesheim; **S. 279/4:** Wikipedia; **S. 279/5:** Mack, Prof. Dr. M., Radiologie München; **S. 280/1:** Groger, Dr. U., Bielefeld; **S. 280/2:** Krüper, W., Bielefeld; **S. 282/1:** Welz, N., Berlin; **S. 282/2:** Bildagentur-online; **S. 283/1:** Wikipedia; **S. 283/2:** Ulrich Dempf; **S. 283/3:** Okapia, Berlin (Georgia); **S. 283/4:** Raichle, G., Ulm; **S. 284/1:** Sitzmann, Prof. Dr. Dr. F.C., Homburg/Saar/Copyright: DGK; **S. 284/2:** arteria-photography, Kassel; **S. 284/3:** Shutterstock/margouillat photo; **S. 284/4:** Raichle, G., Ulm; **S. 285/1:** Fotolia/Dan Race; **S. 285/2:** Wikipedia/Deutsches Grünes Kreuz e.V.; **S. 285/3:** Wikipedia/StromBer; **S. 285/4:** Shutterstock/Vincek, Dani; **S. 286/1:** Groger, Dr. U., Bielefeld; **S. 286/2:** picture alliance/dpa; **S. 286/3:** Raichle, G., Ulm; **S. 286/5:** Raichle, G., Ulm; **S. 287/1:** Mair, J., München; **S. 288/1:** Cleve, Dr. F.; **S. 288/2:** mauritius images/Photo Researchers; **S. 288/3:** Lindner-Focke, A., Berlin; **S. 288/4:** arteria-photography, Kassel; **S. 289/1:** Mair, J., München; **S. 289/2:** Shutterstock/Nuzza; **S. 290/1:** Mair, J., München; **S. 291/1:** mauritius images/Phototake; **S. 291/2:** Groger, Dr. U., Bielefeld; **S. 293/1:** Corbis/Bettmann; **S. 293/2:** Welz, N., Berlin; **S. 293/3:** Welz, N., Berlin; **S. 293/4:** Welz, N., Berlin; **S. 293/5:** Welz, N., Berlin; **S. 295/1:** Welz, N., Berlin; **S. 295/2:** Welz, N., Berlin; **S. 295/3:** Welz, N., Berlin; **S. 295/4:** Welz, N., Berlin; **S. 296/1:** Welz, N., Berlin; **S. 297/1:** Groger, Dr. U., Bielefeld;

S. 300/1: Welz, N., Berlin; **S. 301/1:** Krüper, W., Bielefeld; **S. 301/2:** Krüper, W., Bielefeld; **S. 301/3:** Welz, N., Berlin; **S. 302/1:** Krüper, W., Bielefeld; **S. 302/2:** Krüper, W., Bielefeld; **S. 302/3:** Picture-alliance/dpa (dpa/CTK/Petrasek); **S. 303/1:** Krüper, W., Bielefeld; **S. 303/2:** Krüper, W., Bielefeld; **S. 303/3:** Krüper, W., Bielefeld; **S. 303/4:** Krüper, W., Bielefeld; **S. 304/1:** Centers for Disease Control and Prevention, Georgia, USA; **S. 304/2:** Welz, N., Berlin; **S. 304/3:** Welz, N., Berlin; **S. 305/1:** Berufsgenossenschaft für Gesundheitsdienst und Wohlfahrtspflege, Hamburg; **S. 306/1:** Welz, N., Berlin; **S. 306/2:** Welz, N., Berlin; **S. 306/3:** Welz, N., Berlin; **S. 306/4:** Welz, N., Berlin; **S. 306/5:** Welz, N., Berlin; **S. 306/6:** Welz, N., Berlin; **S. 307/1:** Groger, Dr. U., Bielefeld; **S. 308/1:** BODE SCIENCE CENTER, Hamburg; **S. 308/2:** BODE SCIENCE CENTER, Hamburg; **S. 308/3:** Mair, J., München; **S. 309/1:** BODE SCIENCE CENTER, Hamburg; **S. 310/1:** Krüper, W., Bielefeld; **S. 311/1:** Shutterstock, Inga Ivanova; **S. 312/1:** Mair, J., München; **S. 313/1:** Groger, Dr. U., Bielefeld; **S. 313/2:** Krüper, W., Bielefeld; **S. 313/3:** MELAG Medizintechnik oHG, Berlin; **S. 314/2:** Raichle, G., Ulm; **S. 315/1:** MELAG Medizintechnik oHG, Berlin; **S. 315/2:** Groger, Dr. U., Bielefeld; **S. 315/3:** Servolight GmbH, Wesel; **S. 315/4:** 4control, A-Stockerau; **S. 316/1:** Telschow-Malz, S., Berlin; **S. 316/2:** Groger, Dr. U., Bielefeld; **S. 316/3:** Groger, Dr. U., Bielefeld; **S. 317/1:** Groger, Dr. U., Bielefeld; **S. 317/2:** Krüper, W., Bielefeld; **S. 317/3:** Krüper, W., Bielefeld; **S. 318/1:** UNECE-GHS; **S. 319/1:** UNECE-GHS; **S. 319/2:** Telschow-Malz, S., Berlin; **S. 322/1:** Krüper, W., Bielefeld; **S. 322/2:** Welz, N., Berlin; **S. 323/1:** Groger, Dr. U., Bielefeld; **S. 325/1:** doc-stock health & wellness; **S. 325/2:** Welz, N., Berlin; **S. 326/1:** Welz, N., Berlin; **S. 330/1:** Welz, N., Berlin; **S. 330/2:** Welz, N., Berlin; **S. 331/1:** Welz, N., Berlin; **S. 332/1:** Mair, J., München; **S. 332/2:** Mair, J., München; **S. 332/3:** Mair, J., München; **S. 332/4:** Mair, J., München; **S. 332/5:** Mair, J., München; **S. 332/6:** Mair, J., München; **S. 333/1:** Mair, J., München; **S. 334/1:** Bildagentur-online (Ablestock); **S. 334/2:** Mair, J., München; **S. 335/1:** Mair, J., München; **S. 335/2:** Krischke, K., Marbach; **S. 336/1:** Mair, J., München; **S. 336/2:** Mair, J., München; **S. 336/3:** Mair, J., München; **S. 336/4:** Mair, J., München; **S. 336/5:** Mair, J., München; **S. 336/6:** Mair, J., München; **S. 336/7:** Mair, J., München; **S. 336/8:** Mair, J., München; **S. 336/9:** Mair, J., München; **S. 336/10:** Mair, J., München; **S. 337/1:** Mair, J., München; **S. 337/2:** Raichle, G., Ulm; **S. 338/1:** Istockphoto/arfosn; **S. 338/2:** arteria-photography, Kassel; **S. 338/3:** Shutterstock, sunsetman; **S. 339/1:** Mair, J., München; **S. 341/1:** Mair, J., München; **S. 341/2:** Mair, J., München; **S. 341/3:** Mair, J., München; **S. 342/1:** Mair, J., München; **S. 343/1:** Mair, J., München; **S. 343/2:** Mair, J., München; **S. 343/3:** Mair, J., München; **S. 343/4:** Mair, J., München; **S. 343/5:** Mair, J., München; **S. 343/6:** Mair, J., München; **S. 343/7:** Mair, J., München; **S. 343/8:** Mair, J., München; **S. 344/1:** Mair, J., München; **S. 344/2:** Mair, J., München; **S. 345/1:** Mair, J., München; **S. 345/2:** Mair, J., München; **S. 345/3:** Mair, J., München; **S. 345/4:** Mair, J., München; **S. 346/1:** Mair, J., München; **S. 346/2:** Mair, J., München; **S. 346/3:** Mair, J., München; **S. 347/1:** Mair, J., München; **S. 347/2:** Mair, J., München; **S. 347/3:** Mair, J., München; **S. 348/1:** Mair, J., München; **S. 348/2:** Mair, J., München; **S. 349/1:** Mair, J., München; **S. 350/1:** Mair, J., München; **S. 351/1:** ProfilFotografie Marek Lange, Berlin; **S. 351/2:** arteria-photography, Kassel; **S. 351/3:** Paul Hartmann AG, Heidenheim; **S. 351/4:** Wikipedia/N. Gorton; **S. 351/5:** picture-alliance/dpa (dpa/Gangrian); **S. 352/1:** istockphoto/Henrik5000; **S. 352/2:** arteria-photography, Kassel; **S. 352/3:** Shutterstock/Hank Frentz; **S. 352/4:** Shutterstock/Fedor Kondratenko; **S. 352/5:** Mann, Dr. P., Orthopädische Chirurgie, St. Josefhospital Uerdingen; **S. 353/1:** Mair, J., München; **S. 354/1:** Mair, J., München; **S. 354/2:** arteria-photography, Kassel; **S. 354/3:** arteria-photography, Kassel; **S. 354/4:** arteria-photography, Kassel; **S. 354/5:** Mair, J., München; **S. 355/1:** picture-alliance (Okapia/Uselmann); **S. 356/1:** Mair, J., München; **S. 357/1:** Mair, J., München; **S. 358/1:** Welz, N., Berlin; **S. 358/2:** Welz, N., Berlin; **S. 358/3:** Welz, N., Berlin; **S. 359/1:** Flicke, T., München; **S. 359/2:** Schlund, B., Hamburg; **S. 359/3:** Welz, N., Berlin; **S. 360/1:** Mair, J., München; **S. 361/1:** Mair, J., München; **S. 361/2:** Mair, J., München; **S. 361/3:** Mair, J., München; **S. 362/1:** Krüper, W., Bielefeld; **S. 362/2:** Heinisch, G., Berlin; **S. 362/3:** Krüper, W., Bielefeld; **S. 362/4:** Heinisch, G., Berlin; **S. 362/5:** Krüper, W., Bielefeld; **S. 362/6:** Krüper, W., Bielefeld; **S. 362/7:** Krüper, W., Bielefeld; **S. 362/8:** Krüper, W., Bielefeld; **S. 362/9:** Krüper, W., Bielefeld; **S. 362/10:** Krüper, W., Bielefeld; **S. 364/1:** Welz, N., Berlin; **S. 365/1:** Krausen, S., Düsseldorf; **S. 365/2:** Krausen, S., Düsseldorf; **S. 365/3:** Groger, Dr. U., Bielefeld; **S. 366/1:** Krüper, W., Bielefeld; **S. 366/2:** Mair, J., München; **S. 366/3:** Wirtz, P., Dormagen; **S. 366/4:** akg-images, Berlin; **S. 367/1:** Mair, J., München; **S. 367/2:** Shutterstock/HLPhoto; **S. 368/1:** Mair, J., München; **S. 368/2:** Bauerfeind AG, Zeulenroda-Triebes; **S. 368/3:** Bauerfeind AG, Zeulenroda-Triebes; **S. 369/1:** Telschow-Malz, S., Berlin; **S. 370/1:** Flicke, T., München; **S. 370/2:** Bauerfeind AG, Zeulenroda-Triebes; **S. 370/3:** Mair, J., München; **S. 370/4:** Heinisch, G., Berlin; **S. 370/5:** Mair, J., München; **S. 371/1:** Heinisch, G., Berlin; **S. 371/2:** Heinisch, G., Berlin; **S. 371/3:** Groger, Dr. U., Bielefeld; **S. 371/4:** Heinisch, G., Berlin; **S. 371/5:** Heinisch, G., Berlin; **S. 372/1:** Mair, J., München; **S. 373/1:** Mair, J., München; **S. 373/2:** Krausen, S., Düsseldorf; **S. 374/1:** Welz, N., Berlin; **S. 374/2:** Welz, N., Berlin; **S. 374/3:** Welz, N., Berlin; **S. 375/1:** www.labelident.com; **S. 375/2:** Welz, N., Berlin; **S. 375/3:** Welz, N., Berlin; **S. 375/4:** Welz, N., Berlin; **S. 375/5:** Welz, N., Berlin; **S. 375/6:** Welz, N., Berlin; **S. 375/7:** Welz, N., Berlin; **S. 376/1:** Fotolia/Jürgen Fälchle; **S. 376/2:** PHYSIOMED ELEKTROMEDIZIN AG, Schnaittach/Laipersdorf, www.physiomed.de; **S. 377/1:** Shutterstock/Ilker Canikligil; **S. 377/2:** ProfilFotografie Marek Lange, Berlin; **S. 377/3:** Keystone, Hamburg (Schulz); **S. 377/4:** www.bfpversand.de; **S. 377/5:** istockphoto/motorolka; **S. 377/6:** Fotolia/Pascal06; **S. 378/1:** Fotolia/Blend Images; **S. 378/2:** Wikipedia, Torsten Henning; **S. 378/3:** fotolia/terex; **S. 379/1:** Shutterstock/Tyler Olson; **S. 381/1:** Welz, N., Berlin; **S. 382/1:** Welz, N., Berlin; **S. 382/2:** Telschow-Malz, S., Berlin; **S. 383/1:** CBB; **S. 383/2:** Welz, N., Berlin; **S. 384/1:** Agentur LPM/Pohl, Berlin; **S. 384/2:** Agentur LPM/Pohl, Berlin; **S. 384/3:** ProfilFotografie Marek Lange, Berlin; **S. 384/4:** Agentur LPM/Pohl, Berlin; **S. 384/5:** ProfilFotografie Marek Lange, Berlin; **S. 384/6:** Groger, Dr. U., Bielefeld; **S. 384/7:** Alamy SciencePhotoLibrary/BATGPE; **S. 385/1:** ProfilFotografie Marek Lange, Berlin; **S. 385/2:** Telschow-Malz, S., Berlin; **S. 385/3:** ProfilFotografie Marek Lange, Berlin; **S. 385/4:** Telschow-Malz, S., Berlin; **S. 385/5:** ProfilFotografie Marek Lange, Berlin; **S. 385/6:** Profil-

Fotografie Marek Lange, Berlin; **S. 385/7:** Telschow-Malz, S., Berlin; **S. 386/1:** picture-alliance/dpa (Picture Press/Westermann); **S. 386/2:** ProfilFotografie Marek Lange, Berlin; **S. 386/3:** Welz, N., Berlin; **S. 387/1:** Telschow-Malz, S., Berlin; **S. 387/2:** Telschow-Malz, S., Berlin; **S. 387/3:** Telschow-Malz, S., Berlin; **S. 387/4:** Telschow-Malz, S., Berlin; **S. 388/1:** Krüper, W., Bielefeld; **S. 388/2:** Welz, N., Berlin; **S. 389/1:** Welz, N., Berlin; **S. 390/1:** Shutterstock/Ingalvanova; **S. 390/2:** picture-alliance/dpa (dpa/Gerten); **S. 390/3:** Welz, N., Berlin; **S. 391/1:** Welz, N., Berlin; **S. 392/1:** Welz, N., Berlin; **S. 392/2:** Welz, N., Berlin; **S. 392/3:** Welz, N., Berlin; **S. 392/4:** Welz, N., Berlin; **S. 392/5:** Welz, N., Berlin; **S. 392/6:** Welz, N., Berlin; **S. 392/7:** Welz, N., Berlin; **S. 392/8:** Welz, N., Berlin; **S. 392/9:** Welz, N., Berlin; **S. 392/10:** Welz, N., Berlin; **S. 392/11:** Welz, N., Berlin; **S. 392/12:** Welz, N., Berlin; **S. 392/13:** Welz, N., Berlin; **S. 392/14:** Welz, N., Berlin; **S. 392/15:** Welz, N., Berlin; **S. 392/16:** Welz, N., Berlin; **S. 392/17:** Welz, N., Berlin; **S. 393/1:** Welz, N., Berlin; **S. 393/2:** Welz, N., Berlin; **S. 393/3:** Welz, N., Berlin; **S. 393/4:** Welz, N., Berlin; **S. 393/5:** Welz, N., Berlin; **S. 393/6:** Welz, N., Berlin; **S. 393/7:** Mair, J., München; **S. 394/1:** picture-alliance/dpa (Okapia/Schunck); **S. 394/2:** Groger, Dr. U., Bielefeld; **S. 394/3:** PARI GmbH, Starnberg; **S. 394/4:** Fotolia/IrisArt; **S. 400/1:** Groger, Dr. U., Bielefeld; **S. 400/2:** Shutterstock/Server180; **S. 400/3:** Groger, Dr. U., Bielefeld; **S. 400/4:** Telschow-Malz, S., Berlin; **S. 402/1**: Groger, Dr. U., Bielefeld; **S. 402/2**: Groger, Dr. U., Bielefeld; **S. 402/3:** ProfilFotografie Marek Lange, Berlin; **S. 402/4:** ProfilFotografie Marek Lange, Berlin; **S. 402/5:** ProfilFotografie Marek Lange, Berlin; **S. 402/6:** Heinisch, G., Berlin; **S. 403/1:** Heinisch, G., Berlin; **S. 403/2:** Heinisch, G., Berlin; **S. 403/3:** Heinisch, G., Berlin; **S. 403/4:** Heinisch, G., Berlin; **S. 404/1:** Heinisch, G., Berlin; **S. 404/2:** Shutterstock/Praisaeng; **S. 405/1:** Mair, J., München; **S. 405/2:** Heinisch, G., Berlin; **S. 405/3:** CBB; **S. 406/1:** Heinisch, G., Berlin; **S. 406/2:** Heinisch, G., Berlin; **S. 407/1:** Mair, J., München; **S. 407/2:** Heinisch, G., Berlin; **S. 407/3:** ProfilFotografie Marek Lange, Berlin; **S. 407/4:** ProfilFotografie Marek Lange, Berlin; **S. 407/5:** ProfilFotografie Marek Lange, Berlin; **S. 408/1:** Heinisch, G., Berlin; **S. 408/2:** Heinisch, G., Berlin; **S. 408/3:** ProfilFotografie Marek Lange, Berlin; **S. 409/1:** Heinisch, G., Berlin; **S. 409/2:** Groger, Dr. U., Bielefeld; **S. 409/3:** ProfilFotografie Marek Lange, Berlin; **S. 409/4:** ProfilFotografie Marek Lange, Berlin; **S. 410/1:** Heinisch, G., Berlin; **S. 410/2:** Lohmann & Rauscher International GmbH & CO. KG, Neuwied; **S. 411/1:** Heinisch, G., Berlin; **S. 411/2:** Heinisch, G., Berlin; **S. 411/3:** Heinisch, G., Berlin; **S. 412/1:** Heinisch, G., Berlin; **S. 412/2:** Heinisch, G., Berlin; **S. 412/3:** Heinisch, G., Berlin; **S. 412/4:** Lohmann & Rauscher International GmbH & CO. KG, Neuwied; **S. 414/1:** Krüper, W., Bielefeld; **S. 416/1:** Welz, N., Berlin; **S. 418/1:** Kassenärztliche Bundesvereinigung, Berlin; **S. 419/1:** Kassenärztliche Bundesvereinigung, Berlin; **S. 420/1:** Kassenärztliche Bundesvereinigung, Berlin; **S. 421/1:** Welz, N., Berlin; **S. 424/1:** Kassenärztliche Bundesvereinigung, Berlin; **S. 424/2:** Kassenärztliche Bundesvereinigung, Berlin; **S. 426/1:** Kassenärztliche Bundesvereinigung, Berlin; **S. 426/2:** Kassenärztliche Bundesvereinigung, Berlin; **S. 427/1:** Kassenärztliche Bundesvereinigung, Berlin; **S. 428/1:** Welz, N., Berlin; **S. 431/1:** Welz, N., Berlin; **S. 433/1:** Welz, N., Berlin; **S. 435/1:** Welz, N., Berlin; **S. 437/1:** Welz, N., Berlin; **S. 438/1:** Welz, N., Berlin

Hinweise:
In einigen Fällen war es uns nicht möglich, die Rechteinhaber zu ermitteln. Selbstverständlich werden wir berechtigte Ansprüche im üblichen Rahmen vergüten.
Auf den Fotos im Buch sind teilweise Produktnamen zu erkennen. Hierbei handelt es sich um keine Produktempfehlung durch den Verlag oder die Autoren, sondern um exemplarische Aufnahmen aus dem Arbeitsleben der Auszubildenden.
Die medizinische Wissenschaft ist im Fluss. Das vorliegende Buch wurde nach bestem Wissen und Gewissen geschrieben und aktualisiert. Es ist als allgemeines Lehrbuch konzipiert und nicht als Anleitung zur Diagnostik und Therapie geeignet.
Frau Dr. Groger erhielt Vortragshonorare von GSK. Sie erklärt, dass kein Interessenkonflikt besteht.